ACADEMIA SCIENTIARVM GERMANICA
BEROLINENSIS

CORPVS MEDICORVM LATINORVM

EDITVM
CONSILIO ET AVCTORITATE
INSTITVTI STVDIIS GRAECOROMANAE ANTIQVITATIS
PROMOVENDIS DESTINATI

V

MARCELLI

DE MEDICAMENTIS LIBER
POST
MAXIMILIANVM NIEDERMANN
ITERATIS CVRIS
EDIDIT
EDUARD LIECHTENHAN †
IN LINGVAM GERMANICAM TRANSTVLERVNT
JUTTA KOLLESCH ET DIETHARD NICKEL

BEROLINI IN AEDIBVS ACADEMIAE SCIENTIARVM MCMLXVIII

MARCELLUS

ÜBER HEILMITTEL

HERAUSGEGEBEN
VON
MAX NIEDERMANN

ZWEITE AUFLAGE
BESORGT
VON
EDUARD LIECHTENHAN †

ÜBERSETZT
VON
JUTTA KOLLESCH UND DIETHARD NICKEL

AKADEMIE-VERLAG · BERLIN 1968

Erschienen im Akademie-Verlag GmbH, 108 Berlin, Leipziger Straße 3–4

Lizenznummer: 202 · 100/210/68
Herstellung: IV/2/14 VEB Werkdruck, 445 Gräfenhainichen · 2651
Bestellnummer: 2118/3/I · ES 17 A · 7 M
140,–

E PRAEFATIONE MAXIMILIANI NIEDERMANN*

Marcelli Burdigalensis de medicamentis libri editio princeps anno 1536 curante Iano Cornario medico Northusiensi[1] Basileae ex officina Frobeniana prodiit. Exemplar manuscriptum, quo uno ex more temporis illius Cornarius ad hanc editionem parandam usus erat, Helmreichio praeeunte[2] multi recentioris aetatis uiri docti falso in deperditis numerabant. In codice enim Parisino Lat. 6880, quem usque ad hos proximos annos prorsus neglectum latuisse optimo iure mireris[3], permultae adscriptae sunt correctiones, quae ad unam omnes cum Cornarii lectionis uarietate congruunt. Praeterea in editione Cornarii capitis 28 paragr. 66 usque ad 74 et capitis 29 paragr. 1 ad 3 et paragr. 5 desunt, contra post capitis 29 paragr. 5 adiecta est conpositio, quae non extat in codice Laudunensi, qui praeter Parisinum solus ex codicibus uniuersum Marcelli opus exhibentibus aetatem tulisse uidetur; euoluens autem codicem Parisinum uidebis ibi folium 120, quod paragraphos a Cornario omissas itemque capitis 29 paragr. 4 continebat, intercidisse et in locum eius insertum esse folium chartaceum, in quo eadem manus recens, cui correctiones illae debentur (Cornarii scilicet), ad explendam lacunam ex Scribonio descripsit capitis 29 paragr. 4 et conpositionem apud Cornarium post capitis 29 paragr. 5 in uerborum contextum inlatam. Vnde pro certo statuere licet Cornarium codicem Parisinum Frobeni typothetis excudendum tradidisse. In editione sua Cornarius nonnulla feliciter emendauit cum suo ipsius ingenio suaque doctrina adiutus, tum Scribonii conpositionum libro, quem

* Quae addidi, uncis quadratis inclusi (Liechtenhan).

1 De Cornarii uita et scriptis conferas uelim Allgemeine deutsche Biographie uol. 4 p. 481 (Hirsch) et Biographisches Lexikon der hervorragenden Aerzte aller Zeiten und Völker herausg. von Aug. Hirsch uol. 3 p. 14 sq. (Pagel). [„2. Aufl. uol. 3 p. 15. O. Clemen, Janus Cornarius. Neues Archiv für sächs. Geschichte XXXIII (1912) S. 36ff." addidit Niedermann in margine.]

2 Cf. praefationem editionis, quam publici iuris fecit is uir doctus Lipsiae anno 1889.

3 Primus post Cornarium adhibuisse uidetur Hermannus Schoene, qui carmen ad calcem scriptum in usum Alexandri Riese Anthologiae Latinae editionem alteram parantis contulit; cf. Anthol. Lat. ex rec. A. Riese ed. alterius fasc. 2 (Lipsiae 1906) p. IIII. [„vgl. Albr. von Haller, Bibliotheca botanica (Zürich 1771) Bd. I, S. 158; Charles Daremberg, Histoire des sciences médicales (Paris 1870) t. I p. 246" addidit Niedermann in margine. Daremberg Parisinum contulerat et iam cognouerat codicem Cornarii esse.]

aliquot annis ante a Ruellio in Gallia uulgatum[1] maxima ex parte in Marcelli opere contineri cognouerat. Plura autem peruerse temptauit scripturae traditae auctoritate, quae utpote in codice uetusto ubique quam artissime premenda erat, leuiter spreta suoque arbitrio plus aequo indulgens. Qui quantopere multis locis extra artis criticae terminos euagatus sit, exemplis aliquot subiunctis perspiciatur.

4,39[2] in codice Parisino legimus[3]: *inula in oleo discocta et contrita et cum butyro ouillo et melle inposita* *cacoethema* *emendat; eadem ratione curantur et* *cybii* *ueteres*, *sed* cett. Quae collata Plinii Secundi quae fertur medicina (p. 75,12 sqq. ed. Rose[4]), ex qua fluxit Marcelli locus, certa ratione sic emendantur: *inula in oleo discocta et contrita et cum butyro ouillo et melle inposita* *cacoethe* *emendat*[5]*; eadem ratione curantur et* *cybio uetere*, *sed* cett. Cornarius uero plane ex libidine haec dedit: *inula in oleo discocta et contrita et cum butyro ouillo et melle inposita* *cacoethe maligna* *emendat; eadem ratione curantur et* *tubera*, *sed* cett.

8,157 codex Parisinus exhibet[6]: *angulos oculorum, quos* *medi* *canthus* (i. e. κανθούς) *uocant*. *medi* procliui errore ex *medici* corruptum esse loco simili 4,52 comprobatur, ubi traditur: *duritias, quas cacoethes* *medici* *uocant*. At Cornarius nullo litterarum ductus respectu habito *medi* in *Graeci* mutauit. ...

36,5 Cornarius in codice suo inuenit: *radicis cucumeris agrestis, quem* *futiuum* *dicunt*. *Futiuum* fortasse recte se habere me monuit uir doctus O. B. Schlutter, qui de adiectiuo a substantiuo *futis*, quod est 'uas aquarium', ducto cogitauit cucurbitamque lagenariam, quam uocant recentioris aetatis rerum naturalium scriptores (Germ. 'Flaschenkürbis', Francogall. 'gourde' uel 'calebasse', Angl. 'the round gourd' uel 'pumpkin') designari existimauit. Sed fac eum errasse[7], certe non est, quod Cornarii coniecturam, immo interpolationem: *quem* *sicyon agrion* *dicunt* pluribus uerbis refellam.

Sed non solum uerba reuera corrupta audacter mutauit uel omnino praetermisit editor primus, uerum etiam sermonis uulgaris asperitates,

[1] Scribonii Largi conpositiones una cum Cornelii Celsi de re medica libris octo a Ioanne Ruellio editae Parisiis anno 1529 apud Christianum Wechel prodierunt.

[2] Numeri ad capita et paragraphos spectant, nisi praemittitur p(agina).

[3] In codice Laudunensi mutilo haec non extant.

[4] [p. 66,10 sqq. Önnerfors.]

[5] Corruptela *cacoethema* inde orta esse uidetur, quod uerba *cacoethe emendat* in exemplari continua scriptura exarato a librario uel fortasse ab ipso Marcello sequioris aetatis orthographiam secuto *cacoethemaemendat* scripta sint (nam *m* littera, ubi ultima esset uocabuli alicuius, in sermone plebeio non iam pronuntiata saepenumero perperam addebatur), posteaque, cuius rei paene innumera sunt exempla in codicibus, *a* ab initio insequentis uocis inepta disiunctione auulsum antecedenti agglutinatum sit.

[6] Codicis Laudunensis memoria hoc loco desideratur.

[7] [Heraeus proposuit *fugitiuam* (i. e. *erraticam*) apud Niedermann p. 368.]

id est uoces formulasque a communi grammaticorum norma recedentes sescentis locis sustulit natiuamque auctoris barbariem magna ex parte offucauit. Vt pauca tantum huiusmodi exempla proferam, 15,63 pro *ternos sorsos*, quae est scriptura utriusque libri manuscripti, *ternas sorbitiones* scripsit, cum uocem *sorsus* 'haustus' in Latinitate plebeia ad linguas Romanicas, quas dicunt, uergente usitatam fuisse Italorum hodiernorum *sorso* testimonio sit. Inter uocabula rariora recentioris notae, quae a Cornario temere repudiata uidemus, etiam *acidiua* numerandum est 20,88: *oxyporium Pancharianum ad digestionem, quod et aqualiculi corruptelas uel acidiuas consumit.* Quae forma consensu codicum Parisini et Laudunensis fulta apud Anthimum quoque quinti et sexti post Chr. n. saeculi medicum loco simillimo nostri occurrit, cf. Anthim. de obseruatione ciborum p. 7,12 sqq. ed. V. Rose[1]: *etiam et crudos humores generant et acedibas* (G, *acediuas* g, *accidebas* A, *accidiuas* l)[2], *carbunculos*[3] *et ructus graues faciunt.* Errauit igitur Cornarius genuinae lectioni *acidiuas* commenticiam *aciditates* praeferens. Neque magis cum eo faciemus, cum 23,63 exturbata lectione *uulpiculi*, quae utriusque codicis nititur auctoritate, Marcello formam tritam *uulpeculae* attribuerit. Est enim *uulpiculus* uestigium notabile linguae Francogallicae nascentis; cf. Francogallicum *goupil*, *gourpil*, de quo egit Carolus Rockel in dissertatione inaugurali Vratislauiae anno 1906 edita, quae inscribitur: '*Goupil*. Eine semasiologische Untersuchung'. Plane idem dicendum est de locis, quales sunt 2,12: *de muris fimo pilulas septem teres et cum aceto fronti uel temporibus dolentibus lines* (P et L), 15,95: *cum uero desierit feruere, paulatim spargere aeris flos* (P et L), 33,1: *ad ueretri uero tumorem lentem ex aqua coctam et tritam poni utilissimum est* (P; L deest), ubi Cornarius scripturas traditas *lines, spargere, poni* in *inlines, aspergere, inponi* commutauit. ... Ceterum in hac re sibimet ipse non satis constitit Cornarius, quippe qui aliis locis in eodem genere ponendis uelut 12,16: *emplastra autem dentibus dolentibus poni oportet eiusmodi* (P et L) aut 29,13: *coli dolorem auertes, si de lacertarum caudis summitatem tuleris* (P et L) in tradita lectione nihil offenderit.

Denique in editione principe haud ita raro typothetarum menda deprehenduntur, quae Cornarium in corrigendis plagulis fugerunt. ...

[1] [p. 1,11 ed. Liechtenhan.]

[2] Notatu dignum est, hanc uocem a Graecis mutuatam (est enim Graecorum ἀκηδία) nonnisi apud Marcellum et apud Anthimum sensu 'taedium stomachi' usurpari, ceteroquin 'taedium animi' significare (cf. Thesaurum linguae Latinae uol. 1 col. 355). Praeterea Marcellus et Anthimus soli *acidiua* cum *u* insiticio (quod in quibusdam codicibus Anthimi uulgatissima confusione *b* notatur) protulerunt, cum alias *acedia* uel *acidia* tradatur. Cum *acidiua* ex ἀκηδία conferas *musiuum* ex μουσεῖον, *archiuum* ex ἀρχεῖον, *argiuum* (apud Pelagonium cap. 14. 245. 327 et in Mulomedicina Chironis, quae uocatur, cap. 217) ex ἄρκ(τ)ειον sim.

[3] Cf. Theod. Prisc. 2,95 (p. 195,3 sqq. ed. Rose): *si de feruore autem, ut tempore digestionis, odor fumosus quidam, quem aliqui carbunculum appellant, dolorosos singultus prouocauerit.*

Cornarii textum repetiuerunt nullis subsidiis manuscriptis adhibitis Paulus Manutius Aldi filius anno 1547[1] et Henricus Stephanus Roberti filius anno 1567[2]. Denique longissimo temporis spatio interiecto Marcelli libro recensendo operam dedit Georgius Helmreich, cuius editio anno 1889 Lipsiae in lucem prolata, licet textus integritati diligentius quam Cornarius consuluerit hic uir doctus, tamen et ipsa plus uno numero improbanda uidetur. Et primum quidem magnopere dolendum est, quod Helmreichius neque codicis Parisini neque Arundeliani notitiam habuit [cf. infra p. XV sq.], quo factum est, ut deficiente codice Laudunensi complurium ternionum et quaternionum iactura misere truncato editione principe codicis loco uti coactus omnes eius coniecturas friuolas et interpolationes omniaque menda transcripserit. Vbi uero ea, quae extant in codice Laudunensi, aliter efferuntur in editione principe, etsi recte sensit, plerumque discrepantem Cornarii lectionem nullam auctoritatem habere, tamen eam saepenumero probae codicis sui memoriae anteposuit et rursus interdum quae Cornarius ad fidem codicis Parisini emendatiora dedit, quam traduntur in Laudunensi, falso interpolata ratus prae corrupta Laudunensis scriptura spreuit. Sic optime 14,26 codicem Laudunensem secutus scripsit: *cumque ter ipsum feceris et carminaueris*, cum apud Cornarium legatur: *et carmen dixeris*, item 27,32: *in quo myrti bacae coxerint*, ubi editio princeps praebet: *coctae fuerint* ... Nam Cornarii lectiones ex interpolatione fluxisse codicis Parisini testimonio comprobatur. Quidni igitur, ut ad exempla iam supra allata reuertar, etiam 15,63 cum Laudunensi dedit *ternos sorsos* uel 20,88 *acidiuas*, 23,63 *uulpiculi*, 2,12 *lines*, 15,95 *spargere*, quae ab omni parte sana esse uidimus? ... Similiter peccauit Helmreichius e. g. his quoque locis: ...

26,69 ex editione principe in suam ipsius recepit: *hederae nigrae bacas V aut VI aut XI, prout aetas aegri uiresque patientur, contritas ex aqua mulsa sumptas mire prodesse manifestum est, etiam si sanguinulentam urinam stranguriosus faciet; ex aqua tantummodo calida eas potare debebit.* Sed *nam si*, quod est in L (sicut et in P) tolerari posse facile apparet, dummodo falsam Cornarii distinctionem mutemus. Scribemus igitur: *ex aqua mulsa sumptas mire prodesse manifestum est; nam si sanguinulentam urinam stranguriosus faciet, ex aqua tantummodo calida eas potare debebit. nam* aduersatiuum, quod uocatur, in Latinitate sequioris aetatis latissime patuit; ...

27,8 displicuit Helmreichio codicis L lectio (quae eadem et in P extat): *denique in omnibus laborantes adiuuat et concoctiones remouet et*

[1] Medici antiqui omnes qui Latinis litteris diuersorum morborum genera et remedia persecuti sunt undique conquisiti et uno uolumine comprehensi, Venetiis apud Aldi filios 1547.

[2] Medicae artis principes post Hippocratem et Galenum, excudebat Henricus Stephanus, [Parisiis] 1567.

urinam mouet; remouet enim cum Cornario delendum esse censuit. Quodsi hoc loco *concoctionis* uocabulum solito significatu usurparetur, qui est 'digestio', facere nimirum non possemus, quin Helmreichii iudicio accederemus. Verum huic uoci apud Marcellum aliam quoque uim subesse, in quam *remouet* optime quadrat, intellegitur ex 20,29: *haec potio somnum conciliat, concoctiones doloresque omnes sedat* uel ex 32,2: *pectoris quoque concoctioni et causis interaneis prodest et lumborum doloribus*[1]. ...

Iam de locis quibusdam disputemus, quibus Helmreichius in errorem contrarium incidit, deteriorem codicis Laudunensis lectionem potiori a Cornario ex codice Parisino petitae praeferens. ...

20,139 Cornarius exhibet: *transgluttiendum dabis ei, qui cibum euomit statim et non potest continere*, Helmreichius autem: *ei, qui cibum euomit, statim potest continere*. Etenim uerba *et non*, quae Cornarius in exemplari suo inuenit, in L erasa sunt, ita tamen, ut hodie quoque facile dinoscantur. Quibuscum si contuleris, quae leguntur 20,74: *hoc facit ad eos, qui cibum tenere non possunt eumque uomitibus reiectant*, non amplius dubitare tibi licebit, quin rasura codicis Laudunensis falsae librarii cuiusdam coniecturae debeatur uerbaque *et non* ut genuina seruanda sint. ...

Accedit, quod et uerborum contextus et apparatus criticus editionis Helmreichianae sat multa menda continent ... Textum traditum perperam expressit e. g. his locis: ...

7,22 *facit et ad morsus hominis et canis rabidi* Helmreichius; in Laudunensi uero et apud Cornarium (i. e. in Parisino) legitur: *Facit et ad morsus serpentium et ferarum omnium et ad morsus hominis et canis rabidi.*

8,49 *et cum lacerta discessit* Helmreichius, *et cum lacerta discesserit* Laudunensis et Cornarius (ex Parisino). ...

Nec minus uituperandus est Helmreichius quod, cum in adnotatione critica uel futilissimas codicis Laudunensis scripturas rettulerit uelut p. 40,16 *ederae* pro *hederae* ..., idem contra multas alias, quae ad ueram textus formam restituendam uel certe ad codicis Laudunensis indolem pernoscendam nonnihil conferre poterant, omnino silentio praeterierit. ...

16,58: *fabae grana quinquaginta tostata in furno* L (et P); *tosta* Cornarius, Helmreichius. Scripturam *tostata* Latinitati Marcelli accommodatissimam neque hoc solo loco traditam ... Helmreichius ne memorauit quidem. ...

Denique non sine damno aliquo accidit, quod in inuestigandis Marcelli fontibus multa Helmreichium fugerunt quodque testimonia ... aut nondum cognita habuit, sicut additamenta ad Theodorum Priscianum et

[1] Cf. etiam Plin. n. h. 22,123: *ad concoctiones uero et ulcera uetera*, Cels. 5,18,5: *commune autem et iocineri et lieni et abscessibus et strumae, parotidibus ... etiam concoctioni uentris Lysias composuit ex his*; occasione data adnoto, huius significationis ne in Thesauro linguae Latinae quidem ullam contineri mentionem.

antidotaria Bruxellensia anno 1894 a Valentino Rose in lucem prolata, aut, quae cognita erant, nihil omnino curauit. . . .

Praeter eos, qui totum opus Marcellianum ediderunt, fuerunt, qui singulas tantum particulas eius typis describerent. Epistulas Vindiciani ad Valentinianum imperatorem et Hippocratis ad Maecenatem, quae absurde inscribitur, item carmen hexametrum de speciebus medicinalibus anno 1529 Scribonii editioni a se curatae subiunxit Ioannes Ruellius, qui quae subsidia in usum uocauerit infra p. XIII sq. demonstrabitur. Epistulam ad Maecenatem de tuenda ualetudine anno 1800 e Cornarii editione repetiuit Florianus Caldani, Antonio Musae, Augusti Caesaris medico, id opusculum tribuens.[1] Versus hexametri cum apud alios inueniuntur, tum in editione Celsi, Sereni Sammonici, Rhemmii Palaemonis a Roberto Constantino recognita[2], in Epigrammatibus et poematiis ueteribus a Petro Pithoeo collectis[3], inter Poetas Latinos minores ex recensione Petri Burmann[4], denique apud Alexandrum Riese in Anthologiae Latinae editione utraque.[5] E quibus editoribus Pithoeus, Burmannus, Rieseus in editione priore e Cornario pendent, Constantinus, licet et ipse Cornarii uolumen adhibuerit, tamen maxima ex parte Ruellium secutus est.[6] In editione altera Anthologiae Latinae Rieseus carmen ad fidem codicum Parisini et Arundeliani expressit.

Hinc ad subsidia recensionis transeamus. Sunt autem haec[7]:

[1] Antonii Musae fragmenta, quae extant, Bassani 1800; cf. etiam M. Wellmann, Pauly-Wissowas Realencyclop. uol. 1 col. 2633 sq., Schanz Geschichte der röm. Literatur ed. 3 uol. 2, 1 p. 547 sq., Teuffels Geschichte der röm. Literatur ed. 6 uol. 2 p. 151 sq.

[2] Lugduni a. 1566; qui uir doctus carmen hoc a Ruellio Vindiciano tributum (uide infra p. XIV) Sereni Sammonici perorationem esse censuit.

[3] Parisiis a. 1590.

[4] uol. 2, Leidae a. 1731.

[5] Edit. prior. fasc. 2, Lipsiae 1870; ed. alter. fasc. 2, Lipsiae a. 1906.

[6] Cf. e. g.

u. 15 *aetate atque habitu* Ruellius, Constantinus.
aetatisque habitu Cornarius, Pithoeus, Burmannus, Rieseus 1.
u. 30 *sandice cum creta* Rue., Const.
sandyce et creta Corn., Pith., Burm., Rie. 1.
u. 31 *calce, camino* Rue.
calce, cumino Const.
chalco et adusto Corn., Pith., Burm., Rie. 1.
u. 40 *uile cyminum* Rue.
lene cyminum Corn., Pith., Burm., Rie. 1, item Const.
u. 49 *asphaltum albumque helleborum* Rue., Const.
aspalathum, gallam, elleborum Corn., Pith., Burm., Rie. 1.
u. 70 *at nostrum studium quisquis* Rue.
quisque (uel *quisquis*) *tamen nostrum hoc studium* ceteri omnes.

[7] [Cf. praeterea Schanz-Hosius p. 282: „Einen Codex des Mediziners hatte Poggio 1417 in Fulda gesehen, wie auch Panormitanus vielleicht ein Stück von ihm besass: s. R. Sabbadini, Le scoperte dei codici latini e greci ne' secoli XIV e XV, Nuove Ricerche (Firenze 1914) p. 234".]

Codex Parisinus Lat. 6880 (olim Regius 4999) membranaceus, saeculo nono, ut uidetur, a pluribus librariis aliis alios deinceps excipientibus exaratus[1], foliorum 150, si numeros ordine notatos respicias, reuera 151, cum numeri 42 et 53 binis foliis appicti inueniantur et rursus folium 120 deperditum sit. Ex hoc codice Cornarium editionem principem instituisse a uiro docto Paulino Paris recte animaduersum est. In interiore enim inuolucri parte haec legitur adnotatiuncula litteris P. P. signata, quae sunt primae litterae nominis modo commemorati: 'Ce manuscrit a dû être mis par Froben entre les mains de ses compositeurs pour l'édition de 1536. Les notes et corrections marginales doivent être de la main du célèbre médecin Jean Cornaro (*sic*), auquel on doit le texte de l'édition de Froben.'[2] Vide etiam, quae supra p. V disputaui. In commentario editionis compositionum Scribonii Largi anno 1655 Patauii a Ioanne Rhodio emissae Marcelli codicem peruetustum Cornarii manu adnotatum (id est Parisinum nostrum) tum temporis in bibliotheca Isaaci Vossii adseruatum fuisse docemur.[3] At memoria lapsus esse uidetur Rhodius, nam certo scimus, codicis Parisini Lat. 6880 possessorem anno 1655 fuisse filium clarissimi philologi Claudii Salmasii, cui post obitum patris anno 1653 uita defuncti hereditate obuenerat quique ipse moriens anno 1661 hunc librum cum multis aliis Philiberto de la Mare legauit.[4] Accedit, quod in catalogo librorum manuscriptorum Isaaci Vossi post eius mortem (decessit autem anno 1689) a Paulo Colomesio confecto Marcelli nomen nusquam reperitur.[5] Vnde coniectandum est, Rhodium per errorem Isaacum Vossium pro Salmasio uocasse. Hunc librum manuscriptum a Cornario adhibitum e monasterio Fuldensi oriundum esse probabili coniectura statuere licet. In praefatione enim libelli, quem anno 1520 de schismate extinguendo scripsit, Vlricus de Hutten narrat, se nuper in bibliotheca P

1 Cf. Catalogi codicum manuscriptorum Bibliothecae Regiae partis tertiae tom. 4 (Parisiis 1764) n. 6880.

2 [Ch. Daremberg quoque uir doctus intellexerat Parisinum nostrum eundem esse codicem, quem Cornarius multis locis sua manu nimium emendasset; uide Histoire des Sciences médicales I, 1870, p. 246 adn. 1.]

3 Cf. Scribonii compositiones a Ioanne Rhodio editas p. 158: 'Cuius (Cornarii scilicet) insignem libertatem in emendandis libris hodieque ostendunt perantiquae Marcelli membranae in bibliotheca u. c. Isaaci Vossii, ubi derasis uersibus integris ad libitum plurima reposuit.' Rhodii auctoritate confisus idem adseuerauit Ioannes Augustus Ernesti in retractationis Bibliothecae Latinae a Ioanne Alberto Fabricio conditae tomo 3 (Lipsiae 1774), apud quem haec leguntur p. 527: 'Qui manuscriptas apud Isaacum Vossium Marcelli membranas literis scriptas quadratis et 800 annorum aetatem excedentes consuluerunt, uarie illum scriptorem a Cornario interpolatum queruntur, ut Io. Rhodius ad Scribonium p. 158'.

4 Cf. Leop. Delisle Cabinet des mss. de la Bibliothèque nationale tom. 1 (Parisiis 1881) p. 361 sqq.

5 Colomesii catalogus Oxonii in bibliotheca Bodleiana asseruatus ab Edwardo Bernard in Catalogos librorum manuscriptorum Angliae et Hiberniae in unum collectos receptus est, qui anno 1697 Oxonii prodierunt.

Fuldensi blattis et cariei eripuisse codices Plinii, Solini, Quintiliani, Marcelli medici aliorum[1], et in suasoria ad bibliothecas Germaniae peruestigandas inter annos 1427 et 1431 a uiro docto Nicolao Niccoli ad cardinales Albergatium et Caesarinium missa (quae extat in libro mscr. saec. XV anno 1913 a bibliopolis Florentinis T. De Marinis et eius socio diuendito) non modo idem Marcelli medici codex in monasterio Fuldensi adseruari dicitur, uerum etiam uerba, a quibus incipit, referuntur, quae uerba in eundem modum deprauata sunt atque in codice Parisino Lat. 6880 (Marcellus uir illustris ex magno officio Theodosii).[2]

Codicem Parisinum contuli ad imaginem phototypice expressam; praeterea collatio anno 1911 ab Alberto Delachaux u. d. Parisiis confecta mihi praesto fuit, quam non sine fructu adhibui, ubicumque in exemplari phototypico, quid antiquitus in codice scriptum fuerit, post Cornarii correctiones non iam ita commode dispicitur.

L Codex Laudunensis 420 (olim 326) membranaceus saeculi noni uel decimi, foliorum 199, oriundus ex monasterio Notre-Dame de Laon[3], a pluribus librariis scriptus sicut Parisinus. Basileam missum ipse excussi. Cuius codicis non pauci quaterniones uel terniones temporum inuidia interierunt. Supersunt hodie quaterniones II, III, IIII, ternio VI, quaternio VII, ternio VIIII, quaternio X, ternio XI, quaterniones XII, XIII, ternio XIIII, quaterniones XV, XVI, quaterniones XVIIII, XX, XXI, quaterniones XXIII ad XXXI (quaternionis XXVI uno folio exsecto), quaternio XXXIII, desiderantur terniones I, XVII, XVIII, quaterniones V, VIII, XXII, XXXII, XXXIIII, XXXV, quorum iactura facta numeri reliquis primitus appicti ita mutati sunt, ut qui fuit quaternio secundus nunc sit primus et sic deinceps. Foliorum numeri post codicem mutilatum appositi sunt nulla amissorum ratione habita. Compluribus locis correctoris insulsissimi manus nugis suis hunc codicem inquinauit, sicut in epist. Cornelii Celsi ad G. Iulium Callistum 5, ubi *audetur aut demonstretur*, quod librarius per errorem scripserat pro *aut detur aut demonstretur*, in *aut audietur aut demonstretur* mutauit, uel in epist. Vindic. ad Valent. 9, ubi in uerbis traditis *ne perforans cutem ac pertundens cratem capitis genere in eo uitia diuersa* pro *genere*, quod ex *generet* corruptum esse in propatulo est, substituit *gerere*. Denique, quamquam nihil ad codicis Laudunensis aestimationem attinet, tacendum non esse puto, lectorem quendam inter lineas uel in margine de suo adscripsisse

[1] Cf. A. Ruland Serapeum (Zeitschr. f. Bibliothekwissenschaft, Handschriftenkunde u. ältere Literatur) uol. 20 (a. 1859) p. 285 sq., P. Lehmann, Johannes Sichardus und die von ihm benutzten Bibliotheken und Handschriften, Monaci a. 1911 (= Quellen u. Untersuch. zur lat. Philol. d. Mittelalters uol. 4 fasc. 1) p. 94.

[2] Cf. E. Jacobs Wochenschr. f. klass. Philol. a. 1913 col. 701 sq.

[3] Cf. Catalogue général des manuscrits des bibliothèques publiques des départements publiés sous les auspices du Ministre de l'Instruction publique tom. 1 (Parisiis 1849) p. 224 sq.

sententias aliquot uarii argumenti et compositionem ad dysenteriam facientem; legimus enim in partibus auersis foliorum infra commemoratorum:

fol. 7

nil agit exemplum, litem quod lite resoluit (= Hor. sat. 2,3,103).

fol. 99

Rodulfus episcopus iuuat in aeternum.

fol. 152

nec paries geminus detinuit facinus.
furis habes nomen, ueniat tibi nominis omen,
effuratus equam nocturno tempore nequam.

fol. 157

dissenteria, quae currantia (in Francogallorum sermone plebeio *la courante*) *dicitur, hoc modo curatur: interiorem corticem nigrae spinae fortiter contere et post parum uini conmisce et presso iusso* (Francogallice *jus*) *aegro da bibere, spero dei clementia sanabitur infirmitas.*

fol. 188

induitur natura diuinitas humana. quis audiuit, dic rogo, talia facta?

Codex Arundelianus 166 Musei Britannici membranaceus, foliorum 86, praefixis duobus foliis chartaceis codicis argumentum a u. d. Humphrey Wanley conscriptum complectentibus. Cuius pars prior, continens epistulas Hippocratis ad Maecenatem, Plinii Secundi ad amicos, Cornelii Celsi (reuera Scribonii Largi) ad Iulium Callistum, eiusdem ad Pullium Natalem, Vindiciani ad Valentinianum imperatorem, quae in Parisino et in Laudunensi cum duobus aliis Marcelli libro de medicamentis praemissae sunt, item uersus hexametros 78, in quos desinit liber Parisinus, saeculo nono[1] uel rectius decimo[2] tribuitur.[3] Pars posterior uarias anonymorum dissertationes de re medicinali complectens uno fere saeculo recentior uidetur. Hunc codicem fundamenti loco habuisse censendus est Ioannes Ruellius, cum anno 1529 ad calcem editionis suae compositionum Scribonii Largi epistulam Vindiciani ad Valentinianum imperatorem, poëma supra commemoratum, Hippocratis quae dicitur epistulam ad Maecenatem expresserit; nam nonnullis locis, ubi Arundelianus a Parisino et Laudunensi inter se congruentibus recedit, aut Arundeliani scripturam praebet Ruellius aut certe ex Arundeliano pendet. Conferas uelim A

[1] Cf. Catalogue of ancient manuscripts in the British Museum part 2: Latin (Londinii 1884) p. 78.

[2] Cf. Diels Die Handschriften der antiken Aerzte, Griech. Abt. 1 (Berolini 1906) p. 52.

[3] Folia membranacea 1 et 2, quae ab alia manu exarata sunt, in locum foliorum laesorum postea inserta esse censet u. d. Humphrey Wanley; tamen scriptura non multo recentior uidetur.

p. 26,26[1]: *euacuatur* A, Ruellius; *euacatur* P L.

p. 32,22: *scitis* A, Ruellius; *scimus* P L.

p. 50,1: *aquam aqua* A, Ruellius; *aqua aquam* P L.

p. 32,12 sq.: *tecum ab haec conpositionem* A, *tecum ad haec compositio est* Ruellius; *tecum habes conpositionem* P L.

Item in poëmate de speciebus medicinalibus u. 53: *euforbum* A, *euphorbum* Ruellius; *euforbium* P (L deficit).

Eodem spectat, quod carmen illud hexametrum sub Vindiciani nomine edidit Ruellius, nempe quia in libro Arundeliano Vindiciani epistulam excipit nullo alio titulo interposito nisi uerbis 'ad lectorem'.

Attamen non uno Arundeliano usum esse Ruellium collatis his locis facile apparebit:

p. 26,24 sq.: *animi cibo nimiaque potione* P et L manus prima, Ruellius (*a nimio cibo* L m. 2); *nimio cibo nimiaque potatione* A.

p. 28,5: *quattuor igitur disponuntur* P L, Ruellius; *quatuor igitur modis disponuntur* A.

p. 30,9: *ouum sorbilem tantum aut* P L, *ouum sorbile tantum aut* Ruellius; *ouum sorbilem aut* A.

p. 30,11: *ex eo nascuntur tertianae et quartanae, fiunt podagrici cheragrique* P L, *ex eo nascuntur tertianae et quartanae, fiunt podagrici chiragricique* Ruellius; *ex eo nascuntur tertianae et quartanae et fiunt ex eo podagrici et chedagrici* A.

Codicem Arundelianum, quoad ad huius editionis fines pertinet, ad imaginem phototypicam contuli.

Codices L et P artissime inter se cohaerere miro quodam consensu cum probarum tum uitiosarum lectionum lacunarumque euincitur. Argumento sint loci hi, quos ad rem absoluendam sufficere existimo.

1. Eadem menda scripturae occurrunt in L et in P:

9,62: *his, qui surdi sunt, quorum aures sonant, sucus uuae inmaturae* e t *rosae pondere pari admixtus tepideque infusus plurimum prodest; et* primitus omissum postmodum non suo loco suppletum esse uidit Eduardus Liechtenhan, ut sit restituendum: *his, qui surdi sunt* ⟨*et*⟩ *quorum aures sonant, sucus uuae inmaturae* [*et*] *rosae pondere pari admixtus tepideque infusus plurimum prodest.*

10,65: *ruta ex aceto acri conteritur atque inde pinnula* i n f i g i t u r; *ea in nares coniecta sanguinem fluentem efficaciter cohibet;* pro *infigitur*, quod non intellegitur, scripsi i n f i c i t u r collata eiusdem capitis paragrapho 58: *uel sucus eius naribus infundatur uel si papyrus inde* i n f e c t a *et spicillo inuoluta naribus inseratur.*

11,32: *sed illis diebus, quibus adhibes curationem,* o l e i o l e u m *et porcinam non manducabis*, ubi o l e i delendum est.

[1] Paginarum numeri omnium deinceps exemplorum sunt editionis meae.

20,26: *polentam cum passo protropo uel cum uino Falerno dulci clo anbioano atque alio eiusdem generis;* corruptela nondum sanata.

30,37: *absinthium potum uomet bilem maxime iocineri insidentem;* Marcellum *mouet bilem* dedisse in propatulo est.

Saepius etiam in uerborum praua separatione L et P inter se consentiunt, sicut p. 78,3: *herba emililoti* pro *herbae meliloti*, p. 172,29: *auricula et umorem* pro *auriculae tumorem*, p. 264,33: *liques castam quam* pro *liquescas tamquam*, p. 336,17: *alica eius* pro *alicae ius*, p. 506,12: *dolor et uti* pro *dolore tuti*.

2. Lacunae communes, quibus propinqua librorum L et P cognatio illustratur, e. g. his extant locis:

8,211: *puluerem tenuissimum harum specierum cum uino ueteres et* (L, *uetere sed* P) *collyria inde formabis*, quod Cornarius optime correxit pro *ueteres* scribens *uetere ⟨tere⟩s*.

10,23: *apii seminis, quod hyoscyamus dicitur, ✱ II. hyoscyamus* Latine est *altercum*, unde apparet, hoc loco quaedam intercidisse, id quod confirmatur Scribonii testimonio, apud quem legimus cap. 52: *apii seminis pondo trientem, anesi pondo quadrantem, alterci seminis, quod* ὑοσκύαμος *dicitur, pondo trientem*. Librarius igitur, cum uocabulum *seminis* bis in hoc enuntiato occurrat, a priore ad posterius aberrauit.

Plane eadem ratione ortae sunt lacunae, quae his locis deprehenduntur:

13,4: *herbam urceolarem quam plurimam cum radice deinde lotam uno die siccant*. Scribonius cap. 60 exhibet: *herbam urceolarem legunt, cum iam in semine est, quam plurimam cum radice, deinde lotam uno die siccant*, unde apud Marcellum supplendum esse censeo: *herbam urceolarem quam plurimam, cum ⟨iam in semine est, legunt cum⟩ radice, deinde lotam uno die siccant*.

14,2: *aluminis fissi ✱ II, omphaci aridi ✱ I*, cum quo loco conferas uelim Scribonii cap. 65: *aluminis fissi p. ✱ II, gallae contusae p. ✱ II, omphaci aridi p. ✱ I*.

16,103: *postea adde supra scriptum mellis ueniant densitatem*, quam corruptelam Cornarius probabili ratione sustulit restituens: *postea adde supra scriptum mellis ⟨pondus, ut ad mellis⟩ ueniant densitatem*.

Tamen neque codicem Parisinum a Laudunensi transcriptum esse neque hunc ab illo, ex lacunis in altero tantummodo codice extantibus colligi potest. Vt exemplis aliquot utar, haec in Parisino desiderantur, quae in Laudunensi integra leguntur:

8,16: *cumminis semunciam*.

16,92: *oleastri folia si bene decocta ex melle comedenda dentur empyicis, celeriter sanabuntur*.

23,55: *quarto XV, quinto XI, sexto VIIII*.

26,94: *– I, petrosilini Macedonici – I, seminis*.

27,4: *arrenici, quod est auripigmentum, ✱ XII.*

29,38: *myrrae semunciam.*

Rursus in Laudunensi haec omissa sunt, quae in Parisino seruata sunt:

Epist. Corn. Celsi ad G. Iulium Callistum 2: *forsan non a medendo, sed a potentia effectuque medicamentorum.*

8,73: *aut subtiliter ⟨inter⟩dum suffundantur.*

15,60: *ungularum equinarum exustarum cinis cum oleo inpositus uel inlitus strumis medetur.*

26,107: *et faeni Graeci bene mundati et loti quartarium.*

27,117: *aquae anethaciae cyathos tres et.*

29,11: *sagapeni ✱ X, gummis ✱ IIII, artemisiae suci ✱ IIII.*

Ad cognationis inter Parisinum et Laudunensem intercedentis rationem recte definiendam codex Arundelianus, si quid uideo, maximi momenti est, utpote qui in dissensu librorum illorum plerumque cum Laudunensi uel genuinam lectionem seruauit uel corruptus est. Exemplo sint hi loci:

p. 30,27: *stranguriam tubi sustinebunt* P, *stranguria* L A.

p. 36,12 sq.: *longe summotos a disciplina* P, *a disciplinam* L A.

p. 38,35: *pro argumento utuntur* P, *pro argumentum* L A.

p. 40,1: *uiderit, quid Asclepiades senserit* L A, *uiderit* om. P.

p. 42,12 sq.: *cupio enim, medius fidius, qua possum tuae in me tam perseueranti beniuolentiae respondere* P, *perseuerantiam* L A.

p. 42,19 sq.: *tu porro candidissimo animo et erga me beniuolentissimo dignos nomine editionis non uerbis, sed re probasti* P; *me* om. L A, *digne nomine* L A.

Cum Parisino solo non nisi raro facit Arundelianus neque unquam, id quod firmissimum argumentum est, locis corruptis. Conferas, quaeso:

p. 30,6 sq.: *ut graue corpus leuamentis adiuuetur* P A, *iuuetur* L.

p. 36,16 sq.: *qui medicinam spoliare temptant usu medicamentorum, forsan non a medendo, sed a potentia effectuque medicamentorum ita appellatam* P A, *forsan non a medendo, sed a potentia effectuque medicamentorum* om. L.

p. 52,24 sq.: *quibus circa oculos cura rursus aut igni adhibetur aut ferro* P A, *adhibetur* om. L.

Cum igitur codicem Arundelianum ceteroquin Parisini et Laudunensis simillimum propius ad hunc quam ad illum accedere neque tamen ex Laudunensi descriptum esse uideamus, uix errabimus hoc librorum mss. stemma proponentes:

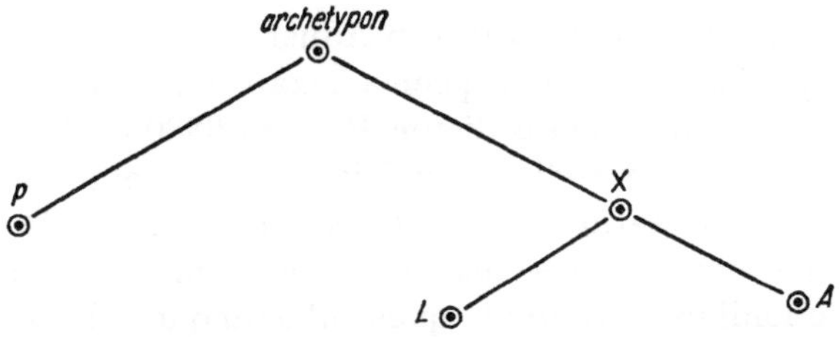

Epistula, quae inscribitur Hippocratis ad Antiochum regem, – est autem epistula Graeca Dioclis Carystii ad Antigonum in Latinum sermonem conuersa[1] – necnon epistula, quae inscribitur Hippocratis ad Maecenatem, praeterea in plurimis codicibus manuscriptis leguntur[2], sed haec exemplaria sententiis quidem congruentia uerbis et inter se et a libris Parisino 6880, Laudunensi 420, Arundeliano 166 ita discrepant, ut ad commune archetypon referri nullo modo possint. Quanta sit diuersitas ut cognoscatur, operae pretium erit speciminis loco transcribere quaedam e prioris harum epistularum apographo, quod u. d. Hermannus Stadler e codice Parisino Lat. 6837 saec. XIII uel XIIII edidit[3]:

Incipit epistola Hippocratis ad regem Antiochum.

Quoniam conuenit te regem omnium potentissimum uitam longam et aetatem producere, maxime cum tanta sapientia uigeas, ut mathesin quoque optime scias, optimum duxi etiam rationem salutis tuae tibi notissimam fieri, ut ex qua origine uel quibus de causis morbi nascerentur et quibus uitia reprimerentur medelis disceres. Sicut enim tempestas imminens signa praemittit, ita et corporis languor impendens certa significatione praenoscitur. Haec ergo ⟨si⟩ tu diligenter obseruabis, qui fidem nostris demonstrationibus accommodas, poteris reliquum tempus aetatis integra sanitate decurrere. . . .

Nihil igitur hae paraphrases ad Marcellum pertinent. Neque magis iuuamur ad criticam auctoris nostri exercendam codice Carpentoratensi chartaceo 1774 saec. XVII, cuius folio 315 continetur capitis, quod est apud Marcellum de mensuris et ponderibus (p. 10 sqq.), textus Latinus et Graecus, quippe cum hic textus non ex archetypo quodam manuscripto, uerum ex Marcelli editione principe descriptus sit.[4]

1 Quae et ipsa spuria uidetur, cf. Wellmann Pauly-Wissowas Realencyclop. uol. 5 col. 812.

2 Cf. Diels Die Handschriften der antiken Ärzte, Griech. Abt. (Berolini 1906) 1 p. 51 sq., 2 p. 27 sq., Erster Nachtrag (Berolini 1908) p. 28 sq.

3 Archiv für lat. Lexikographie uol. 12 (1902) p. 21 sqq. Cf. etiam C. Plinii Secundi nat. hist. ed. I. Sillig uol. 5 (Hamburgi et Gothae a. 1851) p. XLI et Mauricii Hauptii opusc. uol. 3 p. 466 sq., ubi inuenies finem eiusdem epistulae, qualis extat in uetusto libro Salmasii, nunc Parisino Lat. 10318, in scheda 273; cui fragmento subscribitur: Apulei Platonici explicit de remediis salutaribus feliciter.

4 Cuius rei certiorem me fecit uir humanissimus A. Divol, bibliothecae Carpentoratensis praefectus, per litteras ante diem XIII cal. Decembres anni 1913 ad me datas.

Quodsi denique Caspar Barthius in Aduersariorum commentariorum lib. L cap. 6 pag. 2342 adfirmat, se poëma hexametrum de speciebus medicinalibus, quod infra ad fidem codicum Parisini 6880 et Arundeliani 166 edidi, inuenisse in uetere codice Vindiciani nomen expressissime praeferente, ea uentosa iactatio est nugatoris illius uaniloqui[1]. Nam quas affert lectiones e codice, quem se inspexisse mentitur, eae ad unam omnes cum Ruellii lectionibus congruunt, quae, ubicumque a libris Parisino et Arundeliano recedunt, ipsius interpolationi debentur sicut et Vindiciani nomen poëmati illi in editione Ruelliana praefixum (cf. huius praefationis p. XIV).

Ad librorum manuscriptorum lectiones uel confirmandas uel emendandas plurimum ualent fontes et testimonia, de quibus nunc disputandum est.[2] Quos fontes adierit, ipse Marcellus profitetur in epistulae ad filios paragrapho secunda haec uerba faciens: *Nec solum ueteres medicinae artis auctores Latino dumtaxat sermone perscriptos, cui rei operam uterque Plinius et Apuleius et Celsus et Apollinaris ac Designatianus aliique nonnulli etiam proximo tempore inlustres honoribus uiri, ciues ac maiores nostri, Siburius, Eutropius atque Ausonius commodarunt, lectione scrutatus sum, sed etiam ab agrestibus et plebeis remedia fortuita atque simplicia, quae experimentis probauerant, didici.* De Apollinari, Designatiano, Siburio, Eutropio hoc loco nominatis nihil omnino scitur. Ausonius quin fuerit Decimi Magni Ausonii poetae pater, quem medicum nobilem Burdigalae fuisse a filio docemur, uix est, quod dubitemus, sed scripta huius medicinalia in nostra tempora non durauerunt. De Celso Marcelli fonte ualde difficilis et intricata oritur quaestio. Perlustranti enim A. Cornelii Celsi de medicina libros octo nulla apparebit cum Marcello affinitas, qua quidem hunc ab illo quidquam mutuatum esse euincatur[3]. Accedit, quod ex epistulis duabus, quibus apud Marcellum Cornelii Celsi nomen inponitur, altera certe ab hoc auctore abiudicanda est, cum constet, eam reuera Scribonii Largi esse, neque altera reperitur inter scripta Cornelii Celsi, quae quidem aetatem tulerunt. Id si respicimus, uix dubitabimus sententiam eorum sequi, qui praeeunte Bianconio loco Marcelli supra allato pro uerbis traditis *Apuleius et Celsus* scribere iusserunt *Apuleius Celsus*, quod fuit nomen medici haud ignobilis Centuripini, praeceptoris Scribonii Largi et Vettii Valentis.[4] Quae sententia eo quoque magnopere commendari uidetur, quod apud Marcellum prorsus nulla occurrit mentio Scribonii Largi,

[1] [„cf. J. Draesecke, Der märkische Philolog Caspar von Barth, Socrates = Zeitschr. f. Gymnasialwesen, 4. Jahrgang (1916) S. 278ff." addidit Niedermann in margine exemplaris sui.]

[2] [Cf. de fontibus et testimoniis etiam Liechtenhan, Bem., p. 3 sqq.]

[3] Cf. Helmreich Blätter für das bayer. Gymnasialschulwesen uol. 18 (1882) p. 394.

[4] Cf. Giovanni Lodovico Bianconi Lettere sopra A. Cornelio Celso al celebre abate Girolamo Tiraboschi (Romae 1779) p. 111 et J. F. K. Hecker Gesch. d. Heilkunde uol. 2 (Berolini 1829) p. 41 adn. 3.

licet compositionum huius maximam partem prope ad uerbum compilauerit. Tollitur enim haec difficultas, si Marcellum Scribonii opus Apuleio Celso tribuisse coniectamus.[1]

Eandem fere quam in Scribonium operam impendisse Marcellum in Plinii Secundi Iunioris qui feruntur de medicina libros tres luculente demonstrauit Valentinus Rose[2] in Hermae uol. 8 p. 18 sqq. Neque tamen hac epitome contentus fuit, sed multa praeterea ex ipsius Plinii Secundi naturalis historiae fonte uberrimo petiuit. En habes 'utrumque Plinium' a Marcello diserte inter fontes nominatos. Quamquam Roseus in commentatione modo laudata p. 56 sq. negat Marcellum quidquam ex ipsius Plinii naturali historia hausisse, locos Plinianos, qui non leguntur in Pseudoplinii medicina, quorum magnus est numerus apud Marcellum, ad editionem olim pleniorem breuiarii Pliniani pertinere contendens. Quemadmodum autem, si nonnisi uno fonte Pliniano usus esset Marcellus, breuiarii amplioris exemplari scilicet, 'utrumque Plinium' nominare potuit? Sed fac Roseum ueri simile dixisse, tamen, cum breuiarium illud, si quando fuit, sine uestigiis interierit, in enumerandis Marcelli fontibus praeter Pseudoplinii medicinam etiam C. Plinii Secundi naturalis historiae respectum habere oportebit.[3]

Ad similitudinem, quam inter Marcellum nostrum et Apulei qui fertur de herbarum medicaminibus librum intercedere iam diu animaduersum est, recte aestimandam magno impedimento est, quod pristina herbarii Pseudoapuleiani forma plurimis additamentis suppositiciis deprauata est quodque editio sanis rationibus elaborata, qua fidenter uti liceat, adhuc desideratur.[4] Vix igitur sperari potest, quaestionem, quae nobis hic instituenda est, ita absolutum iri, ut omnis dubitatio tollatur. De fontibus Pseudoapulei fusius egit Hermannus Koebert in dissertationis, quam inscripsit 'De Pseudoapulei herbarum medicaminibus'[5], capite secundo. Qui uulgatam opinionem, qua Pseudoapulei herbarium ex locis a Plinio et a Dioscuride mutuatis conflatum esse credebatur, refellere conatus est statuitque, Pseudoapuleium quaecumque cum Plinio uel cum Dioscuride communia habet, non ex ipsis, sed ex eorum fontibus excerpsisse. Ceteroquin Pseudoapuleium non tam cum ipso Dioscuride, quam cum interpolatore eius consentire, sed et hanc quoque adfinitatem inde ortam esse, quod uterque iisdem fontibus usus sit, Koebertus demonstrasse sibi uisus est. At minime equidem argumentis, quae congessit, adducor, ut eius

1 Cf. Helmreich l. c. 393 sq. [Cf. praefationem secundae editionis p. XXXI.]

2 Cui debetur etiam editio Medicinae Pseudoplinianae; cf. Plinii Secundi quae fertur una cum Gargilii Martialis medicina nunc primum edita a Valentino Rose, Lipsiae a. 1875. [Nuper recens editio curante Alf Önnerfors prodiit, de qua cf. p. XL.]

3 [Cf. de hac quaestione praefationem secundae editionis p. XXXII.]

4 [Anno 1927 Lipsiae prodiit Pseudo-Apulei Herbarius ab E. Howald et H. E. Sigerist editus (Corpus medicorum Latinorum uol. 4).]

5 Prodiit Baruthi a. 1888.

sententiam probem. Immo Pseudoapuleium non modo Dioscuridem et Plinium ipsos, uerum etiam breuiarium Plinianum, quod sub nomine Medicinae Plinii circumfertur, adiisse ueri simillimum duco interpolationesque apud Dioscuridem obuias e Pseudoapuleio fluxisse mihi cum Wellmanno u. d.[1], cuius iudicio hac in re plurimum tribuo, persuasissimum est. Neque tamen multum interest, utrum Plinium an Plinii fontem quendam deperditum compilauerit Pseudoapuleius. Nam utcumque de ea re existimabitur, nemo doctus dubitabit, quin necessitudo, qua Marcellum cum Pseudoapuleio coniunctum esse dixi, aliqua ex parte in eo posita sit, quod uterque quodam modo cum Plinio cohaereat. Sedulo autem cauendum est, ne hoc in uniuersos Marcelli locos, qui locis Pseudoapuleianis respondent, quadrare putemus. Nonnunquam enim consensus is est, ut alterum ex altero hausisse nullo pacto negari possit. Id quod facile apparet huiusmodi locis inter se collatis:

Marcellus 4,16: *nasturcii semen mixtum adipi anserinae tritumque furfures capitis assidua lauatione depellit.*

Pseudoapuleius 21,2[2]: *herbae nasturtii semen tritum cum adipe anserino et mixtum ablutione furfures e capite eiciet.*

Plinius nat. hist. 20,129: *Sextius adicit,* (*nasturtii semine*) . . . *emendari . . . porriginem et ulcera capitis cum adipe anserino.*

uel

Marcellus 9,81: *herbam, quam Graeci polygonon, nos aliquot uocabulis, sed praecipue sanguinalem dicimus, mira efficacia dolores aurium discutere etiam nos experti sumus, si expressus sucus eius tepefactus auribus instilletur;* 9,21: *herbae polygoni, quam nos sanguinalem dicimus, sucum expressum et infusum mira efficacia dolorem ulceraque aurium sanat.*

Pseudoapuleius 19,5[3]: *herbae proserpinacae* (idem in initio capitis: *polygonon . . . Itali sanguinarium, alii proserpinacam*) *sucus tepefactus et in aurem stillatus dolorem mirifice discutit, id quod etiam ipsi experti sumus, tamque potenter proficit, ut ulcera quoque aurium sanet.*

Plinius nat. hist. 27,114 (*polygonum*): *sucus et auribus purulentis instillatur.*

uel etiam

Marcellus 20,20: *puleium tritum uel in aqua maceratum adiecto aceti paululo et potum nauseam stomachi sedat.*

Pseudoapuleius 92,3[4]: *pulegium tritum uel in aqua maceratum cum aceto potui dabis; nauseam stomachi sedat.*

[1] Cf. Pauly-Wissowas Realencyclop. uol. 5 col. 1135 et Pedanii Dioscuridis Anazarbei de materia medica lib. quinque ed. Wellmann passim, e. g. uol. 2 p. 8 et 170.
[2] [Ps.Apul. 20,7 ed. Howald-Sigerist.]
[3] [Ps.Apul. 18,18 ed. Howald-Sigerist.]
[4] [Ps.Apul. 93,9 ed. Howald-Sigerist.]

Plinius nat. hist. 20,153 (*puleium*): *in nausias cum sale et polenta in frigida aqua pota inhibet, sic et pectoris ac uentris dolorem, stomachi autem ex aqua. item rosiones sistit et uomitiones cum aceto et polenta.*

Restat, ut diiudicemus, uter alteri talia suppeditauerit. Ad quam quaestionem soluendam ansam praebere uidentur ipsi, quos modo attuli, loci. Quodsi enim Marcellus 9,81 sicut Pseudoapuleius 19,5 se polygoni ad sedandos aurium dolores efficaciam ipsum expertum esse praedicat, in mentem nobis uenit, hanc esse eius (Marcelli scilicet) consuetudinem, ut, quae auctores ab eo compilatos usu comprobauisse legerit, sua ipsius obseruatione se cognita habere fingat; cuius rei in exemplum satis erit proferre, quae 9,31 ad uerbum e Scribonii cap. 40 descripsit: *ad summam ego ipse diu uexatus auris taedio, cum multis frustra usus essem medicamentis, ab hoc sum persanatus et alios conplures sanaui.* Praeterea, quae leguntur apud Marcellum 9,81 et 20,20 et apud Pseudoapuleium 19,5 et 92,3, ad Dioscuridem potius quam ad Plinium referenda uidentur; cf. Dioscur. 4,4,2: (πολύγονον ἄρρεν): καὶ πρὸς ὠταλγίας καὶ πυορροίας ἐνσταζόμενος ἁρμόζει (ὁ χυλός); 3,31,1 (γλήχων): ναυσίας τε καὶ δηγμοὺς μετ' ὀξυκράτου ποθεῖσα παραμυθεῖται.

Cf. etiam Marc. 8,163: *herba, quam Graeci sarcocollam, nos argimoniam appellamus, si uiridis erit, trita, sin arida, calida aqua macerata, quo facilius teri possit, inlita oculis sugillationes liuoresque eorum mature discutit.*

Pseudoap. 32,1[1]: *herba argimonia uiridis per se trita et, si arida fuerit, in aqua calida intincta, ut facillime teri possit, illita sugillationes et liuores oculorum mature discutit.*

Dioscur. 2,178 RV (ἀργεμώνη ἑτέρα): δύναμιν δὲ ἔχει αὕτη χλωρὰ τριβομένη λεία καὶ ἐπιτιθεμένη διακοπὰς θεραπεύειν καὶ ὀφθαλμῶν φλεγμονὰς παύειν.

Plinius haec non habet.

Marcellum autem uel ipsum Dioscuridem uel uersionem quandam Latinam eius auctoris adhibuisse nullo probabili argumento demonstrari potest. Denique ubi Marcellus eadem remedia iisdem fere uerbis atque Pseudoapuleius proponens enarratione paulo pleniore utitur, uidemus ea, quae apud Pseudoapuleium desiderantur, magna ex parte ad superstitiosam medicinam pertinere; cf. e. g.:

Marc. 4,27: *porriginem potentissime hac potione purgabis: ros marinum teres sucumque eius uino uel aqua scripulis tribus dabis potui, sed qui sumit supra limen adsistat idque triduo faciat.*

Pseudoap. 79,3[2]: *(ad pruriginem in corpore): herbam rosmarinum contere et sucum eius cum uino ueteri et aqua calida [da] per triduum bibat.*

[1] [Ps.Apul. 31,1 ed. Howald-Sigerist.]
[2] [Ps.Apul. 80,9 ed. Howald-Sigerist.]

item Marc. 16,21: *feniculi radicem uiridem nitidam in pila lignea contunde atque eius sucum ieiunus cum uino uetere per dies continuos nouem in limine stans bibe; ualidissime aduersum tussem quamlibet molestam tibi proderit.*

Pseudoap. 124,1[1]: *(ad tussim): herbae feniculi radicem tusam in mero ieiunus bibat per dies nouem; sanabitur.*

Cum autem Pseudoapuleius et ipse multa superstitiosa referat (uide e. g. 3,4. 4,9. 8,1. 10,1. 19,4, inprimis 91,4[2]: *in limine stans bibat*), non erat, cur, si e Marcello hausisset, talia omitteret. Contra Marcellus, quem superstitionum auidissimum fuisse scimus, si, quae in fonte suo inuenit, isto modo adauxit, quid mirum? Haec omnia si animo perpendimus, eo adducimur, ut Marcellum copias Pseudoapuleianas in suum usum deriuasse censeamus.

Etiam in Sexti Placiti Papyriensis de medicina ex animalibus libro non tam pauca insunt, quae eadem et apud Marcellum leguntur. Ne haec quidem materiae societas tota in eo uersatur, quod praecipuus Sexti fons Plinii naturalis historiae libri 28, 29, 30 fuerunt, quos et Marcellus saepenumero adiit, sed interdum aut Marcellus Sextum Placitum excerpsisse statuendus est aut Sextus Marcellum. Qua de re nullus tibi scrupulus manebit, ubi locos tales contuleris:

Marcellus 8,66: *accipitrem si decoquas in oleo susino, donec caro eius resoluatur, et ex eo oculos frequenter inunguas, et ypochysim et caliginem discuties.*

Sextus Placitus 25,1[3]: *accipiter in oleo susino decoctus et inunctus suffusionem et caliginem discutit.*

Plinius nat. hist. 29,125: *accipiter decoctus in rosaceo efficacissimus ad inunctionem omnium uitiorum putatur.*

Marcellus 8,86: *aquilae fel cum melle Attico, myrra uera et nitro* (legendum uidetur: *myrra et ueratro*) *albo singulis unciis mixtum oculis uisionem acutissimam praestat, si cum modo infundatur.*

Sextus Placitus 23,1[4]: *ad oculorum suffusionem aquilae fel mixtum cum melle Attico inunges; quidam illud magis prodesse credunt, cum huic medicamento hellebori albi drachmam unam aut dimidiam aut myrrhae tantundem miscent et unctionem faciunt temperatam.*

Plinius nat. hist. 29,118: ... *claritatem uisus restitui dicunt* ... *aquilae cerebro uel felle cum melle Attico.*

Marcellus 12,61: *fimus corui lanula obuolutus denti cauo infulcitur; minutatim ac sine dolore eum discutiet.*

Sextus Placitus 28,4[5]: *stercus corui si cauo denti infusum* (legendumne *infulsum*?) *uel impositum fuerit, dentem franget et dolorem tollet*

1 [Ps.Apul. 125,3 ed. Howald-Sigerist.]
2 [Ps.Apul. 2,11. 2,29. 7,2. 9,2. 18,12. 92,17 ed. Howald-Sigerist.]
3 [Sext. Plac. β 24,2 ed. Howald-Sigerist.]
4 [Sext. Plac. β 22,2 ed. Howald-Sigerist.]
5 [Sext. Plac. β 27,8 ed. Howald-Sigerist.]

(sic recensio Ackermanniana; *cauo denti si imposueris, dentem rumpit et tollit dolorem* editiones Hummelbergii et Stephani).

Plinius nat. hist. 30,26: *(dentium dolorem statim abire tradunt) ... fimo corui lana adalligato.*

In editiones Sexti Placiti idem cadit, quod de Pseudoapulei editionibus supra dixi[1]. Multas igitur cautelas habent, quaecumque comparatione cum Marcello instituta de temporum ratione inter utrumque intercedentium concludi posse uidentur – nam aliunde de Sexti Placiti aetate atque condicione nihil omnino compertum est –, praesertim cum tenuissima sint indicia huc spectantia. Vidimus ergo, ut unum alterumue exemplum proponam, locorum Marcelli 12,61 et Sexti Placiti 28,4 fontem primarium esse Plinium, ita tamen, ut alter tantummodo, siue is fuit Marcellus, siue Sextus Placitus, ipsum Plinium euoluerit materiamque inde petitam alteri subministrauerit. Propius autem ad Plinium accedit Marcellus, quippe qui, sicut Plinius, lana inuolutum corui fimum denti inserendum esse praecipiat, cum Sextus Placitus lanae mentionem non habeat. Vnde coniectari posse uidetur, Marcellum ea, quae exhibet loco supra commemorato, ex ipso Plinio uel, quod eodem pertinet, e Plinii breuiario deprompsisse, Sextum uero Placitum Marcellum exscripsisse. Eandem suspicionem faciunt hi loci inter se comparati:

Marcellus 17,19: *ad suspiriosos sanandos fel ursinum aqua dilutum bibendum optime datur.*

Sextus Placitus 6,3[2]: *ursinum fel in aqua calida potui datum suspiriosis optime succurrit.*

Plinius nat. hist. 28,197: *fel ursinum in aqua laxat meatus spirandi.*

Verba Marcelli et Sexti Placiti alioquin simillima eo differunt, quod Marcellus fel ursinum in aqua simpliciter diluendum esse dicit, Sextus Placitus in aqua calida. Qua in re iterum cum Plinio consentit Marcellus. Cum autem tam arte inter se iuncti sint Marcellus et Sextus Placitus, ut alterum ex altero pendere uix negari possit, cumque illud *calida* non a Marcello omissum, sed a Sexto Placito adiectum esse appareat, sequitur, ut Sextus Placitus post Marcellum scripsisse putandus sit.

Perinde non iam in fontium, sed in testimoniorum numero sine ulla dubitatione habenda sunt additamenta, quibus adaucta est Theodori Prisciani recensio altera (i. e. codicum Berolinensis Lat. qu. 198 saec. XII et Chisiani F IV 57 saec. XII, partim etiam Romani bibliothecae Barberinianae IX 29 saec. XI/XII) quaeque auctori ipso Theodoro uno fere saeculo recentiori tribuit Valentinus Rose (praef. p. VI sq.). Hic Pseudotheodorus studiose legit Marcellum, sed saepius etiam adhibuit medicinam

[1] [Anno 1927 prodiit Lipsiae Sexti Placiti liber medicinae ex animalibus ab E. Howald et H. E. Sigerist editus (Corpus medicorum Latinorum uol. 4).]
[2] [Sext. Plac. 13,7 ed. Howald-Sigerist.]

Plinii. E Marcello enim plerumque ea tantum petiisse uidetur, quae in breuiario Pliniano non leguntur. Ipsius Plinii naturalem historiam, quantum uideo, in usum non uocauit, at contra quaedam e Pseudoapuleio hausisse eum ueri simile est. Quam sententiam ut tibi probem, exempla aliquot afferenda sunt.

Pseudotheodorus p. 274,2 sq. ed. Rose *(ad feruunculos et strumas): iecur talpae tritum impone; circumlines ita, ne per triduum leuetur.*

Medicina Plinii 3,6, p. 81,7 sqq.[1] *(ad strumas): iecur talpae quidam inter manus contritum circumliniunt et triduo non abluunt.*

Plinius nat. hist. 30,38 *(ad strumas): alii iocur eiusdem* (sc. *talpae*) *contritum inter manus inlinunt et triduo non abluunt.*

Marcellus 15,81: *iecur eius* (sc. *talpae*) *inter manus tritum adpositum plurimum prodest (strumis):*

Horum testimoniorum si contentio fiat, facile apparet hoc euadere stemma:

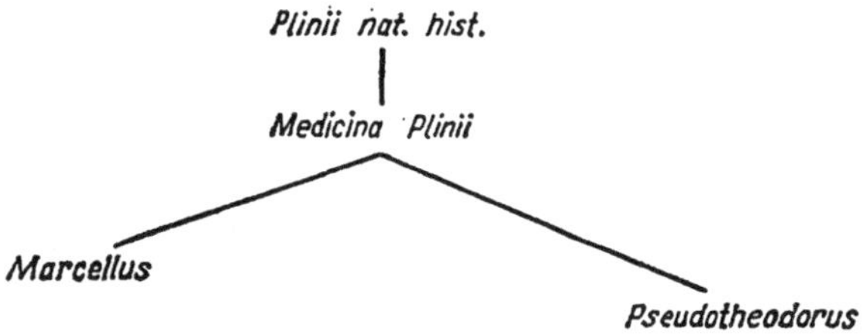

Eadem ratio ualet in his locis:

Pseudotheod. p. 278,2 sqq. *(ad dentium dolorem): et caprifici radix uino decocta et ipsum uinum ore contineatur; idem praestant et radices eius contusae, si super maxillas imponas.*

Med. Plin. 1,13 p. 26,22 sqq.[2]: *caprifici radix ex uino decoquitur, uinum in ore continetur, radix trita maxillae imponitur aduersum dolorem (dentium).*

Plin. nat. hist. 23,129: *radix (caprifici) deferuefacta in uino dentium dolores (sedat).*

Marc. 12,28: *caprifici radix uino decocta tritaque maxillae inponitur ac desuper ligatur et illud uinum in ore diu tenetur; ualde remedio est dentibus.*

Item e medicina Plinii, non e Marcello pendet Pseudotheodorus, cum p. 297,12 sq. eis, qui podagra crucientur, hoc suadeat remedium: *ranae rubetae combustae cinis cum axungia ueteri impositus prodest;* cf.

Med. Plin. 2,26 p. 68,13 sq.[3] *(podagrae dolori): ranae rubetae cinis cum adipe uetere.*

[1] [p. 71,9 Önnerfors.]
[2] [p. 21,4 ed. Önnerfors.]
[3] [Med. Plin. 2,27,2 p. 59,4 ed. Önnerfors.]

Marc. 36,32: *ranae quoque rubetae exustae cinis cum sabuci coliculis teneris tritis et seuo hircino uetere permixto et decocto pariterque inposito prodest (doloribus podagrae).*

Tamen inter remedia ad podagram curandam etiam hoc proponit Pseudotheodorus

p. 296,28 sq.: *caules sambuci cum seuo hircino triti et impositi uehementissime prosunt.*

Videmus igitur eum Marcelli quoque locum supra allatum cognouisse et inde in suum usum transtulisse, quae in medicina Plinii non reperiebat. Iam unum alterumue ex locis Pseudotheodorianis examinemus, qui in breuiario Pliniano non leguntur, extant autem in Plinii historia naturali et apud Marcellum:

Pseudotheod. p. 269,3 sq.: *cornu ceruini limata scobis ex uino potata pediculos lendinesque esse non patitur.*

Marc. 4,69: *ceruini cornus scobes limatae et ex uino potui datae peduculos in capite lendinesque nasci non sinunt.*

Plin. nat. hist. 28,163: *ad hanc* (sc. *porriginem*) *et cornus ceruini cinis e uino utque non taedia animalium capillis increscant.*

uel etiam

Pseudotheod. p. 325,26 sq.: *lac bubulum mox mulctum sic tepidum ieiunus bibat; quamuis exulceratum stomachum sanat.*

Marc. 20,109: *lac bubulum tepidum incoctum subinde sumptum exulceratum quoque stomachum sanabit.*

Plin. nat. hist. 28,196: *stomachum exulceratum lactis asinini potus reficit, item bubuli.*

Haec qui legerit facile cognoscet, Pseudotheodorum adire Marcellum potius quam Plinii historiam naturalem maluisse. Denique quae Pseudotheodoro cum Marcello et cum Pseudoapuleio communia sunt, utrum ex hoc an ex illo desumpserit plerumque ambigitur. Sunt tamen loci, quibus aut Pseudoapuleium solum aut Pseudoapuleium et Marcellum coniunctos adhibuisse putandus est; cf. e. g.:

Pseudotheod. p. 324,4 sqq. *(de spleniticis): ebuli radicem contunde et in puluerem redactae coclearia III ex uini cyathis III in limine stans per triduum bibat et ebulum sine ferro collectum secum portet.*

Pseudoapul. c. 91,4 *(ad splenis dolorem): herbae ebuli radicem siccatam et in puluerem mollissimum redactam ex uini cyathis quattuor pulueris cochlearia tria in limine stans bibat et ebulum semper secum habeat sine ferro lectum.*

Marc. 23,22: *ebuli contusi sucum coclearia tria ex uini ueteris cyathis tribus per triduum da lienoso bibendum, ita ut ebulum semper secum habeat qui remedium accipit nec terram ipsum ebulum ferrumue tangat*; idem 23,35: *ebuli radicem, quam sine ferro euellas, aridam contusam et pollinis modo cribratam repones; inde cocliaria tria ex uini cyathis tribus in limine stans con-*

tra orientem per triduum bibito ieiunus (lienosus), sed omnino obserua, ne ebulum ferro contingatur aut ne ipse, dum remedium accipis, ferrum tecum habeas.

Hic propius ad Pseudoapuleium quam ad Marcellum accedere Pseudotheodorum extra dubitationem est. Tamen cum Marcello in eo consentit, quod ebuli radicem contusam ex uini *cyathis tribus* bibendam eamque potionem *per triduum* sumendam esse praecipit. Potest uero, ut apud Pseudoapuleium quoque *cyathis tribus* antiquitus scriptum fuerit – procliuis enim numerorum III et IIII confusio – utque uerba *per triduum* non ex Marcello, sed de suo addiderit Pseudotheodorus. Qua de re utut iudicabis, negare uix poteris, quin etiam Pseudoapuleium quadamtenus secutus sit Pseudotheodorus.[1]

Praeterea doctrinae Marcellianae fragmenta quaedam in remediorum congerie ex uariis auctoribus conflata deprehenduntur, quae in codice Bruxellensi 1342–50 saec. XII Theodori Prisciani euporiston libros tres excipit quamque antidotariorum Bruxellensium nomine notauit Valentinus Rose. Id quod facile apparet, ut unum tantum exemplum proferam, si antidotariorum Bruxellensium paragraphum 107 cum eis componimus, quae habet Marcellus cap. 17 paragr. 37:

Marc. 17,37: *aqua, quae in arborum lacunis cauisque corticibus consistere consueuit, suspirioso potui data celeriter eum sanabit atque omni periculo liberabit, si adsidue uel ipsa pura calida uel mixta potetur.*

Antidot. Brux. 107: *ad suspirium. aquam, quae in arbore inuenitur in lacunis cauisque corticibus consistens, suspirioso potum dabis.*

Idem ualet in Appendicem miscellaneorum, quam ex eodem codice Bruxellensi editioni suae Theodori Prisciani subiunxit Valentinus Rose (p. 398 sqq.); cf. e. g.

Marc. 29,13: *coli dolorem auertes, si de lacertarum caudis summitatem tuleris et auro incluseris et ligaueris circa umbilicum aut si de reste uentrem circumcinxerint, de qua quis laqueo uitam finierit.*

Append. miscell. 201: *ad coli dolorem. coli dolorem auertis, si caudae lacertae summitatem ipsam auro clausam ligaueris circa umbilicum et si restem intuleris, in qua suspendio quis finierit uitam.*

[1] Sub ipso momento, quo plagularum huius editionis legendarum pensum absolui, innotuit mihi Iosephi Fahney dissertatio De Pseudotheodori additamentis anno 1913 a philosophorum ordine Vniuersitatis Guilelmae Guestfalae probata. Qua in commentatione Pseudotheodorus Marcelli librum inspexisse negatur locique utriusque scriptoris consoni e communi aliquo fonte manasse dicuntur. Argumentum uero, quo nititur is uir doctus, scilicet praeter locos, ex quibus inter Pseudotheodorum et Marcellum uix esse dissensionem intelligatur, plures reperiri ita comparatos, ut de congruentia omnino cogitari non possit, nullam probationis uim habere ex iis, quae supra disputaui, satis elucere confido, neque igitur est, quod pluribus Fahneyum redarguam, multo minus, quod a sententia mea discedam. [Pseudotheodorum e Marcello hausisse etiam, si non probant, attamen uerisimile reddunt praescriptiones Marc. 20,64 lin. 3.6 20,65, quae eodem ordine Pseudotheodorus exhibet.]

Plurima porro de Marcello testimonia prodit incertus auctor trium de re medica librorum, quos una cum epitome Gargilii Martialis medicinae ex oleribus et pomis uersionisque Latinae Θεραπευτικῶν Alexandri Tralliani edidit Romae anno 1509 Thomas Pighinuccius praemisso titulo 'Plinius de re medica'. Quod opus non multo post a Paulo Iouio episcopo Nouocomensi praepropero errore Plinio Valeriano medico adscriptum est, cuius titulus sepulcralis legitur in Corp. inscript. Lat. uol. 5 n. 5317[1], et sub eo nomine etiamnunc fertur.[2] Conscriptum uidetur ab homine Germano saeculo sexto uel septimo; continet praeter locos e Marcello petitos medicinam Plinii totam integram excerptaque ex responsionibus medicinalibus Caelii Aureliani et ex herbario Pseudoapuleiano.[3] Exemplar Romanum foedissimis mendis inquinatum anno 1528 ab Albano Torino editioni Basiliensi medicinae Plinii a se curatae intextum est, quae editio, licet multa emendatiora dederit Torinus, tamen et ipsa uitiosis lectionibus scatet. Post Torinum nemo iam Plinii Valeriani qui uocatur compilationem edidit, id quod uehementer dolendum est, cum plurimum inde adiumenti ad Marcelli librum recensendum redundare posse uel obiter inspicienti facile appareat. Quam arte ille Marcelli uestigia presserit, his locis cognoscatur, quos ex magna similium frequentia eligo.

Marcellus 20,51: *urticam semen habentem in summo deme ac diligenter laua et ex ea sorbitionem facito bene conditam sine pipere; suauissime accipieris ad stomachum reficiendum.*

Plinius Valerianus 2,5 fol. 36 B[4]: *ad stomachi dolorem. urticam summam semen habentem deme et diligenter laua et ex ea sorbitionem facito bene conditam sine pipere; utilissime enim sumitur ad omne genus ualetudinis, quod in stomachum prouenit.*

Marc. 20,82: *his, qui nec potu iuuantur nec cibo et stomachi ructus amaros patiuntur, centauream, id est fel terrae, contritam ad mensuram denarii argentei ex aquae calidae cyathis tribus bibendam ieiunis per triduum dabis; statim discutietur infirmitas.*

[1] Cf. Pauli Iouii libellum De piscibus Romanis (Romae 1524) cap. 35: 'Quas (*sc.* tructas fluuiales) etiam in paralyticorum cibariis magnopere laudauit ille Plinius, qui elegantem librum de morbis atque remediis conscripsit. Fuit is procul dubio Plinio naturalis historiae scriptore et Plinio Caecilio posterior uocatusque est Plinius Valerianus medicus, cuius marmoreum sepulchrum Comi, ubi Pliniorum familia floruit, in templo D. Probini aquae sacrae labello superpositum et pulcherrimis incisum characteribus conspicitur.' Inscriptionis a Iouio designatae haec sunt uerba: *D. m. C. Plinii Valeriani medici, qui uixit ann. XXII m. VI d. V, parentes* (= Dessau Inscr. Lat. sel. n. 7787).

[2] Velut in laterculo auctorum Thesauro linguae Latinae adiecto, qua de re ego quoque id nomen usurpaui.

[3] Cf. Valentini Rose commentationem supra commemoratam in Hermae uol. 8 p. 39 sqq. et W. S. Teuffels Geschichte der röm. Literatur ed. 6 uol. 3 p. 110 § 367, 10b.

[4] Numeri foliorum sunt editionis Torinianae.

Plin. Val. 2,4 fol. 36 A: *ad dolorem et fastidium stomachi, qui nec cibo nec potu[i] iuuatur, ructos quoque amaros patitur. centauriae, id est (unum* edd.; fuit in codice *i.* = *id est) fellis terrae, conteres libram unam ex aquae calidae cyathis quattuor, dabis ieiuno bibendum per triduum; discutietur infirmitas.*

Marc. 26,103: *nasturcium tritum cum uino dulci cibario dabis uessicae taedio laboranti per triduum potui, sed satis spissum poculum detur.*

Plin. Val. 2,38 fol. 56 A: *nasturtium tritum cum uino dulci cibario ac ualde spissum per triduum potui datum.*

Monendum est tamen, similitudinem inter Plinium Valerianum, quem dicunt, et Marcellum intercedentem non totam in eo positam esse, quod ille ex hoc hauserit; uidimus enim, Plinium Valerianum praeter ipsum Marcellum etiam fontes quosdam Marcelli adiisse. Sed sine negotio plerumque dinoscitur, quae fontes Marcelli ei suppeditauerint, quae ipse Marcellus; uelut si conferas hos locos inter se consentientes, statim manifestum erit, Plinium Valerianum non Marcellum secutum esse, sed Pseudoapuleium:

Plin. Val. 1,18 fol. 20 D: *ut caliginantibus oculis claritas restituatur (restituetur* edd.*) et ne facile hoc periculum incidat[ur], centauriae herbae manipulus in uini sextariis sex coquitur ac tritum maceratumque eximitur; inde quotidie hemina mixto melle ieiuno propinat⟨ur⟩.*

Pseudoapul. 36,2[1]: *caliginantibus quoque oculis ut claritas restituatur et ne facile quis in hoc periculum incidat, centaurii minoris manipulum in uini congio coquito ac triduum maceratum eximito; inde quotidie ad heminam mellis Attici mixtum ieiunus bibat.*

Varia lectio: *caliginantibus quoque oculis ut claritas restituatur]* sic codex Vratislauiensis, *caligantibus etiam oculis claritas restituitur* ed. Ackermanni — *et ne facile quis] recte facile ne quis* ed. Ackerm., *et ne facile quis in hoc periculum incidat* om. cod. Vratisl. — *centaurii] herbae centauriae* cod. Vratisl. — *in uini sextario decoque et in triduo macerato, adiecto melle dimidiam libram cocti ieiunus bibato* (sic) cod. Vratisl.; cf. Rosei commentat. supra laud. p. 41.

Marc. 8,94: *caliginantibus oculis uisus acutior restituetur neque facile in hoc uitium incidet, qui usus fuerit remedio tali, ut centaureae manipulum nitidum in uini optimi, sed nouellastri congium mittat aut etiam excoquat ac triduo in uasculo clauso uel operto macerari faciat, deinde post triduum heminam eius uini mixtam cum calida aqua adiecto melle ieiunus manente illic centaurea cottidie bibat.*

Denique uersus aliquot carminis, quo Marcelli liber clauditur, in saeculi decimi epos recepti sunt 'Ecbasis cuiusdam captiui per tropologiam' inscriptum, quod epos a clerico Gallo magna ex parte centonis modo e

[1] [Ps. Apul. 35,7 ed. Howald-Sigerist.]

uariis poetis Latinis, Horatio, Vergilio, Ouidio, Prudentio, Iuuenco aliis consarcitum est.[1]

Quibus fontibus et testimoniis collatis saepius menda in Marcelli codicibus latentia patefieri et emendari supra dictum est. Rursus haud ita raro Marcellus genuinam lectionem seruauit cum eorum, ex quibus pendet uel qui ex eo pendent, textus aliquid damni contraxerit, id quod in transcursu duobus exemplis demonstrasse satis erit.[2]

Legitur apud Scribonium cap. 86: *passi meconii quod satis erit miscebitur.* Mirandum est editores non animaduertisse lectionem *meconii* sensu carere, nam absurde copulatur in indice editionis Helmreichianae p. 115 *passum meconium* cum *meconio*, quod commemoratur a Scribonio cap. 180: *opium potum, quod quidam meconium uocant.* Emendationis uiam aperiunt Marcelli codices, qui praebent 17,25: *passi miconi(i).* Designatur enim *passum Myconium*, id est uinum, quod fiebat ex uuis passis in Mycono insula.

In medicina Plinii 1,1 p. 10,12 sqq.[3], qui locus non extat in Plinii naturali historia, consentiens est codicum lectio: *pollinem siliginis admixto oui albo, simul et quiddam salis albi conspergi oportet frontique inlini.* Marcelli loco huc pertinente (1,60 p. 68,29–31) traditur: *pollinem siliginis admixto oui albo et quippiam salis confricato et fronti inlinito,* unde concludere licet, in medicina Pliniana *albi* ex iis, quae antecedunt perperam repetitum delendum esse.

Restat, ut in extrema hac praefatione aequam a te ueniam petam, candide lector, si quando dormitans erraui gratiasque referam ex animi sententia omnibus, qui quocumque modo in hac editione adornanda me adiuuerunt. Inter quos praecipue nominandi sunt Oscarus Viedebantt, qui, qua est officiosa uoluntate, fragmentum Περὶ μέτρων καὶ σταθμῶν (p. 10 sqq.), cuius partem alteram ut intellectu difficillimam ne transcripserat quidem Cornarius (quo factum est, ut etiam apud Helmreichium desit), summa diligentia felicissimoque ingenii acumine a me rogatus enodauit notisque instruxit, Guilelmus Heraeus, qui indefesso studio in plagulis legendis mihi adfuit difficultatesque multas, in quibus incertus haesi, docte sustulit, Eduardus Liechtenhan discipulus, qui in conquirendis fontibus testimoniisque strenuam operam mihi praestitit necnon uxor dilectissima et uirgo comissima Ida Geisel philos. doct., a

[1] Cf. Maximiliani Manitii librum Geschichte der latein. Literatur des Mittelalters, uol. 1 (Monaci 1911) p. 616 sqq.

[2] Monendum est, Scribonii conpositionum codices manuscriptos nullos superesse editionemque principem a Ruellio uix minore quam editionem principem Marcelli a Cornario libidine interpolatam uideri. [Multis locis Scribonianis emendandis operam nauauit Paul Jourdan in dissertatione quae inscribitur Notes de critique verbale sur Scribonius Largus (Thèse Neuchâtel), Parisiis 1919.]

[3] [p. 7,11 Önnerfors.]

quibus schedae indicis specierum sollerti cura meum in usum paratae sunt. Denique Institutum Puschmannianum Lipsiense gratissimum mihi fecit, quod intercedente u. d. Carolo Sudhoff imaginum phototypicarum codicum Parisini et Arundeliani mihi permisit potestatem.

PRAEFATIO ALTERIVS EDITIONIS

Ad ea, quae Maximilianus Niedermann accuratissime exposuit, non multa habeo, quae addam. Tamen nonnulla adicere mihi liceat.

De codicibus. A. Thomas, Journal des Savants 1920 p. 17 adn. 3 atque E. Steinmeyer et E. Sievers, Die althochdeutschen Glossen uol. IV p. 380 lin. 3 et 29 commemorauerunt codicem Bambergensem Med. 6 (L III 9) saeculi XIII continere medicamenta e Marcello excerpta a p. 128^{u} ad p. 134^{r} et a p. 139^{u} ad p. 141^{r}. Eas paginas cura Academiae Berolinensis phototypice expressas contuli. Non solum autem in paginis a uiris doctis citatis, sed etiam alibi codicem remedia Marcelliana continere ex eo colligo, quod ultima linea paginae 134^{r} media in paragrapho 9, 2 Marcelli finit. At paginam insequentem non uidi. Tamen, quia mihi persuasi illa excerpta saepe magis a Marcello discrepare, quam ut ad constituendum textum utilia esse possint, recusaui, ne maiores partes codicis phototypice exprimendas curarem. Pauca exempla afferre mihi non alienum uidetur, ut lector iudicare possit, qualis sit inter eos affinitas.

Quaedam paragraphi paene uerbotenus redduntur:

Marcellus cap. 4, 21: *Cornum ceruinum in scobem limatum et cum uino potum lindines enecat renascique non patitur.*

Cod. Bambergensis p. 129^{u} col. 2: *Cornu ceruinum in scobes limatum et cum uino potui datum glindines necat renascique non patitur.*

Paulo magis inter se differunt:

Marcellus cap. 4, 23: *Felle uituli caput perunctum lindines exterminantur.*

Cod. Bambergensis ibidem: *Felle uituli caput perunctum item omnino necat.*

Marcellus cap. 4, 48: *Folia oliuae commanducata et inposita ulceribus manantibus medentur.*

Cod. Bambergensis ibidem: *Folia oliuae commanducata ualent capili ulceroso et pediculoso.*

Non solum uerbis, sed etiam re discrepant:

Marcellus cap. 13, 7: *Dentifricium ad dentes nigros emendandos: Hordei farinam delicatam et sal tritum cum melle confricato, donec sibi cohaereant, et postea pastam ipsam linteo inuolutam comburito ac puluerem tenuissimum facito atque eo dentes mane ac uespere confricato; cito candidissimos facies.*

Cod. Bambergensis p. 140r col. 2: *Ad nigros dentes. Ordei farinam delicatam et sal tritum cum melle confricatum donec cohereat pastellato et pastillos lintheo inuolutos comburito ac facto puluere tenuissimo dentes mane et uespere confricato et erunt candidissimi.*

Conferas uelim praeterea:

Marcellus cap. 13,19: *Ad dentes purgandos panem candidum et pumicem pari pondere combure et tere et adsidue hoc dentifricio utere.*

Cod. Bambergensis ibidem: *Panis mundus et pumex pari pondere contritus et prius combustus dentibus infricatus idem facit.*

Marcellus cap. 8,181: *Pilos oculis molestos diligentissime uelles atque eorum loca hircino sanguine recenti aut leporis aut uespertilionis inlines uel canino lacte continges aut acu cuprea calida aceto saepius delibuta perduces.*

Cod. Bambergensis p. 132r col. 2: *Valet ad idem, si canino lacte pili perunguantur uel acu cuprea calida aceto sepius delibuta pilos euellere et non recrescunt.*

Marcellus cap. 8,36: *Vino, in quo laurus fuerit decoctus, oculi foti dolore potentissime leuabuntur.*

Cod. Bambergensis p. 131u col. 1: *item facit laurus cum uino cocta et oculis super.*

Ex his locis apparet non aliter librarium Bambergensis codicis Marcello usum esse atque auctorem Physicae Plinii uel Pseudotheodorum. Tamen, quod ille codex manuscriptus publici iuris non est factus, conspectum fontium et testimoniorum eius mentione onerandum non censui, etsi quodam modo in numero testimoniorum habendus est.

Codices non ipse iterum contuli, sed Niedermanni, qui fuit ἀκριβέστατος, collationibus nixus sum, quas omni fide dignas esse mihi denuo persuasi nonnullas paginas exemplaris phototypici codicis Parisini cum iis comparando.

De fontibus. Niedermann saepe – non tamen semper – pondera et mensuras a Scribonio discrepantes in adnotatione critica notauit. Qua in re eum non imitatus sum nisi tum, cum in Marcelli contextu corruptela quaedam mihi aut latere aut manifesta esse uidebatur.

Non idem sentio ac Niedermann, cum existimat Marcellum praefationem Scribonii, cui inter alias epistulas operi suo praepositas nomen Cornelii Celsi imposuit, Apuleio Celso Centuripino addixisse et eum cum Cornelio Celso confudisse; itaque in praefatione Marcelli § 2 scribendum esse *Apuleius [et] Celsus.* Cum Pseudoapulei Herbarius inter fontes Marcelli habendus sit, ut Niedermann ipse demonstrauit (supra p. XIX–XXII), mihi dubium non est, quin in admonitione ad filios facta de illius tractatu agatur. Qua re adductus Scribonii praefationem Cornelii Celsi esse putauerit, uix erui poterit.[1]

[1] Cf. Liechtenhan, Bem., p. 10.

Nonnullis locis Marcellus praecepta in Plinii naturali historia inuenta cum Medicina Plinii in unum contraxisse uidetur, e. gr.

Marcellus cap. 16,83: *Glutinum, quo charta glutinatur, calidum in modum sorbitionis hauritur uel ex aqua calida sanguinem excreantibus datur.*

Plinius nat. hist. 22,127: *Farina, qua chartae glutinantur, sanguinem excreantibus datur sorbenda efficaciter.*

Plinius nat. hist. 28,195: *glutinum taurinum tribus obolis cum calida aqua bibitur in uetere sanguinis excreatione.*

Medicina Plinii 1,25,4 p. 31,19: *Farina, qua chartae glutinantur, calda in modum sorbitionis hauritur.*

Marcellus cap. 12,27: *Acetum tepidum scillitum in ore tentum et gingiuas tumentes constringit et continet dentes uacillantes.*

Plinius nat. hist. 23,59: *Acetum scillinum inueteratum ... gingiuas adstringit et dentes continet.*

Medicina Plinii 1,13,3 p. 21,3: *Acetum si in ore contineatur gingiuas stringit et dentes continet.*

Eandem praescriptionem bis positam modo e naturali historia modo e Medicina Plinii fluxisse hi loci demonstrant:

Marcellus cap. 26,12: *Contra calculum et alias difficultates uessicae lapillum, qui in gallinacei uessica aut in palumbi uentriculo inuenitur, conteri et aspergi potioni prodest. Item membrana uentriculi eius trita, fimus quoque columbinus in faba sumptus, idem glebula de nido herundinum diluta ex aqua calida pota prodest.*

Marcellus cap. 26,80: *Fimus palumbinus in sorbitione sumptus ex faba facta admirabile stranguriosis praesentat auxilium.*

Plinius nat. hist. 30,67: *Lapillos, qui in gallinaceorum uesica aut in palumbium uentriculo inueniantur, conteri et potioni inspergi, item membranam e uentriculo gallinacei aridam uel, si recens sit, tostam, fimum quoque palumbinum in faba sumi contra calculos et alias difficultates uesicae ...* (68) *e nido hirundinum glaebulam* (var. lect. *grillum*) *dilutam aqua calida ...*

Medicina Plinii 2,18,5 p. 52,13: *Fimus palumborum in sorbitione ex faba fressa* (var. lect. *facta, fracta*) *bibitur.*

Ex his locis elucet Marcellum non editione pleniore Medicinae usum esse, sed bono iure 'utrumque Plinium' inter fontes nominauisse.[1]

De Pseudoapuleio nihil est quod Niedermanni dissertationi addam nisi ea, quae E. Howald et H. E. Sigerist p. XIX suae praefationis dicunt: uerisimile esse Apulei codicem, quo Marcellus usus esset, iam synonymis auctum fuisse; saepe enim nominibus herbarum synonyma addit. Tamen non est neglegendum multa alia synonyma eum adicere (e. gr. *concretio siue hypersarcosis* cap. 9,65 p. 180,17) et altera nomina etiam plantarum

[1] Cf. Liechtenhan, Bem., p. 29 sq.

inueniri locis, qui non e Pseudoapuleio fluxerunt (e. gr. *arnoglosa id est plantago* cap. 8,79 p. 132,26).

Liber de herba uettonica, qui Antonio Musae Augusti medico attribuitur, apud Ackermannum ut primum caput Pseudoapulei editus est; E. Howald et H. E. Sigerist separauerunt.[1] Itaque ei loci, quorum materia Pseudomusae et Marcelli communis est, denuo examinandi sunt. Conferas uelim:

Marcellus cap. 26,37: *Ad renium dolorem herbae uettonicae tritae pondus denariorum duorum sano ex mulso, febricitanti ex aqua calida bibendum dato.*

Pseudomusa 13 lin. 77: *ad renum dolorem. Vettonicae dragmas II ex mulso ciatis II, dum biberit, sanus erit*

Marcellus cap. 10,57: *Herbam uettonicam teres, cui paululum salis, quantum duobus digitis pollice et medicinali capere potueris, adicies et formatam pilulam rotundam naribus inseres; omnibus uitiis purgatas nares cito ad sanitatem perduces.*

Pseudomusa 6 lin. 55: *Ad sanguinem de naribus nimium profluentem. Herba uettonica contrita, paululum salis adicito, digitis duobus pollice et medio, quantum tolli potest sublata, rotundulam facis et naribus inseris*

Cum saepissime Marcellus ea, quae in fontibus suis legerat, paulo auctius aut uerbosius reddat, non alienum est coniectari eum Pseudomusam exscripsisse. Auctor illius de herba uettonica libelli ergo ante Marcellum scripsisse uidetur.

De medicamentis, quae Q. Sereni et Marcelli communia sunt, Schanz-Hosius IV 2 p. 279 iudicant non Serenum inter fontes Marcelli habendum esse, sed utrumque eorum eosdem fontes exscripsisse. F. Vollmer p. III suae editionis censet 'in epilogo certe' Marcellum illum poetam imitatum esse; quam ad sententiam adducitur comparando:

Marcellus c. 3 sq.: *A genitore suo, qui quondam uersus in anguem Templa Palatinae subiit sublimia Romae*

Q. Serenus 6 sq.: *Qui quondam placida tectus sub pelle draconis Tarpeias arces atque inclita templa petisti*

Praeterea componit *salutiferas* Marc. c. 8 et Q. Ser. 1; *puleiumque potens* Marc. c. 40 et Q. Ser. 15 atque 572; *pruna Damasci* Marc. c. 41 et Q. Ser. 517. Num in remediis quoque Marcellus e Q. Sereno pendeat, eam quaestionem Vollmer non disceptat. Constat inter omnes medicamina a Q. Sereno laudata magna ex parte e fonte Pliniana fluxisse. Eundem locum eum et Marcellum transcripsisse haec exempla docent:

Plinius nat. hist. 28,61: *perstringi contra . . . sanguinem . . . narium immodicum lino uel papyro principia genitalium*

[1] Cf. ea, quae Howald et Sigerist in praefationis suae p. XXI de aetate Pseudomusae scripserunt.

Marcellus cap. 10,43: *Linum uel papyrus ligata summitati ueretri uirilis sanguinem profluentem naribus mire reprimit.*

Q. Serenus 635: *Praeterea Phariis caput emetire papyris, detrahe, quod superest: illo genitalia necte.*

Idem declarant uocabula *summitas* et *principia*, quorum neutrum Q. Serenus exhibet.

Plinius nat. hist. 28,176: *si grauitas sit audiendi, fel bubulum cum urina caprae uel hirci . . .*

Marcellus cap. 9,66: *Aduersus grauitatem audiendi fel bubulum cum urina hirci auriculae, quae molestiam surdiginis patitur, instillabis statimque subuenies.*

Q. Serenus 174 sq.: *Fella bouis surdis etiam prodesse loquuntur, si iungas olidae graue quod minxere capellae.*

Sunt tamen loci, quibus uocabula a Pliniano textu discrepantia, sed Marcelli et Q. Sereni communia confirmare uidentur eos auctores artius cohaerere:

Plinius nat. hist. 29,135: *Vermes . . . ex arboribus rubri cum oleo exulceratis et ruptis auribus praeclare medentur.*

Marcellus cap. 9,84: *Vermes ex qualibet arbore rubri coloris contriti cum oleo et infusi dolores aurium sedant.*

Q. Serenus 169: *Annosa rubros si legeris arbore uermes, ex oleo tere: sic tepidos infunde dolenti.*

Plinius nat. hist. 29,31: *(Lana sucida) sanguinem in naribus sistit cum oleo rosaceo, et alio modo indita auribus obturatis spissius.*

Marcellus cap. 10,45: *Lana sucida ex oue femina decerpta atque intorta madefactaque rosa liquida et naribus indita sanguinis abundantiam reprimit.*

Q. Serenus 630: *Lana oleo madefit, sed nondum lauta, rosato; haec datur in nares uel claudit densius aures.*

Plinius nat. hist. 30,78: *Incussos articulos aranei telae commodissime curant.*

Med. Plin. 3,1,3 p. 63,13: *Incussos articulos aranei tela commodissime curat.*

Marcellus cap. 34,65: *Incussos articulos aranearum telae cum oleo inpositae saluberrime sanant.*

Q. Serenus 956: *Si uero caput infestus colliserit ictus, ex oleo necti uestis debebit Arachnes.*

Sunt ergo loci, ubi praecepta e Plinio et e Q. Sereno hausta coniuncta esse apparent. Inde coniectura suggeritur Marcellum eos eodem modo copulasse, quo eum Plinii naturalem historiam et Medicinam Plinii in unum contraxisse supra p. XXXII demonstrauimus. Sed eiusmodi loci rariores sunt, quam ut ex iis aliquid certi concludere audeam. Quamquam uersus Q. Sereni uix quidquam ad textum Marcelli constituendum afferre possunt, tamen eos, qui profecto similes sunt, inter fontes et testimonia notandos censui; nonnullos, qui nimium a Marcello differre mihi uidebantur, neglexi.

In opere medici Arabis Yūḥannā ibn Māsawaih[1] uiri docti C. Prüfer et M. Meyerhof collyrium inuenerunt, cui nomen Marcelli inditur; iis persuasum est agi de nostro Marcello, quamquam nullum collyrium apud eum descriptum plane cum illo Arabis congruit. Simillima sunt Marc. cap. 8,117, 119, 195.

Fontes maioris partis remediorum a Marcello laudatorum ignoti sunt; sed interdum complurium paragraphorum originem communem e scribendi genere augurari possumus. Cuius rei exemplo sint medicamina cap. 8,126–128, quorum stilus praecipue uulgaris est.

Quatenus Marcellus e medicina Gallica hauserit, inuestigat M. Hoefler, Janus 17, 1912, p. 2.

De ratione editionis. Quod ad orthographiam attinet, non plane eandem rationem secutus sum, qua Niedermann in prima editione usus est. Non opus est exponere me quoque et multos librariorum lapsus calami et multas minutias neglexisse (*e* pro *ae*, *y* pro *i*, e. gr. *yris* PL p. 104,10, *ti* pro *ci* uocali sequente, e. gr. *efficatia* p. 124,20). At haud raro paulo artius pressi testimonium codicum; e. gr. ubi *y* aut *i* litterarum Graecarum οι locum tenent, non *oe* scripsi, sed *i* aut *y* (e. gr. *scinus*, *scynus* pro *schoenus*). Semper scripsi *umor* et *umidus*; at in uocibus Graecis codices secutus sum (e. gr. *hysopum* et *ysopum*). Confusio uocalium *e* et *i*, *o* et *u* saepenumero nullius momenti est (saepissime enim occurrit in libris manuscriptis medii aeui); at qui perspexerit nouies codices praebere *ualedissime*, semel *ualidissime*, non me reprehendet in eo, quod, quae in codicibus leguntur, textui inserui (cf. etiam *ualetudo* et *ualitudo*, *grauedo* et *grauido* sim.). Simili modo formas *globolus*, *paulolum* non sum cunctatus in contextum recipere, ubi et Parisinus et Laudunensis eas praebent, eas ad pronuntiationem posteriorum temporum congruere existimans. Haec exempla sufficient ad demonstrandum, quam uiam in his rebus sim secutus, memor admonitionis Niedermanni, qui scripsit in p. XXXII suae editionis: 'In textu auctoris nostri constituendo religiosissime cauendum erat, ne genuinus sequioris sermonis color abliteraretur uulgaritatisque, ut ita dicam, robigo abstergeretur.' Spes me tenet uel paulo religiosius praeceptore agentem me non perperam fecisse. Vix necesse erit explanare me proprietates Latinitatis posterioris, ubi non consensu utriusque codicis fulciuntur, in adnotationem criticam relegasse.

Reliquum est, ut pauca dicam de confusione casuum in *-a* et *-am*, *-e* et *-em*, *-o* et *-um* exeuntium (*aciem certiore* PL p. 134,22 *ad ignem lento*

[1] Die Augenheilkunde des Jûḥanna b. Mâsawaih (777–857 n. Chr.). Der Islam 6, 1915, p. 251.

PL p. 132,6 *cum rosa et lenticulam* PL p. 458,1).[1] Sicut Niedermann, in ea re 'quantumuis saepe a codicum memoria recedere ueritus non sum', sed alia adductus ratione atque ille. Scripsit p. XXXIV suae editionis: 'Memini enim, editionem meam non ad philologorum tantum usum destinatam esse neque praeter necessitatem lectorem offendendum esse censui.' Mihi persuasum est eos, qui medicinae artis historiae inuestigandae operam dant, non ultra modum hac difficultate offendi. At duae aliae sunt causae, quae me, ut ita agerem, commouerunt. Saepissime enim codices non congruunt; ideo suspicio est formas uulgares, ut ita dicam, etiam tum, cum P et L idem praebent, librariis deberi. Praeterea multis locis mendum existere ex eo coniectari potest, quod aut unum aut plura uerba in *-m* aut in uocalem exeuntia praecedunt aut sequuntur (*expressam in ollam noua conponunt* PL p. 226,15 sq. *dolorem factum ex perustionem* PL p. 58,9 sq. *cum pollinem tritam* pro *cum polline tritam* PL p. 190,29 *tangi digito umidum medicamentum* pro *digito umido* PL p. 232,6 *in quo libistico fuerat* pro *libisticum* PL p. 48,8).[2] De simili causa *-m* excidisse uidetur p. 494,33 *ex aqua bibenda* pro *bibendam* PL. Haud raro *-m* ponitur, ubi uerbum insequens ea littera incipit (*corticem mali* pro *cortice mali* PL p. 182,32 *lacerta uiuam missa in uas* PL p. 284,28 *infra scripta tritam miscebis* PL p. 484,6).[3] Vix ergo diiudicari potest, utrum e. gr. p. 68,31 sq. legendum sit *de horto collectum* an *de hortum collectum* (cf. *de pedes meos* in incantatione p. 618,20). Itaque, cum certi nihil affirmari posse mihi uidetur, talibus locis normam grammaticorum secutus sum et formas ab ea recedentes in adnotationem relegaui; etiamtum eas notaui, cum in uno tantum codice extant.

Gratia debetur Academiae Berolinensi, quae mihi occasionem praebuit editionem Maximiliani Niedermann praeceptoris ueneratissimi retractare et codicis Bambergensis partem phototypice exprimendam curauit. Inprimis gratias ago Conrado Schubring et Juttae Kollesch infatigabilibus auctoribus innumerabilium consiliorum et Ioanni Vuilleumier, qui me in rebus medicamentariis benignissime adiuuit, necnon Andreae Labhardt amico, qui mihi exemplaris Niedermanni soceri et eius collationum codicum officiosissime copiam fecit.

Basileae, mense Iunio a. MCMLXV

Eduard Liechtenhan

[1] Non solum accusatiuus et ablatiuus confunduntur, ut dicit Niedermann p. XXXIII suae editionis, sed etiam accusatiuus cum nominatiuo, ut e nostris exemplis infra scriptis elucet.

[2] Cf. *quidquid in arteriis uitiis est* PL p. 232,31.

[3] Cf. *pulueris specierum* pro *pulueri* PL p. 76,5 *rubi teneris sucus* PL p. 182,30 *antidotum incomparabiles sic* PL p. 290,17 *quod die* pro *quo die* P (L def.) p. 612,3.

Vt Marcelli textus maioris numeri lectorum intellectui aperiretur, editioni alteri translatio Germanica addita est. Gratias magnas agimus Conrado Schubring et Gotthardo Strohmaier, qui recensendae uersionis operam susceperunt et nobis consilia bona et multiplicia dederunt.

Priusquam huius uoluminis schedae manu scriptae, ut imprimerentur, lima ultima politae sunt, Eduardus Liechtenhan mortem repentinam obiit. Nos non modo huius libri editorem, sed uirum doctissimum de infimae Latinitatis inuestigatione optime meritum atque seriei scriptorum antiquorum, quae Corpus Medicorum Latinorum inscribitur, iam diu coniunctissimum amisisse dolemus. Cum ei plagulas a typothetis excusas corrigendi facultas non iam data sit, officium nostrum habemus, ut editoris opus supremum diligentia industriaque eius propria imprimendum curemus hoc modo memoriam defuncti digne retineri existimantes.

Berolini, mense Nouembri a. MCMLXV

J. Kollesch et D. Nickel

CONSPECTVS LIBRORVM LIBELLORVMQVE

H. Ahlquist, Studien zur spätlateinischen Mulomedicina Chironis. Uppsala Universitets Årsskrift 1909 (Diss. Uppsala)
W. A. Baehrens, Beiträge zur lateinischen Syntax. Philologus Suppl. 12, 1911, p. 233–556
– Vermischtes über lateinischen Sprachgebrauch. Glotta 4, 1913, p. 265–280
– Grammatisches zu neuen Texten. Berliner Philologische Wochenschrift 36, 1916, p. 219–224
V. Bertoldi, Sopravvivenze Galliche nelle Alpi. Revue celtique 46, 1929, p. 17–28
F. Bücheler, Coniectanea. Rheinisches Museum 34, 1879, p. 341–356 et 37, 1882, p. 321–342 = Kleine Schriften 2, Leipzig-Berlin 1927, p. 352–364 et 444–463
S. Chabert, De Latinitate Marcelli in libro de medicamentis. Parisiis 1897 (Thèse Paris 1897)
– Marcellus de Bordeaux et la syntaxe française. Annales de l'Université de Grenoble 12, 1900, p. 231–283 et 831–883
A. Dieterich, De hymnis Orphicis capitula quaeque. Marpurgii 1891
K. E. Georges, Ausführliches lateinisch-deutsches Handwörterbuch[8], Basel 1959
P. Geyer, Spuren gallischen Lateins. Archiv für lateinische Lexicographie 8, 1893, p. 469–481
J. Grimm, Über Marcellus Burdigalensis. Kleinere Schriften 2, Berlin 1865, p. 114–151
– Über die Marcellischen Formeln. Kleinere Schriften 2, Berlin 1865, p. 152–172
R. Heim, Incantamenta magica Graeca et Graecolatina. Jahrbücher für Philologie und Pädagogik Suppl. N.F. 19, 1893, p. 463–576
G. Helmreich, Zu Scribonius Largus und Marcellus Empiricus. Blätter für das bayerische Gymnasialwesen 18, 1882, p. 385–395 et 460–470
– Zu Marcellus de medicamentis. Rheinisches Museum 72, 1917/18, p. 275–283
– Gaitanus – Γαϊτανός. Philologus 69, 1910, p. 569 sq.
W. Heraeus, (Coniecturae apud Niedermannum in adnotatione critica, cf. supra p. XXIX)
– Varia. Rheinisches Museum 54, 1899, p. 156
J. B. Hofmann, (De editione Niedermanniana). Deutsche Literaturzeitung 38, 1917, p. 309–311
M. Höfler, Volksmedizinische Botanik der Kelten. Archiv für Geschichte der Medizin 5, 1911, p. 1–35 et p. 241–279
J. Jud, Probleme der altromanischen Wortgeographie. Zeitschrift für romanische Philologie 38, 1917, p. 41–75
– (De editione Niedermanniana). Romania 44, 1915, p. 120–122

P. Jourdan, Notes de critique verbale sur Scribonius Largus. Diss. Neuchâtel 1919

F. E. Kind, Art.: Marcellus (58), in: Realencyclopädie der class. Altertumswissenschaft 14, edd. Pauly-Wissowa-Kroll, 1930, col. 1498–1503

Fr. Leo, Der saturnische Vers. Abhandlungen der Göttinger Gesellschaft der Wissenschaften, phil.-hist. Kl., N.F. 8, 1914

E. Liechtenhan, Sprachliche Bemerkungen zu Marcellus Empiricus. Diss. Basel 1917

E. Löfstedt, Philologischer Kommentar zur Peregrinatio Aetheriae. Uppsala 1911

– Vermischte Studien zur lateinischen Sprachkunde und Syntax. Skrifter utg. av Kungl. Humanistiska Vetenskapssamfundet i Lund 23, 1936, p. 111

– Syntactica I^2, Lund 1942; II Lund 1933

M. Niedermann, Über einige Quellen unserer Kenntnis des späteren Vulgärlateinischen. Neue Jahrbücher für das klassische Altertum 29, 1912, p. 313–342 = Recueil Max Niedermann (Recueil de travaux publiés par la Faculté des Lettres de l'Université de Neuchâtel 25, 1954), p. 29

– Hyperkritische Fehlgriffe. Berliner Philologische Wochenschrift 34, 1914, p. 93–95

– Sprachliche Bemerkungen zu Marcellus Empiricus de medicamentis. Festgabe für Hugo Blümner, Zürich 1914, p. 328–339 (citatur „Festgabe")

– Notes de critique verbale sur quelques textes médicaux latins. Humanitas 2, Coimbra 1948, p. 3 = Recueil Max Niedermann p. 184

M. Schanz, C. Hosius, G. Krüger, Geschichte der römischen Literatur 4, 2, München 1920, p. 278–282

A. Souter, A Glossary of Later Latin to 600 A.D. Oxford 1957

J. Svennung, Wortstudien zu den spätlateinischen Oribasiusrezensionen. Uppsala Universitets Årsskrift 1933, 3, Sprakvetenskapliga Sällskapets i Uppsala Förhandlingar p. 59

– Untersuchungen zu Palladius und zur lateinischen Fach- und Volkssprache. Uppsala 1935 (citatur „Pall.")

– Kleine Beiträge zur lateinischen Lautlehre. Uppsala Universitets Årsskrift 1936, 7

Thesaurus linguae Latinae (citatur „Thes.")

A. Thomas, Notes lexicografiques sur la plus ancienne traduction latine des œuvres d'Oribase. Philologie et Linguistique (Mélanges Louis Havet), Paris 1909, p. 503–528

– Une nouvelle édition de Marcellus de Bordeaux. Journal des Savants 18, 1920, p. 15

E. Tidner, Sprachlicher Kommentar zur lateinischen Didascalia Apostolorum. Kungl. Vitterhets historie och antikvitets akademicus handlingar 45, 1, Stockholm 1938

J. Vendryès, Chronique. Revue celtique 38, 1920/21, p. 67–69

J. Wackernagel, Vorlesungen über Syntax mit besonderer Berücksichtigung von Griechisch, Lateinisch und Deutsch I, Basel 1920; II Basel 1924

A. Walde, Lateinisches etymologisches Wörterbuch, 3. neubearb. Aufl. v. J. B. Hofmann, Heidelberg 1938–1955 (citatur „Walde-Hofmann")

W. von Wartburg, Französisches etymologisches Wörterbuch, Bonn 1928 sqq. (citatur „FEW")

L. Weisgerber, Sprache der Festlandkelten. Bericht der römisch-germanischen Kommission 1931

M. Wellmann, Zur Geschichte der Medizin im Altertum. Hermes 47, 1912, p. 1–17
E. Wölfflin, Der Reim im Lateinischen. Archiv für lateinische Lexicographie 1, 1884, p. 350–389
C. M. Zander, Versus Italici antiqui. Lund 1890

EDITIONES AVCTORVM

Antidotarium Bruxellense, in Valentini Rose editione Theodori Prisciani, Lipsiae 1894, p. 361–396
Antidotarium Cantabrigense, ed. H. E. Sigerist, in: Studien und Texte zur frühmittelalterlichen Rezeptliteratur (Studien zur Geschichte der Medizin 13) Leipzig 1923, p. 160–167
Antidotarium Glasgouiense, ibidem p. 99
Appendix miscellaneorum codicis Bruxellensis, in Valentini Rose editione Theodori Prisciani, Lipsiae 1894, p. 398–400
Pseudo-Antonius Musa, edd. E. Howald et H. E. Sigerist (Corpus medicorum Latinorum IV), Lipsiae 1927, p. 1–11
Pseudo-Apuleius, edd. E. Howald et H. E. Sigerist (Corpus medicorum Latinorum IV), Lipsiae 1927, p. 13–225
Ausonius, ed. R. Peiper, Lipsiae 1886
Chiron, Mulomedicina Chironis, ed. E. Oder, Lipsiae 1901
Constantinus Africanus, in J. C. G. Ackermanni editione Pseudoapulei, Norimbergae et Altorfii 1788, p. 115
Dioscurides, ed. M. Wellmann, Berolini 1904–1907
Ecbasis captiui. Das älteste Tierepos des Mittelalters, ed. E. Vogt (Quellen und Forschungen zur Sprach- und Kulturgeschichte der Germanischen Völker 8), Straßburg 1875
Galenus, ed. C. G. Kühn, Lipsiae 1821–1837
Corpus Glossariorum Latinorum, ed. G. Goetz, Lipsiae 1888 sqq.
Lateinische altchristliche Inschriften, ed. E. Diehl, in: Kleine Texte für Vorlesungen und Übungen, hrsg. von H. Lietzmann 26–28, 2. Aufl. Bonn 1913
Pelagonius, ed. M. Ihm, Lipsiae 1892
Plinius, Naturalis historia, edd. L. Jan et C. Mayhoff, Lipsiae 1892–1908
Medicina Plinii, ed. A. Önnerfors (Corpus medicorum Latinorum III), Berolini 1964
Physica Plinii, (Plinii Valeriani qui dicitur medicina), ed. Albanus Torinus (De re medica scriptores), Basileae 1528 (Editionem principem rarissimam Thomae Pighinucii, Romae 1509, inspicere mihi non magis licuit quam Niedermanno.)
Scribonius Largus, ed. G. Helmreich, Lipsiae 1887
Sextus Placitus, edd. E. Howald et H. E. Sigerist (Corpus medicorum Latinorum IV), Lipsiae 1927, p. 227–232
Q. Serenus, ed. F. Vollmer (Corpus medicorum Latinorum II, 3), Lipsiae 1916
Pseudo-Theodorus, Additamenta, in Valentini Rose editione Theodori Prisciani, Lipsiae 1894, p. 259–354

SIGNORVM EXPLANATIO

P: codex Parisinus Lat. 6880 membranaceus saec. IX
L: codex Laudunensis 420 membranaceus saec. IX/X
A: codex Arundelianus 166 membranaceus saec. X/XI
Co: Cornarii editio princeps Basiliensis anni 1536
He: Helmreichii editio Lipsiensis anni 1889
Ni: Niedermanni editio Lipsiensis anni 1916
Li: auctor huius editionis
edd.: editiones Cornarii, Helmreichii, Niedermanni

COMPENDIA

adn.: adnotationes criticae
lin.: linea
praef.: praefatio huius editionis
subscr.: subscriptio
uerb.: index uerborum

MARCELLI
DE MEDICAMENTIS LIBER

MARCELLUS
ÜBER HEILMITTEL

MARCELLVS VIR INLVSTER
EX MAGISTRO OFFICIORVM THEODOSII SEN.
FILIIS SVIS SALVTEM D.

Secutus opera studiosorum uirorum, qui licet alieni fuerint ab
institutione medicinae, tamen huiusmodi causis curas nobiles intule-
runt, libellum hunc de empiricis quanta potui sollertia diligentiaque
conscripsi, remediorum physicorum siue rationabilium confectionibus
et adnotationibus fartum undeunde collectis. Nam si quid umquam
congruum sanitati curationique hominum uel ab aliis comperi uel ipse
usu adprobaui uel legendo cognoui, id sparsum inconditumque collegi
et in unum corpus quasi disiecta et lacera Asclepius [aut] Virbii
2 membra conposui. Nec solum ueteres medicinae artis auctores Latino
dumtaxat sermone perscriptos, cui rei operam uterque Plinius et Apu-
leius [et] Celsus et Apollinaris ac Designatianus aliique nonnulli etiam
proximo tempore inlustres honoribus uiri, ciues ac maiores nostri,
Siburius, Eutropius atque Ausonius commodarunt, lectione scrutatus
sum, sed etiam ab agrestibus et plebeis remedia fortuita atque sim-
3 plicia, quae experimentis probauerant, didici. Quorum uobis copiam
labore nostro uigiliaque faciendam, filii dulcissimi, pro necessitate in-
firmitatis humanae piissimum duxi, orans primum diuinam miseri-
cordiam, ne uobis uestrisque experiendi huius libelli necessitas ulla
nascatur, tum, si qua fuerit prospiciendae salutis et tuendae ualetu-
dinis causa, gratulemini super hac re labori studioque nostro, quod
uobis absque medici intercessione opem necessariam curationemque
4 praestabit. Cuius scientiae beneficia uice mutua caritatis humanae cum
omnibus infirmis, amicis, notis ignotisque, immo uero cum aduenis
magis et pauperculis communicare debetis, quia et Deo acceptior et
homini laudabilior misericordia, qua aegro hospiti ac peregrino ege-
5 noque defertur. Moneo sane, si qua fuerint paranda medicamina, ne

2 ex magno officio **P** *corr. Pithoeus Epigramm. et poem. uaria (Parisiis 1590) p. 241* 4 sequutus **P** 11 asclepi aut uerbii **P** Aesculapius Virbii *Co* 14 et *del. Ni (cf. praef. p. XVIII sq.)* 18 exrimentis **P** *corr. Co* 23 labore **P** 24 neccessariam **P**

MARCELLUS, VIR ILLUSTRIS[1], INNENMINISTER A. D. THEODOSIUS' DES ÄLTEREN, AN SEINE SÖHNE

Indem ich den Bestrebungen gelehrter Männer folgte, die zwar der Medizin als Fach fernstanden, aber trotzdem zu Gegenständen dieser Art beachtenswerte Beiträge leisteten, habe ich dieses Buch über Mittel, die auf Grund von Erfahrungen gewonnen worden sind, mit möglichst großer Umsicht und Sorgfalt geschrieben, das mit Zubereitungen natürlicher oder künstlicher Heilmittel und Bemerkungen dazu, die von überall zusammengetragen worden sind, vollgestopft ist. Denn wenn ich irgendwann einmal etwas der Gesundheit und Behandlung der Menschen Zuträgliches von anderen erfuhr, selbst in der Anwendung erprobte oder durch die Lektüre kennenlernte, habe ich das, was verstreut und ungeordnet war, gesammelt und habe gewissermaßen wie Asklepios die zerstreuten und zerfleischten
Glieder des Virbius zu einem Körper zusammengefügt. Nicht nur die alten 2
– freilich nur die in lateinischer Sprache geschriebenen – Autoren der Medizin, eines Gebietes, dem beide Plinii, Apuleius Celsus, Apollinaris, Designatianus und auch in jüngster Zeit einige andere mit Ehrenämtern ausgezeichnete Männer, unsere Mitbürger und Vorfahren, Siburius, Eutropius und Ausonius, ihre Arbeit gewidmet haben, habe ich bei der Lektüre durchforscht, sondern ich habe auch bei Landleuten und einfachen Menschen durch Zufall gefundene und einfache Heilmittel kennengelernt, die sie auf
Grund ihrer Erfahrungen für gut befunden hatten. Euch, meine lieben Söhne, 3
von diesen durch unsere Arbeit und unermüdliche Tätigkeit einen Vorrat zu schaffen, habe ich bei dem durch die menschliche Schwäche bedingten Bedürfnis für das oberste Gebot angesehen, wobei ich zunächst um göttliches Erbarmen bitte, daß sich für Euch und die Euren keinerlei Notwendigkeit ergeben möge, von diesem Buch Gebrauch zu machen, ferner daß Ihr Euch, wenn sich ein Grund findet, für die Gesundheit Vorsorge zu treffen und das Wohlbefinden zu erhalten, bei dieser Gelegenheit über unsere Arbeit und Mühe freut, daß sie Euch ohne das Vermitteln durch einen Arzt die not-
wendige Hilfe und Behandlung angibt. Die Wohltaten dieses Wissens sollt 4
Ihr in der Wechselseitigkeit menschlicher Liebe mit allen Kranken – Freunden, Bekannten und Unbekannten, ja noch mehr, sogar mit Fremden und Armen – teilen, da ja Barmherzigkeit, die einem kranken Fremdling, einem Reisenden und Bedürftigen erwiesen wird, vor Gott angenehmer und vor
den Menschen lobenswerter ist. Ich mache allerdings ausdrücklich darauf 5
aufmerksam, daß, wenn irgendwelche Heilmittel zuzubereiten sind, sie ohne

[1] Höchster Rangtitel in der spätrömischen Kaiserzeit.

absque medico aut incuriosius conponantur aut indiligenter habeantur. Nam licet attentissime species et mensuras specierum remediis quibusque adscripsero et ipsarum mensurarum notas uel ponderum qualitates secundum Graecam traditionem et medicorum ueterum consuetudinem seorsum libello huic inseruero et non solum Romana, sed etiam Graia expositione digessero, tamen ex re est, ut haec eadem cum peritioribus conferantur ac saepius retractentur, et, quae confecta fuerint uel parata medicamina, sub signaculis semper habeantur, ne aut casus incidat aut malignitas alicuius obrepat, quae beniuole et sincere parata corrumpat, sitque de remedio uenenum et de salubritate pernicies culpe-
6 turque medicina, cum peccarit incuria. In summa me haec benigne parasse et tamen super his monuisse sufficiet; uos perinde sanitati uestrae atque opinioni meae consuluisse conueniet. Epistulas quoque eorum, quorum studium aemulatum me esse scripsi, huic operi, ne quid deesset, adieci, quarum lectio et incitare uos ad necessariam
7 cognitionem et instruere poterit ad salutem. Versiculis quoque lusimus migmatum et specierum digessione compositis, non quod sit dignum aliquid in carmine, sed ut lectorem scrutatoremque huius operis et poema pelliciat et exoptatio blanda conciliet. Quod opusculum in infima parte huius codicis conlocaui, ut et sermone nostro opera haec sollertia nostra conposita claudantur et nugas nostras multiplex foliorum celet obiectus.

6 ea re **P** e re *Co* ex re *Heraeus* 8 incedat **P** 17 digestione *edd.*

Arzt weder allzu fahrlässig zusammengestellt noch leichtsinnig angewendet werden dürfen. Denn wenn ich auch außerordentlich sorgfältig die Ingredienzien und die Maße der Ingredienzien allen einzelnen Heilmitteln beigeben, die Bezeichnungen eben der Maße oder die Relationen der Gewichte entsprechend der griechischen Tradition und der Gewohnheit der alten Ärzte gesondert diesem Buch anfügen und nicht nur in lateinischer, sondern auch in griechischer Erklärung anführen werde, ist es dennoch zweckmäßig, daß eben diese Mittel zusammen mit erfahreneren Leuten zusammengestellt und öfter erneuert werden und daß die Heilmittel, die zusammengestellt oder zubereitet worden sind, immer unter Siegelverschluß gehalten werden, damit nicht ein Unglück geschieht oder sich die Bosheit eines Menschen daran zu schaffen macht, die Mittel, die in guter Absicht und unverfälscht zubereitet worden sind, verdirbt und aus dem Heilmittel Gift und aus der Heilkraft Verderben wird und die Medizin die Schuld bekommt, während doch die Fahrlässigkeit den Fehler begangen hat. Kurz, es wird genügen, 6
daß ich mit guter Absicht diese Vorkehrungen getroffen und trotzdem überdies (noch) Hinweise gegeben habe; Euch wird es zukommen, für Eure Gesundheit und meinen guten Ruf Sorge zu tragen. Auch habe ich die Briefe derjenigen, deren Bestrebung ich, wie ich schrieb, nachgeeifert habe, diesem Werk, damit nichts fehlt, beigegeben, (Briefe,) deren Lektüre Euch zu der nötigen Kenntnisnahme wird veranlassen und Euch hinsichtlich Eurer Gesundheit wird unterrichten können. Auch mit Versen haben wir gespielt, 7
die aus einer Aufzählung der Mischungen und Ingredienzien zusammengesetzt sind, nicht als ob etwas Wertvolles in dem Gedicht stände, sondern damit denjenigen, der dieses Werk liest und durchforscht, ein Gedicht anlockt und ein verführerischer Wunsch geneigt macht. Dieses Werkchen habe ich in dem letzten Teil dieses Buches untergebracht, damit diese Werke, die mit unserer Umsicht zusammengestellt worden sind, mit unseren (eigenen) Worten abgeschlossen werden und eine vielfältige Blattschicht unsere Spielereien verbirgt.

INDEX
MEDICINALIVM INFRA SCRIPTORVM

I Ad capitis omnes subitos et diutinos et multiplices dolores.

II Ad omnes dolores emicranii et eterocranii subitos et diutinos [dolores].

III Ad uertiginem capitis.

IIII Pituriasi et porrigini ac prurigini atque ulceribus et lindinibus et peduculis.

V Ad capitis reumata et purgationem et ad pituitae et fleumatis deductionem et restrictionem catarri.

VI Alopiciis et tineis et capillo fluenti atque infirmo.

VII Capillo nigrando et crispando; his adiecta sunt quae fleugmata et perfrictiones capitis deducunt.

VIII Ad omnes et multiplices oculorum dolores medicamina et collyria et remedia diuersa physica et rationabilia de experimentis.

VIIII Ad aurium dolores uniuersos et uitia omnia et surdiginem.

X Ad omnia uitia narium et ad pituitam.

XI Vitiis labiorum et gingiuis et oscidini et oris ulceribus et faetori et linguae pusulis et palati exulcerationi.

XII Dentium doloribus et uitiis eorum uniuersis.

XIII Dentifricia diuersa de experimentis.

XIIII Vuae et faucibus et arteriis et raucedini.

XV Ad anginam uel synanchem et strumas et parotidas et reumata et glandulas et ea quae faucibus haeserint euocanda.

XVI Ad omnes molestias tussis et subitae et diutinae ac uetustae et siccae atque umidae et ad pthisicos atque eos qui sanguinulentum et purulentum excreant et ad empyicos et aemoptoicos atque eos qui sanguisugas hauserint necnon et ad stomachi stridorem.

XVII Ad suspiriosos uel ad dyspnoicos et ad omnes causas arteriorum et ad uomitos restringendos et prouocandos et ad sitim arcendam et singultus inhibendos et ad reumaticos et uulsos remedia diuersa.

XVIII Vmerorum et ceruicium doloribus et opisthotoniae et hircosis et unguibus et paronychiis.

7 pitute **P** 10 fleucmata **P**

VERZEICHNIS
DER UNTEN AUFGEFÜHRTEN HEILMITTEL

1. Gegen alle plötzlichen, anhaltenden und vielfältigen Kopfschmerzen
2. Gegen alle plötzlichen und anhaltenden Schmerzen in einer Kopfhälfte[1]
3. Gegen Schwindel im Kopf
4. Gegen Schuppen, Grind, juckenden Grind, Geschwüre, Nisse und Läuse
5. Gegen Flüsse im Kopf und zur Reinigung, zur Beseitigung von Schleim und Phlegma und zur Unterbindung von Katarrh
6. Gegen Haarausfall, Läuse und ausfallendes und krankes Haar
7. Zum Schwarzfärben und Kräuseln des Haars; im Anschluß an diese (Rezepte) sind Mittel aufgeführt, die Schleimabsonderungen und Erkältungen des Kopfes beseitigen
8. Verschiedene auf Grund von Erfahrungen gewonnene natürliche und künstliche Arzneimittel, Augensalben und Heilmittel gegen alle verschiedenartigen Augenschmerzen
9. Gegen alle Ohrenschmerzen, alle Schädigungen an ihnen und Taubheit
10. Gegen alle Schädigungen der Nase und gegen Schnupfen
11. Gegen Schädigungen an den Lippen, für das Zahnfleisch, gegen Bläschenausschlag im Mund, Mundgeschwüre, üblen Mundgeruch, Bläschen an der Zunge und Vereiterung des Gaumens
12. Gegen Schmerzen an den Zähnen und alle (sonstigen) Schädigungen an ihnen
13. Verschiedene auf Grund von Erfahrungen gewonnene Zahnputzmittel
14. Für das Zäpfchen, den Rachen, die Luftröhre und gegen Heiserkeit
15. Gegen Angina bzw. Synanche, Drüsenschwellungen am Hals und an den Ohren, Flüsse, für die Mandeln und um Teilchen, die im Rachen hängengeblieben sind, herauszubringen
16. Gegen alle Beschwerden von plötzlichem, anhaltendem, chronischem, trockenem und feuchtem Husten, für Schwindsüchtige und diejenigen, die blutigen und eitrigen Auswurf haben, für diejenigen, die an Lungengeschwüren leiden und Blut spucken, und diejenigen, die Blutegel hinuntergeschluckt haben, und auch gegen Magenknurren
17. Verschiedene Heilmittel für diejenigen, die an Atemnot leiden bzw. für Dyspnoici, gegen alle Erkrankungen der Luftröhre, um Erbrechen zu unterbinden und hervorzurufen, um Durst zu beseitigen, um Schlucken aufhören zu lassen und für diejenigen, die an Flüssen, und diejenigen, die an Rissen leiden
18. Gegen Schmerzen an den Schultern und im Nacken, gegen Genickstarre, für diejenigen, die an Bocksgeruch leiden, für die Nägel und gegen Niednägel

Die Termini emicranium und eterocranium sind synonym und wurden deshalb nur einmal übersetzt.

XVIIII Ad lichenem siue mentagram uel inpetiginem et elefantiasin et lepram et ad exanthemata et maculas et liuores tumoresque de facie abolendos et ad genas scabras et cicatrices malarum purgandas et ad lentigines et stigmata delenda remedia diuersa.

XX Ad omnia stomachi uitia et ad omnes eius causas et dolores et ad omnem cruditatem atque indigeriem depellendam et ad omnem uiscerum atque aqualiculi confirmationem antidota, epithematia, potiones, oxyporia, unctiones aliaque remedia nonnulla.

XXI Cordis dolori et corco et praecordiis omnibus.

XXII Ad eparis uitia omnia et molestias uniuersas.

XXIII Ad lienis uitia omnia et molestias cunctas.

XXIIII Pleuriticis et omnibus laterum doloribus.

XXV Lumborum et coxarum doloribus ac torporibus et sciaticis remedia.

XXVI Renium et uessicae doloribus et causis uniuersis et calculo et urinae difficultatibus nec non et ⟨ad⟩ urinae incontinentiam.

XXVII Cyliacis et dysintericis et torminosis et ad intestina rupta internosque morbos atque incontinentiam stercoris remedia diuersa.

XXVIII Lumbricis et tineis et interaneis causis id est tenesmo et ad rosus uentris et strofum.

XXVIIII Ad colum et ileon remedia diuersa.

XXX Ad uentrem resoluendum necnon et ad choleram proiciendam et inhibendam sales et potiones et catapotia diuersa.

XXXI Ad ani uitia et fistulas podicis et aemorrhoidas.

XXXII Paniculis et inguinibus et intertriginibus.

XXXIII Caepariae et uerendis uirilibus uniuersis et hirneosis seu uiris siue infantibus et rebus ueneriis et eunuchis sine ferro faciendis.

XXXIIII Genuum doloribus et crurum ac tibiarum ulceribus et uaricibus et callis pedum atque clauis et uerrucis et plantis et pollicibus et talis et articulis et pernionibus et ruptis pedibus et condylematis neruorum atque articulorum et ad extrahenda quae casu calcata fuerint uel quae corpori inhaeserint diuersa remedia.

XXXV Neruorum uitiis ac doloribus omnibus et arcthrisi ac paralysi ⟨et⟩ doloribus medullarum remedia diuersa.

XXXVI Ad podagram calidam et frigidam et chiragram remedia physica et rationabilia diuersa de experimentis, ut in aliis omnibus infirmitatum causis supra scriptum est.

3 scrabras **P** lentigenes **P** sticmata **P** 12 omnium **P** *corr. Hoppe apud Ni (adn. marginalis)* 13 ac] a **P** 15 ad *add. Ni* et urinae incontinentiae *Co* 23 fistula **P** 25 hirneonis **P** seo **P** 32 arcterisi *e corr.* **P** et *add. Ni*

19. Verschiedene Heilmittel gegen Lichen bzw. Flechte oder Hautausschlag, Elephantiasis und Lepra, um Hautausschläge, Flecke, blaue Flecke und Schwellungen im Gesicht zu beseitigen, um rauhe Wangen zu heilen und Narben an der Kinnpartie zu entfernen und um Sommersprossen und Wundmale verschwinden zu lassen
20. Gegenmittel, Auflagen, Tränke, verdauungsfördernde Mittel, Salben und einige andere Heilmittel gegen alle Schädigungen des Magens, gegen alle seine Erkrankungen und Schmerzen, um jeden Überschuß an unverdauten Nahrungsstoffen und jeden Mangel an Verdauung zu vertreiben und zu jeglicher Kräftigung der Därme und des Magens
21. Gegen Herzschmerz, Kollern im Leib und für den ganzen Brustraum
22. Gegen alle Schädigungen und sämtliche Beschwerden der Leber
23. Gegen alle Schädigungen und sämtliche Beschwerden der Milz
24. Für diejenigen, die an Rippenfellentzündung erkrankt sind, und gegen alle Schmerzen an den Seiten
25. Heilmittel gegen Lenden- und Hüftschmerzen, gegen Steifheit und für diejenigen, die an Hüftschmerzen leiden
26. Gegen alle Schmerzen und Erkrankungen der Nieren und der Harnblase, gegen Steine, Harnbeschwerden und auch gegen die Unfähigkeit, den Urin zu halten
27. Verschiedene Heilmittel für diejenigen, die an Durchfall leiden, für Dysenterici und Ruhrkranke, gegen geplatzte Därme, innere Krankheiten und die Unfähigkeit, den Kot zu halten
28. Gegen Spulwürmer, Bandwürmer, innere Krankheiten, d. h. Stuhldrang, gegen Beißen im Bauch und Bauchkrampf
29. Verschiedene Heilmittel für den Grimmdarm und gegen Verstopfung
30. Verschiedene Salze, Tränke und Pillen zur Förderung des Stuhlgangs und auch um den Gallensaft herauszubringen und zurückzudrängen
31. Gegen Schädigungen am After, Fisteln am After und Hämorrhoiden
32. Gegen Schwellungen der Leistendrüsen, Schwellungen an den Leisten und für wundgeriebene Stellen
33. Gegen Caeparia, für alle männlichen Geschlechtsteile, für Männer oder Kinder, die an Brüchen leiden, für den Geschlechtsverkehr und um ohne Messer (aus Knaben oder Männern) Eunuchen zu machen
34. Verschiedene Heilmittel gegen Schmerzen an den Knien, gegen Geschwüre an den Unterschenkeln und Schienbeinen, Krampfadern, Schwielen an den Füßen, Hühneraugen, Warzen, für die Fußsohlen, Zehen, Knöchel und Gelenke, gegen Frostbeulen, für aufgesprungene Füße, gegen Feigwarzen an den Sehnen und Gelenken und um Fremdkörper herauszuziehen, die man sich zufällig eingetreten hat oder die im Körper hängengeblieben sind
35. Verschiedene Heilmittel gegen alle Schädigungen und Schmerzen an den Sehnen, Gelenkentzündung, Lähmung und Schmerzen im Mark
36. Verschiedene auf Grund von Erfahrungen gewonnene natürliche und künstliche Heilmittel, wie bei allen anderen Fällen von Erkrankungen oben beschrieben worden ist, gegen warme und kalte Gicht an den Füßen und Gicht an den Händen

DE MENSVRIS ET PONDERIBVS MEDICINALIBVS EX GRAECO TRANSLATIS IVXTA HIPPOCRATEM

Vncia habet dragmas numero VIII, [scripula] ℈ XXIIII. Mina habet libram I uncias II. Cheme habet sicut dragma ℈ III. Obolos habet denarius VI. Cotyla [hemina] facit acitabula siue oxybafa IIII. Olyscion facit heminae partem septimam, quod facit – I et dragmas II. Cotylus habet – IIII, quod facit cyathos II et cocliaria VI. Item cotylus triunciarius habet heminae tertiam partem. Tetrobolon est quarta pars heminae. Chynix sextarii duo sunt. Stater est quod metitur dragmas IIII, est autem quanto semuncia. Denarius est argenteus dragma I, quod facit ℈ III. Victoriatus denarius dimidia pars dragmae est. Obolus minor dragmae pars sexta est. Cyathus pars octaua sextarii, sed ad pondus dragmarum pars decima est. Coclearium dimidia pars dragmae est. Tetrassarius semuncia est.

ITEM DE PONDERIBVS ET MENSVRIS MEDICAMENTORVM EX LIBRO XXI PLINII HISTORIARVM NATVRALIVM

Dragma Attica denarii est argentei pondus. Dragma eadem habet in pondere obolos VI. Obolus habet chalcus X. Cyathus pendit dragmas X. Acitabulum quod dicitur habet heminae quartam partem. Hemina habet dragmas numero LX. Mna, quam nostri minam uocant, pendit dragmas Atticas centum.

Mensuras quoque ipsas Graecorum de medicinalibus ponderibus addidimus, quae sequenti pagina continentur, ut in huiuscemodi rebus, si uisum fuerit, de fonte quod aiunt ipso petatur auctoritas.

17–21 Plin. 21,185

2 HYP͠P **P** 3 scripula *del. Ni* 4 sq. obolus . . . denarios **P** *corr. Co* 5 hemina *del. Ni* 9 draghmas **P**, *item lin. 10. 11. 12. 13. 14. 17 (bis). 18. 21* 10 quanta *Co* quantum *propos. Ni in adn.* 11 ℈ IIII **P** *corr. Co* 14 tetrasarius **P** 18 chalchus **P** 20 numero] ñ **P**

ÜBER MEDIZINISCHE MASSE UND GEWICHTE NACH HIPPOKRATES, AUS DEM GRIECHISCHEN ÜBERSETZT

Eine Unze hat an Zahl 8 Drachmen (oder) 24 Scripuli. Eine Mine hat 1 Pfund 2 Unzen. Eine Cheme hat ebenso wie eine Drachme 3 Scripuli. Ein Denarius hat 6 Oboli. Eine Cotyla macht 4 Acitabula oder Oxybafa aus. Ein Olyscion macht den siebenten Teil einer Hemina aus, was 1 Unze und 2 Drachmen ausmacht. Ein Cotylus hat 4 Unzen, was 2 Cyathi und 6 Cocliaria ausmacht. Ebenso enthält ein Cotylus von 3 Unzen den dritten Teil einer Hemina. Ein Tetrobolon ist der vierte Teil einer Hemina. Ein Chönix sind zwei Sextarii. Ein Stater ist, was 4 Drachmen mißt, es ist aber so viel wie eine halbe Unze. Ein Silberdenarius ist 1 Drachme, was 3 Scripuli ausmacht. Ein Denarius victoriatus ist die Hälfte einer Drachme. Ein kleinerer Obolus ist der sechste Teil einer Drachme. Ein Cyathus ist der achte Teil eines Sextarius, aber im Hinblick auf das Gewicht der Drachmen der zehnte Teil. Ein Coclearium ist die Hälfte einer Drachme. Ein Tetrassarius ist eine halbe Unze.

EBENSO ÜBER GEWICHTE UND MASSE DER HEILMITTEL AUS DEM 21. BUCH DER NATURGESCHICHTLICHEN ABHANDLUNGEN DES PLINIUS

Eine attische Drachme ist das Gewicht eines Silberdenarius. Dieselbe Drachme hat an Gewicht 6 Oboli. Ein Obolus hat 10 Chalci. Ein Cyathus wiegt 10 Drachmen. Ein sogenanntes Acitabulum enthält den vierten Teil einer Hemina. Eine Hemina hat an Zahl 60 Drachmen. Eine Mna, die man bei uns Mina nennt, wiegt hundert attische Drachmen.

Was die medizinischen Gewichte betrifft, haben wir auch die Maße der Griechen selbst hinzugefügt, die auf der folgenden Seite enthalten sind, damit bei Dingen dieser Art, wenn es angebracht zu sein scheint, die Autorität, wie man sagt, direkt aus der Quelle entnommen werden kann.

ΠΕΡΙ ΜΕΤΡΩΝ ΚΑΙ ΣΤΑΘΜΩΝ

Ἡ μνᾶ ἔχει ὁλκὰς ρ̅ξ̅ [CLX].
ἡ λίτρα ἔχει οὐνκίας ι̅β̅ [XII].
ἡ οὐνκία ἔχει ὁλκὰς η̅ [VIII].
ἡ ὁλκὴ ἔχει γράμματα γ̅ [III].
τὸ γράμμα ἔχει ὀβολοὺς β̅ [II].
ὁ ὀβολὸς ἔχει κεράτια δ̅ [IIII].
τὸ κεράτιον ἔχει χαλκοῦς β̅ [II].

Ὁ μέδιμνος ἔχει ἡμίεκτα ι̅β̅ [XII].
τὸ ἡμίεκτον ἔχει χοῦς β̅ [II].
ὁ χοῦς ἔχει χοίνικας β̅ [II].
ἡ χοῖνιξ ἔχει κοτύλας δ̅ [IIII].
ἡ κοτύλη ἔχει ἡμίξεστον.
τὸ τρυβλίον δὲ κοτύλη ἐστὶν Ἀττική.
τὸ ὀξόβαφον τέταρτόν ἐστιν κοτύλης.
ὁ κύαθος ἕκτον ἐστὶν κοτύλης.
ἡ χήμη ἄγει ὁλκὴν μίαν ἥμισυ.
ἡ Ἑλληνικὴ κοτύλη τοῦ ἐλαίου ἔχει (λίτραν) α̅. ὁ δὲ ξέστης (λίτρας) β̅. ὁ δὲ Ἰταλικὸς (λίτραν) α̅L΄. δῆλον οὖν, ὅτι καὶ ἡ Ἰταλικὴ κοτύλη (οὐνκίας) ϑ. ἡ δὲ Ἀλεξανδρινὴ κοτύλη ἐλαίου μὲν ἔχει (οὐνκίας) η̅, οἴνου δὲ ἔχει (οὐνκίας) ϑ.

Τοῦ ἐλαίου
τὸ κεράμιον ἔχει (λίτρας) ο̅β̅.
τὸ κόγγιον ἔχει (λίτρας) ϑ, αἵπερ εἰσὶν (ξέσται) ϛ̅.

2 Minam quandam Alexandrinam 160 drachmarum h. e. 20 unciarum (lin. 4) a ueteribus medicis adhibitam esse testatur Galenus 13,789 Kuehn = Metrol. script. 1,214,9 (cf. ind. s. u. μνᾶ 9); eadem Ῥωμαϊκή appellatur in textibus quibusdam metrologicis (ibid. ind. s. u. μνᾶ 8) 13 κοτύλη δέ ἐστι τὸ ἥμισυ τοῦ ξέστου tabula uetustissima Hultschiana (Metrol. script. 1,208,6) 22—14,14 fragmentum consimile tabulae, quae dicitur Dioscuridea (Metrol. script. 1,241,8 sqq.)

8 ΧΑΑΚΥϹ **P** 13 ΚΟΤΟΙΛΗ **P** 14 ΤΡΥΒΙΑΙΟΝ **P** 15 *de scriptura* ὀξόβαφον *cf. Viedebantt Quaest. Epiphan. p. 84* 17 ἄγει] ΛΓΙ **P** 18 ΕΛΑΙ **P** *nota librae plerumque corrupta in formam quandam Latini* p 19 L΄ = $1/2$; *notam semissis similem reddunt inscriptiones et papyri, similem etiam excussit Heiberg in editione Heronis Alexandrini (uol. 3,184,5 al.) notam unciae* Γ· *sicut passim ipse librarius per totum tractatum* οὐνκίαν *perscripsit Viedebantt* 20 κοτύλη ἐλαίου] ΚΟΤΥΑΑΙΟΥ **P** 24 ΑΙΤΤΕΡ **P** (ξέσται) ϛ̅] 3̅ϛ̅ **P** *inter l. 24 et p. 14,1 deesse definitionem sextarii e p. 14,6 et 12 apparet*

ÜBER MASSE UND GEWICHTE

Die Mna hat 60 Holkai.
Das Pfund hat 12 Unzen.
Die Unze hat 8 Holkai.
Die Holke hat 3 Grammata.
Das Gramma hat 2 Oboloi.
Der Obolos hat 4 Keratia.
Das Keration hat 2 Chalkoi.

Der Medimnos hat 12 Hemiekta.
Das Hemiekton hat 2 Choi.
Der Chous hat 2 Choinikes.
Die Choinix hat 4 Kotylai.
Die Kotyle macht ein Hemixeston aus.
Das Tryblion ist eine attische Kotyle.
Das Oxobaphon ist der vierte Teil einer Kotyle.
Der Kyathos ist der sechste Teil einer Kotyle.
Die Cheme wiegt eineinhalb Holkai.
Die griechische Ölkotyle enthält 1 Pfund. Der Xestes 2 Pfund. Der italische $1^1/_2$ Pfund. Es ist nun klar, daß auch die italische Kotyle 9 Unzen (enthält).
Die alexandrinische Ölkotyle hat 8 Unzen, die Wein(kotyle) 9 Unzen.

Öl(maße)
Das Keramion hat 72 Pfund.
Das Kongion hat 9 Pfund, das sind 6 Xestai.

ἡ κοτύλη (οὐνκίας) $\overline{\vartheta}$.
ὁ κύαθος (οὐνκίαν) $\overline{\alpha}$∟΄.

Τοῦ οἴνου
τὸ κεράμιον ἔχει (λίτρας) $\overline{\pi}$.
τὸ κόγγιον ἔχει (λίτρας) $\overline{\iota}$, αἵπερ εἰσὶν (ξέσται) $\overline{ϛ}$.
ὁ ξέστης (λίτραν) $\overline{\alpha}$ (οὐνκίας) $\overline{\eta}$.
ἡ κοτύλη (οὐνκίας) $\overline{\iota}$.
ὁ κύαθος (οὐνκίαν) $\overline{\alpha}$∟΄ϛ΄.

Τοῦ μέλιτος
τὸ κεράμιον ἔχει (λίτρας) $\overline{\rho\kappa}$.
τὸ κόγγιον (λίτρας) $\overline{\iota\epsilon}$, αἵ εἰσιν (ξέσται) ϛ.
ὁ ξέστης (λίτρας) $\overline{\beta}$∟΄.
ἡ κοτύλη (λίτραν) $\overline{\alpha}$ (οὐνκίας) $\overline{\gamma}$.
ὁ κύαθος (οὐνκίας) $\overline{\beta}$∟΄.

[χοῦς] Τὸ μέδιμνον ἡμίεκτα ἔχει $\overline{\iota\beta}$, (ἅπερ) (χοῦς) $\overline{\kappa\delta}$.
ὁ δὲ χοῦς ἔχει χοίνικας $\overline{\delta}$.
ἔχει ὁ χοῖνιξ (ξέστας) $\overline{\delta}$.
ξέστης ἔχει κοτύλας $\overline{\beta}$.
κοτύλη ἔχει κυάθους $\overline{ϛ}$. παρὰ Ἀττικῶν [παρὰ Ἰταλικὸν] ἡ κοτύλη καὶ τρυβλίον λέγεται.
κύαθος ⟨ἔχει . . . .⟩.
ὀξόβαφον ἔχει κοτύλης δ΄.
κοχλιάριον ⟨ἔχει . . . .⟩.

15—16,16 **fragmentum simile Hultschiani textus 59 (Metrol. script. 1,232) nec minus illo corruptum** 16 ὁ δὲ χοῦς χοίνικας $\overline{\beta}$ **Metrol. script. 1,232,21 et passim** 19 sq. **cf. supra p. 12,14;** διὰ τούτων **(respiciens mensuras, quales hic habes lin. 15—23)** μετροῦσιν οἱ πλεῖστοι τῶν Ἑλλήνων, παρὰ δὲ τοῖς Ἰταλικοῖς εὑρίσκεται ὁ χοῦς μὲν ἔχων (ξέστας) $\overline{ϛ}$ . . . . . . ἡ κοτύλη παρὰ τοῖς Ἀττικοῖς ὀνομάζεται καὶ τρυβλίον **fragmentum ineditum (cf. Metrol. script. 1,233,4 sqq.);** καὶ τὸ τρυβλίον δὲ λεγόμενον κοτύλη ἐστὶν Ἀττική **tabula uetustissima al.**

3 ΟΙΟΙΝΟΥ **P** 4 $\overline{\pi}$] $\overline{\text{ΤΤ}}$ **P** 5 ΑΙΤΓΕΡΕΙCΙΙΙ·$\overline{\text{ϛ3}}$ **P** 6 $\overline{\alpha}$]Λ **P** 7 $\overline{\iota}$] $\overline{\Gamma}$ *(scil. ex* $\overline{\iota}$*)* **P** 8 ∟΄ϛ΄ = $^1/_2$ $^1/_6$ = $^2/_3$ 11 (ξέσται) $\overline{ϛ}$] $\overline{\text{3ϛ}}$ **P** 13 (λίτραν) α (οὐνκίας) $\overline{\gamma}$] $\overline{\Delta\text{Ι}}$ ΑΓ.. $\overline{\Gamma}$. **P** 15 (ἅπερ) (χοῦς) κδ] $\overline{\text{ѠΧΟΚΔ}}$ **P**; *uidetur archetypus notam* ΧΟ *in margine iteratam uel ipsa uoce* χοῦς *perscriptam praebuisse*
16 χοίνικας $\overline{\delta}$] ΧΟΙΝΙ3 **P** *corr. Viedebantt* 17 (ξέστας)] *legit notam* ꞩ *litura satis obscuratam Viedebantt (cf. Wilcken Griech. Ostraka 1,763, Viedebantt Quaest. Epiphan. 49. 128)* 19 sq. ΠΛΡΑΑΤΤΙΚΩΝ ΚΟΤΥΛΗΕΧΕΙ ΚΥΛΟΟΥC ·ϛ· ΠΑΡΑΪΤΛΛΙΚΟΝ ΗΚΘΤΥΗΚΛΙCΤΡΥΒΛΙΟΝ ΛΕΓΕΤΑΙ **P** *locum conglutinatum uel male excerptum constituit Viedebantt* 21 *lacunam statuit Viedebantt, qui putat excidisse* ἔχει κοτύλης ϛ΄ 22 ΚΟΤΥΑΑC $\overline{\Delta}$ **P** 23 *lacunam statuit Viedebantt*

Die Kotyle (hat) 9 Unzen.
Der Kyathos (hat) $1^1/_2$ Unzen.

Wein(maße)
Das Keramion hat 80 Pfund.
Das Kongion hat 10 Pfund, das sind 6 Xestai.
Der Xestes (hat) 1 Pfund 8 Unzen.
Die Kotyle (hat) 10 Unzen.
Der Kyathos (hat) $1^2/_3$ Unzen.

Honig(maße)
Das Keramion hat 120 Pfund.
Das Kongion (hat) 15 Pfund, das sind 6 Xestai.
Der Xestes (hat) $2^1/_2$ Pfund.
Die Kotyle (hat) 1 Pfund 3 Unzen.
Der Kyathos (hat) $2^1/_2$ Unzen.

Das Medimnon hat 12 Hemiekta, d. h. 24 Choi.
Der Chous hat 4 Choinikes.
Der Choinix hat 4 Xestai.
Der Xestes hat 2 Kotylai.
Die Kotyle hat 6 Kyathoi. Bei den Attikern wird die Kotyle auch Tryblion genannt.
Der Kyathos hat . . . .
Das Oxobaphon enthält $^1/_4$ Kotyle.
Das Kochlearion hat . . . .

Μνᾶ παρὰ 'Ιταλικοῖς (ὁλκὰς) ρ̅μ̅δ̅, παρὰ 'Αττικοῖς (ὁλκὰς) ρ̅κ̅ς̅· παρ' 'Ιταλικοῖς (λίτραν) α̅ ⟨L'⟩, παρὰ 'Α⟨ττικοῖς (λίτραν) α̅ (οὐνκίας) γ̅ (ὁλκὰς)⟩ δ̅.
λίτρα μία ἔχει (οὐνκίας) ι̅β̅. ἡμίλιτρον.
οὐνκία (ὁλκὰς) η̅.
ἔχει γράμμα⟨τα γ̅⟩ ἡ δραχμή.
ὁλκὴ συνωνύμως κα⟨ὶ δ⟩ραχμή.

ἡμιοβόλιον. ὀβολὸς ἔχει χαλκοῦς ς̅, ὅ ἐστιν καὶ διόβολον, τριόβολον, τετρόβολον.

῾Η κοτύλη καὶ τρυβλίον λέγεται.
ὁ ξέστης ἔχει ἐλαίου (λίτρας) β̅, (αἵπερ) (κοτύλαι) β̅.
ἡ κοτύλη ἔχει κυάθους ς̅.
ὁ κύαθος (οὐνκίας) β̅.

῾Η οὐνκία (ὁλκὰς) η̅.
ἡ (ὁλκὴ) (γράμματα) γ.
τὸ (γράμμα) [Γ] ὀβολοὺς β̅.
ὁ ὀβολὸς κεράτια γ̅.

Οἴνου ὁ ξέστης ἔχει (λίτραν) α̅ (οὐνκίας) η̅, μέλιτος ὁ ξέστης ἔχει (λίτρας) ⟨β̅ (οὐνκίας)⟩ γ̅.

1–3 ῾Η μνᾶ πρὸς τὸ 'Ιταλικὸν ἔχει δραχμὰς ρ̅μ̅δ̅, πρὸς δὲ τὸ 'Αττικὸν δραχμὰς ρ̅κ̅β̅ *(forsitan* ρ̅κ̅ς̅ *Hultsch)*· ὥστε τὴν 'Ιταλικὴν μνᾶν εἶναι (λίτραν) α̅ ἡμίσειαν, τὴν δὲ 'Αττικὴν (λίτραν) α̅ (οὐγγίας) γ̅ δραχμὰς δ̅ fragm. 59 (Metrol. script. 1,232,4 sqq.), similiter etiam inedita quaedam 17 sq. sextarius mellis 27 unciis h. e. duabus libris et tribus unciis definitur in tabula, quae assignatur Cleopatrae (Metrol. script. 1,239,11) al.

1 ΜΝΛ ΤΙΛΡΑ · Ī · ΤΑΛΙΚΟΙC L Ρ̅Μ̅Δ̅ **P** 2 (λίτραν) α̅ ⟨L'⟩] Λ · ΙΔ̅ · *(h. e.* ΛΙ *uel* Λ'Δ̅) **P** *corr. Viedebantt* 'Α⟨ττικοῖς (λίτραν) α̅ (οὐνκίας) γ̅ (ὁλκὰς)⟩ δ̅ *Viedebantt coll. fragm. 59 Hultsch., in* **P** *nihil nisi* · Λ̅ · · Δ̅ · 5 ΓΡΑΜΜΛ · Κ̅ · ΛΡΑΧΜΗ **P** *corr. Viedebantt uersus suspectus propter ordinem definitionum ceterarum (nimirum adnotatio marginalis inserenda post* δραχμή *l. 6 maturius recepta in textum)*
6 ΚΛ ΡΑΧΜΗ **P** 7 ἡμιοβόλιον *et* ὅ ἐστιν ... τετρόβολον *susp. Viedebantt* ΧΛΛΚΟΥ · ς · **P** 9 CΤΡΥΒΛΙΟΝ **P** *sicut supra p. 14,20* 10 ΕΛΕΟΥ **P** (λίτρας)] Λ **P** (αἵπερ) (κοτύλαι)] W̅ · Κ̅Ο̅ · **P** 11 ΚΥΔΘΟΥC **P** 12 ΚΥΑΟΟC **P**
14 ρ · Γ · **P** 15 ΤΟ ρ · Γ · **P** 16 ΚΕΡΑ̅ΤΙΝ · Λ̅ · **P** *corr. Viedebantt*
17 ξέστης^{II}] ʒCETHEC **P** 17 sq. (λίτρας) ⟨β̅ (οὐνκίας)⟩ γ̅] · Λ̅ · · Γ · **P** *suppl. Viedebantt ad tabulam Cleopatrae*

Eine Mna (hat) bei den Italikern 144 Holkai, bei den Attikern 126 Holkai; bei den Italikern $1^1/_2$ Pfund, bei den Attikern 1 Pfund 3 Unzen 4 Holkai.
1 Pfund hat 12 Unzen. Halbpfund.
Die Unze (hat) 8 Holkai.
Die Drachme hat 3 Grammata.
Holke und Drachme (werden) synonym (gebraucht).

Hemiobolion. Der Obolos hat 6 Chalkoi, dementsprechend auch das Diobolon, Triobolon und Tetrobolon.

Die Kotyle wird auch Tryblion genannt.
Der Xestes für Öl hat 2 Pfund, das sind 2 Kotylai.
Die Kotyle hat 6 Kyathoi.
Der Kyathos (hat) 2 Unzen.

Die Unze (hat) 8 Holkai.
Die Holke (hat) 3 Grammata.
Das Gramma (hat) 2 Oboloi.
Der Obolos (hat) 3 Keratia.

Der Xestes für Wein hat 1 Pfund 8 Unzen, der Xestes für Honig hat 2 Pfund 3 Unzen.

EPISTVLAE DIVERSORVM DE QVALITATE ET OBSERVATIONE MEDICINAE

LARGIVS DESIGNATIANVS FILIIS SVIS SALVTEM DICIT

Legi antehac Hippocratis Coi epistulam, medicinae auctoris uel peritissimi, quam de tuenda ualetudine ad Antiochum regem scripsisse fertur. Cuius quia praecepta et monita uobis ad salutis custodiam nota cuperem, collegi, ut potui, quidquid seriem eius continere memineram, eamque ore Romano interpretans scripsi. Caui, fateor, ne ad uerbum uerba transferrem, quo minus pleraque linguarum diuersitate congruerent, si parum ponderis in significationibus ueris fieret; itaque explicandae rei aduersus obscuritatem consului. Igitur epistula talis est.

ANTIOCHO REGI HIPPOCRATES COVS SALVTEM DICIT

Eam te in hoc regnandi munere et culmine reputans sustinere personam, ut rex magnus uitam multis utilem in longum prouehere debeas, ingentem simul prouidentiae tuae metiens curam, qua experientissimus rerum mathesim quoque prime adeptus es, conuenire talibus regalis peritiae studiis arbitratus sum domesticam quoque tuendi corporis et procurandae ualetudinis scientiam. Super cuius obseruationibus ad te scribendum putaui, ut, et quibus causis morbi existerent et quibus praenoscerentur indiciis et qualibus inter exordia perimerentur medellis, ostenderem. Nam fere ut caeli turbulenta tempestas numquam nisi praecedentibus solet signis ingruere, ita corporum inminentia pleraque incommoda ortus proprii significatione monstrantur. Spondeo autem pro ingenita docilitate, qua nostram quoque super his

1 incipiunt epistulae **PL** *ab his uerbis codex* **L** *incipit* 3 filiis salutem dicit suis **P** 4 ippocratis **P** epistolam **P** 5 tuendam ualetudinem **P** tuenda ualetudine *e* tuendā ualetudinē *corr. rasura* **L** 7 quicquid **P** 8 interpretrans **P** 10 fierit **P** 11 obscrutatem **P** 12 dicit *om.* **L** 15 simul ingentem **L** 19 existerint **PL** 22 imminentia **P**

BRIEFE VERSCHIEDENER (VERFASSER) ÜBER DAS WESEN DER MEDIZIN UND DAS BEACHTEN DER VON IHR ERGANGENEN VORSCHRIFTEN

LARGIUS DESIGNATIANUS AN SEINE SÖHNE

Kürzlich habe ich einen Brief des Hippokrates von Kos, des in der Medizin bekanntlich am meisten bewanderten Autors, gelesen, den er über die Erhaltung der Gesundheit an den König Antiochos geschrieben haben soll. Da ich wohl wünschte, daß Euch seine Vorschriften und Hinweise zur Bewahrung der Gesundheit bekannt seien, habe ich, soweit ich konnte, alles gesammelt, was seine Darstellung meiner Erinnerung nach enthält, und ich habe sie in lateinischer Übersetzung niedergeschrieben. Ich habe mich, wie ich gestehe, (davor) gehütet, die Worte wörtlich zu übertragen, um so mehr als das meiste auf Grund der Verschiedenheit der Sprachen allzu wenig (miteinander) übereinstimmt; daher habe ich, falls in den genau entsprechenden Bezeichnungen zu wenig Nachdruck lag, für die Erklärung der Sache Sorge getragen, um einer Unklarheit entgegenzuwirken. Der Brief lautet also folgendermaßen.

HIPPOKRATES VON KOS AN KÖNIG ANTIOCHOS

Als ich mir Gedanken darüber machte, daß Du in diesem Herrscheramt und an der Spitze der Regierung eine solche Persönlichkeit darstellst, daß Du als großer König Dein Leben, das für viele nützlich ist, lange erhalten mußt, und ich zugleich das große Bemühen Deiner Vorsorge ermaß, durch das Du als der Erfahrenste in den Staatsgeschäften besonders auch Zugang zur Wissenschaft bekommen hast, glaubte ich, daß solchen Bemühungen um die einem König gemäße Erfahrung auch die persönliche Kenntnis, den Körper zu schützen und für die Gesundheit Sorge zu tragen, zukommt. Über deren Grundsätze glaubte ich an Dich schreiben zu müssen, um zu zeigen, aus welchen Ursachen Krankheiten entstehen, an welchen Zeichen sie erkannt und durch welcherlei Heilmittel sie (gleich) am Anfang beseitigt werden. Denn wie in der Regel ein tobendes Unwetter am Himmel niemals ohne vorhergehende Zeichen hereinzubrechen pflegt, so kündigen sich (auch) die meisten bevorstehenden Unpäßlichkeiten des Körpers durch Anzeichen eines (für die jeweilige Krankheit) eigentümlichen Beginns an. Ich verspreche aber, daß Du bei der Dir innewohnenden Gelehrigkeit, auf

rebus sollertiam probas, monitis meis auscultantem posse te reliquum
2 uitae tempus firma ualetudine et plena incolomitate producere. Cor-
poris igitur humani fit a nobis quadripertita diuisio, cuius in partibus
singulis ualetudinum moderatio continetur. Sunt autem partes haec:
cum capite oris sublimitas, pectoris latebra, uentris receptaculum, sen-
tina uesicae. Si capiti igitur eueniat incommodum, aut tenebrae offun-
duntur aut cietur dolor aut onusta quasi pondere supercilia sentiuntur
aut fit temporum pulsus assiduus aut tumescentibus mane oculis cali-
gat aspectus aut aures tinniunt et accepto quodam interius tumultuan-
tur sono. His ergo signis existentibus caput est purgatione curandum,
sed super huiusmodi tamen leuiore medella ysopi uel origani Indici
coma iniecta defruto siue mulsae, quae septem uel plusculis diebus
maceratur. De quo liquore postmodum coagitato atque colato tepide
heminae dimidium aut amplius modum gargarizari oportet die calido
uel sereno ita, ut resupinato ore faucibus liquor ille contineatur ali-
quantulum et agitetur alterna uice idque saepius fiat, donec heminae
dimidium consumatur uel cum fleumate proiciatur. Sed haec ieiuno
adhibenda curatio est, qua nulla capiti leuior aut commodior repe-
rietur. Hoc remedium qui neglexerit et indiciis supra scriptis non oc-
currerit, necesse est sentiat aut oculorum uitia aut ulcera in intimis
auribus erumpentia aut strumas in confinio colli aut pulsus cerebri
aut suffocationem aut circa guttur anginam aut uuae destillationem,
glandulas quoque patietur et tabem fluentium capillorum et ulcera per
3 caput ecferuescentia doloremque dentium creberrime sustinebit. Quod
si a pectore morbus minatur, qui esse simplex et non uiolentissimus
solet, his praesentitur indiciis. Primum pectoris sudor intimus testatur
aestum stomachi laborantis, splen erit quasi distensum et eminens,
sputamenta fellita, scapulae cum lateribus grauabuntur et inprouiso
dolore marciscent, adsiduae oscitationes ora deducent, inportunae uigi-
liae somnos fugabunt, artatus spiritus siti nocturna maxime inardescet,
expergefactis mens erit tristis et nubila, post soporem totius paene
corporis pulsus, tremor in brachiis uel in manibus, sicca etiam tussis
quatiet infirmum. His igitur sapienter occurritur, si consuetudo fiat
sine ullo medicamine post cenam uomendi. Vtile autem est etiam
ieiunum uomere; magis enim umor noxius, qui stomacho insiderit, ege-

1 abauscultantem L 4 ualitudunum L 5 sublimatas P 6 eueniet P 8 tumiscentibus L 11 leniore P, *at cf. lin. 18* 12 defruta P siue] sibi L mulsa PL uel *om.* L 13 tepidae P 15 resuppinato L 17 consummatur L 18 repperietur P 20 in intimis] intus L 21 pulsu L 22 distillationem L 24 haec feruescentia P sustinebit *om.* P 29 adsidue P deducunt L 30 inardescit PL 33 quatiit P quatiet *e* quatiit *corr.* L

Grund derer Du auch unsere Einsicht in diese Dinge anerkennst, die restliche Zeit Deines Lebens, wenn Du auf meine Hinweise hörst, bei sicherer Gesundheit und völliger Unversehrtheit verbringen kannst. Es wird von uns 2
eine vierfache Einteilung des menschlichen Körpers vorgenommen, in dessen einzelnen Teilen das rechte Maß der jeweiligen Gesundheit enthalten ist. Es sind aber folgende Teile: Mit dem Kopf zusammen die erhöhte Stellung des Gesichtes, die Brust als Versteck, der Bauch als Aufnahmegefäß, die Harnblase als Kloake. Wenn nun dem Kopf eine Unpäßlichkeit zustößt, treten entweder Ohnmachtsanfälle auf, oder es wird Schmerz hervorgerufen, oder man hat die Empfindung, als seien die Augenbrauen gewissermaßen mit einem Gewicht beladen, oder es entsteht ein dauerndes Schlagen an den Schläfen, oder der Blick wird trübe, da die Augen morgens anschwellen, oder die Ohren klingen und werden durch einen innen wahrgenommenen Ton zum Dröhnen gebracht. Wenn nun diese Zeichen auftreten, ist der Kopf durch eine Reinigung zu behandeln, aber darüber hinaus trotzdem noch mit einem leichteren Heilmittel folgender Art, indem Blätter von Ysop oder indischem Origanum in Most oder Wassermet gegeben werden; sie werden (darin) sieben oder einige Tage länger eingeweicht. Von dieser Flüssigkeit, die danach umgerührt und geseiht wird, muß man mit einem halben Maß einer Hemina oder mit (etwas) mehr an einem warmen oder heiteren Tag lauwarm gurgeln, in der Weise, daß bei nach hinten gelegtem Kopf jene Flüssigkeit ein wenig im Rachen festgehalten und abwechselnd geschüttelt wird und (daß) dies häufiger geschieht, bis die Hälfte der Hemina verbraucht oder zusammen mit dem Schleim herausgebracht worden ist. Aber diese Behandlung muß der Patient mit nüchternem Magen vornehmen, und es wird sich keine finden lassen, die für den Kopf leichter oder angemessener wäre. Derjenige, der dieses Heilmittel nicht beachtet und den oben beschriebenen Anzeichen nicht entgegentritt, muß entweder Schädigungen an den Augen, Geschwüre, die ganz innen im Ohr aufbrechen, Drüsenschwellungen in der angrenzenden Halsgegend, Schlagen im Gehirn, Ersticken, Angina im Bereich der Kehle oder Zäpfchenkatarrh erfahren, auch wird er Beschwerden an den Mandeln haben und starken Haarausfall, Geschwüre, die über den Kopf hin schwären, und sehr häufig an Zahnschmerzen leiden. Wenn nun 3
von der Brust her eine Krankheit droht, die einfach und nicht sehr heftig zu sein pflegt, wird sie an folgenden Anzeichen im voraus bemerkt. Zunächst zeugt Schweiß aus dem Innern der Brust von Hitze im Magen des Kranken, die Milz dehnt sich gewissermaßen aus und steht hervor, gallige Auswürfe, die Schulterblätter werden zusammen mit den Seiten schwer und durch einen unvorhergesehenen Schmerz schlaff, dauerndes Gähnen zieht den Mund herab, unangenehme Schlaflosigkeit vertreibt den Schlaf, der durch nächtlichen Durst beengte Atem wird besonders heiß, wenn sie erwacht sind, ist ihr Sinn trübe und düster, nach dem Schlaf Schlagen nahezu im ganzen Körper, Zittern in den Armen oder in den Händen, auch wird trockener Husten den Kranken schütteln. Diesen Erscheinungen begegnet man vernünftigerweise, wenn es zu der Gewohnheit kommt, ohne jegliches Heilmittel nach der Mahlzeit zu erbrechen. Es ist aber nützlich, wenn der Patient auch mit nüchternem Magen erbricht; (dann) wird nämlich der

ritur. Itaque qui mane uomiturus est, debet minutatim rafani radices
manducare easque uel sucum earum transmittere, cardamum quoque,
id est nasturcium, sed et sinapi et erucam deuorare et aquam deinde
tepidam superbibere ac digito uomitum prouocare. Qui ista contemp-
serit, erit his obnoxius uitiis: pulmonis labore uexabitur, frenesim susti-
nebit, atrae bilis infesta commotio adusque uesani eum furoris peri-
culum trahet, iactabitur febribus, inops somni agitabitur perniciosis
4 uigiliis. Si quando autem morbus a uentre molitur, qui et ipse multi-
formi grassatur incommodo, haec signa praemittit. Torquetur aluus
et correptos cibos inmoderatis fluoribus fundit, potus in amaritudinem
uertitur, membrorum omnium existunt dolores causa latente grassan-
tes, nimiis feruet ruboribus corpus et acutis atque occultis febribus
inardescit. Aduersum haec uenter est molliendus sine grandi cura aut
graui medicamento. Nam qui lapatho uel mercuriali herba usus fuerit,
commode aluum temperabit. Si parum proficiet haec medella et supra
dicta indicia perseuerabunt, decoctus urticae sucus potui dabitur. Vti-
liter accipiuntur et cymae caulium multa aqua uehementer excoctae,
etiam brassicae umor melle admixto et asperso sale temperatus bibi
5 debet ad heminarum quattuor modum. Qui haec adhibere cessauerit,
his patebit iniuriis, ut aut coeliacus fiat aut meatibus ruptis inmoderato
uentris fluore uexetur. Hinc dysinteria oritur et iliacus morbus et ad
superiora fimus redundans uomitus et empneumatisin faciet. Hinc
sciae passio erit dolorque coxarum, apoplexis etiam his originibus
existet, hinc et sanguinis per interiores meatus, id est per aemorrhoi-
das, fluor multus emanat. Articulorum quoque morbus, quem Graeci
6 arcthrisim uocant, istinc creatur. Cum uero ex uesica imminet origo
uitiorum et ipsa non minus causis pluribus nocens, his significationibus
intellegitur. Inflatio uesicae, solet in eam multus ex alui meato uentus
inmitti, inde adsidua ructatio, inde incontinentes crepitus egeruntur,
inde grauis somnus, inde urina sordida et diri odoris egeritur et circa
genitalia tumor surgit. His ergo animaduersis tali erit subueniendum
medella. Feniculum et apii radices uino condito ueteri et odorato ini-
cies, et cum se haec confusa macerauerint, cum uini cyathis duobus
tantundem miscebis aquae calidae et ieiuno potui dabis. Praeterea
radicis asparagi sucus cum uino mixtus optime sumitur, sed et ciceris

2 cardanum **PL** 4 ac] at **L** 6 belis **PL** infecta **P** 7 trahit **PL** inobs **PL** 8 ipsi **PL** 9 ec signo **L** aluis **P** 10 amaritudine **L** 12 feruet nimis **L** 15 temperauit **PL** et] ut **P** 20 ciliacus **L** 26 ex *supra add.* **L** uesica *ex* uesicae *corr.* **L** 29 ruptatio **L** 31 talis **P** erit *om.* **P** 32 faeniculi *ex* faeniculum *corr.* **L** candito **L** candido *He in corrigendis; 'satis probabiliter', ut putat Ni* 33 uino **PL**

schädliche Saft, der sich im Magen festgesetzt hat, eher herausgebracht. Deshalb muß derjenige, der morgens erbrechen will, Wurzeln vom Rettich fein zerkauen und sie oder ihren Saft hinunterschlucken, auch Cardamum, d. h. Kresse, aber auch Senf und Rauke hinunterschlucken, und danach lauwarmes Wasser darauf trinken und mit dem Finger das Erbrechen hervorrufen. Derjenige, der diese Anweisungen verachtet, ist folgenden Schädigungen unterworfen: Er wird von Lungenbeschwerden gequält, er leidet an Wahnsinn, eine bedrohliche Bewegung der schwarzen Galle treibt ihn bis an die Gefahr der wahnsinnigen Raserei, von Fieberanfällen wird er geschüttelt, unfähig zu schlafen, wird er von schädlicher Schlaflosigkeit umher-
getrieben. Wenn aber einmal eine Krankheit vom Bauch ausgeht, die ihrer- 4
seits mit vielfältigem Unbehagen auftritt, schickt sie folgende Anzeichen voraus. Der Bauch leidet an Krämpfen und läßt die aufgenommenen Speisen in unmäßigen Strömen abgehen, das Getränk erzeugt einen bitteren Geschmack, an allen Gliedern stellen sich Schmerzen ein, die aus einer verborgenen Ursache auftreten, der Körper glüht in allzu großen Rötungen und wird durch heftige und verborgene Fieberschauer erhitzt. Gegen diese Erscheinungen ist der Bauch ohne große Behandlung oder ein schweres Heilmittel zu beruhigen. Denn derjenige, der Sauerampfer oder Bingelkraut anwendet, bringt den Bauch in angemessener Weise zur Ruhe. Wenn dieses Heilmittel zu wenig Erfolg hat und die oben genannten Anzeichen fortdauern, wird abgekochter Brennesselsaft zu trinken gegeben. Mit Nutzen werden auch junge Kohltriebe, in viel Wasser gut ausgekocht, eingenommen, auch Kohlsaft, mit beigemischtem Honig und darübergestreutem Salz ge-
mischt, muß zum Maß von vier Heminae getrunken werden. Derjenige, der 5
diese Mittel anzuwenden versäumt, ist folgenden Schädigungen ausgesetzt, daß er entweder an Durchfall erkrankt oder daß er, wenn die Gänge geplatzt sind, von einem unmäßigen Bauchfluß gequält wird. Daraus entstehen Ruhr und Verstopfung, und der Kot, der in die oberen Regionen gelangt, bewirkt Erbrechen und Aufblähung. Daraus entstehen ein Hüftleiden und Schmerz an den Hüften, auch ein Schlaganfall tritt bei diesen Anfängen ein, infolge davon strömt auch durch innere Gänge, d. h. durch die Hämorrhoiden, ein starker Blutstrom heraus. Auch eine Krankheit der Gelenke, die die Griechen
arthrisis nennen, entwickelt sich daraus. Wenn aber von der Harnblase her 6
der Anfang der Schädigungen droht, der auch seinerseits auf Grund mehrerer Ursachen nicht weniger schadet, wird er an folgenden Anzeichen erkannt. Aufblähung der Harnblase – es pflegt viel Wind aus dem Gang des Bauches in sie hineinzugelangen –, ferner andauerndes Aufstoßen, ferner werden nicht verhaltene Winde mit Geräusch hervorgebracht, ferner schwerer Schlaf, ferner wird Urin ausgeschieden, der trübe und von scheußlichem Geruch ist, und an den Geschlechtsteilen tritt eine Schwellung auf. Wenn diese Erscheinungen beobachtet werden, muß man ihnen also mit folgendem Heilmittel begegnen. Fenchel und Eppichwurzeln gibt man in alten und duftenden Würzwein, wenn diese Ingredienzien durch das Benetzen weich geworden sind, mischt man mit zwei Cyathi Wein ebensoviel warmes Wasser und gibt es dem Patienten auf nüchternen Magen zu trinken. Außerdem wird der Saft von Spargelwurzel, mit Wein gemischt, mit bestem

5 **Marcellus**

7 albi, non arietini decocti sucus accipitur. Ex hac ualetudine, nisi in
exordio curatio adhibita fuerit, per urinae difficultatem et ydrops nasci-
tur et dolor iecoris et uitia renium et stranguria uesicae; uentrem
molestissimi dolores uexabunt. Haec sunt de praenoscendis praeueni-
8 endisque morborum causis. Addidi etiam, quibus et quatenus per anni
circulum pro temporum uicissitudine obseruatis incolomitas custodi-
atur. Ab hieme igitur salubrius fiet exordium. Ex die VIII Kal. Ianu-
arias corporibus umor adcrescit usque ueris aequinoctium, quod in-
cipit VIII Kal. Apriles. Hoc ergo tempore utendum calidissimis cibis
et optimis, uino aliquatenus indulgendum, usus etiam ueneris minime
respuendus. Ex aequinoctio incipit fleuma crescere, id est concretus
umor et frigidus, usque in ortum Pleiadum, qui incipit pridie Idus
Maias. Ergo tum adhiberi conuenit bene odoratos, sed et acres cibos.
Exhinc sanguis ardentior febribus augmenta suppeditat nec minus
umor obbibitur usque ad aestiui temporis commutationem, quae ab
VIII Kal. Iulias inchoatur, a quo die uenere abstinendum ieiunan-
9 dumque. Ab octauo enim Kal. Iulias aestiua progressio incrementa
fellis exsuscitat usque in autumni aequinoctium, quod est VI Kal.
Octobris. Erit igitur utendum acutis et sapidis et bene olentibus cibis,
parcius ieiunandum et uenerio usu ab VIII Kal. Iulias certe per dies
XII penitus abstinendum. Post autumni aequinoctium, id est post
diem VI Kal. Octobris, acres biles uires et augmentum sortiuntur in
occasum Pleiadum, qui est IIII Idus Nouembris, umores etiam graues
serpunt. Erit igitur utendum acidis et acribus cibis, uenere quoque
abstinendum, parcius etiam ieiunandum. Ab hoc rursus tempore, id
est a IIII Idus Nouembris, sanguis deficit; congruit igitur leuioribus
cibis uti, uino indulgere nec uso uenerio abstinere in VIII Kal. Ianu-
arias, ex quo incipit tempus hibernum. Haec, ut dixi, obseruans inco-
lumi sospitate uitae spatia transcurres nec ulla indigebis uisitatione
aut curatione medicorum.

3 uentre L 4 molestissimo PL 10 uenerius L 11 aequinoctio *ex* aequinoctium *corr.* PL 12 humor PL 14 aucmenta L minu L 15 humor L ab] ad PL 16 *ante* uenere *supra lineam add.* a L 20 *ante* uenerio *supra lineam add.* a P 22 aucmentum L 27 usu *ex* uso *corr.* L 28 incolumi *ex* incolomi *corr.* L 29 uitae *om.* L 30 curationem P *subscr.* Finit epistola Hippocratis (Hypocratis L) medici PL

Erfolg eingenommen, aber auch von der gekochten weißen Erbse, nicht von der Widdererbse, wird der Saft eingenommen. Aus diesem Gesundheits- 7
zustand entstehen, wenn die Behandlung nicht am Anfang angesetzt wird, durch Harnbeschwerden Wassersucht, Leberschmerzen, Nierenleiden und Harnzwang in der Blase; äußerst lästige Schmerzen quälen den Bauch. Dies sind die Ausführungen über das Erkennen und Verhindern von Krankheitsursachen. Ich habe auch hinzugefügt, welche Vorschriften bis zu welchem 8
Zeitpunkt im Ablauf des Jahres entsprechend dem Wechsel der Jahreszeiten eingehalten werden müssen, damit die Gesundheit bewahrt wird. Mit dem Winter ist nun ein recht gesunder Anfang gegeben. Vom 25. Dezember an nimmt im Körper der Saft bis zur Frühlingstagundnachtgleiche zu, die am 25. März beginnt. In dieser Jahreszeit muß man also sehr warme und besonders gute Speisen zu sich nehmen, dem Wein darf man bis zu einem gewissen Grade zusprechen, und auch der Geschlechtsverkehr braucht am wenigsten vermieden zu werden. Von der Tagundnachtgleiche an beginnt sich der Schleim, d. h. der verdichtete und kalte Saft, bis zum Aufgang der Pleiaden, der am 14. Mai beginnt, zu vermehren. Dann ist es also angebracht, wohlriechende, aber auch scharfe Speisen zu sich zu nehmen. Von da an ermöglicht das stärker erhitzte Blut eine Zunahme der Fieber, und nicht weniger wird Flüssigkeit dagegen getrunken bis zum Übergang zur heißen Jahreszeit, der am 24. Juni beginnt, von welchem Tage an man sich des Geschlechtsverkehrs enthalten und fasten muß. Vom 24. Juni an verursacht 9
nämlich die Steigerung der Hitze bis zur Herbsttagundnachtgleiche, die am 26. September ist, eine Vermehrung der Galle. Es müssen also scharfe, schmackhafte und wohlriechende Speisen gegessen werden, man muß sparsamer fasten und sich vom 24. Juni an wenigstens zwölf Tage lang des Geschlechtsverkehrs völlig enthalten. Nach der Herbsttagundnachtgleiche, d. h. nach dem 26. September, bis zum Untergang der Pleiaden, der am 10. November ist, verstärkt die scharfe Galle ihre Wirkungen und nimmt zu, auch breiten sich schwere Säfte aus. Man muß also bittere und scharfe Speisen zu sich nehmen, sich auch des Geschlechtsverkehrs enthalten und auch sparsamer fasten. Von diesem Zeitpunkt, d. h. vom 10. November, an nimmt das Blut wieder ab; es ist also angebracht, bis zum 25. Dezember, an dem die winterliche Jahreszeit beginnt, leichtere Speisen zu sich zu nehmen, dem Wein zuzusprechen und sich nicht des Geschlechtsverkehrs zu enthalten. Wenn Du diese Regeln beachtest, wirst Du, wie ich sagte, in unversehrtem Wohlbefinden die Abschnitte Deines Lebens durchlaufen und weder eines Besuches noch einer Behandlung der Ärzte bedürfen.

EPISTVLA ALIA EIVSDEM HIPPOCRATIS EX GRAECO TRANSLATA AD MAECENATEM

Quem roganti tibi libellum promisi, omni cura adhibita descriptum misi ordinatissimum tuae salutis custodem, quem debebis tam diligenter intueri quam scriptus est. Ad curationem enim corporis tui omnia explorata sunt, quae cum rerum effectu conperi celeriterque conplexus sum. Intueri ergo omnem medicinae rationem debebis. Namque ego diligenti cura, licet summa breuitate, conprehendi singula curationum genera, sicut proxime in eo libello feci, quem Caesari nostro coram te tradidi. Quas curationes per temet ipsum aestimare pot-
2 eris; sapientibus enim ratio uenire in consilium adsueuit. Omne itaque corpus hominum, pecudum alitumque ex quattuor generibus constat, sed praecipue hominum: calido, frigido, sicco et umido. Frigido enim continentur uiscera, unde spiramus; calore continetur anima, qua uiuimus, id est qua uitam sentimus; sicca sunt ossa, quae uires faciunt ad sustinendum laborem; umidus est sanguis, quo alitur uita. Per ossa et uiscera uenae currunt, quae sanguinem regunt. Sanguis animam, anima uitam sustinet, spiritus autem aëris est. Ossa neruis munita
3 uirtutem corpori praestant. Sanguis cum abundat, ualetudinem uitiat. Ex eo nascitur sanies, quam in uulneribus sectis uidemus, nascitur et pituita, quae nauseam facit, nascitur etiam bilis acida et amara, quae dicitur mater morborum. Bilis enim cum est, concitat calores. De pituita perfrictio nascitur, quae facit dolorem intestinorum, tortus etiam inflationemque, quae corpus extenuat. Sanguis autem a nimio cibo nimiaque potione incipit abundare et cruditate conrumpitur. Qui cum euagatur extra cursum naturae, infert aliqua corpori uitia, et in quacumque parte conruptus incubuit, fatigat et laedit. Nam sanguis animam quoque uitiat et inde os hominis incipit fetere. Cum est ergo integer sanguis, animam sine dubio confirmat, ut possit frigus caloremque fortius sustinere. At cum abundat cumque calore animae conrumpitur, fit sanies, tum et bilem atram concitabit et calorem inter-

1 Incipit epistola **PL** Liber Plinii Secundi de medicina missus ad quendam imperatorem *manus recentior adscripsit in* **A**, *qui hinc incipit* 5 scriptum **L** 6 comperi **A** 7 complexus **A** 9 sic **A** 12 quatuor **A** 13 humido **PLA** 15 uita **P** 16 humidus **PLA** quo alitur uita per ossa et uiscera ubi uenae currunt **A** per *e ras.* **L** 17 curunt *e* curant *corr.* **L** 19 ualitudinem **LA** 21 nausiam **LA** acita **L** *in* acida *corr.* **PA** 24 quaeque **PL** a *om.* **A** 24 sq. animi cibo **PL** (*littera* o *post* animi *supra lineam addita* **L**) 25 potatione **A** corrumpitur **PA** 26 euacatur **PL** euacuatur **A** *corr. He* 27 corruptus **A** incubuerit **A** 30 corrumpitur **PA** 31 atrem **A** concitat **A**

EIN ANDERER BRIEF DESSELBEN HIPPOKRATES AN MAECENAS, AUS DEM GRIECHISCHEN ÜBERSETZT

Das Buch, das ich Dir auf Deine Bitte hin versprach, habe ich (Dir), nachdem es mit aller Sorgfalt geschrieben worden ist, geschickt, als den zuverlässigsten Wächter über Deine Gesundheit, (ein Buch,) das Du so aufmerksam beachten mußt, wie es geschrieben worden ist. Für die Behandlung Deines Körpers sind nämlich alle Möglichkeiten untersucht worden, die ich als erfolgreich in diesen Angelegenheiten in Erfahrung gebracht und rasch zusammengefaßt habe. Du mußt also jede Regel der Medizin beachten. Denn ich habe mit gewissenhafter Sorgfalt, wenn auch in äußerster Kürze, die einzelnen Arten von Behandlungen dargestellt, so wie ich es ganz kürzlich in dem Buch getan habe, das ich unserem Caesar in Deiner Gegenwart übergeben habe. Diese Behandlungen wirst Du aus eigenem Vermögen würdigen können; denn bei den Weisen pflegt die Vernunft Ratgeber zu sein. Jeder Körper der Menschen, des Viehs und der 2
Vögel, aber besonders der der Menschen, besteht also aus vier Qualitäten: aus dem Warmen, dem Kalten, dem Trockenen und dem Feuchten. Am Kalten haben nämlich die Eingeweide Anteil, weshalb wir atmen; am Warmen hat die Seele Anteil, durch die wir leben, d. h. durch die wir das Leben spüren; trocken sind die Knochen, die die Kräfte zum Ertragen von Anstrengung schaffen; feucht ist das Blut, durch das das Leben ernährt wird. Durch die Knochen und Eingeweide laufen Adern, die das Blut leiten. Das Blut erhält die Seele, die Seele das Leben, der Atem aber besteht aus Luft. Die Knochen, die durch Sehnen befestigt sind, bieten dem Körper Leistungsfähigkeit. Wenn das Blut im Übermaß vorhanden ist, 3
schädigt es die Gesundheit. Aus ihm entsteht Eiter, den wir in aufgeschnittenen Wunden sehen, es entsteht auch Schleim, der Übelkeit bewirkt, es entsteht auch scharfe und bittere Galle, die als Mutter der Krankheiten bezeichnet wird. Denn wenn Galle vorhanden ist, erregt sie Wärme. Vom Schleim entsteht Erkältung, die Schmerz in den Eingeweiden bewirkt, auch Koliken und Blähung, die den Körper abmagern läßt. Das Blut beginnt aber von allzu viel Essen und Trinken im Überfluß vorhanden zu sein und wird vom Überschuß an unverdauten Nahrungsstoffen verdorben. Wenn es sich über den von der Natur vorgeschriebenen Lauf hinaus ausbreitet, fügt es dem Körper irgendwelche Schädigungen zu, und in jedem Teil, in dem sich das verdorbene (Blut) festgesetzt hat, führt es zu Ermüdung und Schädigung. Denn das Blut schädigt auch die Seele, und davon beginnt der Mund des Menschen zu stinken. Wenn nun das Blut unversehrt ist, stärkt es ohne Zweifel die Seele, so daß sie Kälte und Hitze standhafter ertragen kann. Doch wenn es im Überfluß vorhanden ist und wenn es von der Wärme der Seele verdorben wird, entsteht Eiter; dann erzeugt es schwarze Galle, ruft bisweilen Wärme und Kälte hervor und verursacht

dum ac frigus faciet corporique uniuerso languorem animaeque malum
4 odorem uel anhelitum faciet. Quo facilius igitur commodis ualetudinis
fruamur et incommoda uitemus, prognostica, id est praecurrentia uitia,
signis naturalibus cognoscamus cognitaque emendemus, ne mortifera
fiant. Quattuor igitur disponuntur corporis partes, cuius origo in capite
est et thorace, deinde uenter sequitur et uesica. Ita ergo locorum isto-
5 rum sinceras notas cognoscemus. Hominis sani urina mane alba erit,
ante prandium rufa, pransi rursus candida, item ante cenam russea.
Nec ego tamen necessitatem prandendi inposui, sed magis urinam et
tempora naturalia ostendi. Candida enim urina debet esse, ubi cruditas
non est, mane quieto corpore, deinde motus ipse et deambulatio uri-
nam turbat excitatque uesicam ideoque coloratior fit. Quod si mane
urina mutauerit colorem, ostendit subesse uitium infirmitatis, quod ta-
6 men propriis indiciis intellegimus. Cum enim a capite morbus oritur,
solet capitis dolor generari, tunc et supercilia grauantur, tempora sa-
liunt, aures sonant, oculi lacrimant, nares repletae odorem non sen-
tiunt. Cum ex his ergo aliquid accidit, caput purgari oportet hac ra-
tione. Ysopi aut cunilae bubulae fasciculum cum aqua deferuefacies,
inde aquam ore continebis, sed caput calide tractabis, ut fluat pituita.
Quod si quis neglegit, capiet epiforas oculorum aut dentium uel aurium
dolorem. Interdum etiam strumae parotidesque nascuntur et alia uitia,
quae circa fauces ceruicesque oriri solent, item destillatio aut grauedo
narium erit et interdum ulcera in capite nascuntur aut etiam capilli
7 defluunt. Cum autem a thorace morbus nascitur, incipit caput sudare
linguaque fit crassior aut os amarum aut tussillae dolent, oscitatio erit
frequens sine somno et quiete, torpor membrorum, animi dolor, prurigo
corporis, brachia manusque adsidue intremescent subitaque tussis arida
et inquieta nascetur. Ex his ergo cum aliquid acciderit, uitabis uitium
graue, si uomueris siue ieiunus siue post cenam uel in balineo. Plus
autem prodest, si ieiunus bilem eieceris; eam enim dicimus matrem
morborum. Sed qui uomere nolunt uel non possunt, quia stomacho
laborant, decimo quoque die ieiunando omni cibo se abstineant. Quod
facto uitium grande uitabunt; nam frequenter uomendo solet stoma-
8 chus conrumpi. Quod si a uentre morbus orietur, haec erunt signa.

1 facit A uniuersum A 2 facit A quomodo ualetudine A 3 pro-
cnostica A praecurentia L 5 quatuor A *post* igitur *add.* modis A
7 cognoscimus A 9 imposui A 13 urinam PL 15 generari] temperare
PLA *corr. Heraeus* comparere *Co* salliunt A 16 lacrimantur A 17 opor-
tit L 18 cunile uel bubule A deferuefacias P deferuere facies A
20 capiat PL 22 distillatio PA grauido P 25 grassior A tusilae P
27 assidue A intremescunt P 28 nascitur A 29 balneo *e* balineo *corr.* L
32 quod] quo A 34 corrumpi A oritur A

dem ganzen Körper Krankheit und der Seele schlechten Geruch oder Ausdünstung. Um so lieber wollen wir also die Vorteile der Gesundheit 4
genießen und Unpäßlichkeiten vermeiden, die vorher erkennbaren Erscheinungen, d. h. die vorhergehenden Schädigungen, an natürlichen Zeichen erkennen und die erkannten beseitigen, damit sie nicht tödlich werden. In vier Abteilungen werden also die Teile des Körpers gegliedert, dessen Anfang im Kopf und in der Brust liegt, dann folgt der Bauch und die Harnblase. Folgendermaßen erkennen wir also die sicheren Zeichen für diese Regionen. Der Urin des gesunden Menschen ist morgens weiß, vor dem Frühstück rot, 5
wenn er gefrühstückt hat, wieder weiß, ebenso vor der Mahlzeit rötlich. Trotzdem habe ich (damit) nicht die Notwendigkeit zu frühstücken auferlegt, sondern habe mehr auf den Urin und die natürlichen Zeitpunkte hingewiesen. Denn der Urin muß, wenn der Körper morgens ausgeruht ist, weiß sein, wo kein Überschuß an unverdauten Nahrungsstoffen vorhanden ist, danach trübt allein die Bewegung und das Spazierengehen den Urin und reizt die Harnblase, und dadurch färbt er sich. Wenn nun der Urin (schon) morgens seine Farbe verändert hat, zeigt er an, daß eine durch eine Krankheit verursachte Schädigung vorliegt, die wir jedoch (auch noch) an den ihr eigenen Anzeichen erkennen. Wenn nämlich die Krankheit vom Kopf aus- 6
geht, pflegt Kopfschmerz zu entstehen, dann werden auch die Augenbrauen schwer, die Schläfen schlagen, die Ohren tönen, die Augen tränen, und die Nase nimmt keinen Geruch wahr, weil sie verstopft ist. Wenn also eine von diesen Erscheinungen eintritt, muß der Kopf in folgender Weise gereinigt werden. Man kocht ein Bündel Ysop oder Rindssaturei mit Wasser, davon hält man Wasser im Mund, aber den Kopf reibt man warm ab, so daß der Schleim abfließt. Wenn man dies unterläßt, bekommt man Tränenfisteln an den Augen oder Zahn- oder Ohrenschmerz. Bisweilen bilden sich auch Drüsenschwellungen am Hals und an den Ohren und andere Schädigungen, die im Bereich des Rachens und Nackens zu entstehen pflegen, ebenso kommt es auch zu Nasenkatarrh oder Stockschnupfen, und bisweilen bilden sich Geschwüre am Kopf, oder es fallen auch die Haare aus. Wenn aber die 7
Krankheit von der Brust ausgeht, beginnt der Kopf zu schwitzen, und die Zunge wird dicker oder der Mund bitter, oder die Mandeln schmerzen, das Gähnen ist häufig, ohne Schlaf und Ruhe, Gliederstarre, Gemütsschmerz, juckender Grind am Körper, Arme und Hände beginnen unaufhörlich zu zittern, und es entsteht ein plötzlicher und nicht zu beruhigender trockener Husten. Wenn also eine von diesen Erscheinungen eintritt, vermeidet man schwere Schädigung, wenn man entweder mit nüchternem Magen, nach der Mahlzeit oder im Bade erbricht. Es nützt aber mehr, wenn man mit nüchternem Magen Galle auswirft; sie bezeichnen wir nämlich als Mutter der Krankheiten. Aber diejenigen, die nicht erbrechen wollen oder können, weil sie ein Magenleiden haben, sollen sich jeweils am zehnten Tag mit Fasten jeder Speise enthalten. Wenn sie dies tun, vermeiden sie eine große Schädigung; denn durch häufiges Erbrechen pflegt der Magen geschädigt zu werden. Wenn nun die Krankheit vom Bauch ausgeht, stellen sich folgende 8

Venter uertetur atque turbabitur et sentiet crebros dolores, cibus et potio amara uidebuntur, genua succident, lumbi grauabuntur, interscaplium contrahetur totumque corpus particulatim grauabitur, tardabuntur pedes, pigra fient crura, renes indolescent et post haec febriculae incurrent. His itaque cognitis prima est abstinentiae utilitas, tum etiam medicamentis aluum purgari oportebit, ut graue corpus leuamentis adiuuetur. Quod si morbus maior premere uidebitur, adicies alterum diem abstinentiae, si tamen uires patientur, sin minus, quam leuissime sumes cibum, ut ouum sorbile tantum aut aliquid ouo simile accipias. Hoc qui neglegunt, fiunt cyliaci, torminosi, dysinterici, etiam ex eo nascuntur tertianae et quartanae, fiunt podagrici cheragricique, morbus etiam articularis hinc accidere solet, quidam etiam fiunt amentes, quibusdam etiam sanguis erumpere a naribus solet.
9 Oportet ergo occurri tam grauibus malis curatione praedicta. A uesica qui nascuntur morbi, haec dabunt signa. Pleni uidebuntur et cito saturari, quos grauabit, sequentur inflationes uentris et crepitus crebri, uidebuntur oscitare nec oscitabunt, sed tantum os deducent, sequetur totius corporis stupor somnusque grauis quasi marcor, fiet urina liuida et uix erumpens, tumescent etiam ueretra, inde et calculosi fient. Haec uitia sic emendantur. Feniculum et apium uino austero madefacito uel etiam earum herbarum radices contere et ex uini cyathis duobus et tantundem aquae calidae accipe adsidue, uel dauci semen et myrtum ex aqua calida sume uel cicer album, non arietinum, madefactum uino, ut supra scripsi, ebibe uel radicem asparagi uel eruum erraticum uel serpullum decoque eiusque aquam uino mixtam bibe. Quae qui neglegunt, fiunt hydropici, sequetur his iocineris et renium et uesicae dolor, fient quoque calculosi, stranguriam tubi sustinebunt et uentris tumorem. Intueri autem oportet aegri uires, quomodo possit sustinere medicinam, ut ita febri et cruditati eius adhibeatur. Fiunt ergo cataplasmata, adhibentur quaeque apta sint capiti, uentri, uesicae, cruditati, frigori, calori, prout tempus exigerit. Vti autem ad

1 uertitur **A** turbatur **A** sentit **A** 2 amara potio **P** uidentur **A** grauantur **A** 3 contrahitur **A** grauatur **A** tardantur **A** 4 picra **L** fiunt **A** indolescunt **A** febricolae **L** 7 iuuetur **L** uidebuntur **L** uidetur **A** adicias **L** 8 patiuntur **A** 9 leuissimum *edd.* sorbilem **PLA** tantum *om.* **A** similem **L** simile *e* similem *corr.* **P** 10 cilyaci **A** disynterici **P** dissinterici **A** 11 fiunt] et fiunt ex eo **A** cheragrique **PL** et chedagrici **A** 13 fiunt *om.* **A** sanguis etiam **P** 15 quae **P** 16 crebidus **P** crepidus **L** *om.* **A** crebrius **A** 17 sequitur **L** 19 tumescunt **P** ueratra **A** et^{II}] ad **A** 20 appium **L** 21 uino **P** 23 *post* album *repet.* sume **P** 25 dequoque **A** uinum **L** 26 sequitur **LA** 27 stranguria **LA** 28 intuere **L** 31 cruditate **A**

Zeichen ein. Der Bauch dreht sich um, gerät in Aufruhr und spürt viele Schmerzen, Speise und Trank erscheinen bitter, die Knie schlottern, die Lenden werden schwer, der Raum zwischen den Schulterblättern zieht sich zusammen, und der ganze Körper wird Teil für Teil schwer, die Füße werden langsam, die Unterschenkel träge, die Nieren beginnen zu schmerzen, und nach diesen Erscheinungen stellen sich leichte Fieberschauer ein. Wenn nun diese Erscheinungen erkannt werden, besteht erstens ein Nutzen in der Enthaltsamkeit, ferner muß der Bauch auch mit Heilmitteln gereinigt werden, in der Weise, daß dem belasteten Körper durch Mittel geholfen wird, die ihm Erleichterung verschaffen. Wenn ihn nun eine schwerere Krankheit zu befallen scheint, schließt man einen zweiten Tag Enthaltsamkeit an, jedenfalls wenn die Kräfte es zulassen, andernfalls ißt man möglichst leichte Speise, in der Weise, daß man nur ein Ei, das sich trinken läßt, oder etwas einem Ei Ähnliches zu sich nimmt. Diejenigen, die dies nicht beachten, bekommen Durchfall und Ruhr (bzw.) Dysenterie, auch entstehen daraus Drei- und Viertagefieber, sie bekommen Gicht an Füßen und Händen, hiernach pflegt auch die Gelenkkrankheit aufzutreten, manche werden auch wahnsinnig, bei manchen pflegt auch das Blut aus der Nase hervorzubrechen. Man muß nun so schweren Leiden mit der zuvor genannten Behandlung
entgegentreten. Diejenigen Krankheiten, die von der Harnblase ausgehen, 9
bringen folgende Zeichen hervor. Diejenigen, denen sie zu schaffen macht, haben offensichtlich ein Völlegefühl und zeigen sich schnell gesättigt, es folgen Blähungen im Bauch und häufiges geräuschvolles Abgehen von Winden, sie scheinen zu gähnen und gähnen (doch) nicht, sondern sie ziehen den Mund nur nach unten, es folgt eine Erstarrung des ganzen Körpers und schwerer Schlaf gewissermaßen wie eine Ermattung, der Urin wird bläulich und geht kaum ab, auch die Geschlechtsteile schwellen an, dann leiden sie auch an Steinen. Diese Schädigungen lassen sich in folgender Weise beheben. Weiche Fenchel und Eppich in herbem Wein ein, oder zerreibe auch die Wurzeln dieser Kräuter, und nimm sie in zwei Cyathi Wein und ebensoviel warmem Wasser ständig ein, oder nimm Karottensamen und Myrte in warmem Wasser ein, oder trinke weiße Erbse, nicht die Widdererbse, in Wein eingeweicht, wie ich oben beschrieben habe, oder koche Spargelwurzel, wilde Erve oder Feldthymian, und trinke das Wasser davon, mit Wein vermischt. Diejenigen, die sich um diese Mittel nicht kümmern, werden wassersüchtig, es folgt bei ihnen Leber-, Nieren- und Blasenschmerz, sie leiden auch an Steinen, sie bekommen Harnzwang in der Harnröhre und eine Bauchschwellung. Man muß aber die Kräfte des Kranken berücksichtigen, wie er die Medizin vertragen kann, damit sie bei seinem Fieber und der Verdauungsstörung in entsprechender Weise angewendet wird. Es werden Umschläge gemacht, angewendet werden alle diejenigen, die für den Kopf, den Bauch, die Harnblase, gegen Verdauungsstörung, Kälte und Hitze geeignet sind, je nachdem die Umstände es erfordern. Man muß dafür

haec oportet rosa, aceto, uino, oleo irino, linguam quoque aegri asperam melle perfricari uel mentae folio; reliqua diligenti medico per-
10 mittenda sunt, quia iuxta morbos debet adhibere medicinam. Quoniam ostendi corporis sani et inbecilli notas per urinam denuntiari et adieci curationum consilia, nunc et conpositiones medicamentorum adiciam, unum ne nascantur corpori uitia, alterum ut emendatio sanitatem reducat. Aduersus autem omnes impetus morborum duo sunt remedia certissima. Primum est, decimo quoque die ut te abstineas a cibo et potione, deinde postero die laueris ciboque firmo utaris, qua re et obseruatione efficies, ne quid omnino uitii corpori tuo accidat et perpetua sanitate sis tutus. Est et potio salubris, quae omne corporis uitium elimat et ualetudine confirmat. Eius potionis iam tecum habes conpositionem; per annos enim conplures, amicissime Maecenas, cum Caesare nostro pariter nos morari meministi, quo tempore haec obseruando numquam in ullum corporis languorem incidisti, quo tempore nec nostrum Augustum quicquam molestioris incommodi passum esse
11 nosti. Ita enim me tecum habebis, si libellum meum legendo saepius tractaris, qui plenius tibi me absente praestare consilium in omnibus poterit. Terenti Euelpisti in ultimo libello leges dynames herbarum; quas ut crescentibus numeris lunae obserues, dum tollis et conponis, curato. Si ita non feceris et ad deminutionem lunae sustuleris, minus ualebunt. Ipsum etiam mare per lunas augeri et minui scimus, cerebra etiam hominum augentur crescente luna. Cum autem minuitur luna, unaquaeque res deminutionem sentit. Quod licet recognoscas ex his, quibus cotidie uteris, tamen et per me admonitus scies omnibus et minui augmentum et augeri per lunam. Quod si ita est, in herbis quoque legendis conponendisque medicamentis uim eius et potestatem nos obseruare debere ne dubites.

1 uinum **L** 2 perfrigari **LA** 3 morbus **A** quoniam] quo **P** 4 denuntiare **A** 5 nunc] numquid **L** 6 nascuntur **P** 8 prima **L** ut te] uite **L** 9 uteris **P** 12 ualitudine **L** 14 meminuisti **L** 15 langorem **A** 16 molestiores **PLA** 19 uelpisti **PLA** *corr. Ruelle in editione Scribonii* legis **A** 20 cumponis **L** 21 sustulleris **LA** 22 lunam **A** scitis **A** crebra **A** 26 luna **A** 27 cumponendisque **L** conponandisque **A** 28 *subscr.* Finit epistola Hippocratis ad Maecenatem **PLA**

aber Rosenöl, Essig, Wein und Irisöl verwenden, auch muß die rauhe Zunge
des Kranken mit Honig oder Minzeblättern abgerieben werden; das übrige
ist einem gewissenhaften Arzt zu überlassen, weil er entsprechend den
Krankheiten die Medizin anwenden muß. Nachdem ich gezeigt habe, daß 10
sich die Zeichen für den gesunden und kranken Körper am Urin erkennen
lassen, und Ratschläge für die Behandlungen gegeben habe, will ich jetzt
auch die Zusammensetzungen der Heilmittel hinzufügen, erstens, damit am
Körper keine Schädigungen auftreten, und zweitens, damit (deren) Beseiti-
gung die Gesundheit wiederbringt. Gegen alle Anfälle von Krankheiten sind
aber zwei Mittel sehr zuverlässig. Das erste ist, daß Du Dich an jedem
zehnten Tag der Speise und des Trankes enthältst, dann, daß Du am
folgenden Tag badest und feste Speise zu Dir nimmst, wodurch Du, wenn
Du es beachtest, erreichst, daß Deinem Körper überhaupt keine Schädigung
zustößt und Du in dauernder Gesundheit sicher bist. Es gibt auch einen
Heiltrank, der jede Schädigung des Körpers beseitigt und (ihn) in seiner
Gesundheit kräftigt. Die Zusammensetzung dieses Trankes hast Du schon
bei Dir; Du erinnerst Dich doch, mein bester Freund Maecenas, daß wir
mehrere Jahre mit unserem Caesar zusammen verbracht haben, eine Zeit,
in der Du Dir durch Beachtung dieser Regeln niemals eine Krankheit des
Körpers zugezogen hast, eine Zeit, in der, wie Du weißt, auch unser
Augustus an keinerlei allzu lästiger Unpäßlichkeit gelitten hat. So wirst Du 11
mich nämlich bei Dir haben, wenn Du Dich häufiger der Lektüre meines
Buches widmest, das Dir in meiner Abwesenheit in allen Fragen recht um-
fassend Rat erteilen kann. In dem letzten Buch des Terentius Euelpistus
liest Du von den Wirkungen der Kräuter; bei ihnen sollst Du darauf acht-
geben, daß Du Dich, während Du sie pflückst und zusammenstellst, bei
zunehmendem Mond nach ihnen umsiehst. Wenn Du es nicht so tust und
sie bei abnehmendem Mond pflückst, sind sie weniger wirksam. Wir wissen,
daß auch das Meer selbst im Verlauf der Mondphasen zu- und abnimmt,
auch das Hirn der Menschen wird bei zunehmendem Mond größer. Wenn
aber der Mond abnimmt, erfährt jedes Ding eine Verminderung. Obwohl
Du das an den Dingen erkennst, die Du täglich verwendest, sollst Du den-
noch, durch mich darauf hingewiesen, wissen, daß sich bei allen Dingen die
Zunahme durch den Mond verringert und vergrößert. Wenn dies so ist, sollst
Du nicht zweifeln, daß wir auch beim Sammeln von Kräutern und Zu-
sammenstellen von Heilmitteln dessen Einfluß und Macht berücksichtigen
müssen.

EPISTVLA PLINII SECVNDI AD AMICOS DE MEDICINA

Frequenter mihi in peregrinationibus accidit, ut propter meam aut meorum infirmitatem uarias fraudes medicorum experirer, quibusdam uilissima remedia ingentibus pretiis uendentibus, aliis ea, quae curare nesciebant, cupiditatis causa suscipientibus. Quosdam uero comperi hoc genere grassari, ut languentes, qui paucissimis diebus uel etiam horis possint sanari, in longum tempus traherent, ut et aegros suos diu in reditu haberent et saeuiores ipsis morbis existerent. Quapropter necessarium mihi uisum est, undique ualetudinis auxilia contrahere et ueluti in breuiarium colligere, ut, quocumque uenissem, ⟨possem⟩ eiusmodi insidias uitare et hac fiducia securior iter ingrediar, ut sciam, si quis mihi languor acciderit, non facturos medicos ex me uel meis reditum nec taxaturos incommodorum occasionibus sanitates.

2 Ante omnia autem puto in prompto habenda, quae subito desiderata difficillima uidentur inuentu, sicut oleum uetus. Quod si ad manum non erit, celerrime fieri poterit. Deferuefactum enim uel recentissimum et odorem et uires uetustissimi praestat. Et si forte curatio exigerit aquam marinam in mediterraneo quaeri, sollicitudini locus non erit, si ita prospiciatur. Duo enim salis sextarii in quattuor aquae sextarios missi temperatissimam marini liquoris copiam facient. Oxymeli uero facile erit fieri, si duobus cyathis mellis sextarius aceti addito puleio et salis modico contemperetur. Polenta autem hoc modo fiet. Hordeum aqua perfusum una nocte siccatur, deinde XX libras hordei adiciuntur tres librae lini seminis, coriandri selibra, salis acitabulum, tunc
3 deinde haec mixta torrentur et mola franguntur. Omnibus autem curationibus mel optimum est, in quo apes moriuntur, et lana sucida ea bona est, quae de ouis collo fuerit adtonsa. Cinerem auium uel aliorum animalium desideratum sic fieri oportet. In ollam nouam mittitur auis aut quodlibet aliud animal putaueris exurendum, quod addito

2–36,3 cf. Med. Plin. prologus p. 4–6, 9

1 Incipit epistula **PLA** Plini **L** *eraso altero* i 3 infirmitate **A** 4 uillissima **A** 6 crassari **A** 7 poss~ **L** possent *Med. Plin.* et *om.* **L** 9 ualitudinis **A** 11 possem *add. He e Med. Plin.* possim *Ni* hanc fiduciam *(littera* n *supra addita)* **L** 12 langor **A** 13 texaturos **P** in quo modorum **PLA** 14 promptu **L** promto **A** 17 odore **LA** ut uetustissimi **L** exierit **A** 20 oxymelli **LA** 21 in duobus **P** 22 ordeum **LA** 23 liƀ **A** 24 semilibram *ex* selibram *corr.* **L** 25 mole **L** 26 quo apes] coapes **A** 27 adtunsa **L** 28 oportit **L** 29 *post* animal *supra lineam scr.* usque **L** *(cf. Hertz ad Gell. uol. 2 p. LVII)*

BRIEF DES PLINIUS SECUNDUS ÜBER DIE MEDIZIN AN SEINE FREUNDE

Häufig begegnete es mir auf Reisen, daß ich wegen meiner Krankheit oder der der Meinen mancherlei Betrügereien von Ärzten erfahren habe, da manche ganz billige Heilmittel zu ungeheuren Preisen verkauften, andere die Fälle, die sie nicht zu heilen verstanden, aus Geldgier übernahmen. Von manchen habe ich aber erfahren, daß sie in der Weise vorgingen, daß sie die Kranken, die in sehr wenigen Tagen oder auch in Stunden hätten geheilt werden können, über eine lange Zeit hinhielten, so daß sie ihre Kranken lange als Einnahmequelle hatten und sich wütender als die Krankheiten selbst erwiesen. Deswegen erschien es mir notwendig, von allen Seiten Hilfsmittel für die Gesundheit zusammenzuziehen und gewissermaßen in einem Handbuch zu sammeln, damit ich, wohin ich auch immer komme, derartige Hinterhältigkeiten vermeiden kann und im Vertrauen darauf sicherer meinen Weg gehe, daß ich weiß, daß, wenn mir eine Krankheit zustößt, die Ärzte aus mir oder den Meinen keinen Vorteil ziehen und den jeweiligen Gesundheitszustand nicht nach den günstigen Gelegenheiten für
Unpäßlichkeiten einschätzen werden. Vor allem aber glaube ich, daß man 2
diejenigen Ingredienzien bereit halten muß, die, wenn sie plötzlich verlangt werden, sehr schwer aufzufinden zu sein scheinen, wie z. B. altes Öl. Wenn dies nicht zur Hand ist, kann es sehr schnell zubereitet werden. Denn abgekocht bietet sogar ganz frisches den Geruch und die Wirkungen von sehr altem. Und wenn die Behandlung zufällig erfordert, daß man sich im Binnenland Meerwasser verschafft, wird keine Veranlassung zur Besorgnis bestehen, wenn man folgendermaßen Vorsorge trifft. Denn zwei Sextarii Salz, in vier Sextarii Wasser getan, ergeben einen Vorrat an Meerwasser von bester Mischung. Essighonig läßt sich aber leicht zubereiten, wenn zwei Cyathi Honig ein Sextarius Essig unter Zugabe von Polei und ein wenig Salz beigemischt wird. Gerstengraupen lassen sich aber in folgender Weise herstellen. Man läßt Gerste, mit Wasser übergossen, eine Nacht trocknen, dann werden zu 20 Pfund Gerste drei Pfund Leinsamen, ein halbes Pfund Koriander und ein Acitabulum Salz hinzugefügt, danach werden diese Ingredienzien dann gemischt geröstet und mit einem Mühlstein zerkleinert.
Für alle Behandlungen ist aber der Honig am besten, in dem Bienen sterben, 3
ebenso ist die frische Wolle gut, die vom Hals des Schafes abgeschoren wird. Asche von Vögeln und anderen Tieren muß, wenn danach verlangt wird, folgendermaßen zubereitet werden. In einen neuen Topf wird ein Vogel oder jedes beliebige andere Tier getan, von dem man annimmt, daß es verbrannt

operculo circumlitoque argilla in furno feruenti torrebitur spiramento permodice facto. Gargarizationes uero omnes calidae utendae sunt, sicut et fomenta, ut medendi ratio et usus ostendit.

CORNELIVS CELSVS G. IVLIO CALLISTO SALVTEM DICIT

Inter maximos quondam habitus medicos Herophilus, C. Iuli Calliste, fertur dixisse medicamenta deorum inmortalium manus esse, non sine ratione, ut mea fert opinio; prorsus enim quod tactus diuinus efficere potest, id praestant medicamenta usus experientia conprobata. Animaduertimus itaque saepe inter deliberationes contentionesque medicorum auctoritate praecedentium, dum quaeritur, quidnam faciendum aut qua ratione succurendum sit aegro, quosdam humiles quidem et alioqui ignotos, reuera peritiores uel, quod fateri pudet, longe summotos a disciplina medicinae et ne adfines quidem eius professioni medicamento efficaci dato protinus uelut praesenti numine omni do-
2 lore periculoque liberasse aegros. Quamobrem spernendi sunt quidem, qui medicinam spoliare temptant usu medicamentorum, forsan non a medendo, sed a potentia effectuque medicamentorum ita appellatam, probandi autem sunt, qui omni modo succurrere periclitantibus student. Ego certe aliquotiens magnum scientiae consecutus sum titulum ex usu prospere datorum medicamentorum multosque ex eadem causa non mediocrem gloriam tulisse memini. Est enim haec pars medicinae uel maxime necessaria, certe antiquissima, et ob hoc primum celebrata atque inlustrata, siquidem uerum est antiquos herbis ac radicibus earum corporis uitia curasse, quia timidum genus mortalium inter initia non facile se ferro ignique committebat. Quod etiam nunc plerique faciunt, ne dicam omnes, et nisi magna compulsi necessitate ⟨speque⟩ ipsius salutis non patiuntur sibi fieri, quae sane uix toleranda

5–44,3 Est haec epistula non Cornelii Celsi, sed Scribonii Largi; cf. K. Deichgräber, Professio medici. Zum Vorwort des Scribonius Largus (Abhandl. d. Mainzer Akademie d. Wissenschaften u. d. Literatur, Geistes- u. sozialwissenschaftl. Klasse 1950, 9, p. 875–879)

3 *subscr.* Finit (explicit **L**) epistola Plini Secundi de medicina. Incipit alia epistola (epł **L** epistula **A**) **PLA** 4 g. iūl. **PLA** Calisto **PA** 5 hierophilus **PLA** G. **L** 10 auctoritatem **L** 11 aegro] ergo **A** quidam **A** 12 ignotus **LA** putet **LA** 13 disciplinam **LA** ne et fines **A** professione **A** 14 protenus **A** 15 liberare **A** 16 sq. forsan – medicamentorum *om.* **L** 17 medendum **PA** appellati **PLA** 19 aliquoties **P** 20 uso **L** causam **A** 25 comittebat **A** 27 speque *e Scrib. add. Li* sanis **P** sane **LA** *Scrib.* tolleranda **LA**

werden müsse, das, nachdem ein Deckel daraufgelegt und mit Töpfererde ringsherum bestrichen worden ist, in einem glühenden Backofen geröstet wird, wobei ein angemessenes Luftloch gelassen wird. Die Gurgelmittel sind aber alle warm anzuwenden, ebenso wie auch die Umschläge, wie die Vorschrift und die Gewohnheit des Heilens zeigt.

CORNELIUS CELSUS AN G. IULIUS CALLISTUS

Herophilos, der, mein lieber C. Iulius Callistus, einst zu den größten Ärzten gerechnet wurde, soll gesagt haben, Heilmittel seien die Hände der unsterblichen Götter, nicht ohne Grund, wie ich meine; denn genau das, was göttliche Berührung bewirken kann, leisten Heilmittel, die durch die bei ihrer Anwendung gemachte Erfahrung für gut befunden worden sind. Deshalb bemerken wir oft, daß bei den Beratungen und Streitgesprächen der Ärzte, die an Ansehen voranstehen, während man untersucht, was denn zu tun oder auf welche Weise dem Kranken zu Hilfe zu kommen ist, einige, die zwar unbedeutend und sonst unbekannt, tatsächlich (aber) recht erfahren sind, oder (solche), die, was zu gestehen man sich schämt, weit von der Medizin als Fach entfernt sind und diesem Beruf nicht einmal nahestehen, durch Verabreichung eines wirksamen Heilmittels sogleich, gewissermaßen als ob eine Gottheit anwesend wäre, die Kranken von jedem Schmerz und
jeder Gefahr befreit haben. Deshalb sind diejenigen zu verachten, die die 2
Heilkunst der Verwendung von Heilmitteln zu berauben suchen, obgleich diese vielleicht nicht vom Heilen, sondern von der Heilkraft und Wirkung der Heilmittel so benannt ist; anzuerkennen aber sind diejenigen, die sich in jeder Weise den Gefährdeten zu Hilfe zu kommen bemühen. Ich habe gewiß einige Male auf Grund der Anwendung erfolgreich verabfolgter Heilmittel großen Ruhm in der Wissenschaft erlangt, und ich erinnere mich, daß viele aus demselben Grund nicht (nur) mittelmäßigen Ruhm geerntet haben. Denn dieser Teil der Medizin ist wohl der notwendigste, sicherlich der älteste, und deswegen der zuerst bekannt und berühmt gewordene, wenn es wirklich wahr ist, daß die Alten mit Kräutern und deren Wurzeln die Schädigungen des Körpers geheilt haben, weil sich das furchtsame Geschlecht der Sterblichen in den Anfängen nicht gern dem Messer und dem Feuer anvertraute. So verhalten sich auch jetzt (noch) die meisten, um nicht zu sagen alle, und lassen, nur von einer zwingenden Notwendigkeit im Hinblick auf die Gesundheit selbst und von der Hoffnung auf sie dazu getrieben, Dinge mit sich geschehen, die wirklich kaum zu ertragen sind.

3 sunt. Cur ergo aliqui excludant medicinam de usu medicamentorum,
non inuenio, nisi ut detegant inprudentiam suam. Siue enim nullum
experimentum eius generis remediorum habent, merito accusandi sunt,
quod tam neglegentes in tam necessaria parte artis fuerint, siue experti
quidem sunt eorum utilitatem, denegant autem usum, magis culpandi
sunt, quia crimine inuidentiae flagrant, quod malum cum omnibus ani-
mantibus inuisum debeat esse, tum praecipue medicis, in quibus nisi
plenus misericordiae et humanitatis animus est secundum ipsius pro-
fessionis uoluntatem, hominibus diisque omnibus inuisi debent esse.
4 Idcirco ne hostibus quidem malum medicamentum dabit, qui sacra-
mento medicinae legitime est obligatus, sed persequetur eos, cum res
postulauerit, ut militans et ciuis bonus omni modo, quia medicina non
fortuna neque personis aestimat homines, uerum aequaliter omnibus
inplorantibus auxilia sua porrectura succursuram se pollicetur nulli-
5 que umquam nocituram profitetur. Hippocrates, conditor nostrae pro-
fessionis, initia disciplinae a iureiurando tradidit, in quo sanctum est,
ut ne praegnati quidem medicamentum, quo conceptum excutitur, aut
detur aut demonstretur a quoquam medico, uidelicet longe praefor-
mans animos discentium ad humanitatem. Qui enim nefas existima-
uerint spe dubia homines laedere, quanto scelestius perfecto iam nocere
iudicabunt? Magni ergo aestimauit nomen decusque medicinae conser-
uare pio sanctoque animo quemque secundum ipsius propositum se
gerentem. Scientia enim sanandi, non nocendi est medicina. Quae nisi
omni parte sua plene excubat in auxilia laborantium, non praestat
6 quam pollicetur hominibus misericordiam. Desinant ergo, qui prodesse
adflictis aut nolunt aut non possunt, alios quoque deterrere negando
aegris auxilia, quae per uim medicamentorum frequenter exhibentur.
Etenim quasi per gradus quosdam medicina laborantibus succurrit.
Nam primum cibis ratione aptoque tempore datis temptat prodesse
languentibus, deinde, si ad hos non responderit curatio, ad medica-
mentorum decurrit uim; potentiora enim haec et efficaciora quam cibi.
Post, ubi ne ad haec quidem cedunt difficultates aduersae ualetudinis,
7 tunc coacta ad sectionem uel ultimo ad ustionem uenit. At Asclepia-
des, maximus auctor medicinae, negauit aegris danda medicamenta;
quidam enim hoc mendacio etiam pro argumento utuntur. Poteram

3 accussandi **P** acusandi **A** 7 in *om.* **L** 8 plenos **L** 13 hominis **L** 14 prorectura **L** subcursuram **L** 16 a] ad **L** 17 sq. audetur *in* aut audietur *corr.* **L** 19 exestimauerint **A** 20 quantum **L** 24 omne **LA** 26 alius **L** 32 ualitudinis **LA** 35 argumentum **LA**

Warum nun einige die Medizin von der Verwendung von Heilmitteln 3
abtrennen, finde ich nicht heraus, es sei denn, um ihre eigene Unwissenheit
zu verdecken. Denn sei es, daß sie keine Erfahrung mit Heilmitteln dieser
Art haben, (dann) sind sie mit Recht zu beschuldigen, daß sie in einem so
notwendigen Teil der Kunst so nachlässig gewesen sind, oder sei es, daß sie
zwar deren Nützlichkeit erprobt haben, ihre Anwendung aber ablehnen,
(dann) sind sie (noch) mehr zu tadeln, weil sie von dem Verbrechen der
Mißgunst lodern, einem Übel, das an allen belebten Wesen und ganz
besonders an den Ärzten verhaßt sein muß, die, wenn in ihnen die Ge-
sinnung nicht entsprechend dem Anliegen eben ihres Berufes voll von Er-
barmen und Menschlichkeit ist, allen Menschen und Göttern verhaßt
sein müssen. Deswegen wird derjenige, der durch Eid der Medizin rechtlich 4
verpflichtet ist, nicht einmal Feinden ein schlechtes Heilmittel eingeben,
sondern sie, wenn es die Sache erfordert, wie ein Soldat und guter Bürger
in jeder Weise verfolgen, weil die Medizin die Menschen nicht nach ihren
Verhältnissen und ihrer jeweiligen Person einschätzt, sondern aus der
Bereitschaft, allen, die darum bitten, in gleicher Weise ihre Hilfsmittel
darzureichen, ihnen zu helfen verspricht und verkündet, sie werde nie-
mandem jemals Schaden zufügen. Hippokrates, der Begründer unseres 5
Berufes, hat die Grundsätze des Faches in einem Eid überliefert, in dem
festgesetzt worden ist, daß nicht einmal einer Schwangeren ein Mittel, mit
dem die Frucht abgetrieben wird, von einem Arzt eingegeben oder mitgeteilt
werden darf, womit er offensichtlich in weitem Maße den Geist der Lernenden
zur Menschlichkeit erziehen wollte. Denn als um wieviel verbrecherischer
werden diejenigen, die es für Unrecht halten, Menschen, die (nur erst)
Gegenstand unbestimmter Hoffnung sind, zu verletzen, es beurteilen,
einem schon voll ausgebildeten (Menschen) zu schaden? Er legte also
großen Wert darauf, daß jeder Namen und Ansehen der Medizin in ehr-
fürchtigem und reinem Herzen bewahrt, indem er sich seinem Grundsatz
entsprechend verhält. Denn die Medizin ist eine Wissenschaft des Heilens,
nicht des Schadens. Wenn sie nicht mit jedem ihrer Teile voll und ganz
auf die Hilfe für die Kranken bedacht ist, erweist sie den Menschen nicht
die Barmherzigkeit, die sie ihnen verspricht. Es sollen also diejenigen, die 6
den Kranken weder helfen wollen noch können, davon Abstand nehmen,
auch andere dadurch davon abzuschrecken, daß sie den Kranken Hilfe-
leistungen versagen, die oftmals durch die Kraft der Heilmittel gewährt
werden. Und in der Tat kommt die Medizin den Kranken gleichsam in
Abstufungen zu Hilfe. Denn zuerst versucht sie, durch Speisen, die nach
einer vernünftigen Regel und im rechten Augenblick gegeben werden, den
Kranken zu nützen, dann nimmt sie, wenn bei ihnen die Behandlung nicht
anschlägt, ihre Zuflucht zur Kraft der Heilmittel; denn sie sind stärker
und wirksamer als die Speisen. Danach kommt sie dann, wenn sich nicht
einmal bei (der Anwendung) dieser Mittel die Beschwerden, die sich aus
der gestörten Gesundheit ergeben, beheben lassen, gezwungenermaßen
zum Schneiden oder schließlich zum Brennen. Doch hat Asklepiades, ein 7
sehr bedeutender Autor der Medizin, bestritten, daß den Kranken Heil-
mittel gegeben werden dürfen; manche benutzen nämlich diesen Irrtum

6 **Marcellus**

tamen, si uerum id esset, dicere: Viderit, quid Asclepiades senserit. Forsitan non omnino in hanc partem animum intendit. Homo sane fuit, qui parum feliciter se in hoc negotio gessit. Itaque non deterreor persona, cum rem manifeste prodesse uideam. Nunc uero cum tam inpudenter quidam de eo mala comminiscantur, quid possum ultra dicere, nisi quodammodo parricidium ac sacrilegium eos committere,
8 qui haec dicunt? Ille enim febricitantibus uitiisque praecipitibus correptis, quae oxypathe Graeci dicunt, negauit medicamenta danda, quia cibo uinoque apte interdum dato remediari tutius eos existimauit. Ceterum in libro, qui parasceuon, id est praeparationum, inscribitur, contendit ultimae sortis esse medicum, qui non ad singula quaeque uitia binas ternasque conpositiones et expertas et protinus paratas habeat. Vides ergo, quam non placeat Asclepiadi usus medicamentorum, cui nisi plura ⟨quis⟩ ad unumquodque genus uitii medicamenta
9 conposita habeat, non uidetur dignus professione medicinae. Sed ista licentia nomine tantummodo medicorum propter quorundam neglegentiam latius processit. Raro enim aliquis, priusquam se suosque tradat medico, diligenter de eo iudicat, cum nemo ne imaginem quidem suam committat pingendam nisi probato prius artifici per quaedam experimenta atque electo, habeantque omnes pondera ac mensuras exactas, ne quid errorum in rebus necessariis accidat, uidelicet quia sunt quidam, qui pluris alia quam se ipsos aestiment. Ob quod sublata est unicuique studendi necessitas et non solum antiquos auctores, per quos consummatur professio, quidam ignorant, sed etiam comminisci falsa
10 de his audent. Vbi enim dilectus non est personarum, sed eodem modo malus bonusque habetur, disciplinae ac sectae obseruatio perit, quodque sine labore potest contingere et in quo ⟨idem⟩ dignitatis atque utilitatis praestari uidetur [utilitas], id unusquisque magis sequitur. Sed ut quisque uolet, faciet medicinam. Quosdam enim a peruerso proposito nemo potest mouere et sane omnibus permisit liberum arbitrium magnitudo professionis eius. Multos itaque animaduertimus unius infirmitatis sanandae scientia medici plenum nomen consecutos.
11 Nos uero ab initio rectam uiam secuti nihil prius [in] totius artis perceptione, qua homini permittitur, iudicauimus, quia ex hac omnia commoda consecuturos nos existimabamus, non medius fidius tam pecuniae aut gloriae cupiditate quam ipsius artis scientia. Magnum enim

1 uiderit *om.* **P** uideri *erasa littera* t **L** 4 re manifesta prodesse uideor **PLA** *corr. Ni sua ipsius manu in margine collato Scribonio* 8 hocxy^{e} pahthe *littera* e *a correctore adiecta* **L** 9 exaestimauit **A** 14 cui *Scrib.* quae **PLA** quis *add. Co* 16 tantomodo **A** negligentiam **L** 20 habeantque] habeant itaque *Scrib.* 27 idem *add. Ni e Scrib.* 33 in *del. He* 34 quam **PLA** quae *Scrib.* *corr. Rhodius in editione Scribonii*

sogar als Beweis. Dennoch könnte ich, wenn das wahr wäre, sagen: Soll er (erst einmal) sehen, was Asklepiades gemeint hat. Vielleicht hat er seine Gedanken überhaupt nicht auf diesen Teil gerichtet. Er war freilich ein Mensch, der diese Beschäftigung mit allzu wenig Glück ausübte. Deshalb lasse ich mich nicht von seiner Person abschrecken, da ich sehe, daß die Sache eindeutig nützt. Da sich jetzt aber manche in so törichter Weise Schlechtes über ihn ausdenken, was kann ich weiter sagen, als daß diejenigen, die dies behaupten, gewissermaßen Mord und Tempelschändung
begehen? Jener hat nämlich bestritten, daß den Fiebernden und den- 8
jenigen, die von akuten Schädigungen befallen sind, die die Griechen oxypathe nennen, Heilmittel gegeben werden dürfen, weil er glaubte, daß sie durch Speise und Wein, in geeigneter Form in Abständen eingegeben, sicherer geheilt werden. Übrigens behauptet er in seinem Buch, das parasceuon, d. h. (Buch) der Zubereitungen, betitelt ist, daß derjenige ein Arzt letzter Sorte ist, der nicht bei allen einzelnen Schädigungen zwei und drei erprobte und sofort anwendbare Rezepte besitzt. Du siehst also, wie wenig Asklepiades die Anwendung von Heilmitteln mißfällt, dem jemand des medizinischen Berufes unwürdig erscheint, wenn er nicht für eine jede
Art von Schädigung mehrere Heilmittel zusammengestellt besitzt. Aber 9
diese Frechheit von Ärzten, die es nur dem Namen nach sind, hat wegen der Nachlässigkeit gewisser Leute allzu weit um sich gegriffen. Denn selten bildet sich jemand, bevor er sich und die Seinen einem Arzt überläßt, ein gründliches Urteil über ihn, obgleich niemand auch nur sein Bild einem Künstler zum Malen anvertraut, es sei denn einem, der durch gewisse Erfahrungen vorher anerkannt und auserwählt ist, und alle genaue Gewichte und Maße haben, damit bei „wichtigen“ Dingen nur kein Irrtum unterläuft, weil es offenbar Leute gibt, die anderes höher schätzen als sich selbst. Deshalb besteht für keinen mehr die Notwendigkeit, sich um das entsprechende Wissen zu bemühen, und manche kennen nicht nur die alten Autoritäten nicht, durch die der Beruf zu höchster Vollendung gebracht wird, sondern wagen es sogar, sich falsche Behauptungen über sie
auszudenken. Denn wo es keine Unterscheidung der Person gibt, sondern 10
der Schlechte und der Gute gleich geachtet werden, geht die Beachtung des Faches und der Schulrichtung verloren, und jeder einzelne geht lieber dem nach, was ohne Mühe zuteil werden kann und worin sich dasselbe an Wert und Nützlichkeit zu erweisen scheint. Aber jeder betreibt die Medizin so, wie er will. Denn manche kann niemand von einem verkehrten Grundsatz abbringen, und sicherlich hat die Umfänglichkeit dieses Berufes allen freie Entscheidung gestattet. Deshalb bemerken wir, daß viele (schon) auf Grund der Kenntnis, (nur) eine einzige Krankheit heilen zu können, die
volle Bezeichnung „Arzt“ erlangt haben. Wir aber, die wir von Anfang an 11
den richtigen Weg gegangen sind, haben nichts für vorrangiger erachtet als das Erlernen der ganzen Kunst, soweit es dem Menschen möglich ist, weil wir glaubten, daß wir dadurch alle Vorteile erlangen würden, bei Gott, nicht so sehr aus dem Streben nach Geld und Ruhm, als vielmehr aus der Kenntnis der Kunst selbst heraus. Wir hielten es nämlich für eine

et supra hominis naturam duximus posse aliquem tueri uel recuperare suam et uniuscuiusque bonam ualetudinem. Itaque ut ceteris partibus disciplinae, ita huic quoque, quae per medicamenta uirtutem suam exhibet, curiose institimus ⟨eo⟩ magis, quod percipiebamus in dies ex usu profectus eius, quos interdum supra fidem atque opinionem plu-
12 rimorum exhibebamus. Sed quid ultra opus est probare necessarium usum esse medicamentorum, praecipue tibi, qui, quia percepisti utilitatem eorum, idcirco a me conpositiones quasdam petisti? Ego autem memor humanitatis tuae candorisque animi tui, quem omnibus quidem hominibus plenissime, mihi etiam peculiariter praestas, non solum quae desideras remedia, uerum etiam si qua alia de expertis in praesenti habui, in hunc librum contuli, quem ad te misi. Cupio enim, medius fidius, qua possum tuae in me tam perseueranti beniuolentiae
13 respondere adiutus omni tempore a te, praecipue uero istis diebus. Vt primum enim potuisti, non es passus cessare tuae erga me pietatis officium tradendo scripta mea Latina de medicinalibus nostro Caesari, quorum potestatem tibi feceram, ut ipse prior legeres simpliciterque indicares mihi, quid sentires de his; plurimum enim iudicio tuo tribuo. Tu porro candidissimo animo et erga me beniuolentissimo diligentiam meam sub tanti nominis editione non uerbis sed re probasti periculumque non minus tu iudicii quam ego stili propter me adisti, quo
14 tempore diuinis manibus ea tradendo consecrasti. Fateor itaque me gratias tibi agere, quod et prius quam rogareris consummasti amicissimo affectu uota mea et quod contigit mihi fauore tuo maturiorem percipere studii huius me fructum ac uoluptatem. Ignosces autem, si paucae tibi uisae fuerint conpositiones et non ad omnia uitia scriptae; sumus enim, ut scis, peregre nec sequitur nos nisi necessarius admodum numerus libellorum. Postea tamen, si et tibi uidebitur, ad singula quaeque plures conpositiones colligemus. Oportet enim copiam quoque earum selectam haberi, quoniam reuera quaedam magis quibusdam et non omnes omnibus conueniunt propter differentiam scilicet corporum.
15 Quarum initium a capite faciemus – summum enim et quasi primum locum hoc obtinet – prime dantes operam, ut simplicia remedia prima quaeque ponamus; interdum enim haec efficaciora sunt quam ex plu-

1 diximus **A** recuperare *e* reciperare *corr.* **L** reciperare **A** **2** ualitudinem **A** **4** eo *add. Co e Scrib.* **6** sed] si **P** necesarium **P** **7** percipisti **A** **13** perseuerantiam **LA** beneuolentiae **L** **19** me *om.* **LA** **19 sq.** diligentiam ... editione *Li e Scrib.* dignos nomine editionis **P** digne nominae editionis **L** digne nomine editionis **A** **21** tui **PLA** *corr. F. Buecheler, Rhein. Mus. 37, 1882, p. 327 = Kl. Schr. 2 p. 450* **23** consumasti **L** **24** affecto **L** **28** tamen] autem **P** **29** colligimus **A** oportit **A** **33** hunc obtinetur (optinetur **L**) medentis opera **PLA** *corr. Heraeus*

große und über die Natur des Menschen hinausgehende Sache, daß jemand sein eigenes Wohlergehen und das eines jeden bewahren und wiederherstellen kann. Daher haben wir uns ebenso wie mit den übrigen Teilen des Faches auch mit demjenigen, der seine Bedeutung in den Heilmitteln besitzt, intensiv beschäftigt, um so mehr, als wir von Tag zu Tag immer wieder aus der Anwendung heraus seine Erfolge wahrnahmen, die wir bisweilen über Glauben und Meinung der meisten hinaus erzielten. Aber 12
wozu ist es nötig, noch weiter zu beweisen, daß die Anwendung von Heilmitteln erforderlich ist, besonders Dir, der Du mich deshalb, weil Du deren Nützlichkeit erfaßt hast, um einige Rezepte batest? Ich habe aber im Bewußtsein Deiner freundlichen Gesinnung und der Lauterkeit Deines Wesens, die Du zwar allen Menschen gegenüber in vollstem Umfang, mir gegenüber aber auch ganz besonders an den Tag legst, nicht nur die Heilmittel, die Du verlangst, sondern auch, wenn ich irgendwelche anderen aus meiner Erfahrung zur Hand hatte, in dem Buch, das ich Dir geschickt habe, zusammengestellt. Ich wünsche nämlich, bei Gott, so sehr ich nur kann, Dein so anhaltendes Wohlwollen gegen mich zu erwidern, da ich ja von Dir zu jeder Zeit Unterstützung erfahren habe, besonders aber in jenen Tagen damals. Denn sobald Du konntest, hast Du es nicht zugelassen, 13
mit dem Dienst Deiner Wertschätzung für mich zu zögern, unserem Caesar meine lateinische Schrift über medizinische Fragen zu überreichen, hinsichtlich derer ich Dir die Befugnis gegeben hatte, daß Du sie zunächst selbst liest und mir ohne Umschweife mitteilst, was Du darüber denkst; Deinem Urteil messe ich nämlich den höchsten Wert bei. Ferner hast Du aus Deiner lautersten und mir gegenüber wohlwollendsten Gesinnung heraus meine Sorgfalt durch die Nennung (Deines) so großen Namens nicht nur mit Worten, sondern auch durch die Tat anerkannt, und Du hast meinetwegen nicht weniger das Risiko des Gutachtens als ich das der Abfassung übernommen, in der Zeit, in der Du die Schrift dadurch geweiht hast, daß Du sie den göttlichen Händen übergabst. Deshalb gestehe ich, 14
daß ich Dir Dank schulde, daß Du schon, bevor Du gebeten wurdest, in freundschaftlichstem Wohlwollen meine Wünsche erfüllt hast und daß es mir durch Deine Gunst zuteil wurde, den Erfolg dieser meiner Bemühungen und die Freude darüber recht frühzeitig zu genießen. Du wirst (es) aber verzeihen, wenn Dir die Rezepte gering an Zahl und nicht für alle Schädigungen verfaßt erscheinen; wir sind nämlich, wie Du weißt, auf dem Lande, und es begleitet uns nur die gerade notwendige Zahl von Büchern. Später werden wir jedoch, wenn es auch Dir gut scheint, gegen alle einzelnen (Schädigungen) mehrere Rezepte zusammenstellen. Man muß nämlich auch einen ausgewählten Vorrat an ihnen haben, weil tatsächlich gewisse (Rezepte) eher für gewisse Leute und nicht alle für alle angebracht sind, nämlich wegen der Unterschiedlichkeit der Körperkonstitutionen.
Mit den Rezepten wollen wir beim Kopf den Anfang machen – denn er 15
nimmt die höchste und gewissermaßen erste Stelle ein –, wobei wir uns besonders Mühe geben, daß wir die einfachen Heilmittel jeweils als erste anführen; bisweilen sind diese nämlich wirksamer als diejenigen Medi-

ribus conposita medicamenta. Erit autem nota denarii pro Graeca dragma; aeque enim in libra denarii LXXXIIII apud nos sunt, sicut dragmae apud Graecos incurrunt.

CORNELIVS CELSVS PVLLIO NATALI SALVTEM DICIT

Lectis duobus libris conpositionum Graecis, Pulli Natalis, quos misisti mihi, ut in Latinum sermonem conuerterem, libenter parui tuae uoluntati, dignos eos existimans, quibus operam inpenderem, quoniam plenos utilitatis conperi. Alioquin excusassem me, propositum habens nihil non dignum sublimi Romanorum maiestate de bono medicinae artis splendidissime scribere idque perennitati et litteris mandare. Habebit ergo et praesens tempus et futura posteritas in hoc perpetuae uoluntatis meae curaeque gratissimum munus, siquidem
2 bona ualetudine nihil est pulchrius. Dedi autem operam quantam potui, ut ad uerbum transferrem, quae in Graecis medicinalibus repperi, nec necessariam curam cultus orationis putaui, quia rectius duxi proprietates nominum edere et rem ueram sub herbarum peregrinarum uocabulis explicare. Vnum genus fateor me translationis de industria declinasse, quo fere Graeci utuntur in medicamentorum scripturis, omnia ad secundum personam dirigentes. Ego uero in usum medicamentorum, quae edidi, ominis boni gratia malui quam infinitam inserere personam admoneremque, nisi certum haberem te non ignorare, me huiusmodi bona utilitatis magis quam delectationis causa scripsisse.
3 Graeci medici pondera medicamentorum ad dragmas redigunt. Quae quia ad denarium nostrum conueniunt, octoginta enim et quattuor in libram incurrunt, pro nota Graecae dragmae, quae est figura talis: <, notam denarii Latinam, quam nosti, posui, id est hanc: ⋇, et ad eius pondus Graecas dragmas rediges. Et quoniam quae uolui praefatus sum, nunc quae desideras explicabo.

1–3 cf. epist. Celsi ad Pullium Natalem 3 lin. 23–28 3 cf. lin. 1–3

1 erat **PL** 2 draghma **PLA** 3 draghmae **PLA** *subscr.* Finit epistola (epl **LA**) prima. Incipit eiusdem secunda **PLA** 8 plenas **P** excussassem **PLA** 9 habent **P** sublimio **A** 13 ualitudine **A** 19 derigentes **L** 20 ededi **L** omnis **PLA** *corr. Co* gratiam **PLA** 25 draghmae **LA** <] Ƶ **PLA** *corr. He (cf. Metrol. script. ed. Hultsch 1 p. 169)* 26 ⋇ hanc **PLA** 28 *subscr.* Finit epistola Celsi

kamente, die aus mehreren Ingredienzien zusammengesetzt sind. Es wird aber das Zeichen des Denarius für die griechische Drachme stehen; denn bei uns kommen in gleicher Weise auf ein Pfund 84 Denarii, wie bei den Griechen Drachmen begegnen.

CORNELIUS CELSUS AN PULLIUS NATALIS

Nachdem ich die beiden griechischen Rezeptbücher, die Du, Pullius Natalis, mir geschickt hast, damit ich sie in die lateinische Sprache übersetze, gelesen hatte, folgte ich gern Deinem Wunsch, in der Meinung, daß sie es verdienen, daß ich Mühe auf sie verwende, weil ich gemerkt habe, daß sie voll von Nützlichem sind. Andernfalls hätte ich mich entschuldigt, weil ich den Vorsatz habe, nichts vom Gut der Heilkunst, was der erhabenen Majestät der Römer nicht würdig ist, in glänzendster Form niederzuschreiben und es der Ewigkeit und den Buchstaben anzuvertrauen. Es wird also die gegenwärtige Zeit und die kommende Zukunft in diesem Gegenstand meines dauernden Wünschens und Sorgens ein sehr willkommenes Geschenk besitzen, da ja nichts schöner ist als das Wohlergehen.
Ich habe mir aber, soweit ich konnte, Mühe gegeben, das, was ich in den 2
griechischen medizinischen Schriften gefunden habe, wortwörtlich zu übersetzen, und ich hielt das Ausfeilen der Rede nicht für eine notwendige Aufgabe, da ich es für richtiger ansah, die eigentlichen Bedeutungen der Wörter zu bringen und den wahren Sachverhalt, der sich in den Bezeichnungen der fremden Kräuter verbirgt, deutlich zu machen. Ich gestehe, daß ich in einer Eigentümlichkeit bei der Übersetzung absichtlich abgewichen bin, die die Griechen in der Regel in ihren Schriften über Heilmittel haben, indem sie alles an die zweite Person richten. Ich habe aber für die Anwendung der Heilmittel, die ich mitgeteilt habe, als gutes Omen lieber eine möglichst unbestimmte Person einführen wollen und wiese darauf hin, wenn ich mir nicht sicher wäre, daß Du genau weißt, daß ich wertvolle Dinge dieser Art mehr aus Gründen der Nützlichkeit als zur
Erbauung geschrieben habe. Die griechischen Ärzte berechnen die Ge- 3
wichte der Heilmittel nach Drachmen. Da sie unserem Denarius entsprechen – es kommen nämlich 84 auf ein Pfund –, habe ich für das Zeichen der griechischen Drachme, das solches Aussehen hat: <, das lateinische Zeichen des Denarius gesetzt, das Du kennst, d. h. folgendes: ⁎, und auf sein Gewicht wirst Du die griechischen Drachmen umrechnen. Und nachdem ich das, was ich vorhatte, gesagt habe, werde ich jetzt erläutern, was Du erwartest.

EPISTVLA VINDICIANI COMITIS ARCHIATRORVM AD VALENTINIANVM IMPERATOREM

Cum saepe, sacratissime imperator, humani generis fragilitas falso
de natura sua queratur, aliquando tamen potuimus redditis causis
ostensisque remediis uana et innumera querimonia refrenare. Nam sic-
ut rudis gubernator turbatum mare sulcans, incertus periculorum,
dubius salutis, cuncta rimatur, ita et mortalium natura, quae perpetua
sanitate optat frui, placita quaeque desiderat. Sed quia nec mare sem-
per potest esse tranquillum nec unus in diem uenti spiritus durat nec
securus nauta ratem potest scandere, cum aequor mole fluctuum tolli-
tur, sic neque mortales possunt semper esse ualidi aut uiuentes, sed
pro aetatis et temporis uarietate diuersis morborum aguntur incom-
2 modis. Quae cum ita sint, clementissime imperator, magna laus est
ueterum instituta scrutari, maior uero gloria inuenta seruare, siquidem
illi uiam laboris suis uirtutibus aperuerint nobisque iter intellegentiae
sua sapientia reliquerint. Vnde cum quidam febribus teneretur et diu
uentris duritia strangulatus die duodecimo iam morti proximus uide-
retur, adhibitis ad curam multis et magnis medicis, ut remedium con-
sequeretur, hoc illis summum periclitanti praesidium uisum est, ut per
intestinum clysterio ei curatio pararetur. Cum ille imminenti periculo
aestuaret et ueluti morti proximus curationis etiam extrema depos-
ceret, ego pudoris et reuerentiae modum seruans, quem cunctis semper
exhibui, prospexi ad tempus, ne ueluti turpis cura forti uiro adplica-
3 retur. Cum ergo uidissem fysem eius, quam de colore collegi, et sicci-
tate uiscerum fatigari eum penitus aduertissem, ilico infuso sale aquam
frigidissimam obtuli eius ardori. Qui cum desiderio recentis, quo cru-
ciabatur, totum, quod ei oblatum fuerat, ebibisset, auctores medicinae
magni, qui id spectabant, exclamauerunt: 'Occidisti hominem.' Nec-
dum uox eorum ab ore manauerat, e uestigio eum somnus occupauit
sudorque perfudit. Quibus ego praesentibus, clementissime imperator,
tantis sudoris eius abstersionibus laboraui, ut, si dici fas sit, Nilus ex
4 eius corpore uideretur effluere. Verum cum aeger expergefactus recrea-

1 3 sq. cf. Sall. Iug. 1,1

1 Incipit epistula **PLA** APXIATPORVM **L** 7 perpetuum **L** 9 uentis **LA** 12 anguntur *Heraeus* 15 sui **P** 20 emminenti **L** eminenti **PA** 24 siccitatem **PLA** *corr. Ni* 26 frigidissima **A** quo] qua **LA** cruciebatur **P**

BRIEF DES VINDICIAN, DES COMES[1] UNTER DEN LEIBÄRZTEN, AN DEN KAISER VALENTINIAN

Obgleich die Gebrechlichkeit des menschlichen Geschlechts, göttlichster Kaiser, oft zu Unrecht über ihre Natur klagt, konnten wir doch einmal unter Angabe von Gründen und Mitteilung von Heilmitteln die nichtigen und zahllosen Klagen in die Schranken weisen. Denn wie der unerfahrene Steuermann, der, unsicher gegenüber den Gefahren, voller Zweifel an seiner Rettung, das aufgewühlte Meer durchfurcht, alles durchforscht, so verlangt auch die Natur der Sterblichen, die sich dauernder Gesundheit zu erfreuen wünscht, Verordnungen für jeden einzelnen Fall. Denn weil weder das Meer immer ruhig sein kann noch ein einziger Hauch des Windes einen Tag lang dauert noch der Seemann unbesorgt sein Schiff besteigen kann, wenn sich die Meeresfläche in der Masse der Fluten erhebt, so können auch die Sterblichen nicht immer gesund oder am Leben sein, sondern werden der Verschiedenheit von Alter und Jahreszeit entsprechend von verschiedenen durch Krankheiten hervorgerufenen Unpäßlichkeiten geplagt. Wenn dies so ist, gnädigster Kaiser, bedeutet es großen Ruhm, 2
die Werke der Alten zu durchforschen, aber (noch) größeren Ruhm, die Erfindungen zu bewahren, zumal jene den Weg der Mühe durch ihre jeweilige Tüchtigkeit eröffnet und uns den Pfad der Erkenntnis auf Grund ihrer Weisheit hinterlassen haben. Als daher jemand von Fiebern befallen wurde und, von Hartleibigkeit lange gequält, am zwölften Tage dem Tod schon sehr nahe schien, sahen, da viele bedeutende Ärzte zur Behandlung hinzugezogen worden waren, damit er ein Heilmittel bekomme, jene folgendes als das für den Gefährdeten beste Heilmittel an, daß ihm ein Einlauf in den Darm als Behandlung angesetzt würde. Als jener in der drohenden Gefahr erhitzt war und, gewissermaßen dem Tode ganz nahe, auch die äußersten Mittel der Behandlung forderte, habe ich, indem ich das Maß von Achtung und Ehrfurcht wahrte, das ich immer allen entgegenbrachte, auf die Situation Rücksicht genommen, damit nicht einem tapferen Mann eine gewissermaßen schimpfliche Behandlung zuteil wurde. Als ich also 3
seinen Körperzustand betrachtet hatte, den ich an der Farbe ablas, und bemerkt hatte, daß er durch die Trockenheit der Eingeweide völlig erschöpft war, habe ich (ihm) auf der Stelle ganz kaltes Wasser, in das Salz hineingestreut worden war, gegen seine Hitze gereicht. Als er in dem Verlangen nach etwas Frischem, von dem er gequält wurde, das, was ihm gereicht worden war, ganz ausgetrunken hatte, riefen die angesehenen Vertreter der Medizin, die das sahen, aus: Du hast den Menschen umgebracht! Und das Wort war noch nicht über ihre Lippen gekommen, da nahm sogleich der Schlaf von ihm Besitz, und Schweiß überströmte ihn. In ihrer Anwesenheit habe ich, gnädigster Kaiser, mit dem Abwischen seines Schweißes so viel zu tun gehabt, daß, wenn man es so sagen darf, der Nil aus seinem Körper hervorzuströmen schien. Als aber der Kranke 4

[1] Römischer Ehrentitel.

tum se extinctis febribus et ab infirmitate leuiorem esse sensisset, uentris etiam coepit desiderio uehementer urgeri. Adlato itaque uasculo omne alui onus, quo grauabatur, exposuit ad tam dirum fetorem, ut omnes, qui illic aderant, fugarentur, dicentibus egregiis medicis, quod omnia eius interna putruissent. Post haec a me aeger ad balneas mittitur, ut lauacro eius siccitas umigetur. Qui perductus unguentis remediabilibus, cum post balneum uestimenta accepisset, sitire se dixit. Statim eum absinthio, in quo libisticum fuerat decoctum, progressum a balneo potaui, ne quid causationis in corpusculo eius maneret, quo uessica scybalis uel lapidibus per uicina loca meantibus premeretur.
5 Praecepi etiam et escam fieri de minutalibus porcinis, id est podocyliis, et uentriculo, in quod uentriculum acetum cyminatum modico adiecto lasere mitti mandaui, ut omnino excocta caro etiam ossorum duritiam emolliret, ut soluta eorum medulla cum iure ipso absorberetur. Non dubium est autem, optime imperator, quod ex indigestione externarum crudissimarumque crapularum uel superfusa diuersi nimietate uini repletis et paene tumentibus uenis potus in uisceribus amarescunt, aufertur somnus, subsequitur calor atque occultarum febrium pestis et quaedam frenesis pulsu cerebrum inquietat, uenter durescit, qui iam dudum crudus repletus fuerat exuberantibus cibis, qui, dum excocuntur, consumptis quae umida sunt, inflammationes inportunissimas faciunt, quae adiecta calida aqua amplius necesse est excitentur. Inde ergo uenter durescit, inflatur pulmo, splen distenditur, pinnae etiam iecoris porriguntur, quibus coangustatum et coartatum fel exprimitur, quo
6 infuso tinguitur corpus et fit luteum. Cum ergo peruenerit ad ea loca uenarum, in quae pocula hausta descendunt, duo mala iuncta, id est res acris ac dulcis, cito auferunt animam. Sicuti petrarum umidarum sudor igni subiectus cito absorbetur ab igni, petra autem ipsa exusta et concremata sfongea efficitur, unde calx uel gypsum conficitur, ita calore febrium excoquitur uitium cruditatis ciborumque congestio. Quibus consumptis et exhaustis frigida sine dubio superfundenda est, ne penitus arescant. Nam nimirum aestimas, o bone imperator, calidam et frigidam mortalibus inclusam esse corporibus, cum singulae

3 foetorem **P** 6 perunctus *Co He* 8 libistico **PLA** 10 uesica **L** 11 podocoeliis *Heraeus (cf. uerb.)* 14 emolisset **L** 15 externarum] hesternarum *Heraeus (cf. uerb.)* 19 duriscit **L** 20 exquoquuntur **L** 21 humida **LA** 23 duriscit **LA** 24 quod **L** 25 fiat **P** 26 id est] inde *sequente rasura trium fere litterarum* **L** 27 agris **A** humidarum **A** 29 sfongia **A** 31 est] sunt **L** *prima manus, del. secunda*

erwacht war und gespürt hatte, daß er infolge des Abklingens der Fieber
wiederhergestellt und von der Krankheit etwas erleichtert war, begann
er auch von einem Drang im Leib heftig gequält zu werden. Nachdem
deshalb ein Becken herbeigebracht worden war, entleerte er die ganze
Last seines Bauches, von der er beschwert wurde, bei so widerlichem
Gestank, daß alle, die dort anwesend waren, in die Flucht getrieben wurden,
wobei die erlesenen Ärzte sagten, daß alle seine Eingeweide verfault seien.
Danach wird der Kranke von mir ins Bad geschickt, damit sein trockener
Körper durch ein Bad Feuchtigkeit aufnimmt. Nachdem er mit heil-
kräftigen Salben eingerieben worden war, sagte er, als er nach dem Bad
seine Kleidung angelegt hatte, er habe Durst. Sogleich, als er aus dem Bad
herausgekommen war, gab ich ihm Wermut, in dem Liebstöckel abgekocht
worden war, zu trinken, damit nichts Krankheit Verursachendes in seinem
Körper bliebe, wodurch die Harnblase, wenn sich Kot oder Steine durch
die benachbarten Bezirke bewegen, gedrückt würde. Ich habe auch vor- 5
geschrieben, daß ein Essen aus Schweineklein bereitet wird, d. h. aus den
podocoelia, und dem Magen, einem Magen, in den ich Kümmelessig unter
Beifügung von etwas Silphiumsaft hineintun ließ, damit das Fleisch,
völlig ausgekocht, auch die Härte der Knochen weich werden ließ, so daß
deren aufgelöstes Mark direkt mit der Brühe getrunken werden konnte.
Es besteht aber kein Zweifel, bester Kaiser, daß, wenn die Adern auf Grund
mangelhafter Verdauung der gestrigen und völlig rohen Nahrungsüber-
schüsse oder von einer zu großen Menge verschiedenen Weins, die (sie)
überflutet, angefüllt und geradezu geschwollen sind, die Getränke in den
Eingeweiden bitter werden, der Schlaf vertrieben wird, Hitze folgt und
ein Leiden, das sich in verborgenen Fiebern äußert, und ein gewisser
Wahnsinn das Gehirn mit Schlagen beunruhigen und der Leib hart wird,
der, da er schon längst nicht mehr verdaut hatte, mit überschüssigen
Speisen angefüllt worden war, die, während sie verdaut werden, wenn die
feuchten Substanzen verbraucht sind, sehr unangenehme Entzündungen
bewirken, die, wenn warmes Wasser hinzukommt, notwendig noch stärker
hervorgerufen werden. Daher wird also der Leib hart, die Lunge bläht
sich auf, die Milz dehnt sich aus, auch die Schwingen der Leber strecken
sich, durch die, zusammengedrängt und eingeengt, Galle herausgepreßt
wird, von der sich der Körper, wenn sie sich in ihn ergießt, verfärbt und
gelb wird. Wenn sie also in den Bereich der Adern gekommen ist, in den 6
sich die geleerten Becher hinabbegeben, löschen zwei (miteinander) ver-
bundene Übel, d. h. etwas Scharfes und etwas Süßes, rasch die Lebenskraft
aus. Wie wenn der Schweiß feuchter Felsen, dem Feuer ausgesetzt, rasch
vom Feuer aufgesogen wird, der Felsen selbst aber, ausgeglüht und völlig
verbrannt, ein Schwamm wird, aus dem man Kalk und Gips gewinnt, so
wird von der Hitze der Fieber die in der Verdauungsstörung bestehende
Schädigung⌉ und die Zusammenballung der Speisen gekocht. Wenn diese
Flüssigkeiten verbraucht und erschöpft sind, ist ohne Zweifel kaltes Wasser
darüberzugießen, damit sie nicht völlig austrocknen. Denn zweifellos
erkennst Du, mein guter Kaiser, daß warmes und kaltes Wasser in den
sterblichen Körpern eingeschlossen ist, da alle einzelnen Dinge ihre eigene

res propriam habeant naturam. Ignis ignem, aqua aquam desiderat,
sed ad horum iungendam societatem siue temperantiam procurandam
siluarum materies lignumque deposcitur, quod et nutrit ac suscitat et
rapit ignem et frigidam uertit in calidam. Sed non ita in nobis est
7 coaequandum. Accipe igitur, serenissime imperator, quod conueniens
nobis putetur exemplum, thermarum scilicet ab se calidarum mixtio
temperata, ubi nec ignis uidetur nec lignum suggeritur, nisi uapor so-
lus sponte conficitur et aër calidus sine labore sentitur. Nonne duo
unum sunt et diuersa atque contraria inuicem prosunt? Diuina pro-
uidentia salubri permixtione ac temperie procurata nonnullam corpo-
ribus abluendis sanitatem praestant conpetentemque medicinam prae-
bentes uarios languores a corporibus mortalium pellunt. Haec cum
ita sint, nihil aliud reor mortalibus praebendum nisi id, quod, cum
infirmi essent, desiderauerunt et oblatum sibi profuisse senserunt. His
ergo utamur, quibus sumus bene experti et quorum beneficio conse-
8 cuti sumus optabilem sanitatem. Nam similiter quidam, cum oculo-
rum lacrimantium reumate carere non posset, productus est in me-
dium conuentum multorum spectantium medicorum. Qui cum inspec-
tus ab his fuisset, dixerunt ei palpebras incidi debere, comburi etiam
emicranium et raso capite uenas secari, quod Graeci arteriotomon di-
cunt, inponi etiam escas, et cum iam omnibus locis debilitatum et
cauteritum caput haberet nihilque ei tormenta, quae desiderio sani-
tatis patienter tulerat, profuissent, deflebat omnibus infelicitatem su-
am. In ultimum haec ab egregiis medicis inuenta curatio est, ut, cum
dexter oculus lacrimum funderet, uena ei dextri brachii laxaretur, cum
sinister, similiter in sinistro brachio fieret. Quod cum pati coepisset
infirmus, flens et gemens illud Catonis saepe dicebat:

Corporis exigua medico committe fideli.

9 Ego autem dico: et perito. Restiti igitur his nec uenam laxari per-
misi magnoque silentio facto auctores nostros in medium protuli ac
recitaui dixique ad eos: Si ex multifario tormentorum genere mise-
randus iste uel unam medellam fuisset adeptus, merito uos pateretur;
sed cum neque inunctio neque incisio neque conbustio inundationem

8 28 Disticha Cat. 2,22,2

1 aquam aqua **A** *in* aqua aquam *corr.* **L** 10 temperia **A** 11 comedentemque **PLA** *corr. Co* 12 langores **LA** 15 consequuti **P** 16 obtabilem **PA** 20 emigranium **L** *secunda manus* arteriotomin (*i. e.* ἀρτεριοτομεῖν) *Heraeus praeeunte Stephano* 25 lacrimarum **P** *in* **A** *atramento diffluente legi non potest* 28 corporis auxilium *dist. Catonis (cf. M. Boas, Rhein. Mus. 75, 1926, p. 129–141)* committente **A** 33 neque inunctionemque incisionemque (incisioneque **A**) neque conbustio **PA** inunctionemque incisionemque conbustio **L**

Natur haben. Feuer verlangt Feuer, Wasser Wasser, aber um eine Verbindung zwischen ihnen zu schaffen oder um eine Mischung herzustellen, ist der Grundstoff der Wälder und Holz erforderlich, welches das Feuer ernährt, anfacht und (mit sich) fortreißt und kaltes Wasser in warmes verwandelt. Aber in uns läßt es sich nicht in der Weise angleichen. Ver- 7
nimm also, allergnädigster Kaiser, was von uns als passendes Beispiel angesehen wird: Die richtige Mischung warmer Heilquellen, natürlich solcher, die aus sich heraus warm sind, wo sich weder Feuer zeigt noch Holz daruntergelegt wird, sondern nur Dampf von selbst entsteht und warme Luft ohne Arbeitsaufwand gespürt wird. Sind (hier) nicht zwei Dinge eins, und nützen nicht verschiedene und einander entgegengesetzte Dinge wechselseitig? Auf Grund dessen, daß durch göttliche Vorsehung für eine gesunde Mischung und richtige Temperatur Sorge getragen worden ist, bieten sie den Körpern, die (mit ihnen) abzuwaschen sind, ein gut Teil Gesundheit und vertreiben, da sie eine ausreichende Medizin darstellen, verschiedene Krankheiten aus den Körpern der Sterblichen. Da dies so ist, glaube ich, ist den Sterblichen nichts anderes zu geben als das, wonach sie, wenn sie krank waren, verlangten und wovon sie spürten, daß es ihnen nützte, als es ihnen gereicht wurde. Diese Mittel wollen wir also anwenden, da wir in ihnen gute Erfahrung haben und durch ihre Wohltat die wünschenswerte Gesundheit erlangten. Denn in ähnlicher Weise ist jemand, 8
als er von dem Fluß der tränenden Augen nicht frei werden konnte, in eine Versammlung vieler Ärzte geführt worden, die ihn begutachten sollten. Als sie sich ihn angesehen hatten, sagten sie, seine Augenlider müßten geschnitten werden, auch müsse sein halber Kopf gebrannt und müßten, nachdem der Kopf geschoren worden sei, die Adern geschnitten werden, was die Griechen als arteriotomos bezeichnen, auch müsse Zunder aufgelegt werden, und als er schon einen an allen Stellen übel zugerichteten und versengten Kopf hatte und ihm die Qualen, die er in seinem Verlangen nach Gesundheit geduldig ertragen hatte, nichts genützt hatten, klagte er allen sein Unglück. Zuletzt wurde von den hervorragenden Ärzten folgende Behandlung ausfindig gemacht, daß ihm, wenn sein rechtes Auge tränte, die Ader des rechten Arms geöffnet würde und daß es, wenn das linke, in ähnlicher Weise am linken Arm geschehe. Als der Kranke dies zu erdulden begann, zitierte er oftmals unter Weinen und Stöhnen jenen Vers Catos:

Vertraue die Schwächen deines Körpers einem zuverlässigen Arzt an.

Ich sage aber: und einem erfahrenen. Ich trat ihnen also entgegen und 9
ließ nicht zu, daß eine Ader geöffnet wurde, nahm mir, nachdem eine große Stille eingetreten war, unsere Vertreter vor, hielt eine Rede und sagte zu ihnen: Wenn dieser auf Grund der vielfältigen Art der Qualen bemitleidenswerte Mann auch nur ein einziges Heilmittel erlangt hätte, ertrüge er euch mit Recht; aber warum habt ihr, als weder Einsalben noch Schneiden noch Brennen das Strömen der Tränen hat unterdrücken

lacrimarum reprimere potuerit, cur indocte uenas ei laxari praecepistis, cum hic iam semianimis uisionem ipsam ferri perhorrescat? Vnde reddite mihi, sapientissimi uiri, hodiernae causas curationis, cur fuerit desuper oculus incisus, cur rasum caput, cur meacula exusta uenarum. Meatus enim inrigatio si uenerit ad ea loca, in quibus habebat receptaculum collectionis suae, quo impetu exinde descendebat deorsum, recurrens rursus ad fontem cerebri ibique coangustatus, cum feruere coeperit, uerendum est, ne perforans cutem ac pertundens cratem capitis generet in eo uitia diuersa, aut ne iterum per aliquam uenarum erumpat ad aures faciatque hominem surdum, totum oppilans auditum, aut uermes in auribus generet uel naribus polypos nutriat aut oculis aegilopia excitet aut dentibus sit molestus et faciat hominem oris fetidi atque corrupti uel, quod maxime cauendum est, ne per uuae destillantis aut exulceratae uitium ipsa musice hominis corrupta languescat pulmonique et stomacho plagam inferat, lumbos quoque renesque dissoluat et incipiat umor noxius per inguina et coxas et crura decurrens facere contractiones talorum atque neruorum paulatimque auferat gressus totoque organo tabescente uideamini potius consumpsisse hominem quam curasse, cum uere uiolenta morte
10 uideatur de hac luce migrare. Nam si ceparum acritudo aliquotiens nobis non manducantibus nostris tamen oculis molesta est, aut senapi, ubi et mel mittitur, leniri penitus non potest, sed calore eius commotum cerebrum ita desudat, ut oculos et nares acer umor infestet, quid putamus illi patiuntur, quibus circa oculos cura rursus aut igni adhibetur aut ferro? Quare, imperator, fidem nostris auctoribus adhibentes non credamus quibuscumque medicinis nec uulneri uulnus superponendum putemus, sed ita aegris remedium porrigendum esse credamus, ut neque grauibus tormentis neque intollerabili medicinae curatione crucientur. Plura ergo de obseruatione medicinae pietati tuae ac posteris tuis digna memoria tradidi, quae homines docti de expertis remediis prodiderunt. Quae tua diuina serenitas, oro, suscipiat et ad memoriam ceteris relinquat.

2 //sionem **L**; *in lacuna discernuntur uestigia litterarum* ip; inci *supra add. secunda manus* perhorrescit **P** perhorrescant **L** perorrescat **A** 4 oculos **A** 7 rursum **P** conangustatus **LA** 8 ferueri **P** 13 fetiti **PL** 14 music// **L** 15 inferet **P** 16 incipiet **P** 17 contrationes **P** 19 cosumpsisse **L** uiolente **P** 20 agritudo **L** 22 commodum **PA** 23 ut] aut **L** 24 adhibetur *om.* **L** 32 *subscr.* Explicit epistola Vinditiani arciatro **PL** explicit **A**

können, auf Grund fehlender Kenntnisse vorgeschrieben, ihm die Adern zu öffnen, obgleich er, bereits halbtot, schon vor dem Anblick des Messers zurückschreckt? Daher teilt mir, ihr hochweisen Männer, die Gründe für die heutige Behandlung mit, warum obendrein noch das Auge geschnitten, warum der Kopf geschoren, warum die Gänge der Adern ausgebrannt worden sind. Wenn nämlich die Flüssigkeit aus dem Gang zu den Stellen gekommen ist, an denen sie ein Aufnahmegefäß für ihre Ansammlung zu haben pflegt, eine Stauung, durch die er dann von oben herabzusteigen pflegt, wobei er wiederum zur Quelle im Gehirn zurückläuft und dort zusammengedrängt wird, muß man, wenn er zu sieden beginnt, befürchten, daß er, wenn er die Haut durchbohrt und die Schale des Kopfes durchstößt, in ihm verschiedene Schädigungen hervorruft oder daß er wiederum durch irgendeine Ader an den Ohren hervorbricht und den Menschen taub macht, indem er das Gehör ganz versperrt, oder Würmer in den Ohren erzeugt oder Polypen in der Nase wachsen läßt oder in den Augen Tränenfisteln hervorruft oder für die Zähne beschwerlich wird und dem Menschen einen schlechten und verdorbenen Mundgeruch schafft oder, wovor man sich am meisten hüten muß, daß durch die in einem Zäpfchenkatarrh oder in einer Zäpfchenvereiterung bestehende Schädigung der Kehlkopf des Menschen selbst, in Mitleidenschaft gezogen, erkrankt und der Lunge und dem Magen einen Schaden zufügt, daß er auch die Lenden und die Nieren zersetzt und daß ein schädlicher Saft, der durch die Weichen, Hüften und Schenkel hinabläuft, Verkrampfungen an den Knöcheln und Sehnen hervorzurufen beginnt und allmählich das Gehvermögen beseitigt und ihr, wenn sich der ganze Organismus zersetzt, den Menschen eher umgebracht als geheilt zu haben scheint, da er sich tatsächlich in einem grausamen Tod von diesem Licht zu entfernen scheint. Denn wenn bisweilen die Schärfe 10
der Zwiebeln, obwohl wir sie nicht essen, trotzdem unseren Augen lästig ist oder die des Senfs, wo sogar Honig hineingetan wird, nicht völlig gelindert werden kann, sondern sich das Gehirn, durch deren Wärme veranlaßt, so ausschwitzt, daß der scharfe Saft Augen und Nase bedrängt, was glauben wir, leiden jene, bei denen wiederum an den Augen eine Behandlung mit dem Feuer oder dem Messer vorgenommen wird? Deshalb, mein Kaiser, wollen wir uns, wenn wir unseren Vertretern Vertrauen schenken, nicht ausnahmslos allen Heilverfahren anvertrauen und nicht meinen, es müsse Wunde über Wunde zugefügt werden, sondern wir wollen glauben, daß den Kranken in der Weise Hilfe geboten werden muß, daß sie weder von schweren Qualen noch mit einer unerträglichen Behandlung von Seiten der Medizin gepeinigt werden. Mehrere Einzelheiten über die Beachtung der Medizin, die der Erinnerung würdig sind, habe ich Deiner Gnade und Deinen Nachkommen übergeben, Einzelheiten, die gelehrte Menschen über erprobte Heilmittel zur Kenntnis gebracht haben. Deine göttliche Hoheit möge sie bitte annehmen und den übrigen zur Erinnerung hinterlassen.

MARCELLI DE MEDICAMENTIS LIBER

CAPVT I

AD CAPITIS OMNES ⟨SVBITOS⟩ ET DIVTINOS ET MVLTIPLICES DOLORES

Ad capitis dolorem etiam in febri primis diebus incommodi ser-
pulli – I, rosae aridae – II incoquuntur cum duobus sextariis aceti
acerrimi, donec ad dimidias perducantur. Inde sumitur cyathus et
⟨duobus rosae⟩ bene conmiscetur frequenterque curatur ex eo caput;
2 ubi enim incaluit quod infusum est, nisi recens adiciatur, nocet. Item
prodest eodem modo ruta per se uel cum hederae bacis decocta et ca-
piti tepide infusa. Polygonos quoque herba, quae Latine sanguinaria
dicitur, et menta multis profuit eadem ratione decocta et capiti infusa.
Dolorem capitis leuat sfondylion et hagni semen et platani pilulae si-
militer aceto incoctae rosaque duplici mensura simbla aceti commixta,
sicuti et polygonos superius dicta debet exquoqui, id est ea, quae san-
3 guinaria dicitur. Cum autem plurimis diebus manserit dolor capitis,
tum omnium supra dictorum oportet uncias singulas sumi hisque ad-
misceri lauri bacarum, castorei, nucum amararum, pulei, sabuci folio-
rum uncias singulas et in aceti sextariis quattuor decoquere ad dimi-
dias et eodem modo rosa admixta dupliciter, sed non tam frequenter
4 caput curare. Ad omnem capitis dolorem efficaciter prodest medicamen
tale: Crocomagmatis – I, aluminis scissi uel gallae – I. Haec teri ex
acri aceto et rosa duplicis ponderis uicissim adiecta oportet, usque
dum mellis habeant spissitudinem, atque inde frontem et utrimque
5 tempora oblinere. Ad capitis dolorem, cum inueterauerit, bene facit
haec conpositio: Myrrae ✳ I, croci ✳ II, amygdalarum amararum ✳ II,
rutae uiridis ✳ III, sfondylii et panacis ✳ singulos, lauri bacarum ✳ III,

I 1 Scrib. 1 **2** Scrib. 2 **3** Scrib. 3 **4** Scrib. 4 **5** Scrib. 5

1 *Marcelli liber codice* **A** *non continetur praeter carmen ad calcem collocatum* 1–4 *om.* **L** 3 subitos *add. Co ex indice capitum* 5 sq. *uerba* ad capitis – I *litteris rubris maiusculis scripta in* **L** *tituli uice funguntur, deinde minusculis nigris repetuntur* 8 duobus rosae *Scrib. (cf. Helmreich, Blätter f. d. bayer. Gymnasialw. 18, 1882, p. 462)* cummiscetur **L** 10 per se *om.* **L** 13 hiagni **P** hyagni **L** 14 rosaeque **P** *Ni* simblae **P** 15 exquoque **L** 18 sabuci] sampsuci *Scrib. (at cf. Jourdan, p. 33)* 19 in *om.* **L** 23 oportit **L** 26 compositio **P** amararum *om.* **L** 27 singulus **L**

MARCELLUS ÜBER HEILMITTEL

1. KAPITEL

Gegen alle plötzlichen, anhaltenden und vielfältigen Kopfschmerzen

Gegen Kopfschmerz werden auch bei Fieber in den ersten Tagen der
Unpäßlichkeit 1 Unze Feldthymian und 2 Unzen trockene Rose mit zwei
Sextarii sehr scharfem Essig gekocht, bis sie auf die Hälfte reduziert worden
sind. Davon wird ein Cyathus genommen und mit zwei (Cyathi) Rosenöl gut
gemischt, und damit wird der Kopf häufig behandelt; sobald sich nämlich
das, was aufgetragen worden ist, erwärmt hat, schadet es, wenn nicht
frisches dazugetan wird. Ebenso nützt Raute allein oder mit Efeubeeren in 2
derselben Weise abgekocht und lauwarm auf den Kopf aufgetragen. Auch
Blutkraut, das auf Latein sanguinaria genannt wird, und Minze nützen
vielen, in derselben Weise abgekocht und auf den Kopf aufgetragen. Kopf-
schmerz lindern Bärenklau, Keuschlammsamen und Platanenkügelchen, in
ähnlicher Weise mit Essig gekocht, und ein einfaches (Maß) Essig, mit
Rosenöl in doppeltem Maß vermischt; so muß auch das weiter oben ge-
nannte Blutkraut ausgekocht werden, d. h. jenes, das sanguinaria genannt
wird. Wenn der Kopfschmerz aber mehrere Tage andauert, dann ist es 3
nötig, daß von allen oben genannten Ingredienzien je 1 Unze genommen
und ihnen je 1 Unze Lorbeerbeeren, Bibergeil, bittere Mandeln, Polei und
Holunderblätter beigemischt wird, daß man sie in 4 Sextarii Essig auf die
Hälfte einkochen läßt und daß man (damit) in derselben Weise unter Bei-
mischung der doppelten Menge Rosenöl, aber nicht so häufig den Kopf be-
handelt. Gegen jeden Kopfschmerz nützt folgendes Heilmittel wirksam: 4
1 Unze Safranabfall und 1 Unze Faseralaun oder Gallapfel. Diese Ingredien-
zien müssen in scharfem Essig und Rosenöl, das wiederum in doppeltem
Gewicht hinzugefügt wird, verrieben werden, bis sie die Zähigkeit von Honig
haben, und damit muß man die Stirn und auf beiden Seiten die Schläfen be-
streichen. Gegen Kopfschmerz wirkt, wenn er chronisch geworden ist, fol- 5
gende Zusammenstellung gut: 1 Denarius Myrrhe, 2 Denarii Safran, 2 De-
narii bittere Mandeln, 3 Denarii grüne Raute, je 1 Denarius Bärenklau und
Panax, 3 Denarii Lorbeerbeeren, 2 Denarii Feldthymian und 1 Denarius

serpulli ⚹ II, castorei ⚹ I. Teruntur haec omnia cum aceto et fiunt
pastilli; cum opus est, diluuntur aceto et rosa in mellis spissitudinem
6 atque ita frons et tempora oblinuntur. Permanente uero capitis dolore
materiam quoque umoris oportet detrahere ex eo per nares uel per os.
Quae res etiam auriculam uel dentem dolentibus prodest nec minus
his, quibus subitae uertigines obuersantur, quos scotomaticos Graeci
dicunt, item comitiali morbo correptis prodest, sed et caligine inpe-
ditos ex magna parte leuat. Debent autem ii homines pridie abstinere
7 et superioribus diebus aquam potare. Per nares ergo purgatur caput
his rebus infusis per cornu, quod Graece rhinenchytes uocatur: Hede-
rae suco per se uel betae suco cum exiguo flore aeris uel cyclaminis
8 suco mixto lacte aut aqua pari mensura. Bene detrahit e naribus liquo-
rem et haec conpositio: Salis, nitri, aceti, olei ueteris, mellis, singula-
rum rerum denarios binos, cyclaminis suci, staphidos agrias, quam
herbam peduclariam, quod eos necat, quidam appellant, singulorum
⚹ binos. Haec in unum mixta naribus per cornu infunduntur uel pinna
longiore nares interius perfricantur. Cum satis uisum fuerit fluxisse
umoris aut sanguinis, ut reprimatur, aqua frigida pura nares diutius
9 oblui oportet uel croco in eadem macerato pridie. Sed si per os magis
detrahere umoris materiam uisum fuerit, quia non sine tormento quo-
dam per nares ea deducitur, suadebimus pyrethri radiculam conman-
ducare atque subinde hiantem pati fluorem saliuae, uel uuam passam
⟨cum⟩ piperis albi totidem granis dabimus conmanducandam et ex-
puendam; aeque enim et haec deducunt pituitam. Bene facit et senapi
ex aceto tritum, sed non excastratum, gargarizare trium cyathorum
mensura admixta mellis libra una; detrahit enim et haec conpositio
10 largiter pituitam. Cum uero diu caput dolet, et adtonderi pressius et
adradi prodest, ut possit diutius fricari, et aqua calida foueri pura uel
lauro incocta. Quo tempore etiam sternutamentum concitare non alie-
num erit hoc medicamento, quod ex his rebus conponitur: Veratri
albi, castorei, struthii, quod est radix lanaria, piperis albi, singulorum
denarios singulos. Haec contusa tenuiter forato cribro transmittantur;
cum opus fuerit, per pinnam aut calamum scriptorium naribus in-
sufflentur uel spicillo tincto in aqua et excusso naribus iniciantur.

6 Scrib. 6 **7** Scrib. 7 **8** Scrib. 8 **9** Scrib. 9 cf. Antidot. Cantabrig. p. 160 19 Ps. Theod. p. 315,4 24 Ps. Theod. p. 315,9 cf. Marc. 1,105
10 Scrib. 10 cf. Antidot. Cantabrig. p. 160

3 dolorem L 4 humoris L 6 hiis L 8 omines L 10 rhinecytes PL 11 cyclamidis P 12 aqua *om.* P 14 cyclamidis P 16 infunditur P 18 humoris L 19 oportit L macerato in eadem P 23 cum *add. Co e Scrib.* cummanducandam L 26 libram unam PL 31 struthii *Co e Scrib.* pyretrhi P pyrethri L *e lin. 21 perperam repetitum* pipiris L 34 inciuntur P

Bibergeil. Alle diese Ingredienzien werden mit Essig verrieben, und es
werden Tabletten hergestellt; wenn es erforderlich ist, werden sie mit Essig
und Rosenöl bis zur Zähigkeit von Honig verdünnt, und so werden Stirn
und Schläfen bestrichen. Wenn der Schmerz im Kopf aber anhält, muß man 6
auch die Substanz der Flüssigkeit durch Nase oder Mund aus ihm abziehen.
Dieses Verfahren nützt auch denjenigen, die an Ohren- oder Zahnschmerzen leiden, und nicht weniger denjenigen, bei denen plötzliche
Schwindelanfälle auftreten und die die Griechen scotomatici nennen, ebenso
nützt es denjenigen, die von Epilepsie befallen sind, es schafft aber auch
zu einem großen Teil Linderung bei denjenigen, die durch ein Nachlassen
der Sehkraft behindert sind. Diese Menschen müssen aber am Tag zuvor
fasten und an den noch weiter zurückliegenden Tagen Wasser trinken.
Durch die Nase wird der Kopf also in der Weise gereinigt, daß folgende 7
Ingredienzien durch ein Horn eingeträufelt werden, das auf griechisch
rhinenchytes genannt wird: Efeusaft allein oder Mangoldsaft mit ein wenig
Kupferblüte oder Saubrotsaft, gemischt mit Milch oder Wasser in gleichem
Maß. Gut zieht auch folgende Zusammenstellung die Flüssigkeit aus der 8
Nase ab: Von Salz, Natron, Essig, altem Öl und Honig, von den einzelnen
Ingredienzien je 2 Denarii, von Saubrotsaft und Läusekraut, einem Kraut,
das einige peduclaria nennen, weil es Läuse (pediculi) tötet, von den einzelnen
Ingredienzien je 2 Denarii. Diese Ingredienzien werden, in eins gemischt,
durch ein Horn in die Nase geträufelt, oder die Nase wird (damit) innen mit
einer längeren Feder eingerieben. Wenn genügend Flüssigkeit oder Blut
herausgeflossen zu sein scheint, so daß es unterbunden werden muß, ist es
erforderlich, die Nase mit reinem, kaltem Wasser oder mit Safran, der am
Tage zuvor darin eingeweicht worden ist, längere Zeit zu spülen. Aber wenn 9
es angebracht erscheint, die Substanz der Flüssigkeit lieber durch den Mund
abzuziehen, weil sie nicht ohne eine gewisse Qual durch die Nase abgezogen
wird, raten wir, eine Wurzel von Bertramswurz zu zerkauen und danach
mit offenem Mund den Speichelfluß zuzulassen, oder wir geben eine getrocknete Weintraube mit ebensovielen Körnern von weißem Pfeffer zu zerkauen und auszuspucken; denn in gleicher Weise ziehen auch diese den
Schleim ab. Gut wirkt auch, wenn man mit Senf, der in Essig verrieben,
aber nicht enthülst wird, in einem Maß von 3 Cyathi unter Beimischung
von einem Pfund Honig gurgelt; denn auch diese Zusammenstellung zieht
den Schleim reichlich ab. Wenn der Kopf aber lange Zeit schmerzt, nützt es, 10
wenn er recht vorsichtig geschoren und rasiert wird, damit er länger abgerieben und mit warmem Wasser, das entweder rein oder mit Lorbeer abgekocht
ist, behandelt werden kann. Unter diesen Umständen wird es auch nicht
abwegig sein, zum Niesen zu reizen mit folgendem Heilmittel, das aus folgenden Ingredienzien zusammengestellt wird: Von weißer Nieswurz, Bibergeil, Seifenkraut, d. h. radix lanaria, und weißem Pfeffer, von den einzelnen
Ingredienzien je 1 Denarius. Diese Ingredienzien sollen, fein zerstoßen,
durch ein durchlöchertes Sieb hindurchgegeben werden; wenn es erforderlich
ist, sollen sie mit einer Feder oder einem Schreibrohr in die Nase hineingeblasen oder mit einer in Wasser getauchten und abgeschüttelten Sonde

Proderit autem ad sternutamentum etiam per se contusum et eadem
ratione iniectum ueratrum album; linguam enim siccam et aridam ster-
11 nutatio statim inundat. Capitis dolorem quamuis ueterem et intollera-
bilem protinus tollit et in perpetuum remediat torpedo nigra uiua in-
posita ei loco, qui in dolore est, donec desinat dolere et obtorpescat
ea pars. Quod cum primum senserit qui dolet, remoueatur remedium,
ne sensus auferatur eius partis. Plures autem parandae sunt torpedi-
nes eiusdem generis, quia nonnumquam uix ad duas tresue respondit
12 curatio, id est torpor, quod signum est remediationis. Ad capitis do-
lorem factum ex perustione prodest rosae bonae sucus infusus capiti,
13 sed cum suco de moris facto pari mensura admixto. Ad capitis dolo-
rem factum ex perfrictione satis prodest oleum irinum cum serpullo
et exiguo aceto infusum, magis autem, si aut iridis radix aut peuce-
dani sucus prioribus admixtus fuerit. Prodest et ruta cum oleo irino
et exiguo aceto cocta et tepide infusa capiti, nec minus prosunt folia
14 lauri cum irino oleo et exiguo aceto trita et infusa capiti. Ad capitis
dolorem factum ex uino nimio prosunt quidem et ea, quae diximus
proficere ad capitis dolorem ex perustione factum. Prosunt et rutae
folia trita cum aceto admixta eis rosa et nuces amarae eodem modo.
Faciunt et hagni folia, quae nascuntur in uirgultis, quibus Graeci pro
uiminibus utuntur eademque lygus appellant, cum iridis aridae radice
15 trita mixta eis rosa atque aceto. Ad capitis dolorem factum ex ictu
⟨aut casu e⟩ sublimi prodest rosa et irinum oleum aceto decoctum,
item rosae aridae folia macerata prius passo, deinde cocta atque trita
et ita inposita simili modo prosunt et sertula Campana similiter facta
prodest uel myrti folia tenera ex uino trita cum myrra et puleium
ex uino tritum et mala Cydonea ex uino cocta et trita atque inposita
16 capiti plurimum prosunt. Medicamentum quod repellere possit ea, quae
ad caput redundauerint: Castorei uictoriati tertiam partem, sphondylii
✳ I, nucis amarae ✳ X, rutae folia ✳ II, sili Massaliotici ✳ II. Cum
17 aceto prius haec teruntur diligenter, deinde rosae admiscentur. Ad
diutinos capitis dolores salis integri mensura, quantum manus plena
conprehendere poterit, coquitur ex oleo superfuso, ita ut superet sa-
lem, deinde, cum omnino nihil incurrerit de sale asperum, perungui-

11 Scrib. 11 **12** cf. Galen. 12,502 K. **13** 14 cf. Plin. 20,138 cf. Med. Plin. 3,19,2 p.81,4 cf. Q. Ser. 99 15 Ps. Theod. p. 313,13 cf. Marc. 1,34 **14** 18 cf. Galen. 12,514 K. cf. Marc. 1,73. 95 **15** 25 cf. Galen. 12,520 K.

5 dolere *ex* dolore *corr.* **P** dolore **L** dolor *He e Scrib.* 7 nec **P** turpedines **L** 10 perustionem **PL** 12 perfricatione **P** 13 peucedini **P** peucedeni **L** 15 ne **P** 16 capiti] capita **P** 20 hacni **L** 21 apellant **L** 23 aut casu e *add. Co* acetum **PL** 26 sq. puleio ex uino trito **PL** 27 et uino **PL** 34 perunguebitur *edd.*

in die Nase eingeführt werden. Es trägt aber auch weiße Nieswurz für sich, zerstoßen und in derselben Weise eingeführt, zum Niesen bei; denn das Niesen macht sogleich die trockene und ausgedörrte Zunge feucht. Kopf- 11
schmerz, mag er auch noch so alt und unerträglich sein, beseitigt sofort und heilt für immer ein schwarzer Zitterrochen, der lebend auf die Stelle gelegt wird, die von Schmerz betroffen ist, bis dieser Teil zu schmerzen aufhört und betäubt ist. Sobald der Leidende dies gespürt hat, soll das Heilmittel entfernt werden, damit nicht das Wahrnehmungsvermögen dieses Teils beseitigt wird. Es sind aber mehrere Zitterrochen derselben Art bereitzuhalten, weil bisweilen kaum bei zweien oder dreien eine Heilung eintritt, d. h. die Betäubung, die ein Zeichen für die Heilung ist. Gegen Kopf- 12
schmerz, der infolge von Hitzeeinwirkung entstanden ist, nützt Saft von edlen Rosen, wenn er auf den Kopf geträufelt wird, aber in Verbindung mit Saft, der, aus Maulbeeren hergestellt, in gleichem Maß beigemischt wird. Gegen Kopfschmerz, der infolge von Kälteeinwirkung entstanden 13
ist, nützt Irisöl, mit Feldthymian und wenig Essig aufgeträufelt, hinreichend, (noch) mehr aber, wenn entweder Iriswurzel oder Saufenchelsaft den vorigen Ingredienzien beigemischt wird. Es nützt auch Raute, mit Irisöl und wenig Essig gekocht und lauwarm auf den Kopf geträufelt, und nicht weniger nützen Lorbeerblätter, mit Irisöl und wenig Essig verrieben und auf den Kopf geträufelt. Gegen Kopfschmerz, der infolge von über- 14
mäßigem Wein(genuß) entstanden ist, nützen zwar auch diejenigen Ingredienzien, die, wie wir gesagt haben, gegen Kopfschmerz wirken, der infolge von Hitzeeinwirkung entstanden ist. Es nützen auch Rautenblätter, mit Essig verrieben, wobei ihnen Rosenöl beigemischt wird, und bittere Mandeln in der gleichen Weise. Es wirken auch Keuschlammblätter, die an Sträuchern wachsen, die die Griechen anstelle von Weidenruten verwenden — sie nennen sie lygoi —, mit der Wurzel von trockener Iris verrieben, wobei ihnen Rosenöl und Essig beigemischt werden. Gegen Kopfschmerz, 15
der infolge eines Schlages oder eines Sturzes aus der Höhe entstanden ist, nützen Rosen- und Irisöl, mit Essig gekocht, ebenso nützen Blätter von trockener Rose, zunächst in Rosinenwein eingeweicht, dann gekocht, verrieben und so in ähnlicher Weise aufgelegt, und es nützt Steinklee, ähnlich zubereitet, oder am meisten nützen zarte Myrtenblätter, in Wein mit Myrrhe verrieben, Polei, in Wein verrieben und auf den Kopf aufgetragen. Ein Heilmittel, das die flüssigen Substanzen beseitigen kann, die 16
sich in großer Menge im Kopf angesammelt haben: Den dritten Teil eines Victoriatus Bibergeil, 1 Denarius Bärenklau, 10 Denarii bittere Mandeln, 2 Denarii Rautenblätter und 2 Denarii Bergkümmel. Zunächst werden diese Ingredienzien sorgfältig mit Essig verrieben, danach werden Rosen beigemischt. Gegen anhaltende Kopfschmerzen wird ein Maß von nicht 17
zerkleinertem Salz, so viel, wie eine Hand, wenn sie voll ist, fassen kann, in Öl, das darübergegossen wird, gekocht, in der Weise, daß es das Salz aufnimmt, danach wird, wenn sich vom Salz überhaupt kein Krümel mehr

bitur dolens capitis pars hoc oleo superque lana sucida eodem oleo
18 tincta inponetur. Sertulae Campanae coronae quinque ex passo et aqua
frigida pari mensura coquuntur, donec permadescant, tunc teruntur
admisciturque opii quod satis sit uel papaueris lacrima, quae sopor a
quibusdam appellatur, ad uictoriati pondus adicitur. Ex his pannus
19 quantum satis est linitur et utrimque tempora tinguntur. Ad capitis
dolorem omnem efficaciter prodest bacarum lauri ⚹ [denarii] semissis,
scamoniae ⚹ I, croci uictoriati pondus. Teruntur haec optime ex aceto
et rosa; cum opus est, dolens pars capitis perunguetur. Hoc medica-
20 mentum successus mirificos habet. Ad dolores capitis puerorum, ma-
xime eius partis, quam bregma Graeci appellant, lini semen tritum ex
aqua inponere oportet uel oliuae folia tenera trita cum uino adiecto
uiridi oleo simili modo superponere uel opii, quantum fabae Aegyptiae
magnitudo est, et salis duas partes et pulei partem unam terere oportet
cum aceto, deinde adicere unguentum supra scriptum et sic perungi
21 dolentem partem capitis. Ad ulcuscula in capite similia mammarum
capitulis, ex quibus sanies manat, radi caput oportet et ex nitro lauari.
Furfures quoque ex melle coctas inponere utile est uel bulbos scillae
ex aqua coctos ita, ut aluminis liquidi tantundem ponderis ammiscea-
22 tur et sic caput inlinatur. Ad ea, quae feruescunt in capite cum ru-
23 bore, lini semen contusum et melle consparsum inponendum est. Ad
capitis dolores in febri: Rutae siluaticae seminis uel rutae enoditis
radicis, ex qua rhus nascitur, myrrae, pyrethri, aphronitri, salis am-
moniaci, piperis longi, hederae albae foliorum uel bacarum, bidelli,
galbani, balsami, iris Illyricae, singularum specierum denarios denos,
castorei ⚹ IIII, balani unguentariae ⚹ II, thamni ⚹ X. Trita omnia
in unum coiciuntur cum aceti scillitici quantum sit libra una. Sed ita
temperabitur medicamen, donec spissitudinem mellis recipiat, atque
ita reponetur in uaso fictili et, cum opus fuerit, inde sumetur quantum
satis sit; quod in linteolo bene tenero spisso inlinatur perunctumque
24 rosaceo modico inponetur. Si uastior fuerit dolor capitis, medicamen-
tum tam spissum fiat infra scriptum quam est emplastrum, et linteolo
denso inponatur: Agni seminis et peucedani radicis ⚹ IIII, iridis ⚹ II.
Aceto prius maceratas has species excoques uel contundes et rosa di-
25 lues atque ita raso capiti inpones. Ad uehementes feminarum capitis

20 12 Plin. 23,69

3 tum **L** 4 sopor *Ni* sopora **PL** 5 pundus **L** 8 I *om.* **L** 19 amisceatur **L** 22 noditis **PL** enoditis *Heraeus* 23 radices **PL** ex qua] ex aqua **P** crhun **P** chrun **L** murrae **L** 26 balan **PL** unguentarii **L** 2 □ 32 lintiolo **L** 33 agri **PL** *corr. Co* radices **PL** 34 exquoques **L** 35 raso] rosa **P** inponas **L**

findet, der schmerzende Teil des Kopfes mit diesem Öl eingerieben und
frische Wolle, die mit demselben Öl getränkt ist, oben daraufgelegt. Fünf 18
Kränze von Steinklee werden in Rosinenwein und kaltem Wasser in
gleichem Maß gekocht, bis sie weich geworden sind, dann werden sie ver-
rieben, und es wird eine hinreichende Menge Opium beigemischt oder
Mohnsaft, der von manchen sopor genannt wird, bis zu dem Gewicht eines
Victoriatus hinzugefügt. Mit diesen Ingredienzien wird ein Tuch hin-
reichend (dick) bestrichen, und auf beiden Seiten werden die Schläfen
benetzt. Gegen jeden Kopfschmerz nützen ein halber Denarius Lorbeer- 19
beeren, 1 Denarius Purgierwinde und das Gewicht eines Victoriatus Safran
wirksam. Diese Ingredienzien werden in Essig und Rosenöl sehr gut ver-
rieben; wenn es erforderlich ist, wird der schmerzende Teil des Kopfes
(damit) eingerieben. Dieses Heilmittel hat wunderbare Erfolge. Gegen 20
Schmerzen im Kopf bei Kindern, besonders in dem Teil, den die Griechen
bregma nennen, muß man Leinsamen, in Wasser verrieben, auftragen oder
zarte Olivenblätter, mit Wein verrieben, unter Zufügung von frischem Öl
in ähnlicher Weise darauflegen, oder man muß Opium, so viel wie die
Größe einer ägyptischen Bohne ausmacht, zwei Teile Salz und einen Teil
Polei mit Essig verreiben, danach die oben beschriebene Salbe hinzufügen,
und so muß der schmerzende Teil des Kopfes eingerieben werden. Gegen 21
kleine, den Brustwarzen ähnliche Geschwüre am Kopf, aus denen Eiter
fließt, muß der Kopf geschoren und mit Natron gewaschen werden. Auch
Kleie, in Honig gekocht, aufzulegen ist nützlich, oder Meerzwiebelknollen,
in Wasser gekocht, in der Weise, daß dasselbe Gewicht von flüssigem Alaun
beigemischt und der Kopf so bestrichen wird. Gegen die Substanzen, die 22
sich im Kopf unter Rötung zu erhitzen beginnen, ist zerstoßener und mit
Honig beträufelter Leinsamen aufzulegen. Gegen Kopfschmerzen bei 23
Fieber: Vom Samen der wilden Raute oder von der Wurzel der am Weg
wachsenden Raute, aus der Sumach entsteht, von Myrrhe, Bertramswurz,
Schaumsalpeter, ammonischem Salz, langem Pfeffer, Blättern oder Beeren
des weißen Efeus, Bdellium, Galban, Balsam und illyrischer Iris, von den
einzelnen Ingredienzien je 10 Denarii, 4 Denarii Bibergeil, 2 Denarii Salben-
eichel und 10 Denarii Thamnus. Alle Ingredienzien werden, in eins ver-
rieben, mit so viel Meerzwiebelessig, wie ein Pfund ausmacht, versetzt.
Aber das Mittel wird so erwärmt, bis es die Zähigkeit von Honig erreicht
hat, so wird es in einem Tongefäß aufbewahrt, und wenn es erforderlich
ist, wird davon eine genügende Menge genommen, die auf ein recht feines
und dichtes Leinentuch aufgetragen werden soll und, mit wenig Rosenöl
bestrichen, aufgelegt wird. Wenn der Kopfschmerz heftiger ist, soll das 24
unten beschriebene Mittel so zäh sein, wie ein Umschlag ist, und es soll
mit einem dichten Leinentuch aufgelegt werden: 4 Denarii Keuschlamm-
samen und Saufenchelwurzel und 2 Denarii Iris. Nachdem diese Ingredien-
zien zuvor in Essig eingeweicht worden sind, läßt man sie zerkochen oder
zerstößt sie, löst sie mit Rosenöl auf und trägt sie so auf den geschorenen
Kopf auf. Gegen heftige Kopfschmerzen bei Frauen und Erstickungs- 25

dolores et suffocationes, quae de uulua ueniunt, quod genus ualitudinis
Graeci hystericen pignan uocant, et ad eos, qui caduci appellantur, et
ad freneticos et qui uertigines habent: Sphondylii ✳ VI, castorei ✳ VI,
peucedani ✳ II, nucum amararum ✳ VI. Haec cum aceto et rosa bene
26 trita et permixta capiti infunduntur. Ad diutinos capitis dolores,
etiam ueternosos, quos Graeci lethargicos uocant, et freneticos et
ad omnia uitia, quae circa caput generantur, etiam ad podagram:
Cerae ✳ LXXXIIII, olei ueteris ✳ LXXXIII, aluminis fissi ✳ VI,
gluttinis taurini ✳ X, peucedani ✳ XX, cassiae ✳ X, resinae tere-
binthinae ✳ XX, picis liquidae ✳ X, galbani ✳ XIIII, aloes ✳ XVI.
Taurinus gluttis cum aceto ad ignem soluitur, peucedanum et cassia
uino macerata conteruntur et taurino gluttini commiscentur, cetera
ad ignem liquidata, dum calent, supra scriptis admiscentur. Quae bene
subacta manu reponuntur; cum opus fuerit, pondus inde denarii su-
mitur et dilutum aceto atque rosa capiti infunditur; sed melius facit
27 hoc medicamentum linteolo inductum raso capiti inpositum. Ad ca-
pitis dolorem sine febri bene facit de experimento capitis curatio,
aquae potatio, cibi abstinentia, uentris solutio; sed tum etiam rosa
atque aceto curandum caput. Prodest etiam pituitam detrahere senapi
aut ysopo ex passo decocta, item herbae peduclariae semine, quam
Graeci staphida agrian uocant, trito cum pipere et melle oleo admixto
28 aut ipsius herbae peduclaris semine per se melle admixto. Permanente
autem diutino capitis dolore prosunt ei huiusmodi perunctiones: Ruta
cum aceto et oleo calefacto, iridis radix cum aceto, salicis folia trita
ex aqua, serpullum tritum et inferuefactum cum oleo et aceto, mille-
folium, quod Graeci polygonon appellant, cum ruta tritum admixto
aceto et oleo, nuces amarae purgatae tritae cum aceto et oleo ita,
ut haec interdum uelut cerotum cum linteo fronti superponantur. Si-
militer prodest et ruta siluatica trita cum aceto et oleo quasi cerotum
fronti superposita aut hagni albi semen ex posca tritum aut ocimum
uiride uel semen eius ex aqua tritum et inpositum aut hederae albae
folia quattuor cum aqua mulsa aut git, quod Graeci melanthion uo-
29 cant, eodem modo fronti inpositum aut naribus iniectum prodest. Ad
torridam et constrictam cutem capitis bene facit castoreum et bal-

28 25 Plin. 20,246 cf. Marc. 1,75. 93 30 Plin. 20,183

1 suffogationes **L** 2 pniga *edd.* 3 freniticos **L** sphondyli **L** 6 ueteranis **PL** *corr. Co* 7 podgram **P** podacram **L** 9 glutinis **P** cassiae ✳ X *om.* **L** 14 mano **L** 16 inposito **PL** 18 tum] cum **L** 19 detrahere pituitam **P** 20 decocto **L** 21 pirire **L** admixto] et mixto **L** 22 pedunclaris **P** 23 dolorem **PL** 25 milefolium **L** 28 inponantur **L** 29 et[I]] aut **P**

anfälle, die von der Gebärmutter her kommen, eine Art Krankheit, die die Griechen hysterice pigna nennen, bei denjenigen, die als Fallsüchtige bezeichnet werden, bei den an Wahnsinn Leidenden und bei denjenigen, die Schwindelanfälle haben: 6 Denarii Bärenklau, 6 Denarii Bibergeil, 2 Denarii Saufenchel und 6 Denarii bittere Mandeln. Diese Ingredienzien werden, mit Essig und Rosenöl gut verrieben und vermischt, auf den Kopf aufgeträufelt.
Gegen anhaltende Kopfschmerzen, auch bei Schlafsüchtigen, die die 26
Griechen lethargici nennen, bei den an Wahnsinn Leidenden und gegen alle Schädigungen, die am Kopf auftreten, auch gegen Gicht: 84 Denarii Wachs, 83 Denarii altes Öl, 6 Denarii Faseralaun, 10 Denarii Stierleim, 20 Denarii Saufenchel, 10 Denarii Kasia, 20 Denarii Terpentinharz, 10 Denarii flüssiges Pech, 14 Denarii Galban und 16 Denarii Aloe. Der Stierleim wird mit Essig auf dem Feuer aufgelöst, der Saufenchel und die Kasia werden, in Wein eingeweicht, verrieben und mit dem Stierleim vermischt, die übrigen Ingredienzien werden, auf dem Feuer flüssig gemacht, solange sie warm sind, den oben angeführten Ingredienzien beigemischt. Nachdem diese Ingredienzien mit der Hand gut geknetet worden sind, werden sie aufbewahrt; wenn es erforderlich ist, wird das Gewicht eines Denarius davon genommen und, mit Essig und Rosenöl verdünnt, auf den Kopf geträufelt, aber (noch) besser wirkt dieses Heilmittel, wenn es, auf
ein Leinentuch aufgetragen, auf den geschorenen Kopf gelegt wird. Gegen 27
Kopfschmerz ohne Fieber wirkt erfahrungsgemäß (folgende) Behandlung des Kopfes gut, (nämlich) Trinken von Wasser, Enthaltsamkeit von Speisen, Förderung des Stuhlgangs; aber dann ist der Kopf auch mit Rosenöl und Essig zu behandeln. Es nützt auch, den Schleim mit Senf oder Ysop, in Rosinenwein gekocht, abzuziehen, ebenso mit dem Samen von Läusekraut, das die Griechen staphis agria nennen, mit Pfeffer und Honig unter Beifügung von Öl verrieben, oder mit dem Samen eben des
Läusekrauts für sich unter Beimischung von Honig. Wenn der anhaltende 28
Kopfschmerz aber bleibt, nützen dabei Einreibungen folgender Art: Raute mit Essig und erhitztem Öl, Iriswurzel mit Essig, Weidenblätter, in Wasser verrieben, Feldthymian, zerrieben und mit Öl und Essig erhitzt, Tausendblatt, das die Griechen polygonon nennen, mit Raute unter Beimischung von Essig und Öl verrieben, und abgezogene bittere Mandeln, verrieben mit Essig und Öl, in der Weise, daß diese Ingredienzien in Abständen wie Wachssalbe mit einem Leinentuch auf die Stirn gelegt werden. In ähnlicher Weise nützt auch wilde Raute, verrieben mit Essig und Öl, wie Wachssalbe auf die Stirn gelegt, oder es nützt Samen vom weißen Keuschlamm, in Essigwasser verrieben, grünes Basilienkraut oder dessen Samen, in Wasser verrieben und aufgelegt, vier Blätter vom weißen Efeu mit Wassermet oder Schwarzkümmel, den die Griechen melanthion nennen, in derselben
Weise auf die Stirn gelegt oder in die Nase eingeführt. Gegen ausgedörrte 29
und gespannte Kopfhaut wirken gut Bibergeil, Balsam und Saufenchel,

samum et peucedanum incoctum seorsum in uaso cum aceto et cum
30 oleo capiti infusum. Faciunt etiam huiusmodi medicamenta capiti
superposita, quae Graeci cataplasmata dicunt: Iridis radicis contusae
⚹ VI et pusillum rosae siluaticae seminis cum farina hordeacea cocta
31 aut feniculi radices similiter coctae cum farina hordeacia. Prodest
etiam ad nimios dolores capitis constrictio eius per fasceolam non
nimium latam ita, ut ea per mediam frontem et utraque tempora
circumdetur. Bene facit et fomentum per spongias molles aquae calidae decoctis in ea prius lauri foliis et capitibus papaueris adhibitum
et unctio capiti facta ex foliis lauri et hagni et populi tritis cum aceto
32 et oleo. Ad ulcera, quae in capite efferuescunt cum umoris manatione,
prodest aqua calida bis terue die per sphongeam saepius super ulcera
33 expressa, quod Graeci catantlesin appellant. Perunctiones autem, quas
Graeci synchrismata uocant, et ea, quae superposita dolentibus partibus idem cataplasmata appellant, eiusmodi prosunt: Folia salicis ex
aqua trita aut uitis albae radix aqua pura cocta aut lenticula ex aqua
34 cocta aut asparagi radices ex melle coctae. Ad capitis dolorem folia
lauri uel bacas uel florem terere oportet cum aceto et irinum oleum
illic admiscere atque ita caput naresque perungere. Facit et iridis radix
35 cum malo Cydoneo cocto ex aqua pariter inposita. Ad omnem capitis
dolorem inter initia prosunt aquae refrigerantes et repellunt eum interdum admixto pane uel polentae polline consparsa aceto. Plantaginis
quoque sucus et rubi aut lentisci aut millefolii aut herbae urceolaris
aut rhus Syriaci aut meciae, quam Graeci anagalida appellant, item
mentae sucus uel intiborum uel murti uel staphidos agriae infusus
36 capiti plurimum prodest. Ad diutinos capitis dolores prodest infusum
capiti oleum uetus cyprinum uel irinum cum peucedano, sphondylio
et castoreo. Inponi autem statim oportet lini seminis farinam et hordeaciam in unum coctam ex posca, sed postea prodest inpositum cerotum ex cyprino oleo factum cum ruta. Item bene facit cerotum ex
irino aut Syriaco oleo cum butyro, dummodo calefacto medicamine
caput perunguatur. Opobalsamo autem cum serpullo et rosa uel peu-

31 5 Plin. 28,76 **34** 17 cf. Plin. 23,152 Ps. Theod. p. 313,14 cf. Marc. 1,13 lin. 15

2 capiti^{II}] capitis PL 4 ordiatia L 5 ordeacea L 6 per *eras.* L 8 circumdet *erasis* ur *litteris* L per fomentum L sphongeas P mollis PL 11 haecferuescunt L 12 sphongiam L 13 catantiasin PL *corr. Co* 14 grece L 17 asperagi P asparai L 19 iridi PL 22 admixtum PL polenta PL 23 milefolii L orceolaris L 24 maciae *Co (cf. uerb.)* 25 murti] musci PL myrti *Co He* 26 infusos L 28 oportit L ordiatiam L 29 excoctam L 31 Syriacino PL Syriatico *Co He* Syriaco *Ni* butiro P butero L

für sich in einem Gefäß gekocht und mit Essig und mit Öl auf den Kopf
geträufelt. Es wirken auch Heilmittel folgender Art, auf den Kopf auf- 30
gelegt, die die Griechen cataplasmata nennen: 6 Denarii zerstoßene Iris-
wurzel und ein wenig Samen von wilder Rose, mit Gerstenmehl gekocht,
oder Fenchelwurzeln, in ähnlicher Weise mit Gerstenmehl gekocht. Es 31
nützt auch gegen allzu große Schmerzen des Kopfes dessen Zusammen-
schnüren mit einem nicht allzu breiten Band, in der Weise, daß es mitten
über die Stirn und beide Schläfen herumgelegt wird. Gut wirkt auch,
wenn man mit Hilfe von weichen Schwämmen einen Umschlag mit warmem
Wasser macht, in dem zuvor Lorbeerblätter und Mohnköpfe abgekocht
worden sind, und eine Einreibung am Kopf aus Lorbeer-, Keuschlamm-
und Pappelblättern, mit Essig und Öl verrieben. Gegen Geschwüre, die 32
am Kopf mit einer Flüssigkeitsabsonderung aufbrechen, nützt warmes
Wasser, zwei- oder dreimal am Tag mit einem Schwamm öfter über den
Geschwüren ausgedrückt, was die Griechen als katantlesis bezeichnen.
Es nützen aber Einreibungen folgender Art, die die Griechen synchrismata 33
nennen, und folgende Mittel, die, auf die schmerzenden Teile aufgelegt,
dieselben als cataplasmata bezeichnen: Weidenblätter, in Wasser ver-
rieben, die Wurzel der weißen Rebe, mit reinem Wasser gekocht, Linsen,
in Wasser gekocht, oder Spargelwurzeln, in Honig gekocht. Gegen Kopf- 34
schmerz muß man Blätter, Beeren oder die Blüte vom Lorbeer mit Essig
verreiben, Irisöl dort beimischen und so den Kopf und die Nase einreiben.
Es wirkt auch Iriswurzel mit in Wasser gekochter Quitte, in gleicher
Weise aufgelegt. Gegen jeden Kopfschmerz nützt gleich am Anfang 35
kühlendes Wasser und vertreibt ihn, bisweilen wird Brot beigemischt oder
Mehl aus Gerstengraupen, das mit Essig besprengt worden ist. Sehr viel
nützt auch Saft von Wegerich, Brombeeren, vom Mastixbaum, von Tausend-
blatt, Glaskraut, syrischem Sumach oder Gauchheil, das die Griechen als
anagallis bezeichnen, ebenso Saft von Minze, Endivien, Myrte oder Läuse-
kraut, der auf den Kopf geträufelt wird. Gegen anhaltende Kopfschmerzen 36
nützt auf den Kopf geträufeltes altes Cyprus- oder Irisöl mit Saufenchel,
Bärenklau und Bibergeil. Es muß aber sofort Leinsamen- und Gerstenmehl,
in Essigwasser in eins gekocht, aufgetragen werden, aber später nützt
aufgetragene Wachssalbe, die aus Cyprusöl mit Raute hergestellt wird.
Ebensogut wirkt Wachssalbe aus Irisöl oder syrischem Öl mit Butter,
wenn nur der Kopf mit dem erwärmten Mittel eingerieben wird. Es nützt
aber auch, wenn Schlafsüchtige mit Balsam mit Feldthymian, Rosen oder

37 cedano prodest etiam lethargicos perungi. Ad omnem capitis dolorem
bene facit centaureae tenuis sucum cum aceto calido infundi caput.
38 Ad capitis molestum et diutinum dolorem medicamina infra scripta
facies: Hederae nigrae folia trita admixto aceto, oleo, uino, aequis
portionibus, quod sufficiat, in uasculo quolibet feruere facies ac postea
frontem et tempora lines. Cicutae folia aut, si folia non fuerint, radi-
cem eius teres et fronti inlines aut in saccello lineo ad frontem sus-
pendes. Aloes ℈ VI, croci ℈ VI, gumminis ℈ VI, album oui et cocleas
minutas numero V. Haec uniuersa conteres in mortario marmoreo et
aceto admixto fronti inlines. Rasamen pastae, quod in magide ad-
haeret, ℈ VI et cretae ⟨℈⟩ VI et bulborum incoctorum ℈ III tritos
et medullam siue uitellum oui gallinacii conteres pariter ex aceto et
fronti inlines. Muri cerebrum tolles et in uino mittes ac maceratum
et tritum fronti inlines. Euforbi ℈ I, croci ℈ VI permisce cum aceto
et pariter bene tritum fronti inline. Hederae sucus densus fronti et
temporibus inlinitur et, cum siccatus fuerit, iterum inlinitur; quo facto
39 dolori capitis potenter subuenitur. Ad conpescendum capitis dolorem
40 pollinem turis cum uisci scripulo pariter fronti inline. Quod si dolore
medium caput findi uidebitur, hederam contunde ac sucum eius oleo
rosaceo misce et cum linteolo mundo fronti inducito, tempora quoque
ex eo et nares perunge; quod si grauior dolor fuerit, etiam cerebro
41 superfunde. Limaci calculum, quem in capite habet, tolle, quod non
facile facies, nisi ei, dum in uia repit, caput subito abscideris. Quem
lapidem quamdiu tecum habueris, numquam ullum dolorem capitis
42 nec senties nec patieris. Lauri bacas numero V ex aceto contere aut
43 septem pilulas stercoris caprini ex aceto tere et fronti inline. Herba
in capite statuae cuiuslibet nasci solet; ea decrescente luna sublata
capitique circumligata dolorem tollit. Emigranio etiam efficaciter me-
detur, si in panno rufo lino rufo ligata capiti uel temporibus alligetur.
44 Radicem adractylidos herbae, quam nostri carduum uocant, uel eius
ramum uel florem acia ligatum et capiti circumdatum dolori eius me-
deri constat, nec minus herbam polygonon, quam rubiam uocamus,

38 4 cf. Ps. Apul. 99,23 cf. Marc. 1,40. 79. 98 **40** Phys. Plin. 1,1 fol. 13 B cf. Q. Ser. 20 cf. Marc. 1,38. 79. 98 **41** cf. Plin. 23,156 **42** cf. Marc. 1,50. 78. 100 2,18 26 Ps. Theod. p. 313,11 **43** Med. Plin. 1,1,4 p. 8,9 Ps. Theod. p. 313,32 cf. Marc. 2,20 **44** 32 Plin. 27,117

1 lethargicus **L** 2 sucus **PL** *Co He* sucum *Ni* infusus capiti *Co He* 3 caput **PL** 5 facias **L** 6 fronte **L** 7 a fronti **L** sacello **L** 8 alues **L** 10 rosamen **L** 14 fronte **L** 15 inlines **P** 17 dolori] dolere **PL** 18 polline **PL** scrupulo **P** 24 ullo **L** 27 in *om.* **P** 29 legata **L** aligetur **L** 30 atractylidos *edd.*

Saufenchel eingerieben werden. Gegen jeden Kopfschmerz wirkt es gut, 37
wenn Saft von zartem Tausendgüldenkraut mit warmem Essig auf den
Kopf geträufelt wird. Gegen beschwerlichen und anhaltenden Kopfschmerz 38
bereitet man die unten angeführten Heilmittel: Blätter vom schwarzen
Efeu, unter Beimischung von Essig, Öl und Wein zu gleichen Teilen in
ausreichender Menge verrieben, bringt man in einem beliebigen Gefäß
zum Kochen und bestreicht dann (damit) Stirn und Schläfen. Man zerreibt
Blätter vom Schierling oder, falls keine Blätter vorhanden sind, dessen
Wurzel und streicht sie auf die Stirn oder hängt sie in einem Leinensäckchen
an die Stirn. 6 Scripuli Aloe, 6 Scripuli Safran, 6 Scripuli Gummi, ein
Eiweiß und winzige Schnecken, 5 an der Zahl. Alle diese Ingredienzien
zerreibt man in einem Marmormörser und streicht sie unter Beimischung
von Essig auf die Stirn. Das Ausgekratzte vom Teig, das in einer Backschüssel hängen bleibt, (davon) 6 Scripuli, 6 Scripuli Kreide, 3 Scripuli
gekochte Zwiebeln, verrieben, und das Mark bzw. das Dotter eines Hühnereis verreibt man gleichmäßig in Essig und streicht es auf die Stirn. Einer
Maus nimmt man das Gehirn heraus, legt es in Wein und streicht es, nachdem es mürbe geworden und verrieben worden ist, auf die Stirn. Vermische
1 Scripulus Wolfsmilch und 6 Scripuli Safran mit Essig, und streiche es,
gleichmäßig und gut verrieben, auf die Stirn. Dicker Efeusaft wird auf
Stirn und Schläfen gestrichen und, wenn er getrocknet ist, wiederum
aufgestrichen; mit dieser Maßnahme begegnet man dem Kopfschmerz
wirksam. Zur Beseitigung des Kopfschmerzes streiche Weihrauchmehl mit 39
einem Scripulus Vogelleim gleichmäßig auf die Stirn. Wenn nun der Kopf 40
von dem Schmerz in der Mitte gespalten zu werden scheint, zerstoße Efeu,
mische dessen Saft mit Rosenöl, und bringe es in einem reinen Leinentuch
auf die Stirn, reibe auch Schläfen und Nase damit ein; wenn nun der
Schmerz gar zu heftig ist, träufle (es) auch über den Schädel. Nimm der 41
Wegschnecke das Steinchen, das sie im Kopf hat, heraus, was du nicht leicht
bewerkstelligst, wenn du ihr nicht, während sie auf dem Weg kriecht,
plötzlich den Kopf abschneidest. Solange du diesen Stein bei dir hast,
wirst du niemals einen Kopfschmerz spüren und erleiden. Verreibe Lorbeer- 42
beeren, 5 an der Zahl, in Essig, oder verreibe sieben Kügelchen Ziegenmist
in Essig, und streiche es auf die Stirn. Auf dem Kopf jeder beliebigen 43
Statue pflegt Gras zu wachsen; es beseitigt, bei abnehmendem Mond gepflückt und um den Kopf herumgebunden, den Schmerz. Auch Migräne
heilt es wirksam, wenn es, mit einem roten Faden zusammengebunden, in
einem roten Tuch an Kopf oder Schläfen gebunden wird. Es ist bekannt, 44
daß die Wurzel des Krautes atractylis, das die Unseren carduus (Distel)
nennen, dessen Zweig oder Blüte, mit einem Nähfaden zusammengebunden
und um den Kopf gelegt, dessen Schmerz heilt, und wir haben die Erfahrung gemacht, daß Blutkraut, das wir rubia nennen, um den Kopf

45 circumdatam capiti dolorem tollere experti sumus. Ramus spinae albae
alligatus capiti efficaciter medetur, senapi quoque cum ruta et aqua
46 tritum et ad mellis crassitudinem ⟨redactum⟩. Corona ex herba hiera
botane, quam nos uerbenam dicimus, facta capitique inposita dolores
47 tollit. Cucurbitae uiridis ramenta cerebro inposita infantibus quoque,
48 qui ex dolore capitis nauseam patiuntur, ualedissime prosunt. Herba
strumus contrita et cum oleo permixta inpositaque temporibus et toto
corpori cum ipso oleo perducta incredibiliter et capitis dolorem tollit
49 et languorem, si quis fuerit, corpore discutit. Radix cupressi tenuis
50 capiti circumdata dolorem eius leuat. Bacae lauri inpari numero con-
51 tritae et oleo adiecto calido fronti inpositae prosunt. Oleum ex nuce
iuglande, quae manducatur, expressum subitum capitis dolorem, si
52 eo perfricetur, mire conpescit. Malum Cydoneum, palmulae quinque,
papaueris caput unum dempto semine usque ad quattuor cyathos cum
aqua ad tertias decoctum et cum mulsa aqua potui datum ualde prod-
53 est. Folia mali Punici diligenter contrita et deinde sucus eorum uel
ipsa oleum permixta potenter etiam inueteratos dolores persanant, si
54 inde adsidue frons et tempora perfricentur. Cum intrabis urbem quam-
libet, ante portam lapillos, qui in uia iacebunt, quot uolueris collige
dicens tecum ipse ad capitis dolorem te remedium tollere, et ex his
55 unum capiti alligato, ceteros postergum iacta nec retro respice. Creta,
quae Chimonia appellatur, cocta ex aceto fronti inposita potenter
56 medetur. Sal cum ruta tritum adiecto melle fronti inlitum certissimum
57 remedium est. Faecula, qua infectores utuntur, si spondam lecti prio-
rem, qua uir cubat, perunxeris et spondae medio inligaueris, dolores
58 capitis remediabis. Ex eadem aqua, de qua bos aut asinus biberit,
59 paululum sumptum et potatum tollit efficaciter capitis dolorem. Porri
sectiui sucum cocliaria duo et unum mellis permixta ituro dormitum
60 uel in nares uel in auriculam tepidum infunde; statim proderit. Pol-
linem siliginis admixto oui albo et quippiam salis confricato et fronti
61 inlinito et fascia super ligato; mirabile est. Anethum ita, ut de horto
collectum fuerit, decoquitur ex oleo et sucus eius capiti infunditur.
62 Si de capitis dolore difficilis somnus sit, amygdalino oleo caput perungi

45 1 Plin. 24,108 **46** Ps. Apul. 3,21 **47** Plin. 20,17 **48** Plin. 27,68 **50** Plin. 23,156 cf. Marc. 1,42. 78. 100 2,18 **51** Plin. 23,88 **58** Med. Plin. 1,1,7 p. 8,20 **59** Med. Plin. 1,1,1 p. 7,5 Ps. Theod. p. 313,19. 26 **60** Med. Plin. 1,1,2 p. 7,11 **61** Med. Plin. 1,1,2 p. 9,1 **62** 33 Med. Plin. 1,1,3 p. 8,3 cf. Marc. 1,77. 93

3 crassitudine **PL** redactum *add. Co* coronam **P** 3 sq. gerabotane **L** 14 cyatus **L** 17 oleo *edd.* inueteratus **L** 19 quod **PL** 22 qui **L** cinomia **L** frontibus posita **L** 27 paulolum **L** 28 duo *e* dua *corr.* **L** 30 fronte **L**

gelegt, nicht weniger den Schmerz beseitigt. Ein Weißdornzweig, an den 45
Kopf gebunden, bringt wirksam Heilung, auch Senf, mit Raute und Wasser
verrieben und auf die Dicke von Honig gebracht. Ein Kranz aus Eisenkraut, 46
das wir verbena nennen, beseitigt, auf den Kopf gesetzt, die Schmerzen.
Kleine Stücke vom grünen Kürbis, auf den Schädel gelegt, nützen auch 47
bei Kindern, die infolge des Kopfschmerzes an Übelkeit leiden, sehr stark.
Drüsenkraut, zerrieben, mit Öl vermischt und auf die Schläfen und den 48
ganzen Körper aufgetragen, beseitigt, mit dem Öl selbst überstrichen, in
unglaublicher Weise Kopfschmerz und vertreibt, falls eine solche vorhanden
ist, Mattigkeit aus dem Körper. Eine Wurzel von zarter Zypresse, um den 49
Kopf herumgelegt, lindert dessen Schmerz. Lorbeerbeeren von ungerader 50
Zahl nützen, zerrieben und unter Zusatz von warmem Öl auf die Stirn
aufgetragen. Öl, aus der Walnuß, die sich essen läßt, herausgepreßt, läßt 51
plötzlichen Schmerz im Kopf, wenn er damit eingerieben wird, wunderbar
aufhören. Quitten, fünf Datteln, ein Mohnkopf, aus dem der Samen heraus- 52
genommen worden ist, bis zu vier Cyathi, mit Wasser auf ein Drittel ein-
gekocht und mit Wassermet zu trinken gegeben, nützen sehr. Granat- 53
apfelblätter, sorgfältig zerrieben, und danach deren Saft oder sie selbst,
mit Öl vermischt, heilen auch chronische Schmerzen wirksam, wenn Stirn
und Schläfen ständig damit eingerieben werden. Wenn du eine beliebige 54
Stadt betrittst, hebe vor dem Tor Steinchen auf, die auf dem Weg liegen,
so viel du willst, indem du bei dir selbst sagst, du hebest ein Heilmittel
gegen Kopfschmerz auf, und von ihnen binde einen an den Kopf, die übrigen
wirf hinter dich, und sieh nicht zurück. Kreide, die als die kimolische 55
bezeichnet wird, bringt, in Essig gekocht auf die Stirn gelegt, wirksam
Heilung. Salz, mit Raute unter Zusatz von Honig verrieben auf die Stirn 56
gestrichen, ist ein äußerst zuverlässiges Heilmittel. Wenn man mit Wein- 57
steinsalz, das die Färber verwenden, zunächst das Bettgestell, auf dem
der Patient liegt, bestreicht und es (dann) in der Mitte an das Bettgestell
bindet, heilt man damit Kopfschmerzen. Von demjenigen Wasser, von dem 58
ein Rind oder ein Esel getrunken hat, ein wenig genommen und getrunken,
beseitigt wirksam Kopfschmerz. Träufle zwei Löffel Schnittlauchsaft und 59
einen (Löffel) Honig vermischt dem Patienten, wenn er schlafen gehen
will, lauwarm in die Nase oder ins Ohr; es nützt sofort. Verreibe Weizen- 60
mehl unter Beimischung von Eiweiß und ein wenig Salz, streiche es auf
die Stirn, und umwickle (sie) außerdem mit einer Binde; es ist wunderbar.
Dill wird so, wie er im Garten gepflückt wird, in Öl gekocht, und sein Saft 61
wird auf den Kopf geträufelt. Wenn der Schlaf infolge von Kopfschmerz 62
schwer ist, muß der Kopf mit Mandelöl eingerieben werden. Wenn der

oportet. Si de sole caput doleat, cupressi folia contrita cum polenta
63 de hordeo uel amygdalis et suco porcaclae fronti inlinuntur. Magnetes
lapis, qui antifyson dicitur, qui ferrum trahit et abicit, et magnetis
lapis, qui sanguinem emittit et ferrum ad se trahit, collo alligati aut
64 circa caput dolori capitis medentur. Expertum est mihi puleium in
65 oleo coquere eoque frontem et tempora et cerebrum perungere. Glebulas de limine uel ipso cardine erasas cum aceto simul permisce
eoque luto frontem inline; quo caput confestim grauissimo dolore rele-
66 uabis. Terra uiua in ouum inane coniecta et sub lectu ad caput con-
67 locata unice prodest. Duo folia lauri circumcisa rotundabis resinaque
terebinthina gluttinabis et utrisque temporibus adfiges; nisi reddita
68 sanitate non decident. Herundinum pulli lapillos in uentriculis habere
consuerunt, ex quibus qui albi maxime fuerint, si in manu etiam
singuli teneantur aut circa caput lino nectantur, ueterrimos et diutinos capitis mulcent dolores, nisi contactu terrae lapillorum potentia
69 minuatur. Cornicis cerebrum coctum et cibo sumptum graues et in-
70 ueteratos dolores capitis effectu mirabili pellit. Vulturis cerebro paululum cedri si inmiscueris et nares inde intrinsecus caputque perfri-
71 cueris, omnes dolores statim minues. Ex quacumque causa grauedinem capitis exortam, quae intempestiuum concitet somnum, sine
dolore discutit, si quis inpetigines in asini cruribus naturaliter natas
detrahat easque in scobem delimatas inmixto aceto naribus penitus
72 obstipet. Si dolor ex cerebro gignetur, hederae folia septem et nucleos
purgatos ex persicis septem ex oleo et aceto decoques pariterque con-
73 teres atque inde tempora et frontem dolentis obduces. Ruta trita aceto
et oleo rosaceo mixta mirifice dolorem capitis auertit cerebro uel tem-
74 poribus infusa. Caput ocimi tritum cum rosaceo oleo aut myrteo et
75 aceto fronti rectissime inponitur. Serpullum decoctum ex aceto et
76 tritum recte inponitur temporibus et fronti. Corona de puleio prodest
77 capiti inposita, si terram non tangat. Si difficilis somnus est ex dolore
capitis, oleo amygdalino caput ungeri oportet et tempora. Nucleorum

1 Med. Plin. 1,1,4 p. 8,7 **68** Ps. Theod. p. 313,22 **69** Plin. 29,133 Ps. Theod. p. 314,5 **70** Plin. 29,112 Phys. Plin. 1,3 fol. 15 B **72** Plin. 24,75 et 23,132 **73** Med. Plin. 1,1,2 p. 7,9 Ps. Apul. 90,39 cf. Marc. 1,14. 95 **74** Med. Plin. 1,1,1 p. 7,8 Ps. Apul. 118,3 **75** Med. Plin. 1,1,3 p. 8,2 Ps. Apul. 100,5 cf. Marc. 1,28. 93 **76** Med. Plin. 1,1,2 p. 7,10 Ps. Theod. p. 313,4 **77** 30 Med. Plin. 1,1,3 p. 8,3 cf. Marc. 1,62 lin. 33. 93 31 Med. Plin. 1,1,3 p. 8,4

1 oportit **L** 3 antifison **P** entefison **L** abigit *Heraeus* 5 dolore capiti **L** polleium **L** 6 olea **P** oleum **L** 8 inlines **P** releuabit **L** 9 inane] mane **P** 11 adfigis **L** 14 ueterrimus **L** 17 effectum mirabile **L** paulolum **L** 24 persecis **L** decoquas **L** 31 oportit **L**

Kopf infolge von Sonneneinstrahlung schmerzt, werden Zypressenblätter,
mit Gerstengraupen oder Mandeln und Portulaksaft verrieben, auf die Stirn
gestrichen. Magnetstein, der antifyson genannt wird, der Eisen anzieht 63
und abstößt, und Magnetstein, der Blut heraustreten läßt und Eisen an sich
zieht, heilen, an den Hals oder um den Kopf gebunden, Kopfschmerz. Es ist 64
von mir ausprobiert worden, Polei in Öl zu kochen und damit Stirn, Schläfen
und Schädel einzureiben. Vermische kleine Stücke, von der Schwelle oder 65
der Türangel selbst abgeschabt, zugleich mit Essig und bestreiche mit
diesem Brei die Stirn; dadurch befreist du den Kopf sofort vom schwersten
Schmerz. Frische Erde, in ein leeres Ei getan und am Kopfende unter das 66
Bett gelegt, nützt einzigartig. Zwei Lorbeerblätter macht man durch Be- 67
schneiden rund, trägt eine Klebeschicht von Terpentinharz auf und heftet
sie an beiden Schläfen an; nur wenn die Gesundheit zurückgegeben ist,
fallen sie ab. Schwalbenjunge pflegen in ihren Magen kleine Steine zu 68
haben; wenn von ihnen diejenigen, die besonders weiß sind, auch einzelne,
in der Hand gehalten oder am Kopf mit einem Faden befestigt werden,
lindern sie die chronischsten und anhaltenden Kopfschmerzen, falls nicht
die Kraft der Steinchen durch eine Berührung mit der Erde gemindert
wird. Krähenhirn, gekocht und als Speise genossen, vertreibt schwere und 69
chronisch gewordene Kopfschmerzen mit wunderbarem Erfolg. Wenn man 70
Geierhirn ein wenig Zedernöl beimischt und damit innen die Nase und den
Kopf einreibt, mindert man sofort alle Schmerzen. Schwere im Kopf, 71
aus welcher Ursache auch immer entstanden, die zur Unzeit Schlaf auslöst,
beseitigt man ohne Schmerz, wenn man räudige Stellen, die sich von Natur
aus an den Schenkeln des Esels bilden, abzieht und sie, zu Spänen gefeilt,
unter Beimischung von Essig weit in die Nase hineinstopft. Wenn der 72
Schmerz vom Gehirn ausgeht, kocht man sieben Efeublätter und sieben
geknackte Pfirsichkerne in Öl und Essig, verreibt sie gleichmäßig und be-
streicht damit Schläfen und Stirn des Patienten. Zerriebene Raute, mit 73
Essig und Rosenöl gemischt, vertreibt in wunderbarer Weise Kopfschmerz,
wenn sie auf Schädel oder Schläfen geträufelt wird. Ein Basilienkrautkopf 74
wird, mit Rosen- oder Myrtenöl und Essig verrieben, mit sehr großem
Erfolg auf die Stirn aufgetragen. Feldthymian, in Essig gekocht und ver- 75
rieben, wird mit Erfolg auf Schläfen und Stirn aufgetragen. Ein Kranz von 76
Polei, auf den Kopf gesetzt, nützt, wenn er die Erde nicht berührt. Wenn 77
der Schlaf infolge von Kopfschmerz schwer ist, müssen Kopf und Schläfen
mit Mandelöl eingerieben werden. Aber (auch) Mehl aus Pfirsichkernen

uero persici farina cum melle et aceto fronti inlita prosunt. Nuclei
78 quoque amygdalini triti utiliter inponuntur, etiam in febribus. Bacae
lauri inpari numero in oleo contritae et capiti inlitae sanant dolorem.
79 Hederae folia mollissima trita ex aceto et rosaceo aduersus omnem
80 dolorem fronti inlinuntur. Panaceae radix in oleo conteritur et deinde
81 capiti instillatur. Ossa de capite uulturis alligari prodest capiti dolenti.
82 Gallinaceus pullus inclusus abstinetur nocte et die, deinde eius galli-
nacei pluma uel crista alligatur ad collum [a] dolentis caput ac statim
83 medetur. Surculus ex nido milui puluino dolentis caput suppositus
84 prodest. Murinarum pellium exustarum cinis ex aceto fronti inlitus
85 prodest. Cocleae matutinum rorem pascenti caput arundine praeci-
ditur et in linteolo licio alligatur colloque suspenditur; continuo me-
86 detur. Fracto capiti tela aranei ex oleo et aceto inposita non recedit,
87 nisi sanauerit. Corni ceruini exusti cinis inlitus fronti ex aceto et rosa-
88 ceo prodest. Lanam ouiculae deinter femora uelles et in aceto intin-
89 gues et super tempora dolentis ligabis. Lanam arietis de fronte uelles
et conbures in operculo ollae nouo et in mortario confricabis atque
90 aceto fronti inlines. Sertulae Campanae fasciculum ex aceto decoques
91 et fronti inlines. Caput si dolere coeperit, ouum cum melle mixtum
92 in balneo laua; statim cessabit dolor. Intibi contusi sucum oleo rosa-
ceo et aceto acri aequali mensura mixtum capiti laborantis infunde.
93 Serpullum in aceto decoctum fronti laborantis infunde uel temporibus
inponito et, si somnus difficilis est, oleo amygdalino caput perunge.
94 Betae nigrae sucus temporibus dolentis inpositus mirum remedium
95 est. Rutam uiridem tritam cum aceto acerrimo et oleo rosaceo aequali
96 mensura toto capiti laborantis infunde. Lauri bacas XXXV, piperis

78 Med. Plin. 1,1,3 p. 8,6 Ps. Theod. p. 313,13 cf. Marc. 1,42. 50. 100 2,18 **79** Med. Plin. 1,1,4 p. 8,8 Ps. Apul. 99,23 cf. Marc. 1,38. 40. 98 **80** Med. Plin. 1,1,4 p. 8,11 **81** Med. Plin. 1,1,5 p. 8,13 Ps. Theod. p. 313,6 **82** Med. Plin. 1,1,5 p. 8,14 **83** Med. Plin. 1,1,6 p. 8,16 Ps. Theod. p. 313,24 **84** Med. Plin. 1,1,6 p. 8,17 **85** Med. Plin. 1,1,6 p. 8,17 **86** Med. Plin. 1,1,6 p. 8,19 **87** Med. Plin. 1,1,7 p. 8,21 **92** Med. Plin. 1,1,1 p. 7,8 cf. Marc. 3,3 lin. 13 **93** 22 Med. Plin. 1,1,3 p. 8,2 cf. Marc. 1,28 lin. 25. 75 23 Med. Plin. 1,1,3 p. 8,3 cf. Marc. 1,62 lin. 33. 77 **94** Med. Plin. 1,1,1 p. 7,7 cf. Marc. 3,3 **95** Ps. Apul. 90,39 cf. Marc. 1,14. 73

2 *uerbis* etiam in febribus *incipit § 78 in* PL *corr. He secutus Med. Plin.* 8 a *del. Li* 9 milmi PL superpositus PL *corr. Li* 10 murinarum *Plin. 29,112 Med. Plin. cod. R* murenarum PL 11 matitinum P pascente PL 15 *post* uelles *add.* et combures *(e lin. 17)* P 17 ullae PL 18 aceto^{I}] ex aceto *Co* fascicolum L dequoques L 20 cessauit PL 22 *§ 94 ante § 93* P acetum PL 25 acetum L 26 laure L

nützt, mit Honig und Essig auf die Stirn gestrichen. Auch Mandelkerne
werden zerrieben mit Nutzen aufgelegt, auch bei Fiebern. Lorbeerbeeren, 78
in ungerader Zahl in Öl verrieben und auf den Kopf gestrichen, heilen den
Schmerz. Ganz weiche Efeublätter werden, in Essig und Rosenöl verrieben, 79
gegen jeden Schmerz auf die Stirn gestrichen. Panaceawurzel wird in Öl 80
verrieben und danach auf den Kopf geträufelt. Es nützt, wenn Knochen 81
vom Kopf eines Geiers an den schmerzenden Kopf gebunden werden. Ein 82
junges Huhn wird eingeschlossen und bekommt eine Nacht und einen Tag
kein Futter, danach wird eine Flaumfeder oder der Kamm dieses Huhns
am Hals dessen angebunden, der an Kopfschmerzen leidet, und bringt
sofort Heilung. Ein kleiner Zweig vom Nest der Weihe nützt, wenn er unter 83
das Kopfkissen dessen gelegt wird, der an Kopfschmerzen leidet. Asche von 84
verbrannten Mäusefellen, in Essig auf die Stirn gestrichen, nützt. Einer 85
Schnecke, die morgendlichen Tau frißt, wird der Kopf mit einem Rohr
abgeschnitten, mit einem Faden in ein Leinentuch eingebunden und an den
Hals gehängt; er bringt sofort Heilung. Ein Spinnengewebe, in Öl und Essig 86
auf einen gebrochenen Schädel gelegt, löst sich nicht, wenn es ihn nicht
geheilt hat. Asche von verbranntem Hirschhorn nützt, wenn sie in Essig und 87
Rosenöl auf die Stirn gestrichen wird. Wolle vom Lamm rupft man zwischen 88
den Schenkeln ab, taucht sie in Essig ein und bindet sie auf die Schläfen
des Patienten. Wolle vom Widder zupft man von der Stirn, verbrennt sie 89
in einem neuen Topfdeckel, zerreibt sie in einem Mörser und streicht sie
mit Essig auf die Stirn. Ein Bündel Steinklee kocht man in Essig und 90
streicht es auf die Stirn. Wenn der Kopf zu schmerzen beginnt, wasche ihn 91
im Bad mit Ei, das mit Honig gemischt worden ist; der Schmerz vergeht
sofort. Träufle Saft von zerstoßener Endivie, mit Rosenöl und scharfem 92
Essig in gleichem Maß gemischt, auf den Kopf des Patienten. Träufle 93
Feldthymian, in Essig gekocht, auf die Stirn des Patienten oder trage ihn
auf die Schläfen auf, und reibe, wenn der Schlaf schwer ist, den Kopf mit
Mandelöl ein. Saft von schwarzem Mangold ist, auf die Schläfen des Patien- 94
ten aufgetragen, ein wunderbares Heilmittel. Träufle grüne Raute, mit sehr 95
scharfem Essig und Rosenöl in gleichem Maß verrieben, auf den ganzen
Kopf des Patienten. Zerreibe 35 Lorbeerbeeren und 35 Pfefferkörner, zer- 96

grana XXXV tere et tritas cum oui albo temperabis et fronti inpones.
97 Ossa de persicis etiam duracinis franges et nucleos eorum colliges et
siccabis in umbra et, cum necesse fuerit, cum oui albo temperabis et
98 fronti superinpones. Caput si quis sic doluerit, ut medium findi uide-
atur, hederae contusae sucum per linteum delicatum mundum expri-
mat et oleo etiam rosaceo admisceat et sic frontem et tempora per-
99 unguat et cerebro et naribus inde et auriculis infundat. Caput si ex
frigore doluerit, unguentum irinum cum oleo laurino misce et cale-
factum cerebro superfunde et insuper lanam unctam circa caput pone.
100 Si cui nulla de causa subito caput et tempora doluerint, myrra ex
uino crassius trita tempora oblinat, uel fabam fresam in aqua prius
maceratam, postea in uino decoctam tritam bene inlinat fronti, uel
bacas lauri inpari numero conterat prius, deinde admixto oleo dili-
gentius terat ad instar collyrii et postea in fictili calefaciat eoque ca-
101 put perfricet. Purgatio autem capitis, ne supra scripta nascantur, uti-
lissima fertur haec, si hysopi aut origani summitatibus contritis et ex
102 mulsae aquae cotyla dimidia coctis os adsidue conlueris. Capitis ulcera
cito sanantur, si suco de betae radice expresso caput in balneo per-
103 fricetur. Si cui in capite tubera nascuntur, cupressi bacas uirides in
uino decoctas tritas tuberibus adponat, ita ut per dies quinque in ca-
pite alligatum et signatum medicamen maneat. Post diem quintum
soluat ac renouet et hoc, si necesse fuerit, ter aut quater faciat; intra
104 diem uicesimum persanabit. Brassicae sucus naribus infusus capite
105 purgato dolorem quoque eius efficaciter adimit. Radix pyrethri in sole
106 diu commanducata etiam pituitam expellit. Hiera maior faciens ad ca-
pitis nimium et ueterem dolorem et ad fleumata spissa et constricta
laxanda et prouocanda ex calida aqua ieiunis data, ad spleniticos ex
posca, ad epaticos ex uino Graeco, ad accessiones cotidiạnas ante su-
spicionem datur ex muria, quia et uentrem temperat. Maxime prodest
etiam melancholicis et scotomaticis; danda autem omnibus ieiunis et
bene digestis ad modum nucis auellanae. Quae constat ex speciebus
his: Stichados – I ℈ VII, agarici – I ℈ VI, colocynthidos, id est

98 Phys. Plin. 1,1 fol. 13 B Ps. Theod. p. 313,9 cf. Med. Plin. 1,1,4 p. 8,8 cf. Ps. Apul. 99,7. 23 **99** Phys. Plin. 1,1 fol. 13 C **100** 13 Plin. 23,156 cf. Marc. 1,42. 50. 78 2,18 **101** Ps. Theod. p. 315,7 **104** Phys. Plin. 1,2 fol. 13 C/D **105** Phys. Plin. 1,2 fol. 14 A cf. Scrib. 9 cf. Q. Ser. 96 cf. Marc. 1,9 5,13

1 tere et] teret **P** tereret **L** *corr. Co* ouo **PL** 2 frangis **P** 5 hederae] habere **L** linteo **PL** linteolum *Co* 6 perungat **L** 9 circu **L** 11 fersam **P** frisam **L** 12 trita **PL** inlina **PL** 14 fictili] ficuli **P** 16 sumitatibus **PL** 17 mulsa quae **P** 1 □ mulsaque **L** 17 sq. ulcera cito] ulcerato **P** 19 tuber **PL** 23 uicensimum **L** 28 uino] feno **PL** *corr. Co* 32 acarici **L**

rieben mischst du sie mit Eiweiß und trägst sie auf die Stirn auf. Man zer- 97
bricht die Schalen von Pfirsichen, auch von hartschaligen, sammelt ihre
Kerne, trocknet sie im Schatten, mischt sie, wenn es erforderlich ist, mit
Eiweiß und trägt sie auf die Stirn auf. Wenn jemand so an Kopfschmerzen 98
leidet, daß sich der Kopf in der Mitte zu spalten scheint, soll man Saft von
zerstoßenem Efeu durch ein feines, sauberes Leinentuch hindurch aus-
drücken, auch Rosenöl beimischen, so Stirn und Schläfen einreiben und
davon auf den Schädel, in die Nase und die Ohren träufeln. Wenn der Kopf 99
infolge von Kälteeinwirkung schmerzt, mische Irissalbe mit Lorbeeröl,
träufle sie, warm gemacht, auf den Schädel, und lege obendrein (damit)
bestrichene Wolle um den Kopf. Wenn jemandem ohne Grund plötzlich 100
Kopf und Schläfen schmerzen, soll man mit Myrrhe, in Wein recht dick
verrieben, die Schläfen bestreichen, geschrotete Bohnen, zunächst in Wasser
eingeweicht, danach in Wein gekocht und gut verrieben, auf die Stirn
streichen oder Lorbeerbeeren in ungerader Zahl zunächst zerreiben, dann
unter Beimischung von Öl (noch) sorgfältiger, wie Augensalbe, verreiben,
danach in einem Tongefäß erwärmen und damit den Kopf einreiben. Als 101
nützlichste Reinigung des Kopfes, damit nicht die oben beschriebenen Er-
scheinungen auftreten, wird aber folgende angesehen, wenn man mit
Spitzen von Ysop oder Origanum, die zerrieben und in einer halben Cotyla
Wassermet gekocht worden sind, ständig den Mund spült. Geschwüre am 102
Kopf lassen sich schnell heilen, wenn der Kopf mit dem Saft, der aus der
Mangoldwurzel herausgepreßt worden ist, im Bad eingerieben wird. Wenn 103
sich bei jemandem auf dem Kopf Beulen bilden, soll man grüne Zypressen-
beeren, in Wein gekocht und verrieben, auf die Beulen auftragen, in der
Weise, daß das Heilmittel fünf Tage hindurch, auf dem Kopf angebunden
und gezeichnet, daraufbleibt. Nach dem fünften Tag soll man es ablösen,
erneuern und dies, wenn es erforderlich ist, drei- oder viermal tun; innerhalb
von zwanzig Tagen bringt es völlige Heilung. Kohlsaft, in die Nase geträu- 104
felt, beseitigt dadurch, daß der Kopf gereinigt wird, auch dessen Schmerz
wirksam. Wurzel von Bertramswurz, in der Sonne lange gekaut, vertreibt 105
auch Schleim. Die größere Hiera, die bei allzu großem und chronischem 106
Kopfschmerz wirkt und dazu beiträgt, daß zähe und zusammengeballte
Schleimmassen gelockert und zum Fließen gebracht werden, wenn sie dem
Patienten in warmem Wasser auf nüchternen Magen eingegeben wird, wird
bei Milzkranken in Essigwasser, bei Leberkranken in griechischem Wein,
bei täglichen Anfällen (noch) vor dem Verdacht in Salzlake eingegeben, da
sie auch den Leib beruhigt. Sehr viel nützt sie auch den an schwarzer Galle
und Schwindelanfällen Leidenden; sie ist jedoch allen auf nüchternen
Magen und nach guter Verdauung im Maß einer Haselnuß einzugeben. Sie
besteht aus folgenden Ingredienzien: 1 Unze 7 Scripuli Lavendel, 1 Unze
6 Scripuli Lärchenschwamm, von der colocynthis, d. h. vom Kürbis, die

cucurbitae, quod habet interius molle inter semina siccatum – I ℈ VI,
opopanacis ℈ XV, sagapeni ℈ XV, petroselini ℈ XV, aristolociae ro-
tundae ℈ XV, piperis albi ℈ XV, cinnamomi, spicae nardi, myrrae
troglodytis, folii, croci uncias singulas, mellis uero optimi despumati
tantum mittes, quantum sufficiat pulueri specierum supra scriptarum
colligendo ad spissitudinem congruentem, deinde confectum medica-
107 men in uasculo uitreo aut fictili sub signaculo reponatur. Cupressi
108 tenuissimi radice caput coronatum dolorem breui ponit. Pulei florem
destringes et teres ex aceti cyathis duobus, adicies rutae tantundem
quantum pulei et unam cepam et salis bolum. Cum omnia trita erunt,
adicies olei boni cyathum et tenuiter subcoques ac bene permiscebis
atque aduersus pilos caput ex eo diligenter perunges.

CAPVT II

Ad Omnes Dolores Emigranii ⟨Et⟩ Eterogranii Svbitos Et Divtinos

Hircinum fimum tritum cum aceto scillitissimo misce et fronti
et temporibus inline; hoc ad dolorem emigranii sedandum etiam in
2 perpetuum prodest. Tus et myrram et ouum simul teres et fronti in-
3 duces uel temporibus, cum subitus emigranii dolor fuerit. Laser Cy-
4 renaicum cum aceto tere et inline frontem cum temporibus. Emicra-
nium statim curant uermes terreni pari numero sinistra manu lecti et
in limine cum terra de limine eadem manu triti et cum aceto optimo
5 eadem manu fronti uel temporibus inliti, cum dolor urgebit. Fimum
uel cinerem coclearum et granum sinapis cum aceto ad ternos scri-
6 pulos miscere et temporibus inlinire prodest. Herba strumus et ster-
cus murinum contrita et ex aceto fronti inlita celeriter dolores etiam
7 eterogranii abolent. Ossicula in capite porci duo naturaliter forata in-
ueniuntur, id est unum in dextra parte et aliud in sinistra. Quae re-
perta et reposita et, cum opus fuerit, licio suspensa medellam capiti,
prout inuenta sunt, praestant, id est dextrum dexterae parti et si-
nistrum sinistrae; sed praeter te et aegrum ossicula tertius non con-
tingat; quae ad hanc necessitatem colligi diligenter et seruari debent.
8 Piperis grana XXI, murini fimi pilulas XXI, sinapis quantum tribus
digitis possis tollere teres et aceto acri ad ceroti modum permiscebis

3 cynamoni **P** 5 pulueris **PL** 10 polum **PL** 14 et *add. Co ex indice capitum* 17 teres simul **P** 18 subitus cum **P** 19 fronte **L** 21 in limite **L** 23 senapis **L** 26 eterograni **P** 27 dextram partem **PL** 30 praeter te] praeterite **PL** *corr. Co* 31 seruare **L** 32 quanto **L** 33 posses **L** tolle **PL**

weiche Substanz, die sie im Innern zwischen den Samen hat, getrocknet, (davon) 1 Unze 6 Scripuli, 15 Scripuli Opopanax, 15 Scripuli Sagapengummi, 15 Scripuli Petersilie, 15 Scripuli runde Osterluzei, 15 Scripuli weißen Pfeffer und je 1 Unze Zimt, Narde, troglodytische Myrrhe, Nardenblatt und Safran, man tut aber eine ausreichende Menge sehr guten abgeschäumten Honig hinein, um das Pulver aus den oben angegebenen Ingredienzien zu einer entsprechenden Zähigkeit zu binden, danach soll das zubereitete Heilmittel in einem Glas- oder Tongefäß unter Siegelverschluß
aufbewahrt werden. Wenn man den Kopf mit einer Wurzel von sehr zarter **107**
Zypresse bekränzt, wird er den Schmerz in kurzer Zeit los. Man streift vom **108**
Polei die Blüte ab, verreibt sie in zwei Cyathi Essig und fügt ebensoviel Raute wie Polei, eine Zwiebel und eine Prise Salz hinzu. Wenn alle Ingredienzien verrieben worden sind, fügt man einen Cyathus gutes Öl hinzu, läßt sie schwach kochen, vermischt sie gut und reibt den Kopf damit über das Haar hin sorgfältig ein.

2. KAPITEL

Gegen alle plötzlichen und anhaltenden Schmerzen in einer Kopfhälfte[1]

Mische zerriebenen Bockmist mit Essig, der ganz aus Meerzwiebeln zubereitet worden ist, und streiche ihn auf Stirn und Schläfen; dies ist nützlich, um den Schmerz in einer Kopfhälfte sogar für immer zu beseitigen.
Weihrauch, Myrrhe und Ei verreibt man miteinander und trägt es auf Stirn 2
oder Schläfen auf, wenn plötzlicher Schmerz in einer Kopfhälfte auftritt.
Verreibe kyrenäischen Silphiumsaft mit Essig und bestreiche die Stirn 3
zusammen mit den Schläfen. Migräne heilen sofort Regenwürmer, in gerader 4
Zahl mit der linken Hand aufgelesen, auf der Schwelle mit Erde von der Schwelle mit derselben Hand verrieben und mit sehr gutem Essig mit derselben Hand auf Stirn oder Schläfen gestrichen, wenn der Schmerz quält.
Es nützt, wenn man Mist oder Asche von Schnecken und Senfkörner zu je 5
3 Scripuli mischt und auf die Schläfen streicht. Drüsenkraut und Mäuse- 6
dreck, verrieben und in Essig auf die Stirn gestrichen, beseitigt die Schmerzen auch in einer Kopfhälfte rasch. Im Kopf des Schweins finden sich zwei 7
von Natur aus durchlöcherte Knöchelchen, d. h. eins auf der rechten und das andere auf der linken Seite. Gefunden, aufbewahrt und, wenn es erforderlich ist, an einem Faden, wie sie gefunden worden sind, aufgehängt, d. h. das rechte an der rechten und das linke an der linken Seite, bringen sie dem Kopf Heilung; doch soll außer dir und dem Kranken kein Dritter die Knöchelchen berühren; sie müssen zu diesem Zweck sorgfältig gesammelt und aufbewahrt werden. Man verreibt 21 Pfefferkörner, 21 Kügel- 8
chen Mäusedreck und so viel Senf, wie man mit drei Fingern aufnehmen kann, vermischt sie mit scharfem Essig zu einer Art Wachssalbe, trägt sie so

[1] Siehe oben S. 7 Anm. 1.

9 et ita fronti inpones et aluta desuper teges. Laseris granum medicina-
libus digitis auri inice ex ea parte, qua caput dolebit; statim proderit.
10 Herbae meliloti interiora et oui cocti uitellum cum uino modico tere
diligenter et inde emicranium uel tempora, quae dolebunt, inline; con-
11 festim sanabis. Pampinum continuo de uite lectum cum oleo coques
12 atque simul trito diligenter tempora inlines. De muris fimo pilulas
13 septem teres et cum aceto fronti uel temporibus dolentibus lines. Si
uir aut adulescens aut infans migranium patietur, obseruet, ut semper
luna septima et septima decima et uicensima septima se tondeant;
mirum remedium habebit; neque curet, si dies Martis aut Saturni in
14 has lunas inciderit. Eterograania siue emicrania discutit haec conpo-
sitio: Gallae Syriacae – III, crocomagmatis – III, aloitidis – III, sed
gallas prius tundes et cribabis, tum cetera similiter tunsa et cribrata
miscebis idque medicamen in pyxide conditum seruabis, cumque usus
exegerit, ex aceto temperatum parte frontis quae dolebit inpones.
15 Terrae Aegyptiacae partes duas, crocomagmatis partem unam cum
aceto diligentissime ac minutissime contere et partem, quae dolebit,
16 inlinito. Opii – I, colophonii – I, myrrae – I, hyoscyami – I, peuce-
dani – I, anethi – III, crocomagmatis – I. Seorsum haec tundes et
cribrata in mortario diutissime conteres et ex aceto optimo de hoc
puluere collyria formabis, cumque opus fuerit, in cote ex aceto teres
et spissum parti frontis et temporum, quae dolebit, ante diligenter
17 detersae frequenter induces. Grana hederae et serpullum pari pondere
18 teres ex aceto et inde totum uerticem perfricabis. Bacas lauri ex aceto
19 tritas adiecto oleo fronti inpones aduersum eterogranii molestias. Peu-
cedanus herba trita et ex aceto et oleo fronti inlita eterocrania statim
20 sedat. Herba uel hedera in capite statuae cuiuslibet nasci solet; ea
si in panno rufo acia rufa uel lino rufo ligata capiti uel temporibus
21 alligetur, mirum remedium emicranio uel eterograniis praestabit. No-
uem grana piperis in uino optimo teres atque ex eo frontem et tempora

II **9** cf. Ps. Theod. p. 313,15 **13** cf. Ps. Theod. p. 313,3 **16** Phys. Plin. 1,8 fol. 16 D **18** Phys. Plin. 1,8 fol. 16 D/17 A cf. Marc. 1,42. 50. 78. 100 **19** Med. Plin. 1,1,5 p. 8,12 **20** Med. Plin. 1,1,4 p. 8,9 cf. Marc. 1,43 **21** Phys. Plin. 1,8 fol. 17 A cf. Q. Ser. 29

2 et ex **L** 3 herba emililoti **PL** terit **L** 5 quoques **L** 9 septima et *om.* **L** tundeant **PL** 11 incederit **PL** aeterograania **L** aderograania **P** 12 aloidis **PL** *corr. Heraeus* aloes epatitidis *suppl. Ni p. 367* 13 criblabis **L** 15 inponis **P** 18 opi **L** hyoscymi **PL** piocedani **L** 20 criblata **L** conteris **L** 21 cute **PL** *corr. Co* 26 aeterograania **P** exerocrania **L** 29 emigranio **P** erograniis **L**

auf die Stirn auf und bedeckt sie oben darauf mit Alaunleder. Führe ein Korn 9
Silphiumharz mit Daumen und Ringfinger in das Ohr an der Seite ein, an der
der Kopf schmerzt; es nützt sofort. Verreibe die inneren Teile vom Steinklee 10
und das Dotter eines gekochten Eies sorgfältig mit wenig Wein und bestreiche
damit die eine Kopfhälfte oder die Schläfen, die schmerzen; du bringst sofort
Heilung. Man kocht eine Ranke sofort, nachdem sie von der Rebe gepflückt 11
worden ist, mit Öl, verreibt es sorgfältig miteinander und bestreicht damit
die Schläfen. Man verreibt sieben Kügelchen Mäusedreck und streicht 12
sie mit Essig auf Stirn und Schläfen, wenn sie schmerzen. Wenn ein Mann, 13
ein junger Mensch oder ein Kind an Migräne leidet, soll er darauf achten,
daß er sich immer am siebenten, siebzehnten und siebenundzwanzigsten Tag
nach Neumond die Haare schneidet; er hat (damit) ein wunderbares Heil-
mittel; und er soll sich nicht darum kümmern, ob der Tag des Mars oder
Saturnus auf diese Tage nach Neumond fällt. Migräneanfälle[1] vertreibt 14
folgende Zusammenstellung: 3 Unzen syrischer Gallapfel, 3 Unzen Safran-
abfall und 3 Unzen Enzian; doch zerstößt und siebt man zunächst die
Galläpfel, mischt dann die übrigen Ingredienzien, in ähnlicher Weise zer-
stoßen und gesiebt, bei, bewahrt dieses Heilmittel, in eine Büchse getan, auf
und trägt es, wenn die Notwendigkeit zu seiner Anwendung besteht, in
Essig gemischt, auf den Teil der Stirn auf, der schmerzt. Verreibe zwei Teile 15
ägyptische Erde und einen Teil Safranabfall sehr sorgfältig und ganz fein
mit Essig, und bestreiche den Teil, der schmerzt. 1 Unze Opium, 1 Unze 16
Kolophonharz, 1 Unze Myrrhe, 1 Unze Bilsenkraut, 1 Unze Saufenchel,
3 Unzen Dill und 1 Unze Safranabfall. Diese Ingredienzien zerstößt man
gesondert, verreibt sie gesiebt in einem Mörser sehr lange, formt aus diesem
Pulver in sehr gutem Essig Kollyrien, verreibt sie, wenn es erforderlich ist,
in Essig auf einem Schleifstein und trägt es als zähe Masse auf den Teil von
Stirn und Schläfen, der schmerzt, mehrfach auf, nachdem er zuvor sorg-
fältig abgewischt worden ist. Man verreibt Efeu- und Feldthymiankerne in 17
gleichem Gewicht in Essig und reibt damit den ganzen Kopf ein. Man trägt 18
Lorbeerbeeren, in Essig verrieben, unter Zusatz von Öl gegen Migräne-
beschwerden auf die Stirn auf. Saufenchel, zerrieben und in Essig und Öl 19
auf die Stirn gestrichen, bringt Migräneanfälle sofort zum Abklingen. Auf 20
dem Kopf jeder beliebigen Statue pflegt Gras oder Efeu zu wachsen; wenn
er mit einem roten Nähfaden oder einer roten Schnur in einem roten Tuch
eingebunden am Kopf oder an den Schläfen befestigt wird, stellt er ein
wunderbares Heilmittel gegen Migräne[1] dar. Man verreibt neun Pfeffer- 21
körner in sehr gutem Wein und bestreicht damit Stirn und Schläfen an der

[1] Die Termini eterogranium (-a) und emicranium (-a) sind synonym und werden deshalb nur einmal übersetzt.

22 inlines in ea parte capitis, quae de emicranio dolebit. Sucum de alio
in eam aurem, ex cuius parte dolor emicranii fuerit, infundes.

CAPVT III

Ad Vertiginem Capitis

Ad uertiginem capitis, quam Graeci scotoma uocant: Peucedani
✳ II, castorei ✳ I, sphondylii ✳ I, bacarum lauri purgatarum ✳ I.
Terentur haec omnia diligenter et ex his conponetur medicamentum.
Quod cum opus erit, admiscebitur ei rosae et aceti quod satis sit; est
2 enim hoc mirabile medicamentum. Cerebri dolores, ex quibus etiam
subitae uertigines oriuntur, discuties, si planta ulmea caput circum-
3 ligaueris atque ita coronatus triduo dormieris; expertum est. Veteres
dolores capitis et uertigines cito emendabis, si betae nigrae suco tem-
pora perlinas. Idem praestat intibi sucus, si cum rosaceo oleo et aceto
4 mixtus capiti inlinatur. Ad uertiginem abolendam efficacissimum est,
si abrotonum tritum in uini potione tepidum bibatur uel cum oxy-
5 melli non acri accipiatur. Quibus uertigines fiunt aut quibus mens per-
turbatione capitis alienatur, cocleae singulae contritae maiores cum
suis testis ex calida passi uel defruti potione datae diebus plurimis
prosunt, si per triduum continuum iterum interpositis diebus accipi-
6 antur. Qui unam cocleam maiorem semicoctam comederit die primo,
sequenti duas, tertio tres, quarto duas, quinto unam, remedium ex-
perietur non solum ad uertiginem, sed etiam ad suspiria et uomitos
7 prodest. Vertiginem capitis abolit uettonicae fasciculus cum aqua ni-
tida ad tertias excoctus aut apii uiridis fasciculus cum ture similiter
8 decoctus et ex mulsa aqua tepida potatus. Hyoscyami ramusculum
in aquae sextariis tribus usque ad tertias decoques et dabis per tri-
duum potui quartarios singulos aut etiam minus pro habitudine uel
9 aetate uel sexu. Trifolium herbam, quae Gallice dicitur uisumarus,
aqua frigida macerato et eam aquam diebus decem bibito, sed ut
10 herbam cotidie mutes. Misy libra una cum aceto acri contrita et fronti
inlita mirabiliter uertiginem sedat.

22 cf. Q. Ser. 26 III **3** 11 Med. Plin. 1,1,1 p. 7,7 13 Med. Plin. 1,1,1 p. 7,4 Ps. Theod. p. 313,27 cf. Marc. 1,92 **5. 6** Plin. 30,48 **9** cf. Antidot. Cantabrig. p. 160

1 micranio **L** 6 castor **L** 8 sq. est enim] hoc est **L** 11 coronatus ita **P** 13 item **P** rosaceolo **L** 14 caput **P** 20 unum cocleum **L** semicoctum **L** 21 tertia **L** 22 uomitos] inmitos **P** 23 uetonice **L** 26 dequoques **L** dabis] *ab hoc uocabulo def.* **L** *usque ad p. 100,24*

Seite des Kopfes, die an Migräne leidet. Man träufelt Knoblauchsaft in das Ohr hinein, auf dessen Seite der Schmerz in einer Kopfhälfte auftritt. 22

3. KAPITEL

Gegen Schwindel im Kopf

Gegen Schwindel im Kopf, den die Griechen scotoma nennen: 2 Denarii Saufenchel, 1 Denarius Bibergeil, 1 Denarius Bärenklau und 1 Denarius entkernte Lorbeerbeeren. Alle diese Ingredienzien werden sorgfältig zerrieben, und aus ihnen wird ein Heilmittel zusammengestellt. Wenn seine Anwendung erforderlich ist, wird ihm eine genügende Menge Rosenöl und
Essig beigemischt; dies ist nämlich ein wunderbares Heilmittel. Gehirn- 2
schmerzen, aus denen auch plötzliche Schwindelanfälle entstehen, vertreibt man, wenn man den Kopf mit einem Ulmenreis umwindet und, so bekränzt,
drei Tage lang schläft; es ist erprobt. Chronische Kopfschmerzen und 3
Schwindelanfälle heilt man rasch, wenn man die Schläfen mit dem Saft von schwarzem Mangold bestreicht. Dasselbe bewirkt Endiviensaft, wenn er,
mit Rosenöl und Essig gemischt, auf den Kopf gestrichen wird. Für die 4
Beseitigung von Schwindel ist es sehr wirksam, wenn zerriebene Eberraute in einem Trank Wein lauwarm getrunken oder mit nicht scharfem Essig-
honig eingenommen wird. Denjenigen, bei denen Schwindelanfälle auftreten 5
oder bei denen der Verstand auf Grund einer Verwirrung im Kopf gestört wird, nützen einzelne größere Schnecken, mit ihren Schalen zerrieben in einem warmen Trank Rosinenwein oder Most an mehreren Tagen eingegeben, wenn sie mit Unterbrechung von (einigen) Tagen drei aufeinander folgende
Tage hindurch zum zweitenmal eingenommen werden. Derjenige, der am 6
ersten Tag eine größere Schnecke, halb gekocht, ißt, am folgenden zwei, am dritten drei, am vierten zwei und am fünften eine, lernt ein Heilmittel nicht nur gegen den Schwindel kennen, sondern es nützt auch gegen Anfälle
von Atemnot und Erbrechen. Schwindel im Kopf beseitigt ein Bündel 7
Betonie, mit klarem Wasser auf ein Drittel eingekocht, oder ein Bündel grüner Eppich, mit Weihrauch in ähnlicher Weise gekocht und in lauwarmem
Wassermet getrunken. Man läßt einen Bilsenkrautstengel in drei Sextarii 8
Wasser bis auf ein Drittel einkochen und gibt drei Tage hindurch je 1 Quartarius oder je nach Konstitution, Alter oder Geschlecht auch weniger zu
trinken. Weiche Klee, der auf gallisch visumarus genannt wird, in kaltem 9
Wasser ein, und trinke dieses Wasser zehn Tage, doch in der Weise, daß du
das Kraut täglich auswechselst. Ein Pfund Misy, mit sehr scharfem Essig 10
verrieben und auf die Stirn gestrichen, beseitigt Schwindel in wunderbarer Weise.

CAPVT IIII

Pitvriasi Et Porrigini Ac Prvrigini Atqve Vlceribvs Et Lendinibvs Et Pedvcvlis Capitis

Pituriasin et porrigines capitis, quae plerumque in perniciem se
conuertunt, nisi occurratur, perungui oportet adsidue bulbis tritis,
2 sulfure uiuo et uino bono in unum permixtis. Item prodest cedro
3 tantum unguere caput uel alio trito et aceto et nitro. Farina feniculi
ex uino capiti inducta porrigines expurgat. Furfures quoque idem
4 praestant, si caput inde assidue in balneo luatur. Ysopum ex oleo
5 tritum et instillatum capiti pituriasi medetur. ⟨Ouis⟩ ex uino et oleo
et cedria pruritum scabiemque capitis tolli manifestum est, si ungeatur
6 assidue. Prurigines capitis discutit fel ouillum inlitum cum creta Chi-
7 monia, donec arescat; mirum est. Nitrum alumini admixtum pruri-
8 gines capitis tollit, si inde frequenter fricetur et lauetur. Vlcera in
capite tamquam proprius morbus praecipue infantibus nascuntur, sed
et uiros et mulieres grauiter molestant. Haec ergo felle taurino cum
9 aceto tepefacto inlita efficaci remedio sanantur. Seuum endtuli cum sale
10 subactum utilissime adhibetur pituriasi. Testarum muricum uel pur-
purarum exustarum cinerem ex melle ulceribus capitis inponi oportet.
11 Alium cum sua ueste conburitur cinisque eius ex oleo capiti ulceroso
12 inponitur. Oleum amygdalinum cum uino optimo permixtum et inlitum
13 expurgat capitis uitia. Folia rubi, in quo mora nascuntur, arida con-
trita capiti insperguntur et desuper lana sucida et charta superponitur.
14 Malua erratica cum urina humana, id est puerili, trita et inposita ualde
15 siccat capitis umores. Omnia autem capitis ulcera, cum purgata sunt,
iucundissime ad cicatricem perducuntur sic: Spumae argenti tunsae
selibra et cerae libra, cerussae libra, olei rosacei libra. Cum liquefacta
et mixta et trita fuerint haec, refrigerantur et adiciuntur his ouorum

IIII **1** Med. Plin. 1,2,1 p. 9,3 Ps. Theod. p. 270,6 **2** Med. Plin. 1,2,1 p. 9,5 cf. Q. Ser. 40 **3** Med. Plin. 1,2,2 p. 9,6 cf. Q. Ser. 35 **4** Med. Plin. 1,2,2 p. 9,8 **5** Med. Plin. 1,2,2 p. 9,9 **6** Med. Plin. 1,2,3 p. 9,10 **7** Med. Plin. 1,2,3 p. 9,13 **8** Med. Plin. 1,3,1 p. 10,2 Ps. Theod. p. 269,6 **9** Med. Plin. 1,3,2 p. 10,5 Ps. Theod. p. 270,2 **10** Med. Plin. 1,3,2 p. 10,5 **11** Med. Plin. 1,3,2 p. 10,6 **12** Med. Plin. 1,3,3 p. 10,8 **13** Med. Plin. 1,3,3 p. 10,9 **14** Med. Plin. 1,3,3 p. 10,10 **15** Med. Plin. 1,3,4. 5 p. 10,12. 16 Ps. Theod. p. 270,8

4 pituriasi **P** 8 eidem **P** 10 ouis *He e Med. Plin.* 20 reste *Med. Plin.* 22 quo *an* qua *incertum* **P** 27 libra^{I}] libram **P**

4. KAPITEL

Gegen Schuppen, Grind, juckenden Grind, Geschwüre, Nisse und Läuse auf dem Kopf

Schuppen oder Grind auf dem Kopf, die meistens einen schlimmen
Ausgang nehmen, wenn man ihnen nicht begegnet, müssen ständig mit
zerriebenen Zwiebeln, Jungfernschwefel und gutem Wein, in eins vermischt,
eingerieben werden. Ebenso nützt es, den Kopf nur mit Zedernöl oder mit 2
zerriebenem Knoblauch, Essig und Natron einzureiben. Fenchelmehl, in 3
Wein auf den Kopf aufgetragen, reinigt von Grind. Auch Kleie bewirkt
dasselbe, wenn der Kopf im Bad ständig damit gewaschen wird. Ysop, in 4
Öl verrieben und auf den Kopf geträufelt, heilt Schuppen. Es steht fest, 5
daß Jucken und Krätze auf dem Kopf mit Eiern in Wein, Öl und Zedernharz
beseitigt werden, wenn er ständig eingerieben wird. Juckenden Grind auf 6
dem Kopf beseitigt Schafsgalle mit kimolischer Kreide eingerieben, bis sie
trocken ist; es ist wunderbar. Natron, Alaun beigemischt, beseitigt jucken- 7
den Grind auf dem Kopf, wenn er damit häufig eingerieben und gewaschen
wird. Geschwüre auf dem Kopf bilden sich gewissermaßen als eigene Krank- 8
heit besonders bei Kindern, aber auch Männer und Frauen belästigen sie
schwer. Sie werden nun, wenn sie mit Stiergalle zusammen mit etwas er-
wärmtem Essig bestrichen werden, mit einem wirksamen Heilmittel geheilt.
Rindertalg, mit Salz versetzt, wird mit größtem Nutzen gegen Schuppen 9
angewendet. Die Asche verbrannter Schalen von Stachel- oder Purpur- 10
schnecken muß in Honig auf die Geschwüre aufgetragen werden. Knoblauch 11
wird mit seiner Schale verbrannt, und seine Asche wird in Öl auf den von
Geschwüren befallenen Kopf aufgetragen. Mandelöl, mit sehr gutem Wein 12
vermischt und aufgestrichen, reinigt von Schädigungen am Kopf. Blätter 13
vom Brombeerstrauch, an dem Brombeeren wachsen, werden, trocken
zerrieben, auf den Kopf gestreut, und darüber werden frische Wolle und
ein Blatt Papyrus gelegt. Wilde Malve, mit Menschen-, d. h. Knabenurin, 14
verrieben und aufgetragen, trocknet in starkem Maß Flüssigkeitsabsonde-
rungen am Kopf. Alle Geschwüre am Kopf werden aber, wenn sie gereinigt 15
worden sind, folgendermaßen in sehr angenehmer Weise zum Vernarben
gebracht: Ein halbes Pfund zerstoßener Silberschaum, ein Pfund Wachs,
ein Pfund Bleiweiß und ein Pfund Rosenöl. Wenn diese Ingredienzien
flüssig gemacht, gemischt und verrieben worden sind, werden sie abgekühlt,
und es wird ihnen das Eigelb, d. h. Dotter, von vier ungekochten Eiern

incoctorum quattuor lutea, id est uitella, et simul pistillo in mortario
permiscentur atque inde inducitur caput; mirum remedium experieris.
16 Nasturcii semen mixtum adipi anserinae tritumque furfures capitis
17 assidua lauatione depellit. Betae uiridis contusae expressaeque suco
porriginosum caput frequenter in balneo lotum omni tabe purgatur.
18 19 Semine salicis contrito caput lautum furfures cito deicit. Ouo galli-
naceo caput inlinito, postea aqua uel suco herbae cyclaminis, quae
orbicularis dicitur, caput lauato; hoc pacto lindines necati ultra non
20 renascuntur. Puerile lotium nitro admixtum ulcera, quae erumpunt,
21 lauto capite mire deliniunt; expertum remedium. Cornum ceruinum
in scobem limatum et cum uino potum lindines enecat renascique non
22 patitur. Stercus scrofinum uino inmixtum cum rosa liquida, id est
23 rosae suco, lindines peduculosque discruciat. Felle lituli caput perunc-
24 tum lindines exterminantur. Axungiae ueteris semuncia, seui caprini
semuncia, resinae perlucidae semuncia, aluminis infectorii semuncia.
Alumen teres in mortario, cetera igni resolues et confundes ac sic leni
uapore deficere uel excoqui facies, ut ex omni confectione uncia medi-
caminis restet, tum caput lautum diligenter atque siccatum hoc medi-
25 camine perunges porriginemque discuties. Scobem citream ex aqua
deferuere facies nitrumque asperges atque inde caput porriginosum
26 oportet lauare. Fimo bubulo usto sucum betae admisceri atque inde
27 caput porriginosum lauari oportet. Porriginem potentissime hac po-
tione purgabis: Ros marinum teres sucumque eius uino uel aqua scri-
pulis tribus dabis potui; sed qui sumit supra limen adsistat idque
28 triduo faciat. Fraxineo cinere lixiuam maturam nimis facies eaque
caput lauabis in balneo. Quod cum siccaueris, saponem et argenti
spumam conteres eoque caput perfricabis porriginemque exterminabis,
si capiti lauto atque siccato hoc medicamen addideris: Cretae Chimo-
niae ꝑ I, nitri Alexandrini ꝑ I, sulfuris uiui ꝑ I. Haec omnia tunduntur
29 atque cribrantur et capiti porriginoso inponuntur. Mali Punici corium
ex aceto coquitur et sucus eius capiti porriginoso inponitur et fre-
quenter abluitur, ita ut et ipsum pomum excoctum teratur et sic ex-
30 primatur. Anethi surculi uruntur eiusque pulueris cribrati – I, cichar-
bae – III remittes in olei optimi Ꞩ I et adicies gallae tunsae semunciam
inlinesque eo porriginosum et ulcerosum capite contra pilum et postea

16 Ps. Apul. 20,2 17 Ps. Theod. p. 269,5 Phys. Plin. 1,4 fol. 15 C
20 Plin. 28,67 21 cf. Plin. 28,163 Ps. Theod. p. 269,3 cf. Marc. 4,69
23 Plin. 28,164 27 Ps. Apul. 80,9

5 poriginosum **P** 8 orcularis **P** 9 lautium **P** 12 inmixtus **P**
29 sulforis **P** 33 cicharbae] cicirbitae *propos. Stadler, Thes. 3, 1049,63*
35 caput *Co*

beigefügt, sie werden mit einer kleinen Keule im Mörser miteinander ver-
mischt, und davon wird auf den Kopf aufgetragen; man lernt ein wunder-
bares Heilmittel kennen. Kressensamen, mit Gänsefett gemischt und ver- 16
rieben, vertreibt Kopfschuppen durch ständiges Waschen. Mit dem Saft 17
von zerstoßenem und ausgepreßtem grünem Mangold wird der grindige
Kopf, wenn er häufig im Bad damit gewaschen wird, von allem Schmutz
gereinigt. Der mit zerriebenem Weidensamen gewaschene Kopf wirft rasch 18
die Schuppen ab. Bestreiche den Kopf mit Hühnerei, und wasche danach 19
den Kopf mit Wasser oder dem Saft vom Saubrot, das orbicularis genannt
wird; die auf diese Weise getöteten Nisse treten nie wieder auf. Knaben- 20
urin, Natron beigemischt, bringt Geschwüre, die aufbrechen, in wunderbarer
Weise zum Abklingen, wenn der Kopf (damit) gewaschen wird; es ist ein
erprobtes Heilmittel. Hirschhorn, zu Spänen gefeilt und mit Wein getrunken, 21
tötet Nisse und läßt sie nicht wieder auftreten. Saumist, Wein beigemischt, 22
mit flüssiger Rose, d. h. mit Rosensaft, vernichtet Nisse und Läuse. Wenn der 23
Kopf mit Kalbsgalle eingerieben wird, werden Nisse vertrieben. Eine halbe 24
Unze alte Wagenschmiere, eine halbe Unze Ziegentalg, eine halbe Unze
durchsichtiges Harz und eine halbe Unze Färberalaun. Den Alaun zerreibt
man in einem Mörser, die übrigen Ingredienzien zerläßt man auf dem Feuer,
gießt sie zusammen und läßt sie bei schwacher Hitze so abnehmen oder
einkochen, daß von der ganzen Zubereitung eine Unze Heilmittel übrig-
bleibt, dann reibt man den sorgfältig gewaschenen und getrockneten Kopf
mit diesem Heilmittel ein und vertreibt den Grind. Man läßt einen Span 25
vom Zitronenbaum in Wasser kochen, streut Natron darüber, und damit
muß man den grindigen Kopf waschen. Verbranntem Rindermist muß 26
Mangoldsaft beigemischt und damit der grindige Kopf gewaschen werden.
Von Grind reinigt man sehr wirksam mit folgendem Trank. Man zerreibt 27
Rosmarin und gibt dessen Saft mit Wein oder Wasser zu drei Scripuli zu
trinken; doch soll derjenige, der es einnimmt, auf einer Schwelle stehen und
es drei Tage lang tun. Aus Eschenasche bereitet man eine ganz dicke Lauge 28
und wäscht mit ihr im Bad den Kopf. Wenn man ihn getrocknet hat, ver-
reibt man Seife und Silberschaum, reibt damit den Kopf ein und vertreibt
den Grind, wenn man auf den gewaschenen und getrockneten Kopf folgendes
Heilmittel aufträgt: 1 Pfund kimolische Kreide, 1 Pfund alexandrinisches
Natron und 1 Pfund Jungfernschwefel. Alle diese Ingredienzien werden
zerstoßen, gesiebt und auf den grindigen Kopf aufgetragen. Granatapfel- 29
schale wird in Essig gekocht, der Saft davon auf den grindigen Kopf auf-
getragen und häufig abgewaschen, in der Weise, daß auch die Frucht selbst
gekocht verrieben und so ausgepreßt wird. Dillzweige werden verbrannt, 30
man gibt 1 Unze von dem Pulver daraus, nachdem es gesiebt worden ist,
und 3 Unzen Cicharba in 1 Sextarius sehr gutes Öl, fügt eine halbe Unze
zerstoßenen Gallapfel hinzu, bestreicht damit den von Grind und Geschwüren

31 lauabis in balneo. Conpositio optima et experta ad uitia capitis omnia
supra scripta: Pumicis unciam, castorei – V, spumae argenti – VI,
cyperi – III, myrrae – III, myrobalani – IIII, sulphuris uiui – I.
Omnia tundes et cribrabis et permixtis pro afronitro in balneo uteris.
32 Adipis ueteris suillae p I et picis † caruae † p I igne dissolues, tum
stafidos agriae tunsae unciam miscebis et ante horam quam ad balneum uadas ita caput uitiis supra scriptis laborantem contra pilum
fricabis, ut insideat medicamen; quod non ante dilues quam ad solium
uenias. Si autem medicamini huic adieceris ladani scripulum, capillum
33 nutries pulchriorem. Furfures capitis extenuabuntur, si stercore mu-
34 rino liquefacto in aceto caput in balneo perfricueris. Lotio taurino
35 caput si laueris, porriginem uetussimam tollit. Vetustam porriginem
mire adimes, si herbae cyclaminis, id est orbicularis, suco sulphuris aliquantum miscueris et fel scrofinum atque inde caput in balneo bene
36 perfricabis. Vlcera capitis subito nata sanantur, si asini stercoris suco
et scillae contritae, quantum satis uidebitur, et bubulae adipis tantundem miscueris atque ad capitis ulcera ueluti ceroto usus fueris.
37 Fel taurinum mixtum cum nitro et uino et oleo, quod satis sit, ulcera
38 capitis uel feruescentem scabiem sanat. Vlcera recentia et uniuersa
uitia ulcerum in capite sanant uermes, qui in arbore caua uel putrida
nascuntur, triti et in panno inpositi. Idem uermes conbusti et cum
anetho sicco pari pondere triti et inpositi sanant etiam cancromata.
39 Inula in oleo discocta et contrita et cum butyro ouillo et melle inposita cacoethe emendat. Eadem ratione curantur et cybio uetere, sed
40 hoc uice emplastri panno inlini debet. Vermes ulceribus capitis uel quibuscumque innati ranarum felle tolluntur; ea uero, quae intrinsecus
serpunt, salsamento uetere tunso in uicem emplastri inposito sanantur.
41 Radix peponis contrita et adposita sanat ulcera, quae capiti in modum
42 faui concrescunt. Semen rafani tritum et ex aqua adpositum sistit
43 omnia ulcera. Porrus capitatus contritus et ex melle positus uniuersa
44 ulcera optime purgat. Alium contritum cum sulphure et resina ulcerum
45 et fistularum quaelibet uitia extrahit. Vetera ulcera etiam carcinosa

34 Med. Plin. 1,3,1 p. 10,4 **35** Plin. 28,163. 164 **38** Med. Plin. 3,4,2 p. 66,5 **39** Med. Plin. 3,4,4 p. 66,10 **40** Med. Plin. 3,4,5 p. 66,12 **41** Med. Plin. 3,4,5 p. 66,14 **42** Med. Plin. 3,4,6 p. 67,1 **43** Med. Plin. 3,4,6 p. 67,2 **44** Med. Plin. 3,4,7 p. 67,3 **45** Med. Plin. 3,4,7 p. 67,4

2 superscripta **P** 3 mirobalini **P** 4 et pro **P** 5 caruae] cedriae *Co* ignem **P** ad ignem *Ni in margine* 9 ladanis **P** 14 misceueris **P** 23 inula] uiola *codd. Med. Plin., ubi* ulula *Oennerfors sec. Plin. 30,118* ouilla **P** 24 cacoethema **P** cacoethe maligna *Co (cf. Praef. p. VI)* cybio uetere *Med. Plin.* cybii ueteres **P** 25 uice] uiti **P** *corr. Co* ut emplastrum *Med. Plin.* 32 carcinosam **P**

Befallenen am Kopf über das Haar hin und wäscht ihn dann im Bad. Eine 31
sehr gute und erprobte Zusammenstellung gegen alle oben verzeichneten
Schädigungen des Kopfes: Eine Unze Bimsstein, 5 Unzen Bibergeil,
6 Unzen Silberschaum, 3 Unzen Zypergras, 3 Unzen Myrrhe, 4 Unzen
Behennuß und 1 Unze Jungfernschwefel. Alle Ingredienzien zerstößt man,
siebt sie und wendet sie, (miteinander) vermischt, wie Schaumsalpeter im
Bad an. Man zerläßt 1 Pfund altes Schweinefett und 1 Pfund . . .pech auf 32
dem Feuer, dann mischt man eine Unze zerstoßenes Läusekraut bei und
reibt eine Stunde, bevor man ins Bad geht, den am Kopf an den oben verzeichneten
Schädigungen Leidenden über das Haar hin so ein, daß das
Heilmittel haften bleibt; man wäscht es nicht ab, bevor man in die Badewanne
steigt. Wenn man diesem Heilmittel aber einen Scripulus Cistusharz
beigibt, macht man das Haar durch die Behandlung (damit) schöner. Kopf- 33
schuppen werden vermindert, wenn man den Kopf mit Mäusedreck, der in
Essig aufgelöst worden ist, im Bad einreibt. Wenn man den Kopf mit 34
Stierurin wäscht, beseitigt er den chronischsten Grind. Chronischen Grind 35
beseitigt man wunderbar, wenn man dem Saft von Saubrot, d. h. von
orbicularis, ziemlich viel Schwefel und Saugalle beimischt und damit den
Kopf im Bad gut einreibt. Plötzlich entstandene Kopfgeschwüre werden 36
geheilt, wenn man dem Saft von Eselsmist zerriebene Meerzwiebel in ausreichend
erscheinender Menge und ebensoviel Rinderfett beimischt und es
wie Wachssalbe gegen Kopfgeschwüre anwendet. Stiergalle, mit Natron, 37
Wein und Öl in genügender Menge gemischt, heilt Kopfgeschwüre oder
schwärende Krätze. Frische Geschwüre und alle in Geschwüren bestehenden 38
Schädigungen am Kopf heilen Würmer, die in einem hohlen oder morschen
Baum entstehen, wenn sie zerrieben in einem Tuch aufgelegt werden. Dieselben
Würmer, verbrannt, mit trockenem Dill zu gleichem Gewicht verrieben
und aufgetragen, heilen auch Krebsgeschwüre. Alant, in Öl gekocht, 39
verrieben und mit Schafsbutter und Honig aufgetragen, heilt bösartige
Geschwüre. Auf dieselbe Weise werden sie auch mit altem Thunfisch behandelt,
doch muß er wie ein Pflaster auf ein Tuch gestrichen werden.
Würmer, die in Geschwüren am Kopf oder in beliebigen anderen (Ge- 40
schwüren) entstehen, werden mit Froschgalle beseitigt; diejenigen Geschwüre
aber, die sich innen ausbreiten, werden mit altem zerstoßenem
Salzfisch, der wie ein Pflaster aufgelegt wird, geheilt. Pfebenwurzel, zer- 41
rieben und aufgelegt, heilt Geschwüre, die sich am Kopf in der Art einer
Honigwabe bilden. Rettichsamen, zerrieben und in Wasser aufgetragen, 42
bringt alle Geschwüre zum Stehen. Kopflauch, zerrieben und in Honig auf- 43
getragen, reinigt alle Geschwüre sehr gut. Knoblauch, mit Schwefel und 44
Harz verrieben, beseitigt alle beliebigen als Geschwüre und Fisteln auftretenden
Schädigungen. Chronische, auch krebsartige Geschwüre müssen 45

foueri debent aqua calida, in qua excocta sint holera diuersa; deinde
46 ipsa holera trita si inponantur, ualde prosunt. Farina lini seminis uel
farina erui uel lenticula decocta et ⟨ex⟩ melle adposita suppurationes
et pustulas ulcerum sanat, etiam genitalibus laborantibus bene adi-
47 citur. Cinis uitium cum axungia uetere inpositus pusulas omnes in
48 qualibet parte corporis curat et sanat. Folia oliuae commanducata et
49 inposita ulceribus manantibus medentur. Oleastri cauliculi teneri de-
cocti et cum melle inpositi carnes supra ossa in uulneribus quaelibet
50 prohibent excrescere. Herba chelidonia contrita et cum axungia uetere
51 subacta et inposita ulcera uetusta et putria purgat et sanat. Nuces
iuglandes perueteres contritae uel, quod melius est, commanducatae
52 et inpositae singulare remedium ulceribus praestant. Glandes de robore
tritae cum axungia et inpositae duritias, quas cacoethes medici uocant,
53 emendant et reprimunt. Pix Bruttia cum melle trita et inposita ulcera
omnia purgat et sanat. Eadem pix ex uua passa purgata et cum axun-
54 gia uetere inposita ulceribus medetur. Aqua, in qua lentiscum decoxe-
55 ris, ulcera, quae serpunt, utiliter fouebis. Hedera ex uino decocta ulce-
56 ribus, quibuscumque inponitur, prodest. Cinis ex ossibus agnorum recte
57 adhibetur ulceribus, quae non trahunt cicatricem. Pulmo arietinus ca-
lidus adpositus carnes excrescentes in uulneribus exaequat et reprimit.
58 Vim serpentium ulcerum coercet calx uiua ex aceto et oleo rosaceo
temperata atque inlita, rosaceo autem et cerae permixta mox perducit
59 ad cicatricem. Carcinomata curantur coagulo leporis cum pari pondere
capparis, quod utrumque uino aspersum una teritur et sic adponitur.
60 Carcinomatis, quae serpunt circa ulcera, fel ursinum uel cinis de asini
61 ungula exusta per pinnulam bene adponitur. Vlcera, quae sordidata
62 sunt, fimi uitellini cinere et muliebri lacte purgantur. Vetustis ulceribus
uettonica cum sale contrita et adposita medetur. Idem praestat farina
63 lupini incocti et sine cortice inspersa cum uino. Ad porrigines deter-
gendas rutae fasciculum et sulfur uiuum cum uino uetere simul decoque
et caput ex eo in balneo laua, ante tamen aqua tepida, sicut est con-

46 Med. Plin. 3,4,8 p. 67,7 **47** Med. Plin. 3,4,11 p. 67,13 **48** Med. Plin. 3,4,11 p. 67,14 **49** Med. Plin. 3,4,12 p. 67,15 **51** Med. Plin. 3,4,14 p. 68,3 **52** Med. Plin. 3,4,15 p. 68,4 **53** Med. Plin. 3,4,16 p. 68,6 **54** Med. Plin. 3,4,16 p. 68,8 **55** Med. Plin. 3,4,17 p. 68,10 **56** Med. Plin. 3,4,18 p. 68,12 **57** Med. Plin. 3,4,18 p. 68,13 **58** Med. Plin. 3,4,20 p. 68,17 **59** Med. Plin. 3,4,21 p. 69,3 **60** Med. Plin. 3,4,21. 22 p. 69,5 **61** Plin. 28,243 **62** 27 Plin. 26,149 28 Plin. 22,154

3 ex *add. Co* 4 adiciatur **P** 12 *ante* singulare *add.* iuglandarum **P** 16 lentis **P** *sec. Med. Plin. corr. Co* (*an scribendum* lentes?) 21 coercit **P** 27 feminum uituli *Plin.* 28 item **P**

mit warmem Wasser behandelt werden, in dem verschiedene Gemüsesorten
gekocht worden sind; wenn danach das Gemüse selbst verrieben aufgetragen
wird, nützt es sehr. Leinsamenmehl, Ervenmehl oder Linsen, gekocht und 46
in Honig aufgetragen, heilen Schwären und Bläschen an den Geschwüren,
auch auf erkrankte Geschlechtsteile werden sie mit Erfolg aufgetragen.
Asche von Reben, mit alter Wagenschmiere aufgetragen, kuriert und heilt 47
alle Bläschen an jedem beliebigen Körperteil. Olivenblätter, zerkaut und 48
aufgetragen, heilen nässende Geschwüre. Zarte Zweige vom wilden Ölbaum, 49
gekocht und mit Honig aufgetragen, verhindern, daß sich in Wunden über
allen beliebigen Knochen Fleischwucherungen bilden. Schellkraut, zer- 50
rieben mit alter Wagenschmiere versetzt und aufgetragen, reinigt und heilt
chronische und eiternde Geschwüre. Sehr alte Walnüsse, zerrieben oder, was 51
(noch) besser ist, zerkaut und aufgetragen, stellen ein einzigartiges Heil-
mittel gegen Geschwüre dar. Eicheln, mit Wagenschmiere verrieben und 52
aufgetragen, heilen und beseitigen Verhärtungen, die die Ärzte als cacoethes
bezeichnen. Bruttisches Pech, mit Honig verrieben und aufgetragen, 53
reinigt und heilt alle Geschwüre. Dasselbe Pech, mit entkernten getrockneten
Trauben und mit alter Wagenschmiere aufgetragen, heilt Geschwüre. Mit 54
Wasser, in dem man Mastix gekocht hat, behandelt man Geschwüre, die
sich ausbreiten, mit Nutzen. Efeu, in Wein gekocht, nützt bei allen Ge- 55
schwüren, auf die er aufgelegt wird. Asche aus Knochen von Lämmern wird 56
mit Erfolg gegen Geschwüre angewendet, die keine Narbe bilden. Widder- 57
lunge, warm aufgetragen, ebnet und beseitigt Fleischwucherungen, die sich
in Wunden bilden. Die Hartnäckigkeit kriechender Geschwüre bricht un- 58
gelöschter Kalk, mit Essig und Rosenöl gemischt und aufgestrichen; wird
er aber Rosenöl und Wachs beigemischt, führt er bald zur Vernarbung.
Krebsgeschwüre werden mit Hasenlab mit dem gleichen Gewicht Kapern 59
behandelt, und dies wird beides, mit Wein besprengt, miteinander verrieben
und so aufgetragen. Auf Krebsgeschwüre, die sich um Geschwüre herum 60
ausbreiten, wird Bärengalle oder Asche von einem verbrannten Eselshuf mit
einer kleinen Feder mit Erfolg aufgetragen. Geschwüre, die verschmutzt 61
sind, werden mit Asche aus Kalbsmist und mit Frauenmilch gereinigt.
Chronische Geschwüre heilt Betonie, mit Salz verrieben und aufgetragen. 62
Dasselbe bewirkt Mehl von ungekochter Lupine, und zwar ohne Schale,
mit Wein besprengt. Um Grind zu beseitigen, koche ein Bündel Raute und 63
Jungfernschwefel zusammen mit altem Wein, und wasche damit den Kopf
im Bad, zuvor wasche (ihn) jedoch gewohnheitsgemäß mit lauwarmem

64 suetudinis, elue. Ad papulas in capite efferuescentes uel qualibet parte corporis, etiam ad ignem sacrum bene facit hoc medicamentum: Rutae uiridis p II, spumae argenti p I S, aceti S I, olei uiridis S I. Cum aceti parte spuma et ruta teruntur, donec leuia fiant, postea quod superest aceti uicissim cum oleo adicitur uel superfunditur medicamini, dum teritur, et cum bene tritum et permixtum fuerit, tum inponitur locis
65 necessariis. Ad peduculos necandos hoc medicamine uteris: Oleum cum puluere cineris cuiuslibet de foco, sed bene creti, pariter miscebis et ita teres, ut sit ad spissitudinem mellis, atque inde, cum opus fuerit,
66 caput unge. Ad peduculos in omni parte corporis necandos efficax hoc remedium est: Ellebori radicis uncia, stafidos agriae uncia simul trita adiectoque oleo totum corpus perunctum etiam in tunicis necabuntur.
67 Nitri Alexandrini et stafidos agriae aequale pondus, afronitri quoque aliquam portionem et sulfuris uiui particulam simul terito ac decimo
68 die in balneo corpus fricato; omnes peduculos necabis. Serum, id est aquam lactis, quae remanet facto caseo, si quis adiecto aceto in potione aliquotiens sumpserit, ita liberatur a peduculis, ut penitus ex-
69 tirpentur nec postea in eo renascantur. Ceruini cornus scobes limatae et ex uino potui datae peduculos in capite lindinesque nasci non sinunt.

CAPVT V

Ad Capitis Revmata Et Pvrgationem Et Ad Pitvitae Et Flevgmatis Dedvctionem Et Restrictionem Catarri

Ad reuma, quod de capite descendit, medicamentum facies tale: Nitri – VI, pyrethri – I S, capparis – II, struthiae – II. Haec omnia tunsa et in puluerem tenuissimum redacta permisce atque in balneo feruenti ita utere, ut tertiam partem pulueris de supra scripta mensura specierum mittas in caput et perfrices diu ac diligenter, ut per sudorem digeras. Postea aqua tepide laues caput et in frigidam mergas
2 et grosso sabano diligenter siccabis. Ad reumata capitis talpam in uaso fictili clauso ita in furno torreto, ut tenuissimum puluerem ex ea facias; cui addes puluerem piperis albi ex granis [de] octo et cocleare unum de suco ocimi. De quo medicamine dabis cui medendum erit in potione uini ueteris calida cocleare unum, ita ut in balneo, in quo numquam lauit nec lauturus sit, in solio remedium accipiat et inter-

64 Scrib. 243. 245 **66** Ps. Theod. p. 268,13 **68** cf. Plin. 30,144 **69** cf. Plin. 28,163 Ps. Theod. p. 269,3 cf. Marc. 4,21

11 elleboris **P** radices **P** 24 cappari **P** 28 tepida *edd.* 31 de *secl. Heraeus* decem et *Co* 32 ocini **P**

Wasser. Gegen Bläschen, die am Kopf oder an jedem beliebigen Körperteil 64
aufbrechen, auch gegen Rose wirkt folgendes Heilmittel gut: 2 Pfund grüne Raute, $1^1/_2$ Pfund Silberschaum, 1 Sextarius Essig und 1 Sextarius frisches Öl. Mit einem Teil des Essigs werden der Schaum und die Raute verrieben, bis sie glatt geworden sind, danach wird der Rest des Essigs abwechselnd mit dem Öl hinzugefügt oder über das Heilmittel gegossen, während es verrieben wird, und wenn es gut verrieben und vermischt worden ist, dann wird es auf die betreffenden Stellen aufgetragen. Um Läuse ab- 65
zutöten, verwendet man folgendes Heilmittel: Du mischst Öl mit Pulver von jeder beliebigen, aber gut gesiebten Herdasche gleichmäßig und verreibst es so, daß es der Zähigkeit von Honig nahe ist, und damit reibe, wenn es erforderlich ist, den Kopf ein. Um Läuse an jedem Körperteil abzutöten, 66
ist folgendes Heilmittel wirksam: Mit einer Unze Nieswurzwurzel und einer Unze Läusekraut, miteinander und unter Zusatz von Öl verrieben, werden sie, wenn der ganze Körper damit eingerieben wird, auch in den Kleidern getötet. Verreibe das gleiche Gewicht alexandrinisches Natron und Läuse- 67
kraut, auch einen Teil Schaumsalpeter und einen Teil Jungfernschwefel miteinander, und reibe (damit) am zehnten Tag im Bad den Körper ein; du tötest alle Läuse. Wenn jemand Molke, d. h. das Wasser der Milch, das 68
nach der Käsezubereitung übrigbleibt, unter Zusatz von Essig im Trank einige Male zu sich nimmt, wird er so von Läusen befreit, daß sie völlig ausgerottet werden und später an ihm nicht wieder auftreten. Hirschhorn- 69
späne, gefeilt und in Wein zu trinken gegeben, lassen auf dem Kopf keine Läuse und Nisse entstehen.

5. KAPITEL

Gegen Flüsse im Kopf und zur Reinigung, zur Beseitigung von Schleim und Phlegma und zur Unterbindung von Katarrh

Gegen den Fluß, der vom Kopf herabkommt, bereitet man folgendes Heilmittel: 6 Unzen Natron, $1^1/_2$ Unzen Bertramswurz, 2 Unzen Kapern und 2 Unzen Seifenkraut. Vermische alle diese Ingredienzien, zerstoßen und zu sehr feinem Pulver gemacht, und wende sie im heißen Bad so an, daß du den dritten Teil des Pulvers vom oben angegebenen Maß der Ingredienzien auf den Kopf schüttest und lange und sorgfältig einreibst, so daß du (es) durch den Schweiß verteilst. Danach sollst du den Kopf lauwarm mit Wasser waschen, in kaltes Wasser tauchen und trocknest ihn mit einem dicken Tuch sorgfältig ab. Gegen Flüsse im Kopf röste einen Maulwurf in 2
einem verschlossenen Tongefäß im Backofen so, daß du sehr feines Pulver aus ihm machst; ihm fügst du Pulver aus acht Körnern weißem Pfeffer und einen Löffel Basilienkrautsaft hinzu. Von diesem Heilmittel gibst du demjenigen, der geheilt werden soll, in einem Trank altem Wein einen Löffel voll ein, in der Weise, daß er in einem Bad, in dem er (noch) niemals gebadet hat und nicht baden wird. in der Badewanne das Mittel einnimmt und ab-

posito biduo alternis iterum accipiat. Sed cui remedio opus est XVIIII
3 ferme diebus porcina, liquamine et holeribus abstineat. Ad idem tro-
chiscus: Croci dragmas duas, myrrae – II, chalcanthi – II, cymini – II,
opii dragmas II, turis – I, crocomagmatis dragmas II, aluminis scissi
– I. Haec omnia contrita austerissimo uino permiscebis, ut sint ad
crassitudinem mellis, et inde frontem densissime superlines usque ad
capillos intermissa semita super nasum; praecluso enim itinere, quod
ad oculos umori patere consueuerat, uiam facies, qua de cerebro per
nares fluxus omnis emanat, et hinc perpetuus decursus fiet, quo umores
oculorum ab omni inundatione siccentur. Hac curatione in perpetuum
lippitudo remouebitur. Sed his, quos nimium reuma umoris urguebit,
4 ex aceto acri trochiscus supra scriptus inponatur. Ad distillationes
perfrictionesque et grauedines cyclaminis herbae, quae Latine orbi-
cularis dicitur, radicem supra carbones cultello radito fumumque eius
5 ramenti naribus trahito. Hyoscyami dragmas II, apii seminis bene
purgati dragmas IIII, anethi bene purgati dragmam I, opii pondus
uictoriati argentei unius. Haec omnia trita et cribrata permisceto et
ex aqua pastillos temperato atque ex his singulos in aquae calidae
cyathis duobus, cum dormitum ibit cui medendum erit, potui dato.
⟨. . .⟩ Eiusdem herbae radices si decoquantur sucusque earum ad crassi-
tudinem mellis missus in aquam naribus trahatur, omnem a capite
6 pituitam detrahit mire. Creta Chimonia ex aceto trita et quam den-
7 sissime fronti inposita pituitam sistit. Masticem cum pipere qui diu
commanducauerit, calefacto cerebro umorem pituitae naribus effundit.
8 Ad catarrum siue distillationem umoris ex capite turis ℈ I, piperis ℈ I
conteres diligenter et uini nouelli quod sufficiat admiscebis et naribus
9 tepidum infundes uel gargarizabis; sed utilius est naribus infundi. Ad
caput leuiter purgandum senapi tritum ante diem in aceto infunde ad
heminae mensuram et ex eo intra os tene et gargariza in sole calido
10 ieiunus et aperto ore postmodum sede, ut umor decurrat. Stafidem
agriam sumito et pro modo sinapis granum et uuam passam commisce
cum betae semine et ex eo facito pastillos, quibus, si opus fuerit,
adicies acetum et eos ieiunus in sole aut in balineo commanduca et
11 apertum os tene, ut umor defluat. Ad caput purgandum, quod fuerit
umorosum: Stafidos agriae ℈ III, pyrethri ℈ II, ysopi ℈ IIII. Pariter
haec pro modo assidue in ore missa comminues et masticabis incur-
uato capite, ut umor ex masticatione defluat. Quod facito aut ad so-

V 3 Ps. Theod. p. 314, 6 4 Ps. Theod. p. 314, 1 6 Plin. 35, 195 cf. Marc. 10, 75 7 cf. Marc. 10, 76

5 austerrissimo P 8 quia P *corr. Co* 13 perfricationesque P 20 *lacunam statuit Li* 28 in aceto] macerato P *corr. Co*

wechselnd mit Unterbrechung von zwei Tagen wiederum einnimmt. Aber derjenige, der das Heilmittel nötig hat, soll ungefähr 19 Tage kein Schweinefleisch, keine Fischbrühe und kein Gemüse essen. Gegen dasselbe eine Pille: 3
Zwei Drachmen Safran, 2 Unzen Myrrhe, 2 Unzen Kupferblüte, 2 Unzen Kümmel, 2 Drachmen Opium, 1 Unze Weihrauch, 2 Drachmen Safranabfall und 1 Unze Faseralaun. Alle diese Ingredienzien vermischt man, mit sehr herbem Wein verrieben, in der Weise, daß sie der Dicke von Honig nahe kommen, und bestreicht damit bis zu den Haaren die Stirn ganz dick, wobei über der Nase ein Streifen freigelassen wird; da nämlich der Weg, der der Feuchtigkeit zu den Augen freizustehen pflegte, versperrt worden ist, schafft man einen Weg, auf dem aller Fluß aus dem Gehirn durch die Nase herausgeht, und dadurch kommt es zu einem dauernden Abfließen, wodurch die flüssigen Substanzen in den Augen von jedem Überströmen getrocknet werden sollen. Mit dieser Behandlung wird der Augenfluß für immer beseitigt. Aber bei denjenigen, die eine allzu starke Absonderung von Flüssigkeit quält, soll die oben beschriebene Pille in scharfem Essig aufgelegt werden. Gegen Katarrhe, Erkältungen und Stockschnupfen schabe 4
eine Wurzel von Saubrot, das auf Latein orbicularis genannt wird, mit einem kleinen Messer über Kohlen, und ziehe den Rauch von deren Spänen mit der Nase ein. 2 Drachmen Bilsenkraut, 4 Drachmen gut enthülsten 5
Eppichsamen, 1 Drachme gut enthülsten Dill und das Gewicht eines Silbervictoriatus Opium. Vermische alle diese Ingredienzien, zerrieben und gesiebt, forme in Wasser Tabletten, und gib von ihnen je 1 in zwei Cyathi warmem Wasser demjenigen, der geheilt werden soll, wenn er schlafen geht, zu trinken. . . . Wenn die Wurzeln desselben Krautes gekocht werden und deren Saft, in der Dicke von Honig in Wasser getan, mit der Nase eingezogen wird, zieht er in wunderbarer Weise allen Schleim aus dem Kopf ab.
Kimolische Kreide, in Essig verrieben und so dick wie möglich auf die Stirn 6
aufgetragen, bringt Schleim zum Stehen. Derjenige, der Mastix mit Pfeffer 7
lange kaut, erreicht, weil sich das Gehirn (dadurch) erwärmt, daß die Flüssigkeit des Schleims aus der Nase fließt. Gegen Katarrh bzw. Absonde- 8
rung von Flüssigkeit aus dem Kopf zerreibt man 1 Scripulus Weihrauch und 1 Scripulus Pfeffer sorgfältig, mischt neuen Wein in genügender Menge bei und träufelt es lauwarm in die Nase oder gurgelt (damit); nützlicher ist es aber, wenn es in die Nase geträufelt wird. Um den Kopf auf milde Weise 9
zu reinigen, schütte zerriebenen Senf am Tage zuvor in Essig bis zu dem Maß einer Hemina, halte davon (etwas) im Mund, gurgele (damit) in der warmen Sonne mit nüchternem Magen, und sitze dann mit geöffnetem Mund, damit die Flüssigkeit abläuft. Nimm Läusekraut, vermische in ent- 10
sprechendem Maß Senfkörner und getrocknete Trauben mit Mangoldsamen, forme daraus Tabletten, denen du, wenn es erforderlich ist, Essig beigibst, kaue sie mit nüchternem Magen in der Sonne oder im Bad, und halte den Mund offen, damit die Flüssigkeit abfließt. Um einen Kopf zu 11
reinigen, der sehr feucht ist: 3 Scripuli Läusekraut, 2 Scripuli Bertramswurz und 4 Scripuli Ysop. Diese Ingredienzien, gleichmäßig in entsprechender Menge in den Mund getan, zerkleinert und zerkaut man ständig, (und zwar) mit vorgebeugtem Kopf, damit die Flüssigkeit auf Grund des Kauens ab-

12 lem aut in loco tepido. Ad pituitam ex ore euocandam: Aeris floris
scripulus unus et de suco hederae idem pondus in unum mixtum et
13 naribus infusum euocant pituitam et defluere conpellunt. Radix py-
rethri in sole commanducata pituitam et umorem capitis patefacto
14 ore depromit. Betae radicibus tunsis recte sucus eius naribus ducitur
15 ad umorem capitis extrahendum. Mellis et sinapis triti aequaliter mix-
tae partes tepefiunt, et umor multus e capite post longam gargari-
16 zationem deducitur. Ad catarrum restringendum mittes in ollam ru-
dem pro modo ollae heminam rosae siccae et tres heminas aquae mul-
sae et heminam sapae, inice nucem pineam. Haec coques ad tertias
17 et tepidum gargarizas. Rumicis acumina tenera colliges siue rubi et
herbam, quam alii burdunculum uocant, alii linguam bouis, addes
etiam rosae heminam. Haec omnia in ollam mittes, praeterea addes
furfuriculas in linteo ligatas ad hoc, ut amaritudinem herbae deleniant,
et sic furfuriculae ipsae in saccello conbulliant. Haec omnia ad tertias
18 decoques et tepidum gargarizabis. Experimentatum remedium aduer-
sum ingruentem catarrum, ut cena te abstineas et ab holere et a rebus
salsis et liquaminosis, nam indigestione cibi et uitio cruditatis nasci-
tur catarrus; abstinendum sane ante omnia pinguibus cibis. Sed si
de perfrictione fuerit catarrus, caldamentis adhibitis ilico sopietur.
Quod si de cruditate, placabitur illa re sola, ut non cenetur, donec
penitus fluxus eius arescat; cum substrictus fuerit, ad consuetudinem
19 cenandi reuerteris. Ad catarrum restringendum sapae heminas tres et
satureiae fasciculum et ysopi aliquantum feruere simul facies, quous-
que inde sextarius fiat, et sic gargarizabitur ter in die in loco tepido
aut ad solem atque hoc tamdiu facies, donec inhibeatur omnis ca-
tarrus, atque illis diebus, quibus gargarizas, abstinebis liquamine et
20 holere et salsis ac pinguibus cibis. Ad catarrum restringendum quin-
que partes uini et sextam mellis miscebis ac tepefacies et sic garga-
rizabis.

CAPVT VI

Alopiciis Et Tineis Et Capillo Flventi Atqve Infirmo

Herba, quae dicitur trichomanes uel coracos melon, eadem et callitrichos appellatur, contusa et cum oleo inlita uel incocta alopicias

12 Phys. Plin. 1,2 fol. 14 B **13** Scrib. 9 Phys. Plin. 1,2 fol. 14 A cf. Q. Ser. 96 cf. Marc. 1,9 lin. 21 **14** Phys. Plin. 1,2 fol. 14 B VI **1** Plin. 27,138

1 flores **P** 6 sinapi **P** 10 inhibe **P** *corr. Li* 18 indegestione **P** 33 trichonis **P** *corr. Co* cauricos **P** *corr. Li (cf. uerb.)*

fließt. Das tue entweder in der Sonne oder an einem mäßig warmen Platz.
Um Schleim aus dem Mund herauszubringen: Ein Scripulus Kupferblüte 12
und dasselbe Gewicht Efeusaft, in eins gemischt und in die Nase geträufelt,
bringen Schleim hervor und zwingen ihn abzufließen. Bertramswurzwurzel, 13
in der Sonne gekaut, holt den Schleim und die Flüssigkeit des Kopfes aus
dem geöffneten Mund hervor. Nachdem Wurzeln von Mangold zerstoßen 14
worden sind, wird dessen Saft mit Erfolg in die Nase eingeführt, um die
Flüssigkeit des Kopfes herauszuziehen. Gleichmäßig gemischte Teile Honig 15
und zerriebener Senf werden etwas erwärmt, und nach langem Gurgeln wird
die Flüssigkeit aus dem Kopf in großer Menge abgezogen. Um Katarrh zu 16
beseitigen, schüttest du in ein gewöhnliches Gefäß nach Maß des Gefäßes
eine Hemina trockene Rose, drei Heminae Wassermet und eine Hemina
Most hinein, und gib eine Piniennuß dazu. Diese Ingredienzien läßt du auf
ein Drittel einkochen und gurgelst (damit) lauwarm. Man sammelt zarte 17
Sauerampfer- oder Brombeerspitzen und ein Kraut, das die einen Boretsch,
die anderen Ochsenzunge nennen, auch fügt man eine Hemina Rosenöl
hinzu. Alle diese Ingredienzien tut man in einen Topf, außerdem fügt man
Kleie, in ein Leinentuch gebunden, zu dem Zweck hinzu, daß sie den bitteren
Geschmack des Krautes mildert, und so soll die Kleie selbst in dem Säckchen
auskochen. Alle diese Ingredienzien läßt man auf ein Drittel einkochen und
gurgelt damit lauwarm. Ein erprobtes Heilmittel gegen beginnenden 18
Katarrh besteht darin, daß man bei der Mahlzeit kein Gemüse und keine
gesalzenen und mit Fischbrühe zubereiteten Speisen ißt, denn durch die
schwere Verdaulichkeit der Speise und die im Überschuß an unverdauten
Nahrungsstoffen bestehende Schädigung entsteht Katarrh, freilich darf man
vor allem keine fetten Speisen essen. Aber wenn der Katarrh durch Er-
kältung entstanden ist, wird er durch Anwendung warmer Umschläge sofort
zum Abklingen gebracht. Wenn nun infolge eines Überschusses an unver-
dauten Nahrungsstoffen, wird er allein dadurch beruhigt, daß so lange nicht
gegessen wird, bis sein Fluß völlig versiegt ist; wenn er unterbunden ist,
kehrt man zur Gewohnheit des Essens zurück. Um Katarrh zu unterbinden, 19
läßt man drei Heminae Most, ein Bündel Saturei und ziemlich viel Ysop
zusammen kochen, bis daraus ein Sextarius geworden ist, und so wird drei-
mal am Tag an einem mäßig warmen Platz oder in der Sonne gegurgelt,
und dies tut man so lange, bis der Katarrh ganz zum Stillstand gekommen
ist, und an den Tagen, an denen man gurgelt, ißt man keine Fischbrühe,
kein Gemüse und keine gesalzenen und fetten Speisen. Um Katarrh zu 20
unterbinden, mischt man fünf Teile Wein und den sechsten (Teil) Honig,
erwärmt sie etwas und gurgelt so.

6. KAPITEL

Gegen Haarausfall, Läuse und ausfallendes und krankes Haar

Das Kraut, das trichomanes oder coracos melon genannt wird – es wird auch als callitrichos bezeichnet –, heilt, zerstoßen und mit Öl aufgestrichen

2 facile curat. Cepe longum, quod cepucius nominatur, super alopicias
3 terito frequenter; quo facto capillos maturius excitabis. Nucis esca-
riae, id est iuglandis, testa contusa uel conbusta et minutatim trita
4 atque adiecto oleo inposita infantum alopiciis capilli nascuntur. In-
fantum alopiciarum uitia anserinae adipis perfrictione supplentur.
5 Gallinaceorum stercus cum oleo nitroque permixtum alopiciis utile est.
6 Adeps ursina cum fungis, qui in lychno lucernae concrescunt, subacta
et alopiciis perunctione inposita pristino decori caput reuocato crine
7 restituit. Stercus murinum cum aceto tritum alopicias unctas forma
8 priore mirabiliter crines commodat. Lac caprunum incoctum, sed non
9 adulteratum aut uitiatum, recte alopiciis infricatur; mirum est. Vi-
tium capitis, in quo sunt alopiciae, prius raditur; post illic cepa acer-
rima perfricatur, deinde hordeum conbustum et in puluerem redactum
10 cum ursina adipe permixtum superinponitur. Herbam cardi agrestis
in mortario usque ad leuitatem terito sucoque eius expresso locum
alopiciae nouem diebus oblinito, sed bis per dies singulos perunctione
11 renouata. Cum sinape nasturtium tritum alopiciis inlinitum efficaciter
12 prodest. Cydonea mala discocta cum uino, dehinc trita ceraeque lique-
13 factae addita et capiti inposita capillum nutriunt. Opobalsamo operae
14 pretium est alopicias unguere, ut cito capilli nascantur. Nitri rubri
℈ VIII, pumicis ℈ II, salis ammoniaci ℈ VIII teres diligenter et
postea miscebis priusque caput alcyonio et nitro conmixto perfricabis,
15 mox medicamen inpones; quo facto capilli nascentur. Magnam foedi-
tatem capiti adferunt alopiciae, quae sic emendantur: Ex pelle uipe-
rarum cinerem facies atque assidue illic asparges; emendabis sine mora
16 uitium. Fermentum sulfuris conbusti, quod a fullone factum fuerit,
17 cum oleo rosaceo miscebis et de pinnula capiti inlines. Roboris pilulae,
quae gallas similant, cum adipe ursino tritae emendant alopicias.
18 Glandis quoque faginae exustae cinis cum melle alopiciis inlitus prod-
19 est. Cupressi pilularum exustarum puluis tritus, ungularum muli uel
mulae exustarum cinis et oleum myrtinum, cinis quoque uel fimus
murium tritus et cinis exusti erinascei recens uel fimus erinascei recens
et sandarica; haec omnia cum aceto et cum pice liquida mixta et in-
20 posita etiam fluentes capillos continent. Leporinae lanae exustae cinis
cum oleo myrtino et felle taurino et alumine trito miscetur tepefac-

2 Plin. 20,41 **3** Plin. 23,148 **6** Plin. 28,163 **10** Plin. 20,263 **11** Med. Plin. 1,4,1 p. 11,6 **12** Med. Plin. 1,4,2 p. 11,7 **15** Med. Plin. 1,4,1 p. 11,5 cf. Q. Ser. 108 Ps. Theod. p. 271,1 **17** Med. Plin. 1,4,2 p. 11,8 **18** Med. Plin. 1,4,2 p. 11,9 **19** 30 Med. Plin. 1,4,2 p. 11,9 Append. misc. Brux. 215 p. 399,25 **20** cf. Med. Plin. 1,4,3 p. 11,12

18 cereoeque **P** 22 alfonio **P** *corr. Co* 27 capite **P** 32 recens[I]] recentis **P** *corr. Ni p. 367*

oder gekocht, leicht Haarausfall. Zerreibe eine lange Zwiebel, die cepucius 2
genannt wird, über den von Haarausfall betroffenen Stellen häufig; dadurch
regst du die Haare recht schnell (zum Wachsen) an. Wenn die Schale einer 3
eßbaren Nuß, d. h. einer Walnuß, zerstoßen oder verbrannt, ganz klein zer-
rieben und unter Zusatz von Öl auf die von Haarausfall betroffenen Stellen
bei Kindern aufgetragen wird, wachsen wieder Haare. Die in Haarausfall 4
bestehenden Schädigungen bei Kindern werden durch Einreiben mit Gänse-
fett behoben. Hühnermist, mit Öl und Natron vermischt, ist bei Haarausfall 5
nützlich. Bärenfett, mit Schnuppen versetzt, die sich am Docht einer Lampe 6
bilden, und durch Einreiben auf die von Haarausfall betroffenen Stellen
aufgetragen, gibt dem Kopf dadurch, daß das Haar wieder (zum Wachsen)
angeregt wird, seinen früheren Schmuck zurück. Mäusedreck, mit Essig 7
verrieben, schafft, wenn die von Haarausfall betroffenen Stellen (damit)
eingerieben werden, in wunderbarer Weise Haare in ihrer früheren Be-
schaffenheit. Ungekochte, aber nicht gepanschte oder verdorbene Ziegen- 8
milch, wird mit Erfolg auf Stellen aufgetragen, die von Haarausfall be-
troffen sind; es ist wunderbar. Der erkrankte Kopf, an dem sich von Haar- 9
ausfall betroffene Stellen befinden, wird zunächst rasiert; dann wird er dort
mit sehr scharfer Zwiebel eingerieben, danach wird Gerste, verbrannt und zu
Pulver gemacht, mit Bärenfett vermischt, darüber aufgetragen. Zerreibe 10
das Kraut der wilden Distel in einem Mörser bis zur Glätte, und bestreiche
mit dessen ausgepreßtem Saft die von Haarausfall betroffene Stelle neun
Tage lang, wobei aber die Einreibung an den einzelnen Tagen zweimal
erneuert wird. Kresse, mit Senf verrieben und auf die von Haarausfall 11
betroffenen Stellen gestrichen, nützt wirksam. Quitten, mit Wein gekocht, 12
danach verrieben, zerlassenem Wachs beigegeben und auf den Kopf auf-
getragen, lassen das Haar wachsen. Es lohnt die Mühe, die von Haarausfall 13
betroffenen Stellen mit Balsam einzureiben, damit die Haare schnell (neu)
wachsen. Man zerreibt 8 Scripuli rotes Natron, 2 Scripuli Bimsstein und 14
8 Scripuli ammonisches Salz sorgfältig, mischt sie danach und reibt zunächst
den Kopf mit Meerkork und Natron, das (miteinander) vermischt worden
ist, ein und trägt darauf das Heilmittel auf; dadurch wachsen die Haare
(neu). Der Haarausfall, der auf folgende Weise geheilt wird, bedeutet für 15
den Kopf eine große Entstellung: Man bereitet aus Schlangenhaut Asche
und streut sie dort ständig auf; man heilt die Schädigung ohne Verzögerung.
Den Wirkstoff aus verbranntem Schwefel, der vom Walker hergestellt wird, 16
mischt man mit Rosenöl und streicht ihn mit einer kleinen Feder auf den
Kopf. Eicheln, die Galläpfeln ähneln, heilen, mit Bärenfett verrieben, 17
Haarausfall. Auch die Asche von verbrannten Bucheckern nützt, wenn sie 18
mit Honig auf die von Haarausfall betroffenen Stellen gestrichen wird.
Zerriebenes Pulver von verbrannten Zypressenkügelchen, Asche von ver- 19
brannten Hufen eines männlichen oder weiblichen Maultiers und Myrtenöl,
auch Asche oder zerriebener Dreck von Mäusen und frische Asche eines
verbrannten Igels oder frischer Mist vom Igel und Sandarach; alle diese
Ingredienzien, mit Essig und mit flüssigem Pech gemischt und aufgetragen,
erhalten auch ausfallende Haare. Asche von verbranntem Hasenhaar wird 20
mit Myrtenöl, Stiergalle und zerriebenem Alaun gemischt, und das etwas

21 tumque medicamen inlitum admodum prodest. Muscarum capita comb-
22 usta et cum melle trita capitique inlita mire alopicias tollunt. Fimum
columbinum si quis cum aceto tritum capiti inponat, alopicias et cica-
23 trices omnes sanabit. Capilli et barbae nascentur etiam glabro, si li-
chenem asini, id est collectionem duram, quae est circa crura eius,
conburas et teras et puluerem illum ex oleo uetere inponas. Hoc ita
ualidum est, ut, si mulieri inde maxillam unxeris, barbas ei nasci scias.
24 Erinacei caput et pellicula conbusta cinisque eius adiecto melle inlitus
alopiciis cito prodest. Caput autem eius per se conbustum et adiecta
ipsius adipe cinis ille alopiciis inlitus etiam cicatricosis facit pilos re-
nasci. Quod si totum ipsum quis exurat et puluerem eius bene tritum
cum adipe ursina caluo ad integrum capiti inponat, decorem pristinum
25 restituet capillorum. Ad tineam curandam: Sulphuris uiui – II, salis
fossicii – I. Tunsa et cribrata haec raso capiti et loto in balneo con-
fricabis ita, ut prius de oleo locus capitis tineosus perungatur et sic
puluis iste aspergatur et diu fricetur, quousque liquefiat sudore ca-
pitis. Hoc modo intra sex dies curabitur tinea. Facit hoc medicamen
et ad scabiosos, prodest et his, quibus pustulae nascuntur in facie
26 tamquam elefantiacae rubentes. Ad capillos, qui post infirmitatem
decidunt, confirmandos cedro et oleo pari pondere mixto assidue eos
27 unge et leuiter pectina; laudabis effectum. Ad capillos decidentes con-
firmandos adipem ursinam cum ladano miscebis et caput perunges uel
loca defluentium capillorum, aut ladani uncia una et longitae unciis
28 duabus tritis et permixtis caput perunges. Ad fluentes capillos scobem
de cornu ceruino permisce cum semine myrtae et nitro adiecto butyro
oleoque et capiti raso densissime obline; etiam ex infirmitate fluentes
29 capillos efficaciter continebis. Sandaraca cum aceto incocta et em-
30 plastri more inposita fluentem capillum ualedissime solidat. Si quis
maleficiis capillos perdiderit, hac eos ad pristinam formam ratione
reparabit, si lacertum salsum martensem cum suo capite et lanae pur-
pureae optime in conchylio tinctae duas ligulas et chartam cubitalis
mensurae separatim comburat cineremque permisceat conteratque cum
oleo cedrino paulatim adiecto, ut crassitudinem uelut glutis faciat,
eoque medicamine glabrum locum perfricet, ita ut prius diu linteo
31 asperiore detergeat. Afronitri floris pilulas XXX, nucem pineam, de
qua propter uetustatem nuclei deciderint, tunsam, saponis Gallici seli-

21 Plin. 29,106 Ps. Theod. p. 270,24 Append. misc. Brux. 215 p. 399,24
22 Ps. Theod. p. 270,25 **24** Plin. 29,107 **27** Plin. 28,163 **29** Med. Plin. 1,4,3 p. 11,12 **31** cf. Marc. 7,1

8 ei **P** *corr. Li* 13 sulphoris **P** 23 lonchitae *Heraeus* 30 purpurae **P**
33 cedrino] cretino **P**

erwärmte Heilmittel nützt, wenn es aufgetragen wird, in hohem Grad. Fliegenköpfe, verbrannt, mit Honig verrieben und auf den Kopf gestrichen, 21
beseitigen Haarausfall in wunderbarer Weise. Wenn jemand Taubenmist, 22
mit Essig verrieben, auf den Kopf aufträgt, heilt er Haarausfall und alle Narben. Kopf- und Barthaar wachsen auch beim Glatzköpfigen (neu), wenn 23
man die Flechte vom Esel, d. h. eine harte Ansammlung verdorbener Säfte, die an seinen Schenkeln auftritt, verbrennt, zerreibt und jenes Pulver in altem Öl aufträgt. Dieses Mittel ist so stark, daß man, wenn man einer Frau damit das Kinn einreibt, wissen muß, daß ihr Barthaare wachsen. Kopf und 24
Haut vom Igel verbrannt und die Asche davon, unter Zusatz von Honig auf die von Haarausfall betroffenen Stellen gestrichen, nützt rasch. Wenn aber sein Kopf für sich verbrannt und sein eigenes Fett hinzugefügt wird, läßt jene Asche, wenn sie auf Stellen gestrichen wird, die von Haarausfall betroffen sind, auch wenn sie narbig sind, die Haare neu wachsen. Wenn nun jemand ihn selbst ganz verbrennt und das Pulver davon, mit Bärenfett gut verrieben, auf einen völlig kahlen Kopf aufträgt, stellt er den früheren Schmuck der Haare wieder her. Um von Läusen zu heilen: 2 Unzen Jung- 25
fernschwefel und 1 Unze Steinsalz. Man reibt diese Ingredienzien, zerstoßen und gesiebt, auf dem rasierten und im Bad gewaschenen Kopf ein, in der Weise, daß die von Läusen befallene Stelle am Kopf zunächst mit Öl eingerieben wird und so dieses Pulver aufgestreut und lange eingerieben wird, bis es durch den Schweiß des Kopfes flüssig geworden ist. Auf diese Weise bringt man innerhalb von sechs Tagen bei Läusen Heilung. Dieses Heilmittel wirkt auch bei denjenigen, die an Krätze leiden, es nützt auch denjenigen, bei denen sich im Gesicht Bläschen bilden, die rot sind, wie wenn sie von der Elephantiasis herrühren. Um die Haare zu kräftigen, die nach 26
einer Krankheit ausfallen, reibe sie mit Zedernöl und Öl, in gleichem Gewicht gemischt, ständig ein, und kämme sie leicht; du preist den Erfolg. Um ausfallende Haare zu kräftigen, mischt man Bärenfett mit Cistusharz, 27
reibt den Kopf oder die Stellen, an denen die Haare ausfallen, ein, oder man reibt den Kopf mit einer Unze Cistusharz und zwei Unzen Stendelwurz, zerrieben und vermischt, ein. Gegen ausfallende Haare vermische Späne 28
von Hirschhorn mit Myrtensamen und Natron unter Zusatz von Butter und Öl, und streiche es ganz dick auf den rasierten Kopf; auch die Haare, die infolge einer Krankheit ausfallen, erhältst du (damit) mit Erfolg. Sandarach, 29
mit Essig gekocht und als Pflaster aufgelegt, festigt ausfallendes Haar sehr stark. Wenn jemand durch Verwünschungen seine Haare verloren hat, stellt 30
er sie auf folgende Weise in ihrer früheren Beschaffenheit wieder her, wenn er eine gesalzene narbonensische Roßmakrele mit ihrem Kopf, zwei Löffel Purpurwolle, die mit Purpurschnecken sehr gut gefärbt worden ist, und ein Blatt Papyrus vom Maß einer Elle für sich verbrennt, die Asche vermischt und mit Zedernöl verreibt, das nach und nach hinzugefügt wird, so daß er es auf die Dicke etwa von Leim bringt, und mit diesem Heilmittel soll er die kahle Stelle einreiben, in der Weise, daß er sie zuvor lange mit einem recht rauhen Leinentuch abreibt. Man vermischt 30 Kügelchen Schaumsalpeter- 31
blüte, einen zerstoßenen Pinienzapfen, aus dem wegen seines Alters die Kerne herausgefallen sind, ein halbes Pfund gallische Seife und drei Cyathi

bram, uini Amminei cyathos tres simul permiscebis et conteres et caput glabrum inlines. Hoc medicamine etiam crispi capilli nascentur.
32 Malua cum sua radice uehementer coquitur, ex cuius aqua capillus,
33 cui curatione opus est, in balneo assidue lauatur. Olei cicini – III,
ladani – III; ladanum tritum paulatim admiscebis et, cum mellis crassitudinem feceris, radices capillorum assidue inlines.

CAPVT VII

Capillo Nigrando Et Incrispando. His Adiecta Svnt Qvae Flevgma Et Perfrictiones Capitis Dedvcvnt

Crispando capillo conpositionem huiusmodi facies: Afronitri floris tortulas numero XXX, nucem pineam, de qua propter uetustatem nuclei delapsi sint, tunsam et in puluerem redactam, saponis Gallici – III et Amminei uini cyathos III ⟨permiscebis et conteres⟩ atque inde caput inlines et in balneo lauabis. Sphondylio quoque caput perun-
2 geatur, sed prius radatur. Cornum arietis uratur cinisque eius cum
3 oleo conteratur atque inde derasum caput frequenter unguatur. Capillis nigrandis infectio optima: Hirundinum stercus, quantum sufficiat, cum aceti sextario mitte in uas fictile atque in fimo caballino per dies XXXV suffossum habeto ac sic macerato atque hoc medicamento rasum caput inlinito in umbra per pinniculam pictoris; sed seuo ceruino faciem prius perunge, ne quid inde destillet et maculet, et, dum siccatur infectio, oleum intra os teneto, ne et dentes infici-
4 antur, ac post inposueris medicamen, quarto die caput lauato. Medium lapidem conterito eique admisceto nardi puri quantum satis uidebitur. Quo medicamine si frequenter caput ungeas, prohibebis canos nasci et
5 in locum canorum nigri emicabunt capilli. Experieris uerum remedium, si agnum candidissimi capitis decoxeris atque inde caput eius, quem
6 canum esse nolis, ungi praeceperis. Hoc facito, ne capilli canescant: Radicem unam caulis quanto ampliorem et uetustiorem in furno siccabis eamque minutissime concides et in ollam rudem mittes et aqua fontana recenti implebis et ad medium decoques operta olla, tum in balineo caput sapone optime lauabis, cumque satis mundum effeceris, etiam ea aqua, quam paraueris de radice caulis, caput ita confricabis, tamquam solum ex ea laues, mox capillum linteo inuolues nec ulla

32 cf. Q. Ser. 34 VII **1** 10 cf. Marc. 6,31 14 Med. Plin. 1,5,4 p. 12,14

4 kikni **P** *corr. Co* 5 ladano trito **P** *corr. Ni* ladano trito paulatim admiscebis oleum *Co* 11 turtulas **P** 13 *lacunam e cap. 6,31 explendam statuit Ni* 24 *a uocabulo* uidebitur *rursus incipit* **L** 26 emigabunt **PL**

Aminäerwein miteinander, verreibt es und bestreicht den kahlen Kopf
(damit). Durch dieses Heilmittel wachsen auch krause Haare (wieder). Malve 32
wird mit ihrer Wurzel stark gekocht, mit deren Wasser das Haar, das eine
Behandlung nötig hat, im Bad ständig gewaschen wird. 3 Unzen Rizinusöl 33
und 3 Unzen Cistusharz; man mischt das Cistusharz zerrieben nach und
nach bei und bestreicht, wenn man es auf die Dicke von Honig gebracht hat,
ständig (damit) die Haarwurzeln.

7. KAPITEL

Zum Schwarzfärben und Kräuseln des Haares. Im Anschluss an diese (Rezepte) sind Mittel aufgeführt, die Schleim und Erkältungen des Kopfes beseitigen

Zum Kräuseln des Haares stellt man eine Zusammensetzung folgender
Art her: Man vermischt Kügelchen von Schaumsalpeterblüte, 30 an Zahl,
einen Pinienzapfen, aus dem wegen seines Alters die Kerne herausgefallen
sind, zerstoßen und zu Pulver gemacht, 3 Unzen gallische Seife und 3 Cyathi
Aminäerwein, verreibt sie, bestreicht damit den Kopf und wäscht ihn im
Bad. Auch mit Bärenklau soll der Kopf eingerieben werden, aber vorher soll
er rasiert werden. Widderhorn soll verbrannt, seine Asche mit Öl verrieben 2
und damit der rasierte Kopf häufig eingerieben werden. Zum Schwarzfärben 3
der Haare ist (folgende) Färbung die beste: Schütte Schwalbenmist in
genügender Menge mit einem Sextarius Essig in ein Tongefäß, halte ihn
35 Tage hindurch in Pferdemist vergraben, lasse ihn so aufweichen, und
bestreiche mit diesem Mittel den rasierten Kopf im Schatten mit einem
kleinen Malerpinsel; aber zuvor reibe das Gesicht mit Hirschtalg ein, damit
nichts davon herabtropft und Flecke gibt, halte, während die Färbung
trocknet, Öl im Mund, damit sich nicht auch die Zähne färben, und wasche
am vierten Tag, nachdem du das Mittel aufgetragen hast, den Kopf. Zerreibe 4
einen medischen Stein, und mische ihm reine Narde in ausreichend erscheinender Menge bei. Wenn du mit diesem Mittel den Kopf häufig einreibst,
verhinderst du, daß graue Haare wachsen, und anstelle der grauen sprießen
schwarze Haare hervor. Man lernt das wahre Mittel kennen, wenn man ein 5
Lamm mit schneeweißem Kopf kocht und die Anweisung gibt, daß damit
der Kopf dessen, der nicht grauhaarig sein soll, eingerieben wird. Tu folgen- 6
des, damit die Haare nicht grau werden: Du trocknest eine möglichst große
und alte Kohlwurzel in einem Backofen, zerschneidest sie ganz klein,
schüttest sie in einen gewöhnlichen Topf, füllst ihn mit frischem Quellwasser
auf, läßt (es) bis zur Hälfte im geschlossenen Topf einkochen, wäschst dann
im Bad den Kopf mit Seife sehr gründlich und reibst den Kopf, wenn du ihn
genügend gereinigt hast, auch mit dem Wasser, das du aus der Kohlwurzel bereitet hast, so ab, als ob du (ihn) allein damit wäschst, wickelst
dann das Haar in ein Leinentuch ein, verwendest darüber hinaus kein

supra aqua uteris et ita siccabis. Hoc purus ages puris etiam ministris
7 usus. Ad nigrandum capillum egregie facit, si oui coruini quae sunt
interiora inpari numero in uas aereum mittas atque illic diu coagites
et raso capite in umbra per pinniculum pictoris inponas; sed, donec
siccetur infectio, et oleum in ore teneri oportet et seuo ceruino faciem
perungi, ne destillantibus guttis maculetur; tanta enim solet esse uis
eius, ut etiam dentes, dum siccatur, inficiat. Quarto autem die caput
8 lauari oportet post medicamen inpositum. Vermium terrenorum cinis
oleo adiectus, quo uti feminae in pectendo solent, capillos prohibet
9 senectute mutari. Folia cupressi trita ex aceto capiti inlita et inficiunt
10 canos et in eorum locum nigros educunt capillos. Nuces iuglandes
adhuc uirides et teneras et totidem glandes uelles ex arbore adhuc
uirides et necdum maturitate solidatas atque in pila contusas exprimes
earumque suco ad inficiendos canos, dum caput pectis, pectinem tin-
11 gues. Sanguisugarum sextarius duobus sextariis nigri uini miscetur et
XL diebus in uasculo plumbeo diligenter clauso maceratur; postmodum
cum ipso uino conteruntur erudines, et in sole calido capiti deraso ad
permutandos capillos earum sucus inponitur oleo, ne dentes inficiantur,
12 donec siccetur medicamen, in ore detento. Erui siliquae, priusquam
arescant, cum foliis et caule suo conteruntur et raso capiti, ut capilli
13 nigrescant, protinus inlinuntur. Herba, quae Graece acte, Latine ebu-
lum, Gallice odocos dicitur, exprimitur etiam cum suis granis, eiusque
suco cotidie inlito pectine crines, qui inficiendi sunt, perducuntur.
14 Pomorum de moro maturrimorum – III, acaciae ℘ I, caricas numero
VII quanto nigriores pariter macerabis caelesti aqua in uasculo aereo
clauso atque inde capillos semper inlines et fricabis. Sed quae super-
fuerint, in eodem uasculo permaneant; diuturnitate enim efficaciora
15 sunt. Conpositio efficax ad capillos inficiendos et confirmandos et specie
augendos: Fenograeci sextarium, lini seminis tantundem, calami aro-
matici ℘ I, scini ℘ I, cassiae ℘ I, gallae trichidos ℘ I, ladani – III,
roris coriarii ℘ I, aquae fluuialis Ꞩ XVIIII. Omnia haec in unum uas
mittes et diebus XL sub diuo positum iubebis cotidie per puerum
uirginem commoueri ita, ut si quando puer ipse defuerit, signetur
neque a quoquam nisi a puero alio uirgine contingatur. Postea re-
condes diligenter et sub signaculo habeto et cotidie aqua eadem caput

7 Med. Plin. 1,5,2 p. 12,6 Sext. Plac. 27,7 **8** Med. Plin. 1,5,5 p. 12,16 cf. Q. Ser. 48 **9** Med. Plin. 1,5,4 p. 12,13 cf. Q. Ser. 43 **11** Plin. 32,67 sq. Med. Plin. 1,5,3 p. 12,9 **12** Med. Plin. 1,5,4 p. 12,12

5 oportit **L** 6 distillantibus **P** 8 oportit **L** 13 maturitatem **PL** 17 hirudines *edd.* 20 arescatur **P** 21 nigriscant **L** 24 maturimorum **L** 30 schoeni *edd.* trichitidos *edd.* 34 uirginem **L**

Wasser mehr und trocknest (es) so. Dies tust du in sauberem Zustand unter
Hinzuziehung ebenfalls sauberer Gehilfen. Um Haare schwarz zu färben, 7
wirkt es ausgezeichnet, wenn man die inneren Teile von Rabeneiern in
ungerader Zahl in ein Kupfergefäß schüttet, dort lange schüttelt und auf
den rasierten Kopf im Schatten mit einem kleinen Malerpinsel aufträgt;
doch muß man, während die Färbung trocknet, Öl im Mund halten und das
Gesicht mit Hirschtalg einreiben, damit es nicht von herablaufenden Tropfen
fleckig wird; ihre Wirkung ist nämlich so groß, daß sie, während sie trock-
net, sogar die Zähne färbt. Am vierten Tag, nachdem das Mittel aufgetragen
worden ist, muß der Kopf aber gewaschen werden. Asche von Regenwürmern, 8
dem Öl beigegeben, das die Frauen beim Kämmen zu verwenden pflegen,
verhindert, daß sich die Haare im Alter verändern. Zypressenblätter, in 9
Essig verrieben auf den Kopf gestrichen, färben graue und bringen an ihre
Stelle schwarze Haare. Man reißt Walnüsse, die noch grün und zart sind, 10
und ebensoviel Eicheln, die noch grün und noch nicht durch Reifen fest
geworden sind, vom Baum und preßt sie, in einem Mörser zerstoßen, aus;
um die grauen Haare zu färben, feuchtet man, während man den Kopf
kämmt, den Kamm mit ihrem Saft an. Ein Sextarius Blutegel wird mit zwei 11
Sextarii dunklem Wein gemischt und 40 Tage in einem sorgfältig verschlos-
senen Bleigefäß eingeweicht; danach werden die Blutegel mit demselben
Wein verrieben, und ihr Saft wird, um die Haare zu färben, in der warmen
Sonne auf den rasierten Kopf aufgetragen, wobei Öl im Mund gehalten
wird, damit sich nicht, während das Mittel trocknet, die Zähne verfärben.
Ervenhülsen werden, bevor sie trocken werden, mit Blättern und ihrem 12
Stengel zerrieben und, damit die Haare schwarz werden, sofort auf den
rasierten Kopf gestrichen. Ein Kraut, das auf griechisch acte, auf lateinisch 13
ebulum und auf gallisch odocos genannt wird, wird auch mit seinen
Körnern ausgepreßt, und mit einem Kamm, der täglich mit dessen Saft
bestrichen wird, werden die Haare, die gefärbt werden sollen, durch-
gekämmt. Man weicht 3 Unzen ganz reife Früchte vom Maulbeerbaum, 14
1 Pfund Akaziengummi und möglichst dunkle getrocknete Feigen, 7 an Zahl,
gleichmäßig in Regenwasser in einem verschlossenen Kupfergefäß ein und
bestreicht damit immer die Haare und reibt sie immer damit ein. Aber
was übriggeblieben ist, soll in demselben Gefäß bleiben; durch die Länge
der Zeit wird es nämlich wirksamer. Eine Zusammenstellung, die wirksam 15
ist, um Haare zu färben, zu kräftigen und in ihrem Aussehen zu heben:
Einen Sextarius Bockshornkraut, ebensoviel Leinsamen, 1 Pfund duftendes
Rohr, 1 Pfund Binsen, 1 Pfund Kasia, 1 Pfund Alaungallen, 3 Unzen
Cistusharz, 1 Pfund Gerbersumach und 19 Sextarii Flußwasser. Alle diese
Ingredienzien schüttest du in ein Gefäß und läßt es 40 Tage, unter freien
Himmel gestellt, täglich von einem keuschen Knaben umrühren, in der
Weise, daß es, falls der Knabe selbst einmal nicht da ist, versiegelt und
von keinem außer von einem anderen keuschen Knaben berührt wird.
Danach bewahrst du es sorgfältig auf und hältst es unter Siegelverschluß;
benetze täglich mit demselben Wasser den Kopf, und kämme den Kopf

16 inrora et pectine inde madefacto caput pecte. Ad fleugmata de capite
et aqualiculo deducenda scillae libram unam in aquae § III infusam
coques ad tertias, postea aceti optimi sextarium adicies et tamdiu
iterum simul omnia excoques, quamdiu ad sextarium perducas, tum
colabis et adicies mellis optimi ℔ II. Iterum omnia simul tamdiu co-
17 ques, quamdiu ad mellis crassitudinem ueniat. Conpositio pulueris ad
reuma totius corporis, sed maxime ad capitis necnon et ad perfric-
tiones et constrictiones cerebri resoluendas: Euforbi – II, piperis – IIII,
bacarum lauri siccarum – IIII, samsuci – II, centaureae – III, aristo-
lociae longae – IIII, iris Illyricae – IIII, myrrae – IIII, bidellae – IIII,
cicidae – IIII, stypteriae schistes – IIII, nitri Alexandrini combusti et
uino uetere extincti – IIII, salis ammoniaci – IIII. Haec omnia con-
tundenda, deinde cribranda et permixta in uasculo uitreo habenda.
Cum necesse erit, conspergendus in balineo capiti hic puluis uel mem-
bris, dum adhuc sicca sunt, id est antequam sudent, et perfricanda
diutissime, posteaquam puluerem consperseris; dehinc lauandum ca-
put in calore frigida aqua et obseruandum, ne in calidam caput mer-
gas; in frigidam sane, quotiens uolueris, merge et postea sabano dili-
genter exsicca.

18 Confectio siue dispositio emplastri, cui uocabulum est dictamnos:
Dictamni part. XXV, chamaemeli part. XIIII, sfagnu part. VIIII, cy-
peri part. VII, poliu part. XII, lithu gagatu part. VII, cerae ⟨rufae⟩
part. XII, resinae terebinthinae part. XIIII, ammoniaci gutta part.
XXXV, propoleos part. XII, psimythii part. XII, chalcanthi part.
XXIIII, galbani part. XXV, chamaepityos part. VIII, trifolii part.
IIII, pentafolii part. IIII, aristolociae grossae part. XXXV, centau-
reae aut gentianae part. XII, lithargyri part. CL, resinae Colofoniae
part. L, ges ampelitidos part. XXII, picis durae uel siccae, si ges am-
pelitis non fuerit, part. XII, lepidos chalcu, id est squama ferri, part.
XVIII, difryges part. VIII, aloes part. XVI, libani candidissimi part.
XII, opopanacis part. VII, chamaedryos part. XII, marrubii part.
XII, artemisiae part. IIII, iris Illyricae part. VII, libanotidos part.
VI, olei ueteris part. XLVIII, resinae pituinae part. XXII, chalcu
cecaumenu part. XVIII, miltu part. XII, chalcitidos part. X, myrrae
19 part. VII, iu, id est aeruginis, part. I. Oleum uetus, quantum mitten-
dum fuerit pro modo specierum supra scriptarum, mittes in ollam
nouam et calefacies leni flamma uel potius igne, tunc mittes, sed pau-

1 fleucmata **P** fleumata **L** 2 diducenda **P** 4 exquoques **L** 11 cecidae *Ni (cf. uerb.)* 12 amoniaci **L** 21 sfacnu **PL** 22 cereae **P** rufae *add. Co coll. p. 106,7* 23 ammonici **P** ammunici **L** 28 XXI **L** durae] Bruttiae *Co coll. p. 106,3* 30 XVIIII **L** 31 chamdryos **PL** marruuii **L** 32 libanitidos **PL** 35 ion **PL**

mit einem Kamm, der darin angefeuchtet worden ist. Um Schleimmassen 16
aus Kopf und Magen abzuziehen, läßt man ein Pfund Meerzwiebeln, in
3 Sextarii Wasser geschüttet, auf ein Drittel einkochen, fügt danach einen
Sextarius sehr guten Essig hinzu und läßt zum zweitenmal alle Ingredienzien
zusammen so lange kochen, bis man sie auf einen Sextarius reduziert hat,
seiht sie dann und fügt 2 Pfund sehr guten Honig hinzu. Wiederum kocht
man alle Ingredienzien zusammen so lange, bis es die Dicke von Honig
erreicht hat. Die Zusammensetzung eines Pulvers gegen Fluß aus dem 17
ganzen Körper, aber besonders gegen Kopf(fluß), und auch um Erkältungen
und Verspannungen des Gehirns zu lösen: 2 Unzen Wolfsmilch, 4 Unzen
Pfeffer, 4 Unzen trockene Lorbeerbeeren, 2 Unzen Majoran, 3 Unzen
Tausendgüldenkraut, 4 Unzen lange Osterluzei, 4 Unzen illyrische Iris,
4 Unzen Myrrhe, 4 Unzen Bdellium, 4 Unzen Gallapfel, 4 Unzen Faseralaun,
4 Unzen verbranntes und in altem Wein gelöschtes alexandrinisches Natron
und 4 Unzen ammonisches Salz. Alle diese Ingredienzien sind zu zer-
stoßen, dann zu sieben und vermischt in einem Glasgefäß aufzubewahren.
Wenn es erforderlich ist, ist dieses Pulver im Bad auf den Kopf oder die
Gliedmaßen zu streuen, solange sie noch trocken sind, d. h., bevor sie
schwitzen, und sie sind lange einzureiben, nachdem du das Pulver auf-
gestreut hast; danach ist der Kopf mit kaltem Wasser zu waschen, und es
ist darauf zu achten, daß du den Kopf nicht in warmes Wasser tauchst;
in kaltes Wasser tauche ihn immerhin, sooft du willst, ein, und trockne
ihn danach mit einem Tuch sorgfältig ab.

Die Zubereitung oder Zusammenstellung eines Pflasters, das die Be- 18
zeichnung dictamnos trägt: 25 Teile Diptam, 14 Teile Mastixdistel, 9 Teile
Sphagnosmoos, 7 Teile Zypergras, 12 Teile Poleigamander, 7 Teile Gagat-
kohle, 12 Teile rotes Wachs, 14 Teile Terpentinharz, 35 Teile Ammoniak-
harztropfen, 12 Teile Vorwachs, 12 Teile Bleiweiß, 24 Teile Kupferblüte,
25 Teile Galban, 8 Teile Günsel, 4 Teile Klee, 4 Teile Fünfblatt, 35 Teile
dicke Osterluzei, 12 Teile Tausendgüldenkraut oder Enzian, 150 Teile
Silberglätte, 50 Teile Kolophonharz, 22 Teile pechhaltige Erde, 12 Teile
hartes oder trockenes Pech, wenn keine pechhaltige Erde vorhanden ist,
19 Teile lepis chalcu, d. h. Hammerschlag, 8 Teile Ofenbruch, 16 Teile
Aloe, 12 Teile schneeweißen Weihrauch, 7 Teile Opopanax, 12 Teile Ga-
mander, 12 Teile Andorn, 4 Teile Beifuß, 7 Teile illyrische Iris, 6 Teile
Rosmarin, 48 Teile altes Öl, 22 Teile Fichtenharz, 18 Teile gebranntes
Kupfer, 12 Teile Mennige, 10 Teile Kupferstein, 7 Teile Myrrhe und 1 Teil
ios, d. h. Grünspan. Du schüttest das alte Öl in der Menge, in der es nach 19
Maß der oben angegebenen Ingredienzien hineinzuschütten ist, in einen
neuen Topf und machst es auf schwacher Flamme oder besser auf dem
Feuer warm, dann schüttest du die Silberglätte, wobei du sie aber nach

latim de manu inspergens, lithargyrum bene tritum et adsidue spathomeli agitabis, quousque oleum illud ita inficiatur, ut colorem lithargyri trahat et in aliquantulum spissescat; postea aut picem Bruttiam tritam mittes, aut, quod melius est, ges ampelitem similiter tritam, propter quam diximus picem Bruttiam mitti debere, quia ges ampelites uera difficile inuenitur. His additis cum coeperit medicamen bene permixtum esse, ceram rufam pro modo, ut supra scriptum est, postea resinam pituinam remissam adicies necnon et resinam Colofoniam. Post haec mittes ammoniacum thymiama, id est guttam bene tritam et cribellatam, post addes lepidos chalcu necnon et chalcu cecaumenu, deinde addes milton, deinde difryges, deinde chalciten, postea chalcanthum et psimythium, post haec addes libanon leucon, id est tus album, et myrram et aloen, super his omnibus addes resinam terebinthinam et galbanum et lac uel umorem panacis, id est opopanacem. Sed omnes has species praedictas optime tritas et cribellatas mittere debebis ad mensuram uel partes supra scriptas, prout uolueris conficere medicaminis copiam. Quae cum omnia bene mixta fuerint et bene agitata, ollam tolle de foco et deinde calido adhuc medicamini herbas supra scriptas bene tritas et cribellatas infundes, immo manu uel digitis moderantibus paulatim insperges et adsidue spathomeli commouebis et permiscebis, post haec omnia mittes oleum chamaemilum et iterum igni non nimio adposita olla lente et paulatim decoques medi-
20 camen ita, ut illud manu non contingas, sed spathomeli agites. Confecto autem medicamine uteris sic: Ad dolorem temporum uel emigranii linteo spisso induces medicamentum et sic fronti uel temporibus adpones. Si uero umore capitis reumatizantis oculi grauabuntur, per totam frontem emplastrum inductum linteo similiter inpones. Si in naribus uel in auribus dolor aut uulnus fuerit siue carnulentae erunt aut umor inde manabit, oleo rosaceo solutum medicamen inmittes. Si fauces angina uel glandulae et parotides occupauerint aut inguina paniculae temptauerint, in initio doloris medicamen linteo inductum, sed siccum adpones. Facit et ad splenis dolorem aluta inductum et adpositum necnon et laterum dolori prodest similiter inpositum. Empyicis uero uel aemoptoicis, id est qui sanguinem de uisceribus per

4 tritam *om.* L 7 modum PL 9 amoniacum L 11 defryges L defriges P 12 simithium L libanoleucon L 13 terebentinam PL 21 chamaemelinum *He Ni (cf. Svennung Pall. 268)* 32 adponis P

und nach mit der Hand hineinstreust, gut zerrieben, hinein und rührst ständig mit einem Spatel um, bis sich jenes Öl so verfärbt hat, daß es die Farbe der Silberglätte angenommen hat und ein wenig zäh geworden ist; danach schüttest du entweder das zerriebene bruttische Pech oder, was (noch) besser ist, die in ähnlicher Weise zerriebene pechhaltige Erde hinein, anstelle derer, wie wir sagten, bruttisches Pech hineingetan werden darf, weil sich richtige pechhaltige Erde schwer finden läßt. Wenn das Heilmittel, nachdem diese Ingredienzien hinzugefügt worden sind, gut vermischt zu sein beginnt, fügst du das rote Wachs in dem Maß, wie es oben angegeben worden ist, danach das zerlassene Fichtenharz und auch das Kolophonharz bei. Nach diesen Ingredienzien schüttest du das Ammoniumharz, d. h. den gut zerriebenen und gesiebten Tropfen, hinein, danach fügst du den Hammerschlag und auch das gebrannte Kupfer hinzu, danach gibst du die Mennige, danach den Ofenbruch, danach den Kupferstein, danach die Kupferblüte und das Bleiweiß hinzu, nach diesen Ingredienzien gibst du den libanos leucos, d. h. den weißen Weihrauch, die Myrrhe und die Aloe hinzu, zu allen diesen Ingredienzien gibst du das Terpentinharz, das Galban und die Milch bzw. den Saft vom Panax, d. h. den Opopanax, hinzu. Aber alle diese zuvor genannten Ingredienzien mußt du, sehr gut zerrieben und gesiebt, in dem Maß oder zu den Teilen, die oben angegeben worden sind, hinzutun, je nachdem welche Menge des Heilmittels du herstellen willst. Wenn alle diese Ingredienzien gut gemischt und gut umgerührt worden sind, nimm den Topf vom Herd; danach schüttest du in das noch warme Heilmittel die oben angegebenen Kräuter, gut zerrieben und gesiebt, hinein, freilich streust du (sie) mit der Hand bzw. den Fingern, die das Maß bestimmen, nach und nach hinein, rührst sie ständig mit einem Spatel um und vermischst sie, nach allen diesen Ingredienzien schüttest du Kamillenöl hinein und läßt das Heilmittel zum zweitenmal, nachdem der Topf auf nicht zu starkes Feuer gesetzt worden ist, schwach und langsam kochen, in der Weise, daß du es nicht mit der Hand berührst, sondern mit einem Spatel umrührst. Nachdem aber das Heilmittel hergestellt worden 20
ist, wendest du es in folgender Weise an: Gegen den Schmerz in den Schläfen oder einer Kopfhälfte trägst du das Heilmittel auf ein dichtes Leinentuch auf und legst es so auf Stirn oder Schläfen. Wenn aber die Augen von der Flüssigkeit des an Fluß leidenden Kopfes belästigt werden, legst du das Pflaster, auf ein Leinentuch aufgetragen, in ähnlicher Weise über die ganze Stirn. Wenn in der Nase oder in den Ohren ein Schmerz oder eine Wunde vorhanden ist, sich in ihnen fleischartige Wucherungen bilden oder sich dort eine Flüssigkeit absondert, träufelst du das in Rosenöl gelöste Heilmittel ein. Wenn im Rachen Angina oder Mandelschwellungen und an den Ohren Drüsenschwellungen auftreten oder die Leisten Drüsenschwellungen befallen, legst du zu Beginn des Schmerzes das Heilmittel, auf ein Leinentuch aufgetragen, jedoch trocken, auf. Es wirkt auch gegen Milzschmerz, wenn es auf Alaunleder aufgetragen und aufgelegt wird, und es nützt auch gegen Schmerz in den Seiten, wenn es in ähnlicher Weise aufgelegt wird. Aber (auch) denjenigen, die an inneren Geschwüren leiden, oder den aemoptoici, d. h. denjenigen, die Blut aus den Eingeweiden durch

os eiectant, proderit, si thoraci inductum aluta inponatur. Facit et
ad reumata et ad arcthrisim pro malagmate adpositum, protrahit et
sagittas et sudes et si qua corpori inhaeserint similiter adpositum. Ad
loca uero pudenda, id est ad penem siue ad podicem, cum aliquod illic
uulnus fuerit, solutum medicamentum cera et oleo myrtino adponetur.
Si uero muliebribus causis fuerit necessarium, id est si uulua dolorem
uel carcinomata contraxerit, ponetur cum oleo susinato ita, ut em-
21 plastrum contra illum locum, qui in causa est, adponatur. Ad carbun-
culos sane et anthracas et scharadas aliaque reumatizantia uel ad stru-
mas et apostemata medicamen solutum aliquantulo melle debebis ad-
ponere. Cum autem purgatae fuerint pusulae uel collectiones et uul-
nera, tum sine melle emplastrum cum puro medicamine adpones. Facit
et ad furunculos similiter siccum adpositum et ad omnem pusulam
malam curandam; rumpit enim quae concreta sunt et purgat et cica-
tricat. Cum autem uulnus est, de quo inmodicus sanguis erumpit,
adpositum hoc medicamentum ilico et sanguinem sistit et uulnus curat
22 et cutem constringit et cicatricem tenuem facit. Resolutio autem uel
conpositio adponendi uulneribus medicaminis talis est: Mittes huius
medicaminis – III et adicies cerae – I, olei ueteris – VI. His uero,
qui habent aut in capite aut in auribus aut in naribus causas et uulnera,
adponendum sic resolues medicamen sine cera. Oleum sane pro tem-
pore, id est si aestas fuerit, minus adicies, si hiemps, amplius infundes.
Facit et ad morsus serpentium et ferarum omnium et ad morsus ho-
minis et canis rabidi. Neruorum quoque incisiones uel collisiones salu-
briter curat; quibus cum medendum fuerit, addes oleum rosaceum
cum modico aceto lanae sucidae infuso. Cum autem adposueris his
causis hoc medicamentum, post triduum aut post dies quinque liga-
23 turam, quam feceris, solues. Si uero ictu aliquo caput fractum fuerit
et testa conlisa, medicamen rosaceo oleo liquefacies et sic ipsi frac-
turae uel uulneribus infundes. Infuso uero interius medicamine nihilo-
minus desuper solum medicamen linteo inductum adpones et supra
ligabis lanam sucidam oleo et aceto modico infectam. De ipso autem
medicamine, si succenderis in cubiculo uel in domo, fugabis serpentes
et, si qua illic mala sunt, foras eicies. Hoc ipso medicamine incenso
suffita mulier facile purgabitur, etiam si pecus intra uterum habuerit
inmortuum. Saluberrimum autem esse omnibus et uirilibus et femi-

2 threumata PL traumata *Co* *corr. He* 5 oleum PL 9 scharadas] escharas *Co* (*cf. uerb.*) 10 aliquantulum P aliquantolum L *corr. Ni* 13 purunculos L 14 malam] maculam P et maculam *Co* 22 infundas L 23 morsus[I]] morsos L 24 uel *om.* L

den Mund auswerfen, nützt es, wenn es, auf Alaunleder aufgetragen, auf die Brust gelegt wird. Es wirkt auch gegen Flüsse und Gelenkentzündung, wenn es als erweichendes Mittel aufgelegt wird, es zieht Pfeile, Stacheln und beliebige Fremdkörper, wenn sie im Körper hängengeblieben sind, heraus, wenn es in ähnlicher Weise aufgelegt wird. An den Schamteilen, d. h. am Penis oder am After, wird aber, wenn dort eine Wunde vorhanden ist, das Heilmittel, in Wachs und Myrtenöl gelöst, aufgelegt. Wenn es aber bei Frauenkrankheiten erforderlich ist, d. h., wenn sich die Gebärmutter Schmerzen oder Krebsgeschwüre zugezogen hat, wird es mit Lilienöl aufgelegt, in der Weise, daß es wie ein Pflaster an jener Stelle, die von der
Krankheit befallen ist, aufgelegt wird. Gegen Karbunkel und anthraces, 21
Verschorfungen und andere schwärende Wunden oder gegen Drüsenschwellungen am Hals und Abszesse mußt du freilich das Heilmittel, in wenig Honig gelöst, auflegen. Wenn aber die Bläschen oder Ansammlungen verdorbener Säfte und Wunden gereinigt worden sind, dann legst du ein Pflaster mit dem reinen Heilmittel ohne Honig auf. Es wirkt auch gegen Furunkel, wenn es in ähnlicher Weise trocken aufgelegt wird, und um jede bösartige Bläschenbildung zu heilen; es läßt nämlich aufbrechen, was sich zusammengezogen hat, reinigt und läßt vernarben. Wenn es aber eine Wunde ist, aus der übermäßig viel Blut hervorbricht, bringt dieses Heilmittel, wenn es aufgelegt wird, das Blut sofort zum Stehen, heilt die Wunde,
zieht die Haut zusammen und läßt eine feine Narbe entstehen. Die Lösung 22
oder Zusammensetzung des Heilmittels, das auf die Wunden gelegt werden soll, ist aber folgende: Du nimmst von diesem Heilmittel 3 Unzen und fügst 1 Unze Wachs und 6 Unzen altes Öl hinzu. Bei denjenigen, die am Kopf, in den Ohren oder in der Nase Krankheiten und Wunden haben, löst du aber das aufzulegende Heilmittel so ohne Wachs. Öl fügst du freilich je nach der Jahreszeit, d. h., wenn es Sommer ist, weniger hinzu, wenn (es) Winter (ist), gießt du mehr hinein. Es wirkt auch gegen Bisse von Schlangen und allen wilden Tieren und gegen Bisse vom Menschen und vom tollwütigen Hund. Es heilt auch Schnittwunden oder Verletzungen der Sehnen erfolgreich; bei ihnen fügst du, wenn sie geheilt werden sollen, Rosenöl mit wenig Essig, der auf frische Wolle geträufelt wird, hinzu. Wenn du aber dieses Heilmittel bei diesen Krankheiten aufgelegt hast, entfernst du den Wickel, den du gemacht hast, nach einem Zeitraum von drei Tagen oder
nach fünf Tagen. Wenn aber der Kopf infolge eines Stoßes gebrochen und 23
die Schale verletzt ist, machst du das Heilmittel mit Rosenöl flüssig und träufelst es so auf den Bruch selbst oder auf die Wunden. Wenn aber das Heilmittel innen eingeträufelt worden ist, legst du nichtsdestoweniger außerdem das Heilmittel allein, auf ein Leinentuch aufgetragen, auf und bindest frische Wolle darauf, die in Öl und wenig Essig getränkt worden ist. Mit dem Heilmittel selbst verscheuchst du aber, wenn du es in einem Zimmer oder im Haus anzündest, Schlangen und treibst alle beliebigen Übel, falls es dort irgendwelche gibt, hinaus. Wenn eben dieses Heilmittel verbrannt wird, wird eine Frau, die damit geräuchert wird, mit Leichtigkeit gereinigt, auch wenn sie in der Gebärmutter einen toten Embryo hat. Du sollst aber nicht zweifeln, daß es bei allen Männer- und Frauenkrank-

neis causis ne dubites, si primum diligenter ac sollicite conficias, deinde, ut supra scriptum est, scienter utaris.

CAPVT VIII

Ad Omnes Et Mvltiplices Ocvlorvm Dolores Collyria Et Remedia Diversa, Etiam Physica De Probabilibvs Experimentis

Ad conturbationes et lippitudines subitas epiphorasque oculorum scio multa collyria tametsi tarde magnos tamen effectus habere, sed nulli collyriorum tantum tribuo quantum lycio Indico uel per se; hoc enim inter initia si quis ut collyrio inungeatur, protinus et dolore praesenti et futuro tumore liberabitur. Superuacuum est autem nunc laudes eius referre; in aliis enim expertus intelleges simplicis rei uix credendos effectus. Oportet ergo ut minime quater quinquiesue ex interuallo lippientem inungi, deinde, cum coniuerint oculi ad singulas inunctiones, ex aqua quam poterint sustinere calidissima sphongeis expressis uaporari diutius eodemque die in balineum duci eum, qui inunctus fuerit ita, ut cum cetero corpore caput quoque et faciem calidae inmergat et foueat uinumque post balineum ita, ut adsuetus est, sumat. Postero die, si qua uestigia epiphorae remanserint, inungueri collyrio aliquo acriore aquato sub uespere debet et rursus in balneum duci et uinum bibere. Hoc modo uno ferme die tolletur epiphora, praecipue incipiens neque adhuc alio medicamento tacta. Sed si ea uis fuerit epiphorae, ut non cedat uno die, expectari oportebit, donec impetus eius sedetur, et ita aeger in balneum ducatur ceteraque fiant, quae praecipimus fieri. Idem hoc medicamentum etiam supra oculos inlitum tardius quidem, sed eosdem effectus praestat, maxime in teneris corporibus, ut mulierum et puerorum, quorum oculi nullius medicamenti uim sustinere possunt. Triduo autem aut quadriduo plerum-
2 que tollit dolorem adiutum oui infusione et aquae calidae uapore. Compositio collyriorum, quam maxime probo, ad recentes epiphoras uel conturbationes oculorum tumoresque et dolores: Plantaginis tritae suci cyathos II teri oportebit cum croco quod sufficiat, id est denariis duobus, deinde cetera, quae infra scripta sunt, admisceri pridie macerata

VIII 1 Scrib. 19. 20 2 Scrib. 21

8 Indico uel] Indicoue **PL** *corr. Co* Indico Pataricoue *Heraeus coll. p. 486,31* Indico uero *Scrib.* 12 oportit **L** 13 conbiberint *Scrib.* '*quod fortasse praestat*' *Ni coll. p. 542,9* 19 balneo **PL** 22 concedat **P** cedat **L** *Scrib.* inpetus **L** 25 eiusdem **P** 27 quatriduo **P**

heiten sehr heilkräftig ist, wenn du es zunächst gewissenhaft und sorgfältig zubereitest und dann, wie es oben beschrieben worden ist, sachkundig anwendest.

8. KAPITEL

Augensalben und verschiedene Heilmittel gegen alle verschiedenartigen Augenschmerzen, auch natürliche (Mittel), die auf Grund von Erfahrungen verwendbar sind

Ich weiß, daß viele Augensalben bei Trübungen, plötzlichen Erkrankungen an Triefäugigkeit und Augenflüssen, wenn auch langsam, so doch große Wirkungen haben, aber von keiner Augensalbe halte ich so viel, wie vom indischen Lycium, sogar für sich allein (angewandt); denn wenn jemand dies als Augensalbe verwendet und sich damit zu Beginn einreibt, wird er sofort von gegenwärtigem Schmerz und künftiger Schwellung befreit. Es ist aber überflüssig, jetzt seine Vorzüge aufzuzählen; denn wenn man es bei anderen ausprobiert, erkennt man die kaum zu glaubenden Erfolge des einfachen Mittels. Der Triefäugige muß also wenigstens vier- oder fünfmal in Abständen eingerieben werden, danach müssen die Augen, wenn sie sich bei den einzelnen Einreibungen geschlossen haben, mit Wasser, das aus Schwämmen herausgedrückt wird, so warm, wie sie es aushalten können, längere Zeit benetzt werden, und derjenige, der eingerieben worden ist, muß an demselben Tag ins Bad geführt werden, in der Weise, daß er mit dem übrigen Körper auch Kopf und Gesicht in das warme Wasser eintaucht und badet und nach dem Bad Wein in der Weise zu sich nimmt, wie er es gewöhnt ist. Am folgenden Tag muß er, wenn (noch) irgendwelche Spuren des Augenflusses zurückgeblieben sind, gegen Abend mit einer schärferen Augensalbe, die mit Wasser versetzt worden ist, eingerieben, wieder ins Bad geführt werden und Wein trinken. Auf diese Weise wird der Augenfluß in der Regel an einem Tag beseitigt, besonders wenn er sich (noch) im Anfangsstadium befindet und noch mit keinem anderen Heilmittel berührt worden ist. Aber wenn die Heftigkeit des Augenflusses so groß ist, daß er nicht an einem Tag zurückgeht, muß man warten, bis sich sein Ansturm gelegt hat, und so soll der Kranke ins Bad geführt und das übrige getan werden, was wir zu tun vorgeschrieben haben. Eben dasselbe Heilmittel hat auch, auf die Augen gestrichen, zwar langsamer, aber (doch) dieselben Wirkungen, besonders bei zarten Körpern wie den von Frauen und Kindern, deren Augen die Stärke keines (anderen) Heilmittels aushalten können. In einem Zeitraum von drei oder vier Tagen beseitigt es aber meistens den Schmerz, wenn es durch Aufträufeln von Ei
und Dampf von warmem Wasser unterstützt wird. Ein Rezept für Kollyrien, 2
das ich ganz besonders schätze, gegen frischen Augenfluß oder Trübungen der Augen, Schwellungen und Schmerzen: Man muß 2 Cyathi Saft von zerriebenem Wegerich mit Safran in genügender Menge, d. h. mit zwei Denarii, verreiben, danach die übrigen Ingredienzien, die unten verzeichnet sind, beimischen, nachdem sie am Tag zuvor in dem Saft des oben

cum suco herbae supra scriptae, id est aloes Indicae ⚹ IIII, gummis
⚹ IIII, postea eiusdem plantaginis suci cyathos duos addi, ut, cum
spissata fuerit commixtio, collyria fingantur. Vtrumque autem genus
medicamenti eximie prodesse iudico proprietate quadam, sed praecipue
quod nullam in se aspritudinem habet ut pleraque, quibus fere in-
unguntur homines. Nam quae ex cadmia aut aere usto eiusdemque
generis pigmentis conponuntur, quamuis curiose terantur, naturam
tamen suam amittere non possunt; numquam enim ut sucus diluuntur,
sed cum ad summam suptilitatem perducta sunt, tamen quasi pulue-
rulenta necesse est maneant, quae oculorum partes uelut configunt,
certe exterius pungunt foramina primae tuniculae oculi; et in initiis
3 adhibita interdum molestiorem futuram concitant epiphoram. Quo
nomine etiam quod diaglauciu dicitur probo in initiis. Namque prod-
est hoc genere, quod ex eadem materia constat, quae nullam aspretu-
dinem habet, quandoquidem conponitur ex croci ⚹ V, sarcocollae ⚹ X,
glaucei suci ⚹ XX, dragacanthi ⚹ V et opi ⚹ V. Hoc enim ego adicio
et ita melius respondet. Sed opium et in hoc et in omni collyrio medi-
camentoque uerum adici oportet, quod ex lacte ipso papaueris silua-
tici capitum fit, non ex suco foliorum eius, ut institores huiusce rei
conpendii et lucri causa faciunt; illud enim cum magno labore et ex-
iguum conficitur, hoc sine molestia et abundanter. Teritur ante omnia
crocum, aqua pluuiali infusum macerari debet, deinde adiciatur illic
sarcocolla, glaucium, opium, dragacanthum. Prius enim omnia seorsum
macerari oportet non multa eius generis aqua, id est pluuiali, ut quam
primum, id est si fieri poterit eodem die, fingantur collyria; solet enim
hoc diu neglectum mortario inacescere. His fere utor primis diebus
collyriis, non sine ceteris auxiliis, prout res postulat, abstinentia dico
4 et sanguinis detractione, meliusque ea ceteris proficere adfirmo. Cum
uero pluribus quis diebus uexatus fuerit epiphora et perseuerantia
umoris atque pituita, quae ipso calore oculorum gluttinosior uisa fue-
rit, quod fere sexto septimoue die accidere solet, tunc proderunt et
ea collyria, quorum genus superius inprobauimus, conposita ex rebus
metallicis; facilius enim tum patientur oculi, si modo exulcerati non
fuerint, iniuriam. Quorum praecipue hoc mihi placet, quod a colore

3 Scrib. 22 **4** Scrib. 23

5 asperitudinem **P** 7 pigmentorum **PL** pigmentis *Scrib. structuram codicum parum iis, quae congessit Loefstedt ad Peregr. Aether. p. 293, defendi iudicat Ni, recte, ut opinor* 8 ammittere **PL** 10 confingunt **P** 11 ad ininitiis **PL** *corr. Ni* ab initiis *Co* atque in initiis *Scrib.* 12 concitatem **P** concitantem **L** 16 dracacanthi **PL** 18 oportit **L** 24 oportit **L** 26 inarescere *Scrib.* 30 tumoris *Scrib.* 34 calore **PL**

angegebenen Krautes eingeweicht worden sind, d. h. 4 Denarii indische Aloe und 4 Denarii Gummi, und danach zwei Cyathi Saft desselben Wegerichs zufügen, so daß sich, wenn die Mischung zäh geworden ist, Kollyrien formen lassen. Ich bin aber der Meinung, daß beide Arten des Heilmittels auf Grund einer gewissen Eigentümlichkeit vorzüglich nützen, aber besonders diejenige, die in sich keine Unebenheit hat wie die meisten, mit denen die Patienten in der Regel eingerieben werden. Denn diejenigen (Mittel), die aus Galmei oder gebranntem Kupfer und Stoffen derselben Art zusammengestellt werden, können, wie sorgfältig sie auch zerrieben werden, trotzdem ihre Natur nicht verlieren; denn niemals lassen sie sich zu einem Saft auflösen, sondern sie müssen, wenn sie auf äußerste Feinheit gebracht worden sind, trotzdem gewissermaßen pulverförmig bleiben, (Mittel,) die die Teile der Augen gleichsam durchbohren und mit Sicherheit Löcher außen in die erste Augenhaut stechen; und sie verursachen, zu Beginn angewandt, bisweilen einen Augenfluß, der (noch) lästiger ist. Aus 3
diesem Grund schätze ich auch am Anfang (das Mittel), das diaglauciu genannt wird. Denn es nützt in der Beziehung, daß es aus eben der Substanz besteht, die keine Unebenheit aufweist, da es ja aus 5 Denarii Safran, 10 Denarii Sarcocolla, 20 Denarii Glauciumsaft, 5 Denarii Tragantgummi und 5 Denarii Opium zusammengesetzt wird. Dies füge ich nämlich hinzu, und so wirkt es besser. Es muß aber bei dieser und bei jeder Augensalbe und jedem Heilmittel echtes Opium hinzugetan werden, das direkt aus dem Saft der Köpfe von wildem Mohn gewonnen wird, nicht aus dem Saft von dessen Blättern, wie ihn die Vertreter dieses Artikels aus Gründen des Vorteils und Gewinns herstellen; denn jenes wird mit großer Mühe und in geringer Menge hergestellt, dies ohne Anstrengung und im Überfluß. Vor allen Ingredienzien wird der Safran zerrieben, er muß, mit Regenwasser benetzt, eingeweicht werden, danach werden dort die Sarcocolla, das Glaucium, das Opium und der Tragantgummi hinzugefügt. Zunächst müssen nämlich alle Ingredienzien gesondert in nicht viel Wasser dieser Art, d. h. Regenwasser, eingeweicht werden, damit sobald wie möglich, d. h., wenn es geschehen kann, (noch) an demselben Tag, Kollyrien geformt werden können; dieses Mittel pflegt nämlich, wenn es lange in einem Mörser stehenbleibt, sauer zu werden. Diese Kollyrien verwende ich in der Regel an den ersten Tagen, nicht ohne die übrigen Heilverfahren, je nachdem der Fall es erfordert, ich meine Enthaltsamkeit und Blutentnahme, und ich versichere, daß sie besser wirken als die übrigen. Wenn aber jemand 4
an mehreren Tagen von Augenfluß und Hartnäckigkeit der Flüssigkeitsabsonderung und Schleim gequält wird, der sich durch die unmittelbare Hitze in den Augen zäher zeigt, was ungefähr am sechsten oder siebenten Tag zu geschehen pflegt, dann nützen auch die Augensalben, deren Art wir weiter oben mißbilligt haben, da sie aus metallischen Stoffen zusammengesetzt sind; denn die Augen ertragen dann, wenn sie nicht gerade eitern, die harte Behandlung leichter. Von diesen gefällt mir besonders das (Mittel),

phaeon dicitur. Accipiat autem haec: Aeris usti * XII, cadmiae ustae
* XII, stibii cocti * VI, acaciae chylismatis * VI, croci * IIII, aloes
* III, opi * II, castorei uictoriati pondus, murrae, lycii idem pon-
deris, gummis * XVIII. Aqua pluuiali quae sunt dura macerantur et
diu teruntur, donec leuissima fiant; postea cetera alio mortario singula
trita admiscentur. Cum tollendum est, id est cum sunt fingenda
collyria, gummen adicitur. Hoc quidam etiam in initiis utuntur cum
5 oui aquato liquore per se. Necnon et hoc collyrio quidam in initiis
utuntur, quod a cinereo colore spodiacon appellatur. Conponitur autem
ex his: Cadmiae botryidos ustae super testa, donec candescat, et uino
Falerno extinctae * XL, cretae Samiae, quam astera Samias uocant,
* LXXX, stibii cocti * XX, opii * V, gummis Alexandrinae * XX.
Teruntur haec omnia pluuiali aqua macerata, ultimum gummi adi-
citur. Ante sane cetera ad leuitatem summam terantur et, ne prima
tunicula oculi exesa aliasue exulcerata sit, ut purum ulcus sit, diluitur
6 oui albo, quod est fere tenuissimum. Collyrium psittacinum a colore
ita dictum. Facit ad epiforas, quae cum tenui et acri lacrima exsistunt,
item ad ustiones et solutas cicatrices et uastum tumorem, quod, quia
loco interdum uidetur propellere oculum, promptosin uocant. Cum oui
albo, quod est tenue, inponitur, sed praecipue facit, cum quasi san-
guine suffusi sunt oculi et ob id nullum nisi lenissimum collyrium pa-
tiuntur. Recipit autem haec: Croci * IIII, cadmiae lotae * IIII, stibi
* IIII, opii * II, gummis * II, amuli recentis et dulcissimi * IIII.
Eodem ordine, quo scripta sunt, in mortario debent teri ex aqua plu-
uiali, amulum autem, cum iam fingendum erit collyrium, adicietur.
Interdum autem et hoc superinunguantur qui prius Athenippio curati
sunt. His fere collyriis lenibus omnia, quae cum tumore et dolore fiunt
7 circa oculos, remediamus. Perunctiones oculorum lippientium siue in-
unctiones, quae appellantur galaticae, huiusmodi sunt: Crocomagma-
tis * I, myrrae et croci * VII, aluminis fissi * VI, turis * VI,
gummis * VI, rosae floris * VI. Vino Chio non salso conspersa te-
runtur haec omnia diligenter, deinde confecta in collyriis aut pilulis
8 reponuntur. Perunctio oculorum ad omnem epiphoram satis utilis:
Croci – I, murrae – I, crocomagmatis – I, aeris flos – I, aluminis fissi

5 Scrib. 23. 24 6 Scrib. 27

2 stipii L 5 terantur PL 10 botroytidos *edd.* 17 tenui et] tenui sit L tenuis sit P *corr. Co* 19 promtosin L 22 stipi L 23 opi L 24 ordinem L 26 henippio PL *corr. Co* Athenippo *Scrib.* 29 galacticae *edd. (cf. uerb.)*

welches nach seiner Farbe Phaeon genannt wird. Es soll aber folgende
Ingredienzien enthalten: 12 Denarii gebranntes Kupfer, 12 Denarii ge-
brannten Galmei, 6 Denarii gekochten Spießglanz, 6 Denarii Akaziensaft,
4 Denarii Safran, 3 Denarii Aloe, 2 Denarii Opium, das Gewicht eines
Victoriatus Bibergeil, dasselbe Gewicht Myrrhe und Lycium und 18 Denarii
Gummi. Diejenigen Ingredienzien, die hart sind, werden in Regenwasser
eingeweicht und lange verrieben, bis sie ganz glatt geworden sind; danach
werden die übrigen, jedes einzelne in einem anderen Mörser zerrieben, bei-
gemischt. Wenn es aufgenommen werden soll, d. h., wenn Kollyrien geformt
werden sollen, wird das Gummi hinzugefügt. Dies wenden manche auch
am Anfang zusammen mit der wäßrigen Flüssigkeit vom Ei allein an. Und 5
auch die Augensalbe wenden manche zu Beginn an, die nach ihrer Asch-
farbe Spodiacon genannt wird. Sie wird aber aus folgenden Ingredienzien
zusammengestellt: 40 Denarii traubenförmigem Galmei, auf einer Ton-
scherbe verbrannt, bis er glühend geworden ist, und mit Falernerwein
gelöscht, 80 Denarii samischer Kreide, die man Stern der samischen Erde
nennt, 20 Denarii gekochtem Spießglanz, 5 Denarii Opium und 20 Denarii
alexandrinischem Gummi. Alle diese Ingredienzien werden, nachdem sie
in Regenwasser eingeweicht worden sind, verrieben, und als letztes wird
das Gummi hinzugefügt. Zuvor sollen freilich die übrigen Ingredienzien
bis zu äußerster Glätte zerrieben werden, und wenn nur die erste Augenhaut
nicht zerfressen oder sonst eitrig ist, so daß ein reines Geschwür vorliegt,
wird sie mit Eiweiß gespült, weil es so ziemlich das zarteste (Mittel) ist. Die 6
Papageienaugensalbe ist nach ihrer Farbe so benannt. Sie wirkt bei Augen-
fluß, der sich in dünner und scharfer Tränenflüssigkeit äußert, ebenso bei
Verbrennungen, weichen Narben und einer großen Schwellung, was man,
weil es bisweilen das Auge von seinem Platz vorzutreiben scheint, Vorfall
nennt. Sie wird mit Eiweiß, weil es zart ist, aufgetragen, aber besonders
wirkt sie, wenn die Augen gewissermaßen von Blut unterlaufen sind und
deswegen nur eine milde Augensalbe vertragen. Sie enthält aber folgende
Ingredienzien: 4 Denarii Safran, 4 Denarii gelöschten Galmei, 4 Denarii
Spießglanz, 2 Denarii Opium, 2 Denarii Gummi und 4 Denarii frische und
sehr süße Stärke. In derselben Reihenfolge, in der sie angegeben worden
sind, müssen sie in einem Mörser verrieben werden, die Stärke wird aber,
wenn nun die Augensalbe geformt werden soll, hinzugefügt. Bisweilen
werden aber auch diejenigen damit zusätzlich eingerieben, die zuvor mit
der Athenippischen Augensalbe behandelt worden sind. Mit diesen milden
Augensalben etwa behandeln wir alle Erkrankungen, die mit Schwellung
und Schmerz an den Augen auftreten. Die Salben für triefende Augen oder 7
die Einreibemittel, die die milchartigen genannt werden, sind folgender
Art: 1 Denarius Safranabfall, 7 Denarii Myrrhe und Safran, 6 Denarii
Faseralaun, 6 Denarii Weihrauc, 6 Denarii Gummi und 6 Denarii Rosen-
blüte. Alle diese Ingredienzien werden, nachdem sie mit nicht gesalzenem
Chioswein besprengt worden sind, sorgfältig verrieben, danach werden sie,
zu Kollyrien oder Pillen verarbeitet, aufbewahrt. Als Augensalbe gegen 8
jeden Augenfluß ist recht nützlich: 1 Unze Safran, 1 Unze Myrrhe, 1 Unze
Safranabfall, 1 Unze Kupferblüte, 1 Unze Faseralaun und eine halbe Unze

– I, turis ϵ. Ex uino teruntur haec optime. His Cosmus medicus adi-
cere solitus erat etiam mandragorae suci – I et lentisci suci – I ac
deinde permixtis omnibus formare collyria uel pastillos aut in uas
stagneum recondere et, cum opus esset, uti ad inunguendum uel super-
9 linendum. Est huiusmodi medicamentum, quod perichristarion uocant
Graeci, quod medicamentum satis efficax est, quo ita uti oportet, ut
palpebrae suptiliter inde superlinantur, ne quid intra oculum fluat.
Recipit autem haec: Croci Siculi * III, magmae croci * XII, turis
* III, aluminis rotundi * VI, opii * II, myrrae * II, cummis * III.
Ex uino Falerno teruntur haec uel asperguntur et, cum bene leuia
facta sunt, ad crassitudinem boni mellis spissantur. Adicitur postea
passi Cretici * I et reponitur in pyxide stagnea. Cum enim passum
10 adiectum fuerit, collyrium erit; nam ex ipso superlini debet. Bene facit
hoc medicamentum ad superlinendos oculos, quo Augustus usus est:
Aluminis fissi * XL, turis * X, aloes * XV, croci * XV, opii * II,
gallae * X, rosae foliorum aridorum * X, plantaginis suci uel seminis
* X. Ex uino Falerno teruntur haec uel asperguntur et, cum leuia
facta sunt ac mellis spissitudinem habent, adicitur his passi sextarius
11 uel quod sufficiat et reponitur in uaso stagneo uel argenteo. Collyrium
nigrum ab Antigono repertum ad omnia intacta faciens. Accipit: Cad-
miae * XXXV S, stibis * XXIIII, piperis * VIII, aeruginis rasae
* VIII, cummis * XXIIII; teritur ex aqua pluuiatica atque con-
ficitur. Cosmus adiecit huic collyrio centaureae tenuis suci * X, quod
12 recte factum reor. Collyrium quod ad omnem epiphoram et inquieta-
tionem et tumorem facit sedandum sine dolore. Accipit haec: Pom-
pholygis * VIII, cicutae suci aridi, id est siccati, * VI, opii * IIII,
mandragorae suci aridi * V, acaciae * VI, cummis * V; teritur ex
coriandri teneri suco. Hoc collyrium prodest etiam extra oculos per-
13 unctum, id est circumlitum. Collyrium ab Asclepiade ad epiphoras
speciatim repertum: Cretae Samiae * XI, opii * X, stibi * XL,
cummis * XX, aloes * X; teruntur haec et conficiuntur ex aqua
14 pluuiali. Collyrium, quod habuit Cosmus medicus inter arcana, miri-
ficum ad omnia oculorum uitia: Acaciae * XL, spumae argenti tritae
bene et lotae, donec candidissima et leuissima fiat, * XII, plumbi usti
et loti * XVI, stibii * XI, cretae Samiae * XII, cerussae * XVIII, cor-
nuum ceruinorum ustorum et lotorum quod erit candidissimum * VIII,

9 Scrib. 29. 30 **10** Scrib. 31

2 mandracore **L** 4 inungendum **L** superliniendum **L** 6 quo] quod **L** oportit **L** 8 sicoli **PL** 9 gummis **P** 14 superliniendos **P** 20 intata **L** 23 centauricae **L** 25 dolorem **PL** 28 collyrio **PL** 35 stipii **L** cornum **P** 36 ceruinum **PL**

Weihrauch. Diese Ingredienzien werden in Wein sehr gut verrieben. Ihnen pflegte der Arzt Cosmus auch 1 Unze Alraunsaft und 1 Unze Mastixsaft hinzuzufügen und danach, nachdem alle Ingredienzien vermischt worden waren, Kollyrien oder Tabletten zu formen oder sie in einem Gefäß aus Werkblei aufzubewahren und sie, wenn es erforderlich war, zum Einsalben oder Einreiben zu verwenden. Es gibt ein Heilmittel folgender Art, das 9
die Griechen perichristarion nennen, ein Heilmittel, das recht wirksam ist, das man so anwenden muß, daß die Augenlider damit dünn bestrichen werden, damit nichts ins Auge fließt. Es enthält aber folgende Ingredienzien: 3 Denarii sizilischen Safran, 12 Denarii Safranabfall, 3 Denarii Weihrauch, 6 Denarii runden Alaun, 2 Denarii Opium, 2 Denarii Myrrhe und 3 Denarii Gummi. Diese Ingredienzien werden in Falernerwein verrieben oder damit besprengt, und wenn sie recht glatt geworden sind, bis zur Dicke von gutem Honig eingedickt. Danach wird ein Denarius kretischer Rosinenwein hinzugefügt und (das Ganze) in einer Büchse aus Werkblei aufbewahrt. Wenn nämlich der Rosinenwein hinzugefügt wird, ist es eine Augensalbe; aber eben hiermit muß eingerieben werden. Gut wirkt, um die Augen zu 10
bestreichen, folgendes Heilmittel, das Augustus verwendet hat: 40 Denarii Faseralaun, 10 Denarii Weihrauch, 15 Denarii Aloe, 15 Denarii Safran, 2 Denarii Opium, 10 Denarii Gallapfel, 10 Denarii trockene Rosenblätter und 10 Denarii Saft oder Samen von Wegerich. Diese Ingredienzien werden in Falernerwein verrieben oder damit besprengt, und wenn sie glatt geworden sind und die Zähigkeit von Honig haben, wird ihnen ein Sextarius oder eine ausreichende Menge Rosinenwein hinzugefügt, und (das Ganze) wird in einem Gefäß aus Werkblei oder Silber aufbewahrt. Die von Antigonos 11
erfundene schwarze Augensalbe, die bei allen (von anderen Heilmitteln noch) unberührten Schädigungen wirkt. Sie enthält: $35^1/_2$ Denarii Galmei, 24 Denarii Spießglanz, 8 Denarii Pfeffer, 8 Denarii abgeschabten Grünspan und 24 Denarii Gummi; sie wird in Regenwasser verrieben und hergestellt. Cosmus fügte dieser Augensalbe 10 Denarii Saft von zartem Tausendgüldenkraut hinzu, was, wie ich glaube, recht getan war. Eine Augensalbe, 12
die wirkt, um jeden Augenfluß und jede Reizung und Schwellung schmerzlos zu beseitigen. Sie enthält folgende Ingredienzien: 8 Denarii Zinkblume, 6 Denarii trockenen, d. h. getrockneten Schierlingssaft, 4 Denarii Opium, 5 Denarii trockenen Alraunsaft, 6 Denarii Akazie und 5 Denarii Gummi; sie wird in dünnem Koriandersaft verrieben. Diese Augensalbe nützt auch, wenn sie außerhalb der Augen eingerieben, d. h. rundherum aufgestrichen wird. Eine von Asklepiades speziell gegen Erkrankungen an Augenfluß 13
erfundene Augensalbe: 11 Denarii samische Kreide, 10 Denarii Opium, 40 Denarii Spießglanz, 20 Denarii Gummi und 10 Denarii Aloe; diese Ingredienzien werden verrieben und in Regenwasser zubereitet. Eine 14
Augensalbe, die der Arzt Cosmus unter den Geheimmitteln führte, ist wunderbar gegen alle Schädigungen der Augen: 40 Denarii Akazie, 12 Denarii Silberschaum, der gut zerrieben und so lange gewaschen worden ist, bis er schneeweiß und ganz glatt geworden ist, 16 Denarii gebranntes und gelöschtes Blei, 11 Denarii Spießglanz, 12 Denarii samische Kreide, 18 Denarii Bleiweiß, 8 Denarii von den ganz weißen Bestandteilen von ver-

squamae aeris ✻ IIII, opii ✻ IIII, aeruginis rasae ✻ VII, cardamomi interiora ✻ II, lapidis aematitis ✻ IIII, lapidis fissi ✻ IIII, tamaricae seminis ✻ IIII, croci ✻ IIII, turis ✻ IIII, murrae ✻ IIII, opobalsami ✻ IIII, lycii ✻ IIII, aloes ✻ IIII, costi ✻ IIII, piperis albi ✻ II, cicutae suci et erui ✻ VIII, ammoniaci guttarum ✻ VIII, bidellae ✻ VIII, saliuncae purgatae ✻ VI, cummis ✻ XXV. Teruntur haec omnia diligenter ex uino Chio non salso austero uel ex uino Falerno ac deinde confestim collyria finguntur et in umbra siccantur, quod

15 et de aliis omnibus collyriis obseruari oportet. Collyrium acharistum theudotium ab Antigono inuentum ad omnem epiphoram et omne uitium oculorum. Accipit haec: Acaciae ✻ XX, stibis ✻ X, croci ✻ I S, aloes ✻ II, murrae ✻ II, cadmiae ✻ VIII, castorei uictoriati duas tertiasue partes, opii ✻ I, lyciae ✻ II, aeris usti ✻ VIII, cerussae ✻ IIII, nardi spicae ✻ I et tertias eius, cummis ✻ XX, palmarum ossa siue nucleos ustos ✻ XXX; trita haec ex aqua pluuiatica conficiuntur.

16 Monemerum collyrium dicitur, quod dolores in impetu statim tollit. Conficitur sic: Lepidae – I, aeris usti semunciam, aematitis – I, myrrae – I, opii semunciam, cumminis semunciam. Vnum hoc collyrium mirabiliter prodest his, qui cicatrices non habebunt, ex ouo infusum et

17 leui admodum agitatione contritum. Ad suffusiones oculorum, quas Graeci hypochymata dicunt: Feniculi suci liquidi ✻ III, opobalsami ✻ III, mellis Attici ✻ III, olei uiridis ✻ III, hyaenae fellis ✻ I, euphorbi ✻ I; hoc oleo diluitur et ita admiscetur ceteris. Aquato uti oportebit hoc medicamento; est enim acerrimum et undique umores trahit. Quamobrem non sunt inungendi, qui capitis dolorem aut grauidinem habent, et ante biduum aut triduum aquam bibant, quos destinaueris eo inunguere, quamquam melius facient, si etiam perseueranter aquam potauerint; uitio enim molestissimo facilius inter initia carebunt. Non autem praeterit me habere te prudentes ocularios, quibus si nomina dixeris collyriorum in hoc libro scriptorum, contendent forsan se quoque habere eadem conposita; sed si pondera aut effectus conparare uoles, longe diuersos inuenies. Ego enim ipse eodem nomine multa conposita, non isdem ponderibus et rebus, interdum habeo, sed maxime probatis utor. Nec utique adfirmo non posse et alios eadem habere, nam et ipse ab aliis accipi, sed raro. Scio oculariorum quosdam sim-

17 Scrib. 38 **19** cf. Marc. 8,76

4 peperis **L** 5 hamoniaci **L** 9 collyriis omnibus **P** 10 omne] omnem **PL** 16 inpetu **L** 17 murrae **P** 18 cumminis semunciam *om.* **P** 21 hyposchemamata **PL** obobalsami **L** 26 aut triduum *om.* **L**

branntem und gelöschtem Hirschhorn, 4 Denarii Kupferschlag, 4 Denarii
Opium, 7 Denarii abgeschabten Grünspan, die inneren Bestandteile von
Kardamom, (davon) 2 Denarii, 4 Denarii Blutstein, 4 Denarii gespaltenen
Stein, 4 Denarii Tamariskensamen, 4 Denarii Safran, 4 Denarii Weihrauch,
4 Denarii Myrrhe, 4 Denarii Balsam, 4 Denarii Lycium, 4 Denarii Aloe,
4 Denarii Kostwurz, 2 Denarii weißen Pfeffer, 8 Denarii Schierlings- und
Ervensaft, 8 Denarii Ammoniakharztropfen, 8 Denarii Bdellium, 6 Denarii
gereinigte keltische Narde und 25 Denarii Gummi. Alle diese Ingredienzien
werden sorgfältig in nicht gesalzenem, herbem Chioswein oder in Falerner-
wein verrieben, danach werden sofort Kollyrien geformt und im Schatten
getrocknet, was auch bei allen anderen Kollyrien beachtet werden muß.
Die Augensalbe Acharistum theudotium, die von Antigonos gegen jeden 15
Augenfluß und jede Schädigung der Augen erfunden worden ist. Sie enthält
folgende Ingredienzien: 20 Denarii Akazie, 10 Denarii Spießglanz, $1^{1}/_{2}$ De-
narii Safran, 2 Denarii Aloe, 2 Denarii Myrrhe, 8 Denarii Galmei, zwei oder
drei Teile eines Victoriatus Bibergeil, 1 Denarius Opium, 2 Denarii Lycium,
8 Denarii gebranntes Kupfer, 4 Denarii Bleiweiß, $1^{1}/_{3}$ Denarii Narde,
20 Denarii Gummi und von Datteln die Steine oder gebrannten Kerne,
(davon) 30 Denarii; diese Ingredienzien werden zerrieben in Regenwasser
zubereitet. Monemerum wird eine Augensalbe genannt, die die Schmerzen 16
sogleich bei ihrem Auftreten beseitigt. Sie wird folgendermaßen her-
gestellt: 1 Unze Hammerschlag, eine halbe Unze gebranntes Kupfer, 1 Unze
Blutstein, 1 Unze Myrrhe, eine halbe Unze Opium und eine halbe Unze
Gummi. Einzig diese Augensalbe nützt denjenigen, die keine Narben haben
wollen, wunderbar, wenn sie mit Ei versetzt und unter nur leichtem Rühren
verrieben wird. Gegen Erkrankungen der Augen an grauem Star, die die 17
Griechen hypochymata nennen: 3 Denarii flüssigen Fenchelsaft, 3 Denarii
Balsam, 3 Denarii attischen Honig, 3 Denarii frisches Öl, 1 Denarius
Hyänengalle und 1 Denarius Wolfsmilch; diese wird in Öl gelöst und so
den übrigen Ingredienzien beigemischt. Man muß dieses Heilmittel, mit
Wasser verdünnt, anwenden; es ist nämlich sehr scharf und zieht von allen
Seiten die Flüssigkeiten ab. Deswegen dürfen diejenigen nicht (damit)
eingerieben werden, die Schmerz oder Benommenheit im Kopf haben, und
zwei oder drei Tage vorher sollen diejenigen, die damit einzureiben man
sich entschieden hat, Wasser trinken, obgleich sie besser daran tun, wenn
sie auch weiterhin ständig Wasser trinken; denn um so leichter werden sie
zu Beginn von dieser äußerst lästigen Schädigung frei. Es entgeht mir
aber nicht, daß du kluge Augenärzte hast, die, wenn du ihnen die Namen
der in diesem Buch beschriebenen Augensalben sagst, vielleicht behaupten,
auch sie hätten diese Rezepte; aber wenn du Gewichte oder Wirkungen
vergleichen willst, findest du sie sehr verschieden. Ich selbst habe nämlich
bisweilen viele Rezepte, die zwar denselben Namen tragen, aber nicht in
denselben Gewichtsverhältnissen und aus denselben Ingredienzien zu-
sammengestellt sind, doch wende ich diejenigen an, die sich am meisten
bewährt haben. Und ich behaupte durchaus nicht, daß nicht auch andere
dieselben (Rezepte) haben können, habe ich doch auch selbst bei anderen
Anleihen gemacht, jedoch selten. Ich weiß, daß manche Augenärzte die

pliciter tradere conpositiones meque multum elaborasse, ut ueras et
incorruptas acciperem, conscius sum mihi. Neque illud rursus dico,
nouas omnes et non aliquibus notas me in hoc libro congesturum con-
positiones, uerum etiam quasdam uulgatas et, ut ita dicam, publicatas;
eiusmodi enim, quia efficaces sunt, etiam plurimis in notitiam ueniunt.
18 Collyrium efficacissimum ad tumorem oculorum et lacrimarum nimi-
um fluorem, etiam supra perunctum uel inlitum efficax est. Accipit:
Acaciae ✱ XVI, cadmiae ✱ XII, aloes ✱ II, croci, myrrae, opii lecti,
singulorum denarios binos, castorei ✱ I, cummis ✱ VIII. Teruntur
haec omnia diligenter et ex aqua permiscentur atque inde statim col-
19 lyria formantur ex aqua, quae sunt omnino mirifica. Xyrocollyrium
optimum ad epiphoras acres et initia lippitudinis: Croci ℈ II, sarco-
collae ℈ II, aloes epatitidos ℈ I, glauci ℈ I. Haec omnia diligenter
trita simul recondes in pyxide cuprea et pro xerocollyrio uteris.
20 Ad epiphoras et lippitudines oculorum remedia de experimento
et physica diuersa. Ad lacrimas et tumores oculorum lippientium re-
stringendos atramentum sutoricium, id est chalcanthum uiride cypri-
num, tundes et cribrabis et factum mollissimum puluerem ex oui in-
cocti albo, id est lacrimo, consperges et facies collyria; quae in umbra
siccabis atque inde palpebras inunges et tempora inlines. Si ex reu-
mate lacrima abundans est, oui albo collyrium temperabis. Si lippi-
tudo et sanguinis infusio est, ex aceto temperabis et desuper oculos
circumlines ita, ut nihil interius de medicamine ingrediatur; tempora
21 quoque dolentis eodem superlines. Brassica cruda trita cum pane can-
dido madefacto subacta ac fronti inlita dolorem oculorum plurimum
22 releuat. Medicamen ad oculum diutina lippitudine uel epiphora labo-
rantem intrinsecus curandum: Lapidis gagatis ℈ III tundes, cribrabis
et aqua pluuiali uel fontana consparsum puluerem liquidum facies,
deinde in ampulla uitrea repones. Cum necesse fuerit, pinna aquilina
uel columbina laborantem oculum inungues; quo facto et caliginem
23 et infusum sanguinem absterges clarioremque uisum restitues. Dolores
oculorum tempore hiemis frigore contractos qualiter curare debeas:
Concham aeream de melle albo abintus perunge totam eandemque
supra gastrum lotii uirilis ex ea parte, qua melle inlita est, superpone
ad lotium uersus et per dies XXX bis in die lotium agitari facito,
ut omnis odor uel acritudo lotii et uirtus eius ad mel in concha haereat.
Postea rades concham ipsam, id est quod melle inlitum fuerat, et

1 elaborasse] me laborasse **PL** *corr. Co* 2 accipirem **L** 3 congesturum *Scrib.* coniesturum **L** coniecturum **P** 14 proxero colli uteris **P** pro xero colluteris **L** 16 phoesica **L** refringendos **L** 18 cribabis **L** 20 reumata **PL** 21 collyrio **PL** 29 ampolla **P** 36 agritudo **L**

Rezepte einfach so weitergeben, und ich bin mir dessen bewußt, daß ich mich sehr darum bemüht habe, daß ich sie echt und unverfälscht bekäme. Und ich behaupte andererseits auch das nicht, daß ich in diesem Buch Rezepte zusammenstellen werde, die alle neu und niemandem bekannt sind, sondern auch manche, die allgemein bekannt und sozusagen öffentlich sind; denn derartige Rezepte kommen, weil sie wirksam sind, auch der großen Menge zur Kenntnis. Eine Augensalbe, sehr wirksam gegen Augen- 18
schwellung und allzu starken Tränenfluß, auch ist sie wirksam, wenn sie obenauf eingerieben oder aufgestrichen wird. Sie enthält: 16 Denarii Akazie, 12 Denarii Galmei, 2 Denarii Aloe, von Safran, Myrrhe und erlesenem Opium, von den einzelnen Ingredienzien je 2 Denarii, 1 Denarius Bibergeil und 8 Denarii Gummi. Alle diese Ingredienzien werden sorgfältig zerrieben und in Wasser vermischt, und daraus werden sogleich in Wasser Kollyrien geformt, die überhaupt wunderbar sind. Ein sehr gutes trockenes Augen- 19
mittel gegen scharfen Augenfluß und Triefäugigkeit im Anfangsstadium: 2 Scripuli Safran, 2 Scripuli Sarcocolla, 1 Scripulus leberartige Aloe und 1 Scripulus Glaucium. Alle diese Ingredienzien bewahrt man, sorgfältig miteinander verrieben, in einer Kupferbüchse auf und verwendet sie als trockenes Augenmittel.

Aus der Erfahrung gewonnene und verschiedene natürliche Heilmittel 20
gegen Augenfluß und Triefen der Augen. Um Tränen und Schwellungen triefender Augen zu unterbinden, zerstößt man Schusterschwärze, d. h. grüne Kupferblüte, siebt sie und versetzt sie, wenn sie zu ganz weichem Pulver gemacht worden ist, mit dem Weißen eines ungekochten Eies, d. h. mit der Flüssigkeit, und stellt Kollyrien her; diese trocknet man im Schatten, reibt damit die Augenlider ein und bestreicht damit die Schläfen. Wenn die Tränenflüssigkeit auf Grund eines Flusses im Übermaß auftritt, mischt man die Augensalbe mit Eiweiß. Wenn die Triefäugigkeit auch mit einem Bluterguß verbunden ist, mischt man sie mit Essig und bestreicht den Umkreis oberhalb der Augen, in der Weise, daß nichts von dem Heilmittel nach innen dringt; auch die Schläfen des Patienten bestreicht man mit derselben (Salbe). Roher Kohl, zerrieben mit eingeweichtem Weißbrot 21
verknetet und auf die Stirn gestrichen, lindert Augenschmerz am meisten. Ein Heilmittel, um das Auge, das an anhaltender Triefäugigkeit oder 22
anhaltendem Augenfluß leidet, innen zu behandeln: Man zerstößt 3 Scripuli Gagatkohle, siebt sie und macht das Pulver, mit Regen- oder Quellwasser besprengt, flüssig, danach bewahrt man es in einer Glasflasche auf. Wenn es erforderlich ist, bestreicht man das kranke Auge mit einer Adler- oder Taubenfeder; dadurch beseitigt man die Trübung und den Bluterguß und macht den Blick heller. Wie man Augenschmerzen, die man sich zur Winters- 23
zeit durch die Kälte zugezogen hat, behandeln muß: Bestreiche ein Kupferschälchen innen ganz und gar mit weißem Honig, lege dasselbe über ein Gefäß mit Urin von einem Mann, und zwar mit der Seite, die mit dem Honig bestrichen worden ist, nach dem Urin zu, und lasse den Urin 30 Tage lang zweimal am Tag umrühren, so daß der ganze Geruch oder die Schärfe des Urins und seine Wirksamkeit am Honig in dem Schälchen hängenbleibt. Danach kratzt du das Schälchen selbst aus, d. h., was mit Honig bestrichen

rasuram tundes in mortario et cribrabis diu et repones in ampulla uel
uitrea uel cyprea. Cum necesse fuerit, ex melle temperabis et intrin-
secus oculum perunges; mirabile remedium experieris in omnibus ferme
24 oculorum etiam grauioribus causis. Gramen, quod in summo trisulcum
habebit, decrescente luna radicitus sublatum quam plurimum repone,
deinde ex multis unum auspicante lippitudine ad collum subliga; cele-
25 riter incumbentem epiphoram discuties. Si impetus oculorum eruperit,
huiusmodi remedium confestim adhibebis: Atramenti sutoricii – I in
aquam mundam defundes idque acriter feruere facies, tum operies, ut
feruor paululum conquiescat, atque, ubi modicum intepuerit, in con-
cham transfundes ibique faciem demerges et oculos patefacies intra
ipsam aquam; paululum quidem admordebit, sed certissimo experi-
26 mento dolorem incumbentem auertet. Colofonii modicum foenicio in-
27 liga et collo lippientis suspende; statim proderit. Dolorem oculorum
ut anno integro non patiaris, cum primum cerasia erunt idonea essui,
id est quasi matura, de tribus cerasiis lapillos pertundes et Gaitano
lino inserto pro phylacterio uteris, uoto prius facto contra solem orien-
28 tem, quod eo anno cerasia non sis manducaturus. Herbam, quae ap-
pellatur peristereon, discoques, ut madescat, ex aqua fontana ad ter-
tias et inde oculos fouebis impetu laborantes; intra triduum persana-
29 bis. Vitandae perpetuo lippitudinis gratia obserua, ut a Kal. Ianuariis
eo tempore, quo Kal. Solis die fuerint, etiam hora prima uel octaua
et deinceps alio die Solis et tertio Solis die similiter collyrio tenui
inungaris; tum conuersus ad orientem rogabis Deum, ut eo anno do-
30 lere oculos tuos non sinat. Cum primum hirundinem audieris aut uide-
ris, tacitus ilico ad fontem decurres uel ad puteum et inde aqua oculos
fouebis et rogabis Deum, ut eo anno non lippias doloremque omnem
31 oculorum tuorum hirundines auferant. Expertum remedium ad lip-
pitudinem, ne umquam temptetur, si quis obseruet sine intermissione
aut obliuione, ut, quotiens lauerit, deducta utrisque manibus ad pedes
infimos aqua statim manus ambas ad oculos referat atque ad angulos
32 eorum utraque manu perfricet; et hoc ter facere debebis. Aduersus
umores et subitos impetus oculorum et epiphoras radices betae maxime
nigrae ex aqua tepida lauabis et expressas sabano siccabis, deinde
tundes in pisone marmoreo et sucum inde linteo intorto exprimes, tum
leuiter ad carbones despumatum tepefacies et naribus infundes ita,

24 Ps. Apul. 78,6 **31** cf. Plin. 28,44

3 mirabilem **PL** 8 suturicii **PL** 9 agriter **L** 13 fenicio **PL** 19 peristerion **L** 20 impeto **L** 22 primam **PL** octauam **PL** 24 dolore **PL** 25 erundinem **L** 26 ad puteum] aput eum **L** 27 omne **L** 28 hirundinis **P** herundines **L** auferat **PL** 33 inpetus **L** maximae **PL** *corr. Co*

worden war, zerstößt das Ausgekratzte in einem Mörser, siebst es lange
und bewahrst es in einer Glas- oder Kupferflasche auf. Wenn es erforderlich
ist, bindest du es mit Honig und bestreichst das Auge innen; du lernst es
bei nahezu allen, auch schweren Augenkrankheiten als ein wunderbares
Heilmittel kennen. Bewahre das Gras, welches an seiner Spitze ein drei- 24
zackiges Gebilde trägt, nachdem es bei abnehmendem Mond mit der Wurzel
ausgerissen worden ist, in möglichst großer Menge auf, danach binde,
wenn die Triefäugigkeit beginnt, von den vielen (Gräsern) eins an den Hals;
schnell vertreibst du den im Entstehen begriffenen Augenfluß. Wenn ein 25
Fluß aus den Augen hervorbricht, wendet man sofort ein Heilmittel fol-
gender Art an: Man schüttet 1 Unze Schusterschwärze in sauberes Wasser
und läßt sie stark kochen, dann deckt man es zu, damit sich die Hitze ein
wenig legt, gießt es, sobald es sich etwas abgekühlt hat, in ein Schälchen
um, taucht dort das Gesicht ein und öffnet die Augen direkt im Wasser;
es beißt zwar ein wenig, doch wendet es nach sicherster Erfahrung den im
Entstehen begriffenen Schmerz ab. Binde ein wenig Kolophonharz in ein 26
rotes Tuch, und hänge es an den Hals des Triefäugigen; es nützt sofort. Da- 27
mit man ein ganzes Jahr keinen Augenschmerz bekommt, durchbohrt man,
sobald die Kirschen zum Essen geeignet, d. h. ziemlich reif sind, von drei
Kirschen die Steine und verwendet sie, auf einen gaitanischen Faden
gezogen, als Amulett, nachdem zuvor gegen die aufgehende Sonne das
Gelübde abgelegt worden ist, daß man in diesem Jahr keine Kirschen
essen werde. Das Kraut, das peristereon genannt wird, läßt man in Quell- 28
wasser, damit es weich wird, auf ein Drittel einkochen und behandelt
damit die an Fluß leidenden Augen; innerhalb von drei Tagen bringt man
völlige Heilung. Um für immer der Triefäugigkeit zu entgehen, beachte, 29
daß du dich vom 1. Januar an zu dem Zeitpunkt, an dem jeweils der Erste
des Monats auf den Tag des Sol fällt, und zwar zur ersten oder achten
Stunde, und danach am zweiten Tag des Sol und am dritten Tag des Sol
in ähnlicher Weise mit einer dünnen Augensalbe einreibst; dann bittest
du, nach Osten gewandt, Gott, daß er deine Augen in diesem Jahr nicht
schmerzen läßt. Sobald du eine Schwalbe hörst oder siehst, läufst du sofort 30
schweigend zu einer Quelle oder zu einem Brunnen, benetzt mit dem
Wasser daraus die Augen und bittest Gott, daß du in diesem Jahr nicht an
Triefäugigkeit leidest und die Schwalben jeden Schmerz deiner Augen
davontragen. Es ist ein erprobtes Heilmittel gegen Triefäugigkeit, um 31
niemals von ihr befallen zu werden, wenn man ohne Unterbrechung oder
ohne es zu vergessen darauf achtet, daß man, sooft man badet, beide
Hände, nachdem man mit beiden Händen Wasser an die Fußsohlen ge-
bracht hat, sofort an die Augen führt und mit beiden Händen an deren
Winkeln reibt; und dies muß man dreimal tun. Gegen Flüssigkeitsab- 32
sonderungen, plötzlichen Fluß der Augen und Augenfluß wäscht man
Wurzeln von besonders dunklem Mangold in lauwarmem Wasser, trocknet
sie, nachdem sie mit einem Tuch ausgepreßt worden sind, zerstößt sie
danach in einem Marmormörser und preßt den Saft davon mit einem
Leinentuch in der Weise heraus, daß man es eindreht, dann erwärmt man
ihn abgeschäumt auf Kohlen leicht und träufelt ihn in die Nase, in der

ut is, cui medeberis, aquam tepidam in ore contineat, et si unus oculus
laborabit, diuersae partis nares infundes et melle Attico continges. Si
tamen uideris oculos suci illius infusione turbatos, herbae, quam qui-
dam cerebellum canis appellant, radix ex aqua decoquitur eoque umore
33 oculi aduersus epiphoras utiliter fouentur. Farina ordeacea et galla
contusa cum aqua permixta et collecta oculis cum tepore inposita
34 tumores doloresque sedabis. Coriandrum uiride tritum lactique mu-
lieris inmixtum et tumentibus uel dolentibus oculis adpositum statim
35 prodest. Idem et apium praestat similiter inpositum. Ros caeleste
manu munda collectum et rutae siluaticae contusae suco admixtum
in plumbea pyxide reconditum, cum opus fuerit, aduersum epiphoras
36 oculorum fronti et superciliis inpones. Vino, in quo laurus fuerit de-
37 coctus, oculi foti dolore potentissime leuabuntur. Spina alba conbusta
et bene trita cum ouo superinlita uel inuncta sedat mirifice dolores
38 oculorum. Gallae contritae turisque pari modo puluis uino permixtus
39 et fronti inlitus tumorem oculorum doloremque sedat. Crebro lacri-
mantes oculos ut exsicces, lucernam oleo cedrino repletam accensam-
que superposito uel iuxta suspenso aeneo uasculo permitte consumi,
inde fuliginem collectam in pyxide cyprina reconde et, cum opus fuerit,
40 inunge; miraberis efficaciam medicamenti. Caprinus caseus recens co-
41 agulatus supra oculos positus dolores cito linit. Rumicis saluatici
radicem luna decrescente collige et tecum habeto nitidissime; quamdiu
42 eam tecum habueris, non lippies. Democritus adfirmat, felle hyaenae
si frons perfricetur, epiphoras incipientes et omnem oculorum dolorem
43 posse sedari. Si mulieris saliua, quae pueros, non puellas ediderit et
abstinuerit se pridie uino et cibis acrioribus, et inprimis si pura et
nitida erit, angulos oculorum tetigeris, omnem acritudinem lippitudinis
44 lenies umoremque siccabis. Chelidonia herba in herundinum stercore
nascitur; quae oculis plurimum suffragatur, maxime autem caliginem
deterget, si paulatim inde oculi suffundantur, quos cito in pristinam
45 formam reuocato uigore reparabit. Hirundinis uentriculo scisso albi
ac nigri lapisculi inueniuntur; qui si lupino aureo includantur et collo
suspendantur, omnem dolorem oculorum perpetuo auertent; sed et
contra quartanas prosunt croceo linteo uel panno inuoluti linoque ad

32 3 Ps. Apul. 87,3 **33** Phys. Plin. 1,14 fol. 19 C **34** Plin. 20,217 Phys. Plin. 1,14 fol. 19 C **35** Ps. Apul. 90,17 **40** Med. Plin. 1,5,6 p. 17,9 Sext. Plac. α 5,19 β 5,41 **42** Plin. 28,94 **43** Plin. 28,76 cf. Marc. 8,166 **44** cf. Plin. 25,90. 142 Phys. Plin. 1,18 fol. 20 D cf. Q. Ser. 211

2 laborauit **PL** 5 ordiacia **P** 11 blumbea **L** 20 efficatia **PL** 28 linies **P** humorem **L** 30 oculis **PL** 31 uentricolos **L**

Weise, daß derjenige, den man behandelt, lauwarmes Wasser im Mund
hält; man träufelt ihn, wenn nur ein Auge krank ist, jeweils in das Nasen-
loch auf der entgegengesetzten Seite und bestreicht es mit attischem
Honig. Wenn man jedoch sieht, daß die Augen von dem Einträufeln jenes
Saftes getrübt worden sind, wird von dem Kraut, das manche Hundshirn
nennen, die Wurzel in Wasser gekocht, und mit diesem Saft werden die
Augen mit Nutzen gegen Augenfluß behandelt. Mit Gerstenmehl und zer- 33
stoßenem Gallapfel, mit Wasser vermischt und gebunden, beseitigt man,
wenn es warm auf die Augen aufgetragen wird, Schwellungen und Schmerzen.
Grüner Koriander, zerrieben, Frauenmilch beigemischt und auf die ge- 34
schwollenen oder schmerzenden Augen aufgetragen, nützt sofort. Dasselbe
bewirkt auch Eppich, in ähnlicher Weise aufgetragen. Regentau, mit reiner 35
Hand gesammelt, dem Saft von zerstoßener wilder Raute beigemischt und
in einer Bleibüchse aufbewahrt, trägt man, wenn es erforderlich ist, gegen
Flüsse aus den Augen auf Stirn und Augenbrauen auf. Wenn die Augen 36
mit Wein behandelt werden, in dem Lorbeer abgekocht worden ist, werden
sie in wirksamster Weise vom Schmerz befreit. Weißdorn, verbrannt und 37
mit Ei gut verrieben, beseitigt, wenn er aufgestrichen oder eingerieben
wird, in wunderbarer Weise Augenschmerzen. Ein Pulver aus zerriebenem 38
Gallapfel und Weihrauch in gleichem Maß beseitigt, wenn es mit Wein
vermischt und auf die Stirn gestrichen wird, Schwellung und Schmerz der
Augen. Um häufig tränende Augen zu trocknen, laß Luzerne, mit Zedernöl 39
versetzt und angezündet, völlig verbrennen, nachdem ein Kupfergefäß
darüber angebracht oder daneben aufgehängt worden ist, dann bewahre
den aufgefangenen Ruß in einer Kupferbüchse auf, und reibe, wenn es
erforderlich ist, (damit) ein; du staunst über die Wirksamkeit des Heil-
mittels. Frisch geronnener Ziegenkäse, auf die Augen aufgetragen, lindert 40
die Schmerzen rasch. Sammle bei abnehmendem Mond die Wurzel von 41
wildem Sauerampfer, und trage sie in ganz sauberem Zustand bei dir;
solange du sie bei dir trägst, leidest du nicht an Triefäugigkeit. Demokrit 42
versichert, daß beginnende Augenflüsse und jeder Augenschmerz beseitigt
werden können, wenn die Stirn mit Hyänengalle eingerieben wird. Wenn 43
man mit dem Speichel einer Frau, die Knaben, nicht Mädchen, geboren
und am Tage vorher keinen Wein und keine schärferen Speisen zu sich
genommen hat, und besonders wenn er rein und klar ist, die Augenwinkel
benetzt, lindert man alle Schärfe der Triefäugigkeit und trocknet alle
Flüssigkeitsabsonderung. Schellkraut entsteht auf Schwalbenmist; es 44
hilft den Augen außerordentlich gut, besonders beseitigt es aber die Trü-
bung, wenn die Augen damit nach und nach beträufelt werden, die es in
ihrer früheren Beschaffenheit bei wiederkehrender Sehkraft rasch wieder-
herstellt. Wenn der Magen einer Schwalbe aufgeschnitten wird, finden sich 45
darin weiße und schwarze Steinchen; wenn sie in einer goldenen Lupine
eingeschlossen und an den Hals gehängt werden, wenden sie für immer
jeden Augenschmerz ab; aber auch gegen Viertagefieber nützen sie, wenn
sie in ein gelbes Leinentuch oder in einen Lappen eingewickelt und mit

46 collum ualidiore suspensi. Mel, in quo apes fuerint mortuae, utilissi-
mum est oculis, si nitidum ac purum oportune et paulatim infundatur.
47 Qui ciconeae pullum elixatum comederit, negatur multis annis con-
48 tinuis posse lippire. Hirundinum pulli plena luna excaecantur restitu-
taque eorum acie capita conburuntur. Horum cinere cum melle mixto
recte usus fueris ad reparandam oculorum claritudinem ⟨et lippitu-
49 dinem⟩ sedandam. Lacertam uiridem excaecatam acu cuprea in uas
uitreum mittes cum anulis aureis, argenteis, ferreis et electrinis, si
fuerint, aut etiam cupreis, deinde uas gypsabis aut claudes diligenter
atque signabis et post quintum uel septimum diem aperies; lacertam
sanis luminibus inuenies. Quam uiuam dimittes, anulis contra lippi-
tudinem ita uteris, ut non solum digito gestentur, sed etiam oculis
crebrius adplicentur, ita ut per foramen anuli uisus transmittatur.
Obseruandum sane inprimis, ut in loco nitido atque herbido defun-
datur ampulla et, cum lacerta discesserit, tum anuli colligantur; obser-
uandum etiam, ut luna uetere, id est a luna nona decima in uicensimam
quintam, die Iouis Septembri mense capiatur lacerta atque ita reme-
50 dium fiat, sed ab homine maxime puro atque casto. Lacerti uiridis,
quem ceperis die Iouis luna uetere mense Septembri aut etiam quo-
cumque alio, oculos erues acu cuprea et intra bullam uel lupinum
aureum claudes colloque suspendes; quod remedium quamdiu tecum
habueris, oculos non dolebis. Lacertum sane eodem loco, in quo ce-
peris, dimittes. Vel etiam si sanguinem de oculis eius lana munda ex-
cipias eamque phoenicio conuoluas colloque suspendas, uteris effica-
51 cissimo aduersum oculorum dolorem remedio. Cancri oculus subtiliter
sublatus et in phoenicio conligatus colloque suspensus lippitudini in-
52 cipienti medetur, si tamen remedium a casto homine fiat. De manu
sinistra muscam capies et, dum capies, dicere debebis nomen eius,
cui remedium facturus es, ⟨et⟩ te ad curandos oculos eius muscam
prendere, tum uiuam eam ligabis in linteo et suspendes collo dolentis nec
53 retro respicies. Ad epiphoras oculorum sedandas limaces conplures tere
in mortario nouo uel nitido et adice ibi ouum gallinaceum incoctum
54 et tingue illic lanam sucidam et fronti inpone. Ad epiphoras oculorum

46–48 Plin. 29,128 **49** Plin. 29,130; eandem superstitionem referunt Aelianus de nat. anim. 5,47 et Kyranis 2 στοιχεῖον ζ′ paragr. 8 et 9 (F. de Mély, Les lapidaires de l'antiquité et du moyen-âge, uol. 2 fasc. 1, Parisiis 1898, p. 61); uide quae disputauit W. Drexler, Philol. 58, 1899, p. 610–616 **51** Plin. 32,74 cf. Q. Ser. 195 **52** cf. Plin. 28,29

5 cinerem **L** 6 et lippitudinem *add. Ni coll. Plin.* 8 anolis **L** 9 cypsabis **L** 25 remedium **PL** 28 mulcam **L** 29 et *add. Heim p. 471* 31 limices **L**

einem stärkeren Faden an den Hals gehängt werden. Honig, in dem sich 46
tote Bienen befinden, ist für die Augen sehr nützlich, wenn er in klarer und
reiner Form zur rechten Zeit nach und nach eingeträufelt wird. Von dem- 47
jenigen, der ein geschmortes Storchenjunges ißt, wird gesagt, daß er viele
aufeinanderfolgende Jahre nicht an Triefäugigkeit leiden kann. Schwalben- 48
junge werden bei Vollmond geblendet, und wenn ihre Pupille verheilt ist,
werden ihre Köpfe verbrannt. Deren Asche, mit Honig gemischt, wendet
man wohl zur Wiederherstellung der Sehschärfe der Augen und zur Be-
seitigung von Triefäugigkeit mit Erfolg an. Eine grüne Eidechse, die mit 49
einer Kupfernadel geblendet worden ist, legt man zusammen mit Ringen
aus Gold, Silber, Eisen und Elektron, falls (solche) vorhanden sind, oder
auch aus Kupfer in ein Glasgefäß, vergipst danach das Gefäß oder ver-
schließt es sorgfältig, versiegelt es und öffnet es nach vier oder sechs Tagen;
man findet die Eidechse mit gesunden Augen. Man läßt sie lebend laufen,
die Ringe wendet man in der Weise gegen Triefäugigkeit an, daß sie nicht
nur am Finger getragen, sondern auch öfter einmal an die Augen gehalten
werden, in der Weise, daß man den Blick durch die Öffnung des Ringes
richtet. Es ist freilich besonders darauf zu achten, daß die Flasche an
einem freundlichen und grasbewachsenen Platz ausgeschüttet wird und
daß dann, wenn sich die Eidechse entfernt hat, die Ringe aufgesammelt
werden; es ist auch zu beachten, daß die Eidechse bei abnehmendem Mond,
d. h. vom neunzehnten bis zum fünfundzwanzigsten Tag nach Neumond,
am Tag des Jupiter im September gefangen und in dieser Weise das Heil-
mittel bereitet wird, jedoch von einem äußerst reinen und keuschen Men-
schen. Einer grünen Eidechse, die man am Tag des Jupiter bei abnehmendem 50
Mond im September oder auch in jedem beliebigen anderen (Monat) ge-
fangen hat, sticht man die Augen mit einer Kupfernadel aus, schließt sie
in einer Kapsel oder einer goldenen Lupine ein und hängt sie an den Hals;
solange man dieses Heilmittel bei sich trägt, hat man keine Augenschmerzen.
Die Eidechse läßt man freilich an derselben Stelle, an der man sie gefangen
hat, laufen. Oder auch wenn man das Blut von ihren Augen mit sauberer
Wolle auffängt, diese in ein rotes Tuch einwickelt und an den Hals hängt,
verwendet man (damit) ein sehr wirksames Heilmittel gegen Augen-
schmerzen. Das Auge eines Krebses, das vorsichtig herausgenommen, in 51
ein rotes Tuch eingebunden und an den Hals gehängt wird, heilt beginnende
Triefäugigkeit, jedoch nur wenn das Heilmittel von einem keuschen Men-
schen zubereitet wird. Mit der linken Hand fängt man eine Fliege und muß, 52
während man sie fängt, den Namen dessen sagen, für den man das Heil-
mittel bereitet, und daß man, um seine Augen zu heilen, die Fliege ergreift,
dann bindet man sie lebend in ein Leinentuch ein, hängt sie an den Hals
des Patienten und schaut nicht zurück. Um Flüsse aus den Augen zu 53
beseitigen, zerreibe mehrere Wegschnecken in einem neuen oder sauberen
Mörser, füge dort ein ungekochtes Hühnerei hinzu, tränke damit frische
Wolle, und lege sie auf die Stirn. Gegen Flüsse aus den Augen streiche 54

pultem fabaciam sine sale, sine ullo uncto, tepidam linteolo inline et
55 oculis de nocte inpone ita, ut non alliges; continuo feruor recedit. Vt
omnino non lippias, cum stellam cadere uel transcurrere uideris, nu-
mera et celeriter numera, donec se condat; tot enim annis, quot nume-
56 raueris, non lippies. Ad lippitudinem inter principia sedandam in char-
tam uirginem scribe ΟΥΒΑΙΚ et licio, quod in tela fuerit, collo lip-
57 pientis innecte. Incipiens lippitudo mirifice et sine dubitatione depel-
letur, si in charta uirgine scribas et collo dolentis licio suspendas:
58 ΦΥΡΦΑΡΑΗ et hoc praeligamen purus castus facias. Hoc etiam reme-
dium indubitate impetus oculorum, si praeuenias, prohibebit scrip-
tum in charta uirgine: ⳩ΟΥΒΡϹ ⳨ΠΟΠЄΙΡΑϹ⳨

'Ηέλιος, ὃς πάντ' ἐφορᾷ καὶ πάντ' ἐπακούει

quod ad collum dolentis licio suspendi debet; sed et coeptam atque
inueteratam lippitudinem sedat, si in faciendo ac suscipiendo prae-
59 ligamine castimonia ab utroque seruetur. In lamella aurea acu cuprea
scribes ΟΡΥω ΟΥΡωΔΗ et dabis uel suspendes ex licio collo gestan-
dum praeligamen ei, qui lippiet. Quod potenter et diu ualebit, si ob-
60 seruata castitate die Lunae illud facias et ponas. Ne anno perpetuo
lippias, de acinis nouem uuae albae, antequam uuam gustes, nouies te
inunges ita, ut intra oculos tuos grana singula singulis uicibus in-
61 fundas. Stercus caprinum uino conspersum tritumque et inpositum
62 oculis atque obligatum omnem dolorem tumoremque detergit. Oculos
cum dolere quis coeperit, ilico ei subuenies, si quot litteras nomen
eius habuerit, nominans easdem, totidem nodos in rudi lino stringas
et circa collum dolentis innectas. Si impetus dolorem praeuenerit, ab-
sinthium uetus et fuliginem conteres diligenter, tum mellis quantum
satis uidebitur adicies et denuo teres atque ex eo oculos inlines; uale-
63 dissime proderit. Ne anno perpetuo lippias, cum primum cucumerem
nanctus fueris, in fontana aqua eum per triduum esse in uasculo mundo
permittes, deinde oculis adapertis faciem tuam ea aqua fouere curabis.
64 Qui crebro lippitudinis uitio laborabit, millefolium herbam radicitus
uellat et ex ea circulum faciat, ut per illum aspiciat, et dicat ter: EX-
CICVM ACRIOSOS et totiens ad os sibi circulum illum admoueat et
per medium expuat et herbam rursus plantet. Quae si reuixerit, num-

58 12 Hom. Γ 277 λ 109 μ 323 **61** Phys. Plin. 1,14 fol. 19 D

2 feruo recedit **P** feruore cedit **L** 9 praelaegamen **P** praelegamen **L** casto **L** 10 indubietate **P** inpetus **L** 12 ΟΟϹ ΗΑΝΤΕΦΟΡΑ ΚΑΙΠΑΝΤΕϹ ΗΑΚΟΤΕΙ **PL** 22 sq. oculorum dolorem quis **L** 23 quod **PL** 24 titidem **PL** 31 laborauit **PL** 32 et dicat *om.* **L** 32 sq. excicuma crisos **L** *(cf. ind. Ephes. gramm.)*

einen Bohnenbrei ohne Salz und ohne jedes Fett lauwarm auf ein Leinen-
tuch, und lege es nachts auf die Augen, in der Weise, daß du es nicht an-
bindest; gleich darauf geht die Hitze zurück. Damit du überhaupt nicht 55
an Triefäugigkeit leidest, zähle, wenn du einen Stern fallen oder hinüber-
ziehen siehst, und zähle schnell, solange bis er verschwindet; denn so viele
Jahre, wie du zählst, leidest du nicht an Triefäugigkeit. Um Triefäugigkeit 56
am Anfang zu beseitigen, schreibe auf ein unbeschriebenes Blatt Papyrus
ΟΥΒΑΙΚ, und befestige es mit einem Faden, der sich in einem Gewebe
befunden hat, am Hals des Triefäugigen. Beginnende Triefäugigkeit wird auf 57
wunderbare Weise und ohne Verzögerung vertrieben, wenn man auf ein
unbeschriebenes Blatt Papyrus schreibt und (es) mit einem Faden an den
Hals des Patienten hängt: ΦΥΡΦΑΡΑΗ, und dieses Amulett ein reiner und
keuscher (Mensch) anfertigt. Auch folgendes Heilmittel verhindert zweifellos 58
Augenflüsse, falls man ihnen zuvorkommt, wenn auf ein unbeschriebenes
Blatt Papyrus geschrieben worden ist: ☧ΟΥΒΡϹ ⳨ΠΟΠЄΙΡΑϹ⳨

'Ηέλιος, ὃς πάντ' ἐφορᾷ καὶ πάντ' ἐπακούει
(Helios, der alles anschaut und alles anhört);

dies muß mit einem Faden an den Hals des Kranken gehängt werden;
aber auch beginnende und chronisch gewordene Triefäugigkeit beseitigt
es, wenn bei der Anfertigung und Entgegennahme des Amuletts von beiden
(Beteiligten) Fasten gewahrt wird. Man schreibt auf ein Goldblättchen mit 59
einer Kupfernadel ΟΡΥω ΟΥΡωΔΗ und gibt das Amulett demjenigen, der
an Triefäugigkeit leidet, oder hängt es ihm mit einem Faden am Hals zu tragen
an. Es wirkt stark und lange, wenn man es bei Wahrung der Keuschheit
am Tag der Luna anfertigt und anhängt. Damit man im Verlauf eines 60
ganzen Jahres nicht an Triefäugigkeit leidet, reibt man sich mit neun
Beeren einer weißen Traube, bevor man die Traube kostet, neunmal ein, in
der Weise, daß man (dabei) die einzelnen Kerne jeweils im Wechsel in seinen
Augen anfeuchtet. Ziegenmist, mit Wein besprengt, verrieben, auf die 61
Augen aufgelegt und festgebunden, beseitigt jeden Schmerz und jede
Schwellung. Wenn jemandem die Augen zu schmerzen beginnen, kommst 62
du ihm sofort zu Hilfe, wenn du in einen gewöhnlichen Faden so viele
Knoten machst, wie sein Name Buchstaben hat, indem du diese nennst,
und (ihn) am Hals des Kranken befestigst. Wenn ein Fluß dem Schmerz
vorausgeht, verreibst du alten Wermut und Ruß sorgfältig, fügst dann eine
ausreichend erscheinende Menge Honig hinzu, verreibst (es) noch einmal,
und bestreichst damit die Augen; es nützt sehr viel. Damit man im Verlauf 63
eines ganzen Jahres nicht an Triefäugigkeit leidet, läßt man eine Gurke,
sobald man sie bekommen hat, drei Tage lang in einem sauberen Gefäß in
Quellwasser liegen, danach kümmert man sich darum, sein Gesicht mit
geöffneten Augen in diesem Wasser zu baden. Derjenige, der häufig an dem 64
Leiden der Triefäugigkeit erkrankt, soll das Kraut Tausendblatt mit der
Wurzel ausreißen, daraus einen Ring machen, daß er durch ihn hindurch-
blickt, dreimal sagen: EXCICUM ACRIOSOS, sich jenen Ring ebensooft
an den Mund halten, mitten hindurch ausspucken und das Kraut wieder
einpflanzen. Wenn es sich erholt, wird derjenige, der es zum Heilmittel

quam is, qui remedium fecerit, uexabitur oculorum dolore – ad utrum-
que oculos hoc facito –; quae si minus reuixerit, ex alia iterum faciat.
Oportet autem dari operam, ut non nimis herba constringatur, quo
65 facilius plantata consurgat. Cepae longae sucus opobalsamo mixtus
et suco feniculi adiecta adipe anserina incipientes ypochesis discutit
66 et suffusiones reprimit caliginesque extenuat. Accipitrem si decoquas
in oleo susino, donec caro eius resoluatur, et ex eo oculos frequenter
67 inunguas, et ypochesim et caliginem discuties. Chamaeleontis fel tan-
tam uim habere creditur, ut ypocheses intra triduum inunctionibus
68 sanet. Lupi fimus diu perfrictus ad summam leuitatem cum melle
mixtus et inunctione adhibitus oculorum ypochesis discutit et ad sum-
mam claritudinem eos perducit suffusione siccata.
69 Xyrocollyria et remedia physica diuersa ad xeropthalmiam et
caliginem et aspritudinem detergendam. Ad caliginem et aspritudinem
oculorum siccamque perturbationem sine tumore, quam xeropthal-
miam Graeci appellant, facit hoc collyrium, quod psoricon dicitur.
Accipit autem haec: Croci ✱ XII, psorici ✱ XIIII, psimythi ✱ IIII,
opii idem, piperis albi idem, gummis ✱ II. Cum aqua pluuiali teruntur
70 haec; collyria statim inde finguntur, ne confectio dilata uanescat. Col-
lyrium ad caliginem et aspritudinem, quod stratioticon dicitur. Reci-
pit haec: Psimythi ✱ VI, piperis albi ✱ I, omphaci ✱ II, cadmiae
✱ III, opobalsami ✱ II, opii ✱ I, gummis ✱ II. Ex aqua pluuiali hoc
71 teritur atque conficitur, quod melius superiore ad caligines facit. Col-
lyrium, quod stacton uocant Graeci, ad eadem fere, quae supra scripta
sunt, utile, sed magis mulieribus prodest. Accipit haec: Cadmiae ✱ II,
stibii ✱ VI, piperis albi ✱ II, aeruginis et misui, donec pumiceum fiat,
rasi ✱ singulos semis, aeris floris ✱ I S, gummis ✱ V; quidam his
addunt opobalsami ✱ II. Trita haec diligenter pluuiali aqua asper-
72 guntur et in collyriis colliguntur. Collyrium acre ad extenuandas cica-
trices quamuis ueteres caliginesque et aspritudines angulorum, quod
semel inunctum plurimis diebus effectum praestat. Oportet autem eo
aquato uti; diu enim tenet morsum. Accipit haec: Amoniaci guttae,
quae sit sine sorde, p I, aeruginis p S, gummis p I. Primum cum aqua
pluuiali teritur aerugo, postea cetera adiciuntur macerata aqua plu-

66 Sext. Plac. β 24,2 **67** Plin. 28,117 **68** Plin. 28,167 **69** Scrib. 32 cf. Galen. 12,788 K. **70** Scrib. 33 **71** Scrib. 34 **72** Scrib. 35

1 dolores **PL** 7 sucino **PL** *corr. Co* 9 inuictionibus **L** 11 inuictione **L** ypocheses **L** 13 phoesica **L** 16 psoricon *Scrib.* origon **PL** 17 psorici *Scrib.* psori **PL** XIIII] XXIIII *Scrib. et Galen.* 19 nec **PL** 26 sq. misys usti, donec puniceum fiat, p. ✱ II, aeruginis rasae p. ✱ I et uictoriati *Scrib.*

gemacht hat, niemals von Augenschmerz gequält – mit beiden Augen soll er dies machen –; wenn es sich nicht recht erholt, soll er es mit einem anderen zum zweitenmal machen. Man muß sich aber Mühe geben, daß das Kraut nicht allzu fest zusammengeschnürt wird, damit es sich eingepflanzt um so leichter wieder aufrichtet. Saft von langer Zwiebel, mit Balsam und Fenchel- 65
saft unter Zusatz von Gänsefett gemischt, vertreibt beginnende Erkrankungen an Ypochesis, beseitigt Erkrankungen an grauem Star und hellt Trübungen auf. Wenn man einen Habicht in Lilienöl kocht, bis sich sein 66
Fleisch aufgelöst hat, und damit die Augen häufig einreibt, vertreibt man grauen Star und Trübung. Chamäleongalle soll eine so große Wirkung 67
haben, daß sie Erkrankungen an grauem Star innerhalb von drei Tagen durch Einreibungen heilt. Wolfskot, lange bis zu äußerster Glätte zerrieben, 68
mit Honig gemischt und als Einreibung angewandt, vertreibt Erkrankungen der Augen an grauem Star und gibt ihnen äußerste Klarheit, nachdem der graue Star getrocknet ist.

Trockene Augenmittel und verschiedene natürliche Heilmittel, um 69
Augendarre, Trübung und Rauheit zu beseitigen. Bei Trübung, Rauheit der Augen und trockener Entzündung ohne Schwellung, die die Griechen xeropthalmia nennen, wirkt die Augensalbe, die psoricon genannt wird. Sie enthält aber folgende Ingredienzien: 12 Denarii Safran, 14 Denarii Psoricum, 4 Denarii Bleiweiß, dieselbe Menge Opium, dieselbe Menge weißen Pfeffer und 2 Denarii Gummi. Diese Ingredienzien werden mit Regenwasser verrieben; sofort werden daraus Kollyrien geformt, damit sich die Zubereitung, wenn sie aufgeschoben wird, nicht verflüchtigt. Eine Augensalbe 70
gegen Trübung und Rauheit, (eine Salbe,) die stratioticon genannt wird. Sie enthält folgende Ingredienzien: 6 Denarii Bleiweiß, 1 Denarius weißen Pfeffer, 2 Denarii Omphacium, 3 Denarii Galmei, 2 Denarii Balsam, 1 Denarius Opium und 2 Denarii Gummi. Sie wird in Regenwasser verrieben und zubereitet, (eine Salbe,) die besser als die weiter oben genannte bei Trübungen wirkt. Die Augensalbe, die die Griechen stacton nennen, ist bei 71
etwa denselben Erkrankungen nützlich, wie sie oben verzeichnet worden sind, doch nützt sie eher bei Frauen. Sie enthält folgende Ingredienzien: 2 Denarii Galmei, 6 Denarii Spießglanz, 2 Denarii weißen Pfeffer, je $1^1/_2$ Denarii Grünspan und Misy, das so lange geschabt wird, bis es bimssteinartig geworden ist, $1^1/_2$ Denarii Kupferblüte und 5 Denarii Gummi; manche fügen zu diesen Ingredienzien 2 Denarii Balsam hinzu. Diese Ingredienzien werden, sorgfältig zerrieben, mit Regenwasser besprengt und zu Kollyrien gebunden. Eine scharfe Augensalbe, um noch so alte Narben und Trübungen 72
aufzuhellen und Rauheit der Augenwinkel zu beseitigen, (eine Augensalbe,) die, einmal eingerieben, für sehr viele Tage einen Erfolg zeitigt. Man muß sie jedoch, mit Wasser verdünnt, anwenden; denn sie behält lange ihre beißende Wirkung. Sie enthält folgende Ingredienzien: 1 Pfund Ammoniakharztropfen, der ohne Schmutz sein soll, $^1/_2$ Pfund Grünspan und 1 Pfund Gummi. Zunächst wird der Grünspan mit Regenwasser verrieben, danach werden die übrigen Ingredienzien, die in Regenwasser eingeweicht worden

73 uiali et tum collyria finguntur. Fel testudinis cum melle optimo mix-
tum et diu coagitatum mire caliginem tollit, si oculi inde adsidue circum-
74 linantur aut subtiliter ⟨inter⟩dum suffundantur. Calliblepharium xero-
collyrium primum accipit haec: Aes ustum, stibium, cadmiam aequis
ponderibus miscebis teresque diligenter et, donec spumam non faciant
neque crescant, ad ignem lentum agitabis in uaso aereo ibique tamdiu
esse patieris, donec refrigerentur atque siccentur. Quae postea ad mor-
tarium nitidissimum transferes atque illic iterum ex uino uetere op-
timo teres tamdiu, quousque siccentur. De quibus puluerem tenuissi-
mum factum intra pyxidem aeream condes eoque uelut stibio, cum
75 uolueris, uteris. Xerocollyrium optimum conficitur sic: Lapidis Frygii
– II, croci – I, salis amoniaci ℈ II, folii ℈ II, aeris usti ℈ IIII, piperis
albi ℈ I. Omnia seorsum diutissime et diligentissime teres, ut puluerem
tenuissimum facias; quem permixtum recondes in doliolo uitreo et,
76 cum uolueris, puluere ipso, prout uolueris, ⟨uteris⟩. Xirocollyrium op-
timum et ad initia lippitudinis probatum. Constat ex his: Croci ℈ II,
sarcocollae ℈ II, aloes epatitidos ℈ I, glauci ℈ I. Teres haec omnia
diligenter et puluerem tenuissimum in pyxide cyprea recondes et, cum
77 opus fuerit, et intra oculos et ad superlinendos uteris. Capilli muliebres
super testam conbusti et cum spuma argenti contriti atque ad sum-
mam leuitatem redacti xeropthalmias et prurigines oculorum effica-
78 citer sanant, si inde inunguantur. Ad caliginem abolendam de experi-
mento uteris hoc remedio: Salem amoniacum exustum tere et per-
misce cum lotio pueri inuestis atque inde adsidue oculos inunge uel
79 superline. Naturalem sucum argimoniae et sucum milefolii et sucum
arnoglosae, id est plantaginis, colliges diligenter ac nitide aequali
mensura et de suco marrubii, rutae, serpulli, euforbii exprimes per
linteum delicatum et admiscebis ℈ binos hisque adicies mellis optimi
despumati libram unam atque omnia simul diu conteres. Deinde ite-
rum colabis tenui linteo et recondes in uasculo uitreo atque uteris,
cum opus fuerit, ad suffundendos et superlinendos oculos caligine labo-
80 rantes, quibus hoc remedio cito aciem acutissimam reddes. Maluae
sucus expressus cum farina tenui miscetur ac diutissime teritur; postea
adicitur mellis despumati aliquid ac uini, uti liquidius fiat; potenter

73 Plin. 32,38 **76** cf. Marc. 8,19 **77** Plin. 28,71

3 aut – suffundantur *om.* L interdum *suppl. Ni, item cod. Bamberg.* 4 stibiu L 6 lento PL 7 mortario PL 10 pyxide PL stipio PL 11 xirocollyrium L 15 uteris *add. Co* 16 constat] contra L 17 alce sepititidos P alces epititidos L *corr. Co* 19 superliniendos P muliebre PL 21 prorigines PL 22 inungantur L 27 marruuii P 28 deligatum L 31 superliniendos P 34 uti *erasa littera* i L

sind, hinzugefügt, und dann werden Kollyrien geformt. Schildkrötengalle, 73
mit sehr gutem Honig gemischt und lange gerührt, beseitigt Trübung in
wunderbarer Weise, wenn die Augen damit ständig bestrichen oder bis-
weilen vorsichtig beträufelt werden. Das trockene Augenmittel Callible- 74
pharium enthält zunächst folgende Ingredienzien: Man mischt gebranntes
Kupfer, Spießglanz und Galmei zu gleichen Gewichtsteilen, verreibt sie
sorgfältig und so lange, bis sie keinen Schaum (mehr) bilden und nicht
(mehr) zunehmen, rührt sie auf schwachem Feuer in einem Kupfergefäß und
läßt sie darin so lange stehen, bis sie abgekühlt und trocken geworden sind.
Danach schüttet man sie in einen ganz sauberen Mörser um und verreibt
sie dort zum zweitenmal mit sehr gutem altem Wein so lange, bis sie trocken
geworden sind. Das aus ihnen bereitete ganz feine Pulver bewahrt man in
einer Kupferbüchse auf und wendet es, wenn man will, wie Spießglanz an.
Das beste trockene Augenmittel wird folgendermaßen hergestellt: 2 Unzen 75
phrygischen Stein, 1 Unze Safran, 2 Scripuli ammonisches Salz, 2 Scripuli
Nardenblatt, 4 Scripuli gebranntes Kupfer und 1 Scripulus weißen Pfeffer.
Alle Ingredienzien zerreibt man gesondert sehr lange und sehr sorgfältig, so
daß man ein sehr feines Pulver bereitet; dies bewahrt man vermischt in
einem Glasgefäß auf und verwendet es, wenn man will, direkt als Pulver,
je nachdem wie man will. Ein sehr gutes und bei den Anfängen von Trief- 76
äugigkeit bewährtes trockenes Augenmittel. Es besteht aus folgenden
Ingredienzien: 2 Scripuli Safran, 2 Scripuli Sarcocolla, 1 Scripulus leber-
artige Aloe und 1 Scripulus Glaucium. Alle diese Ingredienzien zerreibt man
sorgfältig, das sehr feine Pulver bewahrt man in einer Kupferbüchse auf
und wendet (es), wenn es erforderlich ist, innerhalb der Augen und außen
als Einreibung an. Frauenhaare, auf einer Tonscherbe verbrannt, mit 77
Silberschaum verrieben und zu äußerster Glätte gebracht, heilen Augendarre
und Juckreiz in den Augen wirksam, wenn sie damit eingerieben werden.
Um Trübung zu beseitigen, wendet man auf Grund von Erfahrung folgendes 78
Heilmittel an: Zerreibe verbranntes ammonisches Salz, vermische es mit
Urin von einem noch nicht erwachsenen Knaben, und salbe oder bestreiche
damit ständig die Augen. Natürlichen Saft von Argimonia, Saft von 79
Tausendblatt und Saft von Arnoglosa, d. h. von Wegerich, fängt man sorg-
fältig und in reiner Form im gleichen Maß auf, Saft von Andorn, Raute,
Feldthymian und Wolfsmilch preßt man durch ein feines Leinentuch heraus,
mischt je 2 Scripuli bei, fügt zu diesen Ingredienzien ein Pfund sehr guten
abgeschäumten Honig hinzu und verreibt alle Bestandteile lange mit-
einander. Danach seiht man es zum zweitenmal durch ein feines Leinentuch,
bewahrt es in einem Glasgefäß auf und verwendet es, wenn es erforderlich
ist, zum Einträufeln und Bestreichen der an Trübung leidenden Augen,
denen man mit diesem Heilmittel rasch die schärfste Sehkraft zurückgibt.
Ausgepreßter Malvensaft wird mit feinem Mehl gemischt und sehr lange 80
verrieben; danach wird etwas abgeschäumter Honig und, damit es flüssiger
wird, Wein hinzugefügt; damit werden die an Trübung leidenden Augen

81 inde inunguntur oculi caligine laborantes. Ros nocturnum colliges niti-
dissime in prato et in ampullam mittes atque adicies illic mellis Attici
℈ XII et opobalsami ℈ VI ac pariter utrumque miscebis et sic uteris
82 ad inunguendum uel superlinendum; mirum remedium experieris. Su-
cum uettonicae tenuissimum oculis infunde; clariores eos facies et
83 inportunam lacrimarum destillationem cito siccabis. Fel cameli solum
per se fronti inlitum prodest aduersum caliginem; sed, ne omnino
lippiatur, decoctum cum mellis optimi cyathis tribus et croci uncia
in unum miscebis et sic suffusionem ad oculos facies uel etiam super-
lines inde caligantes et lippientes oculos. Hoc medicamine etiam ex-
84 crescentes carnes in oculis et cicatrices curantur. Ad caligines ocu-
lorum detergendas medicamen ualde efficax: Rosae siccae pugnos duos
plenos cum radice feniculi diligenter purgati et feni Graeci pugnum
unum plenum in ollam nouam mittes et decocta prima aqua effusa
sic postea decoques, ut spissescat; deinde mellis Attici unciam super-
mittes et piperis scripulum bene triti, addes etiam passi Cretici ali-
quantum, ut liquidius facias; deinde per linteolum delicatum colabis
85 et ad suffusionem uel superlinitionem oculorum uteris. Perdicis fel
mixtum melli Attico caliginem tollit, si oculis adsidue infundatur, sed
86 cum modo et aequali mensura. Aquilae fel cum melle Attico, myrra
uera et nitro albo singulis unciis mixtum oculis uisionem acutissimam
87 praestat, si cum modo infundatur. Vt acie certiore intueri omnia pos-
sis, ficus Africanae etiam ueteris, dummodo pinguissimae, ad ignem
calefactae suco expresso uinoque diluto oculos inungue; gratulabis re-
88 medio. Vipera uiua mittitur in uas nouum fictile et adicitur ei suci
feniculi cyathus unus et turis granum unum, deinde uas obturatur
argilla et circumlinitur et in furnum feruentem mittitur atque illic
excoquitur, donec cinis fiat; hoc de experimento ypochesis caliginesque
89 potenter atque mirifice purgat. Anagallidos herbae flos purpureus ad
mensuram obolorum trium diligenter tritus et cum pausillo uini uete-
90 ris mixtus inunctioni caligantium oculorum mirabiliter prodest. Lacer-

82 Ps. Musa 56 **85** Plin. 29,125 Phys. Plin. 1,18 fol. 20 C **86** cf. Plin. 29,118 Sext. Plac. β 22,2 Phys. Plin. 1,19 fol. 21 D **88** Plin. 29,119 **89** cf. Plin. 25,144

4 ungendum **L** superliniendum **P** 5 uetonicae **L** 8 unciam **PL** 9 miscebis *om.* **L** 15 dequoques **L** 16 scribulum **L** addis **P** 19 assidue **L** 20 sq. myrra uera et nitro albo] myrra et (*uel* aut) ueratro albo *Ni coll. Sext. Plac.:* quidam illud (*i. e.* aquilae fel cum melle Attico) magis prodesse credunt, cum huic medicamento hellebori albi drachmam unam aut dimidiam aut myrrae tantundem miscent. *Perantiqua tamen statuenda esset corruptela, cum Phys. Plin. legatur:* cum myrra et nitro 22 aciem **PL** 24 inunge **L** 27 circumline **PL** 28 ypocheses **P**

wirksam eingerieben. Man sammelt Nachttau in reinster Form auf der 81
Wiese, tut ihn in eine Flasche, fügt dort 12 Scripuli attischen Honig und
6 Scripuli Balsam hinzu, mischt beide Ingredienzien gleichmäßig und ver-
wendet (sie) so zum Einreiben oder Bestreichen; man lernt ein wunder-
bares Heilmittel kennen. Träufle sehr dünnen Betoniensaft in die Augen; 82
du machst sie klarer und trocknest den unangenehmen Tränenfluß rasch.
Kamelgalle, allein für sich auf die Stirn gestrichen, nützt gegen Trübung; 83
damit man aber überhaupt nicht an Triefäugigkeit leidet, mischt man sie
gekocht mit drei Cyathi sehr gutem Honig und einer Unze Safran in eins
und nimmt so eine Einträufelung in die Augen vor oder bestreicht auch die
an Trübung oder Triefäugigkeit leidenden Augen damit. Mit diesem Heil-
mittel werden auch Fleischwucherungen, die sich an den Augen bilden, und
Narben geheilt. Ein sehr wirksames Heilmittel zur Beseitigung von Augen- 84
trübungen: Man tut zwei Handvoll trockene Rose mit der Wurzel von
sorgfältig gereinigtem Fenchel und eine Handvoll Bockshornkraut in einen
neuen Topf und läßt es danach, nachdem zuvor abgekochtes Wasser darüber-
gegossen worden ist, so kochen, daß es zäh wird; danach tut man eine
Unze attischen Honig und einen Scripulus gut zerriebenen Pfeffer darüber,
auch fügt man ziemlich viel kretischen Rosinenwein hinzu, so daß man es
recht flüssig macht; danach seiht man es durch ein feines Leinentuch und
verwendet es zum Einträufeln oder Bestreichen der Augen. Rebhuhngalle, 85
mit attischem Honig gemischt, beseitigt Trübung, wenn sie ständig in die
Augen geträufelt wird, jedoch mit Maßen und in gleicher Menge. Adlergalle, 86
mit attischem Honig, echter Myrrhe und weißem Natron zu je 1 Unze
gemischt, verleiht den Augen den schärfsten Blick, wenn sie mit Maßen
eingeträufelt wird. Damit du mit zuverlässigerer Schärfe alle Dinge sehen 87
kannst, reibe die Augen mit dem herausgepreßten und mit Wein verdünnten
Saft von afrikanischen Feigen ein, die auch alt sein können, wenn sie nur
sehr saftig sind, und die am Feuer warm gemacht worden sind; du freust
dich über das Heilmittel. Eine Viper wird lebend in ein neues Tongefäß 88
getan, und es wird ein Cyathus Fenchelsaft und ein Weihrauchkorn zu ihr
hinzugefügt, dann wird das Gefäß mit Töpfererde verschlossen, ringsherum
bestrichen, in den glühenden Backofen geschoben und dort gekocht, bis sie
zu Asche wird; dies reinigt erfahrungsgemäß Erkrankungen an grauem
Star und Trübungen wirksam und in wunderbarer Weise. Die purpurfarbene 89
Blüte von Gauchheil, zum Maß von drei Oboli sorgfältig zerrieben und mit
ein wenig altem Wein gemischt, nützt als Einreibung der von Trübung be-
fallenen Augen wunderbar. Verbrenne kleine Eidechsen, die auf Saatfeldern 90

tas pissinnas, quae in segetibus morantur, quas Graeci aruras uocant,
conburito et ad tenuissimum puluerem redigito atque ex eo cum uino
91 aut melle optimo caligantes oculos inunge; ualde proderit. Centaureae
minoris suco oculi ex melle inuncti caligine cito deposita tenuissimam
92 aciem resumunt. Feniculi radicis contusae suco tantundem mellis op-
timi despumati utinam Attici misceto eaque lento igne ad mellis
crassitudinem discoquito repositaque in pyxide etiam aerea habeto.
Cum erit opus, cum aqua cisternina aut muliebri lacte inungueto;
93 quamuis crassas caligines cito discuties. Feniculi radicis decoctae aqua
94 oculos adsidue foueto; cito omnem caliginem tolles. Caliginantibus
oculis uisus acutior restituetur neque facile in hoc uitium incidet, qui
usus fuerit remedio tali, ut centaureae manipulum nitidum in uini
optimi, sed nouellastri congium mittat aut etiam excoquat ac triduo
in uasculo clauso uel operto macerari faciat, deinde post triduum hemi-
nam eius uini mixtam cum calida aqua adiecto melle ieiunus manente
95 illic centaurea cottidie bibat. Lauri folia XX leuiter contrita passo
diluito et linteo colato et in caccabulo decoquito ad crassitudinem
96 mellis atque ex eo inungueto; efficaciter caliginem discuties. Bacae
myrti supra carbones uiuos ad suffumigandum positae caliginem ex-
97 tenuant, si oculis apertis fumum earum patienter exceperis. Pulli hi-
rundinum uel assi uel elixi in cibo saepius sumpti oculis caliginantibus
98 efficaciter prosunt. Lapidem bostrychiten tecum semper habeto, qui
99 ad aciem oculorum excitandam efficaciter prodest. Muris agrestis, id
est qui in campis inuenitur, combusti cinis contritus et cum melle
100 adsidue inlitus aciem oculorum caligine extenuata confirmat. Scara-
baius coloris smaragdini tantum beneficii oculis praestare dicitur, ut
uisionem ei acutissimam reddat, qui eum contemplatus fuerit adsidue.
101 Cocleas Africanas ueras super spissam graticulam dispositas ponito et
carbones acres adsidue suggerito, ut aequaliter conburantur, deinde
mortario terito, ut tenuissimum ex his puluerem facias, adiectaque
mellis Attici cotyla una iterum ualedissime terito et postmodum in
uasculo fictili repone et signa et, cum alicui mederi uoles, spicillo
inde eum inungue; intra paucos dies integram aciem eius claramque
102 restitues. Fit ex uipera collyrium ad caligines oculorum adaperiendas
discutiendasque mirificum. Conprehensam igitur occisamque uiperam

91 Ps. Apul. 35,5 **92** Galen. 12,738 K. (e Scribonii opere deperdito) **93** Plin. 20,254 Phys. Plin. 1,18 fol. 21 B **94** Ps. Apul. 35,7 **99** Plin. 29,118 **100** Plin. 29,132 **102** Plin. 29,120

1 asuras **L** sauras *proposuit Heraeus*, aruraeas *Li* 5 semiculi **L** 18 inunguiteto **P** 20 herundinum **L** 21 elexi **L** 25 confirmat] *ab hoc uocabulo deficit* **L** *usque ad p. 156,12* scarabalus **P** 30 adiectamque **P**

leben und die die Griechen aruraeae[1] nennen, mache sie zu sehr feinem
Pulver, und reibe damit zusammen mit Wein oder sehr gutem Honig die
von Trübung befallenen Augen ein; es nützt sehr. Augen, die mit dem Saft 91
des kleineren Tausendgüldenkrautes eingerieben werden, gewinnen, nach-
dem die Trübung rasch beseitigt worden ist, die feinste Sehschärfe zurück.
Mische mit dem Saft von zerstoßener Fenchelwurzel ebensoviel sehr guten 92
abgeschäumten, möglichst attischen Honig, laß diese Ingredienzien auf
schwachem Feuer auf die Dicke von Honig einkochen, und halte sie in einer
Büchse, auch in einer Kupfer(büchse), verwahrt. Wenn es erforderlich ist,
reibe es mit Brunnenwasser oder Frauenmilch ein; rasch vertreibst du die
Trübungen, so stark sie auch sein mögen. Bade die Augen ständig mit dem 93
Wasser, in dem Fenchelwurzel abgekocht worden ist; rasch beseitigst du
jede Trübung. Augen, die von Trübung befallen sind, erhalten ihren schär- 94
feren Blick zurück, und nicht leicht wird derjenige von diesem Leiden
befallen, der folgendes Heilmittel anwendet, daß er eine saubere Handvoll
Tausendgüldenkraut in einen Congius sehr guten, aber verhältnismäßig
jungen Wein gibt oder auch (darin) auskocht und drei Tage lang in einem
verschlossenen oder bedeckten Gefäß weich werden läßt, dann nach drei
Tagen eine Hemina dieses Weines, mit warmem Wasser unter Zufügung von
Honig gemischt, wobei das Tausendgüldenkraut darin bleibt, täglich auf
nüchternen Magen trinkt. Löse 20 Lorbeerblätter, glatt zerrieben, in Ro- 95
sinenwein auf, seihe sie durch ein Leinentuch, lasse sie in einem kleinen
Tiegel auf die Dicke von Honig einkochen, und reibe damit ein; wirksam
vertreibst du die Trübung. Myrtenbeeren, die, um Rauch zu verbreiten, 96
auf brennende Kohlen gelegt werden, hellen eine Trübung auf, wenn man
mit geöffneten Augen ihren Rauch geduldig aufnimmt. Schwalbenjunge, 97
gebraten oder geschmort häufiger als Speise eingenommen, nützen den von
Trübung befallenen Augen wirksam. Trage immer einen Bostrychitisstein 98
bei dir, der wirksam nützt, um die Sehschärfe der Augen anzuregen. Asche 99
von einer verbrannten Feldmaus, d. h. (von derjenigen), die sich auf den
Feldern findet, zerrieben und zusammen mit Honig ständig aufgestrichen,
stärkt dadurch, daß die Trübung aufgehellt wird, die Sehschärfe der Augen.
Der smaragdfarbene Skarabäus soll den Augen so viel Wohltat erweisen, 100
daß er demjenigen, der ihn ständig betrachtet, den schärfsten Blick zurück-
gibt. Stelle echte afrikanische Schnecken, auf einen engen Rost gelegt, hin, 101
und lege ständig glühende Kohlen darunter, so daß sie gleichmäßig ver-
brennen, danach zerreibe sie in einem Mörser, so daß du aus ihnen ein sehr
feines Pulver bereitest, und verreibe sie, nachdem eine Cotyle attischer
Honig hinzugefügt worden ist, zum zweitenmal sehr kräftig, dann lege sie
in ein Tongefäß, versiegle (es), und reibe, wenn du jemanden heilen willst,
ihn mit einer Sonde damit ein; innerhalb von wenigen Tagen stellst du
seine ungeminderte und klare Sehkraft wieder her. Aus der Viper wird eine 102
wunderbare Augensalbe zum Aufhellen und Vertreiben von Augentrübungen
hergestellt. Die gefangene und getötete Viper legt man also in ein Tongefäß

[1] Siehe textkritischen Apparat.

in uaso fictili repones eamque illic putrescere permittes, donec ex ea
uermiculi nascantur. Hos eliges et conteres et adicies his croci paulu-
lum et iterum teres atque inde collyria facies et sic cum melle Attico
aut lacte muliebri oculis inunges. Idem praestat et cinis uiperae conb-
ustae, sicut supra scriptum est, sed cum his, quae hic adiecta sunt,
103 temperatus. Salem quam candidissimum ieiunus si cotidie mane gusta-
104 ueris, omnem oculorum caliginem cito extenuabis. Fel ursinum atque
hyaenae cum melle optimo mixtum et diu coagitatum caligines ex-
105 imit, si adsidue inde oculi suffundantur aut superlinantur. Adipes om-
nium fluuialium piscium in sole liquefactae adiunctoque melle inunc-
106 tioni adhibitae mirifice oculis caligantibus prosunt. Herbae chelidoniae
sucum, feniculi sucum ad quartarios singulos misce cum mellis op-
timi quartariis quattuor et oculos grauidine et aspritudine laborantes
inunge; mire proderit. Sed simul omnia decoque in uaso aereo et sic
107 inunctioni reserua. Lapis Medius in lupina pellicula subligatus collo
atque ita diu portatus, sed prius muliebri lacte pertractatus non tan-
tum caligines tenuare, uerum etiam hypochresim discutere et obduc-
108 tam aciem aperire consueuit. Hygra, quae prodest ualde ad caliginem
detergendam. Conficitur sic: Croci – II, piperis albi unciam, afronitri
unciam, myrrae unciam, mellis Attici unciam. Crocum et piper ex
uino teres, nouissime afronitrum et myrram seorsum conteres et sic
109 uniuersa coniunges atque ad suffundendum uteris ex melli. Hygra
mirifica, quae et caligines abigit et oculis suffusis lumen instaurat.
Accipit haec: Opobalsami ℈ III, myrrae ℈ III, opopanacis ℈ I S,
mellis Attici selibram. Opopanacem primum ex uino teres diligenter,
tum myrram adicies et teres, postremum opobalsamum addes atque
omnia communiter terendo admiscebis et postea ad inunguendum ute-
110 ris. Fellis gallinacei uel uulturini, quod longe magis prodest, scripulum
et mellis optimi unciam bene trita coniunges atque in pyxide cuprea
habebis et oportune ad inungendum uteris; hoc nihil potentius cali-
111 ginem releuat. Ros matutinum, quod inhaeserit rutae, et sucum cheli-
doniae et mel optimum despumatum pari mensura permisce atque ad
tertias decoque et in pyxide cyprea reconde et caligantes oculos in-
112 funde. Fellis terrae et chelidoniae utriusque herbae sucum cum mellis
optimi despumati pari mensura permisce atque ex eo caligantes oculos
113 inunge; efficacissimo medicamine uteris. Satureiae uiridis suco tenu-

103 Phys. Plin. 1,18 fol. 21 C **104** Plin. 26,94. 167 **105** Plin. 32,69 cf. Antidot. Cantabrig. p. 161 **106** cf. Antidot. Cantabrig. p. 161 **110** cf. Plin. 29,123

4 oculi **P** 10 pluuialium **P** 22 ad] ex **P** 28 uultorini **P** quo **P** scripolum **P**

und läßt sie dort verwesen, bis in ihr kleine Würmer entstehen. Diese sammelt man heraus, zerreibt sie, fügt zu ihnen ein wenig Safran hinzu, verreibt sie zum zweitenmal, stellt daraus Kollyrien her und reibt sie so mit attischem Honig oder Frauenmilch auf die Augen. Dieselbe Wirkung hat auch die Asche einer Viper, die so verbrannt wird, wie oben beschrieben worden ist, aber die mit den Ingredienzien gemischt wird, die hier hinzu-
gefügt worden sind. Wenn man täglich morgens auf nüchternen Magen 103
möglichst weißes Salz einnimmt, hellt man rasch jede Augentrübung auf.
Bären- und Hyänengalle, mit sehr gutem Honig gemischt und lange ge- 104
rührt, beseitigt Trübungen, wenn die Augen damit ständig beträufelt oder
bestrichen werden. Fette von allen Flußfischen, an der Sonne zerlassen und 105
in Verbindung mit Honig als Einreibung angewandt, nützen in wunderbarer
Weise den Augen, die von Trübung befallen sind. Mische Schellkrautsaft 106
und Fenchelsaft zu je 1 Quartarius mit vier Quartarii sehr gutem Honig, und reibe die an Schwere und Rauheit leidenden Augen ein; es nützt wunderbar. Koche jedoch alle Ingredienzien zusammen in einem Kupfer-
gefäß, und bewahre sie so für die Einreibung auf. Ein medischer Stein, in 107
einem Stück Wolfsfell an den Hals gebunden und in dieser Weise getragen, zuvor jedoch mit Frauenmilch behandelt, pflegt nicht nur Trübungen aufzuhellen, sondern auch grauen Star zu beseitigen und den verdeckten Blick
zu öffnen. Hygra, (ein Mittel,) das sehr nützt, um Trübung zu beseitigen. 108
Es wird folgendermaßen zubereitet: 2 Unzen Safran, eine Unze weißen Pfeffer, eine Unze Schaumsalpeter, eine Unze Myrrhe und eine Unze attischen Honig. Den Safran und den Pfeffer verreibt man in Wein, zerreibt ganz zuletzt den Schaumsalpeter und die Myrrhe gesondert, bringt so alle Ingredienzien zusammen und verwendet sie in Honig zum Einträufeln.
Eine wunderbare Hygra, die Trübungen vertreibt und den vom grauen 109
Star befallenen Augen die Sehkraft wiederherstellt. Sie enthält folgende Ingredienzien: 3 Scripuli Balsam, 3 Scripuli Myrrhe, $1^1/_2$ Scripuli Opopanax und ein halbes Pfund attischen Honig. Zuerst verreibt man den Opopanax sorgfältig in Wein, dann fügt man die Myrrhe hinzu und verreibt sie, als letztes gibt man den Balsam hinzu, vermischt alle Ingredienzien zusammen
durch Verreiben und verwendet sie danach zum Einreiben. Man gibt einen 110
Scripulus Hühner- oder Geiergalle, die (noch) weit mehr nützt, und eine Unze sehr guten Honig, gut verrieben, zusammen, bewahrt sie in einer Kupferbüchse auf und verwendet sie mit Erfolg zum Einreiben; nichts
beseitigt eine Trübung wirksamer als sie. Vermische Morgentau, der an der 111
Raute haftet, Schellkrautsaft und sehr guten abgeschäumten Honig in gleichem Maß, lasse sie auf ein Drittel verkochen, bewahre sie in einer Kupferbüchse auf, und träufle sie in die Augen, die von Trübung befallen
sind. Von den beiden Kräutern Erdgalle und Schellkraut vermische den 112
Saft mit dem gleichen Maß sehr gutem abgeschäumtem Honig, und reibe damit die Augen ein, die von Trübung befallen sind; du verwendest ein
sehr wirksames Heilmittel. Wenn man die Augenwinkel ständig mit sehr 113

issimo si adsidue angulos oculorum contingas, caliginem cito discuties. Idem praestat et rutae sucus per linteum tenue expressus in pyxide aerea conditus atque angulis oculorum caligantium adpositus. Hoc cuiuslibet aetatis hominem infirmissimi uisus mirabiliter curat, certe si aliquid mellis Attici fuerit admixtum.

114 Remedium ad tumorem oculorum uel nimiam destillationem. Pulei flores destringe eosque madefacito ex aqua frigida et contere bene atque ex eo panni tenuissimi partem dimidiam line, ut ex altera parte panni integas oculos et, cum ibit dormitum cui medendum erit, supra oculos pones; ipsa nocte tumorem umoremque oculorum eius
115 sedabis. Ad oculorum subitum impetum uel dolorem remedium efficax sic: Sucum cardonis, sucum urticae Alexandrinae, sucum bugillonis, crocum, atramentum sutoricium. Aequis mensuris ista coniunges et addes his sapae modicum et aceti quantum sufficiat et decoques ad spissitudinem mellis liquidi atque ita oculos inde superlines, ut modicum ingrediatur eos et delacriment; continuo sanabuntur.

116 Ad uulnera ulceraque et cicatrices atque carbunculos crustasque oculorum et glaucomata atque albugines detergendas et palpebras conponendas collyria et remedia de experimentis physica et rationabilia diuersa. Ad sordida ulcera oculorum crustasque habentia, quas medici scharas uocant, et ad carbunculos oculorum, quos anthracas dicunt, facit bene et per se mel Atticum purum pyxide cyprea conditum et repositum sub signaculo mensibus ferme duobus; quanto
117 enim diutius in pyxide ea manserit, efficacius fiet. Sed praecipue hoc, quod quidam diazmyrnes, nonnulli euodes, quia boni odoris est, nominant, quod etiam ad pustulas papulasque et suppurationes oculorum et ad cicatrices non ueteres et ad palpebrarum recentem etiam in corporibus tenerioribus aspritudinem facit. Oportet autem eo ad sordida ulcera diluto oui albo, id est aquatissimo, uti, deinde, cum lacrimae fluere desierint, cineracio collyrio superinungui. Item ad pusulas ex ouo tritum facit, ad papulas uero et ad dolores cum rubore et distensione oculi sicca bene inponitur cum lacte mulieris; ex aqua autem ad cicatrices recentes extenuandas et palpebrarum aspritudinem tollendam teri debet et subiecto spicillo aut inuersa palpebra oculis inseri. Conponitur autem ex his rebus: Pompholygis lotae ✳ VIII, aeris usti ✳ VIII, croci ✳ IIII, murrae ✳ IIII, nardi spicae ✳ I et pondus uicto-

113 2 Plin. 20,135 **116** Scrib. 25 **117** Scrib. 26

1 angulos oculorum] angulorum P *corr. Co* 18 palbebras P 21 charas P escharas *edd.* 25 diazernes P dia smyrnes *Scrib.* 28 sordita P 30 punsulas P 33 recentes *Scrib.* recedentes P 35 pompholysis logae P

dünnem Saft von grüner Saturei benetzt, vertreibt man eine Trübung rasch. Dieselbe Wirkung hat auch Rautensaft, der durch ein feines Leinentuch ausgepreßt, in einer Kupferbüchse aufbewahrt und in die Winkel der Augen gebracht wird, die von Trübung befallen sind. Dieses (Mittel) heilt einen Menschen von schwächster Sehkraft in jedem beliebigen Alter in wunderbarer Weise, (ganz) zuverlässig, wenn etwas attischer Honig beigemischt worden ist.

Ein Heilmittel gegen Augenschwellung oder allzu starken Fluß. Streife 114
von Polei die Blüten ab, weiche sie in kaltem Wasser ein, verreibe sie gut, und bestreiche damit die Hälfte eines sehr feinen Tuches, so daß du mit dem anderen Teil des Tuches die Augen bedeckst, und wenn derjenige, der geheilt werden soll, schlafen geht, legst du es auf seine Augen; (noch) in derselben Nacht beseitigst du die Schwellung und die Flüssigkeitsabsonderung seiner
Augen. Im folgenden ein wirksames Heilmittel gegen plötzlichen heftigen 115
Augenfluß oder -schmerz: Distelsaft, Saft von alexandrinischer Brennessel, Feldzypressensaft, Safran und Schusterschwärze. Diese Ingredienzien gibt man zu gleichen Maßen zusammen, fügt ihnen etwas Most und eine genügende Menge Essig bei, läßt sie auf die Zähigkeit von flüssigem Honig einkochen und bestreicht so die Augen damit, daß ein wenig in sie hineinkommt und sie tränen; sie werden gleich darauf geheilt.

Augensalben und verschiedene aus der Erfahrung gewonnene natür- 116
liche und künstliche Heilmittel, um Wunden, Geschwüre, Narben, Karbunkel und Verschorfungen an den Augen, Erkrankungen an grünem Star und weiße Flecke zu beseitigen und die Lider wiederherzustellen. Gegen schmutzige Augengeschwüre mit Verschorfungen, die die Ärzte scharae nennen, und gegen Karbunkel an den Augen, die sie als anthraces bezeichnen, wirkt gut und für sich reiner attischer Honig, der in einer Kupferbüchse aufbewahrt und ungefähr zwei Monate unter Siegelverschluß gelagert worden ist; je länger er nämlich in dieser Büchse bleibt, (desto) wirksamer wird er.
Aber besonders das, was manche diazmyrnes, einige euodes nennen, weil 117
es von gutem Geruch ist, was auch bei Pusteln, Bläschen und Verschwärungen an den Augen, bei Narben, wenn sie nicht alt sind, und bei einer frischen Rauheit der Augenlider, auch wenn sie an recht zarten Körpern auftreten, wirkt. Man muß es jedoch gegen schmutzige Geschwüre, mit Eiweiß verdünnt, d. h. ganz wäßrig, anwenden und danach, wenn die Tränen zu fließen aufhören, Aschenaugensalbe darüberreiben. Ebenso wirkt es bei Pusteln, wenn es in Ei verrieben wird, bei Bläschen und Schmerzen in Verbindung mit Rötung und trockener Verkrampfung des Auges wird es aber mit Frauenmilch erfolgreich aufgetragen; doch muß es zum Aufhellen frischer Narben und zur Beseitigung der Rauheit der Augenlider in Wasser verrieben und in die Augen gebracht werden, indem eine Sonde unter (das Lid) geführt oder das Lid umgeklappt wird. Es wird aber aus folgenden Ingredienzien zusammengesetzt: 8 Denarii gewaschene Zinkblume, 8 Denarii gebranntes Kupfer, 4 Denarii Safran, 4 Denarii Myrrhe, 1 Denarius und

riati, lapidis haematitis ✳ II S, piperis albi grana X, opii pondus unius uictoriati, gummis ✳ X. Teruntur haec cum Chio uino et confestim

118 collyria finguntur atque in umbra siccantur. Acriore autem collyrio ad cicatrices extenuandas et ad palpebras asperas utimur, quod, quia ex quattuor rebus ut quadriga equis constat ⟨et⟩ celeres effectus habet, harma dicitur. Recipit haec: Aeris usti ✳ IIII, tureae arboris corticis ✳ IIII, amoniaci guttae ✳ IIII, gummis ✳ IIII; teruntur haec ex aqua pluuiali. Hoc etiam superunctum ad puerorum epiphoras et qui non

119 sufferunt unctionem optime facit. Collyrium, quod proprie facit ad aspritudinem palpebrarum et callositatem. Oportet autem aut subicere spicillum palpebrae aut inuertere ipsam palpebram et sic inunguere. Recipit: Aeris usti ✳ XXIIII, aeruginis ✳ VI, croci ✳ X, murrae ✳ I, cassiae rufae fistularum uictoriati pondus, piperis albi grana XLV, gummis ✳ VIIII. Cum uino Chio haec teruntur et sic colliguntur.

120 Ad palpebrarum ueterrimam aspritudinem et excrescentem carnem, quam sycosim Graeci uocant, in qua est callum durissimum; est autem liquidum medicamentum, quod ideo hygra appellatur. Quod etiam carnem ex palpebris tollit sine magno dolore. Recipit haec: Myrrae, turis, croci, misui, singularum specierum denarios ternos, chalcitidis ✳ VI. Haec teruntur diligenter ex aceto acri. Vbi leuia facta erunt et habebunt spissitudinem passi, miscetur his mellis Attici p I, deinde in patella aeris Cyprii super carbones posita inferuescit, donec mellis habeat non nimium liquidi spissitudinem, atque ita reponitur in pyxide aeris Cyprii. Cum opus est, inuertitur palpebra et per spicillum adponitur. Quod medicamentum suffricatur curiose in oculo ad delacrimationem, et, ubi desierit mordere, rursus inuerti oportebit palpebram atque ita pollice inpresso membranas innantes adducere, quae facile subsequentur; post hoc cinereo collyrio ex aqua inunguendi erunt oculi crassius. Hoc medicamentum multorum annorum callos et aspritudines palpebrarum desperatas quibusdam medicis ocularii paucis diebus

121 tollit. Collyrium ad ulcera et papulas et epiphoras: Cadmiae ✳ VIII, cycnu cerussae ✳ IIII, amuli ✳ III, opii ✳ II, acaciae ✳ I, gummis ✳ II, tragacanthi ✳ I, ouorum semicoctorum uitellos duos, fabae sine cortice, id est purgatae, modicum. Quae ante diem ex aqua macerari debet cum tragacantho atque ita teri, tum formari collyria, quae lacri-

122 marum impetum et iugitatem potentissime sedant ac reprimunt. Collyrium Dionysianum, quod appellatur theodotion, ad lacrimam tenuem

118 Scrib. 28. 29 **119** Scrib. 36 **120** Scrib. 37

1 haematidis **P** 5 et *add. Co e Scrib.* 6 harma *Scrib.* opla **P** 11 inuetere **P** 27 abducere *Scrib.* 30 quibus **P** a quibusdam *Scrib.* 37 tenuem] tenuendam (?) **P** *corr. Co*

das Gewicht eines Victoriatus Narde, $2^1/_2$ Denarii Blutstein, 10 Körner weißen Pfeffer, das Gewicht eines Victoriatus Opium und 10 Denarii Gummi. Diese Ingredienzien werden mit Chioswein verrieben, sogleich werden Kollyrien geformt und im Schatten getrocknet. Um Narben aufzu- 118
hellen und gegen rauhe Lider verwenden wir aber eine schärfere Augensalbe, die, weil sie aus vier Ingredienzien wie ein Viergespann aus Pferden besteht und rasche Wirkungen hat, harma (Wagen) genannt wird. Sie enthält folgende Ingredienzien: 4 Denarii gebranntes Kupfer, 4 Denarii Weihrauchbaumrinde, 4 Denarii Ammoniakharztropfen und 4 Denarii Gummi; diese Ingredienzien werden in Regenwasser verrieben. Dies wirkt auch sehr gut, wenn es gegen Augenfluß bei Kindern und (denjenigen), die keine Einreibung vertragen, darüber aufgetragen wird. Eine Augensalbe, die speziell bei 119
Rauheit und Verhärtung der Lider wirkt. Man muß aber entweder eine Sonde unter das Lid führen oder das Lid selbst umklappen und so einreiben. Sie enthält: 24 Denarii gebranntes Kupfer, 6 Denarii Grünspan, 10 Denarii Safran, 1 Denarius Myrrhe, das Gewicht eines Victoriatus Stangen von roter Kasia, 45 Körner weißen Pfeffer und 9 Denarii Gummi. Diese Ingredienzien werden mit Chioswein verrieben und so gebunden. Gegen eine seit sehr 120
langer Zeit bestehende Rauheit der Lider und wucherndes Fleisch, das die Griechen sycosis nennen, in dem sich eine sehr harte Verschwielung befindet; es ist aber ein flüssiges Heilmittel, das deswegen hygra genannt wird. Dies beseitigt auch Fleisch an den Augenlidern ohne großen Schmerz. Es enthält folgende Ingredienzien: Von Myrrhe, Weihrauch, Safran und Misy, von den einzelnen Ingredienzien je 3 Denarii und 6 Denarii Kupferstein. Diese Ingredienzien werden mit scharfem Essig sorgfältig verrieben. Sobald sie glatt geworden sind und die Dickflüssigkeit von Rosinenwein haben, wird 1 Pfund attischer Honig mit ihnen vermischt, danach kocht es in einer Schale von zyprischem Kupfer, die auf Kohlen gesetzt wird, bis es die Zähigkeit von nicht allzu flüssigem Honig hat, und wird so in einer Büchse von zyprischem Kupfer aufbewahrt. Wenn es erforderlich ist, wird das Lid umgeklappt, und (das Mittel) wird mit einer Sonde aufgetragen. Dieses Heilmittel wird sorgfältig im Auge zum Abtränen unter (das Lid) gerieben, und wenn es zu beißen aufhört, muß das Lid wiederum umgeklappt werden, und so muß man mit daraufgedrücktem Daumen die obenauf schwimmenden Hautstücke, die leicht folgen, heranziehen; danach müssen die Augen mit Aschenaugensalbe in Wasser recht dick eingerieben werden. Dieses Heilmittel beseitigt viele Jahre alte Verhärtungen und Rauheiten der Augenlider, die von manchen Augenärzten aufgegeben worden sind, in wenigen Tagen. Eine Augensalbe gegen Geschwüre, Bläschen und Augen- 121
flüsse: 8 Denarii Galmei, 4 Denarii Schwanenbleiweiß, 3 Denarii Stärke, 2 Denarii Opium, 1 Denarius Akazie, 2 Denarii Gummi, 1 Denarius Tragantgummi, von halbgekochten Eiern zwei Dotter und etwas Bohnen ohne Schale, d. h. von geschälten. Die Ingredienzien müssen am Tage zuvor in Wasser mit dem Tragantgummi eingeweicht werden, und so müssen sie verrieben werden, dann müssen Kollyrien geformt werden, die einen heftigen und langwierigen Tränenfluß sehr wirksam lindern und beseitigen. Die 122
Dionysianische Augensalbe, die theodotion genannt wird, ist sehr wirksam,

restringendam et ad ulcera et aspritudines palpebrarum et ad cicatrices recentes efficacissimum. Conficitur sic: Cadmiae ✳ III, aeris usti et loti ✳ VIII, crocomagmatis ✳ VIII, stibii ✳ IIII, opii ✳ IIII, castorei ✳ IIII, nardi Syriaci ✳ IIII, lyci ✳ IIII, acaciae ✳ XVI, croci ✳ VIII, myrrae ✳ VIII, palmularum ossa uel nucleos ustos numero XII, gummis ✳ VI, uini austeri ueteris bene odorati sextarium unum. Teruntur haec diligenter et confestim ex his collyria finguntur atque in umbra
123 siccantur. Collyrium stratioticum. Facit ad tumores oculorum et lacrimam acrem conpescendam atque ad palpebras asperas et ad caligines et cicatrices ex itinere et puluere et fumo collectas: Cadmiae ✳ VIII, cerussae ✳ VIII, crocodili stercorum ✳ IIII, aeruginis rasae ✳ II, castorei ✳ S, omphaci aridi, aluminis fissi atque usti ✳ I, piperis albi ✳ V, opii ✳ I S, gummis ✳ VI. Teruntur haec diligenter et ex uino
124 Falerno colliguntur atque inde collyria formantur. Collyrium, quod appellatur sparagis, ab Antigono medico inuentum. Facit ad omne ulcus et ad omnem ustionem et plagam et ruptionem tunicularum oculi et ad omnia oculorum uitia praeter epiphoram incipientem. Accipit haec: Cadmiae ✳ IIII, pompholygis ✳ X, opii ✳ IIII, amuli ✳ IIII, acaciae ✳ IIII, † thagni uel gniti † ✳ IIII, gummis ✳ II. Teruntur diligenter haec species et ex aqua pluuiatica collyria con-
125 ponuntur. Collyrium stratioticum sporicum conpositum ex cadmiae ✳ XIII S, croci ✳ XII, piperis albi ✳ XV, cerussae ✳ II, opii ✳ II, gummis ✳ IIII, chalcitidis ✳ I. Conponitur autem sporicum sic. Teruntur haec seorsum singula bene siccata, deinde in unum collecta aceto consparguntur ac postea in ollam fictilem nouam coiciuntur cum ipso aceto, quam bene opertam in equino stercore obrui oportet atque illic haberi per dies XL. Postea haec permixtio in sole arefieri debet ac deinde teri et tum aqua pluuiali collyria formari conuenit, de quibus et inungi oculos, sicut supra scriptum est, causis grauibus
126 laborantes et superlini optimum est. Ad oculorum omnem dolorem et praesentem et ueterem et ad caliginem atque albuginem et pruritum atque antiquam, ut ita dixerim, caecitatem. Nam ut auctori huius remedii de experimento credamus, duodecim annorum caeco intra dies XX uisum restituisse se dicit. Quanto autem recentior ualitudo fuerit oculorum, tanto uelocius curabitur medicamine tali. Collyria multi generis, id est uel decem confectionum, aequali uel numero uel pondere infundes in lotium pueri uirginis et ad uncias singulas collyriorum, quae infuderis, septena grana piperis in mortario nitido diligentissime teres, ut puluerem subtilissimum facias, et cum mellis optimi

15 sphragis *edd.* (*cf. uerb.*) 18 amuli] mauli **P** *corr Co* 19 thagni uel gniti] tragacanthi *Co He* hagni uel cnidi esminis *Heraeus* (κνίδιον *a* κνίς, κνίδη *'urtica' deminutiue*) thamni *Ni p. 367* 29 ut siciit **P**

um dünnen Tränenfluß zu unterbinden und bei Geschwüren und Rauheiten an den Lidern und bei frischen Narben. Sie wird folgendermaßen zubereitet: 3 Denarii Galmei, 8 Denarii gebranntes und gelöschtes Kupfer, 8 Denarii Safranabfall, 4 Denarii Spießglanz, 4 Denarii Opium, 4 Denarii Bibergeil, 4 Denarii syrische Narde, 4 Denarii Lycium, 16 Denarii Akazie, 8 Denarii Safran, 8 Denarii Myrrhe, von Datteln Steine oder gebrannte Kerne, 12 an der Zahl, 6 Denarii Gummi und einen Sextarius alten, herben, wohlriechenden Wein. Diese Ingredienzien werden sorgfältig verrieben, sofort werden
aus ihnen Kollyrien geformt und im Schatten getrocknet. Die Augensalbe 123
Stratioticum. Sie wirkt bei Schwellungen der Augen, zur Beseitigung von scharfem Tränenfluß, bei rauhen Lidern und bei Trübungen und Schrammen, die man sich unterwegs durch Staub und Rauch zugezogen hat. 8 Denarii Galmei, 8 Denarii Bleiweiß, 4 Denarii Krokodilsmist, 2 Denarii abgeschabten Grünspan, $1/2$ Denarius Bibergeil, 1 Denarius trockenes Omphacium und gebrannten Faseralaun, 5 Denarii weißen Pfeffer, $1 1/2$ Denarii Opium und 6 Denarii Gummi. Diese Ingredienzien werden sorgfältig zerrieben, mit
Falernerwein gebunden, und daraus werden Kollyrien geformt. Die Augen- 124
salbe, die sparagis genannt wird, ist von dem Arzt Antigonos erfunden worden. Sie wirkt bei jedem Geschwür, bei jeder Verbrennung, jedem Schlag, jedem Zerreißen der Augenhäute und bei allen Schädigungen der Augen außer beginnendem Augenfluß. Sie enthält folgende Ingredienzien: 4 Denarii Galmei, 10 Denarii Zinkblume, 4 Denarii Opium, 4 Denarii Stärke, 4 Denarii Akazie, 4 Denarii . . . und 2 Denarii Gummi. Diese Ingredienzien werden sorgfältig zerrieben, und mit Regenwasser werden Kollyrien geformt.
Die Augensalbe Stratioticum sporicum ist zusammengesetzt aus $13 1/2$ De- 125
narii Galmei, 12 Denarii Safran, 15 Denarii weißem Pfeffer, 2 Denarii Bleiweiß, 2 Denarii Opium, 4 Denarii Gummi und 1 Denarius Kupferstein. Zubereitet wird das Sporicum aber folgendermaßen. Diese Ingredienzien werden, gut getrocknet, einzeln für sich zerrieben, danach, in eins zusammengebracht, mit Essig besprengt und danach zusammen mit eben dem Essig in einen neuen Tontopf geschüttet, der, gut verschlossen, in Pferdemist vergraben und dort 40 Tage hindurch stehengelassen werden muß. Danach muß diese Mischung an der Sonne trocknen, danach zerrieben werden, und dann ist es angebracht, mit Regenwasser Kollyrien zu formen, mit denen die Augen, die, wie oben geschrieben worden ist, an schweren Krankheiten
leiden, mit sehr gutem Erfolg eingerieben und bestrichen werden. Gegen 126
jeden momentanen und chronischen Augenschmerz und gegen Trübung, weiße Flecke, Juckreiz und sozusagen veraltete Blindheit. Denn damit wir dem Urheber dieses auf Grund von Erfahrung gewonnenen Heilmittels Glauben schenken, sagt er, daß er einem (Patienten), der zwölf Jahre lang blind war, innerhalb von 20 Tagen das Augenlicht wiederhergestellt habe. Je kürzere Zeit aber der kranke Zustand der Augen besteht, desto schneller wird er mit einem solchen Heilmittel geheilt. Kollyrien vielfacher Art, d. h. sogar nach zehn Zubereitungen, gibt man in gleicher Zahl oder gleichem Gewicht in den Urin eines keuschen Knaben hinein, und auf je 1 Unze der Kollyrien, die man hineingibt, zerreibt man in einem sauberen Mörser je 7 Pfefferkörner sehr sorgfältig, so daß man ein ganz feines Pulver herstellt,

despumati coclearibus tribus miscebis et iterum diligenter teres. Postea simul confundes omnia, id est collyria, lotium et piper illud cum melle et iterum diutissime ac diligentissime teres collectumque nitide in pyxide cuprea recondes atque ex eo quemlibet oculorum causarium intus, id est intra oculos, inungues. Quod si per tempus medicamen spissatum fuerit, lotium puerile infantis, quantum opus fuerit, ut more collyrii liquidum fiat, infundes et sic sub cilio et palpebris, id est intra oculos, sicut diximus, sollicite inunges. Hoc medicamine multis experimentis probato constat nihil esse praestantius, si quis eo castus
127 et purus utatur. Medicamen barbaricum ad omnis oculorum causas uel inpetus, siue sint scabri et lacrimosi siue etiam uermiculos habeant aut brigantes, qui cilia arare et exulcerare solent: In ollam rudem mittes tres sextarios aceti acerrimi et ferrum, id est clauos ueteres minutos uel alia minutalia ferri uetusta, et claudes ollam diligenter, operculum tenuiter pertundes et in illo foramine pones aut cannam aut sabucum perforatam, unde habeat spiramentum. Mittes tamen in eandem ollam cum aceto et ferro rosae siccae unciam unam semis ac postea ollam ipsam cooperies fimo caballino recenti ita, ut spiramen illud ollae per calamum liberum sit, hoc est ut supra molem illam fimi caballini, quo fuerit olla constricta uel operta, solum spiramen emineat, ut semper habeat anhelitum XV diebus, quibus necesse est, ut in fimo illo perseueret; nam omnino obseruabis, ne umquam illis XV diebus deoperiatur. Sexta decima die tolles ollam de stercore illo et diligenter mundabis, ne quid illic sordidum haereat, et cum patefeceris ollam, mittes in eam feniculi uiridis sucum, quanta est mensura bonae potionis in uino, deinde agitabis diu et colabis linteo tenui et mittes in bucculare rude uel diligenter nitidatum, deinde lento igne decoques et semper agitabis. Cum aliquantulum coxerit, addes in sextario medicaminis tria coclearia mellis optimi despumati et iterum diligenter coagitatum repones in ampulla uitrea aut pyxide cyprea ac sub signaculo habebis et, cum opus fuerit, ad caliginem et albuginem detergendam interius oculos inunges. Ad praesentem autem impetum uel dolorem, quamuis uehemens sit, desuper oculos inlines. Quod si grandis feruor oculorum et acres uel frequentes lacrimae erunt, etiam tempora et frontem medicamine inlines ita, ut in die uel quater superlinas, et cum siccata fuerit superlitio ipsa, non elues eam, sed semper addes nouam inductionem. Quod si scabri oculi fuerint aut uermes, qui palpebras exarent, et inde sit umor infectus, cilia superiora et

6 puerili *ut uidetur* **P**   morem **P**   38 tumor inuectus *Co He*

mischt sie mit drei Löffeln sehr gutem abgeschäumtem Honig und verreibt sie wiederum sorgfältig. Danach gibt man alle Ingredienzien, d. h. die Kollyrien, den Urin und jenen Pfeffer mit dem Honig zusammen, verreibt sie wiederum sehr lange und sehr sorgfältig, bewahrt die gebundene (Masse) sauber in einer Kupferbüchse auf und reibt damit jeden beliebigen Augenkranken innen, d. h. in den Augen, ein. Wenn nun das Heilmittel mit der Zeit zäh geworden ist, gießt man Knabenurin eines Kindes hinein, so viel wie erforderlich ist, damit es flüssig wie Augensalbe wird, und reibt so unter dem unteren und oberen Lid, d. h. in den Augen, wie wir sagten, sorgfältig ein. Es steht fest, daß kein Heilmittel besser ist als dieses, das sich in vielen Versuchen bewährt hat, wenn ein unbefleckter und reiner (Mensch) es anwendet. Ein von Barbaren stammendes Heilmittel gegen alle Erkrankungen 127
der Augen oder alle Flüsse an ihnen, sei es, daß sie von Krätze und Tränenfluß befallen sind, sei es auch, daß sie kleine Würmer oder Brigantes haben, die die unteren Lider zu durchfurchen und zum Eitern zu bringen pflegen: In einen gewöhnlichen Topf tut man drei Sextarii sehr scharfen Essig und Eisen, d. h. kleine alte Nägel oder andere alte kleine Eisenteilchen, hinein und verschließt den Topf sorgfältig; den Deckel durchstößt man fein und steckt in jenes Loch entweder ein Rohr oder einen durchbohrten Holunderstengel hinein, damit er auf diese Weise ein Luftloch hat. Man tut jedoch in denselben Topf mit dem Essig und dem Eisen eineinhalb Unzen trockene Rose hinein und bedeckt danach den Topf selbst mit frischem Pferdemist, in der Weise, daß jenes Luftloch des Topfes durch das Rohr freibleibt, d. h., daß über jener Masse Pferdemist, mit dem der Topf abgedichtet oder bedeckt worden ist, nur das Luftloch herausragt, so daß er die 15 Tage lang immer Luftzufuhr hat, an denen er in jenem Mist bleiben muß; man achtet aber in jedem Fall darauf, daß er in jenen 15 Tagen niemals aufgedeckt wird. Am sechzehnten Tag nimmt man den Topf aus jenem Mist und reinigt ihn sorgfältig, damit kein Schmutz daran hängenbleibt, und tut, wenn man den Topf geöffnet hat, so viel Saft von grünem Fenchel in ihn hinein, wie beim Wein das Maß eines guten Trunkes ausmacht, danach rührt man es lange, seiht es durch ein feines Leinentuch und tut es in einen gewöhnlichen und sorgfältig gereinigten Kochtopf hinein, danach läßt man es auf schwachem Feuer kochen und rührt es ständig um. Wenn es ein wenig gekocht hat, setzt man auf einen Sextarius von dem Heilmittel drei Löffel sehr guten abgeschäumten Honig hinzu, bewahrt es, wiederum sorgfältig durchgerührt, in einer Glasflasche oder Kupferbüchse auf, hält es unter Siegelverschluß und reibt, wenn es erforderlich ist, zur Beseitigung von Trübung und weißen Flecken die Augen innen ein. Bei einem momentanen Fluß oder Schmerz, wie heftig er auch sein mag, bestreicht man aber die Augen obenauf. Wenn nun die Hitze in den Augen groß und die Tränen scharf und reichlich sind, bestreicht man auch Schläfen und Stirn mit dem Heilmittel in der Weise, daß man (es) am Tag mindestens viermal aufträgt, und wenn die Einreibung selbst getrocknet ist, wäscht man sie nicht ab, sondern fügt immer eine neue Schicht hinzu. Wenn nun die Augen von Krätze befallen oder Würmer vorhanden sind, die die Lider durchfurchen, und sich davon eine krankhafte Flüssigkeit bildet, reibt man

inferiora, id est palpebras ipsas, ubi causa ualitudinis est, inunges; experieris ad omnia fere oculorum uitia mirificum medicamentum, si castus et purus eo utaris. De quo tamen, dum in fimo est, uix tertia, certe media pars remanere debet; ita enim melius fiet. Nam quanto plus consumitur uapore fimi illius, tanto magis confortatur, et ideo maior olla esse debet, ut propensius medicaminis fiat, quod et diu
128 seruari oportet et multis necessarium est. Ad oculos scabros et palpebras perforatas umore uetusto uel peduculis exesas remedium praesens barbaricum quidem, sed multis probatum: Scarabaium pilosum, qui similis est scarabaio uero, in sepibus uetustis lapidosis aut in fossatis sepium requires, qui cutiones sunt colore pseudoflauo, quasi leonino, pilosi, lucentes. Ante ergo quam illum cutionem tollas, folium caulis primo mane cum suo sibi rore uel gutta conclusa in eodem folio teneatur, ut, ubi cutionem illum inueneris digitisque pollice et medicinali adprehenderis, confestim supra folium illud caulis teneas, ut supra guttam illam lotium eius excipias, quia, ubi manu adprehensus fuerit, statim se submeiat. Prouidendum ergo, ut uelocius supra folium illud caulis ponatur, ne lotium eius, quod cito effundit, alibi excidat. Quod commixtum cum illo rore caulis per spicillum palpebris inpones et loca scabra uel exesa inter pilos perunges; effectum rei cito mireberis. Quod si casu uno in loco uel in diuersis plures istos cutiones inueneris, omnium lotium uel umorem, quemadmodum diximus, in folio caulis umidi statim de horto suscipere debebis et adiectis guttis aliorum de caule foliorum in uasculo uitreo recondere, ut, cum opus fuerit, praesto habeas, quia difficulter huiusmodi bestiolae inueniuntur.
129 Ad albuginem oculorum detergendam efficax hoc remedium: Vulpem
uiuam capies eique linguam praecides ipsamque uiuam dimittes, linguam autem eius arefactam phoenicio ligabis et collo eius, qui albu-
130 ginem patietur, suspendes. Herbae symphoniacae surculum collo eius,
qui albuginem patitur, lino suspendes ita, ut per dies XXX illic sit;
131 quanto recentior albugo fuerit, tanto citius sanabitur. Ros marinum
conbure et puluerem eius cum melle Attico diligenter tere ac permisce atque inde inunge; confestim subuenies ei, qui albuginem patitur.
132 Fabam fractam purgatam atque ustam ad summam leuitatem teres
et oculos inde albugine occupatos adsidue ex aqua circumlines; miro
133 remedio subuenies. Piscis marini felle, qui scorpios dicitur, oculi in-
134 uncti caligine atque albugine quamuis crassa cito liberabuntur. San-

129 cf. Med. Plin. 1,8,6 p. 17,11 **131** Ps. Apul. 80,21 Phys. Plin. 1,18 fol. 20D **133** Plin. 32,70 **134** 37 cf. Marc. 8,161 p. 154,26

4 aut certe *edd. (at cf. Svennung, Pall. 487 adn. 2)* quantum **P** 23 humidi **P** 29 symphonicae **P**

die oberen und unteren Lider ein, d. h. eben die Lider, wo sich die Krankheitsursache befindet; man lernt es als ein bei nahezu allen Augenschädigungen wunderbares Heilmittel kennen, wenn man es als unbefleckter und reiner Mensch anwendet. Davon darf jedoch, während es sich im Mist befindet, (nur) knapp ein Drittel, allenfalls die Hälfte übrigbleiben; so wird es nämlich besser. Denn je mehr durch die Wärme jenes Mistes verdunstet, um so stärker wird seine Wirkung, und deshalb muß der Topf recht groß sein, damit es eine ansehnlichere Menge von dem Heilmittel wird, das lange aufbewahrt werden muß und für viele nützlich ist. Für Augen, die von Krätze 128
befallen sind, und Lider, die durch chronische Flüssigkeitsabsonderung durchlöchert oder von Läusen zerfressen worden sind, ein schnell wirkendes Heilmittel, das zwar von Barbaren stammt, sich aber (schon) bei vielen bewährt hat: Den behaarten Skarabäus, der dem echten Skarabäus ähnlich ist, findet man an alten Umzäunungen aus Stein oder in den Gräben der Umzäunungen; das sind Cutiones von gelblicher Farbe, gewissermaßen der des Löwen, sie sind behaart und leuchten. Bevor man also jenen Cutio aufhebt, soll zunächst ein Kohlblatt frühmorgens mit seinem eigenen Tau oder mit einem Tropfen, der in demselben Blatt eingeschlossen ist, (in der Hand) gehalten werden, damit man jenen Cutio, sobald man ihn gefunden und mit Daumen und Ringfinger gegriffen hat, sofort über jenes Kohlblatt hält, damit man über jenem Tropfen seinen Urin auffängt, da er ja, sobald er mit der Hand gegriffen worden ist, sofort unter sich harnt. Es ist also darauf zu achten, daß er recht schnell über jenes Kohlblatt gebracht wird, damit nicht sein Urin, den er rasch abschlägt, anderswo niederfällt. Ihn trägt man, mit jenem Tau vom Kohl vermischt, mit einer Sonde auf die Lider auf und reibt die von Krätze befallenen oder zerfressenen Stellen zwischen den Wimpern (damit) ein; über die Wirkung der Sache staunt man rasch. Wenn man nun zufällig an einer oder an verschiedenen Stellen mehrere Cutiones von dieser Sorte findet, muß man den Urin oder Saft von allen, wie wir gesagt haben, in einem Blatt von benetztem Kohl sofort im Garten auffangen und unter Zufügung von Tropfen von anderen Kohlblättern in einem Glasgefäß aufbewahren, damit man ihn, wenn es erforderlich ist, zur Hand hat, weil sich derartige Tierchen schwer finden lassen. Um weiße Flecke der Augen zu 129
beseitigen, ist folgendes Heilmittel wirksam: Man fängt einen lebenden Fuchs, schneidet ihm die Zunge ab, läßt ihn selbst lebend laufen, bindet aber seine Zunge getrocknet in ein purpurrotes Tuch und hängt sie an den Hals dessen, der an weißen Flecken leidet. Man hängt einen Stengel Bilsen- 130
kraut mit einem Faden an den Hals dessen, der an weißen Flecken leidet, in der Weise, daß er sich 30 Tage hindurch dort befindet; je frischer die weißen Flecke sind, desto schneller werden sie geheilt. Verbrenne Rosmarin, 131
verreibe das Pulver davon sorgfältig mit attischem Honig, vermische es und reibe damit ein; sofort bringst du demjenigen Hilfe, der an weißen Flecken leidet. Man zerreibt geschrotete Bohnen, geschält und verbrannt, zu äußer- 132
ster Glätte und bestreicht die von weißen Flecken befallenen Augen ständig unter Zusatz von Wasser damit; man bringt mit einem wunderbaren Heilmittel Hilfe. Wenn die Augen mit der Galle eines Seefisches, der scorpios 133
genannt wird, eingerieben werden, werden sie von Trübung und weißen

guis columbarum de loco pinnarum eo momento, quo pinna auellitur,
oculis, dum adhuc tepet, debet infundi, qui ictu aliquo uulnerati aut
sanguine suffusi fuerint. Album quoque oui incocti cum croco trito
135 oculis superpositum et lana alba sucida inuolutum medetur. Ranam
de lacu prendes et spina oculos ei subtiliter erues atque in panno
coccineo de licio ligatos oculis interius cruentis superpones; cito mede-
136 beris. Mel Atticum et stercus infantis, quod primum dimittit, statim
ex lacte mulieris, quae puerum allactat, permiscebis et sic inunges,
sed prius eum, qui curandus est, erectum ad scalam alligabis, quia
tanta uis medicaminis est, ut eam nisi alligatus patienter ferre non
possit. Cuius beneficium tam praesens est, ut tertio die abstersa omni
137 macula mirifice uisum reddat incolumem. Ad cicatricem uel plumbum
extenuandum et aspritudinem pruriginemque oculorum purgandam et
umorem siccandum et ad scabras ac scabidas palpebras atque alia
oculorum uitia unum hoc remedium uel praecipuum est: Folia olea-
gina conmanducato diligenter eorumque suco, quem in ore collegeris,
cotidie ieiunus oculos ablingito uel inlinito per linguam; celeriter uitia
138 supra scripta discuties. Ex hirundinum pullis fit calliblefarion bonum,
quod aspritudinem pruriginemque oculorum potenter expurgat nec
patitur quicquam in his molestiae concrescere, umidos quoque natu-
raliter oculos exsiccat. Quod hoc modo conponitur: Capita pullorum
quam plurima igne lentissimo conburuntur et trita in puluerem tenu-
issimum rediguntur, quae admixta recenti adipe gallinae inunctioni
139 maxime prosunt. Intibi rustici, de quo nascuntur cauliculi conplures,
contriti sucus in oculum instillatus celeriter cicatrices et plumbum
140 oculorum eximit. Caput stelionis conbustum et tritum et melli Attico
141 admixtum oculos lacrimosos inunctione adsidua siccat et sanat. Pul-
monis haedini conbusti cinis prurigines oculorum discutit et scabras
142 palpebras emendat, si quasi stibium inponatur. Felle catelli dierum
septem oculi ex melle inuncti cito a leucomate liberabuntur. Quidam
etiam adfirmant efficacissimum remedium esse ad detergenda glauco-
mata, si catello dierum septem caput uiuenti diffindatur et de dextra
parte cerebri oculus dexter, de sinistra sinister intincto illic spicillo
143 inunguatur. Vt leucomata et albuginem quamuis densam ex oculo de-
tergeas, turam et anturam herbas uirentes nitidissime collectas con-
tundes et per linteum tenue sucum earum exprime eoque oculos in-

135 Plin. 32,74 **137** cf. Plin. 25,155 **140** Plin. 29,131 **142** 30 Plin. 29,117

6 ligato **P** 10 uim **P** 16 commanducata **P** 30 a] ad **P**

Flecken, wie dick sie auch sind, rasch befreit. Taubenblut von der Stelle, 134
an der die Federn sitzen, muß in dem Augenblick, in dem eine Feder aus-
gerissen wird, solange es noch warm ist, in die Augen geträufelt werden, die
von irgendeinem Stoß verletzt wurden oder blutunterlaufen sind. Auch das
Weiße eines ungekochten Eies heilt die Augen, wenn es mit zerriebenem
Safran auf sie aufgetragen und in frische weiße Wolle eingewickelt wird.
Man fängt einen Frosch aus einem See, nimmt ihm mit einem Dorn vor- 135
sichtig die Augen heraus und legt sie, mit einem Faden in ein scharlachrotes
Tuch gebunden, auf die Augen, die innen blutunterlaufen sind; man bringt
rasch Heilung. Man vermischt attischen Honig und den Kot eines Säuglings, 136
den er zum erstenmal ausscheidet, sofort in der Milch der Frau, die den
Knaben stillt, und reibt so ein, aber vorher bindet man denjenigen, der
behandelt werden soll, aufrecht an eine Leiter, da das Heilmittel eine so
große Wirkung hat, daß man sie nur angebunden geduldig ertragen kann.
Seine wohltuende Wirkung ist so stark, daß es am dritten Tag, wenn der
Fleck ganz beseitigt worden ist, in wunderbarer Weise die Sehkraft unver-
sehrt zurückgibt. Um eine Narbe oder (die als) plumbum (bezeichnete 137
Erkrankung) aufzuhellen, Rauheit und Juckreiz der Augen zu beseitigen
und Flüssigkeitsabsonderung zu trocknen, und bei Lidern, die von Krätze
und Grind befallen sind, und gegen die übrigen Schädigungen der Augen ist
allein folgendes Heilmittel ganz vorzüglich: Zerkaue Ölbaumblätter gründ-
lich, und lecke mit deren Saft, den du im Mund zusammengebracht hast,
täglich mit nüchternem Magen die Augen ab, oder bestreiche sie mit der
Zunge; schnell vertreibst du die oben verzeichneten Schädigungen. Aus 138
Schwalbenjungen wird eine gute Lidsalbe hergestellt, die Rauheit und
Juckreiz der Augen beseitigt und nicht zuläßt, daß an ihnen ein lästiges
Übel entsteht, auch trocknet sie von Natur aus feuchte Augen. Sie wird in
folgender Weise zusammengestellt: Möglichst viele Köpfe von den (Schwal-
ben)jungen werden, in sehr schwachem Feuer verbrannt und zerrieben, zu
sehr feinem Pulver gemacht; mit frischem Hühnerfett vermischt, nützen sie
als Einreibung sehr viel. Der von der Feldendivie, an der mehrere kleine 139
Stengel wachsen, durch Zerreiben gewonnene Saft beseitigt, wenn er ins
Auge geträufelt wird, rasch Narben und (die als) plumbum (bezeichnete
Erkrankung) an den Augen. Der Kopf der Sterneidechse, verbrannt, zer- 140
rieben und attischem Honig beigemischt, trocknet und heilt bei ständiger
Einreibung tränende Augen. Asche von verbrannter Bockslunge vertreibt 141
Juckreiz der Augen und heilt von Krätze befallene Lider, wenn sie wie
Spießglanz aufgetragen wird. Wenn die Augen mit der Galle eines jungen 142
Hundes von sieben Tagen unter Zusatz von Honig eingerieben werden,
werden sie rasch von weißen Flecken befreit. Manche versichern auch, es
sei ein sehr wirksames Heilmittel, um Erkrankungen an grünem Star zu
beseitigen, wenn einem jungen Hund von sieben Tagen lebend der Kopf
gespalten wird und mit dem rechten Teil des Gehirns das rechte Auge, mit
dem linken das linke mit einer Sonde bestrichen wird, die dort eingetaucht
worden ist. Um leucomata und weiße Flecke, wie dicht sie auch sind, aus 143
dem Auge zu beseitigen, zerstößt du die Kräuter Tura und Antura, ganz
sauber gesammelt, in frischem Zustand, presse ihren Saft durch ein feines

144 unge. Leucomata ut extenues et discutias, utere medicamine, quod
conficitur sic: Pumicis conbusti triti ℈ XIIII, chalcitis ⟨℈⟩ VIII,
gummis ℈ IIII et senopidis pussillum, ut toleretur, adicies. Haec
omnia in tenuissimum puluerem redacta in unum permisce et ex aqua
fontana facito collyria crassiora, quibus sic uteris, ut circumdetur tri-
bus partibus cera collyrium, sed extremum collyrii sit leue ac tenue,
quod in ipsum leucoma inponas, et iube oculum adoperiri paulisper,
ne excidat collyrium; quod si exciderit, iterum reponatur. Post haec
inunge oculum leni collyrio; statim emittet quasi squamam. Si ergo
magnum leucoma fuerit et crassum, ita curabis; sin autem tenue, cum
inposueris medicamen, maturius tolles; postea uero utere ad inunctio-
nem collyrio, quod Graeco uocabulo diacopon appellatur; etenim apud
medicos hoc collyrii genus magnam habet effectus sui dignitatem.
145 Turturis fimus ad summam leuitatem tritus et cum melle Attico aut
etiam alterius generis, dummodo optimo et despumato, inunctus leuco-
146 mata oculorum potenter extenuat. Galli gallinacei maxime albi fel ex
aqua dilutum et inunctione adhibitum leucomata oculorum et ypo-
147 chrysis sanat et aciem luminum confirmat. Stercus quoque gallinaceum
album cum oleo uetere tenuissime tritum et adpositum idem oculis
148 remedii praestat. Fel uituli diligenter collectum ad cotylae mensuram
in uas aereum mittitur tenuique igne admoto ita excoquitur, ut spis-
setur, deinde mellis boni tantum mittitur, quantum fellis illius decocti
remanserit. Adiciuntur postea myrrae tritae dragmae duae et croci
una et aeris flos pauxillum ac postea simul omnia diu coactata ad
tertias decocuntur. Quod medicamen in pyxide aerea debet reponi;
satis utile et leucomatis et cicatricibus et omnibus uitiis oculorum, si
149 adsidue inde et oportune inunguantur. Vt leucomata oculorum effi-
caciter discutias, ungulas asini uiuentis lima et scobe earum quam
tenuissimo, qui leuitate sua oculos non offendat, cum lacte muliebri
150 mixto frequenter inungeto. Araneus albus cruribus longissimis ac te-
nuissimis cum oleo uetere contritus per inunctionem adsiduam leuco-
mata eximit et ideo plures cum oleo sufficienti teri oportet, ne ante
151 confirmatam sanitatem medicamen necessarium desit. Cepa longa con-
tusa exprimitur eiusque sucus opobalsamo uel, quod efficacius est,
lacti mulieris admixtus leucomata et cicatrices et quae Graeci arce-
mata appellant miro effectu inunctione adhibita extenuat atque per-
152 sanat. Antimonios dicitur a Graecis herba, quae tantam uim remedii

145 Plin. 29,127 **146** Plin. 29,123 **147** Plin. 29,124 **149** Plin. 28,167 **150** Plin. 29,132

13 effectum **P** 17 ypochr/sis *una littera erasa* **P** 24 coagitata *Co (defendit Helmreich, Rhein. Mus. 72, 1917/18, p. 280)* 35 argemata *edd.*

Leinentuch aus, und reibe damit die Augen ein. Um weiße Flecke aufzuhellen 144
und zu vertreiben, verwende ein Heilmittel, das in folgender Weise hergestellt wird: 14 Scripuli gebrannten und zerriebenen Bimsstein, 8 Scripuli Kupferstein, 4 Scripuli Gummi, und du fügst ein wenig Mennige, so daß es ertragen werden kann, hinzu. Alle diese Ingredienzien vermische, zu sehr feinem Pulver gemacht, in eins, und forme mit Quellwasser recht dicke Kollyrien, die du so anwendest, daß das Kollyrium zu drei Vierteln mit Wachs umgeben wird, jedoch der letzte Teil des Kollyriums, den du direkt auf die weißen Flecke legen sollst, glatt und dünn ist, und lasse das Auge ein wenig bedecken, damit das Kollyrium nicht herausfällt; wenn es nun herausgefallen ist, soll es wieder aufgelegt werden. Danach reibe das Auge mit einer milden Augensalbe ein; sogleich stößt es gewissermaßen eine Schuppe ab. Wenn die weißen Flecke groß und dick sind, behandelst du sie also in dieser Weise; wenn sie aber dünn sind, entfernst du das Heilmittel, wenn du es aufgelegt hast, recht zeitig; danach aber verwende zur Einreibung die Augensalbe, die mit griechischer Bezeichnung diacopon genannt wird; denn bei den Ärzten hat diese Art von Augensalbe auf Grund ihrer
Wirkung großes Ansehen. Turteltaubenmist, zu äußerster Glätte zerrieben 145
und mit attischem oder einer anderen Art Honig, wenn er nur sehr gut und abgeschäumt ist, eingerieben, hellt wirksam weiße Augen-
flecke auf. Galle von einem besonders weißen Hühnerhahn, in Wasser 146
gelöst und als Einreibung angewandt, heilt weiße Augenflecke und Erkran-
kungen an grauem Star und stärkt die Sehkraft der Augen. Auch weißer 147
Hühnermist, mit altem Öl ganz fein verrieben und aufgetragen, stellt für
die Augen dasselbe Heilmittel dar. Kalbsgalle wird, sorgfältig gesammelt, 148
zu dem Maß einer Cotyla in ein Kupfergefäß getan und auf schwachem Feuer, das man daranbringt, so gekocht, daß sie zäh wird, danach wird von gutem Honig so viel hineingetan, wie von jener gekochten Galle übriggeblieben ist. Danach werden zwei Drachmen zerriebene Myrrhe, eine (Drachme) Safran und ein wenig Kupferblüte hinzugetan, und danach werden alle Ingredienzien zusammen, lange gerührt, bis auf ein Drittel eingekocht. Dieses Heilmittel muß in einer Kupferbüchse aufbewahrt werden; es ist ziemlich nützlich bei weißen Flecken, Narben und allen Schädigungen der Augen, wenn sie damit ständig und zweckmäßig ein-
gerieben werden. Um weiße Augenflecke wirksam zu vertreiben, feile die 149
Hufe eines lebenden Esels ab, und reibe mit deren möglichst feinen Spänen, die auf Grund ihrer Glätte die Augen nicht verletzen können, mit Frauen-
milch gemischt, häufig ein. Eine weiße Spinne mit sehr langen und dünnen 150
Beinen beseitigt, mit altem Öl verrieben, durch ständiges Einreiben weiße Flecke, und es müssen daher mehrere mit ausreichend Öl verrieben werden, damit nicht das erforderliche Heilmittel ausgeht, bevor die Gesundheit
wiederhergestellt ist. Lange Zwiebel wird zerstoßen ausgepreßt, und ihr 151
Saft, Balsam oder, was (noch) wirksamer ist, Frauenmilch beigemischt, hellt weiße Flecke, Narben und diejenigen Erscheinungen, die die Griechen arcemata nennen, mit wunderbarem Erfolg durch Einreiben auf und heilt
sie. Antimonios wird von den Griechen ein Kraut genannt, das eine so große 152

habere creditur, ut portata ab eo uel subligata collo eius, qui glaucoma
153 patitur, intra dies XLV eum sanissimum reddat. Vt glaucoma inci-
piens celeriter discutiatur, herbam serpullum decoque et eius aqua
oculos adsidue foue, postea pice liquida pura ac nitida uelut collyrio
154 inungue; cito recipies sanitatem. Perdicis unius fel, opobalsami cya-
thum unum, cyperi Sidonii cyathi partem dimidiam. Trita haec et
ad summam leuitatem perducta permixtaque in pyxide plumbea re-
pones et inunctione aduersum glaucomata et ypochrysis et caliginem
155 mire uteris. Corui marini fel inunctione adhibitum caligines tollit,
album et cicatrices extenuat, carnes excrescentes conpescit fluoresque
156 oculorum reprimit. Pisciculi, qui equum marinum similat, fel ouorum
⟨albo⟩ mixtum et cum lana sucida oculis adpositum melius remedium
supra scriptis oculorum causis quam ullum aliud medicamen praestare
157 manifestum est. Scrofina adipe recenti si quis contritos angulos ocu-
lorum, quos medici canthus uocant, interius exteriusque inunxerit,
158 uermiculos, qui noxii sunt oculis, potenter educit. Saepiae testa in-
terior, quae mollis est, diligentissime trita et muliebri lacte permixta
atque inunctioni adhibita supra dictis oculorum causis plurimum prod-
159 est. Nardi Indici uel Syriaci ex uino uetere triti siccatique puluis pro
xyrocollyrio oculis inpositus mirabiliter prodest ad ualitudines supra
160 scriptas. Mel optimum despumabis, ut bene purum sit, et admiscebis
pari mensura sucum rutae et herbae chelidoniae atque ad tertias de-
coques et, cum omnia bene permiscueris, in ampulla uitrea sub signa-
culo seruabis et uteris miro medicamine ad scardalippos oculos in-
unguendos.

161 Item ad oculorum causas remedia physica et rationabilia diuersa,
id est oculis ictu laesis et si quid subito eos fuerit ingressum et ad-
uersum molestias pilorum et ad aegilopas et ad nyctelopas et ad uaru-
los, id est hordiolos oculis infestos. His additae infra collyriorum di-
uersorum confectiones. Quocumque ictu laesus oculus si sanguinu-
lentus uidebitur, palumbinus ei uel perdicis uel turturis sanguis aut,
si haec animalia non erunt, columbinus de pinna sublatus statim, id
162 est adhuc calens, infundatur. Bitumine, sulfure et ture permixtis ocu-
los ictu laesos suffumigato; statim sanabis, si frequenter id feceris.
163 Herba, quam Graeci sarcocollam, nos argimoniam appellamus, si uiri-
dis erit, trita, sin arida, calida aqua macerata, quo facilius teri possit,

154 Sext. Plac. 26,5 **158** Med. Plin. 1,8,1 p. 16,14 **161** Med. Plin. 1,9 p. 17,14 32 cf. Marc. 8,134 p. 150,1 **162** Phys. Plin. 1,15 fol. 20A **163** Ps. Apul. 31,1

5 inunguere **P** 8 ypochrisis **P** 10 conpescet **P** 12 albo *add. Ni* 15 medi **P** *corr. Ni* 24 scardalippos *Ni cruce signauit (u. uerb.)*

medikamentöse Wirkung haben soll, daß es, von demjenigen getragen oder an dessen Hals gebunden, der an grünem Star leidet, ihn innerhalb von 45 Tagen ganz gesund macht. Damit beginnender grüner Star schnell 153
vertrieben wird, koche Feldthymian, und behandle mit dem Wasser davon ständig die Augen, danach reibe sie mit reinem und sauberem flüssigem Pech wie mit einer Augensalbe ein; rasch erlangst du die Gesundheit wieder. Galle von einem Rebhuhn, einen Cyathus Balsam und einen halben Cyathus 154
sidonisches Zypergras. Diese Ingredienzien bewahrt man, zerrieben, zu äußerster Glätte gebracht und vermischt, in einer Bleibüchse auf und wendet sie als Einreibung gegen Erkrankungen an grünem und an grauem Star und Trübungen in wunderbarer Weise an. Seeschwalbengalle, als Einreibung 155
angewandt, beseitigt Trübungen, hellt weiße Flecke und Narben auf, drängt Fleischwucherungen zurück und unterdrückt Augenflüsse. Die Galle eines 156
kleinen Fisches, der dem Seepferd ähnelt, mit Eiweiß gemischt und mit frischer Wolle auf die Augen gelegt, stellt eindeutig ein besseres Heilmittel für die oben verzeichneten Augenkrankheiten dar als irgendein anderes Medikament. Wenn jemand mit frischem Fett von der Sau die wundgerie- 157
benen Augenwinkel, die die Ärzte canthoi nennen, innen und außen einreibt, bringt er die kleinen Würmer, die für die Augen schädlich sind, wirksam heraus. Die innere Schale des Tintenfisches, die weich ist, nützt, sehr sorg- 158
fältig zerrieben, mit Frauenmilch vermischt und als Einreibung angewandt, bei den oben verzeichneten Augenkrankheiten sehr viel. Pulver von indischer 159
oder syrischer in altem Wein verriebener und getrockneter Narde nützt, als trockenes Augenmittel auf die Augen aufgetragen, in wunderbarer Weise bei den oben angegebenen Erkrankungen. Man schäumt sehr guten Honig 160
ab, so daß er recht rein ist, in gleichem Maß mischt man Rauten- und Schellkrautsaft bei, läßt sie auf ein Drittel einkochen, bewahrt alle Ingredienzien, wenn man sie gut vermischt hat, in einer Glasflasche unter Siegelverschluß auf und wendet sie als wunderbares Heilmittel an, um triefende und blinzelnde Augen einzureiben.

Ebenso verschiedene natürliche und künstliche Heilmittel gegen 161
Augenkrankheiten, d. h. für Augen, die durch Stoß verletzt worden sind und wenn plötzlich etwas in sie eingedrungen ist, gegen lästige Übel an den Wimpern, gegen Tränenfisteln, gegen Erkrankungen an Nachtblindheit und gegen varuli, d. h. Gerstenkörner, die für die Augen lästig sind. Ihnen sind unten Zubereitungen verschiedener Augensalben angefügt. Wenn ein Auge, von jedem beliebigen Stoß verletzt, blutunterlaufen erscheint, soll ihm Blut von der Ringeltaube, dem Rebhuhn oder der Turteltaube oder, falls diese Tiere nicht vorhanden sind, von der Haustaube, das mit einer Feder aufgefangen worden ist, sofort, d. h. noch warm, eingeträufelt werden. Mit 162
Erdpech, Schwefel und Weihrauch, die (miteinander) vermischt worden sind, beräuchere die von einem Stoß verletzten Augen; du bringst sogleich Heilung, wenn du es häufig tust. Das Kraut, das die Griechen sarcocolla, 163
wir argemonia nennen, vertreibt, wenn es frisch ist, zerrieben, wenn es aber trocken ist, in warmem Wasser eingeweicht, damit es um so leichter zer-

164 inlita oculis sugillationes liuoresque eorum mature discutit. Sanguine
hirundinis recenti ac tepido inunctus oculos ictu laesos et cruore suffu-
165 sos statim sanabitur. Radix rutae trita et inlita oculis cruore suffusis
etiam commansa et adsidue posita plurimum prodest. Vinum quoque,
166 in quo ruta diu fuerit macerata, rationabiliter infunditur. Mulieris
primipartiae purae ac nitidae saliua ieiuna instillata oculis liuorem
167 suffusionemque quamlibet cruentam efficaciter adimit. Herbae uetto-
nicae folia teres et salis triti modicum adicies et super ictu perculsum
uel cruoribus suffusum oculum conligabis; mire proderit. Nam quando
ei id solueris, uidebis ex eo sanguinem destillare; ita omnem causam
168 extrahet. Lana sucida madefacta oleo uinoque permixto ac tepens
169 oculis superposita optime uitia supra scripta persanat. Ad eicienda,
quae casu oculum intrauerint, herbam artemisiam uelles radicitus et
inde coronam factam capiti inpones; sed is, cui medendum erit, dum
coronam illam in capite habet, quantum fieri potest, oculos apertos
170 habeat. Digitis quinque manus eiusdem, cuius partis oculum sordicula
aliqua fuerit ingressa, percurrens et pertractans oculum ter dices:
TETVNC RESONCO BREGAN GRESSO, ter deinde spues terque
171 facies. Item ipso oculo clauso, qui carminatus erit, patentem perfri-
cabis et ter carmen hoc dices et totiens spues: INMON DERCO-
MARCOS AXATISON; scito remedium hoc in huiusmodi casibus esse
172 mirificum. Si arista uel quaelibet sordicula oculum fuerit ingressa,
obcluso alio oculo ipsoque, qui dolet, patefacto et digitis medicinali
ac pollice leuiter pertractato ter per singula despuens dices: „Os Gor-
gonis basio“. Hoc idem carmen si ter nouies dicatur, etiam de faucibus
hominis uel iumenti os aut si quid aliud haeserit potenter eximit.
173 Leporem marinum uel eius sanguinem cum oleo tere atque ex eo
uulsorum de oculis pilorum loca frequenter perungue; post quod et
si renascentur pili, molliores erunt. Quibus iterum euulsis supra dic-
174 tum medicamen inducito, tum uero non renascentur. Si autem etiam
lacrimas oculi destillantes adsidue uitare uis, hederam et uitem exustas
et in puluerem tenuissimum redactas pari mensura cum supra scriptis
permisce ad spissitudinem mellis atque inde inducito uel superline
frequenter oculos, et confestim defluet umor noxius et aduersum uul-

164 Phys. Plin. 1,15 fol. 20A **165** Med. Plin. 1,9 p. 17,16 **166** Plin. 28,76 cf. Marc. 8,43 **168** Med. Plin. 1,9 p. 17,15 **172** cf. Mulomed. Chiron. 974 p. 291,1 Oder

2 oculus ... laesus **P** suffusus **P** 6 primiparae *edd.* ieiuna *Ni (cf. uerb.) in* **P** *una littera erasa* is *sscr. Co* 12 ad] *ab hoc uocabulo* **L** *rursus incipit* eiciendam **PL** 24 pertracto **L** gorgons **L** 25 item **PL** 28 perunge **L**

rieben werden kann, auf die Augen aufgestrichen, Blutunterlaufungen und Verfärbungen in ihnen schnell. Mit frischem und warmem Schwalbenblut, 164
an den von einem Stoß verletzten und blutunterlaufenen Augen eingerieben, wird man sofort geheilt. Rautenwurzel nützt, zerrieben und auf die blut- 165
unterlaufenen Augen gestrichen, auch zerkaut und ständig aufgetragen, sehr viel. Auch Wein, in dem Raute lange eingeweicht worden ist, wird zweckmäßigerweise eingeträufelt. Der Speichel einer reinen und sauberen 166
Frau mit nüchternem Magen, die zum erstenmal geboren hat, beseitigt, in die Augen geträufelt, die Verfärbung und Unterlaufung, wie blutig sie auch sein mag, wirksam. Man zerreibt Betonienblätter, fügt ein wenig zerriebenes 167
Salz hinzu und bindet sie auf dem von einem Stoß getroffenen oder blutunterlaufenen Auge fest; es nützt wunderbar. Denn wenn man es von ihm ablöst, sieht man, daß aus ihm Blut herabtropft; so zieht es allen Krankheitsstoff heraus. Frische Wolle, in Öl und (mit ihm) vermischtem Wein 168
eingeweicht und lauwarm auf die Augen aufgetragen, heilt sehr gut die oben verzeichneten Schädigungen. Um Fremdkörper, die zufällig in das 169
Auge eingedrungen sind, zu entfernen, reißt man Beifuß mit der Wurzel aus und setzt einen daraus gefertigten Kranz auf den Kopf; doch soll derjenige, der geheilt werden soll, während er jenen Kranz auf dem Kopf hat, die Augen so weit wie möglich offen halten. Während man mit den fünf Fingern 170
eben der Hand, an deren Seite irgendein Schmutzteilchen in das Auge eingedrungen ist, über das Auge fährt und es betastet, soll man dreimal sagen: TETUNC RESONCO BREGAN GRESSO, danach dreimal ausspucken und (das) dreimal tun. Ebenso reibt man, während eben das Auge, das be- 171
sprochen wird, geschlossen ist, das geöffnete (Auge), sagt dreimal folgenden Spruch und spuckt ebensooft aus: INMON DERCOMARCOS AXATISON; wisse, daß dieses Mittel bei Fällen dieser Art wunderbar ist. Wenn eine 172
Granne oder ein beliebiges Schmutzteilchen in das Auge eingedrungen ist, sagt man, während das andere Auge geschlossen und eben das, welches schmerzt, geöffnet ist und mit dem Ringfinger und Daumen leicht betastet wird, dreimal: „Ich küsse den Mund der Gorgo", wobei man bei den einzelnen Malen ausspuckt. Eben dieser Spruch entfernt auch, wenn er dreimal neunmal gesagt wird, aus dem Rachen eines Menschen einen Rinderknochen, oder wenn etwas anderes hängengeblieben ist, wirksam. Verreibe einen Meerhasen oder dessen Blut mit Öl, und reibe damit die 173
Stellen, an denen die Haare an den Augen ausgerissen worden sind, häufig ein; danach sind die Haare, auch wenn sie wieder wachsen, weicher. Wenn sie wiederum ausgerissen werden, trage das oben genannte Heilmittel auf, dann werden sie aber nicht wieder wachsen. Wenn du aber auch das Fließen 174
von Tränen aus dem Auge für immer vermeiden willst, vermische Efeu und eine Weinrebe, beides verbrannt und zu sehr feinem Pulver gemacht, in gleichem Maß mit den oben angegebenen Ingredienzien bis zur Zähigkeit von Honig, und trage davon auf die Augen auf, oder bestreiche sie häufig damit, und sofort fließt die schädliche Flüssigkeit ab, und es nützt gegen

175 sos palpebrarum pilos proderit. Si felle hyaenae loca, quibus molesti
sunt pili in palpebris nati, adsidue tangantur, confestim tabescent,
176 certe si prius uulsis superducatur, non renascentur. Pilos oculis mo-
lestos si extirpare penitus uolueris, loca eorum, cum prius eos euulseris,
ranae marinae felle continge. Quod si fel eius repositum aruerit, aquam
177 marinam ei modice admisce. Si cui uolueris pilos uulsos non solum
in oculis, sed etiam in locis uerecundioribus non renasci, lacte mulieris
eo die expresso, quo peperit, continge crebrius loca, de quibus pilos
178 tuleris. Pili si oculis molesti erunt, potenter uteris hoc medicamine:
Lacertae uiridis fel misce cum uino albo, quantum sufficere existi-
maueris, et mitte in uas aereum positumque ad solem tamdiu agita,
donec crassitudinem mellis habeat, atque ex eo loca pilorum uulsorum
179 ungue. Lucernam fictilem de papyro et medulla uaccina concinnato
atque eius fumo siue fuligine uel ligny pro calliblefario utere, quo
palpebras exesas et glabras saepius inunguendo decentissimas facies.
180 Glabris palpebris pilos ⟨induces⟩, si oesypo, quod sub armis ouium
nascitur, adiecta myrra pariterque in mortario trita spicillo calido
181 loca pilis nuda perduxeris. Pilos oculis molestos diligentissime uelles
atque eorum loca hircino sanguine recenti aut leporis aut uesper-
tilionis inlines uel canino lacte continges aut acu cuprea calida aceto
182 saepius delibuta perduces. Capnos nomine est herba, cuius sucus uino
mixtus atque inlitus locis, de quibus pili ab oculis fuerint extirpati,
183 renasci eos non permittit. Ranunculum uiridem conprehensum acu
cuprea pungito et sanguine eius excepto palpebras, de quibus pilos
184 tuleris, subinde continge; numquam renascentur. Sanguisugarum in
olla conbustarum tritus delicatissime cinis et uulsis pilis palpebrarum
185 inpositus uel inspersus renasci eos non sinit. Adipe uituli si palpebras
crassiores perunxeris, extenuabis eas et ad sanitatem perduces. Eius-
dem medulla cum cera et oleo rosaceo aequis ponderibus liquefacta
et permixta et ad emplastri modum inposita duritias palpebrarum et
si qua illic in modum pilularum nascuntur, conmollit ac discutit.
186 Aegilopia emendat fimus columbinus ex aceto coctus et inlitus; cica-
187 trices quoque oculorum et albugines mire detergit. Inulae rusticae
radix ualide commanducata et cum suco suo inposita aegilopas po-
tenter emendat. Quae quia, ubi aruerit, cadit, recentior, donec per-

175 Plin. 28,97 **178** Plin. 29,116 **179** Plin. 28,168 **180** Plin. 29,115 **181** Plin. 28,249 30,132. 133 **182** Plin. 25,156 **184** Plin. 32,76 **185** Plin. 28,169 **186** Plin. 29,125

3 superducantur **L** 13 unge **L** 14 ligno **P** lygno **L** *corr. Co* 15 inungendo **L** 16 induces *add. Co* oesypo] ysopo **PL** 17 spicilla **P** 19 uespertillionis **L** 31 conmolit **L**

die ausgerissenen Haare an den Lidern. Wenn die Stellen, an denen an den 175
Lidern lästige Haare gewachsen sind, ständig mit Hyänengalle bestrichen werden, verschwinden sie sofort, mit Sicherheit wachsen sie nicht wieder, wenn sie auf die Haare aufgetragen wird, nachdem sie zuvor ausgerissen worden sind. Wenn du Haare, die für die Augen lästig sind, vollständig 176
beseitigen willst, benetze ihre Stellen, nachdem du sie zuvor ausgerissen hast, mit Froschfischgalle. Wenn nun die aufbewahrte Galle von ihm trocken geworden ist, mische ihr in mäßigem Umfang Meerwasser bei. Wenn du 177
willst, daß bei jemandem ausgerissene Haare nicht nur an den Augen, sondern auch an den Schamteilen nicht wieder wachsen, benetze mit Frauenmilch, die an dem Tage herausgedrückt worden ist, an dem sie geboren hat, häufiger die Stellen, von denen du die Haare entfernt hast. Wenn die Haare für die Augen lästig sind, wendest du folgendes Heil- 178
mittel erfolgreich an: Mische Galle von einer grünen Eidechse mit so viel Weißwein, wie du für genügend hältst, tu es in ein Kupfergefäß, rühre es, an die Sonne gestellt, so lange, bis es die Dicke von Honig hat, und reibe damit die Stellen ein, an denen die Haare ausgerissen worden sind. Richte 179
eine Tonlampe mit Papyrus und Kuhmark her, und verwende ihren Rauch, Ruß oder Qualm als Lidsalbe, womit du die zerfressenen und kahlen Lider durch häufigeres Einreiben außerordentlich schön machst. An kahlen 180
Lidern läßt man Haare wachsen, wenn man mit Wollfett, das sich unter dem Vorderbug der Schafe bildet, unter Zusatz von Myrrhe, die in einem Mörser gleichmäßig zerrieben worden ist, mit einer warmen Sonde die von Haaren freien Stellen bestreicht. Haare, die für die Augen lästig sind, 181
reißt man sehr sorgfältig aus und bestreicht ihre Stellen mit frischem Blut vom Bock, vom Hasen oder von der Fledermaus, benetzt sie mit Hundemilch oder bestreicht sie mit einer warmen Kupfernadel, die häufiger in Essig angefeuchtet wird. Es gibt ein Kraut mit Namen capnos, dessen 182
Saft, mit Wein gemischt und auf die Stellen gestrichen, von denen die Haare an den Augen entfernt worden sind, sie nicht wieder wachsen läßt. Durchbohre einen kleinen grünen Frosch, der gefangen worden ist, mit 183
einer Kupfernadel, und benetze mehrmals mit seinem Blut, das aufgefangen worden ist, die Lider, an denen du die Haare beseitigt hast; sie wachsen niemals wieder. Asche von Blutegeln, die in einem Topf verbrannt worden 184
sind, sehr fein zerrieben und auf die ausgerissenen Haare der Lider aufgetragen oder aufgestreut, läßt sie nicht wieder wachsen. Wenn man allzu 185
dicke Lider mit Fett vom Kalb einreibt, macht man sie dünn und bringt sie in den gesunden Zustand. Das Mark desselben Tieres, mit Wachs und Rosenöl zu gleichen Gewichtsteilen zerlassen, vermischt und als Pflaster aufgelegt, erweicht und vertreibt Verhärtungen der Lider und wenn dort irgendwelche Gebilde in der Art von Knötchen entstehen. Tränenfisteln 186
heilt Taubenmist, in Essig gekocht und aufgestrichen; auch beseitigt er in wunderbarer Weise Narben an den Augen und weiße Flecke. Die Wurzel 187
von Feldalant, kräftig zerkaut und mit ihrem Saft aufgetragen, heilt Tränenfisteln wirksam. Da sie, sobald sie trocken geworden ist, herunterfällt, muß so lange, bis sie völlige Heilung gebracht hat, ständig eine

188 sanet, assidue debet inponi. Ad nyctalopas abolendas lygnitem lapi-
dem, quem nos carbunculum dicimus, tecum habeto; magno remedio
uteris. Quem ut uerum esse scias, sic experire, si fistucas leues admotas
189 ad se rapit, sicut lapis magnes ferrum rapere consueuit. Iecur ouillum,
id est ouis candidae, discoctum cum aqua madefactum contritumque
190 et oculis superpositum nyctilopas purgat. Varulis, id est hordiolis ocu-
lorum, remedium tale facies: Anulos digitis eximes et sinistrae manus
digitis tribus oculum circum tenebis et ter despues terque dices: RICA
191 RICA SORO. Si in dextro oculo uarulus erit natus, manu sinistra
digitis tribus sub diuo orientem spectans uarulum tenebis et dices:

Nec mula parit nec lapis lanam fert
Nec huic morbo caput crescat aut, si creuerit, tabescat.

Cum haec dixeris, isdem tribus digitis terram tanges et despues idque
192 ter facies. Efficax hoc remedium hordiolis: Nouem grana hordei sumes
et de singulis uarum punges; per quae singula puncta carmen dices.
Proiectis nouem granis septem alia corripies et similiter de singulis
punges et carmen septies dices, abiectis etiam his quinque sumes et
idem quinquies facies, idem de tribus granis similiter, idem de uno
similiter. Carmen autem hoc dices: ΚΥΡΙΑ ΚΥΡΙΑ ΚΑϹϹΑΡΙΑ ϹΟΥ-
193 ΡΩΡΒΙ. Item hoc remedium efficax: Grana nouem hordei sumes
et de eorum acumine uarolum punges et per punctorum singulas
uices carmen hoc dices: Φεῦγε φεῦγε κριθή, ⟨κριθή⟩ σε διώκει. Item
digito medicinali uarum contingens dices ter: VIGARIA GASARIA
uarumque grano hordei ardenti aut stipula faeni aut palea ures.

194 Confectiones collyriorum diuersorum de experimentis sic. Colly-
rium stactum ad recentes caligines et coeptas suffusiones oculorum.
Conficitur sic: Cadmiae * VII S, nardi Celticae * IIII, acaciae * I S,
aeris usti * I S, stibii cocti * I S, myrrae * I, lyci * I, croci * I,
cerussae * I, aloes * I, aeruginis * I, lepidae cypriae * I, opii * I S,
piperis grana XX, castorei * I S, gummis * VII. Haec omnia in
puluerem tenuissimum redacta aqua pluuiali colliges et collyria inde

188 3 Plin. 37,103 189 Plin. 29,127

1 lychnitem *edd.* 2 quam **L** 3 admodas **PL** 11 *de metrica huius comprecationis ratione cf. quae scripserunt Buecheler Rhein. Mus. 34, 1879, p. 345, Zander Versus Ital. ant. p. 47, Heim Incant. mag. p. 545 et 549, Leo Der saturn. Vers p. 64; priorem uersum senarium esse contendit Buecheler, in quo postea mutatum sit tempus uerborum, ita ut antiquitus fuerit* nec mula peperit nec lapis lanam tulit *uel potius* nec mula pariet nec lapis lanam feret lana **L** 15 perque *edd. ('Co satis probabiliter, cf. 1,21* et per' *Ni)* 21 uarulum *edd.* 22 ΦЄΥΓЄ. ΦΥΓЄ. ΚΡЄΙΘΗϹЄ. ΑΙΩΚЄΙ **PL** κριθή[II] *add. Dilthey Archaeol.-epigr. Mitteil. aus Oesterreich uol. 2 p. 49 adn. 10* 26 stactum] factum **P**

frischere aufgetragen werden. Um Erkrankungen an Nachtblindheit zu beseitigen, trage einen (als) lygnites lapis (bezeichneten Marmorstein), den wir carbunculus nennen, bei dir; du wendest (damit) ein großartiges Heilmittel an. Damit du weißt, daß er echt ist, probiere es folgendermaßen aus, ob er leichte Grashalme, die an ihn herangebracht werden, an sich zieht, wie ein Magnetstein Eisen anzuziehen pflegt. Schafsleber, d. h. vom weißen Schaf, mit Wasser gekocht, weich geworden, verrieben und auf die Augen aufgetragen, beseitigt Erkrankungen an Nachtblindheit. Bei varuli, d. h. bei Gerstenkörnern an den Augen, bereitet man folgendes Heilmittel: Man zieht die Ringe von den Fingern ab, hält sie mit drei Fingern der linken Hand um das Auge herum, spuckt dreimal aus und sagt dreimal: RICA RICA SORO. Wenn sich am rechten Auge ein Gerstenkorn gebildet hat, hält man mit der linken Hand mit drei Fingern, während man unter freiem Himmel nach Osten sieht, das Gerstenkorn und sagt:

188 (beside "frischere aufgetragen werden...")

Die Mauleselin gebiert nicht, und der Stein trägt keine Wolle,
Dieser Krankheit soll kein Kopf wachsen, oder wenn er wächst,
soll er schwinden.

Wenn man diese Worte gesagt hat, berührt man mit denselben drei Fingern die Erde, spuckt aus und tut das dreimal. Folgendes Heilmittel ist bei Gerstenkörnern wirksam: Man nimmt neun Gerstenkörner und sticht mit jedem einzelnen das Gerstenkorn; bei jedem einzelnen dieser Stiche sagt man einen Spruch. Nachdem man die neun Körner fortgeworfen hat, nimmt man sieben andere, sticht in ähnlicher Weise mit den einzelnen und sagt den Spruch siebenmal, nachdem man auch sie fortgeworfen hat, nimmt man fünf und tut dasselbe fünfmal, ebenso mit drei Körnern in ähnlicher Weise, ebenso mit einem in ähnlicher Weise. Man sagt aber folgenden Spruch: ΚΥΡΙΑ ΚΥΡΙΑ ΚΑϹϹΑΡΙΑ ϹΟΥΡΩΡΒΙ. Ebenso ist folgendes Heilmittel wirksam: Man nimmt neun Gerstenkörner, sticht mit ihrer Spitze das Gerstenkorn und sagt jeweils beim Wechsel des Stiches folgenden Spruch: Φεῦγε φεῦγε κριθή, ⟨κριθή⟩ σε διώκει (Flieh, flieh, Gerstenkorn, ein Gerstenkorn verfolgt dich). Ebenso sagt man, indem man mit dem Ringfinger das Gerstenkorn berührt, dreimal: VIGARIA GASARIA, und man brennt das Gerstenkorn mit einem brennenden Gerstenkorn, einem Heuhalm oder mit Spreu.

Im folgenden auf Grund von Erfahrungen gewonnene Zubereitungen verschiedener Augensalben. Die Augensalbe Stactum gegen frische Trübungen und beginnende Erkrankungen der Augen an grauem Star. Sie wird folgendermaßen zubereitet: $7^1/_2$ Denarii Galmei, 4 Denarii keltische Narde, $1^1/_2$ Denarii Akazie, $1^1/_2$ Denarii gebranntes Kupfer, $1^1/_2$ Denarii gekochten Spießglanz, 1 Denarius Myrrhe, 1 Denarius Lycium, 1 Denarius Safran, 1 Denarius Bleiweiß, 1 Denarius Aloe, 1 Denarius Grünspan, 1 Denarius Kupferschlag, $1^1/_2$ Denarii Opium, 20 Pfefferkörner, $1^1/_2$ Denarii Bibergeil und 7 Denarii Gummi. Alle diese Ingredienzien bindet man, zu sehr feinem Pulver gemacht, mit Regenwasser und formt daraus Kollyrien,

195 formabis, quae in umbra siccentur. Collyrium nomine monemeron.
Facit ad impetus lippitudinis ex ouo inunctum ita, ut, cum oui liqui-
dissimo inunxeris lippientem, pusillum sustineat, et iterum eum in-
ungues; quem cum bis aut ter inunxeris eadem die, iubebis lauari.
Hoc collyrium facit ad scabritudines et diathesis tollendas ex aqua
inunctum. Recipit autem haec: Lapidis haematitis ✱ XII, pompho-
lygis ✱ XII, croci ✱ XII, myrrae ✱ XII, aeris usti ✱ VI, nardi Syriaci
✱ XII, piperis albi grana XX, opii ✱ VI, gummis ✱ VIIII. Haec
uniuersa in puluerem tenuissimum redacta postea cum Falerno uino
196 conteres atque inde collyria facies, quae diu in umbra siccentur. Col-
lyrium dialibanu ad suppurationes oculorum. Conficitur sic: Cadmiae
✱ S, cerussae ✱ XII, opii ✱ I, gummis ✱ S, rosae siccae ✱ I, gentianae
✱ S. Puluerem tenuissimum ex his factum cum aqua pluuiali teres et
197 ita collyria, qualia uolueris, effinges. Collyrium dialepidos. Accipit
haec: Croci ✱ III, spicae nardi ✱ V, cadmiae ✱ I S, haematitidos ✱ I,
piperis grana V, myrrae ✱ I, aeris usti ✱ S, lepidae ✱ I, gummis ✱ I,
rosae uiridis foliorum purgatorum ✱ II. Haec, ut supra de aliis colly-
riis scriptum est, trita aqua pluuiali subiges et ita collyria formabis.
198 Collyrium ad lippitudines et primos impetus oculorum. Conficitur sic:
Agaciae ✱ X, cadmiae conbustae et de lacte caprino aut muliebri,
quod melius est, extinctae et tunsae et cribratae et lotae bene, donec
aqua eius limpida sit, ✱ X. Hoc quoque pluuiali aqua colliges et ita
199 collyria formabis. Collyrium diamisyos, quod facit ad aspritudines
oculorum tollendas et ad lacrimas substringendas. Conponitur sic:
Misy conbures hoc more. Coicies illud in pultarium et purgabis et in
furnum mittes, ut tamdiu coquatur, donec sit sanguineum. Huius
ergo ✱ V, spicae nardi ✱ V, croci ✱ II, cadmiae ✱ S, aeris usti ✱ S,
opii ✱ S, myrrae ✱ S, lepidae cypriae ✱ S, gummis ✱ I S. Haec tunsa
et cribrata cum uino optimo teres atque inde collyria formabis. Qui-
dam adiciunt huic collyrio uiperam siccam et arefactam bene in sole,
tamquam si sit sallita. Hanc ergo si uolueris adicere, exossabis prius
et linteolo inuolues atque ita super eam uinum, unde collyrium hoc
temperandum est, defundes, sed prius eam sic praecantabis, ne
lacrimus exeat, ne extillet, ne noceat. Dices autem: „Quomodo tu non
uides, sic et tuus sucus gustatus nulli noceat, sed ob rem, propter

6 pompoligis **P** pompiligis **L** 11 dialibanos **PL** dia libanon *Co huius collyrii formulam aliqua ex parte mutilatam esse Ni ex eo conclusit, quod turis, a quo nomen traxit, nullam continet mentionem* 12 cerussae ✱ II **L** 15 croci ✱ IIII **L** 20 acaciae *edd.* cumbustae **L** capruno **L** 26 ut *om.* **L** 27 aeris usti ✱ S *om.* **L** 28 lipidae **P** 33 defunderis **P**

die im Schatten getrocknet werden. Eine Augensalbe mit Namen Mone- 195
meron. Sie wirkt beim Auftreten von Triefäugigkeit, wenn sie mit Ei in der Weise eingerieben wird, daß der Triefäugige, wenn man ihn mit dem ganz flüssigen Bestandteil vom Ei einreibt, (nur) wenig auszuhalten braucht, und man reibt ihn zum zweitenmal ein; wenn man ihn zwei- oder dreimal an demselben Tag eingerieben hat, läßt man ihn sich waschen. Die Augensalbe wirkt, um Erkrankungen an Krätze und (sonstige) Erkrankungen zu beseitigen, wenn sie mit Wasser eingerieben wird. Sie enthält aber folgende Ingredienzien: 12 Denarii Blutstein, 12 Denarii Zinkblume, 12 Denarii Safran, 12 Denarii Myrrhe, 6 Denarii gebranntes Kupfer, 12 Denarii syrische Narde, 20 Körner weißen Pfeffer, 6 Denarii Opium und 9 Denarii Gummi. Alle diese Ingredienzien verreibt man, zu sehr feinem Pulver gemacht, danach mit Falernerwein und formt daraus Kollyrien, die lange im Schatten getrocknet werden sollen. Die Augensalbe 196
Dialibanu gegen Vereiterung der Augen. Sie wird folgendermaßen zubereitet: 1/2 Denarius Galmei, 12 Denarii Bleiweiß, 1 Denarius Opium, 1/2 Denarius Gummi, 1 Denarius trockene Rose und 1/2 Denarius Enzian. Das aus diesen Ingredienzien bereitete sehr feine Pulver verreibt man mit Regenwasser und formt so, wie man will, Kollyrien. Die Augensalbe 197
Dialepidos. Sie enthält folgende Ingredienzien: 3 Denarii Safran, 5 Denarii Narde, 1 1/2 Denarii Galmei, 1 Denarius Blutstein, 5 Pfefferkörner, 1 Denarius Myrrhe, 1/2 Denarius gebranntes Kupfer, 1 Denarius Hammerschlag, 1 Denarius Gummi und 2 Denarii saubere Blätter von frischer Rose. Diese Ingredienzien versetzt man, wie oben von anderen Augensalben geschrieben worden ist, zerrieben mit Regenwasser, und so formt man Kollyrien. Eine 198
Augensalbe gegen Erkrankungen an Triefäugigkeit und Augenflüsse im ersten Stadium. Sie wird folgendermaßen zubereitet: 10 Denarii Akazie und 10 Denarii Galmei, der gebrannt, mit Ziegen- oder, was (noch) besser ist, Frauenmilch gelöscht, zerstoßen, gesiebt und so lange gut gewaschen worden ist, bis sein Wasser klar bleibt. Auch dieses (Mittel) bindet man mit Regenwasser und formt so Kollyrien. Die Augensalbe Diamisyos, die 199
wirkt, um Rauheiten der Augen zu beseitigen und um Tränenflüsse zu unterbinden. Sie wird folgendermaßen zusammengesetzt: Man verbrennt Misy auf folgende Art. Man schüttet es in einen Topf hinein, reinigt es und schiebt es in den Backofen, damit es so lange kocht, bis es blutrot ist. Davon also 5 Denarii, 5 Denarii Narde, 2 Denarii Safran, 1/2 Denarius Galmei, 1/2 Denarius gebranntes Kupfer, 1/2 Denarius Opium, 1/2 Denarius Myrrhe, 1/2 Denarius Kupferschlag und 1 1/2 Denarii Gummi. Diese Ingredienzien verreibt man, zerstoßen und gesiebt, mit sehr gutem Wein und formt daraus Kollyrien. Manche setzen dieser Augensalbe eine trockene und an der Sonne gut gedörrte Viper zu, gleichsam als ob sie gesalzen wäre. Wenn man sie also zusetzen will, löst man sie zuvor von den Knochen, wickelt sie in ein Leinentuch und gießt so den Wein über sie, mit dem diese Augensalbe gemischt worden ist, aber zuvor bespricht man sie in folgender Weise, damit keine Träne hervorkommt, herabtropft und schadet. Man sagt aber: „Wie du nicht siehst, so soll auch dein Saft niemandem, der ihn kostet, schaden, sondern du mögest bitte um dessentwillen, wes-

200 quam adiecta es, proficias bene curatione precor." Collyrium liquidum
delacrimatorium. Accipit haec: Chelidoniae herbae suci ✳ S, mellis
Attici ✳ I, opobalsami ✳ S, suci porri ✳ S. Haec mixta de ipso suco
201 colliges uel de aqua fontana atque ita collyria formabis. Collyrium
siccum oculis siccandis utile. Conficitur sic: Cadmiae ✳ I, aeris usti
✳ I, stibii ✳ I. Adicies huic collyrio, si acrius illud facere uolueris,
stactes ⟨✳⟩ V et tundes atque cribrabis per tenuissimum cribrum et
202 sic puluere uteris. Aliud siccum collyrium ad idem efficax sic: Cad-
miae ✳ VIII, salis amoniaci ✳ VII, piperis ✳ V, cassiae ✳ V. Tundes
203 haec atque in puluerem tenuissimum rediges et sic uteris. Collyrium
siccum calliblepharon. Conficitur sic: Stibii conbusti ✳ I, piperis albi
✳ S, folii capitulum unum. Stibium conbures et lotio pueri inpubis
204 extingues et siccabis et tundes et cribrabis et sic uteris. Collyrium
dioxus ad aspritudines oculorum tollendas. Conficitur: Cadmiae ✳ XII,
aeris usti ✳ X, haematitis ✳ V, myrrae ✳ IIII, gummis ✳ VII. Haec
in puluerem redacta aceto optimo colliges et deinde collyria formabis.
205 Collyrium stactum. Accipit haec: Piperis albi ✳ II, cadmiae ✳ VII S,
cerussae ✳ V S, indici ✳ V S, opobalsami ✳ S, gummis ✳ VIII. Haec
206 in puluerem redacta Falerno uino temperabis et colliges. Collyrium
diapsoricum. Accipit haec: Piperis albi ✳ I, croci Siculi ✳ I, myrrae
✳ II, amuli ✳ I, opii ✳ S, opobalsami ✳ S, gummis ✳ II. Aqua pluuiali
207 haec colliges tunsa atque cribrata atque inde collyria facies. Collyrium
dialibanu: Cadmiae ✳ I S, cerussae ✳ I, turis masculi ✳ I, opii ✳ I,
gummis ✳ I. Aqua pluuiali colliges haec similiter tunsa atque cribrata
208 atque ita collyria formabis. Hygra ad suppurationes oculorum. Con-
ficitur sic: Crocodilli ✳ I, turis masculi ✳ I. Ex melle optimo despu-
mato haec bene trita colliges et cum eo prius bene permiscebis et sic
209 collyria facies. Collyrium idem, id est hygra. Recipit haec: Croci ✳ III,
aeris usti ✳ V, cadmiae ✳ II, haematitis ✳ V S, folii ✳ I, amomi ✳ I,
stibii ✳ I, cerussae ✳ ⟨I⟩, myrrae ✳ I, opii ✳ I, piperis albi ✳ I,
gummis ✳ II S. Vino Ammineo tunsa scribrata haec colliges atque
210 ita collyria formabis. Collyrium diacholes. Conficitur sic: Cadmiae
✳ I S, haematitis ✳ V, ammoniaci ✳ I S, opii ✳ S, aeris usti ✳ S,

3 obobalsami **L** 7 stactos **PL** *corr. Co* 10 puluere **PL** 14 dioxu **PL** conficitur sic *Heraeus* 18 obobalsami **L** 19 puluere **PL** 21 obobalsami **L** 23 diadianoy **PL** *corr. Co* 26 crocodilli] croci Siculi *Co He (u. uerb.)* 30 stibi **L** cerusae **L** I *add. Co* 32 diacoles **PL** *corr. Ni coll. CIL 13, part. 3 p. 604* di aloes *Co*

wegen du zugesetzt worden bist, bei der Behandlung guten Erfolg bringen.“
Eine flüssige Augensalbe zum Abtränen. Sie enthält folgende Ingredienzien: 200
$1/_2$ Denarius Schellkrautsaft, 1 Denarius attischen Honig, $1/_2$ Denarius
Balsam und $1/_2$ Denarius Lauchsaft. Diese Ingredienzien bindet man
gemischt mit dem Saft selbst oder mit Quellwasser und formt so Kollyrien.
Ein trockenes Augenmittel, das nützlich ist, um die Augen zu trocknen. 201
Es wird folgendermaßen zubereitet: 1 Denarius Galmei, 1 Denarius gebranntes Kupfer und 1 Denarius Spießglanz. Diesem Augenmittel setzt man, wenn man es schärfer machen will, 5 Denarii Myrrhenharz zu, zerstößt es, siebt es durch ein ganz feines Sieb und wendet es so als Pulver an.
Im folgenden ein anderes trockenes Augenmittel, das bei derselben Er- 202
scheinung wirksam ist: 8 Denarii Galmei, 7 Denarii ammonisches Salz, 5 Denarii Pfeffer und 5 Denarii Kasia. Man zerstößt diese Ingredienzien,
macht sie zu sehr feinem Pulver und wendet sie so an. Das trockene Augen- 203
mittel Calliblepharon. Es wird folgendermaßen zubereitet: 1 Denarius gebrannten Spießglanz, $1/_2$ Denarius weißen Pfeffer und einen Nardenblattkopf. Den Spießglanz brennt man, löscht ihn mit dem Urin eines noch nicht erwachsenen Knaben, trocknet ihn, zerstößt ihn, siebt ihn und wendet
ihn so an. Die Augensalbe Dioxus, um Rauheiten der Augen zu beseitigen. 204
Sie wird zusammengestellt: 12 Denarii Galmei, 10 Denarii gebranntes Kupfer, 5 Denarii Blutstein, 4 Denarii Myrrhe und 7 Denarii Gummi. Diese Ingredienzien bindet man, zu Pulver gemacht, mit sehr gutem Essig
und formt danach Kollyrien. Die Augensalbe Stactum. Sie enthält folgende 205
Ingredienzien: 2 Denarii weißen Pfeffer, $7^1/_2$ Denarii Galmei, $5^1/_2$ Denarii Bleiweiß, $5^1/_2$ Denarii Indigo, $1/_2$ Denarius Balsam und 8 Denarii Gummi. Diese Ingredienzien mischt und bindet man, zu Pulver gemacht, mit
Falernerwein. Die Augensalbe Diapsoricum. Sie enthält folgende Ingre- 206
dienzien: 1 Denarius weißen Pfeffer, 1 Denarius sizilischen Safran, 2 Denarii Myrrhe, 1 Denarius Stärke, $1/_2$ Denarius Opium, $1/_2$ Denarius Balsam und 2 Denarii Gummi. Diese Ingredienzien bindet man, zerstoßen und gesiebt,
mit Regenwasser und formt daraus Kollyrien. Die Augensalbe Dialibanu: 207
$1^1/_2$ Denarii Galmei, 1 Denarius Bleiweiß, 1 Denarius Tropfweihrauch, 1 Denarius Opium und 1 Denarius Gummi. Diese Ingredienzien bindet man, in ähnlicher Weise zerstoßen und gesiebt, mit Regenwasser und formt
so Kollyrien. Eine feuchte Augensalbe gegen Vereiterungen der Augen. 208
Sie wird folgendermaßen zubereitet: 1 Denarius Crocodileum und 1 Denarius Tropfweihrauch. Diese Ingredienzien bindet man, gut zerrieben, mit sehr gutem abgeschäumtem Honig, vermischt sie mit ihm zuvor gut
und formt so Kollyrien. Dasselbe Kollyrium, d. h. eine feuchte (Augensalbe). 209
Sie enthält folgende Ingredienzien: 3 Denarii Safran, 5 Denarii gebranntes Kupfer, 2 Denarii Galmei, $5^1/_2$ Denarii Blutstein, 1 Denarius Nardenblatt, 1 Denarius Amomum, 1 Denarius Spießglanz, 1 Denarius Bleiweiß, 1 Denarius Myrrhe, 1 Denarius Opium, 1 Denarius weißen Pfeffer und $2^1/_2$ Denarii Gummi. Diese Ingredienzien bindet man, zerstoßen und gesiebt, mit Aminäerwein
und formt so Kollyrien. Die Augensalbe Diacholes. Sie wird folgender- 210
maßen zubereitet: $1^1/_2$ Denarii Galmei, 5 Denarii Blutstein, $1^1/_2$ Denarii Ammoniakharz, $1/_2$ Denarius Opium, $1/_2$ Denarius gebranntes Kupfer,

aloes ✳ II, aeruginis ✳ S, opopanacis ✳ S, salis ammoniaci ✳ I, gal-
bani ✳ S, myrrae ✳ S, fellis taurini ✳ S, lepidae ✳ S, gummis ✳ I S.
211 Cum aqua pluuiali haec in puluerem redacta teres, formabis. Colly-
rium diasmyrnes. Recipit haec: Croci ✳ I, cadmiae ✳ S, haematitis
✳ I, myrrae ✳ S, misui ✳ S, piperis ✳ S, opii ✳ S, gummis ✳ S.
Puluerem tenuissimum harum specierum cum uino uetere ⟨tere⟩s et
212 collyria inde formabis. Hygra ad suppurationes oculorum. Recipit
haec: Cadmiae ✳ VIII, spodi ✳ IIII, stibii ✳ VII, croci Siculi ✳ VII,
amuli ✳ VII, opii ✳ IIII, gummis ✳ IIII. Haec in puluerem subti-
213 lissimum redacta cum aqua pluuiali teres et formabis. Descriptio
xirocollyrii, quod calliblepharon dicitur: Piperis – I, stibii – I, folii –I,
lapidis Frygii p̣ I. Quem lapidem diuides in partes septem et conb-
ures, conbustum extingues hoc modo: unam partem in balsamo,
alteram in omfacio, tertiam in lacte muliebri, quartam in uino, quintam
in urina infantis, sextam in butyro, septimam in melle Attico, quae
omnia in minutissimum puluerem redacta cribrataque miscebis. Quod
si acrius esse uolueris, adicies balsami unciam, piperis semunciam.
214 Descriptio acharisti collyrii: Aeris usti et loti – II, cadmiae lotae
– II et ℈ VI, croci – I, opii – I et ℈ VI, myrrae troglodytis ℈ III,
turis ⟨℈⟩ VI, gummis ℈ XVIII, uini optimi quod sufficiat, quo omnia
215 colligantur et collyria fingantur. Descriptio trachomatici collyrii: Aeris
usti et loti ℈ XVIII, cadmiae lotae ℈ XVIII, lapidis haematitis – I,
chalcitis ustae ℈ VI, aeruginis ℈ VIIII, opii ℈ VI, gummis ℈ VI, aquae
pluuialis quantum satis sit ad colligendum puluerem et collyria for-
216 manda miscebis. Descriptio Musae collyrii: Aluminis schisti ℈ XVIII,
aloes ℈ XVIII, myrrae ℈ XVIII, croci ℈ VIIII, crocomagmae ℈ VIIII,
chalcanthi ℈ XVIII, mali granati caliculorum semunciam; quae trita
217 diligenter oenomeli confundes et colliges et formabis. Descriptio ro-
sacei collyrii: Rosae – VIIII, cadmiae lotae – III, aeris usti ℈ VII,
croci ℈ XII, stibii ℈ VIIII, aeruginis ℈ VII, spicae nardi ℈ VII,
myrrae ℈ VII, opii ℈ XII, gumminis – III; aquae pluuialis adicies
218 quantum sufficiat ad colligenda et formanda collyria. Descriptio stacti
collyrii: Cadmiae p̣ I, stibii p̣ S, aeris flos – III, misui – IIII, piperis
– III, aeruginis – II, opii – II, balsami – II, gumminis selibram.
Haec omnia diligenter trita et cribrata aqua pluuiali colliges et for-
219 mabis. Collyrium, quod Proteum dicitur. Facit ad oculorum suffu-

4 diasmiras **PL** *corr. Co* 6 ueteres et **L** uetere sed **P** *corr. Co* 7 supurationes **L** 8 stibi **L** 11 calleblepharon **P** callebleforan **L** 12 sq. combures, combustum **L** 14 amfacio **PL** 15 urinam **PL** 18 adcharisti **L** 19 troglotidis **PL** 31 gummis **P** 32 colligendae formanda **L** 36 Proteus *edd.*

2 Denarii Aloe, 1/2 Denarius Grünspan, 1/2 Denarius Opopanax, 1 Denarius ammonisches Salz, 1/2 Denarius Galban, 1/2 Denarius Myrrhe, 1/2 Denarius Stiergalle, 1/2 Denarius Hammerschlag und 1 1/2 Denarii Gummi. Diese Ingredienzien verreibt man, zu Pulver gemacht, mit Regenwasser und formt sie. Die Augensalbe Diasmyrnes. Sie enthält folgende Ingredienzien: 211
1 Denarius Safran, 1/2 Denarius Galmei, 1 Denarius Blutstein, 1/2 Denarius Myrrhe, 1/2 Denarius Misy, 1/2 Denarius Pfeffer, 1/2 Denarius Opium und 1/2 Denarius Gummi. Das sehr feine Pulver aus diesen Ingredienzien verreibt man mit altem Wein und formt daraus Kollyrien. Eine feuchte 212
Augensalbe gegen Vereiterungen der Augen. Sie enthält folgende Ingredienzien: 8 Denarii Galmei, 4 Denarii Hüttenrauch, 7 Denarii Spießglanz, 7 Denarii sizilischen Safran, 7 Denarii Stärke, 4 Denarii Opium und 4 Denarii Gummi. Diese Ingredienzien verreibt und formt man, zu sehr feinem Pulver gemacht, mit Regenwasser. Die Beschreibung eines trockenen 213
Augenmittels, das calliblepharon genannt wird: 1 Unze Pfeffer, 1 Unze Spießglanz, 1 Unze Nardenblatt und 1 Pfund phrygischen Stein. Diesen Stein teilt man in sieben Teile und brennt ihn, gebrannt löscht man ihn in folgender Weise: einen Teil in Balsam, den zweiten in Omphacium, den dritten in Frauenmilch, den vierten in Wein, den fünften in Kinderurin, den sechsten in Butter, den siebenten in attischem Honig; alle diese Ingredienzien mischt man, zu sehr feinem Pulver gemacht und gesiebt. Wenn man will, daß es schärfer wird, fügt man eine Unze Balsam und eine halbe Unze Pfeffer hinzu. Die Beschreibung der Augensalbe Acharistum: 2 Unzen 214
gebranntes und gelöschtes Kupfer, 2 Unzen und 6 Scripuli gelöschten Galmei, 1 Unze Safran, 1 Unze und 6 Scripuli Opium, 3 Scripuli troglodytische Myrrhe, 6 Scripuli Weihrauch, 18 Scripuli Gummi und eine genügende Menge sehr guten Wein, mit dem alle Ingredienzien gebunden und zu Kollyrien geformt werden sollen. Die Beschreibung der Augensalbe Tracho- 215
maticum: Man mischt 18 Scripuli gebranntes und gelöschtes Kupfer, 18 Scripuli gelöschten Galmei, 1 Unze Blutstein, 6 Scripuli gebrannten Kupferstein, 9 Scripuli Grünspan, 6 Scripuli Opium, 6 Scripuli Gummi und so viel Regenwasser, wie ausreicht, um das Pulver zu binden und Kollyrien zu formen. Die Beschreibung der Augensalbe des Musa: 18 Scripuli 216
Faseralaun, 18 Scripuli Aloe, 18 Scripuli Myrrhe, 9 Scripuli Safran, 9 Scripuli Safranabfall, 18 Scripuli Kupferblüte und eine halbe Unze Granatapfelknospen; diese Ingredienzien übergießt, bindet und formt man, sorgfältig verrieben, mit Weinmet. Die Beschreibung der Rosenaugensalbe: 217
9 Unzen Rose, 3 Unzen gelöschten Galmei, 7 Scripuli gebranntes Kupfer, 12 Scripuli Safran, 9 Scripuli Spießglanz, 7 Scripuli Grünspan, 7 Scripuli Narde, 7 Scripuli Myrrhe, 12 Scripuli Opium und 3 Unzen Gummi; man gibt so viel Regenwasser hinzu, wie ausreicht, um (die Ingredienzien) zu binden und Kollyrien zu formen. Die Beschreibung der Augensalbe Stactum: 218
1 Pfund Galmei, 1/2 Pfund Spießglanz, 3 Unzen Kupferblüte, 4 Unzen Misy, 3 Unzen Pfeffer, 2 Unzen Grünspan, 2 Unzen Opium, 2 Unzen Balsam und ein halbes Pfund Gummi. Alle diese Ingredienzien bindet und formt man, sorgfältig zerrieben und gesiebt, mit Regenwasser. Eine Augensalbe, die 219
Proteum genannt wird. Sie wirkt, um Erkrankungen der Augen an grauem

siones et ad omnem caliginem et albugines detergendas. Conficitur sic: Cadmiae ustae et lotae – V, spimythi loti – V, chalcitis non ustae – V, auripigmenti loti – II, piperis albi – III et ℈ XVIII, croci uino infusi et triti – II, myrrae troglodytis – I S, guttae ammoniaci – II S, rosae siccae – V. Omnia haec diligentissime teres ad summam leuitatem, tum addes sagapeni – III, laseris – II S, opopanacis – II S, opii – I S, gummis – II S, balsami – II. Quae permixta atque confusa caelesti aqua colligentur atque ita collyria formabuntur [legi].

CAPVT VIIII

Ad Avrivm Dolores Vniversos Et Vitia Omnia Et Svrdiginem

Fellis caprini ℈ I, mellis ℈ I conteres et in strigili calefacies
et infundes in lana et obcludes aurem. Nihil hoc medicamine po-
2 tentius neque certius, etiam si intrinsecus cancerauerint aures. Porros
uirgines, id est non plantatos, inpari numero et lumbricos terrenos
inpari numero [et] simul ex oleo optimo ad tertias decoques et te-
3 pidum inde quod sufficiat infundes auriculae. Laser cum lacte ca-
pruno incocto recenti miscebis et inde aures prius dilues ac postea
fel taurinum et oleum cedrinum aequis portionibus mixtum tepens
infundes; hoc dolores mire mulcet et dubium auditum confirmat et
4 pus collectum expurgat. Coriandrum uiride teres et in uini cyatho
miscebis et colabis et lana molli in aurem instillabis et eadem lana
5 obstrues aurem. Ad aures, quae grauiter dolent et uetera uulnera
intrinsecus habent, mellis optimi unam partem, aceti acerrimi duas
partes confusas decoques feruoribus tribus et longius ea ab igne
remouebis, donec commotus feruor conquiescat; tum nitrum addes eo
usque, donec ex uapore agnoscas nitrum resedisse, et iterum leni igne
recoques, ne efferueat; tunc addes fel hircinum uel aprunum uel uerri-
num porcinum, dum non de scrofa, et commouebis et iterum con-
6 coques ac tepefacies et inde quantum satis est auribus infunde. Adeps
ranarum palustrium liquefacta si tepens in aures infundatur, dolores
7 nimios mitigabit. Dolor aurium sedatur etiam canino lacte et ursino,
8 si recens instilletur. Terreni uermes cum anseris adipe uel cum oleo

VIIII 1 Phys. Plin. 1,10 fol. 18B 3 cf. Marc. 9,113 6 Med. Plin. 1,6,3 p. 13,11 7 Med. Plin. 1,6,5 p. 14,1 8 cf. Marc. 9,64

6 opopanacis – I S L 12 in *om.* P infundes et lana obcludas *Phys. Plin.* 15 et *del. Ni* capies et *Co* dequoques L 24 dequoques L 27 et ferueat L ecferueat *propos. Ni* caprunum L

Star und um jede Trübung und weiße Flecke zu beseitigen. Sie wird folgendermaßen zubereitet: 5 Unzen gebrannten und gelöschten Galmei, 5 Unzen gelöschtes Bleiweiß, 5 Unzen ungebrannten Kupferstein, 2 Unzen gelöschtes Auripigment, 3 Unzen und 18 Scripuli weißen Pfeffer, 2 Unzen Safran, der mit Wein übergossen und verrieben worden ist, $1\frac{1}{2}$ Unzen troglodytische Myrrhe, $2\frac{1}{2}$ Unzen Ammoniakharztropfen und 5 Unzen trockene Rose. Alle diese Ingredienzien verreibt man sehr sorgfältig zu äußerster Glätte, dann fügt man 3 Unzen Sagapengummi, $2\frac{1}{2}$ Unzen Silphiumharz, $2\frac{1}{2}$ Unzen Opopanax, $1\frac{1}{2}$ Unzen Opium, $2\frac{1}{2}$ Unzen Gummi und 2 Unzen Balsam hinzu. Diese Ingredienzien werden, vermischt und mit Regenwasser übergossen, sorgfältig gebunden, und so werden Kollyrien geformt.

9. KAPITEL

Gegen alle Ohrenschmerzen, alle Schädigungen an ihnen und Taubheit

Man verreibt 1 Scripulus Ziegengalle und 1 Scripulus Honig, erwärmt
sie in einer Ohrenspritze, spritzt sie in Wolle ein und verstopft (mit ihr)
das Ohr. Nichts ist wirksamer und zuverlässiger als dieses Heilmittel, auch
wenn die Ohren im Innern von Krebsgeschwüren befallen sind. Man läßt 2
unberührte, d. h. nicht gesetzte, Lauchpflanzen in ungerader Zahl und
Regenwürmer in ungerader Zahl zusammen in sehr gutem Öl auf ein Drittel
einkochen und träufelt davon eine genügende Menge lauwarm in das Ohr.
Man mischt Silphiumsaft mit ungekochter frischer Ziegenmilch, spült 3
damit zunächst die Ohren, danach träufelt man Stiergalle und Zedernöl,
zu gleichen Teilen gemischt, lauwarm ein; dies lindert in wunderbarer
Weise die Schmerzen, stellt unsicheres Gehör wieder her und reinigt von
Eiteransammlung. Man zerreibt grünen Koriander, mischt ihn in einem 4
Cyathus Wein, seiht ihn, träufelt ihn mit weicher Wolle in das Ohr ein
und verstopft mit derselben Wolle das Ohr. Bei Ohren, die heftig schmerzen 5
und im Innern chronische Geschwüre haben, läßt du einen Teil sehr guten
Honig und zwei Teile sehr scharfen Essig darübergegossen mit dreimaligem
Aufsprudeln kochen, und du entfernst es längere Zeit vom Feuer, bis sich
das erregte Aufsprudeln gelegt hat; dann fügst du so lange Natron hinzu,
bis du erkennst, daß sich im Dampf Natron abgesetzt hat, und du läßt (es)
zum zweitenmal auf schwachem Feuer kochen, damit es nicht aufsprudelt;
dann fügst du Galle vom Bock, vom Keiler oder vom männlichen Hausschwein, doch nicht von der Sau, hinzu, rührst (es) um, läßt (es) zum zweitenmal kochen, läßt (es) abkühlen, bis es lauwarm ist, und träufle davon eine
genügende Menge in die Ohren. Wenn zerlassenes Fett von Sumpffröschen 6
lauwarm in die Ohren eingeträufelt wird, lindert es allzu starke Schmerzen.
Ohrenschmerz wird auch durch Hunde- und Bärenmilch zum Abklingen 7
gebracht, wenn sie frisch eingeträufelt wird. Regenwürmer, mit Gänsefett 8

9 decocti sine dubio medentur auribus purulentis. Vrina apri seruatur
in uitro, sed melius cum uesica ipsius, quomodo ei sublata fuerit; haec
10 tepens infusa auribus unice prodest. Bestiolae multipedes, quae con-
tactae in globulos conplicantur, in oleo excoctae infusaeque auribus
11 statim prosunt. Tres araneae uiuentes in oleo si ferueant ad focum
positae atque inde tepidum auribus quod sufficiat instilletur, cito re-
12 mediabunt. Seuum uitulinum ex adipe anseris mixtum adiecto ocimi
13 suco tepidum auribus infusum optime sanat. Rafani quoque, id est
radicis quae manducatur, sucus infusus auriculae dolenti infinitum
14 prodest. Gari excellentis cyathum et aceti optimi cyathum et mellis
dimidium cyathum super aquam feruentem in alio uaso coques et
frequenter despumabis de pinnula tepidoque medicamine aures inro-
rabis et conchyliata lanula claudes; ualde hoc remedium inter experi-
15 menta laudatur. Fraxini tenerrima folia tundes et exprimes sucum
16 eorum atque auribus dolentibus tepidum infundes. Fraxini recentem
surculum, id est umore proprio adhuc madentem, ex una parte in foco
pones. Cum per aliam partem sucus ebulliet, suscipies eum diligenter
17 et oleo addito tepefactum auribus instillabis. Cardui siluatici semen
ex oleo coques ita leniter, ne uratur. Quod postea colabis per linteolum
et tepidum infundes dolenti auriculae ac deinde lana purpurea ob-
18 turabis. Croci, myrrae, turis uncias quaternas conteres et adicies mel
Atticum, quantum sufficere putaueris, ac decoctum medicamen auri-
19 culae infundes. Galbanum cum oleo rosaceo remissum et ter aut quater
20 infusum auribus mire dolores tollit. Aluminis liquidi – IIII, mellis
– III, aceti quartarios tres. Alumen cum aceto teres et simul omnia
concoques ad tertias. Hoc medicamen tepidum auriculae infusum pus
21 optime purgat, uermes necat, aqua etiam si intrauerit, educit. Herbae
polygoni, quam nos sanguinalem dicimus, sucum expressum et in-
22 fusum mira efficacia dolorem ulceraque aurium sanat. Adeps anseris
miscetur croci suco et alei contusi suco; quae infusa auribus incom-

9 Med. Plin. 1,6,12 p. 15,8 Sext. Plac. β 7,28 cf. Marc. 9,101 **10** Scrib. 39 cf. Marc. 9,33 **11** Ps. Theod. p. 271,11 **12** Med. Plin. 1,6,11 p. 15,6 cf. Marc. 9,96. 103 **13** Plin. 20,28 **14** Med. Plin. 1,6,2 p. 13,8 cf. Marc. 9,112 **16** cf. Q. Ser. 162 cf. Antidot. Cantabrig. p. 167 **19** cf. Plin. 24,21 cf. Marc. 9,92 **21** Ps. Apul. 18,18 Ps. Theod. p. 271,18 cf. Marc. 9,81 **22** Plin. 20,53 29,133 cf. Marc. 9,96 lin. 24

6 remed *in fine uersus* **PL** *suppl. Ni* remediant *He* 7 et adipem **PL** *corr Ni* adipe *Co* 8 rafini **L** 13 experta *(in adn.) uel* experimentata *(p. 367) propos. Ni* 14 tenerrimi **L** 16 umorem **L** 23 calbanum **L** 26 conquoques **L** 30 olei **P** incommodos *Co*

oder mit Öl gekocht, heilen ohne Zweifel eiternde Ohren. Urin vom Keiler 9
wird in einem Glasgefäß aufbewahrt, jedoch besser mit seiner Harnblase,
wie sie ihm entnommen worden ist; lauwarm in die Ohren geträufelt,
nützt er einzigartig. Kleine vielfüßige Tiere, die sich, wenn sie berührt 10
werden, zu kleinen Kugeln zusammenrollen, nützen, in Öl gekocht und in
die Ohren geträufelt, sofort. Wenn drei Spinnen, lebend in Öl auf den 11
Herd gesetzt, gekocht werden und davon eine genügende Menge lauwarm
in die Ohren geträufelt wird, bringen sie rasch Heilung. Kälbertalg, mit 12
Gänsefett gemischt, unter Beifügung von Basilienkrautsaft lauwarm in
die Ohren geträufelt, bringt gut Heilung. Auch Saft von raphanus, d. h. 13
vom Rettich, in das schmerzende Ohr geträufelt, nützt unendlich. Man 14
läßt einen Cyathus ausgezeichnete Fischbrühe, einen Cyathus sehr guten
Essig und einen halben Cyathus Honig in einem anderen Gefäß über
siedendem Wasser kochen, schäumt sie mit einer kleinen Feder häufig ab,
beträufelt mit dem lauwarmen Heilmittel die Ohren und verschließt sie
mit einem purpurroten Wollebausch; dieses Heilmittel wird in der Reihe
der auf Grund von Erfahrung gewonnenen Mittel sehr gepriesen. Man 15
zerstößt sehr zarte Eschenblätter, preßt ihren Saft heraus und träufelt
ihn lauwarm in die schmerzenden Ohren. Man legt einen frischen Eschen- 16
zweig, d. h. einen, der noch vom eigenen Saft feucht ist, mit dem einen
Ende auf den Herd. Wenn der Saft an dem anderen Ende hervorquillt,
fängt man ihn sorgsam auf und träufelt ihn unter Beifügung von Öl,
etwas erwärmt, in die Ohren. Man läßt den Samen der wilden Distel in Öl 17
so schwach kochen, daß er nicht verbrennt. Danach seiht man es durch
ein Leinentuch, träufelt es lauwarm in das schmerzende Ohr und verstopft
dieses danach mit purpurroter Wolle. Man zerreibt je 4 Unzen Safran, 18
Myrrhe und Weihrauch, fügt attischen Honig in der Menge, die man für
ausreichend hält, hinzu und träufelt das gekochte Heilmittel in das Ohr.
Galban, mit Rosenöl flüssig gemacht und drei- oder viermal in die Ohren 19
geträufelt, beseitigt wunderbar die Schmerzen. 4 Unzen flüssigen Alaun, 20
3 Unzen Honig und drei Quartarii Essig. Den Alaun verreibt man mit dem
Essig und läßt alle Ingredienzien zusammen auf ein Drittel einkochen.
Dieses Heilmittel reinigt, lauwarm in das Ohr geträufelt, sehr gut vom
Eiter, tötet Würmer und zieht auch Wasser, wenn es eingedrungen ist,
heraus. Wenn der Saft des Krautes Polygonum, das wir Blut(kraut) nennen, 21
herausgepreßt und eingeträufelt wird, heilt es mit wunderbarer Wirksam-
keit Schmerz und Geschwüre in den Ohren. Gänsefett wird mit Safransaft 22
und mit dem Saft von zerstoßenem Knoblauch gemischt; diese Ingredienzien

23 modis sonitus tinnitusque earum proprie et unice tollunt. Pueri in-
uestis urina recens auriculae dolenti et ulcerosae instillata omni umore
24 siccato et dolorem tollit et ulcera mira celeritate persanat. Lotio hu-
mano uetere si quis iam desperatum aurium uitium eluerit, saluti
25 integrae lenito dolore restituet. Fel ouillum mulso mixtum si clysterio
addideris et inde auriculas inrigaueris, expurgatis ulceribus certissi-
mam sanitatem consequeris. Idem fel cum lact emulieris instillatum
26 etiam ruptas interius auriculas certissime sanat. Coriandri uiridis sucus
cum lacte muliebri mixtus infusus auriculae dolorem omnem potenter
27 aufert. Cannabi seminis uiridis sucus tepens instillatus auribus dolorem
28 prime tollit. Senicionis herbae sucus itidem auribus insertus eandem
29 efficaciam praestat, quod ab experto scriptum et proditum est. Si
auricula aliquo pacto uitiata fuerit, anserina adipe infusa diligenter
30 expurgabitur sanitatique reddetur. Conpositio medicaminis ad omnia
fere aurium uitia sic: Mellis sextarium, aceti bene acris heminam,
radices quae manducantur tres mittes in ollam rudem bene lotam,
sed mundatas et integras radices mittes et pariter decoques; sed ut non
refrigeretur medicamen, citato igne usque ad modum luti aquatioris
decoquatur; deinde, cum refrigeratum fuerit, condes illud in uasculo
uitreo ac tepefactum, quamdiu dolorem et tinnitum uel sonitum auri-
31 culae perleniat, in aurem de spicillo infundes. Infirmatis auribus prod-
est praecipue picis flos, quem pisselaeon Graeci uocant, cum oleo com-
muni mixtus ita, ut tertia pars sit olei. Nam et dolorem sedat et non
patietur suppurationem fieri et, si facta fuerit, eodem medicamine
persanatur. Ad summam ego ipse diu uexatus auris taedio, cum multis
frustra usus essem medicamentis, ab hoc sum persanatus et alios con-
plures sanaui. Florem autem picis appello, qui excipitur, dum ea co-
quitur, lana superposita eius uapori. Hoc etiam grauem odorem de
32 aure protinus tollit. Ad auriculae tumorem et dolorem sine ulcere
prodest herbae urceolaris aut cucurbitae ramentorum sucus recens ac
33 tepens per strigilem in foramen auris dolentis infusus. Cutiones [uel]

23 Sext. Plac. 18,6 Ps. Theod. p. 272,1 cf. Plin. 28,65 cf. Q. Ser. 163 cf. Marc. 9,106 **25** 7 cf. Plin. 28,176 Ps. Theod. p. 272,2 **26** Plin. 20,217 Ps. Theod. p. 271,24 Phys. Plin. 1,10 fol. 17D **27** Ps. Theod. p. 271,16 cf. Marc. 9,78 **29** Plin. 29,133 cf. Marc. 9,96 lin. 26 **31** Scrib. 40 **32–34** Scrib. 39 **33** cf. Marc. 9,10

2 urinam PL 5 mulso *om.* L 13 ansarina L 18 liti aquatiores PL *corr. Co* 20 quandiu L 21 infirmitas PL 26 sum persanatus *Scrib.* super sanatus PL 27 apello L 29 aurem PL auriculae et umorem PL auriculae et tumorem *Scrib. ed. Ruellius* auriculae tumorem *Scrib. ed. Helmr.* 31 uel *del. Co*

beseitigen, in die kranken Ohren geträufelt, besonders und einzigartig ihr
Dröhnen und Klingen. Frischer Urin von einem noch nicht erwachsenen 23
Knaben beseitigt, in das schmerzende und mit Geschwüren behaftete Ohr
geträufelt, dadurch, daß alle Flüssigkeitsabsonderung getrocknet wird,
den Schmerz und heilt mit erstaunlicher Geschwindigkeit die Geschwüre.
Wenn jemand eine Schädigung der Ohren, bei denen man die Hoffnung 24
bereits aufgegeben hatte, mit altem Menschenurin spült, stellt er (sie),
nachdem der Schmerz gelindert worden ist, in ihrer unversehrten Gesund-
heit wieder her. Wenn man Schafsgalle, mit Weinmet gemischt, einer 25
Klistierlösung hinzufügt und damit die Ohren spült, erreicht man dadurch,
daß die Geschwüre gereinigt werden, eine sehr zuverlässige Heilung. Die-
selbe Galle heilt, mit Frauenmilch eingeträufelt, auch die innen aufge-
platzten Ohren sehr zuverlässig. Saft von grünem Koriander, mit Frauen- 26
milch gemischt, beseitigt, in das Ohr eingeträufelt, jeden Schmerz wirksam.
Saft von grünem Hanfsamen beseitigt, lauwarm in die Ohren geträufelt, 27
den Schmerz erstklassig. Kreuzwurzsaft zeigt, ebenso in die Ohren ge- 28
bracht, dieselbe Wirkung, was von jemandem, der es in Erfahrung gebracht
hat, geschrieben und weitergegeben worden ist. Wenn das Ohr in irgend- 29
einer Weise beschädigt worden ist, wird es mit vorsichtig eingeträufeltem
Gänsefett gereinigt und in seiner Gesundheit wiederhergestellt. Im folgenden 30
die Zusammenstellung eines Heilmittels gegen nahezu alle Schädigungen
der Ohren: Man gibt einen Sextarius Honig, eine Hemina recht scharfen
Essig und drei Rettiche in einen gut gereinigten gewöhnlichen Topf, doch
gibt man die Rettiche gesäubert und als ganze hinein und läßt (es) gleich-
mäßig kochen, aber damit das Heilmittel nicht abkühlt, soll es bei ange-
fachtem Feuer bis zur Konsistenz von etwas wäßrigem Kot eingekocht
werden; wenn es danach abgekühlt ist, bewahrt man es in einem Glasgefäß
auf und träufelt es, etwas erwärmt, mit einer Sonde so lange in das Ohr,
bis es Schmerz, Klingen oder Dröhnen des Ohrs gelindert hat. Kranken 31
Ohren nützt besonders Pechblume, die die Griechen pisselaeon nennen, mit
gewöhnlichem Öl gemischt, in der Weise, daß ein Drittel Öl ist. Denn sie
bringt den Schmerz zum Abklingen und läßt nicht zu, daß sich eine Ver-
eiterung bildet, und wenn sich eine gebildet hat, wird sie mit demselben
Heilmittel geheilt. Kurz und gut, ich selbst bin, als ich lange von einem
Ohrenleiden gequält worden war und viele Heilmittel vergeblich angewandt
hatte, durch dieses völlig geheilt worden und habe mehrere andere damit
geheilt. Blume vom Pech nenne ich aber das, was, während das Pech kocht,
mit Wolle aufgefangen wird, die über seinen Dampf gehalten wird. Dies
beseitigt auch sogleich lästigen Geruch aus dem Ohr. Gegen Schwellung und 32
Schmerz des Ohres ohne Geschwür nützt der Saft von kleinen Stücken
Glaskraut oder Kürbis, wenn er frisch und lauwarm mit einer Ohrenspritze
in die Öffnung des schmerzenden Ohres eingeträufelt wird. Cutiones sind 33

bestiolae sunt multipedes cute dura et solida, quae tactae conplicant
se in orbem pilulae rotundissimae, polypodas Graeci appellant. Haec
conplures coctae cum oleo molli in uaso ferreo remedio sunt auribus
34 laborantibus, si inde curentur. Gliris pingue et gallinae adeps et me-
dulla bubulina uel taurina liquefacta tepensque infusa auribus pluri-
35 mum prodest. Bene facit hoc medicamentum et ad tumorem et ad
exulcerationem aurium: Aceti acris sextariis duobus incocuntur mala
granata duo, quibus coriarii utuntur et, quia semper acida sunt nec
umquam maturescunt, rhoas oxias haec Graeci dicunt. Tum deinde
adiciuntur his et admiscentur aluminis fissi – II, acaciae suci – II
et, cum bene permixta haec et coagitata fuerint, reponitur medica-
mentum in ampulla uitrea. Cum opus est, ad tumorem calidum per
strigilem infunditur et foramen summum auriculae lana sucida tegitur,
ad ulcus autem frigidius medicamen per eiusdem generis lanam et
36 auriscalpium inicitur. Aliud medicamentum ad tumorem aurium et
exulcerationem: Mellis cyathi III, aceti acris cyathus I S miscentur,
postea adicitur gari optimi cyathus unus, deinde carbonibus infer-
uescit, cuius spuma surgens pinnula abicitur, et tamdiu coquitur uel
agitatur, donec habeat spissitudinem. Hoc calido ad tumorem, frigido
37 ad ulcus, cum oportebit, uteris. Item bene facit et haec conpositio
etiam ad ueterem aurium dolorem: Aluminis ꝑ I, mellis ꝑ II. Haec
in mortario prius bene permisceri oportet, deinde olla noua excoqui,
donec habeat mellis spissitudinem. Cum opus est, infunditur in auri-
culam ex lana conchyliata eaque clauditur. Hoc et conbustum locum
sanum reddit sine dolore et sine cicatrice, si ei protinus inponatur.
38 Si caro excreuerit in foramine auris, conprimetur sine dolore aut ferro
hoc pastillo, qui conficitur sic: Aluminis fissi ꝑ II, aeruginis ꝑ II,
misui usti ꝑ II, rubricae Senopidis ꝑ II, gummis ꝑ I. Teruntur species
priores ex aceto acri, donec quasi collyrii confectio leues fiant, ulti-
mum gummi adicitur et finguntur pastilli, qui ad omnia ulcera faciunt
aqua diluti emplastri more inpositi, cum aut tumores conpescendi sunt
aut cicatrices sedandae. Sed aquatioribus his uti oportet, cum cicatrix
ducenda est, ut facilius auriculae inserantur. Bene faciunt idem et ad
39 nares qualibet causa exulceratas et grauiter olentes. Araneas uiuentes
in aceto macerabis et sic conteres atque inde aurem elues; statim

35 Scrib. 41 **38** Scrib. 42

2 rotundissimae similem *Scrib.* 3 ferreum **PL** 7 inquocuntur **L** 10 – *post* suci *om.* **L** 19 mellis spissitudinem *propos. Ni in adn.* 20 facit et] faciet **P** facite **L** *corr. Ni* facit *Co* 22 in bene **P** oportit **L** 23 habeant *He* 25 cicatricem **PL** 28 rubici **PL** senobidis **L** 30 pastelli **L** 32 oportit **L** 33 inferatur **L** 34 areneas **L**

kleine vielfüßige Tiere mit harter und fester Haut, die sich, wenn sie be-
rührt werden, zu dem Kreis einer ganz runden Kugel zusammenrollen;
die Griechen nennen sie polypodes. In größerer Zahl mit weichem Öl in
einem Eisengefäß gekocht, sind sie ein Heilmittel für kranke Ohren, wenn
sie damit behandelt werden. Haselmausfett, Hühnerfett und Mark von der 34
Kuh oder vom Stier nützen, zerlassen und lauwarm in die Ohren geträufelt,
sehr viel. Gut wirkt folgendes Heilmittel gegen Schwellung und gegen 35
Vereiterung der Ohren: In zwei Sextarii scharfem Essig werden zwei
Granatäpfel gekocht, die die Gerber verwenden, und weil sie immer sauer
sind und niemals reif werden, nennen die Griechen sie rhoae oxiae. Danach
werden ihnen dann 2 Unzen Faseralaun und 2 Unzen Akaziensaft zugesetzt
und beigemischt, und wenn diese Ingredienzien gut vermischt und verrührt
worden sind, wird das Heilmittel in einer Glasflasche aufbewahrt. Wenn
es erforderlich ist, wird es gegen eine Schwellung mit einer Ohrenspritze
warm eingeträufelt, und die Öffnung des Ohres wird ganz oben mit frischer
Wolle bedeckt; gegen ein Geschwür wird das Heilmittel aber etwas kälter
mit Wolle von derselben Art und mit einem Ohrlöffel eingeführt. Ein 36
anderes Heilmittel gegen Schwellung und Vereiterung der Ohren: 3 Cyathi
Honig und $1^{1}/_{2}$ Cyathi scharfer Essig werden gemischt, danach wird ein
Cyathus sehr gute Fischbrühe hinzugefügt, danach wird es auf Kohlen
zum Kochen gebracht, sein Schaum, der sich an der Oberfläche bildet, wird
mit einer kleinen Feder abgeschöpft, und es wird so lange gekocht und
gerührt, bis es eine (gewisse) Zähigkeit hat. Man wendet es, wenn es er-
forderlich ist, bei einer Schwellung warm, bei einem Geschwür kalt an.
Ebensogut wirkt auch folgende Zusammenstellung, sogar gegen chronischen 37
Ohrenschmerz: 1 Pfund Alaun und 2 Pfund Honig. Diese Ingredienzien
müssen zunächst in einem Mörser gut vermischt, danach in einem neuen
Topf gekocht werden, bis es die Zähigkeit von Honig hat. Wenn es er-
forderlich ist, wird es mit purpurroter Wolle in das Ohr eingeträufelt, und
mit ihr wird es verschlossen. Es macht auch eine verbrannte Stelle ohne
Schmerz und ohne Narbe gesund, wenn es ihr sofort aufgelegt wird. Wenn 38
in der Öffnung des Ohres Fleisch wuchert, wird es ohne Schmerz oder
Messer mit der Tablette zurückgedrängt, die folgendermaßen zubereitet
wird: 2 Pfund Faseralaun, 2 Pfund Grünspan, 2 Pfund gebranntes Misy,
2 Pfund sinopische rote Erde und 1 Pfund Gummi. Die ersteren Ingre-
dienzien werden in scharfem Essig verrieben, bis sie gewissermaßen wie
die Zubereitung einer Augensalbe glatt geworden sind, als letztes wird
das Gummi hinzugefügt, und es werden Tabletten geformt, die, in Wasser
aufgelöst und wie ein Pflaster aufgelegt, bei allen Geschwüren wirken,
wenn entweder Schwellungen einzudämmen oder Narben zum Verschwinden
zu bringen sind. Doch muß man sie, wenn Narbenbildung herbeigeführt
werden soll, in wäßrigerem Zustand anwenden, damit sie leichter in das
Ohr eingeführt werden können. Gut wirken sie auch, wenn die Nase aus
irgendeinem Grund vereitert ist und übel riecht. Man weicht Spinnen lebend 39
in Essig ein, verreibt sie so und spült damit das Ohr; es nützt sofort. Ver- 40

40 proderit. Mel, butyrum et oleum rosaceum pari mensura permisce ac
41 tepidum auriculae dolentis infunde. Fel aprunum et oleum amygda-
linum pari mensura permisce tepidumque laboranti auriculae instilla.
42 Putorem sordesque auriculae optime curat cucurbitae uiridis sucus et
43 porrus capitatus cum oleo decoctus atque infusus. Ad auriculae dolo-
rem astlae regiae radicis sucus cum melle uel uino infunditur. Inter-
dum admisceri oportet turis et myrrae partem uel capparis foliorum
sucum infundere uel rutae sucum aut eius semen tritum cum rosa et
44 lentisci sucum cum rosa amygdalino uino admixto infundi oportet. Si pus
aut sanies manabit ex aure, maluae sucum uino amygdalino inmixtum
uel suco rosae uel oleo rosaceo tepefactum instillari oportet; protinus
45 effectum exhibebit. Draconteae sucum aut semen tritum cum rosa aut
amygdalino uino infusum purulentae auriculae sanitatem maturimam
46 praestat. Crocum tritum cum lacte muliebri si instilletur, tumori auris
47 plurimum prodest. Hysopum contusum et cribratum cum aceto et
nitro et melle infusum bene facit ad tinnitus aurium atque inflationes,
48 sed melius si cyprinum oleum admixtum fuerit. Ad tumores et ad
dolores auris prodest croci et opii par pondus ex aqua tritum aut ex
49 uino tenui infusum [prodest]. Opopanax cum rosa et amygdalino uino
50 trita recte laborantibus auribus instillatur. Alium rotundum tritum
cum aceto repositum in pyxide plumbea et, cum opus fuerit, cum
51 aceto et rosa infusum auribus prodest. Opobalsami, rosae, croci un-
guentarii, opii, singulorum aequa pondera trita tepefacta infusa auri-
52 bus prosunt. Virentis papaueris sucus cum rosa uel amygdalino uino
uel porri seminis sucus cum lacte muliebri uel ueratrum album tritum
cum amygdalino oleo aut rosaceo uel sucus granorum Punici mali cum
53 rosa aut oleo amygdalino infusus dolentibus auribus prodest. Croci
✳ VII, nucis amarae ✳ VII, mellis boni cyathos III, aceti boni quod
satis erit mittes, ut spissitudinem habeat medicamentum mellis liquidi,
et simul permixtum atque excoctum dolentibus auribus instillabis.
54 Murrae, croci, opii, nardi spicae, turis, corticis mali Punici aridi, fabae
Aegyptiacae pulpam, nucum amararum interiora, mellis boni, singu-
lorum ✳ quaternos, castorei ✳ II, aluminis fissi ✳ II, piperis longi
✳ I. Tritis his omnibus diligenter et cum aceto acerrimo mixtis atque
excoctis fieri oportet medicamentum tam temperatum, ut simile sit

52 24 Plin. 20,201 26 Plin. 23,85 **54** cf. Marc. 9,61

2 dolenti *Co Ni coll. p. 178,12; 180,13.16; 184,4* caprunum *erasa* c *littera* L 6 rigiae L 7 oportit L 9 oportit L 11 oportit L 17 sq. ad dolores] adolores PL 21 repostum L 22 obobalsami L ungentarii L 27 amagdalino L 32 mellis oponi P 34 diligenter his omnibus L 35 oportit L

mische Honig, Butter und Rosenöl in gleichem Maß und träufle es lauwarm
in das Ohr des Patienten. Vermische Keilergalle und Mandelöl in gleichem 41
Maß, und träufle es lauwarm in das kranke Ohr. Zersetzung und Schmutz 42
im Ohr heilt sehr gut Saft von grünem Kürbis und Kopflauch, mit Öl
gekocht und eingeträufelt. Gegen Ohrenschmerz wird der Saft von der 43
Wurzel des Königsstabs mit Honig oder Wein eingeträufelt. Bisweilen muß
ein Teil Weihrauch und Myrrhe beigemischt werden, oder man muß Saft
von Kaperblättern einträufeln, oder es muß Saft von Raute oder deren
zerriebener Samen mit Rosenöl und Mastixsaft mit Rosenöl unter Bei-
mischung von Mandelwein eingeträufelt werden. Wenn zäher oder dünn- 44
flüssiger Eiter aus dem Ohr fließt, muß Malvensaft, dem Mandelwein,
Rosensaft oder Rosenöl beigemischt worden ist, etwas erwärmt einge-
träufelt werden; er zeitigt sofort einen Erfolg. Wenn Saft oder zerriebener 45
Samen von Drachenwurz mit Rosenöl oder Mandelwein in das vereiterte
Ohr geträufelt wird, bewirkt es eine rasche Gesundung. Wenn zerriebener 46
Safran mit Frauenmilch eingeträufelt wird, nützt er sehr viel bei einer
Schwellung im Ohr. Zerstoßener und gesiebter Ysop, mit Essig, Natron 47
und Honig eingeträufelt, wirkt gut gegen Klingen und Entzündungen der
Ohren, aber (noch) besser, wenn Cyprusöl beigemischt worden ist. Bei 48
Schwellungen und bei Schmerzen im Ohr nützt das gleiche Gewicht Safran
und Opium, mit Wasser oder dünnem Wein verrieben und eingeträufelt.
Opopanax wird, mit Rosenöl und Mandelwein verrieben, mit Erfolg in die 49
kranken Ohren geträufelt. Runder Knoblauch nützt, mit Essig verrieben, 50
in einer Bleibüchse aufbewahrt und, wenn es erforderlich ist, mit Essig
und Rosenöl in die Ohren geträufelt. Von Balsam, Rosenöl, Salbensafran 51
und Opium, von den einzelnen Ingredienzien nützen die gleichen Gewichts-
teile, zerrieben, etwas erwärmt und in die Ohren geträufelt. Saft von 52
grünem Mohn mit Rosenöl oder Mandelwein, Saft von Lauchsamen mit
Frauenmilch, zerriebene weiße Nieswurz mit Mandel- oder Rosenöl oder
Saft von Granatapfelkernen mit Rosen- oder Mandelöl nützt, wenn er in
die schmerzenden Ohren geträufelt wird. Man gibt 7 Denarii Safran, 53
7 Denarii bittere Mandeln, 3 Cyathi guten Honig und so viel guten Essig
zusammen, wie ausreicht, damit das Heilmittel die Zähigkeit von flüssigem
Honig hat, und träufelt es, zusammen vermischt und gekocht, in die
schmerzenden Ohren. Von Myrrhe, Safran, Opium, Narde, Weihrauch, 54
trockener Granatapfelschale, das Fleisch ägyptischer Bohnen, die inneren
Teile bitterer Mandeln und von gutem Honig, von den einzelnen Ingredien-
zien je 4 Denarii, 2 Denarii Bibergeil, 2 Denarii Faseralaun und 1 Denarius
langen Pfeffer. Wenn alle diese Ingredienzien sorgfältig zerrieben, mit sehr
scharfem Essig gemischt und gekocht worden sind, muß ein Heilmittel
bereitet werden, das so gemischt ist, daß es Rosinenwein ähnlich ist. Dies

passo. Hoc tepefactum instillatur; etiam exulceratis auribus mire
55 prodest. Ad incipientes dolores aurium et exulceratas aures hoc medicamen facies: Turis ✳ IIII, mellis – III, uini austeri cyathos II, aceti acerrimi cyathum I, nardi Syriaci ✳ II, myrrae ✳ I S, croci ✳ I S, nuces amaras numero III, aphronitrum uictoriati pondus, piperis longi ✳ I, fabae Aegyptiacae grana purgata IIII. Haec omnia primum per se, deinde in unum mixta teruntur et tepidata dolentibus auribus
56 instillantur. Castorei obolos II, id est duas partes uictoriati, radicis lanariae, salis ammoniaci, ueratri albi idem ponderis, quibus superadicies croci uictoriati pondus, olei irini et mellis parem mensuram, id est singulorum ✳ XVI. Ea seorsum prius singula trita miscentur in
57 unum; faciunt bene ad dolorem et ulcera aurium tepide inserta. Dolenti auriculae oportet farinam ordiaciam per se coctam ex aqua mulsa cataplasmatis more aforis inponere uel farinam lini seminis et fenograeci in unum coctam uel alteram earum cum farina ordeacia similiter ex aqua mulsa coctam. Oportet etiam extra adhiberi sfongias molles et aqua calida bene expressas, deinde tepidum instillare amygdalinum
58 oleum uel laurinum saepius in die. Prodest bene auribus infirmis huiusmodi medicamentum: Myrrae ✳ I, croci ✳ I, storacis globulos non ampliores quam cicer est numero XXX, piperis longi grana XXX, nuces amaras numero XXX. Cum aceto haec teruntur tamdiu, donec habeant spissitudinem passi, atque ita reponuntur in pyxide cyprea aut in doliolo uitreo. Cum opus fuerit, medicamentum rosa admixta liquefactum tepidum fiet, quod in lana sucida auribus instillabitur.
59 Nardi Syriaci ✳ VI, aphronitri ✳ VI, murrae ✳ IIII, piperis longi et turis ✳ IIII, mellis Attici ✳ IIII, balani, qua unguentarii utuntur, in pilulis ✳ VII, fabae Aegyptiacae interiora, quae sunt amara, ✳ VII. Diligenter et seorsum trita prius haec, postea permixta cum aceto leuigantur et, cum res postulauerit, rosacei olei quod satis sit admiscebitur, atque ita tepens instillabitur hoc medicamentum, quod protinus
60 omnes aurium sedabit dolores. Haec quoque conpositio statim dolores aurium sedat: Centauricae sucum, ⟨cum⟩ sordidum ulcus fuerit, ex aqua uti oportebit; cum autem multum puris erit, uinum admisce-
61 bitur. Supra opinionem efficax auribus hoc medicamentum: Murrae, croci, opii, nardi Syriaci, turis, corticis mali Punici aridi, fabae Aegyp-

61 cf. Marc. 9,54

1 instilletur **P** 5 afronitrum **L** 8 obolus **L** 10 pare mensuram **L** pari mensura **P** 11 eas **PL** 12 insertam **PL** 13 oportit **L** 16 adhibiri **L** et] ex *Li* 22 spassi **PL** 32 cum *add. Ni* suco si non *Co* sorditum **L** 34 medicamentur **PL** medicamentum reperitur *Co*

wird, etwas erwärmt, eingeträufelt; auch vereiterten Ohren nützt es wunderbar. Gegen beginnende Ohrenschmerzen und vereiterte Ohren bereitet man 55
folgendes Heilmittel: 4 Denarii Weihrauch, 3 Unzen Honig, 2 Cyathi herben Wein, 1 Cyathus sehr scharfen Essig, 2 Denarii syrische Narde, $1^1/_2$ Denarii Myrrhe, $1^1/_2$ Denarii Safran, bittere Mandeln, 3 an der Zahl, das Gewicht eines Victoriatus Schaumsalpeter, 1 Denarius langen Pfeffer und 4 geschälte Kerne von der ägyptischen Bohne. Alle diese Ingredienzien werden, zuerst für sich, danach in eins gemischt, zerrieben und etwas erwärmt, in die schmerzenden Ohren geträufelt. 2 Oboli Bibergeil, d. h. zwei Teile 56
eines Victoriatus und dasselbe Gewicht Seifenkrautwurzel, ammonisches Salz und weiße Nieswurz; zu ihnen fügt man außerdem noch das Gewicht eines Victoriatus Safran und das gleiche Maß Irisöl und Honig hinzu, d. h. von den einzelnen 16 Denarii. Diese Ingredienzien werden, zunächst gesondert für sich zerrieben, in eins gemischt; lauwarm eingeführt, wirken sie gut bei Schmerz und Geschwüren in den Ohren. Auf das schmerzende 57
Ohr muß man Gerstenmehl, für sich in Wassermet gekocht, Mehl von Leinsamen und von Bockshornkraut, in eins gekocht, oder das eine von ihnen, mit Gerstenmehl in ähnlicher Weise in Wassermet gekocht, als Pflaster auflegen. Es müssen ebenfalls außen weiche Schwämme angewandt werden, die mit warmem Wasser (getränkt und) gut ausgedrückt worden sind, danach muß man mehrmals am Tag Mandel- und Lorbeeröl lauwarm einträufeln. Gut nützt kranken Ohren ein Heilmittel folgender Art: 1 Denarius 58
Myrrhe, 1 Denarius Safran, Styraxkügelchen, die nicht größer sind, als eine Erbse ist, 30 an der Zahl, 30 Körner langen Pfeffer und bittere Nüsse, 30 an der Zahl. Diese Ingredienzien werden mit Essig so lange verrieben, bis sie die Dickflüssigkeit von Rosinenwein haben, und so werden sie in einer Kupferbüchse oder in einem Glasbehälter aufbewahrt. Wenn es erforderlich ist, wird das Heilmittel, unter Beimischung von Rosenöl flüssig gemacht, etwas erwärmt; es wird mit frischer Wolle in die Ohren geträufelt. 6 Denarii syrische Narde, 6 Denarii Schaumsalpeter, 4 Denarii 59
Myrrhe, 4 Denarii langen Pfeffer und Weihrauch, 4 Denarii attischen Honig, 7 Denarii Eicheln, wie sie die Salbenhändler verwenden, in Pillenform, und von der ägyptischen Bohne die inneren Bestandteile, die bitter sind, (davon) 7 Denarii. Diese Ingredienzien werden, zunächst gesondert sorgfältig zerrieben, danach vermischt, mit Essig glattgerührt, und wenn die Sache es erfordert, wird eine genügende Menge Rosenöl beigemischt, und so wird dieses Heilmittel, das sofort alle Ohrenschmerzen zum Abklingen bringt, lauwarm eingeträufelt. Auch folgende Zusammenstellung 60
bringt Ohrenschmerzen sofort zum Abklingen: Man muß, wenn das Geschwür schmutzig ist, Saft von Tausendgüldenkraut in Wasser anwenden; wenn aber viel Eiter vorhanden ist, wird Wein beigemischt. Über Erwarten 61
wirksam für die Ohren ist folgendes Heilmittel: Von Myrrhe, Safran, Opium, syrischer Narde, Weihrauch, trockener Granatapfelschale, von

tiacae quae sunt interiora, nucum amararum itidem, mellis boni, sin-
gulorum ✱ quaternos, castorei ✱ II, aluminis fissi ✱ III, piperis longi
✱ I. Omnia prius seorsum diligenter teruntur, postea cum aceto acer-
rimo mixta teruntur tamdiu, donec habeant spissitudinem passi. Cum
opus fuerit, medicamentum instillatur tepidum. Idem facit egregie et
62 ad ulcera aurium sananda atque purganda. His, qui surdi sunt ⟨et⟩
quorum aures sonant, sucus uuae inmaturae [et] rosae pondere pari
63 admixtus tepideque infusus plurimum prodest. Faciunt bene ad auri-
um uitia et emplastra, quae scripta sunt in secundo libro, plurima
rosa uel amygdalino uino diluta, praecipue quae inscribuntur Cyzicena.
64 Terreni uermes cum adipe anseris decocti infunduntur auribus contra
65 iam deplorata uitia. Spumae argenti ℈ VI, olei laurini libram teres in
mortario et coques ad spissitudinem mellis et auriculae dolenti in-
fundes. Si autem et cetera, quae infra scripta sunt, habueris, eadem
medicamini admiscebis. Croci ℈ I, murrae ℈ II, rosae siccae ℈ II.
Haec uniuersa pariter miscebis et auriculae dolenti infundes. Qua re
curabis et concretionem siue ypersarcosim aurium; addes et aluminis
66 schisti ℈ II, olei cedrini cyathos IIII. Aduersus grauitatem audiendi
fel bubulum cum urina hirci auriculae, quae molestiam surdiginis pati-
67 tur, instillabis statimque subuenies. Auribus purulentis nitrum uino
68 liquefactum recte infunditur, quia statim prodest. Ad aurium dolorem,
quae pus emittent, laridum uetustissimum teres in mortario et sucum
illum lana delicata collectum in auriculam inmittes et subinde aqua
calida fouebis et iterum sucum illum infundes; mira uelocitate sanabis.
69 Pullinum sanguinem tepidum in eam aurem, quae obtunsior erit uel
70 dolebit, infundes. Lotium caprinum sub eo momento, quo egeritur,
71 tepidum auri obtunsae infundes. Apri etiam lotium in fumo siccatum
et melle liquefactum auri infunditur et remediat surdiginem uel dolo-
72 rem. Ad auris dolorem mel stillaticium opus est, quod ita facies:
Fauum contundes et suspendes in linteo nitido et denso et quod decu-
currerit suscipies in calice. Quem calicem postea pones in ollola fabari
cum calida feruentissima, quantum calix sufferre possit, atque inde
medicinali spicillo in aurem infundes, quae dolebit; quam lana claudes.

64 Plin. 29,135 cf. Marc. 9,8 **66** Plin. 28,176 cf. Q. Ser. 174 **67** Med. Plin. 1,6,10 p. 15,1 **70** Ps. Theod. p. 271,14 cf. Marc. 9,105

1 quaeque **P** nugum **L** 6 et *add. Li* 7 et *secl. Li* 8 ad *om.* **L** 9 in libro secundo **P** 10 Cyzicenae **PL** 12 oleo laurino **PL** 15 medicamine **P** 16 et] ad **P** 17 ypersacosim **PL** si addes *Co* addens *Ni* 18 schisti] scienti **L** 22 laritum **L** lari autem **P** 23 deligata **L** 26 infundis **L** quo egeritur] coegetur **PL** *corr. Co* 30 decocurrerit **L** 31 ollolam **L** fabri **P** *(u. uerb.)* 32 sufferri **PL**

ägyptischen Bohnen die inneren Bestandteile, ebenso von bitteren Mandeln
und von gutem Honig, von den einzelnen Ingredienzien je 4 Denarii,
2 Denarii Bibergeil, 3 Denarii Faseralaun und 1 Denarius langen Pfeffer.
Alle Ingredienzien werden zunächst gesondert sorgfältig zerrieben, danach,
mit sehr scharfem Essig gemischt, so lange verrieben, bis sie die Dick-
flüssigkeit von Rosinenwein haben. Wenn es erforderlich ist, wird das
Heilmittel lauwarm eingeträufelt. Dasselbe (Mittel) wirkt auch aus-
gezeichnet, um Ohrengeschwüre zu heilen und zu reinigen. Denjenigen, die 62
taub sind und deren Ohren dröhnen, nützt der Saft von unreifen Trauben,
Rosenöl von gleichem Gewicht beigemischt und lauwarm eingeträufelt,
sehr viel. Gut wirken bei Ohrenschädigungen auch die Pflaster, die im 63
zweiten Buch beschrieben worden sind, die in den meisten Fällen mit
Rosenöl oder Mandelwein verdünnt werden, besonders diejenigen, die als
kyzikenische bezeichnet werden. Regenwürmer werden, mit Gänsefett 64
gekocht, gegen Schädigungen, bei denen man die Hoffnung schon aufge-
geben hat, in die Ohren geträufelt. Man verreibt 6 Scripuli Silberschaum 65
und ein Pfund Lorbeeröl in einem Mörser, läßt sie bis zur Zähigkeit von
Honig einkochen und träufelt sie in das schmerzende Ohr. Wenn man
aber auch die übrigen Ingredienzien, die unten verzeichnet sind, zur Ver-
fügung hat, mischt man sie dem Heilmittel bei. 1 Scripulus Safran, 2 Scri-
puli Myrrhe und 2 Scripuli trockene Rose. Alle diese Ingredienzien mischt
man gleichmäßig und träufelt sie in das schmerzende Ohr. Damit heilt
man auch ein Zuwachsen bzw. eine Hypersarcosis in den Ohren; man fügt
auch (noch) 2 Scripuli Faseralaun und 4 Cyathi Zedernöl hinzu. Gegen 66
Schwerhörigkeit träufelt man Rindergalle mit Bocksurin in das Ohr, das
an dem Übel der Taubheit leidet, und bringt sofort Hilfe. In vereiterte 67
Ohren wird Natron, mit Wein flüssig gemacht, mit Erfolg eingeträufelt,
weil es sofort nützt. Gegen Schmerz in den Ohren, die Eiter absondern, 68
zerreibt man sehr alten Speck in einem Mörser, bringt jenen Saft, mit
feiner Wolle aufgenommen, in das Ohr, behandelt (es) gleich darauf mit
warmem Wasser und träufelt jenen Saft zum zweitenmal ein; man bringt
mit erstaunlicher Geschwindigkeit Heilung. Kückenblut träufelt man lau- 69
warm in das Ohr ein, das in seinem Hörvermögen etwas geschwächt ist
oder das schmerzt. Ziegenurin träufelt man in dem Augenblick, in dem er 70
abgeschlagen wird, lauwarm in das in seinem Hörvermögen geschwächte
Ohr. Auch Keilerurin wird, im Rauch getrocknet und mit Honig flüssig 71
gemacht, in das Ohr geträufelt, und er heilt Taubheit oder Schmerz. Gegen 72
Ohrenschmerz ist Träufelhonig erforderlich, den man folgendermaßen
bereitet: Man zerstößt eine Honigwabe, hängt sie in einem sauberen und
dichten Leinentuch auf und fängt, was herabtropft, in einem Becher auf.
Diesen Becher stellt man danach in einen Bohnentopf mit sehr heißem
Wasser, wie der Becher es aushalten kann, und davon träufelt man mit
einer medizinischen Sonde in das Ohr, das schmerzt; man verschließt es

Iacere autem debet in alio latere is, cui medendum est, tamdiu, donec
73 combibat mel quod infusum fuerit. Sabuci uuam maturam exprimes
et pones, ut considant sordes, et post haec colabis, ut sit liquidissimus
sucus. De hoc liquore duas partes mittes et unam mellis stillaticii aut
certe Attici optimi et sic decoques in uase duplici ad tertias, tum
decoctum recondes et, cum opus fuerit, calidum per spicillum medici-
nale in aurem infundes ita, ut postmodum ipsam de lana marina
74 concha infecta claudas. Cunilae uiridis sucus expressus atque auri-
75 culae infusus unice dolorem tollit. Vettonicae herbae uiridis et recentis
folia uel per se uel in aqua madefacta terito sucumque eorum excipito,
deinde adiecto rosae suco aut rosaceo oleo tepido in aurem instillato
76 lanaque claudito; mirum est. Si auricula interius ulcerosa erit, porri
sectiui sucum ℥ I cum mellis hemina ad tertias decoquito et per lanam
77 tepidum in aurem instillato. Cannabis foliorum sucus auriculae instil-
latus uermes innatos necabit et, si quod aliud animal inrepserit, inter-
78 ficiet. Eiusdem seminis uiridis sucus instillatus dolorem omnem auri-
79 culae potenter auertit. Cepae sucus cum melle permixtus et auriculae
instillatus grauiter audientes emendat, dolorem sedat, purulenta
expurgat, uermes enecat, aquam etiam, quae ingressa fuerit, et omnem
80 umorem educit. Cyminum siluestre contritum et suco rutae inmixtum
instillatumque auriculae dolorem lenit, uentos quoque interius sonan-
81 tes remouet atque omne uitium potenter emendat. Herbam, quam
Graeci polygonon, nos aliquot uocabulis, sed praecipue sanguinalem
dicimus, mira efficacia dolores aurium discutere etiam nos experti
82 sumus, si expressus sucus eius tepefactus auribus instilletur. Senicionis
herbae sucus cum liquido nardo instillatus et dolores et ulcera aurium
83 sanat. Oleum laurinum strigili ferreae inditum atque ita calefactum
84 infusumque auriculae dolorem sedat. Vermes ex qualibet arbore rubri
85 coloris contriti cum oleo et infusi dolores aurium sedant. Aqua in-
gressa auriculam si dolorem faciet, rubi teneri sucus expressus et in-
86 fusus sine dubitatione sanabit. Salicis sucus foliorum cum rosae suco
aut rosaceo oleo in cortice mali Punici calefactus et auriculae inditus

75 Ps. Musa 46 **77** Plin. 20,259 Ps. Theod. p. 272,9 Phys. Plin. 1,10 fol. 18B **78** Ps. Theod. p. 271,16 cf. Marc. 9,27 **79** Plin. 20,40 Phys. Plin. 1,11 fol. 18C **80** Plin. 20,137 **81** Ps. Apul. 18,18 Ps. Theod. p. 271,18 cf. Marc. 9,21 **83** Phys. Plin. 1,10 fol. 18B **84** Plin. 29,135 cf. Galen. 12,649K. **85** Ps. Apul. 88,3 Ps. Theod. p. 271,21 **86** Plin. 24,57 Phys. Plin. 1,10 fol. 17D

6 spicille **PL** 7 sq. marina inconfecta **PL** *corr. Li* marino conchylio infecta *Co He* 12 claudi **P** cladi **L** 15 innatus **L** 19 enegat **L** 22 omnem **L** 23 aliquod **PL** 28 arborem **L** 30 teneris **PL** 32 corticem **PL**

mit Wolle. Jedoch muß derjenige, der geheilt werden soll, so lange auf der anderen Seite liegen, bis er den Honig, der eingeträufelt worden ist, aufgesogen hat. Man preßt eine reife Holunderdolde aus und läßt sie stehen, 73
damit sich die Schmutzteilchen setzen, und danach seiht man (es), damit der Saft ganz klar wird. Von dieser Flüssigkeit gibt man zwei Teile und einen Teil Träufelhonig oder wenigstens sehr guten attischen Honig zusammen und läßt sie so in einem doppelten Gefäß auf ein Drittel einkochen, dann bewahrt man das Abgekochte auf und träufelt es, wenn es erforderlich ist, warm mit einer medizinischen Sonde in das Ohr ein, in der Weise, daß man es selbst hinterher mit Wolle schließt, die mit Purpurfarbe von der Meerschnecke gefärbt worden ist. Der Saft von grüner Cunila, heraus- 74
gepreßt und in das Ohr geträufelt, beseitigt den Schmerz einzigartig.
Zerreibe die Blätter von frischer grüner Betonie, entweder für sich oder in 75
Wasser eingeweicht, und fange ihren Saft auf, danach träufle ihn unter Beifügung von Rosensaft oder lauwarmem Rosenöl in das Ohr ein, und verschließe (es) mit Wolle; es ist wunderbar. Wenn das Ohr innen vereitert 76
ist, lasse 1 Sextarius Schnittlauchsaft mit einer Hemina Honig auf ein Drittel einkochen und träufle es mit Wolle lauwarm in das Ohr ein. Der 77
Saft aus den Blättern von Hanf tötet, in das Ohr geträufelt, darin entstandene Würmer, und er hat (auch), wenn irgendein anderes Tier hineingekrochen ist, tödliche Wirkung. Der Saft von grünem Samen derselben 78
(Pflanze) beseitigt eingeträufelt wirksam jeden Ohrenschmerz. Zwiebelsaft, 79
mit Honig vermischt und in das Ohr geträufelt, heilt Schwerhörige, läßt Schmerz abklingen, reinigt Vereiterungen, tötet Würmer und zieht auch Wasser, wenn es eingedrungen ist, und jede Flüssigkeit ab. Wilder Kümmel, 80
zerrieben, Rautensaft beigemischt und in das Ohr geträufelt, lindert den Schmerz, beseitigt auch innen dröhnendes Brausen und heilt jede Schädigung wirksam. Daß ein Kraut, das die Griechen als polygonon, wir mit 81
einer Reihe von Namen, aber besonders als (herba) sanguinalis (Blutkraut) bezeichnen, mit wunderbarer Wirkung Ohrenschmerzen vertreibt, wenn sein Saft, herausgepreßt und etwas erwärmt, in die Ohren geträufelt wird, haben auch wir in Erfahrung gebracht. Kreuzwurzsaft, mit flüssiger Narde 82
eingeträufelt, heilt Schmerzen und Geschwüre in den Ohren. Lorbeeröl, 83
in eine eiserne Ohrenspritze hineingetan, so erwärmt und in das Ohr geträufelt, bringt den Schmerz zum Abklingen. Würmer von roter Farbe 84
aus einem beliebigen Baum, mit Öl verrieben und eingeträufelt, bringen Ohrenschmerzen zum Abklingen. Wenn Wasser, das in das Ohr ein- 85
gedrungen ist, Schmerz verursacht, bringt der Saft von zarter Brombeere, herausgepreßt und eingeträufelt, ohne Verzögerung Heilung. Der Saft von 86
Weidenblättern bringt, mit Rosensaft oder Rosenöl in einer Granatapfel-

87 mire succurrit. Gallae ex uino decoctae umor instillatus auriculae, ex
88 qua sanies fluit, etiam quae fuerint purulenta purgabit. Resina tere-
binthina remissa adiecto muliebri lacte instillata ruptas auriculas po-
89 tenter sanat. Nucis iuglandis foliorum sucus tepidus instillatus dolenti
90 auriculae mire proderit. Myrrae tritae uictoriati argentei pondus et
lanae sucidae non carptae conbustae pulueris tantundem infuso passo
Cretico simul terito, donec ad crassitudinem mellis redigas, tum cale-
factum per triduum auriculae infundito; quarta die sanam efficies et
91 mirabere magnum remedium. Turis masculi, myrrae troglodytis, croci
Corycii tantundem ponderis, nucum quoque amararum tantundem
miscebis, sed omnia ad summam leuitatem contrita adiecto aceto tem-
perabis ita, ut medicamen ad crassitudinem liquidi mellis adducas;
tum in pyxidem plumbeam transfunde atque illic sub signaculo con-
ditum habeto. Cum opus erit, purgata prius auricula utere ita, ut ex
eo lanulam madefactam inseras. Hoc auxilio usque ad perfectam sani-
tatem uti poteris; namque non solum dolores aurium, sed et uetera
92 et purulenta uitia potentissime expurgat et sanat. Galbanum rosa
liquida aut ungento nardino delibutum instillatumque dolorem aurium
93 lenit. Alumen mulso optimo dilutum et lana instillatum dolorem auri-
94 um sanat. Gallinae adeps liquefacta et tepide instillata quodlibet uitium
95 aurium sanat. Galli gallinacei ex uentriculo interiore membrana, quae
proici solet, arefacta tritaque ex uino adiecto paululo opii medicamen
auribus utilissimum facit, quod calefactum infusum suppurationem
96 eius expurgat et sanat. Adeps anserina cum croci suco mixta et tepe-
facta ac sic infusa aquam et omnem umorem de auriculis euocat et
persanat. Quod si ex ictu alioue casu auricula uitiata fuerit, tum per
se anserina adeps sola diligenter expurgata leuique igne liquefacta
infusa auriculae et dolorem tollit et uitium persanat. Eadem adeps
adiecto ocimi suco tepefacta instillataque dolores auricularum infan-
97 tilium leuat. Aranei triti umor expressus et rosae liquidae quantum
uidebitur inmixtus lanaque molli madefacta auriculae insertus con-
98 tinuo dolorem releuat. Spuma equi recens detracta et cum oleo roseo
99 infusa auricularum quamuis uehementes dolores resoluit. Verrinum
fel in mali Punici cute sicca tepefactum infusumque purulentas auri-

87 Plin. 24,9 **92** Plin. 24,21 cf. Marc. 9,19 **94** Med. Plin. 1,6,9 p. 14,17 Phys. Plin. 1,10 fol. 17D **95** Med. Plin. 1,6,9 p. 14,16 **96** 24 Plin. 20,53 29,133 cf. Marc. 9,22 26 Plin. 29,133 cf. Marc. 9,29 28 Med. Plin. 1,6,11 p. 15,6 cf. Marc. 9,12. 103 **97** Plin. 29,138 **98** Plin. 28,174 **99** Plin. 28,173 Sext. Plac. β 7,17

2 terebentina PL 4 iugulandis P 6 carpitae P 10 nugum L 11 temporabis L 22 paulolo L 27 lenique *He* (*at u. uerb. s. u.* leuis)

schale erwärmt und in das Ohr getan, wunderbar Hilfe. Der Saft vom 87
Gallapfel, der in Wein gekocht worden ist, in das Ohr geträufelt, aus dem
dünner Eiter fließt, reinigt auch die vorhandenen Eiterherde. Zerlassenes 88
Terpentinharz, unter Beifügung von Frauenmilch eingeträufelt, heilt
geplatzte Ohren wirksam. Der Saft von Walnußblättern, lauwarm in das 89
schmerzende Ohr eingeträufelt, nützt ihm wunderbar. Verreibe das Gewicht 90
eines Silbervictoriatus geriebene Myrrhe und ebensoviel Pulver von verbrannter frischer, nicht gezupfter Wolle miteinander, nachdem kretischer Rosinenwein darübergegossen worden ist, bis du die Dicke von Honig erzielt hast, dann träufle es erwärmt drei Tage hindurch in das Ohr; am vierten Tag machst du es gesund, und du bewunderst ein großartiges
Heilmittel. Du mischst von Tropfweihrauch, troglodytischer Myrrhe und 91
korykischem Safran ebensoviel an Gewicht, auch von bitteren Mandeln ebensoviel, doch mischst du alle Ingredienzien, unter Beifügung von Essig zu äußerster Glätte verrieben, in der Weise, daß du das Heilmittel auf die Dicke von flüssigem Honig bringst; dann schütte es in eine Bleibüchse, und halte es dort unter Siegelverschluß verwahrt. Wenn es erforderlich ist, verwende (es), nachdem das Ohr zuvor gereinigt worden ist, in der Weise, daß du einen damit getränkten Wollbausch hineinsteckst. Dieses Heilmittel kannst du bis zur vollständig wiederhergestellten Gesundheit anwenden; denn es reinigt und heilt nicht nur Ohrenschmerzen, sondern auch chronische und mit Vereiterung verbundene Schädigungen sehr
wirksam. Galban, mit flüssiger Rose oder Nardensalbe getränkt und ein- 92
geträufelt, lindert Ohrenschmerz. Alaun, mit sehr gutem Weinmet ge- 93
tränkt und mit Wolle eingeträufelt, heilt Ohrenschmerz. Zerlassenes und 94
lauwarm eingeträufeltes Hühnerfett heilt jede beliebige Schädigung der
Ohren. Die Haut aus dem inneren Magen des Hühnerhahns, die gewöhnlich 95
fortgeworfen wird, getrocknet und in Wein unter Beifügung von ein wenig Opium verrieben, stellt für die Ohren ein sehr nützliches Heilmittel dar, das (es), erwärmt und eingeträufelt, von seiner Vereiterung reinigt und
heilt. Gänsefett, mit Safransaft gemischt, etwas erwärmt und so einge- 96
träufelt, bringt Wasser und jede Flüssigkeit aus den Ohren heraus und heilt (sie). Wenn nun das Ohr durch einen Stoß oder einen anderen Unfall verletzt worden ist, dann beseitigt Gänsefett, für sich allein sorgfältig gereinigt und auf schwachem Feuer zerlassen in das Ohr geträufelt, den Schmerz und heilt die Schädigung. Dasselbe Fett beseitigt, unter Beifügung von Basilienkrautsaft etwas erwärmt und eingeträufelt, Ohren-
schmerzen bei Kindern. Der herausgepreßte Saft einer zerriebenen Spinne 97
und so viel flüssige Rose, wie gut erscheint, gemischt und mit (darin) getränkter weicher Wolle in das Ohr gebracht, lindert gleich darauf den
Schmerz. Frisch abgestrichener Pferdeschaum, zusammen mit Rosenöl 98
eingeträufelt, beseitigt Ohrenschmerzen, wenn sie auch noch so heftig
sind. Ebergalle, in trockener Granatapfelschale etwas erwärmt und ein- 99

100 culas expurgat. Verris, cum scrofam saliet, priusquam in terram de-
stillet de uerendis eius, uirus exceptum tepefactumque cum aquae
modico auriculae inditum quamuis molestos dolores releuat. Quod
101 etiam circa auriculam inlitum plurimum prodest. Apri lotium infusum
auriculae ualde medetur. Quod quia uetustum magis prodest, collec-
tum seruari debet in uaso uitreo, ut sit ad remedia praeparatum.
102 Cum felle uitulino et aceto pari mensura serpentis senectus, id est
exuuiae, decocta et lanula madefacta medicamentum auriculae inser-
tum maximae utilitatis esse creditur, si prius feruenti aqua de sfongia
103 aurem foueris. Vituli adipem resolutam suco ocimi adiecto si pariter
tepefactum auriculae infunderis, amarissimo incommodo laborantem
104 continuo liberabis. Medulla eiusdem uituli recens cum cymino contrita
infusaque quamuis magnos dolores auriculae statim releuat et intra
105 triduum tollit. Lotium caprinum instillatum dolorem sedat. Quod ma-
gis prodesse suppuratis auribus adfirmatur; ob quam causam prae-
sentis auxilii plures exceptum et cornu caprino inditum in fumo sus-
106 pensum diligenter ad necessarias medellas reseruant. Pueri inpubis
mingentis lotium exceptum et recens ac tepidum auriculae suppuratae
instillatum umore exsiccato dolorem tollit et mira celeritate ulcera ad
107 sanitatem perducit. Saliua hominis ieiuni auriculae indita uermes, si
108 qui erunt, erumpere ex ea constat. Butyrum recens instillatum umores
109 doloresque aurium sedat. Terrestres lumbrici conbusti ac triti et cum
110 rosa liquida mixti infusique aurium dolores citissime sedant. Lac mu-
liebre mixtum cum sulpure auriculae infusum dolorem lenit. Epipho-
ras quoque earum resoluit hoc potentius, si etiam extrinsecus eodem
111 lacte aures perunxeris. Si dextram aurem aqua ingressa fuerit, sinistro
pede insistes et caput in dextram partem inclinabis; similiter facies
112 e diuerso, si sinistra auricula aquam acceperit. Gari optimi cyathum
unum, mellis optimi dimidium cyathum, aceti optimi cyathum. Haec
mixta in calice nouo denso super aquam feruentem quam leni pruna
feruere facies, ita despumabis, ut pinnula omnes spumas eicias, deinde,
cum bene fuerit despumatum medicamen, recondes et, cum uti uolu-
eris, tepefacies et tenuiter infundes et madefacta lanula aurem clau-

100 Plin. 28,175 **101** Med. Plin. 1,6,12 p. 15,8 cf. Marc. 9,9 **102** cf. Plin. 28,174 **103** Med. Plin. 1,6,11 p. 15,6 cf. Marc. 9,12 **104** Plin. 28,175 **105** Plin. 28,176 cf. Sext. Plac. α 5,68 β 5,142 cf. Marc. 9,70 **106** Sext. Plac. 17,6 Ps. Theod. p. 272,1 cf. Plin. 28,65 cf. Q. Ser. 163 cf. Marc. 9,23 **107** Med. Plin. 1,6,12 p. 15,10 Ps. Theod. p. 272,7 **108** Plin. 28,174 **111** Med. Plin. 1,6,12 p. 15,9 **112** Med. Plin. 1,6,2 p. 13,8 cf. Marc. 9,14

8 decoctae **PL** 16 *post* fumo *add.* infusum **P** 22 combusti **L** 24 sulphure **P** sulpore **L** 26 aquam **PL** 28 si *om.* **L** auriculae **P**

geträufelt, reinigt vereiterte Ohren. Der Samen vom Eber, der, bevor er, 100
wenn (dieser) eine Sau bespringen will, von seinem Geschlechtsteil auf die Erde herabtropft, aufgefangen wird und, mit ein wenig Wasser etwas erwärmt, in das Ohr gebracht wird, beseitigt Schmerzen, wie lästig sie auch sein mögen. Er nützt auch sehr viel, wenn er um das Ohr herum aufgestrichen wird. Keilerurin, in das Ohr geträufelt, läßt es gut heilen. Da er 101
mehr nützt, wenn er alt ist, muß er, wenn er aufgefangen worden ist, in einem Glasgefäß aufbewahrt werden, damit er als Heilmittel jeweils zur Verfügung steht. Alte, d. h. abgestreifte Schlangenhaut, mit Kälbergalle 102
und Essig in gleichem Maß gekocht und mit einem (damit) getränkten Wollbausch als Heilmittel in das Ohr gebracht, soll von sehr großem Nutzen sein, wenn man zuvor das Ohr mit heißem Wasser aus einem Schwamm behandelt. Wenn man zerlassenes Fett vom Kalb, unter Bei- 103
fügung von Basilienkrautsaft in gleicher Weise etwas erwärmt, in das Ohr träufelt, befreit man das kranke (Ohr) sogleich von sehr heftigen Beschwerden. Frisches Mark von demselben Kalb, mit Kümmel verrieben 104
und eingeträufelt, lindert Ohrenschmerzen, wie groß sie auch sein mögen, sofort und beseitigt sie innerhalb von drei Tagen. Eingeträufelter Ziegen- 105
urin bringt den Schmerz zum Abklingen. Von ihm wird behauptet, daß er bei vereiterten Ohren (noch) mehr nützt; deshalb bewahren ihn mehrere, weil er ein wirksames Heilmittel ist, aufgefangen, in ein Ziegenhorn getan und im Rauch aufgehängt, sorgfältig als Heilmittel für den jeweiligen Bedarfsfall auf. Der Urin eines noch nicht erwachsenen Knaben, auf- 106
gefangen, während er uriniert, und frisch und lauwarm in das vereiterte Ohr geträufelt, beseitigt dadurch, daß die Flüssigkeitsabsonderung getrocknet wird, den Schmerz und führt die Geschwüre mit erstaunlicher Geschwindigkeit der Heilung zu. Der Speichel von einem Menschen mit 107
nüchternem Magen, in das Ohr getan, läßt bekanntlich Würmer, wenn welche vorhanden sind, aus ihm hervorbrechen. Eingeträufelte frische 108
Butter bringt Flüssigkeitsabsonderungen und Schmerzen der Ohren zum Abklingen. Regenwürmer, verbrannt und zerrieben, bringen, mit flüssiger 109
Rose gemischt und eingeträufelt, Ohrenschmerzen sehr rasch zum Abklingen. Frauenmilch, mit Schwefel gemischt und ins Ohr geträufelt, lindert 110
den Schmerz. Sie befreit auch von Flüssen aus den Ohren, (und zwar) um so wirksamer, wenn man die Ohren auch außen mit derselben Milch einreibt. Wenn in das rechte Ohr Wasser eingedrungen ist, stellt man sich auf den 111
linken Fuß und neigt den Kopf zur rechten Seite, in entsprechender Weise tut man es umgekehrt, wenn das linke Ohr Wasser aufgenommen hat. Einen Cyathus sehr gute Fischbrühe, einen halben Cyathus sehr guten 112
Honig und einen Cyathus sehr guten Essig. Diese Ingredienzien schäumt man gemischt in einem neuen festen Becher über kochendem Wasser, das man auf schwacher Kohlenglut kochen läßt, so ab, daß man allen Schaum mit einer kleinen Feder entfernt, danach bewahrt man das Heilmittel, wenn es gut abgeschäumt worden ist, auf, erwärmt es, wenn man es anwenden will, etwas, träufelt es in geringer Menge ein und verschließt mit einem

des. Hoc medicamento ad omne uitium aurium mirifice uteris, sed
si tumor auriculae erit, sucum coriandri uiridis tepidum prius infundes,
deinde supra scriptum medicamen, cum tumor desiderit, instillabis.
113 Purulentae et obtunsae auriculae et dolorem tolles et auditum con-
firmatissimum reddes, si prius eluas eam lasere cum recenti caprino
aut mulieris lacte permixto, deinde instilles tepidum fel taurinum cum
114 oleo cedrino aequis portionibus mixto. Fellis aut lactis canini ℈ I,
mellis optimi ℈ I miscebis, conteres et in strigili calefacies et auri-
culae infundes et lana obcludes; nihil potentius neque certius hoc medi-
115 camine, etiam si intrinsecus cancerauerint aures. Cardui siluatici semen
ex oleo coques ita lente, ne uratur. Id colabis per linteum et tepidum
116 infundes et purpura aurem obturabis. Herba leucadion cum uinaceis
in unum trita adiectoque aceto et aqua commixta expresso per lin-
teum suco eius et cum lana alba auribus inserto post tertium diem
117 exempta auditum restituere adfirmatur. Cardamum, id est nasturcium,
tritum cum fico atque auriculae inditum his, qui grauius audiunt,
118 prodesse fertur. Oleum ex nuce iuglande instillatum auriculae grauius
119 audienti ualde prodest. Cedri resina ysopi decocti aqua diluta et auri-
culae indita sonitus tinnitusque omnes discutiet et auertit dolorem.
120 Oua formicarum contrita et auribus instillata quamuis obtunsos audi-
121 tus adaperire creduntur. Canis adeps cum oleo uetere et suco absinthi
auribus instillata quacumque ex causa exsurdatas aures miro modo
122 reparare creditur. Afronitrum delicatissimum et mel optimum et ace-
tum acerrimum conteres pariter usque ad summam leuitatem et auri-
culae infundes; non solum auditum restitues, sed et dolorem emendabit.
123 124 Parum audientes acetum utiliter gargalizant. Si aliquod animal aurem
intrauerit, praecipuum remedium est murinum fel aceto dilutum in-
125 stillare. Gliri seu blatae pellis detrahitur et intestina eius decoquuntur
in uaso aereo nouo cum mellis heminis tribus usque ad tertias atque
ita seruatur, ut, cum opus est, strigili medicamentum tepefactum auri-
126 bus infundatur. Si caro creuerit in auriculae foramine, conprimetur
sine ferro et dolore medicamine tali: Aluminis unciam semissem, misy
usti — S, Senopidis rubricae — S, gummis — S. Tritis ceteris ex aceto

113 cf. Marc. 9,3 **117** Plin. 20,129 Phys. Plin. 1,12 fol. 18D **118** Plin. 23,88 **120** Plin. 29,133 Phys. Plin. 1,12 fol. 18D **121** Med. Plin. 1,6,5 p. 14,2 **122** cf. Marc. 9,129 **123** Med. Plin. 1,6,4 p. 13,15 **124** Med. Plin. 1,6,5 p. 14,4 cf. Q. Ser. 176 **125** Med. Plin. 1,6,6 p. 14,7

6 stilles L 9 occludes L 13 comixta L 14 tertiam L 21 adperire L oleum PL 23 deligatissimum L 25 emendauit PL 26 gargaligant PL 27 acetum L 31 comprimetur L 33 senopi — S gummis — S rubrae — S PL *corr. Co*

(darin) getränkten Wollbausch das Ohr. Dieses Heilmittel wendet man gegen jede Ohrenschädigung mit wunderbarem Erfolg an, wenn aber eine Ohrenschwellung auftritt, träufelt man zunächst Saft von grünem Koriander lauwarm ein und läßt danach, wenn die Schwellung zurückgegangen ist, das oben beschriebene Heilmittel hineintropfen. Bei einem vereiterten und in 113
seinem Hörvermögen geschwächten Ohr beseitigt man den Schmerz und gibt ihm das völlig wiederhergestellte Gehör zurück, wenn man es zunächst mit Silphiumsaft spült, der mit frischer Ziegen- oder Frauenmilch vermischt worden ist, und danach Stiergalle mit Zedernöl, das zu gleichen Teilen (mit ihr) gemischt worden ist, lauwarm einträufelt. Man mischt 1 Scripulus 114
Hundegalle oder -milch und 1 Scripulus sehr guten Honig, verreibt sie, macht sie in einer Ohrenspritze warm, träufelt sie in das Ohr und verschließt (es) mit Wolle; nichts ist wirksamer und zuverlässiger als dieses Heilmittel, auch wenn die Ohren im Innern von Krebsgeschwüren befallen sind. Samen von wilder Distel läßt man in Öl so schwach kochen, daß er nicht 115
verbrennt. Dies seiht man durch ein Leinentuch, träufelt es lauwarm ein und verschließt das Ohr mit Purpurwolle. Das Kraut Leucadion soll, mit 116
Weinbeerkernen in eins verrieben, unter Beifügung von Essig und mit Wasser vermischt, nachdem sein Saft durch ein Leinentuch herausgepreßt und mit weißer Wolle in die Ohren gebracht worden ist, wenn es nach zwei Tagen herausgenommen wird, das Gehör wiederherstellen. Cardamum, d. h. 117
Kresse, mit Feigen verrieben und in das Ohr getan, soll denen nützen, die ziemlich schwer hören. Öl aus Walnüssen nützt, in das Ohr geträufelt, 118
einem ziemlich Schwerhörigen viel. Zedernharz, mit Wasser, in dem Ysop 119
gekocht worden ist, verdünnt und in das Ohr gebracht, vertreibt alles Dröhnen und Klingen und beseitigt Schmerz. Ameiseneier, zerrieben und in 120
die Ohren geträufelt, sollen das Gehör öffnen, wie geschwächt es auch sein mag. Hundefett, mit altem Öl und Wermutsaft in die Ohren geträufelt, soll 121
die Ohren, aus welchem Grunde sie auch immer taub sind, in wunderbarer Weise wiederherstellen. Man verreibt sehr feinen Schaumsalpeter, sehr 122
guten Honig und sehr scharfen Essig gleichmäßig bis zu äußerster Glätte und träufelt sie in das Ohr; man stellt nicht nur das Gehör wieder her, sondern heilt auch den Schmerz. Diejenigen, die allzu wenig hören, gurgeln 123
nutzbringend mit Essig. Wenn ein Tier in das Ohr eingedrungen ist, ist es 124
ein vorzügliches Heilmittel, Mäusegalle, mit Essig verdünnt, einzuträufeln. Einer Haselmaus bzw. einem Siebenschläfer wird das Fell abgezogen, und 125
ihre Eingeweide werden in einem neuen Kupfergefäß mit drei Heminae Honig bis auf ein Drittel eingekocht und so aufbewahrt, daß das Heilmittel, wenn es erforderlich ist, mit einer Ohrenspritze lauwarm in die Ohren geträufelt wird. Wenn in der Öffnung des Ohrs Fleisch wuchert, wird es ohne 126
Messer und Schmerz durch folgendes Heilmittel zurückgedrängt: eine halbe Unze Alaun, $1/2$ Unze gebranntes Misy, $1/2$ Unze sinopische rote Erde und $1/2$ Unze Gummi. Wenn die übrigen Ingredienzien in scharfem Essig

acri et ad instar collyrii leuigatis gummen admiscetur, ut pastilli cor-
pus efficiat, et sicut collyrium tritum superponitur aut infunditur.
127 Hoc et dolori et putori et uulneri medetur auriculae. Corticem de
fraxino uiridi contunde ac sucum eius tepidum auriculae adsidue in-
128 funde, donec persanetur. Mel, myrram, acetum in se coques et in
129 aurem tepidum mittes. Afronitrum delicatissimum et mel optimum
et acetum acerrimum conteres pariter usque ad leuitatem et tepe-
factum auriculae infundes. Propter effectum medicamen iterum scripsi-
130 mus. Porri sectiui sucum et lotium apri et oleum cyprinum pari pon-
131 dere coniunges et tepefactum auribus instillabis. Herbam, quae Gallice
uernetus dicitur, conteres et exprimes [et] sucum eius auriculaeque
132 non audientis infundes. Hoc remedium etiam dolorem emendat. Her-
bam, quae Gallice dicitur blutthagio, nascitur locis umidis; eam teres
sucumque eius, etiamsi modicus fuerit, cum modico aceti confundes et
133 pariter teres colatumque ac tepefactum auribus instillabis. Radicis
Syriacae sucum in aurem, quae auditu difficile erit, infunde; gratu-
laberis remedium.

CAPVT X

Ad Omnia Vitia Narivm Et Ad Pitvitam Remedia Physica Et Rationabilia Diversa De Experimentis Mvltorvm

Plerumque erumpit nimius e naribus sanguis, qui, cum abundanter
fluxit, nisi celerius supprimatur, periculum adfert. Proderit ergo aqua
frigida uel posca subinde totam faciem per sphongiam refrigerare.
2 Acetum acre infundere in aurem prodest, cuius e regione sanguis fluit,
3 aut in utramque mittere, si ex utraque nare manabit. Gypso totam
faciem cum fronte et maxime nares crassius oblinere prodest et caput
4 frigida aqua multa perfundere. Cucurbitam quoque medicinalem occi-
pitio adfigere plurimum prodest. Inicere autem intus in narem opor-
5 tebit cocleae uiuae carnem per se aut cum turis polline tritam. Ver-
benam herbam, quae, quia multa est et ubique nascitur, polygonos
appellatur, inseri naribus prodest. Similiter facit et lysimachios herba
trita inposita. Eodem genere proderit et sfongiae particulam prae-
sectam apte forfice et ad amplitudinem narium figuratam inicere paulo

129 cf. Marc. 9,122 **X 1–6** Scrib. 46 **4** 27 Phys. Plin. 1,26 fol. 23C

3 uulnerae **PL** 4 assidue **L** 11 et *secl. Heraeus* 11 sq. auriculae quae non audientes **PL** *corr. Li* auriculaeque non audienti *Heraeus* auriculae, quae non audiet *propos. Ni* 13 humidis **L** 16 difficili *edd.* 21 nimium **P** 23 sfongiam **L** 27 aquam **L** 29 pollinem **PL**

verrieben und wie eine Augensalbe geglättet worden sind, wird ihnen der Gummi beigemischt, damit er eine Masse für Tabletten schafft, und es wird verrieben wie eine Augensalbe aufgetragen oder eingeträufelt. Es heilt Schmerz, üblen Geruch und Wunden im Ohr. Zerstoße Rinde von grüner 127
Esche, und träufle ständig ihren Saft lauwarm in das Ohr, bis es völlig geheilt ist. Man läßt Honig, Myrrhe und Essig zusammen kochen und bringt 128
es lauwarm in das Ohr. Man verreibt sehr feinen Schaumsalpeter, sehr guten 129
Honig und sehr scharfen Essig gleichmäßig bis zur Glätte und träufelt es, etwas erwärmt, in das Ohr. Wegen seiner Wirkung haben wir das Heilmittel zum zweitenmal beschrieben. Man gibt Schnittlauchsaft, Keilerurin und 130
Cyprusöl in gleichem Gewicht zusammen und träufelt es, etwas erwärmt, in die Ohren. Man zerreibt das Kraut, das auf gallisch vernetus genannt wird, 131
preßt seinen Saft heraus und träufelt ihn in das Ohr des Gehörlosen. Dieses Heilmittel heilt auch Schmerz. Das Kraut, das auf gallisch blutthagio 132
genannt wird, wächst an feuchten Stellen; man zerreibt es, gießt seinen Saft, auch wenn es nur wenig ist, mit ein wenig Essig zusammen, verreibt ihn gleichmäßig und träufelt ihn, geseiht und etwas erwärmt, in die Ohren. Träufle Saft von syrischer Wurzel in das Ohr, das schwerhörig ist; du freust 133
dich über das Heilmittel.

10. KAPITEL

Verschiedene auf Grund von Erfahrungen vieler gewonnene natürliche und künstliche Heilmittel gegen alle Schädigungen der Nase und gegen Schnupfen

Sehr häufig bricht aus der Nase ein sehr starker Blutstrom hervor, der, wenn er im Übermaß fließt, Gefahr bringt, falls er nicht recht schnell unterbunden wird. Es nützt nun, das ganze Gesicht mit kaltem Wasser oder Essigwasser vermittels eines Schwammes wiederholt abzukühlen. Es nützt, 2
scharfen Essig in das Ohr einzuträufeln, auf dessen Seite das Blut fließt, oder in beide Ohren hineinzutun, wenn es aus beiden Nasenlöchern strömt. Es nützt, das ganze Gesicht mit der Stirn und besonders die Nasenlöcher 3
recht dick mit Gips zu bestreichen und den Kopf mit viel kaltem Wasser zu übergießen. Es nützt auch sehr viel, einen Schröpfkopf am Hinterkopf 4
anzusetzen. Es ist aber nötig, Fleisch von einer lebenden Schnecke, für sich oder mit Weihrauchmehl verrieben, innen in die Nase hineinzutun. Es nützt, 5
wenn Eisenkraut, das, weil es häufig ist und überall wächst, polygonon genannt wird, in die Nase hineingebracht wird. Ähnlich wirkt auch Weiderich, zerrieben aufgetragen. In derselben Weise nützt es auch, wenn man den Teil eines Schwammes, der vorn in geeigneter Weise mit einer Schere zurechtgeschnitten und der Weite der Nasenlöcher angepaßt worden ist,

6 pressius aceto infectam et interdum eodem inspersam. Gallae et chal-
citis puluis curiose tritus atque in unum aequis ponderibus mixtus
7 insertusque naribus optime sanguinem sistit. Bene supprimit et hoc
medicamentum sanguinem de naribus profluentem: Mali corticis, quo
coriarii utuntur, p I, aluminis Aegyptii p I, chalcitidis p I. Diligenter
trita haec et in unum permixta per sucidam lanam inici naribus opor-
tebit. Facit autem etiam ad omnem ex qualibet parte corporis uel ex
8 quolibet uulnere sanguinis eruptionem. Quoniam interdum, ita ut dixi-
mus, minus curati naris uitio praefocari uidentur, maxime cum optu-
rato utroque foramine narium spirandi facultas eripitur, non alienum
est scire, qua ratione utrumque praestari possit, ut neque spiratio in-
pediatur nec remedium efficacissimum, per quod opitulatio naribus
efficitur, excludatur. Oportebit ergo sumere pinnam anseris quam
maximam uel calami scriptorii fistulam modice pleniorem, deinde
aptare ad longitudinem nasi atque ita praecidere, ut ex utraque parte
perforata sit, atque inuoluere eam fasciola tenui lintea quasi instita
et explere circuitum eius, donec uideatur in narem cum cunctatione
quadam recipi posse, atque ita, ut est circumuoluta, inmergere eam
naso aceto acri infectam et per eam inicere interdum acetum acre uel
sucum supra dictorum medicamentorum. Hoc autem remedio magis
uti oportebit, cum per utrasque nares fluxerit sanguinis abundantia.
9 Si quando ulcuscula in naribus fuerint, sanabuntur fomento aquae
purae calidae per molles sfongias et medicamentorum infra scriptorum
perunctione, id est suco de moris cum uino tepefacto permixto, con-
10 posito ad spissitudinem mellis. Rosae aridae uel recentis foliis tritis
11 ex uino melle adiecto infici nares utile est. Vuae inmaturae suco
eodem modo conposito, quo sucum de moris conponi debere supra
12 diximus, nares fluentes repleri percommodum est. Malorum Puni-
corum dulcium atque acidorum suco eodem modo conposito nares
13 stipandae sunt. Myrtae bacis atque foliis tritis ex uino in mellis spissi-
14 tudinem uti, ut supra scriptum est, conuenit. De terebinthi, lentisci,
15 rubi fruticibus et foliis suco similiter composito uti debebis. Sertula
16 Campana ex passo decocta et infusa naribus prodest. Mel per se coc-
tum et cum galla Syriaca contusa ac tenui cribro transmissa permix-
17 tum atque infusum naribus prodest. Grauidines narium sedabuntur,
quae ex sole aut perfrictione generantur, abstinentia ciborum salsorum
et inter initia uino remoto, aqua largiore potata, capite et naribus nec

7.8 Scrib. 47

1 chalcidis **P** calchidis **L** 7 omne **L** 14 fistula **L** 18 immergere **P**
27 componi **L** 29 composito **L** 34 gallam **PL**

mit etwas größerer Vorsicht hineinbringt, wobei er mit Essig getränkt
und hin und wieder damit besprengt wird. Pulver von einem Gallapfel und 6
Kupferstein, sorgfältig zerrieben, zu gleichen Gewichtsteilen in eins gemischt und in die Nase gebracht, bringt das Blut sehr gut zum Stehen. Gut 7
unterdrückt auch folgendes Heilmittel aus der Nase hervorströmendes Blut:
1 Pfund Apfelschale, die die Gerber verwenden, 1 Pfund ägyptischen Alaun
und 1 Pfund Kupferstein. Diese Ingredienzien müssen, sorgfältig zerrieben
und in eins vermischt, mit frischer Wolle in die Nase gebracht werden. Es
wirkt aber auch bei jedem Hervorbrechen von Blut aus jedem beliebigen
Körperteil oder aus jeder beliebigen Wunde. Da ja bisweilen, wie wir 8
gesagt haben, diejenigen, die recht unzureichend behandelt worden sind,
an der Nasenschädigung zu ersticken scheinen, besonders wenn (ihnen)
durch Verschließen beider Nasenlöcher die Fähigkeit zu atmen genommen
wird, ist es nicht gleichgültig zu wissen, in welcher Weise beides erreicht
werden kann, daß weder die Atmung behindert noch das sehr wirksame
Heilmittel, durch das der Nase Hilfe gebracht wird, ausgeschlossen wird.
Man muß also eine möglichst große Gänsefeder oder eine ein wenig stärkere
Röhre eines Schreibrohrs nehmen, sie danach an die Länge der Nase anpassen und so zuschneiden, daß sie an beiden Seiten geöffnet ist, sie mit
einem dünnen Leinenband gewissermaßen wie mit einer kleinen Binde
umwickeln und (damit) ihren Umfang auffüllen, bis sie wohl mit einem
gewissen Widerstand in der Nase aufgenommen werden kann, sie so, wie
sie umwickelt ist, mit scharfem Essig getränkt, in die Nase stecken und durch
sie hin und wieder scharfen Essig oder den Saft der oben angegebenen
Heilmittel hineinbringen. Dieses Heilmittel muß man aber eher anwenden,
wenn aus beiden Nasenlöchern eine reichliche Menge Blut fließt. Wenn sich 9
einmal in der Nase kleine Geschwüre bilden, werden sie durch eine Behandlung mit reinem warmem Wasser vermittels weicher Schwämme und durch
das Einreiben mit den unten angegebenen Heilmitteln, d. h. mit dem Saft
von Maulbeeren, der mit etwas erwärmtem Wein vermischt und auf die
Zähigkeit von Honig gebracht worden ist, geheilt. Es ist nützlich, wenn die 10
Nase mit zerriebenen Blättern von trockener oder frischer Rose in Wein
unter Zufügung von Honig benetzt wird. Es ist ganz zweckmäßig, wenn die 11
fließende Nase mit dem Saft von unreifen Trauben angefüllt wird, der in
derselben Weise zubereitet worden ist, in der, wie wir oben sagten, der
Saft von Maulbeeren zubereitet werden muß. Die Nase ist mit dem in 12
derselben Weise zubereiteten Saft von süßen und sauren Granatäpfeln anzufüllen. Es ist zweckmäßig, Myrtenbeeren und -blätter, in Wein bis zur 13
Zähigkeit von Honig verrieben, anzuwenden, wie oben beschrieben worden
ist. Man muß den Saft aus Früchten und Blättern vom Terpentinbaum, 14
Mastixbaum und Brombeerstrauch, in ähnlicher Weise zubereitet, anwenden.
Steinklee nützt, in Rosinenwein gekocht und in die Nase geträufelt. Honig 15 16
nützt, für sich gekocht, mit syrischem Gallapfel, der zerstoßen und durch
ein feines Sieb geschüttet worden ist, vermischt und in die Nase geträufelt.
Stockschnupfen, der infolge von Sonneneinstrahlung oder Erkältung entsteht, wird dadurch zum Abklingen gebracht, daß man keine salzigen 17
Speisen ißt und zu Beginn keinen Wein trinkt, daß man in reicherem Maße

minus ore diligenter operto, necnon fomentum ex aquae calidae uapore
per spongeas molles adhibere extra oportebit, subinde etiam gargari-
zare lac tepidum aut umorem tisanae aut aquam, in qua furfures sili-
18 ginis deferbuerint, uel aquam ex faeno Graeco decoctam. Sorbitiun-
19 culae quoque prosunt, quae fiunt ex amulo uel tisana uel oryza. Ad
ulcera in naribus sedanda plumbi stercus, quod scorian dicunt, ex uino
⟨et⟩ myrteo oleo uicibus ⟨adiecto⟩ teri oportet, donec spissum fiat, et
20 ita naribus infundatur. Facit et hoc medicamentum bene grauidini
narium: Pompholygis ✳ ⟨IIII, cerussae ✳ XII, hysopi ✳⟩ III uino
Falerno et rosa uicibus adiecta teruntur, donec medicamentum mellis
21 habeat temperationem, et ita naribus paulatim infunditur. Ad grauem
odorem narium, ozaenam Graeci hoc uitium uocant, prodest egregie
hoc medicamentum: Aeruginis p̧ I aut squamae aeris p̧ I in mellis
22 p̧ I coqui oportebit et eo uti adsidua infusione. Ad polypos sanandos:
Misui ustum, chalcitidis ustae, aeris [usti] squamam. Paribus ponde-
23 ribus siccata haec bene teres et eo puluere uteris adsidue. Quia ple-
rumque uexantur nares grauidine, quae ex tumore earum efficitur,
non alienum est scire eius quoque rei remedia. Prodest igitur quies
unius diei et ab omni re abstinentia; perunguendae nihilominus nares
erunt bitumine liquido aut murra stacta uel pice liquida; postero
autem die pastillus infra scriptus in noctem super cibum dandus erit
et, si opus fuerit, per triduum continuum eodem tempore dabitur,
qui recipit haec: Apii seminis ⟨✳ IIII, anesi ✳ III, alterci seminis⟩,
quod hyoscyamos dicitur, ✳ II, opii denarium dimidium. Fiunt autem
pastilli ponderis uictoriati et alii tertia parte detracta, dantur cum
aquae cyathis tribus. Faciunt autem et ad oculorum epiphoras et
24 stomachi nauseam et eiectiunculas et ad omnem fluorem. Sistet san-
guinem seuum ex omento pecoris naribus inlitum. Cocleae contritae
et fronti inlitae similiter prosunt. Aranei tela sicca adposita subuenit
25 narium cruentis fluoribus. Ex feruenti aqua uapor naribus tractus
26 medetur earum grauidini. Gallinacei cerebrum uel sanguis columbinus
ob id seruatus remedioque adhibitus naribus prodest. Sed si ex uul-

19 Scrib. 48 **20** Scrib. 49 **21** Scrib. 50 **22** Scrib. 51 **23** Scrib. 52
24 27 Plin. 30,112 28 Med. Plin. 1,10,4 p. 18,11 Plin. 30,112 cf. Q. Ser. 632
29 Plin. 30,112 **26** Plin. 30,112

2 sfongeas **P** gargalizare **L** 5 tisina **L** 7 et *add. Ni e Scrib.* adiecto *add. Co e Scrib.* oportit **L** 9 IIII, cerussae ✳ XII, hysopi ✳ *add. Ni e Scrib.* 15 misui—squamam] misy ustum, chalcitis usta, aeris flos, ustum sori, aeris squama *Scrib.* ustae] ustum **P** usti *del. Co* 17 umore **P** 19 abstinentiam **PL** perungendae **L** 23 ✳ IIII, anesi ✳ III, alterci seminis *add. Co e Scrib.*

Wasser trinkt und man Kopf, Nase und nicht weniger den Mund sorgfältig bedeckt, und man muß auch eine Behandlung mit Dampf von warmem Wasser vermittels weicher Schwämme außen anwenden, auch mit lauwarmer Milch, der Flüssigkeit von Gerstenschleim, Wasser, in dem Weizenkleie gekocht worden ist, oder Wasser, das mit Bockshornkraut abgekocht worden ist, wiederholt gurgeln. Auch Suppen nützen, die aus Stärke, 18
Gerstenschleim oder Reis zubereitet werden. Um Geschwüre in der Nase 19
zum Abklingen zu bringen, muß Bleischlacke, die man scoria nennt, in Wein und Myrtenöl, abwechselnd hinzugefügt, verrieben werden, bis es zäh wird, und so soll es in die Nase geträufelt werden. Gut wirkt auch folgendes 20
Heilmittel bei Stockschnupfen: 4 Denarii Zinkblume, 12 Denarii Bleiweiß und 3 Denarii Ysop werden in Falernerwein und Rosenöl, abwechselnd hinzugefügt, verrieben, bis das Heilmittel die Mischung von Honig hat, und so wird es nach und nach in die Nase geträufelt. Gegen üblen Nasengeruch 21
– die Griechen nennen diese Schädigung ozaena – nützt folgendes Heilmittel ausgezeichnet: Man muß 1 Pfund Grünspan oder 1 Pfund Kupferschlag in 1 Pfund Honig kochen und dies als ständige Einträufelung anwenden. Um Polypen zu heilen: Gebranntes Misy, gebrannten Kupferstein 22
und Kupferschlag. Diese Ingredienzien zerreibt man getrocknet zu gleichen Gewichtsteilen gut, und dieses Pulver wendet man ständig an. Da die 23
Nase sehr oft von Stockschnupfen gequält wird, der sich aus ihrer Schwellung ergibt, ist es nicht abwegig, auch für diese Erscheinung die Heilmittel zu kennen. Es nützt also die Ruhe von einem Tag und die Enthaltsamkeit von allem; nichtsdestoweniger ist die Nase mit flüssigem Erdpech, Myrrhensaft oder flüssigem Pech einzureiben; am folgenden Tag muß man aber zur Nacht außer der Speise die unten beschriebene Tablette eingeben, und wenn es erforderlich ist, wird sie drei aufeinanderfolgende Tage hindurch zur gleichen Zeit eingegeben; sie enthält folgende Ingredienzien: 4 Denarii Eppichsamen, 3 Denarii Anis, 2 Denarii Samen von Bilsenkraut, das hyoscyamos genannt wird, und einen halben Denarius Opium. Es werden aber Tabletten zum Gewicht eines Victoriatus zubereitet und andere, bei denen ein Drittel (dieses Gewichtes) abgezogen ist, sie werden mit drei Cyathi Wasser eingegeben. Sie wirken auch bei Augenflüssen, Magenverstimmung, harmlosen Fällen von Erbrechen und jedem Fluß. Talg aus dem 24
Netz vom Schaf bringt, auf die Nase gestrichen, das Blut zum Stehen. Schnecken, zerrieben und auf die Stirn gestrichen, nützen in ähnlicher Weise. Trockenes Spinnengewebe aufgelegt bringt Hilfe bei Blutfluß aus der Nase. Dampf von kochendem Wasser, mit der Nase eingezogen, heilt 25
Stockschnupfen. Gehirn vom Hahn oder Taubenblut, zu diesem Zweck 26
aufbewahrt und als Heilmittel angewandt, nützt der Nase. Wenn aber aus

nere inmodice fluat sanguis, fimus caballinus quomodo egeritur ad-
27 positus statim subuenit. De porro sectiuo trito nares fluentes recte
28 obturantur. Lana sucida coicitur in nares cum oleo rosaceo et auri-
culae de lana sucida obturantur et ita sanguis profluens continetur.
29 Coagulum agninum ex aqua subactum et infusum naribus fluentibus
30 mire prodest. Adeps de anseribus cum butyro pari pondere infusus
31 profluuium narium sistit. Terra uel argilla de camino uel de furno
antiquo teritur et ex aceto temporibus et cerebro, naribus quoque
inlinitur uel infunditur, quae res profluentem nimie sanguinem sistit.
32 Tus et resina in farinam redacta naribus induntur, quod remedium
33 etiam ex ore manantem sanguinem cohibet. De sanguine ipso, qui
fluit, nomen eius in fronte scribe, cui medendum est, aduersum pro-
34 fluuium narium; statim subuenies. Scribes carmen hoc in charta uir-
gine et linteo ligabis et medium cinges eum uel eam, quae patietur
de qualibet parte corporis sanguinis fluxum: SICYCVMA CVCVMA
35 VCVMA CVMA VMA MA A. Item carmen hoc utile profluuio mu-
liebri: „Stupidus in monte ibat, stupidus stupuit. Adiuro te matris,
36 ne hoc iracunda suscipias“ pari ratione scriptum ligabis. Myrram cum
nardo puro contere et inde nares tange mane et uespera; subuenies
37 sanguini nimium profluenti. Verum ferream candentem in aceto assi-
38 due extingue et fumum eius naribus ducito. Ruta saepius olefactata
39 uel trita inlita sanguinem ex naribus nimis fluentem retundit. Radix
urticae capiti inposita, si manibus utrisque supra caput contineatur,
40 mire prodest aduersum profluuium narium. Herbae polygoni corona
41 capiti inposita naribus profluentibus mirabiliter medetur. Costum con-
tusum et cribratum naribus infricato; et profluuium sistit et ulcera
42 sanabit. Ranae rubetae occisae in fumo arefactae particula, quanta
uidebitur, in linteolo inuoluta ex licio collo suspensa eius, cui nares
43 fluunt, mire prodest. Linum uel papyrus ligata summitati ueretri uiri-
44 lis sanguinem profluentem naribus mire reprimit. Pili caprini conb-
45 usti adiecta pice et aceto inserti naribus cito sanguinem sistunt. Lana
sucida ex oue femina decerpta atque intorta madefactaque rosa liquida

27 Med. Plin. 1,10,2 p. 18,5 **28** cf. Med. Plin. 1,10,3 p. 18,7 cf. Q. Ser. 630 cf. Marc. 10,45 **29** Med. Plin. 1,10,4 p. 18,9 **30** Med. Plin. 1,10,4 p. 18,10 **33** Antidot. Brux. 52 p. 378,4 Ps. Theod. p. 276,1 **38** Med. Plin. 1,10,2 p. 18,6 **39** Med. Plin. 1,10,2 p. 18,6 **41** Ps. Theod. p. 275,27 **43** Plin. 28,61 cf. Q. Ser. 635 **44** Sext. Plac. β 5,34 **45** Plin. 29,31 Med. Plin. 1,10,3 p. 18,7 cf. Q. Ser. 630 cf. Marc. 10,28

1 immodice **L** 3 obdurantur **PL** 4 obdurantur **P** 6 pari *om.* **L** 7 camine **P** 10 induitur **PL** 17 stubuit **L** adiurata **L** matrix *He (u. uerb.)* 28 *post* inuoluta *add.* et *edd.* 30 combusti **L**

einer Wunde unmäßig viel Blut fließt, bringt Pferdemist, aufgetragen, wie
er ausgeschieden wird, sofort Hilfe. Mit zerriebenem Schnittlauch wird die 27
fließende Nase erfolgreich verstopft. Frische Wolle wird mit Rosenöl in die 28
Nase gebracht, die Ohren werden mit frischer Wolle verstopft, und so wird
das herausströmende Blut zurückgehalten. Lab vom Lamm, mit Wasser 29
versetzt und in die fließende Nase geträufelt, nützt wunderbar. Fett von 30
Gänsen, mit Butter in gleichem Gewicht eingeträufelt, bringt den Nasenfluß
zum Stehen. Erde oder Lehm vom Herd oder von einem alten Backofen 31
wird zerrieben und in Essig auf die Schläfen und den Schädel, auch in die
Nase gestrichen bzw. eingeträufelt, was allzu stark hervorströmendes Blut
zum Stehen bringt. Weihrauch und zu Mehl verriebenes Harz werden in die 32
Nase gebracht, ein Heilmittel, das auch aus dem Mund fließendes Blut
zurückhält. Mit eben dem Blut, das fließt, schreibe gegen den Nasenfluß 33
den Namen dessen auf die Stirn, der geheilt werden soll; du bringst ihm
sofort Hilfe. Man schreibt folgenden Spruch auf ein unbeschriebenes Blatt 34
Papyrus, bindet (es) mit einem Faden zusammen und bindet (ihn) in der
Taille dem Mann oder der Frau um, die an Blutfluß aus einem beliebigen
Körperteil leidet: SICYCUMA CUCUMA UCUMA CUMA UMA MA A.
Ebenso bindet man folgenden Spruch, der bei Ausfluß aus den Genitalien 35
der Frau nützlich ist: „Der Steife ging im Berg, der Steife stutzte. Ich
beschwöre dich, Gebärmutter, daß du dies nicht zornig aufnimmst“, in
gleicher Weise aufgeschrieben, an. Zerreibe Myrrhe mit reiner Narde, und 36
benetze damit die Nase morgens und abends; du bringst gegen allzu stark
fließendes Blut Hilfe. Lösche ständig einen glühenden eisernen Spieß in 37
Essig, und ziehe seinen Dampf mit der Nase ein. Wenn man mehrmals an 38
der Raute riecht oder sie zerrieben aufstreicht, drängt sie das allzu stark
aus der Nase fließende Blut zurück. Wenn Brennesselwurzel, auf den Kopf 39
gelegt, mit beiden Händen auf dem Kopf festgehalten wird, nützt sie wunder-
bar gegen Nasenfluß. Ein Kranz aus Polygonum heilt, auf den Kopf gesetzt, 40
Nasenflüsse in wunderbarer Weise. Reibe Kostwurz, zerstoßen und gesiebt, 41
in die Nase; es bringt den Fluß zum Stehen und heilt Geschwüre. Ein 42
ausreichend erscheinender Teil einer getöteten und im Rauch getrockneten
Kröte nützt, in ein Leinentuch gewickelt mit einem Faden an den Hals
dessen gehängt, dem die Nase fließt, wunderbar. Ein Leinentuch oder 43
Papyrus, an der Spitze des männlichen Schamglieds festgebunden, drängt
aus der Nase fließendes Blut in wunderbarer Weise zurück. Verbrannte 44
Ziegenhaare, unter Beifügung von Pech und Essig in die Nase gebracht,
bringen das Blut rasch zum Stehen. Frische Wolle, von einem weiblichen 45
Schaf gezupft, zusammengedreht, in flüssiger Rose eingeweicht und in die

46 et naribus indita sanguinis abundantiam reprimit. Cocleae tritae cum
aceto naribus inditae quamuis magnos fluores sanguinis conpescunt.
47 Si feminae sanguis ex naribus nimie defluat, mammillae eius uinciantur
48 corrigia caprina. Pilos sub uentre uiuo lepori candidos uelles et ser-
49 uabis et, cum usus exigerit, intortos naribus fluentibus fulcies. Specu-
laria combusta ex aceto temperantur et fronti eius inlinuntur, cui
50 nares fluunt. Sfongiae Africanae combustae cinis, si naribus hauriatur,
51 plurimum prodest. Si et per nares et per os sanguis fluat, herba uer-
bena, quam Graeci hierobotanen dicunt, cum suis radicibus ex aqua
52 decocta et percolata potatur. Porrum sectiuum tere et sucum cerebro
53 eius infunde, qui profluuio narium laborat; statim medebere. Mile-
folium ex aceto teritur et naribus hauritur; continuo quamuis nimium
54 sanguinem sistit. Si ex una nare sanguis defluit, diuersam auriculam
55 cera obturabis. Carmen ad profluuium sanguinis ex quocumque mem-
bro manantis: Locum, ex quo defluit, digito medicinali tanges et uicies
septies dices et quotiens uolueris repetes, donec fluorem peruincas:
56 SOCNON SOCNON; mire prodest. Pollicem et medicinalem digitum
a fronte usque ad cerebrum et inde usque ad ceruicem duces et nona-
gies nouies dices: SIRMIO SIRMIO; quod ad aurem eius partis dici
57 oportet, de qua nare sanguis propensius fluit. Herbam uettonicam
teres, cui paululum salis, quantum duobus digitis pollice et medicinali
capere potueris, adicies et formatam pilulam rotundam naribus in-
58 seres; omnibus uitiis purgatas nares cito ad sanitatem perduces. Poly-
pum emendat herba proserpinalis, quae Graece draconteum, Gallice
gigarus appellatur, uel sucus eius naribus infundatur uel si papyrus
inde infecta et spicillo inuoluta naribus inseratur et postera die edu-
catur; omnes enim morbi radices extrahi eius iniectione manifestum
59 est. Nares grauiter olentes emendat sucus hederae frequenter infusus.
60 Cuius nares faetebunt, remediabitur, si nares muli osculetur; similiter
61 proderit mulieri, si nares mulae basiauerit. Qui polypum patitur, bras-
sicae erraticae radicem conterat et eius sucum adsidue naribus quan-
62 tum potuerit ducat; intra triduum remediabitur. Sucum hederae et

46 cf. Plin. 30,112 cf. Med. Plin. 1,10,4 p. 18,11 cf. Q. Ser. 632 cf. Marc. 10,24 lin. 28 **50** Phys. Plin. 1,26 fol. 23C **57** Ps. Musa 56 Phys. Plin. 1,25 fol. 23B **59** Med. Plin. 1,10,5 p. 18,12 cf. Ps. Apul. 99,19 cf. Marc. 10,63 **60** Med. Plin. 1,10,5 p. 18,14 **61** Plin. 20,92 **62** Med. Plin. 1,10,5 p. 18,12

2 compescunt **L** 4 corrigio caprino **L** 5 exierit **P** 19 dices] decies **P** ad *om.* **L** 20 oportit **L** uetonicam **L** 25 *ante* sucus *add.* si *Co (at cf. Baehrens, Philol. suppl. 12, 1912, p. 265)* 29 fatebunt **L**

Nase getan, drängt starkes Fließen von Blut zurück. Zerriebene Schnecken, 46
mit Essig in die Nase getan, drängen Blutflüsse zurück, wie groß sie auch
sein mögen. Wenn einer Frau das Blut allzu stark aus der Nase fließt, 47
sollen ihre Brustwarzen mit Ziegenhaut umwickelt werden. Man reißt einem 48
lebenden Hasen die weißen Haare unter dem Bauch aus, bewahrt sie auf
und stopft sie, wenn die Notwendigkeit zur Anwendung besteht, zusammen-
gedreht in die fließende Nase. Gebrannter Spiegelstein wird mit Essig ge- 49
mischt und auf die Stirn dessen gestrichen, dem die Nase fließt. Die Asche 50
von einem verbrannten afrikanischen Schwamm nützt sehr viel, wenn sie
mit der Nase eingezogen wird. Wenn das Blut aus Nase und Mund fließt, 51
wird Eisenkraut, das die Griechen hierobotane nennen, mit seinen Wurzeln
in Wasser gekocht und durchgeseiht, getrunken. Zerreibe Schnittlauch, und 52
träufle den Saft auf den Schädel dessen, der an Nasenfluß leidet; du bringst
sofort Heilung. Tausendblatt wird in Essig verrieben und mit der Nase ein- 53
gezogen; sofort bringt es das Blut zum Stehen, wie reichlich es auch sein
mag. Wenn das Blut aus einem Nasenloch fließt, verschließt man das 54
entgegengesetzte Ohr mit Wachs. Ein Spruch gegen den Fluß von Blut, das 55
aus jedem beliebigen Glied fließt: Die Stelle, aus der es fließt, berührt man
mit dem Ringfinger, sagt siebenundzwanzigmal und wiederholt (es), sooft
man will, bis man den Fluß völlig gestillt hat: SOCNON SOCNON; es
nützt wunderbar. Man führt Daumen und Ringfinger von der Stirn zum 56
Schädel und von da bis zum Nacken und sagt neunundneunzigmal: SIRMIO
SIRMIO; das muß zum Ohr auf der Seite gesagt werden, auf der aus dem
Nasenloch das Blut stärker fließt. Man zerreibt Betonie, der man ein wenig 57
Salz, so viel wie man mit zwei Fingern, mit Daumen und Ringfinger, fassen
kann, hinzufügt, und führt die rund geformte Pille in die Nase ein; die von
allen Schädigungen befreite Nase bringt man rasch zum Heilen. Polypen 58
heilt Drachenwurz, die auf griechisch draconteum, auf gallisch gigarus
genannt wird, wenn ihr Saft in die Nase geträufelt oder Papyrus, damit
getränkt und auf eine Sonde gerollt, in die Nase gebracht und am folgenden
Tag herausgezogen wird; es steht nämlich fest, daß alle Wurzeln der
Krankheit durch das Einführen dieses Mittels beseitigt werden. Eine übel 59
riechende Nase heilt Efeusaft, wenn er häufig eingeträufelt wird. Derjenige, 60
dessen Nase stinkt, wird geheilt, wenn er die Nüstern eines Maulesels küßt;
in ähnlicher Weise nützt es einer Frau, wenn sie die Nüstern einer Maul-
eselin küßt. Derjenige, der an Polypen leidet, soll eine Wurzel von wildem 61
Kohl zerreiben und ihren Saft ständig, so viel er kann, mit der Nase ein-
ziehen; innerhalb von drei Tagen wird er geheilt. Verreibe Efeusaft, Oster- 62

aristolocium et cyperum et draconteae semen et melidotum aequis
mensuris contere ac naribus infunde; quo facto non solum fetorem,
63 sed etiam cancroma narium curabis. Naso grauiter olente sucus he-
derae frequenter infunditur. Dracontei quoque sucus cum melle in-
64 ditur; quae res etiam carcinomata extirpat. Ficus etiam ueteres con-
tritae et in olla cum posca coctae naribus instipantur; hoc omnia
65 narium uitia emendat. Ruta ex aceto acri conteritur atque inde pin-
nula inficitur; ea in nares coniecta sanguinem fluentem efficaciter
66 cohibet. Stercus asinae aridum naribus infrictum sanguinem sine inter-
67 missione fluentem cito conpescit. Stercus caballinum exprimitur, dum
recens est, eiusque sucus naribus trahitur ab eo, cui inportunius fluunt.
68 Radicem symphyti, quod hal Gallicum dicitur, commanducet et glu-
69 tiat qui profluuio narium laborat. Ad aurem eiusdem partis, de qua
per narem sanguis fluit, dici oportet ter nouies: COKCOKAM
70 CYKYMA; etiam postea similiter dices. Scribes in charta uirgine et
collo suspendes lino rudi ligatum tribus nodis ei, qui profluuio san-
71 guinis laborat: ΨΑ ΨЄ ΨΗ ΨЄ ΨΗ ΨΑ ΨЄ. Si in manu dextra duo
digiti medii lino simul copulentur, statim proderit aduersum pituitam
72 et grauidinem et distillationem narium. Cinis testarum ex ostreis, si
in morem salis pane colligatur et uoretur, statim ad remouendam
grauidinem narium proderit. Porri quoque capitati folia incocta, si
73 sine pane manducentur, plurimum prosunt. Corrigio canino rudi nec
umquam uncto quilibet digitus in quauis manu ligatus remedium destil-
74 lantibus naribus praestat. Oleum calidum eunti dormitum ei, qui gra-
uidinem narium patitur, in cerebrum infunditur et in aures inmittitur;
75 ilico prodest. Ostrea ita ut lecta sunt adhuc testis suis clausa in car-
bonibus coquuntur atque ita cibo dantur ei, qui grauidinem narium
patitur. Creta quoque Chimonia ex aceto tunsa quam densissima fronti
76 eius inponitur, cui sanguis uel pituita descendit. Masticem cum pipere
mixtam qui diu commanducauerit, calefacto cerebro omnem umorem

63 3 Med. Plin. 1,10,5 p. 18,12 cf. Marc. 10,59 4 Med. Plin. 1,10,5 p. 18,13 Phys. Plin. 1,25 fol. 23B **64** Phys. Plin. 1,25 fol. 23A **65** Med. Plin. 1,10,2 p. 18,6 Ps. Theod. p. 276,27 **71** Med. Plin. 1,11,3 p. 19,6 **72** Med. Plin. 1,11,1 p. 19,2 **73** Med. Plin. 1,11,2 p. 19,3 **74** Med. Plin. 1,11,3 p. 19,5 **75** 26 Med. Plin. 1,11,2 p. 19,4 28 Plin. 35,195 cf. Marc. 5,6 **76** cf. Marc. 5,7

1 et^{III} *om.* P melilotum *edd. (u. uerb. et gramm. A II 1)* 5 exurpat L 6 ollam PL 8 infigitur PL *corr. Ni coll. p. 198,26* intinguitur *Co He* 11 importunius L 12 balcallicum L 14 oportit L 15 dicis L 16 linum PL 17 ỳa ỳe ỳh ỳe ỳh ỳa ỳe PL *corr. Co* 19 grauidine PL 22 prodest P 25 aures] nares *Med. Plin.* 26 iecta L 27 cocuntur P

luzei, Zypergras, Drachenwurzsamen und Steinklee zu gleichen Maßen, und
träufle sie in die Nase; dadurch heilst du nicht nur Gestank, sondern auch
ein Krebsgeschwür in der Nase. Wenn die Nase übel riecht, wird Efeusaft 63
häufig eingeträufelt. Auch Drachenwurzsaft wird mit Honig hineingebracht;
das beseitigt auch Krebsgeschwüre. Auch alte Feigen werden zerrieben und, 64
in einem Topf mit Essigwasser gekocht, in die Nase gestopft; dies heilt alle
Schädigungen der Nase. Raute wird in scharfem Essig verrieben, und darin 65
wird eine kleine Feder getränkt; in die Nase gebracht, dämmt sie fließendes
Blut wirksam ein. Trockener Mist von einer Eselin, in die Nase gerieben, 66
drängt ununterbrochen fließendes Blut rasch zurück. Pferdemist wird aus- 67
gepreßt, solange er frisch ist, und sein Saft wird von demjenigen in die
Nase gezogen, bei dem sie allzu heftig fließt. Eine Wurzel von Beinwell, 68
das hal Gallicum genannt wird, soll derjenige zerkauen und hinunter-
schlucken, der an Nasenfluß leidet. Zum Ohr auf der Seite, auf der aus der 69
Nase Blut fließt, muß dreimal neunmal gesagt werden: COKCOKAM
CYKYMA; auch später sagt man (es) in ähnlicher Weise. Man schreibt auf 70
ein unbeschriebenes Blatt Papyrus und hängt es, mit einem einfachen
Faden mit drei Knoten verschnürt, demjenigen an den Hals, der an Blutfluß
leidet: ΨA ΨЄ ΨH ΨЄ ΨH ΨA ΨЄ. Wenn man an der rechten Hand 71
die zwei mittleren Finger mit einem Faden zusammenbindet, nützt es
sofort gegen Schnupfen, Stockschnupfen und Nasenkatarrh. Wenn Asche 72
von Austernschalen wie Salz mit Brot aufgenommen und hinuntergeschluckt
wird, trägt sie sofort zur Beseitigung von Stockschnupfen bei. Auch unge-
kochte Blätter von Kopflauch nützen sehr viel, wenn sie ohne Brot gegessen
werden. Wenn ein beliebiger Finger an einer beliebigen Hand mit einem 73
gewöhnlichen Hunderiemen, der (noch) niemals eingefettet worden ist,
umwickelt wird, stellt es ein Heilmittel gegen Nasenkatarrh dar. Demjenigen, 74
der an Stockschnupfen leidet, wird beim Schlafengehen warmes Öl auf den
Schädel geträufelt und in die Ohren getan; es nützt sofort. Austern werden 75
so, wie sie gesammelt worden sind, noch in ihre Schalen eingeschlossen, auf
Kohlen gekocht und so demjenigen zu essen gegeben, der an Stockschnupfen
leidet. Auch kimolische Kreide wird, in Essig zerstoßen, so dicht wie möglich
auf dessen Stirn aufgetragen, bei dem Blut oder zäher Schleim herausfließt.
Derjenige, der Mastix, mit Pfeffer gemischt, lange zerkaut, verhindert 76
dadurch, daß das Gehirn erwärmt wird, jede Flüssigkeitsabsonderung aus

77 narium cohibebit. Git calidum tostatum in linteolo conligatum et saepe
odoratum grauidinem narium et pituitam depellit. Tunicae quoque
ueteris combustae fumus frequenter naribus admotus idem praestat.
78 Proderit ei plurimum, qui grauidinem narium patitur, si in charta se
emungat eamque alligatam epistolae modo in publicum abiciat; et si
79 in cinerem se emungat, aeque proficiet ad sanitatem. Salem torreat
et in noctem sibi ad cerebrum in sacco liget, qui pituitam patitur.
80 Cepam Afram conditoriam contusam cum aceto acerrimo commisces
et adpones naribus eius, cui sanguis fluit, ut ad se naribus trahat
81 quasi sorbeat; statim cessabit sanies et fluxus inhibebitur. Radicem
†conupem† brachio dextro ligato. Si totum brachium cinxeris de ipsa
radice, melius erit, sin uero partem habueris, collo suspende ligatam
licio, quod in tela fuerit, et ut scias, quanta uis sit huius remedii, ubi
alligaueris hanc radicem, statim sanguis praestringetur, cum solueris
82 et remoueris, fluet. Caproficum, quae in lapide nascitur, colliges siue
siccam seu uiridem, id est ipsum pomum, et in pelle caprina inuolutum ligabis de licio, quod in tela fuerit, et ei loco adpones, unde erit
sanguinis fluxus; statim cohibebitur, siue uiro de naribus siue mulieri
de locis uerecundioribus fluat.

CAPVT XI

Vitiis Labiorvm Et Gingivis Et Oscidini Et Oris Vlceribvs Et Faetori Et Lingvae Pvsvlis Et Palati Exvlcerationi Remedia Physica Et Rationabilia Diversa De Experimentis

Vitia oris et faucium et ulcera, quae in ore fiunt et celeriter nigrescunt, inter initia oportet rebus simplicibus, id est aqua calida per
se uel mulsa, postea uero decocta aqua cum lenticula uel palmulis uel
capreolis, id est summitatibus uitium, uel malis Cydoneis aut mespilis
2 aut piris Syriaticis aut rosae foliis adiecto melle curari. Adeps anse-
3 rinus aut gallinaceus rimas labiorum egregie curat inpositus. Nigrescentibus ulceribus proderit colluere os aqua, in qua coctum sit lentiscum uel rubus uel myrtum uel rhus Syriacum uel oleastrum uel
iunci radix, quam Graeci cyperon uocant, aut similiter adiecta per se

77 1 Plin. 20,183 XI 2 Med. Plin. 1,12,4 p. 20,1

1 gig L 2 oderatum L 5 eumque L 6 aeque] ae PL *corr. Co*
7 nocte L sacco *ex* **saccu** *corr.* **PL 9 ut] et L 10 inhibitur PL** *corr. He*
inhibetur *Co* **11 conupem] conuzae** *Heraeus (u. uerb.)* **17 licabis L**
18 sanguis P fluxo PL *corr. Ni* **fluxio** *Co* **22 exulceratione P et ulceratione L 31 mirium PL myrtus** *Co*

der Nase. Warmer gerösteter Schwarzkümmel, in ein Leinentuch eingebun- 77
den und oft daran gerochen, beseitigt Stockschnupfen und Schnupfen. Auch der Rauch von einem verbrannten alten Kleidungsstück, häufig an die Nase gebracht, bewirkt dasselbe. Es nützt demjenigen, der an Stock- 78
schnupfen leidet, sehr viel, wenn er sich in ein Blatt Papyrus schneuzt und dieses, wie einen Brief verschnürt, auf die Straße wirft; und wenn er sich in Asche schneuzt, trägt es in gleicher Weise zur Gesundung bei. Derjenige, 79
der an Schnupfen leidet, soll Salz rösten und es sich zur Nacht in einem kleinen Sack auf den Schädel binden. Man vermischt zum Einlegen be- 80
stimmte afrikanische Zwiebeln zerstoßen mit sehr scharfem Essig und bringt sie an die Nase desjenigen, bei dem Blut fließt, damit er sie mit der Nase in sich hineinzieht, als ob er schlürft; sofort läßt die blutige Flüssigkeitsabsonderung nach und wird das Fließen zurückgedrängt. Binde die Wurzel ... 81
an den rechten Arm. Wenn du den ganzen Arm mit derselben Wurzel umwickelst, ist es besser, wenn du aber nur ein Stück hast, hänge es an einem Faden, der aus einem Kleidungsstück stammt, an den Hals, und damit du weißt, wie groß die Wirkung dieses Heilmittels ist, (so) wird das Blut sofort, wenn du diese Wurzel anbindest, unterbunden und fließt, wenn du sie losbindest und entfernst. Man sammelt die wilde Feige, die 82
auf einem Felsen wächst, entweder trocken oder frisch, d. h. die Frucht selbst, verschnürt sie, in ein Ziegenfell gewickelt, mit einem Faden, der aus einem Kleidungsstück stammt, und legt sie auf die Stelle, wo das Fließen des Blutes auftritt; es wird sofort zurückgedrängt, sei es, daß es bei einem Mann aus der Nase, sei es, daß es bei einer Frau aus den Geschlechtsteilen fließt.

11. KAPITEL

Verschiedene natürliche und künstliche auf Grund von Erfahrungen gewonnene Heilmittel gegen Schädigungen an den Lippen, für das Zahnfleisch, gegen Bläschenausschlag im Mund, Mundgeschwüre, üblen Mundgeruch, Bläschen an der Zunge und Vereiterung des Gaumens

Schädigungen im Mund und Rachen und Geschwüre, die im Mund entstehen und sich rasch dunkel färben, müssen zu Beginn mit einfachen Mitteln behandelt werden, d. h. mit warmem Wasser allein oder mit Wassermet, danach aber mit Wasser, das mit Linsen, Datteln, Ranken, d. h. mit den Spitzen von Weinreben, Quitten, Mispeln, syrischen Birnen oder Rosenblättern unter Zusatz von Honig gekocht worden ist. Gänse- oder 2
Hühnerfett heilt aufgetragen Risse in den Lippen ausgezeichnet. Wenn 3
sich die Geschwüre dunkel färben, nützt es, den Mund mit Wasser zu spülen, in dem Mastixbaum, Brombeere, Myrte, syrischer Sumach, wilder Ölbaum oder die Wurzel der Binse, die die Griechen cyperos nennen, gekocht worden ist, oder wenn in ähnlicher Weise zerstoßener syrischer

et decocta galla Syriaca contusa. Oportebit autem perunguere adsidue
ulcera suco rubi, lentisci, oleastri, rosae uiridis foliorum. Facit bene
et sal tritum cum melle inculcatum copiose ad nigridinem talium ul-
4 cerum eruendam. Labia rupta uel exulcerata mira celeritate sanabis,
si ceram in oleo rosaceo ad ceroti modum liquefeceris cumque in
caccabo uel acitabulo conferbuerit, anchusae radices adieceris et refri-
5 gerato unguine in noctem labia inleueris. In oui testa membrana quae
6 haeret ruptis labiis recte adponitur. Alga marina sicca candidaque
7 adposita labiis ruptis efficaciter prodest. Alii tunicula uel operimen-
8 tum pari modo labiis profuturum ut haerescat inprimitur. Seuum bo-
uis uel uituli cum adipe anserino inpositum rimas scissurasque oris
9 optime iungit. Fagi folia commanducata prosunt exulceratis labiis et
10 gingiuis, si cum umore saliuae inponantur. Serpullum herbam, quam
Galli gilarum dicunt, ieiunus diu commanducet, cui os fetebit, et glut-
11 tiat. Murinus cinis, id est puluis exusti muris, cum melle dentibus
12 infrictus halitum faetidi oris emendat. Folia myrti et lentisci pari
pondere et gallae Syriacae dimidium pondus una teri oportet et sparsa
13 uino mane a ieiuno commanducari uel ori fetido imponi. Capitis lepo-
rini exusti cinis cum nardo uel cum melle inpositus lenit graueolentia
14 oris ulcera. Acorum Ponticum ieiunus uice masticis mandat, qui emen-
15 dari uoluerit oris fetorem. Contra oris fetorem origanum et salem pari
mensura conteres et inde mane ac uespera gingiuas fricabis. Vt uero
os tuum semper bene oleat, cyperum commanduca uel intra os tene.
16 Oscidinem herba brittanice uiridis sumpta in cibo lactucae modo
sanat; tritae etiam atque expressae sucus si ore contineatur, mire
prodest. Quod si uiridem non habueris, aridam infunde uino et deinde
sumis eam et exprime illumque sucum intra os adsidue tene aut etiam
17 gargaliza; mire prodest. Cicer columbinum maceratum tritumque et
18 gingiuis inlitum prodest. Vlcera gingiuarum tossellarumque carbun-
culos hac ratione curabis: Polentae partes duas et salis partem unam
bene contusam conspargito ex mulso, deinde ex his panes tenues facito
eosque furno aut clibano pistoris coquito et, cum opus fuerit, bene
19 contritos ex aqua gingiuis inlinito; continuo sanabuntur. Arboris
pruni folia cum uino decoquuntur; eorum sucus expressus intra os

5 Med. Plin. 1,12,3 p. 19,16 **8** Med. Plin. 1,12,8 p. 20,14 **9** Med. Plin. 1,12,2 p. 19,12 **10** Phys. Plin. 1,33 fol. 24D **11** Med. Plin. 1,12,3 p. 19,17 **12** Med. Plin. 1,12,5 p. 20,3 **13** Med. Plin. 1,12,8 p. 20,13 **16** Ps. Apul. 29,3 **19** Plin. 23,132 Phys. Plin. 1,33 fol. 24D cf. Marc. 14,9 15,14

1 contusa *om.* L perungere L 3 inculciatum PL nicridinem L 7 inlueris L 8 herit L 9 tuniculam PL 17 oportit L 21 fetorem[1]] fetore P feture L 34 decoquitur L

Gallapfel für sich hineingegeben und gekocht worden ist. Man muß die
Geschwüre aber ständig mit dem Saft vom Brombeerstrauch, Mastixbaum,
wilden Ölbaum und von den Blättern von frischer Rose einreiben. Auch
Salz, mit Honig verrieben und reichlich aufgetragen, wirkt gut, um die
dunkle Färbung solcher Geschwüre zu beseitigen. Aufgesprungene oder 4
von Geschwüren befallene Lippen heilt man mit erstaunlicher Geschwindig-
keit, wenn man Wachs in Rosenöl zu einer Art Wachssalbe flüssig macht
und wenn es in einem Tiegel oder in einer Schüssel gekocht wird, man
Anchusawurzel hinzufügt und mit der abgekühlten Salbe zur Nacht die
Lippen bestreicht. Die Haut, die in der Eierschale haftet, wird mit Erfolg 5
auf aufgesprungene Lippen gelegt. Weißes trockenes Seegras, auf auf- 6
gesprungene Lippen gelegt, nützt wirksam. Eine dünne Schale oder Hülle 7
von Knoblauch wird, um in gleicher Weise den Lippen zu nützen, so auf-
gepreßt, daß sie hängenbleibt. Rinder- oder Kalbstalg schließt, mit Gänse- 8
fett aufgetragen, Spalten und Risse am Mund sehr gut. Zerkaute Buchen- 9
blätter nützen Lippen und Zahnfleisch, die von Geschwüren befallen sind,
wenn sie mit der Speichelflüssigkeit aufgetragen werden. Derjenige, bei 10
dem der Mund stinkt, soll Feldthymian, den die Gallier gilarus nennen, auf
nüchternen Magen lange kauen und hinunterschlucken. Mäuseasche, d. h. 11
das Pulver von einer verbrannten Maus, behebt, mit Honig auf die Zähne
gerieben, die Ausdünstung eines stinkenden Mundes. Blätter von Myrte 12
und vom Mastixbaum in gleichem Gewicht und das halbe Gewicht von
syrischem Gallapfel müssen, zusammen verrieben und mit Wein besprengt,
vom Patienten morgens mit nüchternem Magen gekaut oder in den stinken-
den Mund getan werden. Asche von einem verbrannten Hasenkopf, mit 13
Narde oder mit Honig aufgetragen, lindert übel riechende Mund-
geschwüre. Derjenige, der Mundgestank beheben will, soll mit nüchternem 14
Magen pontischen Kalmus abwechselnd mit Mastix kauen. Gegen Mund- 15
gestank zerreibst du Origanum und Salz in gleichem Maß und reibst damit
morgens und abends das Zahnfleisch ein. Damit aber dein Mund immer gut
riecht, kaue Zypergras oder halte es im Munde. Ein Mundgeschwür heilt 16
frischer Wasserampfer, als Speise wie Lattich eingenommen; auch der
Saft der zerriebenen und ausgepreßten (Pflanze) nützt, wenn er im Mund
gehalten wird, wunderbar. Wenn du nun keinen frischen (Ampfer) zur
Hand hast, übergieße trockenen mit Wein, danach nimmst du ihn, presse
ihn aus, und halte jenen Saft ständig im Mund, oder gurgele auch damit;
es nützt wunderbar. Taubenerbsen nützen eingeweicht, verrieben und auf 17
das Zahnfleisch gestrichen. Zahnfleischgeschwüre und Mandelvereiterungen 18
behandelt man in folgender Weise: Besprenge zwei Teile Gerstengraupen
und einen Teil Salz, gut zerstoßen, mit Weinmet, danach forme aus ihnen
dünne Brote, backe sie im Backofen oder in der Backform des Bäckers,
und streiche sie, wenn es erforderlich ist, in Wasser gut verrieben, auf das
Zahnfleisch; es wird sofort geheilt. Blätter vom Pflaumenbaum werden 19
in Wein gekocht; ihr herausgepreßter Saft nützt sehr viel, wenn er im

20 retentus plurimum prodest. Galbanum melle delibutum ulcera in ore,
21 quae Graeci apthas uocant, inlitum sanat. Puluis tenuissimus costi
22 ulceribus, quae in ore erunt, adpositus mire est. Linguae ulcera uel
pusulae bene accipiuntur, si oleae uel oleastri suco foliorum ⟨et⟩ sul-
23 pure tritis adsidue perfricentur. Rosae flos luteus, alumen scissum,
galla, iris pari pondere omnia diligenter teruntur et oris ac linguae
24 uitia frequenter eo puluere perfricantur. Cyclaminis sucus melli Lycio
aequaliter mixtus linguam et totius oris ulcera potentissime sanat,
25 umorem quoque et pituitam largiter infusam deducit. Pusulae cum
subito in lingua nascuntur, priusquam idem loquaris, extremae tu-
nicae, quam uestiris, ora pusulam tanges et ter dices: „Tam extremus
sit qui me male nominat“, et totiens spues ad terram; statim sanabere.
26 Solent gingiuae quorundam fluore infestari, quas praenates quidam
uocant. Prosunt his lentisci folia arida contusa et cribrata tenuiter
perforato cribro; facit et cinis eiusdem lentisci foliorum exustorum
27 inpositus et aqua eiusdem decocti os elutum iuuatur. Compositum
hoc medicamentum prodest gingiuis et ad omnia ulcera, quae in ore
fiunt, utile est, quod anthera a Graecis appellatur. Recipit haec: Alu-
minis fissi ✱ III, myrrae ✱ II, croci ✱ II, cyperi, id est iunci radicis,
✱ III, gallae ✱ II, rosae lutei floris ✱ II, sandaricae Ponticae ✱ III,
turis masculi ✱ II. Hoc medicamine arido uti oportebit uel etiam cum
melle mixto ad parulidas aut epulidas, id est ubi ex transuerso gingiua
28 suppuratur uel ubi super extremum molarem increscit. Moleste inter-
dum gingiuis cancer os serpit, qui inter initia neglectus breui tem-
poris spatio mortis causa est. Oportet ergo, cum primum uisus fuerit,
antequam latius serpat faucesque occupet, misui usto quam plurimo
cum melle uti saepius, sed ante dentes et os collui debent oleastri
29 aqua decocti aut corticis mali granati. Prodest et hoc medicamentum
etiam in omni parte corporis positum contra cancerem, quod uocatur
Andronios. Recipit autem haec: Mali granati corticis ✱ X, terrae mali
✱ VIIII, aloes ✱ IIII, aluminis fissi ✱ IIII, aeris flos ✱ II. Teruntur
haec siccata curiose, deinde admiscetur passum Creticum, ut habeat
spissitudinem mellis. Cum opus est, uino austero diluitur et soluitur.

22 cf. Q. Ser. 226 **24** cf. Marc. 12,51 15,19 **26. 27** Scrib. 61 **28** Scrib. 62 **29** Scrib. 63

1 *post* galbanum *erasum uidetur* cum *in* **P** dilubutum **P** 2 aphas **PL** 4 sucum **PL** et *add. Co* sulpore **L** 7 perfrigantur **L** 9 humorem **PL** 11 quã *eraso* ˜ **P** qua *edd.* 16 aquae **PL** 19 radices **PL** 22 ad] aut **PL** *corr. Co* gingiuas **PL** 24 *ante* os *add.* per *Co* serpit] corripit *Scrib.* 31 *post* aloes ✱ IIII *add.* myrrae ✱ II, gallae ✱ VIII *edd. e Scrib.* 32 ut] et **L**

Mund gehalten wird. Galban, mit Honig aufgelöst, heilt Geschwüre im 20
Mund, die die Griechen apthai nennen, wenn es aufgestrichen wird. Sehr 21
feines Pulver von Kostwurz ist, auf die Geschwüre, die sich im Mund
bilden, aufgetragen, wunderbar. Bei Geschwüren oder Bläschen an der 22
Zunge nützt es gut, wenn sie ständig mit dem Saft aus den Blättern vom
Ölbaum oder wilden Ölbaum und mit Schwefel, (miteinander) verrieben,
eingerieben werden. Gelbe Rosenblüte, Faseralaun, Gallapfel und Iris 23
werden alle in gleichem Gewicht sorgfältig zerrieben, und mit diesem Pulver
werden die Schädigungen im Mund und an der Zunge häufig eingerieben.
Saft von Saubrot, mit lykischem Honig gleichmäßig gemischt, heilt die 24
Zunge und Geschwüre im ganzen Mund sehr wirksam und zieht auch eine
Flüssigkeitsabsonderung und zähen Schleim ab, wenn sie sich in reicher
Menge angesammelt haben. Wenn sich plötzlich an der Zunge Bläschen 25
bilden, berührt man, bevor man folgendes sagt, mit dem Saum ganz außen
am Kleidungsstück, das man trägt, das Bläschen, sagt dreimal: „So weit
sei derjenige entfernt, der schlecht von mir spricht“ und spuckt ebensooft
auf die Erde; man wird sofort geheilt. Bei manchen pflegt das Zahnfleisch 26
unter einem Fluß zu leiden, dieses (Zahnfleisch) bezeichnen manche als
trächtig. Ihm nützen trockene Mastixblätter, zerstoßen und durch ein fein
durchlöchertes Sieb gesiebt; es wirkt auch Asche von verbrannten Blättern
von demselben Mastixbaum, die aufgetragen wird, und wenn der Mund mit
dem Wasser, in dem derselbe Mastixbaum gekocht worden ist, gespült
wird, wird ihm Hilfe gebracht. Folgendes zusammengesetztes Heilmittel, 27
das von den Griechen anthera genannt wird, nützt dem Zahnfleisch und
ist bei allen Geschwüren, die sich im Mund bilden, nützlich. Es enthält
folgende Ingredienzien: 3 Denarii Faseralaun, 2 Denarii Myrrhe, 2 Denarii
Safran, 3 Denarii Zypergras, d. h. Binsenwurzel, 2 Denarii Gallapfel,
2 Denarii gelbe Rosenblüte, 3 Denarii pontischen Sandarach und 2 Denarii
Tropfweihrauch. Dieses Heilmittel muß man, trocken oder auch mit Honig
gemischt, gegen parulides oder epulides anwenden, d. h., wo das Zahnfleisch
seitlich einen Eiterherd bildet oder wo es über dem letzten Backenzahn
wuchert. Bisweilen breitet sich ein für das Zahnfleisch lästiges Krebs- 28
geschwür im Mund aus, das, zu Beginn zu wenig beachtet, innerhalb einer
kurzen Zeitspanne Todesursache ist. Man muß also, sobald es sich zeigt
und bevor es sich weiter ausbreitet und auf den Rachen übergreift, möglichst
viel gebranntes Misy mit Honig recht häufig anwenden, doch müssen vorher
Zähne und Mund mit Wasser gespült werden, in dem wilder Ölbaum oder
Granatapfelschale gekocht worden ist. Auch folgendes Heilmittel, das 29
Andronios genannt wird, nützt auch, an jedem (anderen) Körperteil auf-
getragen, gegen ein Krebsgeschwür. Es enthält aber folgende Ingredienzien:
10 Denarii Granatapfelschale, 9 Denarii Osterluzei, 4 Denarii Aloe, 4 Denarii
Faseralaun und 2 Denarii Kupferblüte. Diese Ingredienzien werden ge-
trocknet sorgfältig zerrieben, danach wird kretischer Rosinenwein bei-
gemischt, so daß es die Zähigkeit von Honig hat. Wenn es erforderlich ist,
wird es mit herbem Wein verdünnt und aufgelöst. Dieses Heilmittel wirkt

Facit hoc medicamentum et ad carbunculos et ad ignem sacrum et
30 ad zonam, quam Graeci herpetam dicunt. Coclearum inanium exus-
tarum cinis cum melle gingiuis inpositus mire prodest, si sit haec
31 adsidue curatio. Gingiuas umidas et fetentes hoc medicamine mire
sanabis: Alumen scissum, tus masculum, aloen epatitem pari pondere
haec in puluerem tenuissimum rediges et simul permixtis uteris, ita
ut prius os uino uetere conluas et sic gingiuis digito medicamen ad-
ponas. Vtile est interdum admixto huic pulueri melle despumato gin-
32 giuas contingere. Ad gingiuarum nimium tumorem et fetorem et carce-
nomata medicamen hoc facies decrescente luna die Iouis sic: Piperis
grana nouem torrebis cum modico lasere et cucurbitam siccam conb-
ures et caput sardae combures ac separatim omnia diligentissime
teres, ita ut in puluerem tenuissimum redigantur, eoque sicco gingiuas
asperges uel continges et, cum iterum adhibere uolueris medicamen-
tum, uino uetere bono os elues, sed illis diebus, quibus adhibes cu-
rationem, [olei] oleum et porcinam non manducabis. Quo facto facile
33 te absolues supra scripta omni molestia gingiuarum. Ad ulcera, quae
nascuntur pueris uel infantibus utriusque sexus in ore aut in gutture
aut in stomacho, quae pluribus uno tempore solent accidere et ideo
pestilentiosa appellantur, ualde utile est adhibere medicamen huius-
modi: Myrrae, nardi Syriaci, aluminis fissi, costi, gallae Syriacae in-
maturae, carnis agninae, aridae corticis malorum Punicorum, omnium
paria pondera seorsum contunduntur et postea in unum miscentur
atque inde dantur ad diem duae cotylae cum uini austeri cyatho uno.
34 Mali Punici floris ✳ II, myrrae ✳ II, aluminis fissi ✳ II, croci ✳ II.
Puluis ex his tenuissimus factus insufflatur per arundinem quod satis
sit faucibus uel gingiuis. Quod facto et intrinsecus et forinsecus om-
35 nibus uitiis oris infantum statim medebitur. Medicamentum, quod fa-
cit ad omnia, praecipue autem ad ea uitia, quae in ore subsistunt,
et ad abalienationes auditus et ad tumores aurium et puris inde ma-
nationem et dolorem et ad palpebras asperas et ad ulcera sordida in
oculis atque in ano et ueretro necnon et ad carbunculos. Vti autem
eo oportet, cum resoluendum et eliquandum est aliquid ulceris cum
melle, cum autem constringendum, cum uino austero, sed ubi ulcera
cicatricem ducere oportebit aut sordida et taetri odoris expurgari, cum
ceroto ex rosa facto. Proficit autem et ad tumentes atque compressas

30 Plin. 30,24

6 puluere **L** 11 terrebis **P** combures **P** 13 puluem **L** 15 adhibis **L** 16 olei *del. He* 19 in istomacho **L** 21 immaturae **L** 22 carnis agninae aridae, *Co He corr. Ni (cf. uerb. s. u.* malum*)* cortices **PL** 27 quod factum *Co He (cf. gramm. D VI 3b)* 30 ad^{I} *om.* **P** 36 cerodo **L**

auch gegen Karbunkel, gegen Rose und gegen Gürtelrose, die die Griechen herpes nennen. Asche von verbrannten leeren Schnecken, mit Honig auf 30
das Zahnfleisch aufgetragen, nützt wunderbar, wenn diese Behandlung ständig erfolgt. Feuchtes und stinkendes Zahnfleisch heilt man mit folgendem 31
Heilmittel wunderbar: Faseralaun, Tropfweihrauch und leberartige Aloe, diese Ingredienzien macht man in gleichem Gewicht zu sehr feinem Pulver und wendet sie, miteinander vermischt, in der Weise an, daß man vorher den Mund mit altem Wein spült und dann mit dem Finger das Heilmittel auf das Zahnfleisch aufträgt. Bisweilen ist es nützlich, das Zahnfleisch mit abgeschäumtem Honig, der diesem Pulver beigemischt ist, zu bestreichen. Gegen allzu starke Schwellung, Gestank und Krebsgeschwüre am Zahn- 32
fleisch bereitet man folgendes Heilmittel bei abnehmendem Mond am Tag des Jupiter folgendermaßen: Man röstet neun Pfefferkörner mit wenig Silphiumsaft, verbrennt trockenen Kürbis, verbrennt den Kopf einer Sardelle und zerreibt alle Ingredienzien gesondert sehr sorgfältig, in der Weise, daß sie zu sehr feinem Pulver gemacht werden, bestreut oder bestreicht mit diesem Pulver in trockener Form das Zahnfleisch und spült, wenn man das Heilmittel zum zweitenmal anwenden will, den Mund mit gutem altem Wein, doch nimmt man an jenen Tagen, an denen man die Behandlung vornimmt, kein Öl und kein Schweinefleisch zu sich. Dadurch befreit man sich leicht von jedem oben verzeichneten Zahnfleischleiden. Bei Geschwüren, die sich bei Kindern oder Kleinkindern beiderlei Ge- 33
schlechts im Mund, in der Kehle oder in der Speiseröhre bilden und bei einer größeren Anzahl zu ein und derselben Zeit aufzutreten pflegen und deshalb seuchenartig genannt werden, ist es sehr nützlich, ein Heilmittel folgender Art anzuwenden: Von Myrrhe, syrischer Narde, Faseralaun, Kostwurz, unreifem syrischem Gallapfel, Lammfleisch und trockener Granatapfelschale, von allen Ingredienzien werden die gleichen Gewichtsteile gesondert zerstoßen, danach in eins gemischt, und davon werden täglich zwei Cotylae mit einem Cyathus herbem Wein eingegeben. 2 Denarii 34
Granatapfelblüte, 2 Denarii Myrrhe, 2 Denarii Faseralaun und 2 Denarii Safran. Das sehr feine Pulver, das aus diesen Ingredienzien bereitet worden ist, wird in genügender Menge durch ein Rohr auf die Rachenwände oder das Zahnfleisch geblasen. Wenn dies geschehen ist, heilt es innen und außen alle Schädigungen am Mund von Kleinkindern sofort. Ein Heilmittel, das 35
bei allen, besonders aber bei den Schädigungen wirkt, die im Mund auftreten, bei Gehörverlust, bei Schwellungen in den Ohren, Eiterfluß von dort und Schmerz, bei rauhen Augenlidern, bei schmutzigen Geschwüren an den Augen, im After und am Geschlechtsteil und auch bei Karbunkeln. Man muß es aber, wenn irgendein Geschwür zum Aufbrechen und sein Eiter zum Abfließen gebracht werden soll, mit Honig anwenden, wenn es aber zusammengezogen werden soll, mit herbem Wein, doch wenn die Geschwüre eine Narbe bilden oder schmutzige und widerwärtig riechende gereinigt werden sollen, mit Wachssalbe, die mit Rosenöl zubereitet worden ist. Es nützt aber auch bei geschwollener und verengter Gebärmutter der Frau,

feminae uuluas prope os ipsius uuluae adhibitum; est enim ad omnia muliebria utile cum rosaceo oleo adpositum. Facit etiam ad narium uitia et polypos et cetera ulcera daturque his, qui sanguinem eiciunt, quantum faba est cum aquae duobus cyathis tepidae. Recipit autem haec: Crocomagmatis optimi ✱ VI, misui usti ✱ V, aluminis rotundi ✱ VIII, rosae aridae ✱ III, aeris flos ✱ IIII, gallae Syriacae ✱ V, omphaci aridi ✱ VIII, squamae aeris ✱ VI, chalcitis ustae ✱ VII, mellis despumati ℥ I. Haec omnia seorsum prius et in unum postea cum uino trita admixto passo atque melle coquuntur molli pruna in uaso rubri aeris, id est cupreo ita, ut subinde agitetur et coquatur lentissime, donec mellis spissitudinem habeat. Quod medicamentum
36 recondi debet in pyxide cyprea et signari. Ad ea, quae in ore subsistunt, et ad puerulorum uel infantum ulcera pestilentiosa: Croci ✱ IIII, myrrae ✱ VI, gallae Syriacae ✱ IIII, aluminis fissi ✱ II, turis ✱ II, rosae floris ✱ VI, glycerizae suci ✱ VIII, iris ✱ VI, cyperi ✱ VI, crocomagmatis ✱ VI, nardi Syriaci ✱ V, piperis ✱ I S et eius tertias, costi ✱ III, cinnami ✱ VI, cassiae ✱ VI, polii ✱ II, mellis quod satis sit. Haec trita diligenter concorporantur et in uasculo aereo aut uitreo custodiuntur et, cum opus est, uitiis oris et faucium remedio
37 adhibentur. Anthera ad ulcera et sanguinis eruptiones et ad eminentias quasi callosas circa angulos geusiarum et radices dentium, facit et ad ueretra et ad longioris temporis fissuras in ano, quas Graeci rhagadas appellant: Chartae ustae, plumbi usti, squamae rubri aeris, auripigmenti ✱ binos, sulpuris uiui ✱ I. Siccis his et bene tritis uti oportet; est enim efficacissimum omnibus supra scriptis medicamen-
38 torum. Anthera ad gingiuas tumentes et ad ulcera abalienata in ueretris et ad ea, in quibus nimium caro uitiosa excreuerit: Cyperi ✱ II, croci ✱ II, myrrae ✱ I, aluminis fissi ✱ II, sandaracae ✱ I. Haec trita seorsum et in unum mixta reponuntur et sicca supra dictis uitiis adhibentur.

4 recepit **L** 15 sq. cyperi ✱ VI *om.* **L** 17 polli **PL** 23 racadas **PL** apellant **L** blumbi **L** 24 uti *om.* **L** 25 oportit **L** medicamentum *Co*

wenn es am Eingang eben der Gebärmutter angewendet wird; es ist nämlich bei allen Frauenkrankheiten nützlich, wenn es mit Rosenöl aufgetragen wird. Es wirkt auch bei Nasenschädigungen, Polypen und den übrigen Geschwüren und wird denjenigen eingegeben, die Blut spucken, (und zwar) in der Größe einer Bohne mit zwei Cyathi lauwarmem Wasser. Es enthält aber folgende Ingredienzien: 6 Denarii sehr guten Safranabfall, 5 Denarii gebranntes Misy, 8 Denarii runden Alaun, 3 Denarii trockene Rose, 4 Denarii Kupferblüte, 5 Denarii syrischen Gallapfel, 8 Denarii trockenes Omphacium, 6 Denarii Kupferschlag, 7 Denarii gebrannten Kupferstein und 1 Sextarius abgeschäumten Honig. Alle diese Ingredienzien werden, zunächst gesondert und danach in eins mit Wein verrieben, unter Beimischung von Rosinenwein und Honig, auf schwach glühender Kohle in einem Gefäß aus rötlichem Erz, d. h. aus Kupfer, gekocht, in der Weise, daß es wiederholt umgerührt und sehr schwach gekocht wird, bis es die Zähigkeit von Honig hat. Dieses Heilmittel muß in einer Kupferbüchse aufbewahrt
und versiegelt werden. Gegen die Geschwüre, die im Mund auftreten, und 36
gegen seuchenartige Geschwüre bei Kindern oder Kleinkindern: 4 Denarii Safran, 6 Denarii Myrrhe, 4 Denarii syrischen Gallapfel, 2 Denarii Faseralaun, 2 Denarii Weihrauch, 6 Denarii Rosenblüte, 8 Denarii Süßholzsaft, 6 Denarii Iris, 6 Denarii Zypergras, 6 Denarii Safranabfall, 5 Denarii syrische Narde, $1^5/_6$ Denarii Pfeffer, 3 Denarii Kostwurz, 6 Denarii Zimt, 6 Denarii Kasia, 2 Denarii Polei und eine genügende Menge Honig. Diese Ingredienzien werden, sorgfältig zerrieben, zu einer Masse vereinigt, in einem Gefäß aus Kupfer oder Glas aufbewahrt und, wenn es erforderlich ist, bei Schädigungen an Mund und Rachen als Heilmittel angewendet.
Eine Anthera gegen Geschwüre, Hervorbrechen von Blut und gegen ge- 37
wissermaßen schwielenartige Auswüchse um die Winkel der Mandeln herum und an den Wurzeln der Zähne, sie wirkt auch an den Geschlechtsteilen und bei Rissen am After, die schon längere Zeit vorhanden sind und die die Griechen rhagades nennen: Je 2 Denarii von einem verbrannten Blatt Papyrus, gebranntem Blei, Hammerschlag von rötlichem Erz und Auripigment und 1 Denarius Jungfernschwefel. Diese Ingredienzien muß man trocken und gut zerrieben anwenden; es ist nämlich für alle oben angegebenen
(Schädigungen) das wirksamste Heilmittel. Eine Anthera gegen geschwol- 38
lenes Zahnfleisch, gegen abgestorbene Geschwüre an den Geschlechtsteilen und gegen diejenigen, in denen wildes Fleisch allzu stark wuchert: 2 Denarii Zypergras, 2 Denarii Safran, 1 Denarius Myrrhe, 2 Denarii Faseralaun und 1 Denarius Sandarach. Diese Ingredienzien werden, gesondert zerrieben und in eins gemischt, aufbewahrt und trocken bei den oben angegebenen Schädigungen angewendet.

CAPVT XII

Dentivm Doloribvs Et Vitiis Eorvm Vniversis Remedia Physica Et Rationabilia Diversa De Experimentis

Ad dentium dolorem quamuis plurimi dicant forficem remedium
esse optimum, multa tamen citra hanc necessitatem scio profuisse.
Itaque cum exesus est aliqua ex parte dens, non suadeo protinus tol-
lendum, sed excidendum scalpro medicinali, qua cauatus est, quod
sine ullo fit dolore; reliqua enim solida pars eius et speciem et usum
dentis praestabit. Sed cum dolor urgebit, uarie sedandus est, partim
collutione quorundam, partim commanducatione, nonnumquam suffi-
tione aut inpositione aliquorum remediorum. Prodest ergo colluere os
frequenter radice herbae quinquefoliae incoctae uino, item herba ur-
ceolari et cupressi bacis aqua incoctis. Alterci quoque radix bene acci-
pit aut eiusdem semen linteolo spisso inligatum et aqua saepius in-
feruefactum; etiam sucus eius tepens dentibus adhibitus plurimum
2 prodest. Suffiri autem dentes oportet ore adaperto alterci semine car-
bonibus adposito atque subinde os colluere aqua calida, in qua radix
eius fuerit incocta; interdum enim e dentibus quasi uermiculi quidam
3 eiciuntur. Leuat dolorem dentium et bitumen suffitum. Item comman-
ducare proderit mentastrum uel radicem cotyledonis, quae herba si-
milia folia cymbalis habet nasciturque fere in parietibus umidis. Py-
rethri quoque radix commanducata multorum leuauit dolorem, nec
minus alumen fissum linteolo spisso circumdatum et ita diutius dolen-
tibus inpressum dentibus medetur. Inponere uero ipsi dolenti oportet
denti totum hoc medicamentum quasi emplastrum, quod conficitur
sic: Peucedani suci ✳ III, opopanacis ✳ I, turis ✳ II, uuae passae
sine granis ✳ I. Haec omnia per se contundi iubebis, deinde cetera
commisceri et ceroti modo emplastrum fieri. Vbi fuerit grauior dolor
dentis, auriscalpium lana molli inuoluitur, deinde tinguitur feruentis-
simo oleo atque ita denti proximisque gingiuis superponitur; post hoc
medicamentum dens operitur. Si repetierit aut permanserit dolor ni-
hilo minus, iterum auriscalpium cum lana inuolutum ex oleo candenti

XII 1 Scrib. 53 2 Scrib. 54 3 Scrib. 55. 56

10 commanducationem L suffitione *Scrib.* suffusione PL 16 oportit L 21 humidis L 22 commanducatam L 24 medere L uere L oportit L 28 emplastro PL

12. KAPITEL

Verschiedene auf Grund von Erfahrungen gewonnene natürliche und künstliche Heilmittel gegen Schmerzen an den Zähnen und alle (sonstigen) Schädigungen an ihnen

Obgleich sehr viele behaupten, daß die Zange das beste Heilmittel gegen Zahnschmerzen ist, weiß ich trotzdem, daß viele Mittel über diese Zwangsmaßnahme hinaus genützt haben. Wenn daher ein Zahn in einem Teil zerfressen ist, rate ich nicht, ihn sogleich zu beseitigen, sondern ihn an der Stelle, wo er ausgehöhlt ist, mit einem medizinischen Meißel auszumeißeln, was ohne jeden Schmerz geschieht; sein restlicher fester Teil besitzt nämlich das Aussehen eines Zahnes und dessen Brauchbarkeit. Wenn jedoch der Schmerz quält, kann er in verschiedener Weise zum Abklingen gebracht werden, teils durch Spülen mit gewissen Heilmitteln, teils durch Kauen, bisweilen durch Räuchern oder durch Auflegen irgendwelcher Heilmittel. Es nützt also, den Mund häufig mit der Wurzel von Fünfblatt zu spülen, das in Wein gekocht worden ist, ebenso mit Glaskraut und mit Zypressenbeeren, die in Wasser gekocht worden sind. Auch die Wurzel von Bilsenkraut oder der Samen desselben Krautes nützt gut, wenn er in ein dichtes Leinentuch eingebunden und in Wasser häufiger zum Kochen gebracht wird; auch sein Saft nützt sehr viel, wenn er lauwarm
bei den Zähnen angewendet wird. Die Zähne müssen aber bei geöffnetem 2
Mund mit dem Samen von Bilsenkraut, der auf Kohlen gelegt wird, geräuchert werden, und gleich darauf muß man den Mund mit warmem Wasser spülen, in dem die Wurzel derselben (Pflanze) gekocht worden ist; bisweilen werden nämlich aus den Zähnen gewissermaßen eine Art von kleinen Würmern herausgebracht. Zahnschmerz lindert auch zum Räuchern
verwendetes Erdpech. Ebenso nützt es, wilde Minze oder die Wurzel von 3
Nabelkraut zu zerkauen, einem Kraut, das Blätter hat, die Schallbecken ähnlich sind, und in der Regel an feuchten Wänden wächst. Auch die Wurzel von Bertramswurz lindert bei vielen den Schmerz, wenn sie zerkaut wird, und nicht weniger heilt Faseralaun, wenn er mit einem dichten Leinentuch umwickelt und so längere Zeit auf die schmerzenden Zähne gepreßt wird. Auf den schmerzenden Zahn selbst muß man aber folgendes Heilmittel, das in folgender Weise zubereitet wird, als Ganzes wie ein Pflaster auflegen: 3 Denarii Saufenchelsaft, 1 Denarius Opopanax, 2 Denarii Weihrauch und 1 Denarius getrocknete Trauben ohne Kerne. Alle diese Ingredienzien läßt man für sich zerstoßen, danach die übrigen vermischen und in der Art von Wachssalbe ein Pflaster bereiten. Sobald der Zahnschmerz heftiger geworden ist, wird ein Ohrlöffel in weiche Wolle gewickelt, danach wird er mit sehr heißem Öl getränkt und so auf den Zahn und das zunächst liegende Zahnfleisch gelegt; danach wird der Zahn mit diesem Heilmittel bedeckt. Wenn der Schmerz sich nichtsdestoweniger wiederholt oder fortdauert, wird der mit Wolle eingewickelte Ohrlöffel zum zweitenmal in siedendem

eodem modo inponi saepius oportebit, donec dolor omnis adimatur.
4 Si quando mouebuntur dentes, confirmandi erunt alumine, quo infectores utuntur, et melle Attico ita, ut duae partes sint mellis, tertia aluminis. Haec misceri et teri oportet in mortario, deinde in patella fictili feruefieri, ut spissentur, atque ita recondi in quolibet uaso, dum ne aeneo. Hoc medicamentum primum austere est et nimis constringit
5 dentes, postea remissius uidetur. Proderit motis dentibus et hoc medicamentum: Aceti acerrimi Ꞩ I, cedriae Ꞩ I, aluminis fissi p̣ II. Teritur alumen cum aceto, miscetur deinde cedria et una omnia uaso aeneo coquuntur taeda pingui mota, donec in mellis spissitudinem temperata redigantur. Hoc medicamento si quis ter in mense dentes per-
6 fricuerit, dolorem eorum non experietur. Ad dentium dolorem bene facit muria ex piscibus lacertis ueteribus, si quis ea subinde os colluat, uel herbam peduclariam si quis commanducet et subinde pituitam, id est umorem noxium, expuat, uel marruuio sicco contuso et cribrato
7 si quis dentem cum gingiuis tegat. Facit bene et aqua, in qua marruuium coctum est, cum os aliquis inde colluerit. Item milefolium commanducatum uel anemonis herbae radix cum pari pondere fici com-
8 manducata pituitam dentium detrahit. Cornum ceruinum conbustum
9 tritum cum aceto dentibus adpositum prodest. Radix lapathi cum uino cocta uel taeda pinguis incocta aceto uel papaueris capita et cortex mali Punici pari pondere uino incocta uel tithymalli radix similiter cum uino cocta uel colocynthidos interiora cum lacte et aceto pari mensura trita atque permixta uel alterci radix cum aceto cocta uel capparis radix cocta cum aceto uetere uel iunci radix, quam Graeci scoenon appellant, uel cicirbitae radix, quam idem soncon appellant, uel pyrethrum commanducatum aduersum dolorem dentium pluri-
10 mum prosunt, si et aqua ipsa, qua incoquuntur, ore teneatur. Rosae floris quod est luteum ✱ VII, crocomagmatis ✱ VIII, myrrae ✱ VIII, gallae Syriacae ✱ IIII. His in unum mixtis et tritis uti oportet siccis,
11 ut ex hoc puluere gingiuae assidue dentesque tangantur. Rosae lapillos uel grana, quae in folliculis eius, posteaquam esse desierit, inueniuntur,

4 Scrib. 57 5 Scrib. 58 7 17 Med. Plin. 1,13,6 p. 21,12 cf. Marc. 12,22. 53 18 Plin. 21,166 8 Plin. 28,178 9 20 Med. Plin. 1,13,4 p. 21,7 22 Plin. 26,64

6 auster **L** 8 aceto **P** 10 spissitudine **PL** temperatam *edd. (at cf. P. Jourdan, p. 53)* 13 murria **PL** 14 petuclariam **P** 15 tumorem **PL** criblato **L** 19 combustum **L** 22 tithimali **L** 26 scorion **PL** *corr. Li* cyperon *Co He fortasse i. q.* scordion *Ni in adn. crit.* cucurbitae **PL** *corr. Reinesius ad Petron. frg. p. 95* scocon **PL** *corr. Co (cf. uerb.)* 28 incocuntur **L** 30 oportit **L** 31 hoc ex **P**

Öl in derselben Weise häufiger aufgelegt, bis der Schmerz ganz beseitigt
worden ist. Wenn die Zähne einmal locker werden, muß man sie mit Alaun, 4
den die Färber verwenden, und mit attischem Honig, in der Weise, daß
es zwei Teile Honig sind und der dritte (Teil) Alaun, dazu bringen, daß sie
(wieder) fest werden. Diese Ingredienzien müssen, gemischt und in einem
Mörser verrieben, danach in einer Tonschüssel erhitzt werden, damit sie
zäh werden, und so müssen sie in einem beliebigen Gefäß, sofern es nicht
aus Kupfer ist, aufbewahrt werden. Dieses Heilmittel ist zunächst herb
und zieht die Zähne allzu sehr zusammen, danach erscheint es milder. Bei 5
lockeren Zähnen nützt auch folgendes Heilmittel: 1 Sextarius sehr scharfer
Essig, 1 Sextarius Zedernharz und 2 Pfund Faseralaun. Der Alaun wird
mit dem Essig verrieben, danach wird das Zedernharz beigemischt, und
alle Ingredienzien werden zusammen in einem Kupfergefäß gekocht, wobei
sie mit einem harzigen Kienspan umgerührt werden, bis sie gemischt auf
die Zähigkeit von Honig gebracht worden sind. Wenn jemand mit diesem
Mittel dreimal im Monat die Zähne abreibt, bekommt er an ihnen keinen
Schmerz. Bei Zahnschmerz wirkt Lake von alten Roßmakrelen gut, wenn 6
man wiederholt damit den Mund spült, oder wenn man Läusekraut zerkaut
und gleich darauf den zähen Schleim, d. h. die schädliche Flüssigkeit,
ausspuckt oder wenn man mit zerstoßenem und gesiebtem trockenem
Andorn den Zahn zusammen mit dem Zahnfleisch bedeckt. Gut wirkt auch 7
Wasser, in dem Andorn gekocht worden ist, wenn man damit den Mund
spült. Ebenso zieht Tausendblatt, wenn man es zerkaut, oder die Wurzel
der Anemone, wenn sie mit gleichem Gewicht Feigen zerkaut wird, den
zähen Schleim aus den Zähnen ab. Verbranntes Hirschhorn nützt, mit 8
Essig verrieben und auf die Zähne aufgetragen. Sauerampferwurzel, mit 9
Wein gekocht, ein harziger Kienspan, in Essig gekocht, Mohnköpfe und
Granatapfelschale, in gleichem Gewicht in Wein gekocht, Wolfsmilchwurzel,
in ähnlicher Weise mit Wein gekocht, die inneren Bestandteile vom Kürbis,
mit Milch und Essig in gleichem Maß verrieben und vermischt, Bilsenkraut-
wurzel, mit Essig gekocht, Kaperwurzel, in altem Essig gekocht, oder
Binsenwurzel, die die Griechen scoenos nennen, Saudistelwurzel, die die-
selben soncos nennen, oder Bertramswurz zerkaut nützen bei Zahnschmerz
sehr viel, wenn auch das Wasser selbst, in dem sie gekocht werden, im
Mund gehalten wird. Das Gelbe von der Rosenblüte, (davon) 7 Denarii, 10
8 Denarii Safranabfall, 8 Denarii Myrrhe und 4 Denarii syrischen Gallapfel.
Diese Ingredienzien müssen, in eins gemischt und verrieben, trocken so
angewandt werden, daß mit diesem Pulver Zahnfleisch und Zähne ständig
bestrichen werden. Die Steinchen oder Körner der Rose, die sich, nachdem 11
sie zu blühen aufgehört hat, in ihren Kapseln finden, röstet man bis zum

assabis et in puluerem rediges ad * III, floris quoque eius sicci * II,
myrrae * I teri facies et sicco puluere aduersum dolorem dentis uteris
12 ita, ut prius os colluas aceto salso tepido. Rosae caninae suci, quam
Graeci cyno⟨rrhodam uel hypo⟩cistidam uocant, uel ipsius herbae ra-
dicis * II, lyci * I cum uino austero coqui facies et adicies aluminis
* IIII, myrrae * I et de saepiarum testis quae sunt interiora * II.
His tritis et in unum concorporatis dentes et gingiuas continges, post
13 hoc uino austero os collues. Cyperi * VIII, sandaricae * VII, gallae
duas partes, piperis albi * I, aluminis fissi * II, myrrae * II. Et
huius medicamenti similis est usus sicut superioris, ut sicco puluere
gingiuae et dentes tangantur adsidue et post uino uetere os eluatur.
14 Senapis grani * III, piperis * I, herbae peduclariae siccae * VI,
cyperi idem, nitri * II, pyrethri * IIII, origani * III, lauri foliorum
tenerorum * I, bituminis aridi * VI. In sole haec omnia teruntur
et ex aqua deinde pastilli fiunt, quorum unus ad diem datur comman-
15 ducandus dentium causa. Piperis * II, senapis in grano * XII, anesi
* VI, uuae passae pinguis exgranatae * XXIIII, pyrethri * IIII,
herbae peduclariae * IIII, hysopi de denario duas partes, lauri folia
numero X, aeris floris * II. Haec cum melle decoquuntur atque inde
16 pastilli facti ob salubritatem dentium commanduntur. Emplastra
autem dentibus dolentibus poni oportet eiusmodi: Aphronitri * II,
piperis * III, herbae peduclariae * V, resinae terebinthinae tantun-
dem. Haec colliguntur et inlita linteolo uel aluta dolentis maxillae
inponuntur. Sed si excauatus fuerit dens, inicitur in cauernam eius,
quantum sit satis medicamenti ad explendum locum; tum cera tegitur
17 exterior pars foraminis. Item emplastrum alio modo conficiendum ad-
uersum dentium uitia: Pyrethri * IIII, cedriae * IIII, amurcae coctae
* XVI, sulpuris uiui * XVI, picis liquidae * XII, bituminis aridi
* VII. Aestiuis temporibus confici oportet hoc medicamentum ita,
ut sub ortu sideris canis haec terantur in sole caledissimo, donec
18 habeant ceroti teneri spissitudinem. Item aliud emplastrum aduersum
dentium dolores: Piperis, pyrethri, sulpuris uiui, soreos [uel sori], sin-
gulorum * quaternos, amurcae * VI, arboris mori lacrimam * V,
picis liquidae * II, aluminis fissi * IIII, cedriae * X, bituminis aridi
* VI, herbae peduclariae * II. Similiter sub ortu canis conponitur
hoc emplastrum et, ut supra scriptum est, adhibetur maxillae, in qua

4 cynocytidam **PL** *corr. Ni* cynorhodam *He* '*an* hypocistidam' *He in adn. crit.* 5 coquis **PL** 18 peduglariae **L** 21 oportit **L** 22 piperis * VI **L** terebentinae **L** 23 dolenti *edd.* 31 teneris **P** 32 uel sori *del. Co* 33 amorcae **L** 35 componitur **L**

Gewicht von 3 Denarii und macht sie zu Pulver, auch läßt man 2 Denarii von ihrer trockenen Blüte und 1 Denarius Myrrhe zerreiben und wendet das trockene Pulver gegen Zahnschmerz in der Weise an, daß man zuvor den Mund mit lauwarmem salzigem Essig spült. Man läßt 2 Denarii Saft 12
von der Hundsrose, die die Griechen cynorrhoda oder hypocistis nennen, oder von der Wurzel derselben Pflanze und 1 Denarius Lycium mit herbem Wein kochen und fügt 4 Denarii Alaun, 1 Denarius Myrrhe und die inneren Bestandteile aus den Schalen von Tintenfischen, (davon) 2 Denarii hinzu. Nachdem diese Ingredienzien zerrieben und zu einer Masse vereinigt worden sind, bestreicht man Zähne und Zahnfleisch damit und spült danach den Mund mit dem herben Wein. 8 Denarii Zypergras, 7 Denarii 13
Sandarach, zwei Drittel von einem Gallapfel, 1 Denarius weißen Pfeffer, 2 Denarii Faseralaun und 2 Denarii Myrrhe. Auch von diesem Heilmittel ist die Anwendung ähnlich wie die des weiter oben beschriebenen, daß Zahnfleisch und Zähne ständig mit dem trockenen Pulver bestrichen werden und der Mund danach mit altem Wein gespült wird. 3 Denarii 14
Senfkörner, 1 Denarius Pfeffer, 6 Denarii trockenes Läusekraut, ebensoviel Zypergras, 2 Denarii Natron, 4 Denarii Bertramswurz, 3 Denarii Origanum, 1 Denarius zarte Lorbeerblätter und 6 Denarii trockenes Erdpech. Alle diese Ingredienzien werden in der Sonne zerrieben, und in Wasser werden danach Tabletten bereitet, von denen täglich eine der Zähne wegen zu kauen gegeben wird. 2 Denarii Pfeffer, 12 Denarii Senf in Körnerform, 15
6 Denarii Anis, 24 Denarii entkernte fleischige getrocknete Traube, 4 Denarii Bertramswurz, 4 Denarii Läusekraut, zwei Drittel Denarii Ysop, Lorbeerblätter, 10 an der Zahl, und 2 Denarii Kupferblüte. Diese Ingredienzien werden mit Honig gekocht, und die daraus bereiteten Tabletten werden zur Gesundung der Zähne gekaut. Es müssen aber auf die schmerzenden 16
Zähne Pflaster folgender Art aufgelegt werden: 2 Denarii Schaumsalpeter, 3 Denarii Pfeffer, 5 Denarii Läusekraut und ebensoviel Terpentinharz. Diese Ingredienzien werden, gebunden und auf ein Leinentuch oder Alaunleder gestrichen, auf den Kiefer des Patienten gelegt. Aber wenn der Zahn ausgehöhlt ist, wird in sein Loch eine genügende Menge von dem Heilmittel hineingetan, um die Stelle auszufüllen; dann wird der äußere Teil des Loches mit Wachs bedeckt. Ebenso muß ein Pflaster in anderer Weise 17
gegen Zahnschädigungen zubereitet werden: 4 Denarii Bertramswurz, 4 Denarii Zedernharz, 16 Denarii Ölschaum, 16 Denarii Jungfernschwefel, 12 Denarii flüssiges Pech und 7 Denarii trockenes Erdpech. Dieses Heilmittel muß jeweils in der sommerlichen Jahreszeit in der Weise zubereitet werden, daß diese Ingredienzien bei Aufgang des Hundssterns in der sehr warmen Sonne verrieben werden, bis sie die Zähigkeit von feiner Wachssalbe haben. Ebenso ein anderes Pflaster gegen Zahnschmerzen: Von 18
Pfeffer, Bertramswurz, Jungfernschwefel und Atramentstein, von den einzelnen Ingredienzien je 4 Denarii, 6 Denarii Ölschaum, 5 Denarii Maulbeerbaumharz, 2 Denarii flüssiges Pech, 4 Denarii Faseralaun, 10 Denarii Zedernharz, 6 Denarii trockenes Erdpech und 2 Denarii Läusekraut. Dieses Pflaster wird in ähnlicher Weise bei Aufgang des Hundssterns zusammengestellt und, wie oben beschrieben worden ist, bei dem Kiefer, in dem ein

19 dens dolet, linteolo denso uel alutae inlitum. Item aliud emplastrum:
Piperis, opii, oliuae Aethiopicae, lacrimae mori, myrrae, singulorum
✳ binos, hederae nigrae bacarum ✳ IIII, betae nigrae radicis sucum
uel eiusdem foliorum sucum ✳ IIII. Omnia trita in unum conspar-
guntur et concorporantur et melle colliguntur atque ita, ut supra
scriptum est, confecta maxillis ad sedandum dolorem dentium et gingi-
20 uarum et geusiarum adhibentur. Dentium dolorem sedabit, si quis
21 gramen masticet patienter et in doloris locum conlocet. Cauos dentes
cinis ⟨de⟩ murino fimo inpositus sanat et supplet. Dicuntur dentes ei
non putrescere nec uacillare, qui mane ieiunus sub lingua salem assi-
22 due continuerit. Dentem cum dolebis, si circa eum gingiua suppurabit,
scalpellabis et herbae milefoliae radices teneras commasticabis, tum
23 sucum eius in ea parte, in qua dens dolet, tenebis. Papaueris ⟨sucum⟩
tritum cum lacte muliebri denti causario infundes; statim proderit.
24 Carmen ad dentium dolorem mirificum de experimento. Luna de-
crescente die Martis siue die Iouis haec uerba dices septies: ARGIDAM
MARGIDAM STVRGIDAM. Dolorem rumpes, cum calciatus sub diuo
supra terram uiuam stans caput [eius] ranae adprehendes et os ape-
ries et spues intra os eius et rogabis eam, ut dentium dolores secum
ferat, et tum uiuam dimittes et hoc die bono et hora bona facies.
25 Vermiculus in cardone herba inuentus fynicio inligatus colloque sus-
26 pensus dolori dentium medetur. Cucurbitae satiuae coctae sucus in
linteo expressus et in ore tentus et dolorem inhibet dentium et coercet
27 mobilitatem. Acetum tepidum scillitum in ore tentum et gingiuas tu-
28 mentes constringit et continet dentes uacillantes. Caprifici radix uino
decocta tritaque maxillae inponitur ac desuper ligatur, et illud uinum
29 in ore diu tenetur; ualde remedio est dentibus. Ruborum cymae tenerae
ex uino uetere coquuntur et id uinum saepius ore continetur, interdum
et gargalizatur, quod statim gingiuis, uuae et dentibus prodest.
30 Quinquefolium, in quo fraga nascuntur, colluitur ex aqua marina,
deinde ad tertias decoquitur ex uino aut aceto idque in ore diutius
continetur. Etiam exustae eius herbae cinis prodest, si eo dentes in-

21 8 Med. Plin. 1,13,8 p. 21,18 9 Med. Plin. 1,13,10 p. 22,2 **22** cf. Med. Plin. 1,13,6 p. 21,12 cf. Marc. 12,7 lin. 17.53 **26** Med. Plin. 1,13,1 p. 20,17 Ps. Theod. p. 277,19 **27** Med. Plin. 1,13,3 p. 21,3 cf. Plin. 23,59 **28** Med. Plin. 1,13,3 p. 21,4 Ps. Theod. p. 278,2 **29** Med. Plin. 1,13,5 p. 21,9 cf. Marc. 12,63 14,15 **30** Med. Plin. 1,13,7 p. 21,14

2 oliuae Aethiopicae lacrimae, lacrimae mori *propos. Ni coll. Plin. 23,72* 7 adhibetur **L** 9 de *add. Heraeus* murini fimi *cod. Bamberg.* 17 rumpes cum] rumperum **PL** *corr. He* 22 cocurbitae **PL** 25 constringet **P** 28 cocuntur **L**

Zahn schmerzt, auf ein dichtes Leinentuch oder Alaunleder gestrichen,
angewendet. Ebenso ein anderes Pflaster: Von Pfeffer, Opium, äthiopischer 19
Olive, Maulbeerbaumharz und Myrrhe, von den einzelnen Ingredienzien
je 2 Denarii, 4 Denarii Beeren von schwarzem Efeu und den Saft von der
Wurzel von dunklem Mangold oder den Saft von Blättern derselben Pflanze,
(davon) 4 Denarii. Alle Ingredienzien werden zerrieben in eins zusammen-
geschüttet, zu einer Masse vereinigt, mit Honig gebunden und, so, wie
oben beschrieben worden ist, zubereitet, bei den Kiefern angewendet, um
Schmerz an den Zähnen, am Zahnfleisch und an den Mandeln zum
Abklingen zu bringen. Es bringt Zahnschmerz zum Abklingen, wenn 20
jemand geduldig Gras kaut und es auf die vom Schmerz betroffene Stelle
legt. Asche von Mäusedreck heilt, wenn sie aufgetragen wird, hohle Zähne 21
und füllt sie aus. Man sagt, daß die Zähne bei demjenigen nicht morsch
werden und auch nicht wackeln, der morgens mit nüchternem Magen
unter der Zunge ständig Salz hält. Wenn man an Zahnschmerzen leidet, 22
schneidet man den Zahn, wenn das Zahnfleisch um ihn herum eitert, auf
und kaut zarte Wurzeln von Tausendblatt, dann hält man dessen Saft
an der Stelle, an der der Zahn schmerzt. Mohnsaft, mit Frauenmilch 23
verrieben, träufelt man in den kranken Zahn; es nützt sofort. Ein Spruch 24
gegen Zahnschmerzen, der nach gemachter Erfahrung wunderbar ist.
Man sagt bei abnehmendem Mond am Tag des Mars oder am Tag des Ju-
piter folgende Worte siebenmal: ARGIDAM MARGIDAM STURGIDAM.
Man beseitigt den Schmerz, wenn man mit Schuhen unter freiem Himmel
auf frischer Erde steht, den Kopf eines Frosches faßt, sein Maul öffnet, in
sein Maul spuckt und ihn bittet, daß er die Zahnschmerzen mit sich nimmt,
ihn dann lebend freiläßt und dies an einem guten Tag und zu guter Stunde
tut. Ein kleiner Wurm, der sich an der Distel findet, heilt, in ein purpur- 25
rotes Tuch gebunden und an den Hals gehängt, Zahnschmerz. Der Saft 26
von gekochtem Saatkürbis, in einem Leinentuch herausgepreßt und im
Mund gehalten, läßt Zahnschmerz aufhören und hält das Lockerwerden
der Zähne in Grenzen. Lauwarmer Meerzwiebelessig zieht, im Mund ge- 27
halten, geschwollenes Zahnfleisch zusammen und läßt wackelnde Zähne
fest werden. Wurzel von wilder Feige wird, mit Wein gekocht und ver- 28
rieben, auf den Kiefer gelegt und darauf festgebunden, und jener Wein
wird lange im Mund gehalten; es ist in hohem Grad ein Heilmittel für die
Zähne. Zarte Brombeertriebe werden in altem Wein gekocht, und dieser 29
Wein wird häufiger im Mund gehalten, bisweilen wird auch gegurgelt, was
sofort dem Zahnfleisch, dem Zäpfchen und den Zähnen nützt. Fünfblatt, 30
an dem Erdbeeren wachsen, wird mit Meerwasser abgespült, danach wird
es in Wein oder Essig auf ein Drittel eingekocht, und dies wird längere Zeit
im Mund gehalten. Auch die Asche von dieser verbrannten Pflanze nützt,

31 fricentur. Vermes terreni, id est lumbrici, decocti in oleo et triti in-
funduntur auriculae ab ea parte, qua dentes dolent. Eorundem exusto-
rum uermium cinis dentibus cauis uel dolentibus insertus et cera oper-
tus facile cadere eos cogit; comburi autem debent testa candenti.
32 Ossorum ex ungulis porcinis combustorum cinis pro dentifricio habitus
33 plurimum confirmandis dentibus prodest. Ad dentes cauos et exesos,
ne penitus exedantur aut excidant, facies hoc: Gummen, quod in
34 hedera nascitur, cauo denti inserito. Harenula, quae in cocleis inueni-
35 tur, denti cauo et dolenti inserta statim prodest. Gummen cupressi
36 optime facit, si insertum die ac nocte in cauo dente permanserit. Vt
labentes dentes confirmes, cedrum, quo libri perunguntur, in ore quam
diutissime tene et subinde recentius sumito; non solum dentes con-
37 firmabis, uerum etiam dolorem eorum auertes. Saepiae os uel ipsius
combustae et ex melle contritae puluis adiecta gutta ammoniaci gin-
giuis et dentibus prodest, si ita perfricentur, ut ex eo nihil in fauces
38 descendat. Caprino lacte recenti, sicut mulsum fuerit, os assidue col-
39 lutum laborantes ex ictu dentes confirmat. Lentisci decocti aqua intra
os frequenter detenta dentes confirmat. Idem praestat asparagi sil-
uatici sucus, idem et omfacinum oleum, id est bonum uiride, si calidum
40 in ore teneatur. Idem et inula a ieiuno commanducata praestabit. Vt
labantes et dolentes dentes facile excutias, sucum hederae nigrae
adiecto pausillo olei uiridis habeto repositum ac praeparatum, ut, cum
opus fuerit, nares ex eo contingas digito uel perfrices. Quo facto spiri-
tum aliquandiu introrsum trahes, deinde calculo dentibus conprehenso
hianti ore umorem omnem, qui ex pituita contractus erit, defluere
permittes; infinitus enim decurret usque ad trium heminarum men-
suram. Post quod oleo puro naribus perfricto et uino os eluto dentes
41 sine dolore erunt et facile extrahentur. Ad epiforas dentium et pitui-
tam, si in dentes inciderit, quam epiforam Graeci appellant, ligustri
folia commanducato sinitoque egeri pituitam saliua inritatam; quae
dum hianti ore decurrit, dolor desinet. Sine dolore autem qui caui et
inutiles sunt decident medicamine tali: Piperis grana numero V, gallae

31 Med. Plin. 1,13,8 p. 21,18 **32** Med. Plin. 1,13,11 p. 22,4 cf. Marc. 13,10 **33** Plin. 24,80 **34** Med. Plin. 1,13,9 p. 21,22 **36** Plin. 24,17 **38** Med. Plin. 1,13,11 p. 22,5 Sext. Plac. β 5,63 **39** 17 Med. Plin. 1,13,5 p. 21,9 18 Med. Plin. 1,13,2 p. 21,2 cf. Ps. Apul. 85,8 19 Plin. 23,79 20 Med. Plin. 1,13,1 p. 20,18 Plin. 20,38 Ps. Apul. 96,7

11 labantes *edd. coll. lin. 21, at cf. p. 224,24* 13 auertis PL 17 laborantes] labantes *Li* 19 omfacenum PL 20 a] ad PL 25 humorem PL ptuitam PL 29–31 ligustri – desinet *in* PL *post* excidet *(p. 222,4) collocata sunt trsp. Co* 32 tale PL

wenn die Zähne damit eingerieben werden. Erdwürmer, d. h. Regenwürmer, 31
werden, in Öl gekocht und verrieben, in das Ohr an der Seite eingeträufelt, auf der die Zähne schmerzen. Die Asche von denselben verbrannten Würmern, in die hohlen und schmerzenden Zähne gestreut und mit Wachs bedeckt, zwingt sie, leicht auszufallen; sie müssen aber auf einer glühenden Tonscherbe verbrannt werden. Die Asche von verbrannten Knochen aus 32
Schweinehufen, als Zahnputzmittel angewandt, nützt sehr viel, um die Zähne fest werden zu lassen. Bei hohlen und zerfressenen Zähnen tust du, 33
damit sie nicht völlig zerfressen werden oder ausfallen, folgendes: Bringe den Gummi, der sich am Efeu bildet, in den hohlen Zahn hinein. Ein Sand- 34
körnchen, das sich in den Schnecken findet, in den hohlen und schmerzenden Zahn gebracht, nützt sofort. Zypressengummi wirkt sehr gut, wenn er 35
hineingebracht Tag und Nacht in dem hohlen Zahn bleibt. Um ausfallende 36
Zähne fest werden zu lassen, halte Zedernöl, mit dem Bücher eingerieben werden, möglichst lange im Mund, und nimm wiederholt frischeres; du läßt nicht nur die Zähne fest werden, sondern beseitigst auch den Schmerz an ihnen. Der Knochen vom Tintenfisch oder das Pulver von dem ver- 37
brannten und mit Honig verriebenen (Fisch) selbst unter Zufügung von Ammoniakharztropfen nützt dem Zahnfleisch und den Zähnen, wenn sie so abgerieben werden, daß davon nichts in den Rachen kommt. Wenn der 38
Mund ständig mit frischer Ziegenmilch, so wie sie gemolken worden ist, gespült wird, läßt es die infolge eines Schlages schmerzenden Zähne fest werden. Das Wasser von gekochtem Mastix, häufig im Mund gehalten, 39
läßt die Zähne fest werden. Dasselbe bewirkt der Saft von wildem Spargel, dasselbe auch Öl aus unreifen Oliven, d. h. gutes und grünes Öl, wenn es warm im Mund gehalten wird. Dasselbe bewirkt auch Alant, wenn er vom Patienten mit nüchternem Magen gekaut wird. Um ausfallende und schmer- 40
zende Zähne leicht herauszuziehen, halte Saft von schwarzem Efeu unter Zufügung von etwas frischem Öl aufbewahrt und vorbereitet, so daß du, wenn es erforderlich ist, damit die Nase mit einem Finger benetzt oder abreibst. Wenn dies geschehen ist, ziehst du eine Zeitlang den Atem ein, danach läßt du, während ein kleiner Stein mit den Zähnen festgehalten wird, bei offenem Mund die ganze Flüssigkeit, die aus der Absonderung von zähem Schleim zusammengelaufen ist, abfließen; sie läuft nämlich bis zu dem Maß von drei Heminae ab. Wenn danach reines Öl in die Nase gerieben und der Mund mit Wein gespült wird, sind die Zähne ohne Schmerz und lassen sich leicht herausziehen. Gegen Flüssigkeitsabsonderungen der 41
Zähne und Absonderung von zähem Schleim, wenn sie die Zähne befällt, die die Griechen epifora nennen, kaue Ligusterblätter, und laß die durch den Speichel angeregte Flüssigkeitsabsonderung hervorkommen; während sie bei geöffnetem Mund abfließt, läßt der Schmerz nach. Ohne Schmerz fallen aber diejenigen, die hohl und unbrauchbar sind, mit folgendem Heilmittel aus: Man zerstößt zusammen Pfefferkörner, 5 an der Zahl,

et galbani et afronitri aequale pondus ad fabae magnitudinem una
contundes et contusis mel admiscebis et subiges, donec redigas ad
cerae lentitudinem, eoque medicamento dentem cauum et dolentem
42 implebis ita, ut prius eum calida foueas; sine dolore excidet. Ad den-
tes mobiles et dolentes et gingiuarum tumorem remedium sic: Cornus
ceruini combusti – II, folii ℈ I, salis ammoniaci ℈ I, piperis grana
VIIII, iris Illyricae ℈ VIIII. Ex his puluerem tenuissimum facies et
eo dentes cottidie perfricabis. Si mobiles erunt et dolebunt, facile
cadent, et ⟨si⟩ sine dolore ualidi sunt, confirmabuntur et candidiores
et odoratiores erunt. Melius autem proficient, si in iuncturis aut radi-
cibus aut cauaturis eorum de hoc ipso dentifricio aliquid resederit.
43 Ramenta cornus ceruini uel scobem eius lima factam cum uino uetere
ad tertias coque et inde adsidue os elue; mire proderit roborandis.
44 45 Porcacla adsidue commanducata stridorem dentium tollit. Asparagi
sfongiam siccabis et lana inuolues atque inde radicem dentis perfri-
cabis. Sed caue, ne alium pro alio tangas; nam contactus post triduum
46 cadet. Si enim putidus fuerit et dolebit, facile excidet. Cum primum
herundinem uideris, tacebis et ad aquam nitidam accedes atque inde
in os tuum mittes, deinde digito obsceno, id est medio, tam manus
dextrae quam sinistrae dentes fricabis et dices: „Hirundo, tibi dico:
quomodo hoc in rostro iterum non erit, sic mihi dentes non doleant
toto anno.“ Iterum alium annum et deinceps sequentibus similiter
47 facies, si uolueris remedii huius quotannis manere beneficium. Cocleas
nostrates minutas etiam inanes collige et in mortario marmoreo dili-
genter tere, deinde puluere ipso mollissimo dentes tibi perfrica, quo
48 facto dolorem sedabis. Si tibi partis sinistrae dens dolebit, cubito
dextro calidam fabam coctam tritam inpone et diligenter liga; si uero
partis dexterae siue superior siue inferior dens dolebit, cubito sinistro
49 ligato similiter fabam et hoc per triduum facito. Dolorem dentium et
gingiuarum hac maxime curatione conpesces, si mellis – I, aluminis
infectorii – III subferuefacias in pultario et agites ac misceas tepe-
50 factumque medicamen ore contineas. Acorum Ponticum cum aceto et
cum taeda usque ad quartas decoctum rectissime aduersum dolores
51 dentium gargalizatur. Sucus cyclaminis et mel Lycium aequis portio-
52 nibus miscentur atque inde dolor dentium confricatur. Lapathi radix

43 Med. Plin. 1,13,10 p. 22,3 **44** Plin. 20,211 **51** cf. Marc. 11,24 15,19 **52** Plin. 20,232 cf. Marc. 12,9 lin. 20

6 amoniaci **L** 9 si *add. Co* 13 coque] quoque **PL** assidue **L** 14 aspagis **PL** *corr. Ni* africanam *Co* 20 herundo **L** 21 dentis **L** 23 quodannis **PL** 25 pulueram **L** dentis **L** 31 sufectorii **PL** 32 conteneas **L**

und, bis zur Größe einer Bohne, das gleiche Gewicht Gallapfel, Galban und Schaumsalpeter, mischt den zerstoßenen Ingredienzien Honig bei, knetet sie durch, bis man sie auf die Zähigkeit von Wachs gebracht hat, und füllt mit diesem Heilmittel den hohlen und schmerzenden Zahn in der Weise, daß man ihn zuvor mit warmem Wasser behandelt; er fällt ohne Schmerz
aus. Im folgenden ein Heilmittel gegen lockere und schmerzende Zähne 42
und Schwellung des Zahnfleisches: 2 Unzen verbranntes Hirschhorn, 1 Scripulus Nardenblatt, 1 Scripulus ammonisches Salz, 9 Pfefferkörner und 9 Scripuli illyrische Iris. Aus diesen Ingredienzien bereitet man ein sehr feines Pulver und reibt damit die Zähne täglich ab. Wenn sie locker sind und schmerzen, fallen sie leicht aus, und wenn sie ohne Schmerz gesund sind, werden sie fest, weißer und wohlriechender. Sie haben aber (noch) mehr Nutzen, wenn sich in den Ritzen zwischen den Zähnen, an ihren Wurzeln oder in ihren Höhlungen etwas von eben diesem Zahnputz-
mittel festgesetzt hat. Laß kleine Stücke Hirschhorn oder Späne davon, 43
die mit einer Feile hergestellt worden sind, mit altem Wein auf ein Drittel einkochen, und spüle damit ständig den Mund; es nützt wunderbar, um sie
zu kräftigen. Wenn Portulak ständig gekaut wird, beseitigt es das Knirschen 44
der Zähne. Du trocknest das Wurzelgeflecht vom Spargel, wickelst es in 45
Wolle und reibst damit die Wurzel des Zahns ab. Aber hüte dich, statt seiner einen anderen zu berühren; denn wenn er berührt wird, fällt er nach drei Tagen aus. Wenn er nämlich brüchig ist und schmerzt, fällt er leicht
aus. Sobald man eine Schwalbe sieht, schweigt man, geht an ein klares 46
Wasser, nimmt davon in den Mund, reibt danach mit dem unzüchtigen Finger, d. h. mit dem Mittelfinger, sowohl der rechten als auch der linken Hand die Zähne und sagt: „Schwalbe, ich sage dir: wie dies nicht zum zweitenmal in meinem Mund sein wird, so sollen mir das ganze Jahr die Zähne nicht schmerzen.“ In dem anderen Jahr und in den darauffolgenden Jahren tut man es wiederum in ähnlicher Weise, wenn man will, daß die
gute Wirkung dieses Heilmittels alle Jahre erhalten bleibt. Sammle winzige 47
einheimische Schnecken, auch leere, und zerreibe sie sorgfältig in einem Marmormörser, danach reibe dir mit eben dem sehr weichen Pulver die
Zähne ab, wodurch du den Schmerz zum Abklingen bringst. Wenn dir auf 48
der linken Seite ein Zahn schmerzt, lege auf den rechten Ellenbogen eine zerriebene, warme, gekochte Bohne, und binde sie sorgfältig fest; wenn aber auf der rechten Seite entweder oben oder unten ein Zahn schmerzt, binde in ähnlicher Weise an dem linken Ellenbogen eine Bohne fest, und
tue dies drei Tage lang. Schmerz an den Zähnen und am Zahnfleisch lindert 49
man besonders durch folgende Behandlung, wenn man 1 Unze Honig und 3 Unzen Färberalaun in einem Topf erhitzt, umrührt, mischt und das etwas
erwärmte Heilmittel im Mund hält. Mit pontischem Kalmus, der mit 50
Essig und einem Kienspan bis auf ein Viertel eingekocht worden ist, wird
mit bestem Erfolg gegen Zahnschmerzen gegurgelt. Saubrotsaft und lyki- 51
scher Honig werden zu gleichen Teilen gemischt, und damit werden die
schmerzenden Zähne abgerieben. Sauerampferwurzel wird in sehr scharfem 52

in aceto acerrimo coquitur atque eo aceto dentes conluuntur uel fo-
53 uentur. Milefolii radix sub primo dolore dentium commanducabitur
et isdem dentibus, qui dolebunt, diu commanducata retinebitur; in-
54 tolerandam molestiam praesentissimo remedio coercebit. Oleum cum
aceto ex tertio decoctum, dum adhuc calet, recte ad sedandos dentium
55 dolores ore retinebitur ita, ut plus aceti quam olei mittatur. Radix
terrae mali surculo eruta et commanducata si ore contineatur, inter
initia quidem excandescere facit dolorem dentium, sed mox eum po-
56 tenter extinguet. Porcelli lactentis uentriculo, id est aqualiculo, exemp-
to, quod in interiore cute luteum adhaeret, lanae coniunges made-
factamque eam illo umore auriculae inseres, cuius e diuersa parte dens
57 dolebit; certissimo remedio statim subuenies. Mori radix tempore mes-
sis inciditur; ea sucum aptissimum inhibendo dolori dentium emittit,
quem ideo colligi et seruari oportet, ut, cum opus fuerit, dentibus
58 inponatur. Nuculeus gallae commanducatus medetur dolori umorique
59 dentium. Hyoscyami radix mixta uel madefacta aceto et comman-
60 ducata mire dentibus medetur. Plantaginis radix recte manditur eius-
61 demque suco in aceto decocto salubriter dentes conluuntur. Fimus
corui lanula obuolutus denti cauo infulcitur; minutatim ac sine dolore
62 eum discutiet. Veretrum, id est bulbus, quod est genus cepae, in aceto
decoquitur idque acetum ore continetur, ut mobilitas dentium sistatur.
63 Rumicum, in quibus mora nascuntur, pampini decoquuntur in uino
austero, quod uinum adsidue ore detentum uel ipsa folia commandu-
64 cata dentes labentes confirmant. Bestiola, quae brassicae innascitur,
65 dens uitiosus saepius confricatus intra dies paucos eicitur. Aeris flos
floresque hederae pari pondere in unum terito uinoque misceto ac
naribus moderate, cum dentium dolor fuerit, infunde; statim omnis
molestia dentium conpescitur et sanatur.

53 cf. Med. Plin. 1,13,6 p. 21,12 cf. Marc. 12,7 lin. 17. 53 **57** Med. Plin. 1,13,4 p. 21,6 **58** Med. Plin. 1,13,4 p. 21,7 **59** Med. Plin. 1,13,6 p. 21,12 **60** Med. Plin. 1,13,6 p. 21,13 **61** Med. Plin. 1,13,10 p. 22,1 Sext. Plac. β 27,8 **62** Plin. 25,170 **63** Med. Plin. 1,13,5 p. 21,9 cf. Marc. 12,29 14,15 **64** cf. Plin. 30,24

2 dolorem **L** 8 scandescere **L** 11 illum **PL** humorem **P** 14 oportit **L** 15 naculeus **L** 20 ueratrum *He (cf. uerb. s. u.* ueratrum*)* 24 labantes *edd. (at cf. p. 220,11)*

Essig gekocht, und mit diesem Essig werden die Zähne gespült oder behandelt. Tausendblattwurzel wird beim ersten Auftreten des Zahnschmerzes 53
gekaut und, nachdem sie lange gekaut worden ist, von eben den Zähnen, die schmerzen, festgehalten; unerträgliche Qual lindert sie als ein sehr schnell wirkendes Heilmittel. Öl, mit Essig auf ein Drittel eingekocht, 54
wird, solange es noch warm ist, mit Erfolg im Mund gehalten, um Zahnschmerzen zum Abklingen zu bringen, in der Weise, daß mehr Essig als Öl hineingetan wird. Wenn eine Osterluzeiwurzel, mit dem Stengel aus- 55
gerissen und lange gekaut, im Mund gehalten wird, bewirkt sie zwar am Anfang, daß der Zahnschmerz entfacht wird, löscht ihn aber bald wirksam aus. Nachdem man den Bauch eines noch saugenden Ferkels, d. h. den 56
Magen, herausgenommen hat, nimmt man den Schmutz, der an der inneren Haut haftet, mit Wolle auf und steckt sie, mit jener Flüssigkeit getränkt, in das Ohr auf der Seite, die der des schmerzenden Zahnes entgegengesetzt ist; man kommt mit einem sehr zuverlässigen Heilmittel sofort zu Hilfe. Eine Maulbeerbaumwurzel wird zur Zeit der Ernte eingeschnitten; sie 57
sondert einen Saft ab, der sehr geeignet ist, um Zahnschmerz zu verhindern, und der deshalb gesammelt und aufbewahrt werden muß, damit er, wenn es erforderlich ist, auf die Zähne aufgetragen werden kann. Der Kern vom 58
Gallapfel heilt, wenn er gekaut wird, Schmerz und Flüssigkeitsabsonderung der Zähne. Bilsenkrautwurzel heilt, gemischt mit Essig oder darin ein- 59
geweicht und gekaut, die Zähne wunderbar. Wegerichwurzel wird mit Erfolg 60
gekaut, und mit deren in Essig gekochtem Saft werden die Zähne mit Nutzen für ihre Gesundheit gespült. Rabenmist wird, in einen Wollbausch 61
gewickelt, in den hohlen Zahn gestopft; allmählich und ohne Schmerz zersetzt er ihn. Nieswurz, d. h. die Knolle, die eine Art Zwiebel ist, wird in 62
Essig zerkocht, und dieser Essig wird im Mund gehalten, damit dem Lockerwerden der Zähne Einhalt geboten wird. Blätter von Sauerampferpflanzen, 63
an denen Beeren wachsen, werden in herbem Wein gekocht, und dieser Wein, ständig im Mund gehalten, oder die Blätter selbst gekaut lassen die ausfallenden Zähne fest werden. Wenn der schadhafte Zahn häufiger mit einem 64
kleinen Tier, das am Kohl entsteht, abgerieben wird, fällt er innerhalb weniger Tage aus. Verreibe Kupferblüte und Efeublüten in gleichem Gewicht 65
in eins, mische sie mit Wein, und träufle sie, wenn Zahnschmerz auftritt, mit Maßen in die Nase; sofort wird jedes lästige Übel an den Zähnen gelindert und heilt.

CAPVT XIII

Dentifricia Diversa De Experimentis

Dentifricium, quod splendidos facit dentes. Conficitur sic: Farinae
ordiaciae ℥ I conspargi oportet aceto cum melle mixto et subigi diu-
tius atque ita in globulos diuidi sex, quibus dilatatis admisceri salis
fossicii semunciam, deinde furno coqui, donec in carbonem redigantur.
Tunc teri oportebit eadem et admisceri spicae nardi uel folii quod
satis uidebitur ad odorem faciendum. Hoc Octauia Augusti soror usa
2 est. Dentibus curandis bene facit radicis edulis, id est quae mandu-
catur, cortix arefacta et contusa cribrataque pro dentifricio adhibita.
3 Vitrum candidum, quod simile est crystallo, diligenter tritum admixta
4 spica nardi pro dentifricio adhibitum plurimum prodest. Vtuntur ple-
rique etiam huiusmodi dentifricio: Herbam urceolarem quam pluri-
mam, cum ⟨iam in semine est, legunt cum⟩ radice, deinde lotam uno
die siccant, post diem recenti muria macerant, tertio die expressam
in olla noua componunt subinde salis fossicii quasi tabulata inter-
ponentes atque ita percoquunt fornace balneari, donec in carbonem
redigatur; postea tritae admiscunt spicae nardi quod satis sit, quia
et candidos facit dentes et confirmat. Augustam constat hoc usam
Messalinam, deinde aliorum Caesarum matrimonia hoc dentifricio usa
5 sunt. Cornuum ceruinorum ustorum in olla et ad cinerem redactorum
℥ I, masticis Chiae ✳ VIII, salis ammoniaci semunciam. Diligenter
haec trita in unum concorporantur et perfricandis dentibus adhibentur.
6 Folii – I, costi – I, piperis ℈ VIII, masticis grani – II, hordei farinae
nitidae ℥ VIII. Singulatim singulas species tundi uel teri facies et
cerni tenuissimo cribro, farinam uero hordei in ollam grandem nouam
mittes et adicies mellis optimi quantum sufficiat, ut neque sicca sit
neque supernatet farina; postea simul speciebus omnibus in ollam
missis adicies fasciculos septem herbae parietalis ita, ut folia huius
herbae sint in fasciculis, non uirgulae. Deinde operculo superposito
et clauso uel gypsato diligenter de argilla mittes in furnum calidum
ita, ut usque in alteram diem furni feruor duret, donec exurantur
omnia, quae sunt in olla. Quae cum exusta fuerint, simul uniuersa

XIII **1** Scrib. 59 **2–5** Scrib. 60

4 oportit **L** 13 herba **L** 14 iam – cum *add. Ni e Scrib.* colligunt *add. Co* radicem **PL** 15 murria **PL** 16 ollam **PL** 19 usa **PL** 21 cornum **L** 22 ammonici **P** 33 ollam **L**

13. KAPITEL

Verschiedene auf Grund von Erfahrungen gewonnene Zahnputzmittel

Ein Zahnputzmittel, das die Zähne blank werden läßt. Es wird folgendermaßen zubereitet: 1 Sextarius Gerstenmehl muß mit Essig, der mit Honig gemischt worden ist, besprengt, längere Zeit geknetet und so in sechs Kügelchen geteilt werden; nachdem diese breitgedrückt worden sind, muß ihnen eine halbe Unze Steinsalz beigemischt werden, danach müssen sie im Backofen geröstet werden, bis sie zu Kohle geworden sind. Dann muß man es zerreiben und eine ausreichend erscheinende Menge Narde oder Nardenblatt beimischen, um einen Duft zu erzeugen. Dieses Mittel hat Octavia, die Schwester des Augustus, verwendet. Um die Zähne zu pflegen, wirkt die 2
Schale von der eßbaren Wurzel, d. h. vom Rettich, gut, wenn sie, getrocknet, zerstoßen und gesiebt, als Zahnputzmittel verwendet wird. Klares Glas, 3
das dem Kristall sehr ähnlich ist, nützt sehr viel, wenn es, sorgfältig zerrieben, unter Beimischung von Narde als Zahnputzmittel verwendet wird. Sehr viele verwenden auch ein Zahnputzmittel folgender Art: Sie sammeln 4
möglichst viel Glaskraut, wenn es schon Samen trägt, mit der Wurzel, danach trocknen sie es, nachdem es gewaschen worden ist, einen Tag lang, nach dem einen Tag weichen sie es in frischer Salzlake ein, am dritten Tag legen sie es, nachdem es ausgedrückt worden ist, in einen neuen Topf, wobei sie mehrmals gewissermaßen Schichten von Steinsalz dazwischenlegen, und so rösten sie es in einem Badeofen, bis es zu Kohle geworden ist; danach mischen sie ihm, nachdem es zerrieben worden ist, eine genügende Menge Narde bei, weil sie die Zähne blank und fest werden läßt. Es ist bekannt, daß Kaiserin Messalina dieses Mittel verwendet hat, danach haben die Ehefrauen der übrigen Kaiser dieses Zahnputzmittel verwendet. 1 Sextarius Hirsch- 5
horn, das in einem Topf verbrannt und zu Asche gemacht worden ist, 8 Denarii chiischen Mastix und eine halbe Unze ammonisches Salz. Diese Ingredienzien werden, sorgfältig zerrieben, zu einer Masse vereinigt und verwendet, um die Zähne abzureiben. 1 Unze Nardenblatt, 1 Unze Kostwurz, 6
8 Scripuli Pfeffer, 2 Unzen Mastixkörner und 8 Sextarii helles Gerstenmehl. Die einzelnen Ingredienzien läßt man einzeln zerstoßen oder zerreiben und mit einem sehr feinen Sieb sieben, das Gerstenmehl schüttet man aber in einen großen neuen Topf, und man fügt eine ausreichende Menge sehr guten Honig hinzu, damit das Mehl weder trocken ist noch oben schwimmt; danach gibt man, nachdem alle Ingredienzien zusammen in den Topf getan worden sind, sieben Bündel Glaskraut hinzu, in der Weise, daß die Blätter dieses Krautes, nicht die Stengel, in den Bündeln sind. Danach schiebt man, nachdem ein Deckel aufgelegt und mit Töpfererde sorgfältig verschlossen oder abgedichtet worden ist, (den Topf) in einen warmen Backofen, in der Weise, daß die Hitze des Backofens bis zum anderen Tag anhält, bis alle Ingredienzien, die im Topf sind, verbrannt sind. Wenn sie verbrannt sind,

diligenter tundes uel teres et cribrabis et puluere eo cotidie uteris ad
candorem dentium faciendum et gingiuas confirmandas et catarrum
7 restringendum. Dentifricium ad dentes nigros emendandos: Hordei
farinam delicatam et sal tritum cum melle confricato, donec sibi co-
haereant, et postea pastam ipsam linteo inuolutam comburito ac pul-
uerem tenuissimum facito atque eo dentes mane ac uespere confricato;
8 cito candidissimos facies. Lapis Parius tritus ad summam leuitatem
et pro dentifricio adhibitus intra diem decimum quamlibet nigros uel
9 pallidos dentes purgabit. Nitro cocto atque contrito uelut dentifricio
10 utere ad dentes purgandos. Porci ungularum ossa conbusta tritaque
et cribrata adiecto nardo et folio frictione frequenti dentes candidissi-
11 mos praestant. Lana sucida melle inlita dentes perfricti miro modo
12 candorem maximum consecuntur. Dentifricium optimum ac saluber-
rimum sic: Cyperi – II, salis ammoniaci – II, pumicis – III, mar-
moris candidi – III, scynoanthos – IIII, cassiae – II, folii – I, piperis
albi – I, specularis usti – I, corni ceruini usti – I, ostrei testarum
ustarum – I, aluminis scissi – I, masticis – I, turis optimi – I,
myrrae – I. Tunsis criblatisque his omnibus et in puluerem tenuissi-
mum redactis atque permixtis ad incolomitatem et nitorem dentium
13 uteris. Pernae scrofinae os, quod est amplissimum, combustum tritum-
que optimum et salubre dentifricium praestat; gingiuas enim siccat et
14 adstringit dentesque ab umoris iniuria et tumore defendit. Cybium
optimum ac uetustissimum ollae inditur eaque argilla circumlinitur et
furno ardenti obicitur, ut ad cinerem cybium excoquatur, tunc adiecto
Pario lapide contuso salsamenti supra dicti fauilla conteritur. Hoc
dentifricium ita bonum est, ut ad inanitatem dentes non sinat per-
15 uenire. Masticis – I, turis optimi – I, myrrae – I, folii – I, iris Illyricae
– I, cassiae – I. Tere haec diligenter atque permisce et dentifricium
16 facito, quod mirabere. Nardi spicae – I, amomi – I, piperis – I. His
tunsis criblatisque ad incolomitatem dentium de experimentis ⟨uti⟩
17 suademus. Compositio dentifricii, quam Artemius Dianio ostendit,
contra dentium stridorem: Panem candidum siccum uetustum, qui
teri possit, salem, piper, folium, costum, cornum ceruinum. Haec
aequis ponderibus teres ad maximam leuitatem et cotidie inde dentes
18 curabis, quo facto stridorem eorum omnem umoremque depelles. Ad

9 Plin. 31,117 **10** Med. Plin. 1,13,11 p. 22,4 cf. Marc. 12,32 **13** Plin. 28,179 **14** cf. Plin. 32,80 **18** Plin. 31,117

1 criblauis L puluerem PL cottidie L 2 firmandas *ex* faciendis *corr.* P 3 emendendos L 4 deligatam L 11 criblata L 14 amoniaci L 22 humoris L 26 ut] et L 30 uti *add. Heraeus* utendum esse *Co* utendum *Helmr., Rhein. Mus. 72, 1917/18, p. 281* 31 diano L

zerstößt oder zerreibt man sie alle zusammen sorgfältig, siebt sie und verwendet dieses Pulver täglich, um die Zähne zum Glänzen zu bringen, das Zahnfleisch zu kräftigen und eine Flüssigkeitsabsonderung zu unterbinden.
Ein Zahnputzmittel, um dunkle Zähne (in ihrer Farbe) zu verbessern: Ver- 7
reibe feines Gerstenmehl und zerriebenes Salz mit Honig, bis sie aneinander haften, danach verbrenne die Paste selbst, in ein Leinentuch gewickelt, stelle sehr feines Pulver her und reibe damit die Zähne morgens und
abends ab; rasch machst du sie schneeweiß. Parischer Marmor reinigt, 8
zu äußerster Glätte zerrieben und als Zahnputzmittel verwendet, innerhalb von zehn Tagen die Zähne, wie dunkel oder gelblich sie auch sein
mögen. Verwende gekochtes und zerriebenes Natron als Zahnputzmittel, 9
um die Zähne zu reinigen. Verbrannte, zerriebene und gesiebte Knochen 10
von Schweinehufen lassen unter Beifügung von Narde und Nardenblatt bei
häufigem Reiben die Zähne schneeweiß werden. Zähne, die mit frischer 11
Wolle, die mit Honig bestrichen worden ist, abgerieben werden, erreichen in
wunderbarer Weise höchsten Glanz. Im folgenden ein Zahnputzmittel, das 12
sehr gut ist und sehr viel zur Gesunderhaltung (der Zähne) beiträgt: 2 Unzen Zypergras, 2 Unzen ammonisches Salz, 3 Unzen Bimsstein, 3 Unzen weißen Marmor, 4 Unzen Kamelheu, 2 Unzen Kasia, 1 Unze Nardenblatt, 1 Unze weißen Pfeffer, 1 Unze verbrannten Spiegelstein, 1 Unze verbranntes Hirschhorn, 1 Unze verbrannte Austernschalen, 1 Unze Faseralaun, 1 Unze Mastix, 1 Unze sehr guten Weihrauch und 1 Unze Myrrhe. Nachdem alle diese Ingredienzien zerstoßen, gesiebt, zu sehr feinem Pulver gemacht und vermischt worden sind, verwendet man sie, um die Zähne unversehrt zu erhal-
ten und glänzend zu machen. Der Hüftknochen einer Sau, der sehr breit ist, 13
stellt, verbrannt und zerrieben, ein Zahnputzmittel dar, das sehr gut ist und zur Gesunderhaltung (der Zähne) beiträgt; denn es trocknet und zieht das Zahnfleisch zusammen und schützt die Zähne vor der Schädigung durch
Flüssigkeitsabsonderung und vor Schwellung. Sehr guter und sehr alter 14
Thunfisch wird in einen Topf getan, dieser Topf wird mit Töpfererde bestrichen und in einen glühenden Backofen geschoben, so daß der Thunfisch zu Asche verbrennt, dann wird die feine Asche des oben genannten Salzfisches mit beigefügtem zerstoßenem parischem Mamor verrieben. Dieses Zahnputzmittel ist so gut, daß es nicht zuläßt, daß die Zähne hohl werden.
1 Unze Mastix, 1 Unze sehr guten Weihrauch, 1 Unze Myrrhe, 1 Unze Nar- 15
denblatt, 1 Unze illyrische Iris und 1 Unze Kasia. Zerreibe diese Ingredienzien sorgfältig, vermische sie, und stelle ein Zahnputzmittel her, über das du
staunst. 1 Unze Narde, 1 Unze Amomum und 1 Unze Pfeffer. Auf Grund 16
von Erfahrungen raten wir, diese Ingredienzien, wenn sie zerstoßen und gesiebt worden sind, zur Erhaltung der Unversehrtheit der Zähne anzu-
wenden. Die Zusammenstellung eines Zahnputzmittels gegen Zähneknir- 17
schen, die Artemius Dianio mitgeteilt hat: Trockenes altes Weißbrot, das zerrieben werden kann, Salz, Pfeffer, Nardenblatt, Kostwurz und Hirschhorn. Diese Ingredienzien zerreibt man zu gleichen Gewichtsteilen zu äußerster Glätte, und damit pflegt man täglich die Zähne, wodurch man ihr Knir-
schen und ihre Flüssigkeitsabsonderung völlig beseitigt. Natron, mit gewöhn- 18

colorem nitidum reducit dentes nitrum cum porro rudi coctum et pro
19 dentifricio sumptum. Ad dentes nigros purgandos panem candidum
et pumicem pari pondere combure et tere atque adsidue hoc denti-
20 fricio utere. De saepiarum ossibus quod est molle – IIII, salis ammo-
niaci – II, marmoris candidi – II, scinoanthos – IIII, cassiae – II,
folii – I, piperis albi semunciam, herbae cyclaminis sucum et mel
Lycium quantum sufficiat aequali mensura permisce. Quibus rebus
dentifricium egregium facies, quod dolorem dentium sedat eosque con-
firmat et candidissimos reddit, sed quae terenda sunt diligentissime
conterantur atque criblentur et sic omnia misceantur. Quod denti-
fricium necnon et alia omnia supra dicta in pyxidibus ligneis aut
corneis debent recondi.

CAPVT XIIII

Vvae Et Favcibvs Et Arteriis Et Ravcedini Remedia Physica Et Rationabilia Diversa De Experimentis

Ad faucium uuaeque tumorem hac fere omnes compositione uti
debent, quia nullam aspritudinem habet et satis efficax est: Vuae
Amineae acerbae, cum primum granum eius incipit perlucere, suci
Ƨ IIII, mellis Attici Ƨ I misceto in unum atque in aeneo uaso coquito
subinde mouens, donec mellis habeat spissitudinem, atque inde fauces
2 continges. Altera ad eiusmodi molestias compositio, cum diutius uexa-
tae sunt partes supra dictae, ut facile placentur: Aluminis fissi ✱ II,
omphaci aridi ✱ I, croci ✱ I, passi Cretici Ƨ I. Hoc decoquitur uaso
fictili ad medias ita, ut, quae terenda sunt, diligenter trita admiscean-
tur. Vtrumque autem medicamentum signatum stagneo reponendum
3 est uasculo, et uua uel fauces adsidue inde tangendae. Vbi suppuratio
faucium suspecta est diutius permanente earum tumore et interdum
febriculis non sine horrore incurrentibus, oportebit quidem gargalizari
aquam mulsam uel cum ficis aridis decoctam; sed perungueri fauces
utile est hoc medicamento, qua tactus sustineri poterit, paulo pressius.
Quod conficitur sic: Mellis boni despumati heminam, resinae terebin-
thinae ℔ I, rosae siccae cyathos V. Resinam cum rosa duplici uaso,
ut solent unguentarii uti, liquefieri oportet, deinde admisceri mel et
coqui, donec spissum fiat medicamentum. Hoc etiam cum eruperit

XIIII 1 Scrib. 64 2 Scrib. 65 3 Scrib. 66 28 cf. Marc. 14,39 lin. 22

5 scinoathos PL 10 miscantur L 16 compositiones P 24 teranda P 27 permanent PL tumorem L 30 medicamentum PL 32 resinae P resina L

lichem Lauch gekocht und als Zahnputzmittel verwendet, gibt den Zähnen ihre weiße Farbe wieder. Um dunkle Zähne zu reinigen, verbrenne Weißbrot 19
und Bimsstein zu gleichem Gewicht, verreibe sie, und verwende dies ständig als Zahnputzmittel. Vermische das Weiche von den Knochen von Tinten- 20
fischen, (davon) 4 Unzen, 2 Unzen ammonisches Salz, 2 Unzen weißen Marmor, 4 Unzen Kamelheu, 2 Unzen Kasia, 1 Unze Nardenblatt, eine halbe Unze weißen Pfeffer und Saubrotsaft und lykischen Honig in genügender Menge in gleichem Maß. Aus diesen Ingredienzien stellst du ein ausgezeichnetes Zahnputzmittel her, das Schmerz an den Zähnen abklingen läßt, sie fest werden läßt und schneeweiß macht, doch sollen die Ingredienzien, die zu zerreiben sind, sehr sorgfältig zerrieben, gesiebt und so alle vermischt werden. Dieses Zahnputzmittel und auch alle anderen oben beschriebenen müssen in Büchsen aus Holz oder Horn aufbewahrt werden.

14. KAPITEL

Verschiedene auf Grund von Erfahrungen gewonnene natürliche und künstliche Heilmittel für das Zäpfchen, den Rachen, die Luftröhre und gegen Heiserkeit

Bei Schwellung des Rachens und Zäpfchens müssen fast alle folgende Zusammenstellung anwenden, weil sie keine Schärfe aufweist und recht wirksam ist: Mische 4 Sextarii Saft von der unreifen aminäischen Traube, sobald ihre Kerne durchzuscheinen beginnen, und 1 Sextarius attischen Honig in eins, koche sie in einem Kupfergefäß, wobei du wiederholt umrührst,
bis es die Zähigkeit von Honig hat, und bestreiche damit den Rachen. Eine 2
andere Zusammenstellung gegen derartige Beschwerden, wenn die oben angeführten Teile längere Zeit zu leiden hatten, damit sie auf leichte Art gebessert werden: 2 Denarii Faseralaun, 1 Denarius trockenes Omphacium, 1 Denarius Safran und 1 Sextarius kretischen Rosinenwein. Dieser wird in einem Tongefäß auf die Hälfte eingekocht, in der Weise, daß die Ingredienzien, die zerrieben werden müssen, sorgfältig zerrieben, beigemischt werden. Beide Heilmittel müssen aber versiegelt in einem Gefäß aus Werkblei aufbewahrt werden, und Zäpfchen oder Rachen muß ständig damit bestrichen
werden. Sobald Verdacht auf Vereiterung des Rachens besteht, weil seine 3
Schwellung andauert und bisweilen Fieberschauer nicht ohne Schüttelfrost auftreten, muß man mit Wassermet oder mit Wasser, das mit trockenen Feigen gekocht worden ist, gurgeln; es ist aber nützlich, den Rachen mit folgendem Heilmittel dort, wo das Bestreichen ausgehalten werden kann, mit etwas größerer Vorsicht einzureiben. Es wird folgendermaßen zubereitet: Eine Hemina guten abgeschäumten Honig, 1 Pfund Terpentinharz und 5 Cyathi trockene Rose. Das Harz muß mit der Rose in einem doppelten Gefäß, wie (es) die Salbenhändler zu verwenden pflegen, flüssig gemacht werden, danach muß der Honig beigemischt und gekocht werden, bis das Heilmittel zäh geworden ist. Dies muß man auch anwenden, wenn die Vereiterung auf-

4 suppuratio uti oportebit; expurgat enim et explet omnia. Vuam sup-
primit diu iacentem sal et galla contusa aequis ponderibus admixta
et ita per cocleare adposita, item gallae ✳ II, aeris flos ✳ II, menarum
sine ouis, id est piscium salsorum, capita X. Haec comburuntur et
ita ceteris bene tritis trita admiscentur, sed postea nihilominus in
unum diutius teruntur. Oportet autem tangi digito umido medica-
5 mentum et sic uuam ab imo rectam diu supprimi sussum uersus. Ad
arteria exasperata simplicia quidem haec faciunt: Gummi Alexandri-
num uel tracanthum per se sub lingua retentum. Sed composita haec
ad tumorem arteriae maxime prosunt: Papaueris siluatici iam maturi,
uiridis tamen adhuc capita quam plurima uaso fictili coiciuntur atque
aqua superfunditur tanta, ut supersint de uasculo duo uel tres digiti.
Haec ubi triduo macerata fuerint, eodem uaso incoquuntur, donec
madescant, postea exprimuntur omnisque aquae percolatae prius dili-
genter mensura capitur, ad cuius soliditatem mellis Attici quarta pars
miscetur; deinde in duplici uaso tamdiu coquitur, donec mellis habeat
spissitudinem. Hoc medicamentum et ad auriculae tumorem et ad
6 tussim facit. Altera arteriace ad fluorem arteriae et ad raucitatem et
ad tussim et ad spissum sonum uocis. Accipit haec: Tragacanthi ✳ VI,
gummis acanthini, quod ex uermiculis qui illic sunt uerum docetur,
✳ VI, murrae ✳ I, turis ✳ II, croci ✳ I, piperis albi grana XX, cario-
tarum recentium trium pulpas medias detracta exteriore cute, uuae
passae incorruptae purgatis interioribus granis ✳ VIII. Gummi et
tragacanthum passo Cretico uno die et una nocte macerari oportet,
postero die pilo mundo contundi et cetera trita mortario curiose ad-
misceri. Inde dari debet fabae magnitudinis globulus et sub lingua
teneri et deuorari statim, quod liquefactum fuerit. Hoc medicamen-
tum pipere detracto et ad tumorem arteriae facit; seruandum autem
7 est pyxide buxea. Arteriace, qua melior non est; refertur autem in
Asclepiaden medicum optimum. Facit ad omnia superius dicta et quid-
quid in arteriis uitii est efficaciter curat. Constat ex his: Myrrae op-
timae pinguis ✳ XXIIII, tragacanthi candidi ✳ XXXVIII, glycyrizae
radicis ✳ XVIII, resinae terebinthinae uerae ✳ XXXVI. Tragacan-

4 Scrib. 71 **5** Scrib. 73 9 Ps. Theod. p. 318,5 **6** Scrib. 74 **7** Scrib. 75

2 diu iacentem *Scrib.* diuiacentum P diuia centum L 3 cocliare L
6 umido *Scrib.* umidum PL 7 uersos PL 17 auriculae] arteriae *Scrib.*
19 ad spissum] abscissum *Scrib. ed. Ruellius* abscisum *Scrib. ed. Helmr.* traga-
ganthi P tragagandi L 21 cariotarium L 22 pulpas *Scrib.* pallas PL
24 tragaganthum PL 28 reseruandum L 31 uitiis PL 32 tragaganthi P
trigaganthi L clycyriizae L 33 terebentinae L

bricht; es reinigt nämlich und füllt alles aus. Ein lange Zeit aufliegendes Zäpfchen bringen Salz und zerstoßener Gallapfel, zu gleichen Gewichtsteilen vermischt und so mit einem Löffel aufgetragen, zum Abschwellen, ebenso 2 Denarii Gallapfel, 2 Denarii Kupferblüte und 10 Köpfe von sprottenähnlichen Fischen ohne Rogen, d. h. von den gesalzenen Fischen. Diese werden verbrannt und so den übrigen gut zerriebenen Ingredienzien zerrieben beigemischt, aber danach werden (die Ingredienzien) nichtsdestoweniger längere Zeit in eins verrieben. Das Heilmittel muß aber mit feuchtem Finger aufgetragen werden, und so muß das Zäpfchen, von unten aufgerichtet, lange Zeit aufwärts gedrückt werden. Bei rauher Luftröhre wirken folgende einfache Heilmittel: Alexandrinischer Gummi oder Tragantgummi, für sich unter der Zunge gehalten. Doch nützen folgende zusammengesetzte Heilmittel bei einer Schwellung der Luftröhre sehr viel: Möglichst viele Köpfe von schon reifem, jedoch noch grünem wildem Mohn werden in ein Tongefäß getan, und es wird so viel Wasser darübergegossen, daß von dem Gefäß zwei oder drei Fingerbreit frei bleiben. Sobald sie drei Tage lang eingeweicht worden sind, werden sie in demselben Gefäß gekocht, bis sie weich geworden sind, danach werden sie ausgepreßt, und von dem ganzen Wasser, das zuvor sorgfältig durchgeseiht worden ist, wird ein (bestimmtes) Maß genommen, dem, um es in einen festeren Zustand zu bringen, der vierte Teil attischer Honig beigemischt wird; danach wird es in einem doppelten Gefäß so lange gekocht, bis es die Zähigkeit von Honig hat. Dieses Heilmittel wirkt auch bei Ohrenschwellung und bei Husten. Eine andere Arznei für die Luftröhre gegen Luftröhrenkatarrh, gegen Heiserkeit, gegen Husten und gegen belegten Klang der Stimme. Sie enthält folgende Ingredienzien: 6 Denarii Tragantgummi, 6 Denarii Akanthusgummi, der sich an den kleinen Würmern, die sich dort befinden, als echt erweist, 1 Denarius Myrrhe, 2 Denarii Weihrauch, 1 Denarius Safran, 20 Körner weißen Pfeffer, das innere Fleisch von drei frischen Datteln, deren äußere Haut abgezogen worden ist, und 8 Denarii unverdorbene getrocknete Trauben, deren innere Kerne entfernt worden sind. Der Gummi und der Tragantgummi müssen einen Tag und eine Nacht in kretischem Rosinenwein eingeweicht werden, am folgenden Tag müssen sie mit einer sauberen Mörserkeule zerstoßen und die übrigen Ingredienzien, in einem Mörser sorgfältig zerrieben, beigemischt werden. Davon muß ein Kügelchen von der Größe einer Bohne eingegeben und unter der Zunge gehalten werden, und was flüssig geworden ist, muß sofort hinuntergeschluckt werden. Dieses Heilmittel wirkt, wenn man den Pfeffer wegläßt, auch bei Schwellung der Luftröhre; es ist aber in einer Buchsbaumbüchse aufzubewahren. Eine Arznei für die Luftröhre, die besser ist als alle anderen; sie wird aber dem vorzüglichen Arzt Asklepiades zugeschrieben. Sie wirkt bei allen weiter oben genannten (Erkrankungen) und heilt wirksam alle Schädigungen in der Luftröhre. Sie besteht aus folgenden Ingredienzien: 24 Denarii sehr guter fetter Myrrhe, 38 Denarii weißem Tragantgummi, 18 Denarii Süßholzwurzel und 36 Denarii echtem Terpentinharz. Der Tragantgummi muß

thum sicut est contundi et percribrari tenui foramine oportet, deinde
myrram tritam seorsum admisceri et rursus utraque in unum diu teri
atque ita in pilam coici et ibi, cum concaluerint omnia ictu pilae assi-
duo, terebinthinam paulatim misceri, donec omnium unitas fiat. Postea
glycerizam contusam et cribratam mortarioque nihilo minus diligenter
tritam sensim adspergi conuenit. Sed ubi haec bene mixta fuerint,
dum calet medicamentum, plures accedant et pilulas faciant uiciae
magnitudine. Fit enim cito durissima haec arteriace et ⟨hoc⟩ ipso prae-
cedit ceteras, quia linguae subiecta non facile soluitur et ita diutius
8 exhibet salubritatis effectum. Brassicae crudae folium leuissime terito;
9 ex eo sucum exprimito, quo uua contacta potenter subleuatur. Pruni
folia siue satiui seu siluestris ex uino decocta et saepius gargalizata
10 uuam resilere compellunt. Gallae tritae puluere uua contacta eodem
11 die resilit, si ter ei interiectis horis medicamen fuerit adpositum. Ca-
pitis summi uerticem si quis uuam laboranti mordeat inopino, omni
12 eum molestia liberabit. In principio doloris uua bene subleuatur, si
13 aqua frigida uel posca adsidue gargalizetur. Lotium uetus humanum
adiecto croco ab inscio, ne fastidiat, epotum uel gargalizatum mirum
14 in modum uuam reprimit et consumit. Cinis testarum ustarum ex
15 ostreis cum melle tenuissime contritus uuae inlitus prodest. Rubi coli-
culi teneri discoquuntur ex uino idque uinum gargalizatur, quod con-
16 festim uuam prominentem coercet. Folia rubi arefacta in umbra in
cinerem concremantur; is cinis in cocleari uuae subiectus praesentaneo
17 remedio eam contrahit. Herundinum exustarum cinis usque ad peri-
18 culum laboranti uuae cum melle mixtus potenter inlinitur. Alumen
19 scissum leuiter tritum uel tunsum uuae subditum prodest. Chalcitis
℈ I, turis ℈ III, calcis uiuae denarium, misui, nardi, folii ℈ binos,
croci sicci ℈ II. Omnia tunsa et cribrata in unum miscebis deque eo
puluere in cocleari posito uuam tanges ter mane, ter ante balneum;
20 certum experieris remedium. Salis granum, panis micam, carbonem
mortuum in foenicio alligabis et lino circa collum uuam dolenti sus-
21 pendes. Suco uel lacte caprifici in cocleari posito uua optime sub-
22 leuatur. Vrtica teritur eiusque sucus expressus et tepefactus ab eo,

8 Phys. Plin. 1,43 fol. 27 A 9 Plin. 23,132 cf. Marc. 11,19 15,14 11 Med. Plin. 1,15,4 p. 23,6 14 Med. Plin. 1,15,1 p. 22,16 15 Med. Plin. 1,15,2 p. 23,2 cf. Marc. 12,29. 63 16 Med. Plin. 1,15,3 p. 23,3 Ps. Apul. 88,20 Ps. Theod. p. 278,30 17 Med. Plin. 1,15,3 p. 23,4 22 Med. Plin. 1,15,2 p. 23,1

1 oportit **L** 3 iectu **L** pili *Scrib.; fortasse restituendum putat Ni Ind. p. 295* 8 hoc *add. Co e Scrib.* 11 exprimeto **L** 13 puluerem **P** pulluerem **L** 16 liberauit **PL** 17 humanum] hominum **L** 20 rubicoli **L** 22 coeret **PL** 30 certum] tertium **PL** *corr. Co* 32 uuam **PL**

so, wie er ist, zerstoßen und durch feine Löcher gesiebt werden, danach muß
die Myrrhe, gesondert zerrieben, beigemischt werden, und wiederum müssen
beide lange in eins verrieben und so in einen Mörser geschüttet werden, und
dort muß, wenn sich alle Ingredienzien durch dauerndes Stoßen in den Mör-
ser erwärmt haben, das Terpentinharz nach und nach beigemischt werden,
bis aus allen Ingredienzien eine Einheit geworden ist. Danach empfiehlt es
sich, das zerstoßene, gesiebte und in einem Mörser um nichts weniger sorg-
fältig zerriebene Süßholz nach und nach daraufzustreuen. Aber sobald diese
Ingredienzien gut gemischt worden sind, sollen, während das Heilmittel
(noch) warm ist, mehrere Leute hinzukommen und Pillen in der Größe einer
Wicke formen. Diese Arznei wird nämlich rasch sehr hart und übertrifft
gerade darin die übrigen, daß sie sich, unter die Zunge gelegt, nicht leicht
auflöst und so längere Zeit Heilwirkung hat. Verreibe ein Blatt von rohem 8
Kohl sehr glatt; presse aus ihm den Saft heraus, durch den das Zäpfchen,
wenn es mit ihm bestrichen wird, wirksam zum Abschwellen gebracht wird.
Blätter von der veredelten oder wilden Pflaume, in Wein gekocht und häu- 9
figer damit gegurgelt, zwingen das Zäpfchen, sich zusammenzuziehen. Mit 10
dem Pulver von zerriebenem Gallapfel bestrichen, zieht sich das Zäpfchen
an demselben Tag zusammen, wenn das Heilmittel dreimal in Abständen
von einigen Stunden auf das Zäpfchen aufgetragen wird. Wenn jemand dem- 11
jenigen, der an einem (geschwollenen) Zäpfchen leidet, unvermutet ganz
oben auf dem Kopf in den Scheitel beißt, befreit er ihn von allem Leiden.
Zu Beginn des Schmerzes wird das Zäpfchen mit Erfolg zum Abschwellen 12
gebracht, wenn man ständig mit kaltem Wasser oder Essigwasser gurgelt.
Wenn alter Menschenurin unter Beifügung von Safran von jemandem ohne 13
sein Wissen, damit er sich nicht ekelt, getrunken oder damit gegurgelt wird,
läßt er das Zäpfchen in wunderbarer Weise abschwellen und kleiner werden.
Asche von verbrannten Austernschalen, mit Honig sehr fein verrieben, nützt 14
dem Zäpfchen, wenn sie aufgestrichen wird. Zarte Brombeerzweige werden 15
in Wein verkocht, und mit diesem Wein wird gegurgelt, was ein vorstehendes
Zäpfchen sofort zusammenzieht. Im Schatten getrocknete Brombeerblätter 16
werden zu Asche verbrannt; diese Asche zieht, auf einem Löffel unter das
Zäpfchen getan, dieses als ein schnell wirkendes Heilmittel zusammen.
Asche von verbrannten Schwalben wird, mit Honig gemischt, wirksam auf 17
ein Zäpfchen gestrichen, das bis zu Lebensgefahr (für den Patienten) erkrankt
ist. Faseralaun nützt, wenn er, glatt zerrieben oder zerstoßen, unter das 18
Zäpfchen getan wird. 1 Scripulus Kupferstein, 3 Scripuli Weihrauch, einen 19
Denarius ungelöschten Kalk, je 2 Scripuli Misy, Narde und Nardenblatt und
2 Scripuli trockenen Safran. Alle Ingredienzien mischt man, zerstoßen und
gesiebt, in eins und bestreicht mit diesem Pulver, auf einen Löffel getan, das
Zäpfchen dreimal morgens und dreimal vor dem Bad; man lernt ein zuver-
lässiges Heilmittel kennen. Man bindet ein Körnchen Salz, eine Brotkrume 20
und nicht glühende Kohle in ein purpurrotes Tuch und hängt sie mit einem
Faden demjenigen an den Hals, der am Zäpfchen Schmerzen hat. Mit dem 21
Saft oder der Milch vom wilden Feigenbaum, die auf einen Löffel getan wird,
wird das Zäpfchen mit sehr gutem Erfolg zum Abschwellen gebracht. Brenn- 22
nessel wird zerrieben, und mit ihrem herausgepreßten und etwas erwärmten

23 qui uuam dolet, salubriter gargalizatur. Lapillus, qui in spongea Afri-
cana inuenitur, foenicio obuolutus linoque ligatus collo suspenditur
24 eius, qui uuae uitio laborat. Carmen ad uuae dolorem, quod ipse sibi
qui dolet praecantet, et manus supinas a gutture usque ad cerebrum
coniunctis digitis ducens dicat: CRISSI CRASI CANCRASI. Quibus
25 dictis rursum manus a gutture ducat et ter hoc faciat. Laboranti uuae
diuturno labore haec cura succurrit: Herudinem uiuam testo auellanae
includes eamque phoenicio inuolutam lino circa collum subligabis in-
26 traque diem nonum omni molestia liberaberis. De uua passa eliges
granum, quod unum intrinsecus nucleum habeat, eumque in foenicio
alligabis et faucibus, id est in regione uuae, inseres et tenebis et dices:
„Vua uuam emendat“, mox ipsum foenicium supra uerticem eius te-
nebis et idem dices, cumque ter ipsum feceris et carminaueris, collo
27 dolentis subligabis. Rosae siccae partes duas, myrti partem unam cum
28 aqua mulsa decoques et laboranti de uua dabis gargalizandum. Lenti-
culam, ficus siccas et furfures cum aqua mulsa decoques et pro gar-
29 galismatio uteris ad uuam reparandam. Aleum cum sale tritum in co-
30 cleari adpositum uuae uehementer eam releuat. Alei umbilicum, quo
grana continentur atque ubi radices inhaerent, cum ipsis radicibus in
foenicio conliga et laboranti de uua luna septima fylacterii more sus-
31 pendes. Ouum exinanitum completum uiua terra loco clauso si abs-
condatur ab eo, qui de faucibus et arteriis laborabit, remedio prae-
32 senti sibi subuenit. Olei ueteris quod satis erit infusum naribus tu-
33 morem arteriorum represso periculo suffocationis euincit. Fimum co-
lumbinum, ficus aridas et nitrum tundes eaque mixta extrinsecus ad-
pones. Hoc medicamen asperitatem faucium mollit destillationemque
34 castigat. Cocleae terra tantum excussa inlotae coquuntur, dehinc tritae
35 cum passo Cretico aduersum faucium molestias hauriuntur. Vt fau-
cium duritiam lenias, medicamen facies tale: Myrrae – III, croci –I,
tracanthi – III, ammoniaci – III, mellis quod satis sit. Omnia haec
trita atque permixta recondes et parato certoque subsidio ad arterias
36 crassiores et ad difficultatem uocis uteris. Ad tumores uuae et fauci-

28 Phys. Plin. 1,46 fol. 27C **33** Med. Plin. 1,16,1 p. 23,10 **34** Med. Plin. 1,16,2 p. 23,13

1 sfongea L 3 laborant P 6 manu PL 7 sucurrit L erudinem L herundinem P 9 liberaberes PL *an scribendum* liberabere? 10 foenio PL 15 de *om.* L 19 ipsi PL 20 filaterii L 21 abscondiatur L 24 arteriarum *ex* arteriorum *corr.* P suffugationis L 25 figus L 32 difficultata PL

Saft wird von demjenigen, der am Zäpfchen Schmerzen hat, mit Nutzen für seine Gesundung gegurgelt. Ein kleiner Stein, der sich im afrikanischen 23
Schwamm findet, wird, in ein purpurrotes Tuch eingewickelt und mit einem Faden verschnürt, an den Hals dessen gehängt, der an einer Schädigung des Zäpfchens leidet. Ein Spruch gegen Zäpfchenschmerz, den sich derjenige, 24
der Schmerzen hat, selbst vorsprechen soll, und zwar soll er, während er die Hände mit dem Rücken nach unten mit verschränkten Fingern von der Kehle bis zum Schädel führt, sagen: CRISSI CRASI CANCRASI. Nachdem er dies gesagt hat, soll er die Hände von neuem von der Kehle (hinauf)führen und dies dreimal tun. Einem an lang anhaltendem Schmerz leidenden Zäpf- 25
chen bringt folgende Behandlung Hilfe: Man schließt einen Blutegel lebend in einer Haselnußschale ein, bindet ihn, in ein purpurrotes Tuch gewickelt, mit einem Faden an den Hals und wird innerhalb von neun Tagen von allem lästigen Übel befreit. Man nimmt von einer getrockneten Traube eine Beere, 26
die im Innern (nur) einen Kern haben soll, bindet diesen in ein purpurrotes Tuch ein, bringt ihn an den Rachen, d. h. in den Bereich des Zäpfchens, hält ihn fest und sagt: „Die Traube heilt die Traube[1]", sogleich hält man eben dieses rote Tuch über seinen Scheitel, sagt dasselbe und bindet (es), wenn man eben dies dreimal getan und gesprochen hat, an den Hals des Patienten. Man läßt zwei Teile trockene Rose und einen Teil Myrte mit 27
Wassermet verkochen und gibt sie demjenigen, der am Zäpfchen Schmerzen hat, zu gurgeln. Man läßt Linsen, trockene Feigen und Kleie mit Wasser- 28
met verkochen und verwendet sie als Gurgelmittel, um das Zäpfchen wiederherzustellen. Knoblauch, mit Salz verrieben und mit einem Löffel auf das 29
Zäpfchen aufgetragen, bringt es wirksam zum Abschwellen. Binde eine Knob- 30
lauchknolle, in der die Kerne enthalten sind und wo Wurzeln anhaften, mitsamt den Wurzeln in ein purpurrotes Tuch, und du hängst sie demjenigen, der am Zäpfchen Schmerzen hat, am siebenten Tag nach Neumond als Amulett um. Wenn von demjenigen, der im Rachen und in der Luftröhre Schmer- 31
zen hat, ein leeres, mit frischer Erde gefülltes Ei an einem abgeschlossenen Platz verborgen wird, bringt es ihm als ein schnell wirkendes Heilmittel Hilfe. Wenn eine genügende Menge altes Öl in die Nase geträufelt wird, 32
läßt es, nachdem die Gefahr des Erstickens beseitigt worden ist, die Schwellung der Luftröhre abklingen. Man zerstößt Taubenmist, trockene Feigen 33
und Natron und trägt diese Ingredienzien gemischt außen auf. Dieses Heilmittel lindert Rauheit im Rachen und beseitigt Katarrh. Schnecken, von 34
denen nur die Erde abgeklopft worden ist, werden ungewaschen gekocht, danach werden sie mit kretischem Rosinenwein gegen Rachenbeschwerden getrunken. Um Rauheit des Rachens zu lindern, bereitet man folgendes 35
Heilmittel: 3 Unzen Myrrhe, 1 Unze Safran, 3 Unzen Tragantgummi, 3 Unzen Ammoniakharz und eine genügende Menge Honig. Alle diese Ingredienzien bewahrt man, zerrieben und vermischt, auf und verwendet sie als bereitstehendes und zuverlässiges Heilmittel bei ziemlich geschwollener Luftröhre und bei Behinderung der Stimme. Um Schwellungen des Zäpfchens 36

[1] = Zäpfchen, im Lateinischen wird mit dem Wort uva sowohl 'Traube' als auch 'Zäpfchen' bezeichnet.

um reprimendos gargalizari oportet tepidam aquam mulsam cum umore tisanae et cum melle decoctam. Passum quoque cum glyceriza uel ysopo uel feno Graeco uel lini semine decoctum iuuat necnon et aqua maluarum illic incoctarum gargalizationi plurimum prodest.
37 Bene opitulatur et fomentum per sfongeam adhibitum ex aqua calida arteriae et faucibus, quas partes postea tegi oportebit lana sucida
38 pura. Sedant tumores faucium et uuae perunctiones quaedam, ut sucus de moris coctus in mellis spissitudinem, item mali Punici granorum sucus, item uuae acerbae sucus eodem modo decoctus. Prodest et lentisci et terebinthi et rhus Syriaci et myrtae et rubi et rosae sucus, si cum melle haec omnia decoquantur. Pruna quoque prosunt matura, si aqua, in qua cocta fuerint, gargarizetur aut os ex ea colluatur. Haec omnia prosunt etiam anginam habentibus et cetera uitia in ore
39 nata efficaciter curant. Non desinente faucium tumore prosunt non solum fomenta molliter adhibita faucibus atque arteriis per sfongias aquae calidae, sed etiam cataplasmata uel fomenta de farinis. Itaque inponi oportebit isdem partibus farinam hordeaceam ex aqua pura uel mulsa coctam uel lini seminis farinam uel fenograeci farinam similiter coctam. Sed mirifice prosunt pulli hirundinini pingues salliti uel recentes assi in cibo sumpti; protinus enim omnem praefocationem et tumorem faucium tollunt. Verum si suppurare fauces uidebuntur, oportebit saepius gargalizare aquam cum ficis aridis coctam uel aquam mulsam cum supra scriptorum admixtione. Quod si tantus fuerit tumor, ut etiam praefocari aut strangulari fauces uideantur, aluum subtrahere clysterio oportebit aut sanguinem emittere de brachio uel sub
40 lingua uenam praecidere. Thymbrae ex aqua coctae uel aceti uapor per arundinem ore receptus prodest ad tumores oris et gutturis et
41 faucium. Origanum tritum cum melle inpositum ulcera oris purgat nec patitur ea longius serpere, coctum uero cum aqua et arida ficu atque adsidue gargalizatum facit et ⟨ad⟩ alia uitia, id est ad anginam et linguam sideratam, quod genus morbi Graeci paralysin uocant.
42 Sorbitionibus uti oportebit eos, qui de uua et faucibus laborant, factis ex amulo, tisana, oryza, alica, farina triticea, faba alba, urtica tenera cum lacte decocta; deinde, cum ex aliqua parte releuati fuerint, tum
43 uti ouis sorbilibus debent. Ad uuas callosas et nimium tumentes miri-

39 16 cf. Q. Ser. 262 21 cf. Marc. 14,3 lin. 26

1 oportit **L** 3 decoctam **P** 4 aquam **L** incocta **PL** *corr. Co* prodsunt **PL** 17 ordeaciam **L** 18 mulsam **PL** 19 erundinini **L** 21 supurare **L** purare **P** 30 assidue **L** ad[I] *add. Co (at cf. W. A. Baehrens, Philol. suppl. 12, 1912, p. 257)* ad[II]] et **P** 33 alica] alia **L** 35 soruilibus **P** sordilibus **L**

und des Rachens zum Abklingen zu bringen, muß mit lauwarmem Wassermet gegurgelt werden, der mit Gerstenschleimsaft und mit Honig gekocht worden ist. Auch Rosinenwein, der mit Süßholz, Ysop, Bockshornkraut oder Leinsamen gekocht worden ist, bringt Hilfe, und sehr viel nützt auch Wasser, in dem Malven gekocht worden sind, wenn man damit gurgelt. Gut 37
hilft auch ein Umschlag mit warmem Wasser, der vermittels eines Schwammes bei der Luftröhre und dem Rachen gemacht wird, Teilen, die danach mit sauberer frischer Wolle bedeckt werden müssen. Schwellungen des Rachens 38
und des Zäpfchens bringen einige Einreibungen zum Abklingen, zum Beispiel Maulbeersaft, der bis zur Zähigkeit von Honig gekocht worden ist, ebenso Saft von Granatapfelkernen und ebenso Saft von saueren Trauben, der in der gleichen Weise gekocht worden ist. Es nützt auch Saft vom Mastixbaum, vom Terpentinbaum, von syrischem Sumach, Myrte, vom Brombeerstrauch und von Rose, wenn alle diese Ingredienzien mit Honig gekocht werden. Auch reife Pflaumen nützen, wenn mit dem Wasser, in dem sie gekocht worden sind, gegurgelt wird oder der Mund damit gespült wird. Alle diese Mittel nützen auch denjenigen, die Angina haben, und heilen die übrigen Schädigungen, die im Mund auftreten, wirksam. Wenn die Rachenschwellung 39
nicht nachläßt, nützen nicht nur Umschläge mit warmem Wasser, die in weicher Form vermittels von Schwämmen an Rachen und Luftröhre gemacht werden, sondern auch Pflaster oder Umschläge mit Mehl. Und zwar wird auf eben diese Teile Gerstenmehl, das in reinem Wasser oder Wassermet gekocht worden ist, Leinsamenmehl oder Mehl aus Bockshornkraut, das in ähnlicher Weise gekocht worden ist, aufgelegt. Aber wunderbar nützen gepökelte oder frische geschmorte fette Schwalbenjunge, als Speise eingenommen; sie beseitigen nämlich sofort jedes Ersticken und jede Schwellung des Rachens. Wenn der Rachen aber zu eitern scheint, muß man häufiger mit Wasser gurgeln, das mit trockenen Feigen gekocht worden ist, oder mit Wassermet unter Beimischung der oben verzeichneten Ingredienzien. Wenn nun die Schwellung so groß ist, daß der Rachen sogar erstickt oder zugeschnürt zu werden scheint, muß man mit einer Klistierspritze einen Einlauf machen, aus dem Arm Blut entnehmen oder unter der Zunge eine Ader öffnen. Dampf von Saturei, der in Wasser gekocht wird, oder von Essig, der 40
mit einem Rohr im Mund aufgenommen wird, nützt gegen Schwellungen im Mund, in der Kehle und im Rachen. Origanum, mit Honig verrieben und 41
aufgetragen, reinigt Geschwüre im Mund und läßt nicht zu, daß sie sich weiter ausbreiten; wenn es aber mit Wasser und trockenen Feigen gekocht wird und ständig damit gegurgelt wird, wirkt es auch bei anderen Schädigungen, d. h. bei Angina und wenn die Zunge gelähmt ist, einer Krankheitsart, die die Griechen paralysis nennen. Diejenigen, die am Zäpfchen und im 42
Rachen Schmerzen haben, müssen Suppen zu sich nehmen, die aus Stärke, Gerstengrütze, Reis, Speltgraupen, Weizenmehl, weißen Bohnen und zarter Brennessel, mit Milch gekocht, zubereitet worden sind; wenn ihnen danach zu einem gewissen Teil Erleichterung verschafft worden ist, müssen sie dann Eier zu sich nehmen, die sich trinken lassen. Bei verhärteten und allzu ge- 43
schwollenen Zäpfchen ist folgende Zusammenstellung wunderbar; sie wirkt

fica haec compositio est; facit et ad cetera faucium et oris uitia. Est
autem haec: Aeris floris ✳ II, chalcitidis ✳ II, picis liquidae cyathum.
Coquitur pix, donec amittat odorem, deinde adiciuntur ei mellis cyathi
sex, atque iterum utraque mixta inferuescunt; post hoc adicitur uini
Aminei sextarius et rursum coquitur. Vbi autem bene decoctum fuerit,
cetera supra scripta, quae sicca sunt, trita adiciuntur iterumque deco-
44 quitur medicamentum, donec sit spissum uelut mel. Rhus, quo coriarii
utuntur, foliorum tenerorum collectorum aestate, priusquam semen
arbusculae eorum habeant, ✳ XXIIII macerantur in aquae nitidae
congiis tribus totidem diebus totidemque noctibus, deinde expressa
folia abiciuntur; aqua, in qua macerata fuerint, transfunditur in uas
aereum et coquitur, donec in mellis spissitudinem redigatur. Oportet
autem moueri aquam ipsam tudicula uel spathomeli aeris rubri, postea
adici debent trita haec: Myrrae, turis, nardi Syriacae, cinnami, cassiae,
singulorum denarii bini, deinde bis ter inferuefieri medicamentum et
reponi in pyxide cyprea. Facit ad omnia uitia, quae in ore nascuntur,
et ad uuam et arterias et anginam et ad auriculas, ex quibus puris
multum fluit, et ad ueretra et ad nigridinem carbunculorum, crustas
quoque et papulas omnes et maxime ea umoris uitia, quae in nocte
concitantur, expurgat; sed si uetustate medicamentum inaruerit, re-
45 mittitur et temperatur uino austere bene calido. Remedium Cosmi
medici ad anginam et ad omnia uitia, quae in ore nascuntur, et ad
aures pure manantes et ad carbunculos atque ad ueretra, quae nigri-
dinem duxerint, et ad crustas et ad ulcera in pedibus subtrita calcia-
mentis: Rhus Syriaci ✳ II, myrrae ✳ IIII, cassiae ✳ II, croci ✳ II,
mellis Attici cyathos duos. Coquitur medicamentum lente in cinere
46 calido, donec spissum fiat; reponitur in uaso aereo. Arteriace ad gra-
uidines oris et capitis et ad pleuriticos et per tussem sanguinem eici-
entes. Conficitur sic: Passi Cretici sextarii duo decoquuntur ad tertias,
deinde admiscetur turis uictoriati duae tertiaeue partes, myrrae di-
midia, croci una, tragacanthi ✳ I, gummis ✳ I, piperis grana numero
XX, glycerizae suci ✳ III, cariotarum pinguium suci exemptis inte-
raneis ✳ III. Gummi et tragacanthum in aqua mulsa maceratur, deinde
utraque trita ceteris bene tritis et leuigatis admiscentur, post hoc
globoli finguntur ad fabae magnitudinem, quos sub lingua teneri opor-
tet et quod de his liquefactum fuerit statim deuorari. Haec conpositio

2 calchiditis **PL** 3 odore **L** 9 aqua **P** qua **L** 11 fuerat **P** fuerit **L** 13 tuticula **PL** rudicula *Co (u. uerb.)* 15 terue *edd. (at cf. Svennung, Pall., p. 487)* 20 uetustatem **L** 30 tertiaeue **P** *eraso* ue, *quod utrum a librario an a Cornario deletum sit, diiudicari non potest* et tertiaeue **L** 32 glucerizae **L** 34 leuicatis **L** 35 oportit **L**

auch bei den übrigen Schädigungen im Rachen und im Mund. Sie ist aber folgende: 2 Denarii Kupferblüte, 2 Denarii Kupferstein und einen Cyathus flüssiges Pech. Das Pech wird gekocht, bis es den Geruch verloren hat, danach werden ihm sechs Cyathi Honig beigefügt, und beides wird vermischt zum zweitenmal erhitzt; danach wird ein Sextarius Aminäerwein zugefügt, und wiederum wird (alles) gekocht. Sobald es aber gut gekocht worden ist, werden die übrigen oben angegebenen Ingredienzien, die trocken sind, zerrieben zugefügt, und wiederum wird das Heilmittel gekocht, bis es zäh wie Honig ist. Von Sumach, den die Gerber verwenden, werden von den zarten 44
Blättern, die im Sommer, bevor ihre Stauden Samen tragen, gesammelt worden sind, 24 Denarii in drei Congii klarem Wasser ebensoviel Tage und ebensoviel Nächte eingeweicht, danach werden die ausgepreßten Blätter fortgeworfen; das Wasser, in dem sie eingeweicht worden sind, wird in ein Kupfergefäß umgeschüttet und gekocht, bis es auf die Zähigkeit von Honig gebracht worden ist. Das Wasser selbst muß aber mit einem Stößel oder einem Spachtel aus rötlichem Erz umgerührt werden, danach müssen folgende Ingredienzien zerrieben zugefügt werden: Von Myrrhe, Weihrauch, syrischer Narde, Zimt und Kasia, von den einzelnen Ingredienzien je 2 Denarii, danach (muß) das Heilmittel zwei-, dreimal erhitzt und in einer Kupferbüchse aufbewahrt werden. Es wirkt bei allen Schädigungen, die im Mund auftreten, und beim Zäpfchen, bei der Luftröhre, bei Angina und bei den Ohren, aus denen viel Eiter fließt, bei den Schamteilen und bei dunkler Färbung der Geschwüre, auch reinigt es von Verschorfungen, allen Bläschen und besonders den sich in Flüssigkeitsabsonderung äußernden Schädigungen, die nachts aufkommen; wenn aber das Heilmittel alt und dadurch trocken geworden ist, wird es mit recht warmem herbem Wein flüssig gemacht und gemischt. Ein Heilmittel des Arztes Cosmus gegen Angina und gegen alle 45
Schädigungen, die im Mund auftreten, bei Ohren, die von Eiter fließen, gegen Karbunkel und bei den Schamteilen, die sich dunkel verfärbt haben, gegen Verschorfungen und gegen Geschwüre an den Füßen, die durch das Schuhwerk aufgerieben worden sind: 2 Denarii syrischen Sumach, 4 Denarii Myrrhe, 2 Denarii Kasia, 2 Denarii Safran und zwei Cyathi attischen Honig. Das Heilmittel wird in warmer Asche schwach gekocht, bis es zäh geworden ist; es wird in einem Kupfergefäß aufbewahrt. Eine Arznei für die Luftröhre 46
gegen Beschwerden im, Mund und am Kopf und für diejenigen, die an Rippenfellentzündung leiden und solche, die beim Husten Blut auswerfen. Sie wird folgendermaßen zubereitet: Zwei Sextarii kretischer Rosinenwein werden auf ein Drittel verkocht, danach $^2/_3$ oder $^1/_3$ Victoriatus Weihrauch, die Hälfte Myrrhe und ein Teil Safran, 1 Denarius Tragantgummi, 1 Denarius Gummi, Pfefferkörner, 20 an Zahl, 3 Denarii Süßholzsaft und 3 Denarii Saft von saftigen Datteln, deren innere Teile herausgenommen worden sind. Der Gummi und der Tragantgummi werden in Wassermet eingeweicht, danach werden beide Ingredienzien zerrieben den übrigen gut zerriebenen und geglätteten beigemischt, danach werden Kügelchen in der Größe einer Bohne geformt, die unter der Zunge gehalten werden müssen und von denen das, was flüssig geworden ist, sofort hinuntergeschluckt werden muß. Diese Zu-

facit ad omnia arteriae uitia et thoracis et ad uocis intercisionem.
47 Compositio, quae dicitur stomatice. Facit ad tossillas et uuas tumentes
et ad uulnera et ulcera in auriculis uetera, excepta ex libris Ptolomaei
regis, qui Euergetes appellatus est. Accipit haec: Suci ex moris facti
et in sole cocti Ꞩ unum semis, glycerizae suci ✱ II, corticis lyciae ✱ S,
myrrae troglodytis ✱ I, aluminis fissi ✱ I, nardi Indici ✱ S, mellis
Attici cyathos IIII, uini Malei cyathum I. Quae arida sunt seorsum
teruntur et in unum cum uino temperantur, deinde passum his admi-
scetur et coquuntur omnia in cinere calido, donec mellis spissitudinem
habeant. Non oportet autem ignorare utiles esse arteriam inbicillam
habentibus gestationes, deambulationes, corporis uocisque exercita-
tiones, contraria autem balnea et omnia, quae uidentur caput inplere
48 uel umores excitare. Vuae et faucium dolori fimus agnorum, prius-
quam herbam gustent, in umbra arefactus et confrictus atque em-
49 plastri more adpositus medetur. Suco cocleae acu transfossae inlita
50 uua sanatur ita, ut ipsa coclea in fumo postea suspendatur. Vuae
destillationi, quae omnibus fere periculosa est, nam et pthisin et syn-
texin et alias molestas ualetudines creat, prosunt porri sectiui folia
51 non cocta sine pane adsidue manducata. Oleum calidum ei, qui de
uua et arteriis laborat, eunti dormitum in cerebrum et in aures in-
52 fundi utile est. Vuam toto anno non dolebit, qui, cum primum uuam
uiderit procedentem, sinistra manu digito medicinali et pollice gra-
53 num uulsum sic transgluttierit, ut dentibus non contingat. Stercus
caballinum recens colliges et in furno calefacies, tunc oleum medio
capiti infundes contra uuam et sic stercus praedictum in panno uel
54 in linteo spisso capiti superligabis in noctem. Frumenti grana super
candentem tegulam pones et disperges ea et, cum uideris ex his umo-
rem nigrum exire, de cocliario colliges et subinde uuae adpones; sta-
55 tim remediabis. Ad fauces et arteria impedita remedium utile sic:
Croci dragmas VIII, nardi drag̃. II, scynuanthus drag̃. I, amuli drag̃.
I S, rosae seminis drag̃. I. Mellis Attici cyathum unum cum tenuis-
simo puluere specierum supra dictarum miscebis et decoques tenuiter
56 et ad perunctionem faucium uteris. Lac bubulum recens mulsum et
lento igne calefactum gargalizatumque arteria constricta infuso ca-

48. 49 Plin. 30,31 **56** Plin. 28,189 cf. Marc. 15,17

1 intercessionem PL *corr. Heraeus coll. p. 324,22* interceptionem *Co* 3 uetere PL 5 in *om.* L semis] seminis PL *corr. Co* lycii *edd.* 6 troglodidis P troclodidis L 7 malini *He* Malei '*i. e. Malea oriundi*' *Ni in adn.* 9 cinerem L 10 habeat L 12 implere P 13 umores] mores PL *corr. Co* 15 sucus P 16 coclia L 17 tpisin PL 18 molestias P ualitudines P 20 uena *ex* uua *corr.* L 27 humorem PL 28 uua L 34 confricta L

sammenstellung wirkt bei allen Schädigungen der Luftröhre und des Brustkorbs und bei Versagen der Stimme. Eine Zusammenstellung, die stomatice 47
(Arznei für den Mund) genannt wird. Sie wirkt bei geschwollenen Mandeln und Zäpfchen, bei alten Wunden und Geschwüren in den Ohren, sie wurde den Büchern des Königs Ptolemaios, der Euergetes genannt wurde, entnommen. Sie enthält folgende Ingredienzien: Eineinhalb Sextarii Saft, der aus Maulbeeren gewonnen und an der Sonne gekocht worden ist, 2 Denarii Süßholzsaft, 1/2 Denarius Lyciumschale, 1 Denarius troglodytische Myrrhe, 1 Denarius Faseralaun, 1/2 Denarius indische Narde, 4 Cyathi attischen Honig und 1 Cyathus maleischen Wein. Die Ingredienzien, die trocken sind, werden gesondert zerrieben und mit dem Wein in eins gemischt, danach wird ihnen Rosinenwein beigemischt, und alle Ingredienzien werden in warmer Asche gekocht, bis sie die Zähigkeit von Honig haben. Auf jeden Fall muß man aber wissen, daß für diejenigen, die eine kranke Luftröhre haben, Ausfahrten, Spaziergänge und Übungen des Körpers und der Stimme nützlich sind, gefährlich dagegen Bäder und alles, was den Kopf anzufüllen oder Flüssigkeitsabsonderung hervorzurufen scheint. Schmerz am Zäpfchen und 48
im Rachen heilt Mist von Lämmern, bevor sie Gras gefressen haben; er wird im Schatten getrocknet, zerrieben und als Pflaster aufgelegt. Das Zäpf- 49
chen wird geheilt, wenn es mit dem Saft von einer Schnecke, die mit einer Nadel durchstochen worden ist, bestrichen wird, in der Weise, daß die Schnecke selbst danach im Rauch aufgehängt wird. Bei Zäpfchenkatarrh, 50
der bei fast allen lebensgefährlich ist – er läßt nämlich Schwindsucht, Auszehrung und andere lästige Krankheiten entstehen –, nützen ungekochte Schnittlauchblätter, wenn sie ständig ohne Brot gegessen werden. Für den- 51
jenigen, der am Zäpfchen und in der Luftröhre Schmerzen hat, ist es nützlich, wenn ihm beim Schlafengehen warmes Öl auf den Schädel und in die Ohren geträufelt wird. Ein ganzes Jahr lang hat derjenige am Zäpfchen keine 52
Schmerzen, der, sobald er eine Traube Frucht ansetzen sieht, ein mit der linken Hand mit Ringfinger und Daumen (von ihr) abgerissenes Kügelchen so hinunterschluckt, daß er es mit den Zähnen nicht berührt. Man sammelt frischen 53
Pferdemist und erwärmt ihn im Backofen, dann träufelt man gegen das Zäpfchen Öl mitten auf den Kopf und bindet so den zuvor genannten Mist in einem Lappen oder in einem dichten Leinentuch zur Nacht auf den Kopf. Man legt Getreidekörner in eine glühende Pfanne, breitet sie darauf aus, 54
nimmt sie, sobald man sieht, daß aus ihnen eine dunkle Flüssigkeit herauskommt, mit einem Löffel auf und legt sie gleich darauf auf das Zäpfchen; man bringt sofort Heilung. Im folgenden ein nützliches Heilmittel für den 55
Rachen und die angegriffene Luftröhre: 8 Drachmen Safran, 2 Drachmen Narde, 1 Drachme Kamelheu, 1 1/2 Drachmen Stärke und 1 Drachme Rosensamen. Man mischt einen Cyathus attischen Honig mit dem sehr feinen Pulver aus den oben angegebenen Ingredienzien, läßt ihn schwach kochen und verwendet ihn zum Einreiben des Rachens. Frische Kuhmilch, gemolken, 56
auf schwachem Feuer erwärmt und damit gegurgelt, heilt die Luftröhre, die durch das Einfließen des Katarrhs verengt worden ist, und den rauhen

57 tarro et fauces exasperatas pristinae sanitati restituta persanat. Vuae
dolenti et destillanti medicamentum praesentaneum sic: Gallae rufae
semunciam, aluminis scissi ℈ VIIII, myrrae pinguissimae ℈ VIIII,
cunicularis herbae aridae super mundam tegulam combustae cineris
semunciam. Haec omnia in tenuissimum puluerem redacta et in unum
permixta seruantur uaso uitreo et per triduum cocleare semiplenum
ieiuno et bene digesto intra os inseritur, ut uuam contingat et inlinat.
58 Causticum ad uuam penitus minuendam uel consumendam sic: Feni-
culi drag̃. I, calcis uiuae drag̃. I, afronitri drag̃. II, chalcanthi drag̃. II,
iu drag̃. II. Contusa haec in puluerem redacta permisce et subige cum
cinere lixiui ficulnei et inpone siccum ita, ut haereat uuae uel faucibus.
59 Raucis et grauedini uocis plurimum prodest traganthum, si sub lingua
diu teneatur, aut piper, et paulatim saliua, quae collecta fuerit, sor-
60 beatur. Raucus si oua incocta recentia singula per triduum ieiunus
61 hauserit, statim remediabitur. Raucis, si in balineo clament et aërem
calidum intra fauces recipiant, satis utile est. Oleum quoque uiride in
ore tepidum teneant et adsidue gargarizent, etiam in balneo; plurimum
62 prodest. Ad uocem clarificandam radicem edulem, quae incocta man-
ducatur, cum mulso coque et deinceps ipsum mulsum bibe et radicem
63 ipsam manduca. Ad uuam destillantem platani pilulam, quam singu-
64 larem inueneris, lino traiectam suspende collo laborantis. Vuam cani-
culatam et cocleam Germanam combure et contere atque ex eo pul-
uere mixto pollice summo uel certe cocleario uuam ieiuno tange per
65 triduum. Herbae cymbalitis radicem ante solis ortum collige sinistrae
manus digitis pollice et medicinali in nomine eius, qui uuam dolebit,
66 et licio conligatam collo eius suspende. Picem mollem cerebro eius
inpone, qui uuam dolebit; praecipe, ut super limen stans superiori
67 limini ipsam picem capite suo adfigat. Ad dolorem uuae scribes in
charta et collo laborantis linteolo suspendes: „Furmica sanguinem non
68 habet nec fel; fuge uua, ne cancer te comedat.“ Araneam, quae sur-
sum uersus subit et texit, prendes et nomen eius dices, cui medendum
erit, et adicies: „Sic cito subeat uua eius, quem nomino, quomodo
aranea haec sursum repit et texit.“ Tum ipsam araneam in chartam
uirginem lino ligabis et collo laborantis suspendes die Iouis, sed dum

61 Ps. Theod. p. 318,4

8 cauticum **PL** 10 iu] ioni **P** ·i·oni **L** *corr. He* 12 grauedine **L** grauidine **P** tracanthum *Ni* 13 tenetur **L** 15 aerem *ex* aerum *corr.* **P** aerema **L**, *quod Ni ex* aera^{em} *archetypi ortum suspicatur* 18 clarificandum **L** 20 pilulum **L** 21 traiecta **PL** 24 colliges **P** 26 conligatum **L** 28 limiti **PL** *corr. He* 29 lineolo **PL** furmicam **PL** 30 habit **L**

Rachen, wobei sie in ihrer ehemaligen Gesundheit wiederhergestellt werden. Im folgenden ein schnell wirkendes Heilmittel bei Schmerzen und Katarrh 57
am Zäpfchen: Eine halbe Unze roten Gallapfel, 9 Scripuli Faseralaun, 9 Scripuli sehr fette Myrrhe und eine halbe Unze Asche von trockenem, in einer sauberen Pfanne verbranntem Kaninchenkraut. Alle diese Ingredienzien werden, zu sehr feinem Pulver gemacht und in eins vermischt, in einem Glasgefäß aufbewahrt, und drei Tage lang wird vom Patienten ein halbvoller Löffel auf nüchternen Magen und nach guter Verdauung so in den Mund gebracht, daß er das Zäpfchen (damit) berührt und bestreicht. Im folgenden ein 58
ätzendes Heilmittel, um das Zäpfchen völlig zu verkleinern oder abschwellen zu lassen: 1 Drachme Fenchel, 1 Drachme ungelöschten Kalk, 2 Drachmen Schaumsalpeter, 2 Drachmen Kupferblüte und 2 Drachmen Grünspan. Vermische diese zerstoßenen und zu Pulver gemachten Ingredienzien, versetze sie mit der Asche für Feigenlauge und trage es trocken in der Weise auf, daß es am Zäpfchen oder am Rachen hängenbleibt. Heiseren und bei belegter 59
Stimme nützt Tragantgummi sehr viel, wenn er lange unter der Zunge gehalten wird – oder Pfeffer – und der Speichel, der sich angesammelt hat, nach und nach hinuntergeschluckt wird. Wenn ein Heiserer drei Tage lang 60
je ein frisches ungekochtes Ei auf nüchternen Magen trinkt, wird er sofort geheilt. Für Heisere ist es recht nützlich, wenn sie im Bad schreien und die 61
warme Luft im Rachen aufnehmen. Auch sollen sie lauwarmes frisches Öl im Mund halten und ständig damit gurgeln, auch im Bad; es nützt sehr viel. Um die Stimme klar zu machen, koche eine eßbare Wurzel (Rettich), die un- 62
gekocht gegessen werden kann, mit Weinmet, danach trinke eben den Weinmet, und iß eben die Wurzel. Bei Zäpfchenkatarrh hänge ein Platanenkügel- 63
chen, das du einzeln gefunden hast, auf einen Faden gezogen, an den Hals des Kranken. Verbrenne eine Weinblütenknospe und eine germanische 64
Schnecke, zerreibe sie und bestreiche mit diesem gemischten Pulver mit der Daumenspitze oder zumindest mit einem Löffel drei Tage hindurch dem Patienten mit nüchternem Magen das Zäpfchen. Reiße vor Sonnenaufgang 65
eine Nabelkrautwurzel mit Daumen und Ringfinger der linken Hand im Namen dessen heraus, der am Zäpfchen Schmerzen hat, und hänge sie, an einen Faden gebunden, um seinen Hals. Lege weiches Pech auf den Schädel 66
dessen, der am Zäpfchen Schmerzen hat; gib die Anweisung, daß er, während er auf einer Schwelle steht, eben dieses Pech mit seinem Kopf an die Oberschwelle anklebt. Gegen Zäpfchenschmerz schreibt man auf ein Blatt 67
Papyrus und hängt (es) mit einem Faden an den Hals des Kranken: „Die Ameise hat nicht Blut noch Galle; fliehe, Zäpfchen, damit der Krebs dich nicht frißt.“ Man greift eine Spinne, die nach oben klettert und webt, sagt 68
den Namen dessen, der geheilt werden soll, und fügt hinzu: „So schnell soll sich das Zäpfchen dessen, den ich nenne, in die Höhe bewegen, wie diese Spinne aufwärts kriecht und webt.“ Dann bindet man eben die Spinne mit einem Faden in ein unbeschriebenes Blatt Papyrus und hängt sie am Tag des Jupiter an den Hals des Kranken, doch spuckt man, während

69 prendes araneam uel phylacterium alligas, ter in terram spues. Medicamen causticum ad uuam sine ferro tollendam, de quo etiam sciatici curantur: Calcis uiuae – I, saponis albi pilulas III, senopidis, hoc est minii, modicum, lixiui, unde operantur coactiliarii, aliquantum. In unum miscebis haec et coagitabis diu et repositum habebis, ut, cum
70 opus fuerit, utaris. Descriptio trochisci plurimis rebus satis utilis, id est ad uetustas tusses et reumata, quae in arteriis consurgunt, ad paralyticos, ad eos, qui ex incommodo tremunt, ad nesciam, ad ydropicos, ad opisthotonicos, ad pedum subitos dolores uel grauidines, ad longas uiscerum causas uel dolores, ad pthisicos, ad inediam, ad eparis uel lienis et ad intestinorum dolores, ad duritiam quoque eparis resoluendam, ad partus extrahendos, qui ante maturitatem fuerint enecati, et si quid post partum resederit euocandum. Quod medicamentum ab Eutychiano archiatro primum traditum fertur. Cuius descriptio talis: Storachis drag̃. IIII, iris Illyricae drag̃. IIII, yoscyami drag̃. I, opopanacis drag̃. IIII, myrrae troglodytis drag̃. IIII, resinae terebinthinae drag̃. II, piperis albi drag̃. XII, afronitri drag̃. XI, opii drag̃. XI, galbani drag̃. IIII. Haec omnia diligentissime tunsa, cribrata et trita, ut permiscere se possint, aqua nitida in unum colliges ita, ut storachem et galbanum separatim ante contundas. Quae simul confusa aqua colliges et trochiscos ad mensuram oboli facies et, cum necessarium fuerit, ex aqua calida bibendos dabis cum cyathis tribus ternos, prout aetas aut uirtus fuerit.

CAPVT XV

Ad Anginam Vel Synanchem Et Strvmas Et Parotidas Et Revmata Et Glandvlas Vel Tosillas Et Ad Ea Qvae Favcibvs Haeserint Evocanda Remedia Rationabilia Et Physica Diversa De Experimentis

Anginae prodest sanguinis detractio, cucurbitarum adhibitio ceteraque auxilia, quibus medici efficacius utuntur. Medicamenta autem simplicia haec recte faciunt: Laser Cyrinaicum aqua dilutum crassius per pinnam faucibus adhibitum uel euphorbium aqua dilutum simi-
2 liter inpositum. Conpositionum autem haec sunt apta: Fellis taurini, salis, aceti, mellis, olei ueteris aequas partes in unum misceri oportet

XV 1 Scrib. 67 2 Scrib. 68

1 colligas **L** 2 sq. sciatici curantur] scaeali circurantur **L** 4 lixiuum **P** lyxiuum **L** *corr. Ni* 6 rebus *om.* **L** 10 sq. uel lienis ad eparis **PL** *corr. Ni* 17 afonitri **P** 19 possent **PL** 26 ad *om.* **L** 32 adhibitur **PL**

man die Spinne greift oder das Amulett anbindet, dreimal auf die Erde. Ein 69
ätzendes Heilmittel, um das Zäpfchen ohne Messer zum Abschwellen zu
bringen, mit dem auch diejenigen geheilt werden, die Hüftschmerzen haben:
1 Unze ungelöschten Kalk, 3 Kügelchen weiße Seife, ein wenig sinopis, d. h.
Mennige und eine ganze Menge Lauge, womit die Filzwalker arbeiten. Diese
Ingredienzien mischt man in eins, verrührt sie lange und hält sie verwahrt,
damit man sie, wenn es erforderlich ist, verwenden kann. Die Beschreibung 70
einer Pille, die bei sehr vielen Gelegenheiten recht nützlich ist, d. h. bei chronischen Hustenanfällen und Flüssen, die in der Luftröhre aufkommen, bei Gelähmten, bei denjenigen, die an krankhaftem Zittern leiden, bei Hüftschmerz, bei Wassersüchtigen, bei denjenigen, die an Nackenkrampf leiden, bei plötzlichen Schmerzen oder Schwere in den Füßen, bei anhaltenden Erkrankungen oder Schmerzen in den Eingeweiden, bei Schwindsüchtigen, bei Appetitlosigkeit, bei Leber- oder Milz- und bei Darmschmerzen, auch um eine Verhärtung der Leber zu beseitigen, um eine Leibesfrucht, die vor ihrer Reife abgestorben ist, herauszubringen und um, falls nach der Geburt etwas zurückgeblieben ist, dies herauszubringen. Dieses Heilmittel soll zuerst von dem Leibarzt Eutychianus weitergegeben worden sein. Seine Beschreibung ist folgende: 4 Drachmen Styrax, 4 Drachmen illyrische Iris, 1 Drachme Bilsenkraut, 4 Drachmen Opopanax, 4 Drachmen troglodytische Myrrhe, 2 Drachmen Terpentinharz, 12 Drachmen weißen Pfeffer, 11 Drachmen Schaumsalpeter, 11 Drachmen Opium und 4 Drachmen Galban. Alle diese Ingredienzien bindet man, sehr sorgfältig zerstoßen, gesiebt und zerrieben, so daß sie sich vermischen können, mit klarem Wasser in eins, in der Weise, daß man den Styrax und das Galban vorher gesondert zerstößt. Diese bindet man (alle) zusammen, dadurch, daß Wasser darübergegossen wird, formt daraus Pillen bis zum Maß eines Obolus und gibt sie, wenn es erforderlich ist, in warmem Wasser – je 3 mit drei Cyathi – zu trinken, je nachdem welches Alter oder welche Belastungsfähigkeit vorliegt.

15. KAPITEL

Verschiedene auf Grund von Erfahrungen gewonnene künstliche und natürliche Heilmittel gegen Angina bzw. Synanche, Drüsenschwellungen am Hals und an den Ohren, Flüsse, für die Mandeln bzw. Tonsillen und um Fremdkörper, die im Rachen hängengeblieben sind, herauszubringen

Bei Angina nützt Blutentzug, das Ansetzen von Schröpfköpfen und die
übrigen Hilfsmittel, die die Ärzte mit recht großem Erfolg anwenden. An
einfachen Heilmitteln wirken aber folgende erfolgreich: Kyrenäisches Silphiumharz, in Wasser aufgelöst und mit einer Feder recht dick auf den
Rachen aufgetragen, oder Wolfsmilch, in Wasser aufgelöst und in ähnlicher
Weise aufgetragen. Von den Zusammensetzungen sind aber folgende ge- 2
eignet: Die gleichen Teile Stiergalle, Salz, Essig, Honig und altes Öl müssen

3 et, cum opus fuerit, pinna perfricare fauces diutius laborantes. Item
bene facit et hoc medicamentum compositum sic: Git fricti ✳ II,
pyrethri ✳ I, sagapeni uictoriati pondus. Trita haec cum melle miscen-
4 tur et ita faucibus adhibentur. Facit bene medicamentum hoc compo-
situm sic: Fellis taurini ✳ II, suci cucumeris siluatici ✳ I, cachryos
et misui animati ✳ singulos. Trita haec melle admixto reponuntur.
Cum opus est, aqua tepida diluuntur et fauces exinde perunguntur
coguntur que inde quam plurimum deuorare, qui faucium dolore uexan-
5 tur; soluit enim uentrem et ita uehementissime prodest. Item bene
facit et hoc medicamentum: Hirundininorum pullorum exustorum ci-
neris ✳ I, hysopi ✳ I, nitri ✳ I, piperis ✳ semissem, laseris ✳ II. Hoc
6 medicamento et saepius fauces et pressius fricari oportet. Multis et
hoc profuit medicamentum: Costi, opii, anesi, schoeni, cassiae rufae,
singulorum ✳ binos, git ✳ I, amomi uictoriati pondus I, asari, quod
est semen, ✳ II, aluminis fissi ✳ I, gallae, quod est medium, magnitu-
dine ciceris pilulas numero V, croci ✳ II, crocomagmatis uictoriati
pondus, myrrae uictoriati pondus, aristolociae Graecae ✳ IIII, cin-
nami ✳ III, hirundinum siluestrium exustorum pullorum cineris ✳ V,
nardi spicae uictoriati pondus. Melle Attico despumato conprehendun-
tur haec omnia diligenter trita; cum autem opus fuerit reparari hoc
medicamentum, adicietur quod satis erit eiusdem mellis et sic faucibus
inseretur. Hoc Liuia Augusta semper compositum habuit et recondi-
tum in uasculo uitreo; facit enim mirifice aduersum anginam et syn-
7 anchem. Medicamentum ad anginam, quod deuoratur, quantum di-
gito uno tolli uel colligi potest, componitur ex his: Rhus Syriaci denarii
semissem, hysopi tantundem, ceparum Cypriarum capita tria, laseris
Cyrenaici quantum erui granum est, uini bene odorati cyathos tres.
Cum uino cepae ita teruntur, ut soluantur, deinde mittuntur in uase
aeris rubri atque adiciuntur cetera et coquuntur ad mellis crassitu-
dinem. Hinc dabitur bis uel ter digito lingere ei, cui medendum est.
8 Ad synanchis molestiam et faucium dolorem periculosum efficax medi-
camen; conficitur diligenter et reconditum in praesidio habetur: Ius,
in quo hirundinum pulli cocti fuerint, accipitur tepens et intra fauces
9 continetur atque aliquid inde transmittitur. Sed praecipue contra syn-
anchem prodest, si hirundines uiuos in nido prendas et uiuos incendas,

3 Scrib. 69 4–6 Scrib. 70

3 I *om.* L 5 cacryos L 10 herundinorum L 12 medicamentum PL oportit L 14 asari] zeae *Scrib.* 25 denariis PL 26 tantumdem L 33 herundinum L 35 hirundinos P herundines L

in eins gemischt werden, und wenn es erforderlich ist, muß man sie längere Zeit mit einer Feder auf den schmerzenden Rachen streichen. Ebensogut 3
wirkt auch folgendes Heilmittel, das so zusammengesetzt wird: 2 Denarii gerösteten Schwarzkümmel, 1 Denarius Bertramswurz und das Gewicht eines Victoriatus Sagapengummi. Diese Ingredienzien werden zerrieben mit Honig gemischt und so auf den Rachen aufgetragen. Gut wirkt folgendes 4
Heilmittel, das so zusammengesetzt wird: 2 Denarii Stiergalle, 1 Denarius Saft von der wilden Gurke und je 1 Denarius frisches Chachry und Misy. Diese Ingredienzien werden zerrieben unter Beimischung von Honig aufbewahrt. Wenn es erforderlich ist, werden sie in lauwarmem Wasser aufgelöst, der Rachen wird damit eingerieben, und diejenigen, die von Schmerz im Rachen gequält werden, werden gezwungen, davon soviel wie möglich hinunterzuschlucken; es führt nämlich ab und nützt so außerordentlich stark. Ebensogut wirkt auch folgendes Heilmittel: 1 Denarius Asche von 5
verbrannten Schwalbenjungen, 1 Denarius Ysop, 1 Denarius Natron, einen halben Denarius Pfeffer und 2 Denarii Silphiumharz. Mit diesem Heilmittel muß der Rachen häufiger und recht leicht eingerieben werden. Vielen 6
hat auch folgendes Heilmittel genützt: Von Kostwurz, Opium, Anis, Binsen und roter Kasia, von den einzelnen Ingredienzien je 2 Denarii, 1 Denarius Schwarzkümmel, das Gewicht 1 Victoriatus Amomum, 2 Denarii Haselwurz, d. h. den Samen, 1 Denarius Faseralaun, vom Gallapfel das Innere, (davon) Kügelchen in der Größe einer Erbse, 5 an Zahl, 2 Denarii Safran, das Gewicht eines Victoriatus Safranabfall, das Gewicht eines Victoriatus Myrrhe, 4 Denarii griechische Osterluzei, 3 Denarii Zimt, 5 Denarii Asche von verbrannten Jungen wilder Schwalben und das Gewicht eines Victoriatus Narde. Alle diese Ingredienzien werden, sorgfältig zerrieben, mit abgeschäumtem attischem Honig gebunden; wenn es aber erforderlich ist, dieses Heilmittel zu erneuern, wird eine genügende Menge desselben Honigs hinzugefügt und so an den Rachen gebracht. Dies hatte Livia Augusta immer zusammengestellt zur Hand und hielt es in einem Glasgefäß aufbewahrt; es wirkt nämlich wunderbar gegen Angina und Synanche.
Ein Heilmittel gegen Angina, das hinuntergeschluckt wird, (und zwar) in 7
der Menge, die mit einem Finger aufgenommen oder gefaßt werden kann, wird aus folgenden Ingredienzien zusammengestellt: Einen halben Denarius syrischen Sumach, ebensoviel Ysop, drei Köpfe von zyprischen Zwiebeln, von kyrenäischem Silphiumharz so viel, wie ein Wickenkorn ausmacht, und drei Cyathi wohlriechenden Wein. Die Zwiebeln werden mit dem Wein in der Weise verrieben, daß sie sich auflösen, danach werden sie in ein Gefäß von rotem Erz getan, und die übrigen Ingredienzien werden hinzugefügt und bis zur Dicke von Honig gekocht. Davon wird zwei- oder dreimal demjenigen mit einem Finger zu lecken gegeben, der geheilt werden soll. Ein wirksames 8
Heilmittel gegen das lästige Übel Angina und lebensgefährlichen Schmerz im Rachen; es wird sorgfältig zubereitet und an einem sicheren Ort verwahrt gehalten: Brühe, in der Schwalbenjunge gekocht worden sind, wird lauwarm eingenommen, im Rachen gehalten, und etwas davon wird hinuntergeschluckt. Aber besonders nützt es am Tag des Jupiter bei zurück- 9
gehender Flut und abnehmendem Mond bei Angina, wenn du Schwalben

ut puluis ex his fiat, die Iouis liduna luna uetere. Sed obserua, ut
inpares in nido inuenias et quanti fuerint exuras. Horum in calida
aqua puluerem bibendum dabis et de ipso puluere digito locum syn-
anchis abintro continges; miraberis remedium; sed inlotis manibus
10 remedium facies. Rutam, alium, laser aequali mensura tritum, si ex
uino gargarizet qui synanchem patitur, certum et praesens remedium
11 sentiet. Praecantabis ieiunus ieiunum tenens locum, qui erit in causa,
digitis tribus, id est pollice, medio et medicinali, residuis duobus ele-
uatis. Dices: „Exi, ⟨si⟩ hodie nata, si ante nata, si hodie creata, si
ante creata; hanc pestem pestilentiam, hunc dolorem, hunc tumorem,
hunc ruborem, has toles, has tosillas, hunc panum, has panuclas, hanc
strumam, hanc strumellam hac religione euoco, educo, excanto de
12 istis membris medullis.“ Ad tosillas herbae, quae lingua bubula dici-
13 tur, radix circa collum inligata plurimum prodest. Gladioli folium me-
dium diuisum et in similitudinem coronae in se conexum ac pro torque
14 circa collum habitum tosillas sedat. Pruni arboris folia ex uino de-
15 cocta et gargarizata tosillas molliunt. Turis manna et myrra et cinna-
momum et galbanum aequis ponderibus separatim ad leuitatem con-
tusa cribrataque et cum resina terebinthina ceraque decocta plurimum
16 atque emplastri modo adposita sanant tosillas. Si adipe leonina to-
17 sillae interius perunguantur, eodem die sanabuntur. Lac caprunum
uel bubulum uel ouillum recens mulsum dum calet uel etiam cale-
18 factum gargarizatum tosillarum dolores et tumores cito sedat. Plan-
tago uel eius radix diligentissime contrita cum axungia uetere inposita
19 in panno uel linteo prodest anginae uel tosillis. Cyclaminis sucum et
mel Lycium aequis portionibus miscebis et eo gargarismatio ad omnia
20 faucium uitia potenter uteris. Pulticulam ex alica facies, in qua capita
porrorum contusa mittes, et simul decoques et deinde colabis et sor-
21 bitione ea contra faucium molestias, cum uolueris, uteris. Si quis gril-
lum manu contriuerit et ad tosillas uel suas uel alterius tenens ter
22 adplicuerit, tactu illo tumorem sanabit. Tosillis renes uulturini aridi

14 Plin. 23,132 cf. Marc. 11,19 14,9 **17** Plin. 28,189 cf. Marc. 14,56 **18** Med. Plin. 1,7,5 p. 16,6 **19** cf. Marc. 11,24 12,51 **21** Med. Plin. 1,16,3 p. 23,14 cf. Q. Ser. 287 **22** cf. Med. Plin. 1,16,4 p. 24,1

9 si *add. Heim, p. 476 et 545* si *pro* exi *Buecheler Rhein. Mus. 34, 1879, p. 344* exi, exi, exi, si *Zander, Versus Ital. ant. p. 46* 11 palum **PL** *corr. Co* 12 hanc religionem **L** hanc relegionem **P**, *quod tutatur Zander l. c.* relegionem *dictam putans a relegando passiue, ut significet malum, quod relegatur corr. Bernays apud Heim, p. 477* educo, excanto, euoco *propos. Zander l. c.* 14 inligatum **L** 17 mamna *ex* manna *corr.* **P** 21 perungantur **L** 26 omnium **PL** 28 contusam **L** 29 eo **PL** 30 tossillas **L** 31 tossillis **L** renes uulpis *Med. Plin.*

lebend in ihrem Nest greifst und lebend so verbrennst, daß aus ihnen Pulver
wird. Aber achte darauf, daß du sie in ungerader Zahl im Nest findest und
alle verbrennst, die (darin) gewesen sind. Du gibst das Pulver von ihnen in
warmem Wasser zu trinken und bestreichst innen mit eben diesem Pulver
mit einem Finger den von Angina befallenen Bereich; du staunst über das
Heilmittel; doch bereitest du das Heilmittel mit ungewaschenen Händen zu.
Wenn derjenige, der an Angina leidet, mit Raute, Knoblauch und Silphium- 10
harz, in gleichem Maß verrieben, in Wein gurgelt, spürt er die Zuverlässig-
keit und schnelle Wirkung des Heilmittels. Mit nüchternem Magen bespricht 11
man den Patienten mit nüchternem Magen, während man die Stelle, die von
der Krankheit befallen ist, mit drei Fingern, d. h. mit Daumen, Mittel- und
Ringfinger, festhält, wobei die übrigen beiden hochstehen. Man sagt: „Ver-
schwinde, bist du heute geboren, bist du früher geboren, bist du heute ent-
standen, bist du früher entstanden; diese Pest und Verpestung, diesen
Schmerz, diese Schwellung, diese Rötung, diese Schwellung der Mandeln,
diese Schwellung der Mändelchen, diese Geschwulst, diese Geschwülstchen,
diese Drüsengeschwulst am Hals, dieses Drüsengeschwülstchen am Hals rufe
ich mit diesem Zauberspruch hinaus, führe ich hinaus, zaubere ich hinaus aus
diesen Gliedern, aus diesem Mark.“ Bei den Mandeln nützt die Wurzel eines 12
Krautes, das Rinderzunge genannt wird, um den Hals gebunden, sehr viel. Ein 13
Gladiolenblatt, in der Mitte zerteilt, nach Art eines Kranzes in sich verschlun-
gen und als Kette um den Hals getragen, läßt die Mandeln abschwellen. Blätter 14
vom Pflaumenbaum, in Wein gekocht und damit gegurgelt, lassen die Mandeln
(wieder) weich werden. Weihrauchkörner, Myrrhe, Zimt und Galban, zu glei- 15
chen Gewichtsteilen gesondert bis zur Glätte zerstoßen, gesiebt, mit Terpentin-
harz und Wachs sehr lange gekocht und als Pflaster aufgelegt, heilen die Man-
deln. Wenn die Mandeln innen mit Löwenfett eingerieben werden, werden sie 16
(noch) an demselben Tag geheilt. Ziegen-, Kuh- oder Schafsmilch, frisch ge- 17
molken und, solange sie (noch) warm ist, oder auch erwärmt damit gegurgelt,
läßt Schmerzen und Schwellungen an den Mandeln rasch abklingen. Wege- 18
rich oder seine Wurzel, sehr sorgfältig zerrieben und mit alter Wagenschmiere
in einem Lappen oder Leinentuch aufgelegt, nützt bei Angina oder den Man-
deln. Man mischt Saubrotsaft und lykischen Honig zu gleichen Teilen und 19
wendet dies als Gurgelmittel bei allen Schädigungen des Rachens wirksam
an. Man bereitet aus Speltgraupen einen dicken Brei, in den man zerstoßene 20
Lauchköpfe hineintut, läßt (es) zusammen kochen, seiht (es) danach und
verwendet dies, wenn man will, als Suppe gegen Rachenbeschwerden. Wenn 21
jemand mit der Hand eine Grille zerreibt und sie an seine Mandeln oder die
eines anderen dreimal heranbringt, wobei er sie festhält, heilt er durch jene
Berührung die Schwellung. Trockene Geiernieren, in Honig verrieben oder 22

in melle triti uel decocti mirum remedium praestant, si pro emplastro
23 adponantur. Cepae longae conditoriae suco adiecto melle permixto
interiora faucium pertractantur; quo facto anginam laborantem a peri-
culo liberabis. Resina quoque uel liquore cedri arboris angina adsidue
24 peruncta sanatur. Myrtae foliorum sucus gargarizatus uel etiam trans-
25 missus anginae plurimum prodest. Myrram contritam ex aqua tepida
constanter absorbendam dato ei, qui anginae periculo laborat; statim
26 eum liberabis. Herundinum conbustarum cinis cum melle Attico mix-
tus faucibusque inditus et anginam reprimet et ulcera, si qua arteriis
27 inerunt, contacta purgabit sanabitque. Taurinum fel melle permixtum
et extrinsecus faucibus adpositum uel pro unguine inductum anginas
efficaciter sanat. Idem praestat et caprinum fel similiter adpositum.
28 Si subita angina ita fauces praefocabuntur, ut nullum auxilium cele-
riter inueniri possit, ferro quam acutissimo ex uenula, quae sub lingua
est in parte sinistra, quae statim de hoc morbo pallescit, sanguis
29 emittatur; continuo subuenietur. Herbae proserpinalis, quae dracon-
teon dicitur, contritae suco admisceto salsam aquam et olei parum
atque inde linguam et quae sunt circa linguam et fauces perfricato,
30 donec uomat, cui medebere; cito sanabitur. Alumen tritum ex posca
31 gargarizatum anginae molestiis prodest. Lini semen et anethum cum
sale et oleo et aceto decoctum bene contra faucium dolores gargariza-
32 bitur. Nucis iuglandis nuclei triti cum ruta et oleo inpositi faucibus
33 prosunt. Ruborum caules teneri teruntur sucusque eorum expressus
et in sole coagitatus, donec spissetur ad crassitudinem mellis, ab in-
34 teriore parte faucibus et gingiuis inlitus plurimum prodest. Pullus
herundinis siluestris uel melius si ripariolae, certe etiam domesticae,
assus uel elixus comestus anginam uelocissime certissimeque sanat
adeo, ut hominem ab hoc morbo per totum annum tutissimum prae-
35 stet. Ad parotidas sedandas asphodili herbae radix inuoluta lana fusca
36 et circa collum suspensa remedio plurimum erit. Brassicae stirpes siue
stipites arefactae uel combustae et in puluerem redactae et cum axun-
gia uetere subactae atque emplastro alutacio parotidibus inpositae
37 satis prosunt. Lupino crudo deme folliculos atque ex eo farinam te-
nuissimam facito, quam melle subactam uice malagmatis parotidibus

23 2 Plin. 20,43 **26** Med. Plin. 1,16,4 p. 24,2 **27** Med. Plin. 1,17,2 p. 25,3 **29** Plin. 26,23 **30** cf. Med. Plin. 1,16,2 p. 23,12 **31** Med. Plin. 1,16,5 p. 24,4 **32** Med. Plin. 1,17,2 p. 25,1 **33** Med. Plin. 1,16,5 p. 24,5 **34** Med. Plin. 1,17,3 p. 25,4

3 angina *edd.* 8 combustarum L 14 inuenire P 19 alumen] alium *Med. Plin.* 21 gargalizatur L 26 erundinis L 30 sq. siue stipites *del. He* 31 stirpites L

gekocht, stellen für die Mandeln ein wunderbares Heilmittel dar, wenn sie als Pflaster aufgelegt werden. Mit dem unter Beifügung von Honig vermisch- 23
ten Saft der langen Zwiebel, die zum Einlegen bestimmt ist, werden die inneren Partien des Rachens eingerieben; dadurch befreit man denjenigen, der an Angina leidet, von der Lebensgefahr. Auch wenn Angina ständig mit dem Harz oder Saft vom Zedernbaum eingerieben wird, wird sie geheilt. Mit Saft von Myrtenblättern zu gurgeln oder auch ihn hinunterzuschlucken 24
nützt bei Angina sehr viel. Gib zerriebene Myrrhe in lauwarmem Wasser 25
ständig demjenigen zu trinken, der lebensgefährlich an Angina erkrankt ist; du befreist ihn sofort. Asche von verbrannten Schwalben, mit attischem 26
Honig gemischt und auf den Rachen aufgetragen, beseitigt Angina und reinigt und heilt Geschwüre, falls solche in der Luftröhre vorhanden sind, wenn sie (damit) bestrichen werden. Stiergalle, mit Honig vermischt und 27
außen auf den Rachen aufgetragen oder als Salbe hineingebracht, heilt Anginaerkrankungen wirksam. Dasselbe bewirkt auch Ziegengalle, in ähnlicher Weise aufgetragen. Wenn der Rachen durch eine plötzliche Angina- 28
erkrankung so zuschwillt, daß (so) schnell kein Heilmittel gefunden werden kann, soll mit einem möglichst scharfen Messer aus der kleinen Ader, die sich auf der linken Seite unter der Zunge befindet, die infolge dieser Krankheit sofort blaß wird, Blut herausgelassen werden; man bringt sofort Hilfe. Mische dem Saft von zerriebener Drachenwurz, die draconteon genannt 29
wird, salziges Wasser und ein wenig Öl bei und reibe damit die Zunge, die Partien um die Zunge herum und den Rachen ein, bis derjenige, den du heilen willst, spuckt; er wird rasch geheilt. Zerriebener Alaun nützt, wenn 30
damit in Essigwasser gegurgelt wird, bei Anginabeschwerden. Mit Leinsamen 31
und Dill, zusammen mit Salz, Öl und Essig gekocht, wird gegen Rachenschmerzen erfolgreich gegurgelt. Walnußkerne, mit Raute und Öl verrieben 32
und auf den Rachen aufgetragen, nützen ihm. Zarte Brombeerstengel werden 33
zerrieben, und der Saft, der aus ihnen herausgepreßt und an der Sonne so lange gerührt wird, bis seine Zähigkeit die Dicke von Honig erreicht hat, nützt sehr viel, wenn er innen auf den Rachen und auf das Zahnfleisch gestrichen wird. Das Junge einer wilden Schwalbe oder (noch) besser, wenn es 34
von einer Uferschwalbe ist, notfalls auch von einer Hausschwalbe, heilt, wenn es geschmort oder gekocht gegessen wird, Angina sehr rasch und sehr zuverlässig, (und zwar) so sehr, daß es den Patienten ein ganzes Jahr gegenüber dieser Krankheit völlig immun macht. Um Drüsenschwellungen an den 35
Ohren zum Abklingen zu bringen, ist die Wurzel von Asphodill, in dunkle Wolle gewickelt und um den Hals gehängt, in sehr großem Maß ein Heilmittel. Stengel oder Strünke vom Kohl, getrocknet oder verbrannt, zu Pul- 36
ver gemacht, mit alter Wagenschmiere versetzt und als Pflaster mit Alaunleder auf die geschwollenen Drüsen an den Ohren aufgetragen, nützt ihnen recht gut. Entferne von rohen Lupinen die Hülsen, und bereite daraus sehr 37
feines Mehl, das du, mit Honig versetzt, als erweichendes Mittel auf die ge-

adponas; continuo dolores tumoresque sedabis. Idem praestat et cum
38 aceto decoctus similiterque adpositus. Herba uerbena cum plantagine
in ore contrita adiecto modico salis pro emplastro adposita parotidas
mire discutit. Quas cum aperuerit, detracto sale sola contrita et in-
39 posita celeriter sanabit nec cicatricem magnam faciet. Noctuae iecur
diligenter seruatum atque ex unguento nardino trito auriculis subinde
40 infusum celeriter parotidum uitium omne persanat. Ostrei testarum
41 combustarum cinis cum melle inpositus parotidas cito soluit. Aqua
marina tepida uel ex marino sale infecta parotidas sfongia prius elue,
tum calcem cum axungia uetere subactam inponito; confestim sanabis.
42 Spumae argenti ℘ I, olei ueteris ℘ II, salis ammoniaci ℘ II, galbani
℘ II. Simul haec omnia permiscebis ita, ut spumam argenti in oleo
decoquas usque ad crassitudinem mellis; tum adicies salem et pones,
ut ferueat. Item galbanum addes et rursum pones, ut ferueat, postea
simul omnia colabis et recondes et, cum opus fuerit, more emplastri
43 miro remedio sedandis parotidibus uteris. Vitium exustarum cinis cum
cera et resina paribus ponderibus adpositus parotidis prodest, sed una
44 decoctus. Stercus columbinum tritum cum farina ordiacia ex melle
45 subactum et calide adpositum nascentes parotidas conprimit. Adeps
ursina pari pondere cum seuo taurino et cera permixta atque adposita
46 parotidibus mirum remedium est. Pingue laridi, quod inter cutem et
carnem macram est, si parotidibus adponatur et illic ligetur, cito sana-
47 buntur. Mus araneus si in orbitam inciderit, naturali fato illic deten-
tus emoritur. Hunc illic inuentum argilla aut linteo aut foenicio in-
uolue et ex eo ter circumscribe parotidas, quae in corpore subito
48 turgebunt; mira celeritate sanabis. Maluae radice lino uel licio traiecta
aut arnoglosae, id est plantaginis, radice similiter collo circumdata
49 strumas sanari manifestum est. Mentastri sucus cum uino gargarizatus
50 frequenter strumas tumoresque discutiet. Farina hordiacia, pix liquida
cum cera et oleo mixta percoctaque, adiecto puerili lotio subacta,
51 more emplastri inposita strumas utiliter sanabit. Galbanum inpositum
super strumas facile eas discutit. Idem praestat et sal ammoniacus

37 1 Med.Plin. 1,7,2 p. 15,16 **39** Med. Plin. 1,7,4 p. 16,4 **40** Plin. 32,65 **43** Med. Plin. 1,7,2 p. 15,17 **44** Med. Plin. 1,7,3 p. 16,3 cf. Q. Ser. 739 **45** Med. Plin. 1,7,5 p. 16,6 **50** Plin. 22,123 **51** Med. Plin. 3,6,3 p. 71,2 Ps. Theod. p. 274,6

2 plantaginem **PL** 6 ungento **L** 14 et] ut **L** 19 comprimit **L** 22 parotibus **PL** 32 amoniacus **L**

schwollenen Drüsen am Ohr auflegen sollst; sofort bringst du die Schmerzen und Schwellungen zum Abklingen. Dasselbe bewirken sie auch, wenn sie mit Essig verkocht und in ähnlicher Weise aufgelegt werden. Eisenkraut, mit 38
Wegerich im Mund zerrieben und unter Beifügung von ein wenig Salz als Pflaster aufgelegt, vertreibt Drüsenschwellungen an den Ohren in wunderbarer Weise. Sobald es sie geöffnet hat, heilt es sie, unter Fortlassen des Salzes allein zerrieben und aufgetragen, rasch und läßt keine große Narbe entstehen. Die Leber eines Käuzchens, sorgfältig aufbewahrt und in Narden- 39
salbe, die (mit ihr) verrieben worden ist, wiederholt in die Ohren geträufelt, heilt jede mit Drüsenschwellungen an den Ohren verbundene Schädigung rasch. Asche von verbrannten Austernschalen, mit Honig aufgetragen, be- 40
seitigt Drüsenschwellungen an den Ohren rasch. Spüle zunächst die Drüsen- 41
schwellungen an den Ohren mit lauwarmem Meerwasser oder mit einem Schwamm, der mit Meersalz getränkt worden ist, dann trage mit alter Wagenschmiere versetzten Kalk auf; du bringst sofort Heilung. 1 Pfund 42
Silberschaum, 2 Pfund altes Öl, 2 Pfund ammonisches Salz und 2 Pfund Galban. Alle diese Ingredienzien vermischt man miteinander, in der Weise, daß man den Silberschaum mit dem Öl bis zur Dicke von Honig einkochen läßt; dann fügt man das Salz hinzu und setzt (das Ganze) auf, damit es kocht. Ebenso fügt man das Galban hinzu und setzt (es) wiederum auf, damit es kocht, danach seiht man alle Ingredienzien zusammen, bewahrt sie auf und verwendet sie, wenn es erforderlich ist, nach Art eines Pflasters als ein wunderbares Heilmittel, um Drüsenschwellungen an den Ohren zum Abklingen zu bringen. Asche von verbrannten Weinreben nützt, mit Wachs und 43
Harz zu gleichen Gewichtsteilen auf die Drüsenschwellungen an den Ohren aufgetragen, aber (nur) wenn sie zusammen (mit diesen) gekocht worden ist. Taubenmist, mit Gerstenmehl verrieben, mit Honig versetzt und warm auf- 44
getragen, verhindert aufkommende Drüsenschwellungen an den Ohren. Bärenfett, in gleichem Gewicht mit Stiertalg und Wachs vermischt und auf 45
die Drüsenschwellungen an den Ohren aufgetragen, ist ein wunderbares Heilmittel. Wenn das Fett vom Speck, der zwischen der Haut und dem mageren 46
Fleisch sitzt, auf die Drüsenschwellungen an den Ohren aufgetragen und dort festgebunden wird, werden sie rasch geheilt. Wenn eine Spitzmaus in 47
eine Wagenspur hineingerät, stirbt sie, da sie von einem natürlichen Geschick dort festgehalten wird. Wenn du sie dort findest, packe sie in Töpfererde, ein Leinentuch oder ein purpurrotes Tuch, und umschreibe damit dreimal die Drüsen an den Ohren, die plötzlich am Körper geschwollen sind; mit erstaunlicher Geschwindigkeit bringst du Heilung. Es steht fest, daß mit der 48
Wurzel der Malve, die auf einen Faden oder ein Band gezogen worden ist, oder mit der Wurzel der arnoglosa, d. h. des Wegerichs, die in ähnlicher Weise um den Hals gelegt worden ist, Drüsenschwellungen am Hals geheilt werden. Wenn häufig mit dem Saft von wilder Minze zusammen mit Wein 49
gegurgelt wird, vertreibt er Drüsenschwellungen am Hals und (andere) Schwellungen. Gerstenmehl und flüssiges Pech, mit Wachs und Öl gemischt 50
und gekocht, mit beigefügtem Knabenurin versetzt und als Pflaster aufgetragen, heilt Drüsenschwellungen am Hals erfolgreich. Wenn Galban auf die 51
Drüsenschwellungen am Hals aufgetragen wird, vertreibt es sie leicht. Das-

52 adpositus uel densiore liquore inditus aut inlitus. Contra omnes stru-
mas et feminis et maribus utilissimum est, si cor lacertae uiridis lu-
53 pino argenteo clausum in collo suspensum semper habeant. Fel bu-
bulum uel caprunum ad incipientes strumas optime facere experimenta
docuerunt; nam penitus crescere non sinentur, si eo adsidue tangan-
54 tur. Cancri fluuiales combusti triti et cum melle adpositi strumas
discutiunt. Idem praestant et testae echinorum ex aceto tritae ad-
55 positae. Si uolueris explorare, utrum struma sit loci illius, qui tume-
bit, antequam medicinam adhibeas, lumbricum terrestrem ad tumo-
rem adplica et postea super folium pone. Si struma erit, lumbrico
terra fiet; si non erit struma, integer atque inlaesus permanebit.
56 Saepiae testa minutissime contusa cum axungia uetere subacta et
57 inposita strumis medetur. Nasturcium cum alumine contritum inlitum
58 uel inpositum strumis opitulabitur. Talparum capita recisa cum terra
sua contunduntur et pro emplastro adponuntur strumis; utiliter pro-
sunt. Ob quod pastilli inde facti in pyxide stagnea reponi debent,
59 ut praesto sint, cum opus est. Calx uiua cum resina liquida et adipe
60 suilla subacta et addito melle inposita strumis mire medetur. Vngu-
larum equinarum exustarum cinis cum oleo inpositus uel inlitus stru-
61 mis medetur. Acu ossea, id est spiculo trygonis, quae pastinaca dicitur,
62 strumam saepius punge; statim arescit. Ad strumam sedandam buxi
tenera et cicutam teres uel contundes et cum axungia subiges et in
63 panno tenui inductum medicamen adpones. Virgulas teneras buxi,
manipulum tenerum urticae unipecciae in ollam rudem bisextialem
cum aqua mittes et ad medias decoques, postea de aqua ipsa dor-
mitum eunti aduersus strumas calidum quantum pati possit sorben-
dum dabis, non transmittendum, sed ad eum locum, qui dolet, intra
os tenendum; quanto autem diutius aut calidius tenuerit, tanto citius
sanabitur. Sufficit autem, ut ternos sorsos singulis noctibus intra os
64 teneat. Medicamen ad fauces curandas sic: Rutae ℈ VII, mentae sem-
unciam, folii semunciam, anethi tantundem, apii idem, coliculi se-

52 Plin. 30,36 **53** Med. Plin. 3,6,9 p. 71,17 **54** Plin. 32,88 Phys. Plin. 3,39 fol. 75D **56** Med. Plin. 1,7,3 p. 16,1 **57** cf. Med. Plin. 3,6,2 p. 70,18 cf. Marc. 15,78 **58** Med. Plin. 3,6,7 p. 71,10 **59** Med. Plin. 3,6,9 p. 71,16 Ps. Theod. p. 274,3 **60** Med. Plin. 3,6,10 p. 71,18 **61** Plin. 32,88 cf. Plin. 9,155

4 aprinum *Med. Plin.* 10 lumbricus *edd. (cf. Svennung, Pall., p. 636; cf. gramm. D I 5)* 18 *§ 60 om.* L 20 pastinaga PL 25 sq. dormitum aduersus strumoso PL *(Svennung, Pall., p. 432 adn. 1) corr. Li* dormitum eunti strumoso *Co (cf. Helmr., Rhein. Mus. 72, 1917/18, p. 280)* dormitum ituro strumoso *Heraeus* dormituro aduersus strumas *Ni*

selbe bewirkt auch ammonisches Salz, wenn es aufgelegt oder als recht dicke
Flüssigkeit aufgetragen oder aufgestrichen wird. Gegen alle Drüsenschwel- 52
lungen am Hals ist es für Frauen und Männer sehr nützlich, wenn sie immer
das Herz einer grünen Eidechse, in einer silbernen Lupine verschlossen, am
Hals hängen haben. Fälle, bei denen man es ausprobiert hat, haben gezeigt, 53
daß Rinder- oder Ziegengalle bei beginnenden Drüsenschwellungen am Hals
sehr gut wirkt; denn wenn sie ständig damit bestrichen werden, wird nicht
zugelassen, daß sie ihre volle Größe erreichen. Verbrannte Flußkrebse, zer- 54
rieben und mit Honig aufgetragen, vertreiben Drüsenschwellungen am Hals.
Dasselbe bewirken auch die Schalen von Seeigeln, mit Essig verrieben und
aufgetragen. Wenn du herausfinden willst, ob an jener Stelle am Hals, die 55
geschwollen ist, eine Drüsenschwellung vorliegt, bringe, bevor du ein Heil-
mittel anwendest, einen Regenwurm an die Schwellung heran, und lege ihn
danach auf ein Blatt. Wenn eine Drüsenschwellung vorliegt, wird aus dem
Regenwurm Erde; wenn keine Drüsenschwellung vorliegt, bleibt er unver-
sehrt und unverletzt. Die Schale vom Tintenfisch, sehr fein zerstoßen, mit 56
alter Wagenschmiere versetzt und aufgetragen, heilt Drüsenschwellungen
am Hals. Kresse, mit Alaun verrieben, aufgestrichen oder aufgetragen, hilft 57
bei Drüsenschwellungen am Hals. Abgeschnittene Maulwurfsköpfe werden 58
mit ihrer Erde zerstoßen und als Pflaster auf die Drüsenschwellungen am
Hals aufgelegt; sie nützen wirksam. Deswegen müssen daraus geformte
Tabletten in einer Büchse von Werkblei aufbewahrt werden, damit sie vor-
rätig sind, wenn es erforderlich ist. Ungelöschter Kalk, mit flüssigem Harz 59
und Schweinefett versetzt und unter Beifügung von Honig aufgetragen, heilt
Drüsenschwellungen am Hals wunderbar. Asche von verbrannten Pferdehufen, 60
mit Öl aufgetragen oder aufgestrichen, heilt Drüsenschwellungen am Hals.
Stich häufiger mit einer Knochennadel, d. h. mit dem Stachel eines Stachel- 61
rochens, der pastinaca genannt wird, in die Drüsenschwellung am Hals;
sie wird sofort trocken. Um eine Drüsenschwellung am Hals zum Ab- 62
klingen zu bringen, zerreibt oder zerstößt man zarte Buchsbaumtriebe
und Schierling, versetzt sie mit Wagenschmiere und legt sie, auf ein
dünnes Tuch gebracht, als Heilmittel auf. Man gibt zarte Buchsbaumzweige 63
und ein kleines Bund einstengeliger Brennessel mit Wasser in einen gewöhn-
lichen Topf, der zwei Sextarii faßt, und läßt sie auf die Hälfte einkochen,
danach gibt man ihm von eben dem Wasser, wenn er schlafen gehen will,
gegen die Drüsenschwellungen am Hals (einen Teil) so warm zu trinken, wie
er es ertragen kann, jedoch nicht hinunterzuschlucken, sondern an der Stelle,
die schmerzt, im Mund zu halten; je länger oder wärmer er es aber (im Mund)
hält, desto rascher wird er geheilt. Es genügt aber, in den einzelnen Nächten
je 3 Schluck im Mund zu halten. Im folgenden ein Heilmittel, um den Rachen 64
zu heilen: 7 Scripuli Raute, eine halbe Unze Minze, eine halbe Unze Narden-
blatt, ebensoviel Dill, dasselbe von Eppich, dasselbe von Kohlsamen und

minis idem, cucurbitae et marruuii idem. Teres diligenter haec omnia
65 ac permiscebis et, cum opus fuerit, fauces inde tanges. Item puluerem
ad idem uel quae intra os dolent conficies sic: Piperis – I, folii – I,
spicae nardi ℈ XII, myrrae ℈ XII, costi ℈ XII, cassiae fistulae ℈ XII,
aloes ℈ IIII, gutta ammoniaci – I, dactulorum ossa exustorum ℈ XII,
salsarum sardarum capita trita ℈ XII, rutae seminis ℈ XII, mentae
℈ XII, pulei ℈ XII, anethi, apii, coliculi, cucurbitae, marrubii scrip.
duodena. Omnia tundes et cernes et quae urenda sunt super testum
combures et teres atque in uaso uitreo repones et, cum opus fuerit,
66 sicco eo uteris. Ad synanchem remedium sic: Cuniculum uiuum in
olla rudi combures et puluerem de ipso costo et folio aequis ponde-
ribus miscebis, et sic in potione plenum cocleare de hoc puluere cum
67 uino dabis atque etiam fauces inde perfricabis. Caput uiperae linteolo
conligatum colloque suspensum toles optime sanat aut prohibet in-
68 nasci. Lac caprunum cum malua et exiguo sale decoctum gargariza-
69 tumque tosillis prime medetur. Menarum salsarum ustarum de capi-
70 tibus cinis ex melle inlitus faucibus anginam cohibet. Aqua, in qua
mus coctus fuerit, aduersum anginas salubriter inscio propinatur.
71 Caninae cutis corrigium ter collo circumdatum mire anginam releuat.
72 Multipedes cutiones, qui in stercore nascuntur quique contacti in glo-
bolos conplicantur, adiecta tertia parte resinae ualedissime triti et
malagmatis uice inpositi incipientes parotidas aperiunt et expurgant,
73 maturatas uero persanant. Axungia uetus cum testa uasi salsamentarii
contusa subactaque et adposita collectionem parotidum laudabiliter
74 discutit. Vulpinis testiculis recentibus parotides perunctae cito discuti-
75 untur. Muricum testae uruntur earumque cinis cum melle parotidibus
76 salubriter inponitur. Fimo caprae axungia uetus permixta et subacta
77 atque ut emplastrum adposita parotidas persanat. Calcis floris ℈ III,
alei spicas duas cum axungia tundes et inpones parotidibus malag-
78 matis more. Nasturcium cum lomento contritum sanat strumas. Etiam
79 marrubium cum adipe mixtum adpositumque prodest. Exulceratis
strumis mustelae sanguis recte inlinitur uel ipsa in uino decocta salu-

67 Med. Plin. 1,7,5 p. 16,8 **68** Med. Plin. 1,16,3 p. 23,15 Plin. 28,189 **69** Med. Plin. 1,17,1 p. 24,13 **70** Med. Plin. 1,16,6 p. 24,8 **71** Med. Plin. 1,16,7 p. 24,9 **72** Med. Plin. 1,7,4 p. 16,5 **73** Plin. 28,140 32,89 **74** Plin. 28,177 Sext. Plac. 2α 25 2β 22 **75** Med. Plin. 1,7,2 p. 15,18 **76** Med. Plin. 1,7,5 p. 16,7 **78** Med. Plin. 3,6,2 p. 70,18 Ps. Apul. 20,13 cf. Marc. 15,57 **79** Med. Plin. 3,6,3 p. 71,2

2 ac] et **P** 5 exusta *propos. Ni* 7 codoculi **L** *in* coliculi *corr.* **P** 12 et *om.* **L** 14 tolles **P** 18 proponatur **L** 20 globolis **P**

dasselbe von Kürbis und Andorn. Alle diese Ingredienzien zerreibt man sorgfältig, vermischt sie und bestreicht damit, wenn es erforderlich ist, den
Rachen. Ebenso bereitet man ein Pulver für denselben Zweck oder für die- 65
jenigen Teile, die im Innern des Mundes schmerzen, folgendermaßen: 1 Unze Pfeffer, 1 Unze Nardenblatt, 12 Scripuli Narde, 12 Scripuli Myrrhe, 12 Scripuli Kostwurz, 12 Scripuli Kasiastange, 4 Scripuli Aloe, 1 Unze Ammoniakharztropfen, die Kerne von verbrannten Datteln, (davon) 12 Scripuli, zerriebene Köpfe von gesalzenen Sardellen, (davon) 12 Scripuli, 12 Scripuli Rautensamen, 12 Scripuli Minze, 12 Scripuli Polei und je 12 Scripuli Dill, Eppich, Kohl, Kürbis und Andorn. Man zerstößt und siebt alle Ingredienzien, verbrennt diejenigen, die sich verbrennen lassen, auf einem Ziegel, zerreibt sie, bewahrt sie in einem Glasgefäß auf und wendet es, wenn es erforderlich
ist, trocken an. Im folgenden ein Heilmittel gegen Angina: Man verbrennt 66
ein lebendes Kaninchen in einem gewöhnlichen Topf, mischt das Pulver davon mit Kostwurz und Nardenblatt zu gleichen Gewichtsteilen, gibt so im Getränk einen Löffel voll von diesem Pulver mit Wein ein und reibt auch den
Rachen damit ein. Ein Schlangenkopf, in ein Leinentuch gebunden und an 67
den Hals gehängt, heilt Mandelschwellungen sehr gut und verhindert, daß
sie auftreten. Ziegenmilch, mit Malven und wenig Salz gekocht und damit 68
gegurgelt, heilt die Mandeln ausgezeichnet. Die Asche von den Köpfen ver- 69
brannter gesalzener maenae (sprottenartiger Fische) lindert, mit Honig auf
den Rachen gestrichen, Angina. Das Wasser, in dem eine Maus gekocht 70
worden ist, wird gegen Anginaerkrankungen dem Patienten ohne sein Wis-
sen zur Wiederherstellung seiner Gesundheit zu trinken gegeben. Ein Riemen 71
von Hundsleder, dreimal um den Hals gelegt, lindert Angina wunderbar.
Vielfüßige Cutiones, die im Mist entstehen und die sich, wenn sie berührt 72
werden, zu Kügelchen zusammenziehen, öffnen und reinigen, wenn sie unter Zusatz des dritten Teiles Harz sehr kräftig verrieben und als erweichendes Mittel aufgelegt werden, beginnende Drüsenschwellungen an den Ohren,
ausgereifte aber heilen sie. Alte Wagenschmiere, mit einer Scherbe von 73
einem Salzfischgefäß zerstoßen und geknetet aufgetragen, vertreibt die (Eiter)ansammlungen in den Drüsenschwellungen an den Ohren in lobens-
werter Weise. Wenn die Drüsenschwellungen an den Ohren mit frischen 74
Fuchshoden eingerieben werden, werden sie rasch beseitigt. Schalen von 75
Purpurschnecken werden verbrannt, und ihre Asche wird mit Honig zur Wiederherstellung der Gesundheit auf die Drüsenschwellungen an den Ohren
aufgetragen. Alte Wagenschmiere, mit Ziegenmist vermischt und geknetet 76
als Pflaster aufgelegt, heilt Drüsenschwellungen an den Ohren. Man zer- 77
stößt 3 Scripuli Kupferblüte und zwei Knoblauchköpfe mit Wagenschmiere und legt sie als erweichendes Mittel auf die Drüsenschwellungen an den
Ohren. Kresse, mit Waschmittel verrieben, heilt Drüsenschwellungen am 78
Hals. Auch Andorn nützt, wenn er mit Fett gemischt und aufgelegt wird.
Auf vereiterte Drüsenschwellungen am Hals wird mit Erfolg Wieselblut auf- 79
gestrichen, oder das Wiesel selbst wird, in Wein gekocht, mit heilbringender

80 briter inponitur. Cocleae, quae salictis inhaerent, cum testis suis tunsae
81 atque inpositae strumis efficaciter prosunt. Talpae cinis ex melle in-
litus strumis uel iecur eius inter manus tritum adpositum plurimum
82 prodest. Strumae optime medetur radix uerbenae, si eam transuersam
reseces extremamque eius partem laborantis collo subnectas, priorem
autem partem in fumo suspendas; arescente enim ea strumae quoque
siccabuntur et omnis earum umor arescet. Cum sanus fuerit, quem
curaris, si tibi ingratus extiterit, utramque partem in aquam coicito;
83 strumae renascentur. Vrticae radices cum aceto coctae contusaeque
ac subactae manibus tepidae inponuntur; incipientes strumas conti-
nuo conprimunt. Haec autem cura non solum discutiet prorumpentes
strumas, sed et maturas ita aperiet, ut omnibus radicibus penitus ex-
84 tractis ad certissimam sanitatem sine ulla cunctatione perducat. Adeps
caprina cum calce subacta et adposita strumas statim dissoluit et
85 sanat. Lupus marinus, id est piscis, tantae efficaciae est aduersum
strumas, ut ad quamlibet partem corporis admotus strumarum uitium
86 omne persanet. Aduersus languorem focani expertum medicamen hoc
facies: Piperis albi – I, naporum seminis – IIII, rutae uiridis ℈ VI,
absinthii Gallici ℈ VI, laseris optimi ℈ VI, mellis optimi sextarium.
His tritis commixtisque in unum cocliarium plenum dabis ieiuno uo-
87 randum uel fauces inde continges. Apii seminis quantum tribus digitis
conprehendas, tantundem et salis et senapis Alexandrini adicies, rutae
quoque uiridis pusillum addes et alei spicas V. Haec teres diligenter
et adiunges aceti boni quartarium et dabis bibere ex aqua calida, si
88 iam per dolorem faucium manducare non poterit. Adipis ueteris – I,
turis grana III, laseris grana III, satureiae pusillum, alii spicas un-
decim teres et calefacies flammula tenui atque inde collum eius et
89 fauces diligentissime perfricabis, qui de tolibus laborabit. Remedium
ualde certum et utile faucium doloribus sic. Scribes in charta haec:

80 Med. Plin. 3,6,4 p. 71,3 Ps. Theod. p. 273,26 **81** Med. Plin. 3,6,6 p. 71,8 **83** Phys. Plin. 3,29 fol. 75C **84** Plin. 28,191

1 salinis PL *corr. Heraeus* salicibus *Med. Plin.* frutectis *Plin. 30,37* salicibus marinis *propos. Ni coll. Gloss. p. 536,32* agnum id est salice marina 10 incipiente PL 11 comprimunt L curam L 14 capruna P 15 pisces PL 17 langorem L focani] faucium *Co* 19 absinthi L 22 comprehendas L conprehendes P 23 pussillum P

Wirkung aufgelegt. Schnecken, die im Weidengebüsch hängen, nützen wirk- 80
sam, wenn sie mit ihren Schalen zerstoßen und auf die Drüsenschwellungen
am Hals aufgetragen werden. Asche vom Maulwurf, mit Honig auf die Drü- 81
senschwellungen am Hals aufgestrichen, oder seine Leber, zwischen den
Händen zerrieben und aufgetragen, nützt sehr viel. Eine Drüsenschwellung 82
am Hals heilt sehr gut die Wurzel vom Eisenkraut, wenn du sie quer durchschneidest und ihr äußerstes Ende am Hals des Kranken befestigst, das obere Ende aber in den Rauch hängst; wenn es nämlich trocken wird, werden auch die Drüsenschwellungen am Hals trocken, und es trocknet alle in ihnen enthaltene Flüssigkeit. Wenn derjenige, den du behandelst, gesund geworden ist, wirf, falls er sich dir gegenüber undankbar zeigt, beide Enden zusammen ins Wasser; (dann) treten die Drüsenschwellungen am Hals wie-
der auf. Brennesselwurzeln werden, mit Essig gekocht, zerstoßen und mit 83
den Händen geknetet, lauwarm aufgetragen; beginnende Drüsenschwellungen am Hals beseitigen sie sogleich. Diese Behandlung vertreibt aber nicht nur Drüsenschwellungen am Hals in ihrem Entstehen, sondern öffnet auch ausgereifte, in der Weise, daß sie, nachdem alle Wurzeln völlig beseitigt sind, ohne jede Verzögerung sehr zuverlässig zur Gesundung führt.
Ziegenfett, mit Kalk versetzt und aufgetragen, verteilt und heilt Drüsen- 84
schwellungen am Hals sofort. Der Seewolf, d. i. ein Fisch, hat gegen Drüsen- 85
schwellungen am Hals eine so große Wirkung, daß er, an jeden beliebigen Körperteil gebracht, jede in Drüsenschwellungen am Hals bestehende Schä-
digung völlig heilt. Gegen Erkrankung des Rachens bereitet man folgendes 86
erprobtes Heilmittel: 1 Unze weißen Pfeffer, 4 Unzen Steckrübensamen, 6 Scripuli grüne Raute, 6 Scripuli gallischen Wermut, 6 Scripuli sehr gutes Silphiumharz und einen Sextarius sehr guten Honig. Nachdem diese Ingredienzien zerrieben und in eins vermischt worden sind, gibt man dem Patienten einen gehäuften Löffel voll auf nüchternen Magen zu schlucken oder
bestreicht den Rachen damit. So viel Eppichsamen, wie man mit drei Fingern 87
fassen kann, man fügt ebensoviel Salz und alexandrinischen Senf hinzu, auch gibt man ein wenig grüne Raute und 5 Knoblauchköpfe dazu. Diese Ingredienzien zerreibt man sorgfältig, fügt einen Quartarius guten Essig hinzu und gibt (es) in warmem Wasser zu trinken, wenn (der Patient) vor Rachen-
schmerz schon nicht (mehr) essen kann. Man zerreibt 1 Unze altes Fett, 88
3 Weihrauchkörner, 3 Körner Silphiumharz, ein wenig Saturei und elf Knoblauchköpfe, erwärmt sie auf schwacher Flamme und reibt damit sehr sorg-
fältig Hals und Rachen dessen ein, der an den Mandeln Schmerzen hat. Im 89
folgenden ein bei Rachenschmerzen sehr zuverlässiges und nützliches Heilmittel. Man schreibt folgendes auf ein Blatt Papyrus:

Εἶδον τριμόρφου χρύσεον τὸ σάνδαλον
Καὶ ταρταρούχου χάλκεον τὸ σάνδαλον.
Σῶσόν με σεμνέ, νερτέρων ὑπέρτατε.

Quam chartam in phoenicio obuolutam lino conligabis colloque suspen-
des meminerisque, ut mundus haec facias et ne tertia manu scriptura
90 tangatur. Gallam tunsam et cribratam atque alumen utrumque aequis
portionibus sumes et prius in ollam nouam mittes et mel bonum atque
acetum optimum adicies et in unum decoques atque inde orificia geu-
91 siarum et fauces intrinsecus perfricabis. Vetonicam, argimoniam, uer-
benam, rubum, senicionem, mentam, cucurbitam siccam, hinc amplius
mittes sardae caput assatum, piperis modicum. Teres haec omnia dili-
genter et miscebis et sic etiam per pinnulam delicatam faucibus in-
seres; mire hoc remedio carbunculum et quidquid mali intra fauces
92 erit curabis. Olei boni cyathum unum et sucinum uerum in ollam
nouam mittes atque ad medias decoques, deinde sucinum tolles et
combures et teres et puluerem eius in oleum supra scriptum mittes et
una iterum diligenter teres atque inde tolibus, quotiens opus fuerit,
93 adpones; experieris magnum remedium. Ad parotidas conuenit noc-
tuae cerebellum butyro mixtum adponi; discutit enim fere eas sine
dolore et molestia. Oportet autem aqua marina feruenti nouis sfongeis
illic demersis et linteo uel sabano intorto utrimque expressis uaporare
eas atque ita oblinire hoc medicamentum superque tegere lana sulpu-
94 rata totam maxillam. Bene discutit parotidas iris Illyrica contusa cocta
ex passo et more cataplasmatis ⟨farinae⟩ hordiaciae calida bis uel ter
95 in die inposita. Discutit et hoc medicamentum parotidas, antequam
suppurent, quod conficitur sic: Spumae argenti ℘ II, cerussae ℘ I,
salis ammoniaci ℘ I, aeris flos ℘ I, aceti ∻ I, olei ueteris ∻ II. Spumam,
cerussam, salem per se et cum aceto terere te oportet mortario mar-
moreo, deinde oleo admixto traicere in caccabum amplum, ne extra
effundatur, et ad ignem ponere; efferuescit enim ualde. Cum haec
super ignem posita habuerint emplastri mollis temperaturam, deponi
oportebit caccabum. Cum uero desierit feruere, paulatim spargere aeris

93 Scrib. 43 **94** Scrib. 44 **95** Scrib. 45

1 *cf. Dieterich, De hymnis Orphicis, p. 42 sqq. Heim, Incant. mag. p. 501. 549* ЄΙ·Α·ΟΝΤΡΙΜЄΡΥΧΡΟΙϹЄΟΝΤΟΑΝΑ·ΑΟΝ **PL** εἶδον *Co* τριμόρφου *Heim* εἶδόν ⟨σε⟩ τριμερῆ· *Dieterich* τὸ σάνδαλον *Dieterich* 2 ΧΑΚЄϹΙΝΤΟΥϹΑΝΑΔΟΝΤЄϹ **PL** *corr. Dieterich* 3 ϹΟΥΝΜЄ **PL** *corr. Co* ΝΕΡΤЄΡΟΝΥΤЄΡΒΑΤЄ **PL** *corr. Co* *De dea Hecate uerba fieri ostendit Dieterich* 12 deligatam **P** diligatam **L** 20 aquam marinam **PL** feruenti *Scrib.* frequenti **PL** 23 yllyriaca **L** 24 farinae *add. Co e Scrib.* 30 ac feruescit **L** ecferuescit *Ni* 32 cacabum **L**

Εἶδον τριμόρφου χρύσεον τὸ σάνδαλον
Καὶ ταρταρούχου χάλκεον τὸ σάνδαλον.
Σῶσόν με σεμνέ, νερτέρων ὑπέρτατε.
(Ich sah der Dreigestaltigen goldene Sandale
Und der Tartarosbeherrscherin eherne Sandale.
Heile mich, Erhabene, der Unterirdischen Höchste.)

Dieses Blatt Papyrus wickelt man in ein purpurrotes Tuch, bindet es mit
einem Faden zusammen, hängt es an den Hals und denkt daran, daß man
dies als ein reiner Mensch tut und daß die Schrift nicht von einer dritten
Hand berührt wird. Man nimmt zerstoßenen und gesiebten Gallapfel und 90
Alaun, beides zu gleichen Teilen, gibt sie zunächst in einen neuen Topf, fügt
guten Honig und sehr guten Essig hinzu, läßt sie in eins verkochen und
bestreicht damit die Öffnungen der Mandeln und den Rachen innen.
Betonie, Argimonia, Eisenkraut, Brombeere, Kreuzwurz, Minze, trockenen 91
Kürbis, darüber hinaus gibt man den gebratenen Kopf einer Sardelle und
ein wenig Pfeffer dazu. Alle diese Ingredienzien zerreibt man sorgfältig,
mischt sie und trägt sie so auch mit einer feinen Feder auf den Rachen auf;
in wunderbarer Weise heilt man mit diesem Heilmittel einen Karbunkel und
jedes andere Übel, das im Rachen auftritt. Man gibt einen Cyathus gutes 92
Öl und echten Bernstein in einen neuen Topf und läßt es auf die Hälfte ein-
kochen, danach nimmt man den Bernstein heraus, verbrennt ihn, zerreibt
ihn, schüttet das Pulver davon in das oben angegebene Öl, verreibt (es)
wiederum sorgfältig miteinander und trägt davon, sooft es erforderlich ist,
auf die Mandeln auf; man lernt ein großartiges Heilmittel kennen. Bei 93
Drüsenschwellungen an den Ohren ist es angebracht, Hirn vom Käuzchen,
mit Butter gemischt, aufzutragen; es vertreibt sie nämlich in der Regel ohne
Schmerz und Unbehagen. Es ist aber erforderlich, sie mit heißem Meerwasser
vermittels neuer Schwämme zu beträufeln, die dort eingetaucht und mit
einem Leinentuch oder einem groben Tuch, das auf beiden Seiten einge-
dreht wird, ausgepreßt werden, dieses Heilmittel so daraufzustreichen und
obenauf den ganzen Kiefer mit geschwefelter Wolle zu bedecken. Gut ver- 94
treibt Drüsenschwellungen an den Ohren illyrische Iris, zerstoßen, in Rosi-
nenwein gekocht und nach Art eines Gerstenmehlpflasters zwei- oder drei-
mal am Tag warm aufgelegt. Auch folgendes Heilmittel, das folgendermaßen 95
zubereitet wird, vertreibt Drüsenschwellungen an den Ohren, bevor sie
eitern: 2 Pfund Silberschaum, 1 Pfund Bleiweiß, 1 Pfund ammonisches Salz,
1 Pfund Kupferblüte, 1 Sextarius Essig und 2 Sextarii altes Öl. Den Schaum,
das Bleiweiß und das Salz muß man für sich und mit dem Essig in einem
Marmormörser verreiben, (es) danach, nachdem das Öl beigemischt worden
ist, in einen großen Kessel umschütten, damit nichts außen überläuft, und
auf das Feuer setzen, es braust nämlich stark auf. Wenn diese auf das Feuer
gesetzten Ingredienzien die Mischung eines weichen Pflasters haben, muß der
Kessel abgenommen werden. Wenn es aber zu sieden aufgehört hat, muß
man nach und nach die Kupferblüte daraufstreuen, das Heilmittel mit einem

flos et mouere spatula medicamentum, ne extra fundatur, et rursus
96 coquere, donec habeat emplastri spissitudinem, debebis. Ad strumas
bene facit radix cucumeris siluatici cocta ex aqua mulsa et trita atque
ita inposita. Hebiscum quoque eodem modo coctum et inpositum me-
97 lius facit. Marini lepores oleo uetere innecti bene faciunt discutiendis
strumis cum ipso oleo in plumbea pyxide clusi, quam diebus XL dili-
genter alligatam oportet haberi. Postea ex eo pinnula oblinendae sunt
strumae superque eas pellis lanata non nimium tonsa tegendi gratia
inponenda est. Praecipi autem oportet, ne quis hoc medicamento ma-
nus inquinet aut inquinatas, priusquam bene eluerit, ad os referat.
98 Ad strumas et ad duritias mammarum mirifice facit hoc medicamen-
tum, antequam suppurent, et post suppurationem nihilo minus utile
est. Accipit haec: Olei ueteris p I, spumae argenti p I, gallae Syriacae
p II, mannae p I et unciam, galbani p I. Cum oleo coquitur spuma,
donec ceroti spissi habeat temperaturam, deinde admiscetur ei galla
et secundum hanc manna. Cum emplastri habuerit spissitudinem, tol-
litur ab igni medicamentum et, cum desierit feruere, paulatim galba-
num miscetur, deinde linitur in aluta, cum opus est adponi. Tertio
uel quarto die soluitur, si non suppurauerint strumae, sed si apertae
99 fuerint, hieme alternis soluetur, aestate cotidie. Malagma ad strumas
et ad omnem duritiam relaxandam mirificum sic: Resinae terebinthinae
p II, cerae selibram, propolis, quam quidam ceram sacram uocant,
p I, galbani p I, olei ueteris selibram. Haec omnia cum oleo ad ignem
liquefieri oportet et postea misceri uisci de quercu p I, xiphiae radicis,
quod nos gladiolum appellamus, p I, faeculae putris p I, afronitri
librae quadrantem, opopanacis p I. Haec omnia ordine, quo scripta
sunt, trita cribrataque in caccabum coniciuntur, opopanax oleo diluitur
et soluitur. Vbi temperatum est medicamentum, manibus subigitur;
100 linitur, cum opus est, aluta et sic adponitur. Glandulis facies remedium
sic: Farinam, mel, crocum et caricas simul misce et contere atque
101 unum corpus facito et ita linteo inline et super glandulas pone. Car-
men mirum ad glandulas sic: „Albula glandula nec doleas nec noceas
nec paranychia facias, sed liquescas tamquam salis in aqua." Hoc ter
nouies dicens spues ad terram et glandulas ipsas pollice et digito medi-
cinali perduces, dum carmen dicis, sed ante solis ortum et post occa-

96. 97 Scrib. 80 **98** Scrib. 81 **99** Scrib. 82

5 enecti *He* 6 blumbea **L** 9 medicamentum **PL** 13 Syrice **L** 16 mamna **P** 20 cottidie **L** 24 *ante* xiphiae *fortasse nonnulla interciderunt, cf. Scrib.* 25 *post* gladiolum *add.* misceri **P** 27 criblataque **L** 33 paranici **PL** *corr. Ni* paniculas *Co* liques castam quam **PL**

Spatel umrühren, daß nichts außen überläuft, und wiederum kochen lassen,
bis es die Zähigkeit eines Pflasters hat. Gut wirkt gegen Drüsenschwellungen 96
am Hals die Wurzel einer wilden Gurke, in Wassermet gekocht, verrieben
und so aufgetragen. Auch Eibisch wirkt, in derselben Weise gekocht und
aufgetragen, recht gut. Meerhasen, in altem Öl getötet, wirken gut, um 97
Drüsenschwellungen am Hals zu vertreiben, wenn sie mit eben dem Öl in
einer Bleibüchse eingeschlossen werden, die, sorgfältig zugebunden, 40 Tage
stehenbleiben muß. Danach müssen die Drüsenschwellungen am Hals damit
vermittels einer Feder bestrichen werden, und es muß, um sie zu bedecken,
ein nicht allzu sehr geschorenes wolliges Fell daraufgelegt werden. Es muß
aber darauf hingewiesen werden, daß keiner mit diesem Heilmittel die Hände
beschmiert oder sie, wenn sie beschmiert worden sind, an den Mund bringt,
bevor er (sie) gründlich gewaschen hat. Gegen Drüsenschwellungen am Hals 98
und gegen Verhärtungen an den Brüsten wirkt, bevor sie eitern, folgendes
Heilmittel wunderbar, auch nach der Vereiterung ist es um nichts weniger
nützlich. Es enthält folgende Ingredienzien: 1 Pfund altes Öl, 1 Pfund Sil-
berschaum, 2 Pfund syrischen Gallapfel, 1 Pfund und eine Unze Weihrauch-
körner und 1 Pfund Galban. Der Schaum wird mit dem Öl gekocht, bis er
die Mischung zäher Wachssalbe hat, danach werden ihm der Gallapfel und
nach ihm die Weihrauchkörner beigemischt. Wenn es die Zähigkeit eines
Pflasters hat, wird das Heilmittel vom Feuer genommen, und wenn es zu
sieden aufgehört hat, wird nach und nach das Galban beigemischt, danach
wird es, wenn es aufgelegt werden muß, auf Alaunleder gestrichen. Am drit-
ten oder vierten Tag wird es entfernt, wenn die Drüsenschwellungen am
Hals nicht eitern, wenn sie aber offen sind, wird es im Winter einen um den
anderen Tag, im Sommer täglich entfernt. Im folgenden ein wunderbares 99
Pflaster, um Drüsenschwellungen am Hals und um jede Verhärtung zurück-
gehen zu lassen: 2 Pfund Terpentinharz, ein halbes Pfund Wachs, 1 Pfund
Vorwachs, das manche heiliges Wachs nennen, 1 Pfund Galban und ein hal-
bes Pfund altes Öl. Alle diese Ingredienzien müssen mit dem Öl auf dem
Feuer zerlassen werden, und danach müssen 1 Pfund Misteln, die auf Eichen
wachsen, 1 Pfund Wurzeln der Schwertlilie, die wir gladiolus nennen,
1 Pfund mürbes Weinsteinsalz, ein Viertelpfund Schaumsalpeter und
1 Pfund Opopanax gemischt werden. Alle diese Ingredienzien werden in der
Reihenfolge, in der sie angegeben worden sind, zerrieben und gesiebt, zu-
sammen in einen Kessel geschüttet, der Opopanax wird mit dem Öl verdünnt
und aufgelöst. Sobald das Heilmittel gemischt worden ist, wird es mit den
Händen geknetet; wenn es erforderlich ist, wird es auf Alaunleder ge-
strichen und so aufgelegt. Für die Mandeln bereitest du ein Heilmittel auf 100
folgende Art: Mische Mehl, Honig, Safran und getrocknete Feigen mit-
einander, verreibe sie, bereite (daraus) eine Masse, streiche sie so auf ein
Leinentuch und lege es auf die Mandeln. Im folgenden ein wunderbarer 101
Spruch für die Mandeln: „Weißliche Mandel, du sollst nicht schmerzen, nicht
schaden und keine Niednägel entstehen lassen, sondern du sollst zergehen
wie Salz im Wasser.“ Während man dies dreimal neunmal sagt, spuckt man
auf die Erde und streicht, während man den Spruch sagt, mit Daumen und
Ringfinger über die Mandeln selbst, doch tut man dies vor Aufgang und nach

102 sum id facies, prout dies aut nox minuetur. Glandulas mane carmi-
nabis, si dies minuetur, si nox, ad uesperam et digito medicinali ac
pollice continens eas dices: „Nouem glandulae sorores, octo glandulae
sorores, septem glandulae sorores, sex glandulae sorores, quinque glan-
dulae sorores, quattuor glandulae sorores, tres glandulae sorores, duae
glandulae sorores, una glandula soror; nouem fiunt glandulae, octo
fiunt glandulae, septem fiunt glandulae, sex fiunt glandulae, quinque
fiunt glandulae, quattuor fiunt glandulae, tres fiunt glandulae, duae
103 fiunt glandulae, una fit glandula, nulla fit glandula.“ Ad ea, quae
faucibus inhaerebunt, remedium: Si os aut arista haeserit gulae, uel
ipse, cui acciderit, uel alius confestim ad focum adcurrat et titionem
uerset ita, ut pars eius, quae ardebat, forinsecus emineat, illa uero,
quae igni carebat, flammae inseratur. Conuertens uero titionem ter
dices remedii gratia te facere, ut illud, quod haeserit in faucibus tuis
uel illius, quem peperit illa, sine mora et molestia eximatur. Hoc inter
104 certissima remedia subnotatum est. Herba appellatur uincaperuinca;
ex qua si fauces obligaueris dormitum euntis eius, cui aliquid his in-
105 haeserit, mane sanus consurget. Omnia, quae haeserint faucibus, hoc
carmen expellet: HEILEN PROSAGGERI VOME SI POLLA NA-
BVLIET ONODIENI IDEN ELITON. Hoc ter dices et ad singula
106 expues. Item fauces, quibus aliquid inhaeserit, confricans dices: XI
EXVCRICONE XV CRIGLIONAISVS SCRISVMIOVELOR EXV-
107 CRICONE XV GRILAV. Si de pisce os faucibus haeserit, spinam
mediam eiusdem piscis infringes et aliquam partem ex ea pollice et
medicinali digito super uerticem eius, cui os uel spina haerebit, ad-
108 pones; sed utilius erit, si nescienti id facias. Ad os siue quid aliud
haeserit faucibus hi uersus uel dicendi in aurem eius, qui offocabitur,
uel scribendi in charta, quae ad collum eius lino alligetur; quo remedio
nihil est praestantius:

Μή μοι Γοργείην κεφαλὴν δεινοῖο πελώρου
ἐξ Ἄϊδος πέμψειεν ἐπαινὴ Περσεφόνεια.

109 Ad reumaticos efficax remedium sic: Mustela die Iouis luna uetere
capta uiua in olla rudi ita excoquitur, ut teri possit et in puluerem
redigi. Qui puluis collectus ex melle et bene contemperatus ieiuno

107 cf. Ps. Theod. p. 283,23 **108** 30 sq. Hom. λ 634 sq.

11 accederit **P** acederit **L** 12 uertet **L** 17 eunti **PL** *corr. He* 22 criglionalsus **L** 22 sq. exugri conexu **PL** *corr. Ni* 24 infriges **PL** 29 est *om.* **L** 31 ἐπαινὴ] ἀγαυὴ *Hom.;* ἐπαινή *uocatur Proserpina Hom. I 457.469 κ 491. 534 λ 47*

Untergang der Sonne, je nachdem ob der Tag oder die Nacht kürzer werden.
Die Mandeln bespricht man morgens, wenn der Tag kürzer wird, wenn die 102
Nacht (kürzer wird), gegen Abend, und man sagt, indem man sie mit Ringfinger und Daumen festhält: „Neun Mandelschwestern, acht Mandelschwestern, sieben Mandelschwestern, sechs Mandelschwestern, fünf Mandelschwestern, vier Mandelschwestern, drei Mandelschwestern, zwei Mandelschwestern, eine Mandelschwester; neun Mandeln entstehen, acht Mandeln entstehen, sieben Mandeln entstehen, sechs Mandeln entstehen, fünf Mandeln entstehen, vier Mandeln entstehen, drei Mandeln entstehen, zwei
Mandeln entstehen, eine Mandel entsteht, keine Mandel entsteht.“ Ein Heil- 103
mittel gegen die Fremdkörper, die im Rachen hängenbleiben: Wenn ein Knochen oder eine Gräte im Schlund hängengeblieben ist, soll entweder derjenige, dem es zugestoßen ist, selbst oder ein anderer sofort an den Herd laufen und ein Holzscheit in der Weise umdrehen, daß der Teil von ihm, der brannte, nach außen ragt, jener aber, der (noch) nicht Feuer gefangen hatte, in die Flamme gebracht wird. Während man aber das Holzscheit umwendet, sagt man dreimal, man tue (es) als Heilmittel, damit jener (Fremdkörper), der im eigenen Rachen oder im Rachen von dem und dem, den die und die geboren hat, hängengeblieben ist, ohne Verzögerung und Qual herausgebracht wird. Dies ist
unter den zuverlässigsten Heilmitteln verzeichnet. Ein Kraut wird Immergrün 104
genannt; wenn man damit beim Schlafengehen den Rachen dessen umwikkelt, bei dem darin etwas hängengeblieben ist, steht er morgens gesund auf.
Alle Fremdkörper, die im Rachen hängengeblieben sind, vertreibt folgender 105
Spruch: HEILEN PROSAGGERI VOME SI POLLA NABULIET ONODIENI IDEN ELITON. Dies sagt man dreimal und spuckt bei jedem Mal
aus. Ebenso sagt man, indem man den Rachen, in dem etwas hängenge- 106
blieben ist, reibt: XI EXUCRICONE XU CRIGLIONAISUS SCRISUMIO-
VELOR EXUCRICONE XU GRILAU. Wenn eine Fischgräte im Rachen 107
hängengeblieben ist, zerbricht man die Mittelgräte desselben Fisches und legt einen Teil davon mit Daumen und Zeigefinger auf den Scheitel dessen, bei dem ein (Fisch)knochen bzw. eine Gräte hängengeblieben ist, es ist aber
(noch) nützlicher, wenn man dies ohne sein Wissen tut. Gegen einen Knochen 108
oder wenn irgend etwas anderes im Rachen hängengeblieben ist, sind folgende Verse entweder demjenigen, der erstickt, ins Ohr zu sagen oder auf ein Blatt Papyrus zu schreiben, das mit einem Faden an seinen Hals angebunden wird; es gibt kein Heilmittel, das schneller wirkt als dieses:

Μή μοι Γοργείην κεφαλὴν δεινοῖο πελώρου
ἐξ Ἄϊδος πέμψειεν ἐπαινὴ Περσεφόνεια.

(Es sende mir nicht das Haupt der Gorgo, des furchtbaren Ungeheuers, aus dem Hades die ehrfurchtgebietende Persephoneia.)

Im folgenden ein wirksames Heilmittel für Kranke, die an Flüssen leiden: 109
Ein am Tag des Jupiter bei abnehmendem Mond gefangenes Wiesel wird lebend in einem gewöhnlichen Topf so gekocht, daß es zerrieben und zu Pulver gemacht werden kann. Dieses Pulver wird, mit Honig gebunden und

reumatico ad diem per cocleare dabitur, sed unius ligulae mensura;
110 mire proderit. Ad synanchem remedium efficax sic: Rapae seminis heminam, caulium seminis heminam, opopanacis semunciam, laseris ℈ IIII, alii modicum, salis montani modicum. Omnia haec diligentissime trita et melle collecta laboranti dabuntur mensurae ratione ita, ut terna coclearia ieiunus accipiat.

CAPVT XVI

Ad Omnes Molestias Tvssis Et Svbitae Et Divtinae Ac Vetvstae Et Siccae Atqve Vmidae Et Ad Pthisicos Atqve Eos, Qvi Sangvinvlentvm Et Pvrvlentvm Excreant, Et Ad Empyicos Vel Plevmoniacos Atqve Eos, Qvibvs Casv Sangvisvgiae Intra Stomachvm Inrepserint, Necnon Et Ad Stomachi Stridorem Et Ne Media Doleant Remedia Physica Et Rationabilia Diversa De Experimentis

Pastillus ad tussem et destillationem pectoris et pulmonis et ad epiphoras oculorum et uesicae dolorem et quibus tubus strangulatur saepius et non sine cruciatu urinam faciunt. Item ad eos, qui sanguinem ore eiciunt aut per urinam reddunt, ad deiectionem quoque alui et ad tormina et grauidinem uentris et cholera et stomachi crebram nauseam, quae cum uomitu sine febri excitatur, utilis est et quidquid reprimi et siccari oportet optime conpescit. Praeterea facit et ad omnium partium corporis dolorem praeter capitis; quin etiam, si quando alicuius rei causa datum fuerit, aliae rei uitio non erit hoc medicamentum. Cum autem ad omnia, quae supra dixi, manifeste prosit, tum praecipue ad initia pthiseos bene facit; multos enim eripuit ex magno periculo interdum bis terue datus hic pastillus. Recipit autem haec: Myrrae troglodytidos ✱ VI, croci ✱ V, turis ✱ V, opii ✱ IIII, alterci albi seminis ✱ IIII, apolenaris herbae radicis corticem ✱ IIII. Contunditur haec cortix per se et cribratur tenui cribro, deinde crocum, postea altercum, dein myrra et tus. Quibus miscetur opium pridie in aqua maceratum et subinde aquae exiguum adicitur, donec fingi pastilli possint ad pondus denarii semissis, licet alii tertia huius ponderis detracta faciant pastillos. Dantur in noctem ex aqua cyathis tribus;

XVI 1 Scrib. 90

1 mensurae **P** 4 silis *Heraeus* 5 mensura ratione **P** mensura ac ratione *Co* 6 cocliaria **L** 19 nausea **P** uomitum **PL** 20 oportit **L** 24 phtisicos **PL** *corr. Co* 26 trocloditydos **PL**

gut gemischt, dem an Flüssen Leidenden täglich auf nüchternen Magen mit einem Löffel eingegeben, und zwar im Maß eines Löffels; es nützt wunderbar.
Im folgenden ein wirksames Heilmittel gegen Angina: Eine Hemina Rüben- 110
samen, eine Hemina Kohlsamen, eine halbe Unze Opopanax, 4 Scripuli Silphiumharz, ein wenig Knoblauch und ein wenig Steinsalz. Alle diese Ingredienzien werden, sehr sorgfältig zerrieben und mit Honig gebunden, dem Kranken eingegeben nach einer Berechnung des Maßes in der Weise, daß er auf nüchternen Magen je 3 Löffel einnimmt.

16. KAPITEL

VERSCHIEDENE AUF GRUND VON ERFAHRUNGEN GEWONNENE NATÜRLICHE UND KÜNSTLICHE HEILMITTEL GEGEN ALLE BESCHWERDEN VON PLÖTZLICHEM, ANHALTENDEM, CHRONISCHEM, TROCKENEM UND FEUCHTEM HUSTEN, FÜR SCHWINDSÜCHTIGE UND DIEJENIGEN, DIE BLUTIGEN UND EITRIGEN AUSWURF HABEN, FÜR DIEJENIGEN, DIE AN LUNGENGESCHWÜREN ODER LUNGENENTZÜNDUNG LEIDEN, UND DIEJENIGEN, DENEN DURCH ZUFALL BLUTEGEL IN DEN MAGEN GEKROCHEN SIND, UND AUCH GEGEN MAGENKNURREN UND DAMIT DIE EINGEWEIDE NICHT SCHMERZEN

Eine Tablette gegen Husten, Katarrh in der Brust und in der Lunge, gegen Augenflüsse, Blasenschmerz und für diejenigen, bei denen sich häufiger die (Harn)röhre zusammenschnürt und die nicht ohne Qual Urin lassen können. Ebenso ist sie auch bei denjenigen, die Blut aus dem Mund auswerfen oder im Urin ausscheiden, auch bei Durchfall, bei Bauchkrämpfen, die bei einer Ruhrerkrankung auftreten, und Verstopfung des Leibes, Brechdurchfall und häufiger Magenverstimmung, die mit Erbrechen ohne Fieber auftritt, nützlich und beseitigt sehr gut, was unterdrückt und getrocknet werden muß. Außerdem wirkt sie auch bei Schmerz an allen Körperteilen außer am Kopf; ja dieses Heilmittel ist sogar, wenn es einmal wegen einer Sache eingegeben wird, für eine andere Sache nicht von Schaden. Wenn es aber bei allen Erkrankungen, die ich oben genannt habe, offenkundig nützt, dann wirkt es besonders bei Schwindsüchtigen gut, (und zwar) zu Beginn (ihrer Krankheit); diese Tablette hat nämlich viele großer Gefahr entrissen, bisweilen (schon), wenn sie (nur) zwei- oder dreimal eingegeben wurde. Sie enthält aber folgende Ingredienzien: 6 Denarii troglodytische Myrrhe, 5 Denarii Safran, 5 Denarii Weihrauch, 4 Denarii Opium, 4 Denarii Samen von weißem Bilsenkraut und Schale von der Wurzel des Nachtschattens, (davon) 4 Denarii. Diese Schale wird für sich zerstoßen und durch ein feines Sieb gesiebt, danach der Safran, darauf das Bilsenkraut und dann die Myrrhe und der Weihrauch. Diesen Ingredienzien wird das Opium beigemischt, das am Tage zuvor in Wasser eingeweicht worden ist, und wiederholt wird ein wenig Wasser zugefügt, bis Tabletten zu einem Gewicht von einem halben Denarius geformt werden können, mögen auch andere die Tabletten unter Abzug eines Drittels dieses Gewichtes herstellen. Sie werden zur Nacht in drei

somnum faciunt, dolorem omnem sedant, ut superius dixi. Oportet
autem ex eo etiam catapotia fieri; quidam enim facilius ea quam
2 potionem sumunt et non multum ad medendum interest. Catapotium,
id est medicamentum, quod non diluitur, sed ita ut est uoratur, ad
tussim, cum sine modo defluit. Conficitur sic: Croci ⚹ III, myrrae
⚹ II, opi ⚹ I. Contunditur crocum siccum et cribratur, contusae et
cribratae myrrae opium admiscetur aqua exigua dilutum, postea adi-
citur crocum et, cum in unum omnia bene mixta sunt, finguntur erui
magnitudinis pilulae. Dantur in noctem ternae uel quaternae et si
siccae non potuerint transmitti, ex aqua calida modica dabuntur et
3 formabuntur ex aqua. Catapotium alterum ad tussim aridam sic:
Myrrae, piperis, castorei, galbani, storachis, opii, singulorum idem
ponderis. Castoreum et piper contunduntur et cribrantur, deinde
myrra ante contrita ceteris contusis et cribratis admiscetur. Vbi om-
nium unitas facta est, formantur pilulae ex aqua uiciae magnitudinis.
Dantur cum caldae aquae modico ternae uel quaternae in noctem,
4 sed digestis. Aliud catapotium ad tussim ueterem, quod et suspirio et
pthisi temptatos et lienosos et iecur durum habentes sanat. Idem in-
flationem tollit et purgat mulierem si qua ex partu sordida resederint.
Conficitur sic: Storacis ⚹ VI, myrrae ⚹ II S, opopanacis ⚹ V, resinae
terebinthinae ⚹ IIII, alterci seminis ⚹ I, iris Illyricae ⚹ I, nitri ⚹ I,
piperis albi ⚹ II, galbani ⚹ II, opii ⚹ I. Irim, altercum, piper con-
tundere te oportet et cribrare, nitrum mortario terere, cetera pilo
comminuere et postea omnia permiscere ac facere catapotia magni-
tudinis fabae, inde terna uel quaterna in noctem uel sicca uel ex calda
aqua dare, quae et ad inflationes distensionesque cum aquae calidae
5 cyathis tribus utiliter dantur. Ad eam rem remissior quidem pastillus,
sed non contemnendus. Accipit haec: Croci, myrrae, alterci, opii pon-
dera paria contusa miscentur despumato Attico melli. Fiunt pastilli
eiusdem ponderis, ut supra scriptum est, dantur iuxta aetatem et uires
in noctem, licet et hinc catapotia facere propter eandem causam utile
6 sit, sed tunc aquae mel adicitur. Pastillus ad tussim et ad sanguinem
reicientes et ad stomachum solutum habentes; facit et ad deiectionem
uentris et uesicae dolorem. Accipit haec: Apii seminis ⚹ VI, rosae
foliorum arefactorum in umbra ⚹ XII, myrrae ⚹ XII, croci ⚹ XI,

2 Scrib. 87 **3** Scrib. 88 **4** Scrib. 89 **5** Scrib. 91 **6** Scrib. 92

13 cribratur **L** 16 calda **PL** 18 temptatos *Scrib.* temperatos **PL** 19 mulierum **PL** *corr. He coll. Scrib.* 23 oportit **L** 31 sq. utile sit *om. Scrib.* 32 aqua non mel *Scrib.* 34 uessicae **L**

Cyathi Wasser eingegeben, wirken einschläfernd und lassen, wie ich weiter
oben gesagt habe, jeden Schmerz abklingen. Es ist aber zweckmäßig, auch
Pillen daraus herzustellen, manche nehmen diese nämlich leichter als ein
Getränk zu sich, und in der Heilwirkung besteht kein großer Unterschied.
Eine Pille, d. h. ein Heilmittel, das nicht aufgelöst, sondern so, wie es ist, 2
hinuntergeschluckt wird, gegen Husten, wenn er mit übermäßiger (Schleim-)
absonderung verbunden ist. Sie wird folgendermaßen zubereitet: 3 Denarii
Safran, 2 Denarii Myrrhe und 1 Denarius Opium. Der Safran wird trocken
zerstoßen und gesiebt, der zerstoßenen und gesiebten Myrrhe wird das
Opium beigemischt, das in wenig Wasser aufgelöst worden ist, danach wird
der Safran hinzugefügt und, wenn alle Ingredienzien gut in eins gemischt
worden sind, werden Pillen von der Größe einer Erve geformt. Zur Nacht
werden je 3 oder 4 eingegeben, und wenn sie nicht trocken hinunterge-
schluckt werden können, werden sie in wenig warmem Wasser eingegeben
und in Wasser geformt. Im folgenden eine andere Pille gegen trockenen 3
Husten: Von Myrrhe, Pfeffer, Bibergeil, Galban, Styrax und Opium, von
den einzelnen Ingredienzien dasselbe Gewicht. Das Bibergeil und der Pfeffer
werden zerstoßen und gesiebt, danach wird die vorher zerriebene Myrrhe
den übrigen zerstoßenen und gesiebten Ingredienzien beigemischt. Sobald
aus allen Ingredienzien eine einheitliche Masse hergestellt worden ist, werden
in Wasser Pillen von der Größe einer Wicke geformt. Mit ein wenig warmem
Wasser werden dem Patienten je 3 oder 4 zur Nacht eingegeben, jedoch
nach der Verdauung. Eine andere Pille gegen chronischen Husten, 4
die auch Patienten, die unter Atemnot und Schwindsucht leiden, Milz-
kranke und solche Patienten heilt, die Leberverhärtung haben. Dieselbe
beseitigt Blähung und reinigt die Frau, wenn nach der Geburt irgendwelche
Schmutzteile zurückgeblieben sind. Sie wird folgendermaßen zubereitet:
6 Denarii Styrax, $2^1/_2$ Denarii Myrrhe, 5 Denarii Opopanax, 4 Denarii Ter-
pentinharz, 1 Denarius Bilsenkrautsamen, 1 Denarius illyrische Iris, 1 Dena-
rius Natron, 2 Denarii weißen Pfeffer, 2 Denarii Galban und 1 Denarius
Opium. Die Iris, das Bilsenkraut und den Pfeffer muß man zerstoßen und
sieben, das Natron in einem Mörser zerreiben, die übrigen Ingredienzien mit
einer Mörserkeule zerkleinern, danach alle Ingredienzien vermischen und
Pillen in der Größe einer Bohne formen, davon je 3 oder 4 zur Nacht trocken
oder mit warmem Wasser eingeben, die auch bei Blähungen und Krämpfen
mit drei Cyathi warmem Wasser nutzbringend eingegeben werden. Gegen 5
dieselbe Sache eine zwar mildere, aber nicht zu verachtende Tablette. Sie ent-
hält folgende Ingredienzien: Die gleichen Gewichtsteile Safran, Myrrhe,
Bilsenkraut und Opium werden zerstoßen mit abgeschäumtem attischem
Honig gemischt. Es werden Tabletten von demselben Gewicht hergestellt,
wie oben angegeben worden ist, und sie werden entsprechend dem Alter und
den Kräften zur Nacht eingegeben, mag es auch aus demselben Grund nütz-
lich sein, davon Pillen herzustellen, doch dann wird dem Wasser Honig zu-
gesetzt. Eine Tablette gegen Husten, für diejenigen, die Blut spucken, und 6
für diejenigen, die eine Magenverstimmung haben; sie wirkt auch bei Durch-
fall und Blasenschmerz. Sie enthält folgende Ingredienzien: 6 Denarii Ep-
pichsamen, 12 Denarii Rosenblätter, die im Schatten getrocknet worden

opii ✳ IIII. Apii semen et crocum et folia rosae contunduntur cri-
branturque, myrra teritur, opium aqua maceratur, omnia deinde in
unum miscentur; aqua adiecta fiunt pastilli ad pondus denarii semissis
aut tertia parte detracta. Dantur stomachum imbicillum habentibus
et sanguinem reicientibus ex aquae frigidae cyathis duobus; ceteris
7 ex calidae totidem cyathis dari debet. Pastillus ex odoribus, qui bene
facit ad omnem internum dolorem, proprie autem ad tussim et pec-
toris destillationem et oculorum epiphoras. Facit et ad suspirium et
ad lateris dolorem et ad pthisicos, uesica quoque uel renibus laboran-
tibus uel sanguinem de urina reddentibus cum dolore utiliter datur.
Accipit haec: Cinnami, cassiae, croci, singulorum ✳ ternos, alterci
seminis et apolenaris herbae radicis singulorum ✳ quaternos, piperis
✳ II, opii ✳ II, turis ✳ III, nardi spicae ✳ II. Vino Falerno contusa
et trita haec, ut debet, consparguntur; fiunt pastilli ad pondus ✳ sem-
issis aut tertia parte detracta. Dantur in noctem, prout aegri uires
8 sunt, cum aquae calidae cyathis duobus aut tribus. Medicamentum,
quod per coclearium deuoratur. Bene facit ad tussem aridam et eos,
qui difficulter gluttinosa excreant et praefocari uidentur interdum, sed
praecipue prodest his, qui dolorem lateris cum febre sentiunt, quos
Graeci pleuriticos dicunt; liberat enim omni periculo eos. Hoc medi-
camentum Apulei Celsi fuit et praeceptoris nostri Valentis nec um-
quam ulli uiuus compositionem eius dedit, quia magnitudinem opi-
nionis ex ea traxerat. Est autem haec: Mellis Attici libram, piperis
nigri ✳ II, myrrae troglodytidos et cassiae ✳ singulos, stachyos nardi
✳ I, cinnamomi hemiobolum. Quod si non habueris cinnamomum,
duplicem cassiam coicies. Piper contunditur diligenter et cribratur,
myrra teritur mortario marmoreo, postea utraque in unum miscentur,
deinde mellis optimi despumati adicitur quantum sufficiat, ut sit
pseudoliquidum. Dantur inde tussicis cocliaria quina uel sena, pleuri-
ticis etiam plura et saepius, sed interuallo, hoc est non simul omnia
dari oportet, et tum maxime, cum tussiunt et praefocari uidentur
difficulterque spirant siue etiam non tussiunt et fleuma illis interius
coquitur, dari debet; protinus enim excreant, quae obstant, et trans-
9 itum spiritus habent et tussire desinunt. Alterum medicamentum ad
tussem aridam. Conficitur sic: Nasturci animati seminis unciam, alterci

7 Scrib. 93 8 Scrib. 94 9 Scrib. 95

9 uessica **L** 17 cocliarium **L** 20 pleureticos **P** periculum **L** 21 Apulei Celsi fuit, praeceptoris Valentis et nostri *Scrib.* *consulto immutasse Marcellum opinatur Ni* 23 libra **PL** 33 obstant *Scrib.* optant **PL** transitus **L** 35 nastorci **L**

sind, 12 Denarii Myrrhe, 11 Denarii Safran und 4 Denarii Opium. Der Eppichsamen, der Safran und die Rosenblätter werden zerstoßen und gesiebt, die Myrrhe wird zerrieben, das Opium in Wasser eingeweicht, und alle Ingredienzien werden danach in eins gemischt; unter Zusatz von Wasser werden Tabletten im Gewicht eines halben Denarius oder unter Abzug eines Drittels hergestellt. Sie werden denjenigen, die einen kranken Magen haben und Blut spucken in zwei Cyathi kaltem Wasser eingegeben; den übrigen muß sie in ebensoviel Cyathi warmem Wasser eingegeben werden. Eine Ta- 7
blette aus wohlriechenden Ingredienzien, die bei jedem inneren Schmerz, besonders aber bei Husten, Brustkatarrh und Augenflüssen gut wirkt. Sie wirkt auch bei Atemnot, bei Schmerz in der Seite und bei Schwindsüchtigen; auch denjenigen, die an der Blase oder an den Nieren erkrankt sind oder unter Schmerz im Urin Blut ausscheiden, wird sie nutzbringend eingegeben. Sie enthält folgende Ingredienzien: Von Zimt, Kasia und Safran, von den einzelnen Ingredienzien je 3 Denarii, von Bilsenkrautsamen und der Wurzel vom Nachtschatten, von den einzelnen Ingredienzien je 4 Denarii, 2 Denarii Pfeffer, 2 Denarii Opium, 3 Denarii Weihrauch und 2 Denarii Narde. Diese Ingredienzien werden, zerstoßen und zerrieben, mit (so viel) Falernerwein, wie erforderlich ist, besprengt; es werden Tabletten im Gewicht eines halben Denarius oder unter Abzug eines Drittels hergestellt. Sie werden, je nachdem wie die Kräfte des Kranken sind, mit zwei oder drei Cyathi warmem Wasser zur Nacht eingegeben. Ein Heilmittel, das löffelweise hinuntergeschluckt 8
wird. Gut wirkt es bei trockenem Husten und bei denjenigen, die unter Beschwerden schleimige Absonderungen auswerfen und bisweilen zu ersticken scheinen, aber besonders nützt es denjenigen, die einen mit Fieber verbundenen Schmerz in der Seite spüren, die die Griechen pleuritici nennen; es befreit sie nämlich von aller Lebensgefahr. Dieses Heilmittel befand sich in den Händen des Apuleius Celsus und unseres Lehrers Valens, doch hat er niemals zu seinen Lebzeiten dessen Zusammensetzung jemandem mitgeteilt, da er ja damit seinen großen Ruhm erworben hatte. Die Zusammenstellung ist aber folgende: Ein Pfund attischen Honig, 2 Denarii schwarzen Pfeffer, je 1 Denarius troglodytische Myrrhe und Kasia, 1 Denarius Narde und einen halben Obolus Zimt. Wenn man nun keinen Zimt hat, gibt man die doppelte (Menge) Kasia hinein. Der Pfeffer wird sorgfältig zerstoßen und gesiebt, die Myrrhe wird in einem Marmormörser zerrieben, danach werden beide Ingredienzien in eins gemischt, danach wird eine genügende Menge sehr guter, abgeschäumter Honig hinzugefügt, so daß es nahezu flüssig ist. Davon werden den an Husten Erkrankten je 5 oder 6 Löffel eingegeben, den an Rippenfellentzündung Erkrankten müssen sogar (noch) mehr (Löffel) und diese müssen (noch) häufiger eingegeben werden, aber in Abständen, d. h. nicht alle (Löffel) auf einmal, und es muß besonders dann eingegeben werden, wenn sie husten, zu ersticken scheinen und schwer atmen oder auch wenn sie nicht husten und bei ihnen im Inneren der Schleim kocht; sie werfen nämlich sofort die Absonderungen aus, die sie behindern, und sie haben freie Atemwege und hören auf zu husten. Ein anderes Heil- 9
mittel gegen trockenen Husten. Es wird folgendermaßen zubereitet: Eine Unze Samen von frischer Kresse, eine Unze Bilsenkrautsamen, 1 Denarius

seminis unciam, opii ✳ I, myrrae semunciam, sulfuris uiui semunciam,
piperis albi unciam. Melle colligitur hoc medicamentum, datur fabae
Aegyptiacae magnitudine ex cyathis aquae calidae tribus in noctem.
Facit autem hoc medicamentum et ad lateris dolorem et ad stomachi
inflationem grauidinemque, coeliacis quoque, qui subito uniuersa dei-
ciunt; prodest et dolenti superpositum uel circumdatum denti, et si
exesus est, in cauernam eius insertum utile est. Praeterea ad horrores
febrem praecedentes, quae circuitum habet, datum ante horam acces-
sionis utilissimum est, sed prius corpore perfricato oleo calido. Prod-
est et his, qui sine horrore circuitu febrium uexantur, quamobrem
10 lexipyretos haec conpositio dicitur. Alia conpositio ad tussem aridam
et gluttinosam et difficulter excreantibus, purgat etiam interaneas
uomicas et suppurationes. Accipit haec: Lini seminis, urticae seminis,
nasturci seminis, iris Illyricae radicis aequis ponderibus. Haec in pul-
uerem redigi et misceri oportet cum melle et frequenter ieiuno per
11 coclearium dari. Stercus porcinum siccum inligatum foenicio et collo
12 suspensum tussem molestissimam sedat. Hysopi – I, mentae siccae – I,
pulei sicci – I, mellis decocti – II, marrubii – I, papaueris – I; sunt
qui addunt et sulpuris uiui semunciam. Haec trita permiscentur, ut
pseudoliquida sint, et per cocleare dantur ita, ut per triduum cotidiana
13 singula qui tussit ieiunus accipiat. Hederae folia tria cum tribus granis
piperis ex uini cyatho et aquae calidae quantum sufficiat prima die
dabis, sequenti die folia quinque cum granis quinque similiter ut supra,
tertia die folia VII cum granis VII similiter ut supra, sed infirmo ex
calda aqua dabis; mirabiliter tussem quamuis molestam et uetustam
14 sedabis. Ad diutinam tussem, quae numquam desinit et satis molesta
est, medicamen facies sic: Laricis – I, piperis – I, croci – I, myrrae – I,
marrubii tunsi suci quartarium, ficus siccas tres, mellis optimi quod
satis esse aestimaueris. Coques haec pariter, miscebis et conteres ac
sic ieiuno triduo continuo coclearia singula dabis; miraberis remedium.
Sed si necesse fuerit, intermissis diebus iterum ac saepius dabis. Hoc
15 etiam pthisicos sanat. Ad tussem ex perfrictione collectam medicamen
hoc utile est: Aceti optimi heminam, aquae heminam, hysopi ℈ VI
tamdiu coques, donec ad medietatem decoquantur, tum heminam mel-
lis boni despumati adicies et lento igne decoque, ut spissescat; ante
tamen quam melle adicias, supra scripta colare debes. Inde terna

10 Scrib. 96

1 opi **L** 8 habent **PL** 11 ληξιπύρετος *Scrib.* lexipyreas **PL** 18 pullei **L** marrubi **P** 20 spseudoliquida *littera* s *ante* e *supra addita* **L** cottidiana **L** 21 tria] trita **PL** *corr. Co* 28 tres] aras **L** 36 melledicias **PL** *corr. Heraeus coll. p. 376,21*

Opium, eine halbe Unze Myrrhe, eine halbe Unze Jungfernschwefel und eine
Unze weißen Pfeffer. Dieses Heilmittel wird mit Honig gebunden und in der
Größe einer ägyptischen Bohne in drei Cyathi warmem Wasser zur Nacht
eingegeben. Dieses Heilmittel wirkt aber auch bei Schmerz in der Seite und
bei Blähung und Schwere des Magens, auch bei denjenigen, die an Durch-
fall erkrankt sind und plötzlich alles auf einmal ausscheiden; es nützt bei
einem schmerzenden Zahn, wenn es auf ihn auf- oder um ihn herumgelegt
wird, und falls er zerfressen ist, ist es nützlich, wenn es in sein Loch hinein-
gebracht wird. Außerdem ist es bei Anfällen von Schüttelfrost, die dem
Fieber vorausgehen, das einen Zyklus aufweist, sehr nützlich, wenn es eine
Stunde vor dem Anfall eingegeben wird, nachdem jedoch zuvor der Körper
mit warmem Öl eingerieben worden ist. Es nützt auch denjenigen, die ohne
Schüttelfrost an einem zyklischen Fieber erkrankt sind, weshalb diese Zu-
sammenstellung lexipyretos genannt wird. Eine andere Zusammenstellung 10
gegen trockenen und schleimigen Husten und für diejenigen, die unter Be-
schwerden Auswurf haben, sie reinigt auch innere Geschwüre und Vereite-
rungen. Sie enthält folgende Ingredienzien: Zu gleichen Gewichtsteilen Lein-
samen, Brennesselsamen, Kressensamen und Wurzel der illyrischen Iris.
Diese Ingredienzien müssen zu Pulver gemacht, mit Honig gemischt und dem
Patienten auf nüchternen Magen löffelweise häufig eingegeben werden.
Trockener Schweinemist beruhigt, auf ein purpurrotes Tuch gestrichen und 11
an den Hals gehängt, den lästigsten Husten. 1 Unze Ysop, 1 Unze trockene 12
Minze, 1 Unze trockenen Polei, 2 Unzen gekochten Honig, 1 Unze Andorn
und 1 Unze Mohn; manche fügen auch eine halbe Unze Jungfernschwefel
hinzu. Diese Ingredienzien werden zerrieben so vermischt, daß sie nahezu
flüssig sind, und löffelweise so eingegeben, daß derjenige, der Husten hat,
drei Tage hindurch täglich auf nüchternen Magen je 1 Löffel einnimmt. Man 13
gibt am ersten Tag drei Efeublätter mit drei Pfefferkörnern in einem Cyathus
Wein und einer genügenden Menge warmem Wasser ein, am folgenden Tag
fünf Blätter mit fünf Körnern in ähnlicher Weise wie oben, doch gibt man
(es) dem Kranken in warmem Wasser ein; in wunderbarer Weise beruhigt
man noch so lästigen und chronischen Husten. Gegen anhaltenden Husten, 14
der niemals nachläßt und ziemlich lästig ist, bereitet man in folgender Weise
ein Heilmittel: 1 Unze Lärche, 1 Unze Pfeffer, 1 Unze Safran, 1 Unze Myrrhe,
einen Quartarius Saft von zerstoßenem Andorn, drei trockene Feigen und
so viel sehr guten Honig, wie man für ausreichend hält. Diese Ingredienzien
kocht man gleichmäßig, mischt sie, verreibt sie, und so gibt man drei auf-
einanderfolgende Tage lang dem Patienten je 1 Löffel voll auf nüchternen
Magen ein; man staunt über das Heilmittel. Wenn es aber erforderlich ist,
gibt man (es) nach einigen Tagen wiederum, und zwar häufiger. Es heilt
auch Schwindsüchtige. Bei Husten, den man sich durch Erkältung zuge- 15
zogen hat, ist folgendes Heilmittel nützlich: Du läßt eine Hemina sehr guten
Essig, eine Hemina Wasser und 6 Scripuli Ysop so lange kochen, bis sie auf
die Hälfte eingekocht sind, dann fügst du eine Hemina sehr guten, abge-
schäumten Honig hinzu, und koche (es) auf schwachem Feuer, so daß es zäh
wird; bevor du jedoch den Honig hinzufügst, mußt du die oben angegebenen
Ingredienzien sieben. Davon nimmst du auf nüchternen Magen und nach der

16 coclearia ieiunus et post cenam accipies. Ad tussem remedium utile:
Resinam terebinthinam et mel despumatum pari pondere permixtum
17 cum ouo leuiter decocto debebis ieiunus haurire. Puleium siccum ad
mensuram cyathi et nasturcii tantundem in puluerem tenuissimum
redige et mellis optimi adice quod sufficiat ac decoque et mane ac
uespere coclearia inde singula accipe; miro aduersus tussem quamuis
18 molestam remedio uteris. Ad tussem nocturnam et stomachi confir-
mationem remedium probatissimum sic: Caricas tres pinguissimas Afri-
canas prima nocte accipies assatas super carbones ita, ut singulis ca-
ricis inseras piperis grana nouena lecta et pulei, quod non fuerit in
fumo, aliquantulum. Sed caricas sic assare debes, ne comburantur
penitus, sed ut resoluantur, et ea hora, qua te in lecto posueris, tum
eas accipe et obserua, ne quicquam postea loquaris aut quemquam
appelles, antequam addormias. Hoc obseruans per tres noctes facies.
19 Ad tussem praesentaneum remedium sic: Radices rumicis minutae
eius, quae per campum se sternit et mora fert paruula, colliges sine
ferro et earum ℔ III in aquae Ꞩ XX lento igne usque ad tertias de-
coques. Deinde radicibus separatis ponderabis aquam et quantum se-
parata aqua pensauerit, tantum mellis optimi despumati admiscere de-
bebis et rursus utrumque mixtum tamdiu decoques, donec mellis spis-
situdinem habeat. Deinde admiscebis piperis optimi triti quantum
aestimes posse sufficere, ut sine molestia accipiatur, atque ex eo medi-
20 camine mane et sero terna coclearia sumes. Marrubii fasciculum bo-
num in aquae congio ad medias decoque et ex ea aqua adiecto mellis
aliquantulo ieiunus cotidie singulos cyathos, donec tussire desinas,
21 bibe; omne genus tussis efficaciter curabis. Feniculi radicem uiridem
nitidam in pila lignea contunde atque eius sucum ieiunus cum uino
uetere per dies continuos nouem in limine stans bibe; ualedissime
aduersum tussem quamlibet molestam tibi proderit. Itidem proderit
22 et puluis ex eadem radice sicca factus similiter epotus. Porri contusi
sucus expressus cum oleo decoctus et epotus plurimum tussientibus
23 praestant. Verbenae herbae arefactae tunsae atque cribratae tenuis-
simi pulueris coclearia quinque maiora maioribus, minoribus pro aetate
minora, sed sinceris ex uini Aminei ueteris cyathis totidem per dies

20 Ps. Apul. 45,2 cf. Plin. 20,241 cf. Q. Ser. 297 cf. Marc. 16,41 lin. 33
21 Ps. Apul. 125,3 22 Ps. Theod. p. 317,29 319,22

1 cocliaria L 6 cocliaria L 7 et stomachi] estomachi L 8 affricanas L 15 radicis PL 19 mellis bonis L 23 cocliaria L 25 cottidie L 26 fenuculi L 30 radicem L est potus P 31 tussientis P 32 praestater L (*e* praestāt *perperam soluto compendio Heraeus*) criblatae L 33 cocliaria L 34 aminnei PL

Mahlzeit je 3 Löffel ein. Ein nützliches Heilmittel gegen Husten: Man muß 16
Terpentinharz und abgeschäumten Honig, in gleichem Gewicht vermischt,
mit einem weichgekochten Ei auf nüchternen Magen einnehmen. Mache 17
trockenen Polei im Maß eines Cyathus und ebensoviel Kresse zu sehr feinem
Pulver, füge eine genügende Menge sehr guten Honig hinzu, koche (es), und
nimm davon morgens und abends je 1 Löffel voll ein; du wendest ein wunder-
bares Heilmittel gegen noch so lästigen Husten an. Im folgenden ein sehr 18
erprobtes Heilmittel gegen nachts auftretenden Husten und zur Kräftigung
des Magens: Du nimmst drei auf Kohlen geröstete sehr fleischige getrock-
nete afrikanische Feigen bei Anbruch der Nacht ein, in der Weise, daß du
in jede einzelne Feige je 9 ausgesuchte Pfefferkörner und ein wenig Polei,
der nicht im Rauch gewesen ist, hineintust. Doch mußt du die Feigen so
rösten, daß sie nicht völlig verbrennen, sondern daß sie sich auflösen, dann
nimm sie in der Stunde ein, in der du dich ins Bett legst, und beachte, daß
du danach nichts (mehr) sagst oder jemanden ansprichst, bevor du ein-
schläfst. Unter Beachtung dieser Anweisung tust du dies drei Nächte hin-
durch. Im folgenden ein schnell wirkendes Heilmittel gegen Husten: Man 19
reißt Wurzeln von dem kleinen Sauerampfer, der sich auf dem Felde aus-
breitet und kleine Beeren trägt, ohne Messer aus und läßt davon 3 Pfund in
20 Sextarii Wasser auf schwachem Feuer bis auf ein Drittel einkochen. Da-
nach wiegt man, wenn die Wurzeln herausgenommen worden sind, das Was-
ser, man muß so viel sehr guten, abgeschäumten Honig, wie das Wasser für
sich wiegt, beimischen und wiederum beides gemischt so lange kochen las-
sen, bis es die Zähigkeit von Honig hat. Danach mischt man so viel sehr guten
zerriebenen Pfeffer bei, wie man meint, daß er genügen könnte, damit es
ohne Unbehagen eingenommen werden kann, und von diesem Heilmittel
nimmt man morgens und abends je 3 Löffel voll ein. Laß ein gutes Bündel 20
Andorn in einem Congius Wasser auf die Hälfte einkochen, und trinke von
diesem Wasser, nachdem ein wenig Honig hinzugefügt worden ist, täglich je
1 Cyathus auf nüchternen Magen, bis du zu husten aufhörst; jede Art von
Husten behandelst du wirksam. Zerstoße eine saubere, frische Fenchel- 21
wurzel in einem Holzmörser, und trinke den Saft daraus mit altem Wein
neun aufeinanderfolgende Tage hindurch, auf einer Schwelle stehend, auf
nüchternen Magen; es nützt dir sehr viel bei noch so lästigem Husten. Eben-
so nützt auch das Pulver, das aus derselben, trockenen Wurzel hergestellt
worden ist, wenn es in ähnlicher Weise getrunken wird. Der herausgepreßte 22
Saft von zerstoßenem Lauch nützt, mit Öl gekocht und getrunken, den an
Husten Leidenden sehr viel. Von dem sehr feinen Pulver von zerstoßenem 23
und gesiebtem getrocknetem Eisenkraut gibt man je nach Alter fünf grö-
ßere Löffel den Älteren, den Jüngeren (fünf) kleinere, und zwar den (sonst)
Gesunden in ebensoviel Cyathi altem Aminäerwein fünf Tage hindurch zu

quinque potanda dabis, febricitantibus ex aqua dari oportebit; mire
24 tussientibus proderit. Scillae interioris medullae tenerae contritae su-
cum cum mellis pari mensura decoque et inde etiam si minimum,
quantum summus digitus recipere possit, ieiunus cotidie mane gusta-
25 ueris, tussis molestia mire carebis. Tussis molestia cito liberabere, si
obseruaueris remedium tale: Piperis albi grana III, bacarum lauri
grana III in unum contunde et adiectis aquae calidae cyathis duobus
ieiunus bibe, deinde piperis grana V et lauri bacas V ex aquae, ut
supra, cyathis duobus bibe, deinde VII et VII ex aquae duobus, deinde
VIIII et VIIII ex aquae duobus et si tam molesta tussis fuerit, ut
non statim desinat, iterum deminuendo similiter facies, ut VIIII et
VIIII et deinde VII et VII, V et V, III et III [et] cum aquae calidae
26 binis cyathis bibas. Cupressi bacae numero impares quam minutissime
tritae et ex uino uetere ieiuno potui datae tussem potentissime le-
niunt. Eiusdem tenera cauliculorum a ieiuno commanducata ita, ut
sucus transgluttiatur, mire sanant tussientem, si id adiectis semper
27 impari numero cauliculis per triduum fiat. Myrrae, storachis, opii,
croci pares mensuras conterito et de contritis ac permixtis speciebus
globulos ex aqua cicerculi magnitudine facito ac, priusquam dormi-
tum eat, tussienti tria catapotia deuoranda, id est transgluttienda,
dato; super quae tres aquae calidae cyathos potandos adicito; hoc
28 remedio nocturna tussi laborantem cito liberabis. Ventriculi gallinacei
membranulam, qua sordes aqualiculi continentur, arefactam terito
29 diligenter et cum uino potui dato; umidam tussem sedabis. Tussem
quamuis grauem maiorum natu intra quinque dies, paruulorum etiam
intra triduum sanat, qui sulpuris triti quantum tribus digitis capere
potest in ouo semicocto sorbili per triduum ieiuno aut per quinque
30 dies dederit. Hyoscyami – I, sulpuris semunciam, fellis terrae – I,
piperis – I, gentianae – I, opii ℈ II, marrubii – I; mellis despumati
quantum sufficiat supra dictis speciebus tritis cribratisque miscebis
ac leuiter decoques. Inde si quis tussi grauiter conflictabitur, pastillum
ad magnitudinem fabae ieiunus mane hauriat et in noctem cum calda
aqua alium pastillum bibat; bonum ualde et utile remedium experie-
31 tur. Scillae bulbum unum purgatum tribus feruoribus in aqua deco-
ques et ex eo quod fuerit tenerrimum sumes, id est – IIII, panacis
et iris Illyricae drag̃. quaternas, ammoniaci – II. Haec omnia dili-

26 Ps. Theod. p. 317,19 **28** Med. Plin. 1,24,3 p. 30,11 Ps. Theod. p. 317,12

4 cottidie **L** 5 molestia[I]] molestiam **L** molestia[II]] molestiam **PL** 12 et *del. Co* 13 baccae **P** 20 transglutienda **P** 29 opii ℈ I **L** marrubi **L** 33 aqua] quam **PL** *corr. Co*

trinken, den Fiebernden muß es in Wasser eingegeben werden; es nützt den an Husten Erkrankten in wunderbarer Weise. Koche den Saft aus dem zer- 24
riebenen feinen inneren Mark einer Meerzwiebel mit dem gleichen Maß Honig, und du bist, wenn du davon auch (nur) sehr wenig, so viel wie eine Fingerspitze aufnehmen kann, täglich morgens auf nüchternen Magen einnimmst, in wunderbarer Weise von der Belästigung durch den Husten frei.
Von der Belästigung durch Husten wirst du rasch befreit, wenn du folgendes 25
Heilmittel beachtest: Zerstoße 3 Körner weißen Pfeffer und 3 Kügelchen Lorbeerbeeren in eins, und trinke (es) unter Beifügung von zwei Cyathi warmem Wasser auf nüchternen Magen, danach trinke 5 Pfefferkörner und 5 Lorbeerbeeren, wie oben, in zwei Cyathi Wasser, danach 7 und 7 in zwei (Cyathi) Wasser, danach 9 und 9 in zwei (Cyathi) Wasser, und wenn der Husten so lästig ist, daß er nicht sofort nachläßt, tust du (es) zum zweitenmal unter Verringerung (der Menge) in ähnlicher Weise, so daß du 9 und 9, danach 7 und 7, 5 und 5 und 3 und 3 mit je 2 Cyathi warmem Wasser trinkst.
Beeren von der Zypresse, in ungerader Zahl so fein wie möglich zerrieben 26
und in altem Wein dem Patienten auf nüchternen Magen zu trinken gegeben, lindern den Husten sehr wirksam. Zarte Triebe von den Zweigen desselben (Baumes) heilen, von dem Patienten auf nüchternen Magen in der Weise gekaut, daß der Saft hinuntergeschluckt wird, den an Husten Leidenden in wunderbarer Weise, wenn dies drei Tage hindurch geschieht, wobei die Zweige jeweils in ungerader Zahl genommen werden. Zerreibe die gleichen 27
Maße Myrrhe, Styrax, Opium und Safran, forme von den zerriebenen und vermischten Ingredienzien in Wasser Kügelchen von der Größe einer kleinen Kichererbse und gib dem an Husten Leidenden, bevor er schlafen geht, drei Pillen zu verschlingen, d. h. hinunterzuschlucken; zu ihnen gib außerdem drei Cyathi warmes Wasser zu trinken; mit diesem Heilmittel machst du den an nachts auftretendem Husten Erkrankten rasch davon frei. Zerreibe 28
die Haut von einem Hühnermagen, von der die sich im Magen befindenden Schmutzteile umschlossen werden, sorgfältig, nachdem sie getrocknet worden ist, und gib sie mit Wein zu trinken; du beruhigst (damit) feuchten Husten. Noch so starken Husten heilt bei Älteren innerhalb von fünf Tagen, 29
bei Jüngeren sogar innerhalb von drei Tagen derjenige, der dem Patienten so viel zerriebenen Schwefel, wie er mit drei Fingern fassen kann, in einem halbgekochten Ei, das sich (noch) schlürfen läßt, drei oder fünf Tage hindurch auf nüchternen Magen eingibt. 1 Unze Bilsenkraut, eine halbe Unze 30
Schwefel, 1 Unze Erdgalle, 1 Unze Pfeffer, 1 Unze Enzian, 2 Scripuli Opium und 1 Unze Andorn; man mischt eine genügende Menge abgeschäumten Honig mit den oben angegebenen Ingredienzien, nachdem sie zerrieben und gesiebt worden sind, und läßt sie schwach kochen. Wenn jemand schwer unter Husten leidet, soll er davon eine Tablette in der Größe einer Bohne morgens auf nüchternen Magen schlucken und zur Nacht eine weitere Tablette mit warmem Wasser trinken; er lernt ein sehr gutes und nützliches Heilmittel kennen. Man läßt eine geschälte Meerzwiebel mit dreimaligem 31
Aufsprudeln in Wasser kochen und nimmt davon das Zarteste, d. h. 4 Unzen, je 4 Drachmen Panax und illyrische Iris und zwei Unzen Ammoniakharz. Alle diese Ingredienzien zerreibt man sorgfältig, doch zerreibt man die Meer-

genter teres, sed scillam seorsum confricabis, tum omnia confundes
et mellis optimi despumati ad colligendum in unum medicamen quod
sufficiat mittes atque inde laboranti per cocleare bis uel ter diebus
singulis dabis; intra dies septem etiam sanguinem excreantem et ue-
tustae tussis molestia liberabis, dum aut deorsum purgatur aut per
32 uomitum pituitae interius collectae umor effunditur. Folia ulmi, quae
orientem spectant, cum piperis granis totidem, sed impari numero
trita et cum Falerno uino a ieiuno sumpta etiam purulentas tusses
33 potenter emendant. Salis quantum intra palmam tenere potest qui
tussiet in potionem ceruisae aut curmi mittat et calidum bibat, cum
dormitum uadit, neque postea loquatur, sed tacitus somnum capiat;
34 cito sanabitur, si hoc uel triduo fecerit. Milefolium tritum ex aceto
potum tussientibus atque etiam stomacho ruptis et sanguinem ex-
creantibus prodest. Similiter prodest quinquefolium tritum atque ex
35 aqua potui datum. Quinque ouorum incoctorum uitelli cum uini ueteris
aut mulsi cyathis tribus permixti et calide per triduum poti excrea-
36 tiones cruentas emendant. Nuces pineae inanes contusae in ollam mit-
tuntur et quot fuerint nuces, tot hyoscyami unciae et aquae sextarii
adiciuntur. Haec ad medias decoquuntur atque inde ad tussis reme-
dium etiam pthisico bibenda ieiuno cotidie potio; etiam ex uino, si
37 non erunt febres, salubriter dabitur. Si de tussi stomachum quis aut
latera dolebit, herbae uettonicae fasciculum cum suis radicibus in olla
noua decoquat cum aquae lixiuae Ꞩ duobus, donec ad tertias consu-
mantur, atque inde dimidium cyathum frigidum, cum dolore urge-
38 bitur, bibat. Vettonicam, nepetam, puleium aequali mensura cum uini
Ꞩ duobus et salis pusillo ad heminam decoques atque inde laboranti
tussi et doloribus stomachi cyathos singulos ieiuno, ut per cocleare
39 paulatim infundas, per triduum dabis. Si quem tussis intolerabilis
uexat, de lupi iecore arido uel exusto quantum uoluerit conterat adi-
ciatque uinum, mel et aquam tepidam atque inde ad diem cyathum
40 ieiunus bibat; intra paucos dies mire sanabitur. Inuenta casu in uia
portio de cribro impari numero foraminum collo inligata tussi et su-
41 spirio remedio est. Ad tussem nimiam et ueterem remedium sic: Mar-
rubii sicci p III in ollam nouam fictilem mittes et aquae fontanae

34 12 cf. Med. Plin. 1,25,1 p. 31,11 Ps. Theod. p. 319,19 14 Plin. 26,35 **35** Med. Plin. 1,25,1 p. 31,12 Sext. Plac. 29,54 **36** cf. Plin. 23,142 **39** Plin. 28,193 cf. Med. Plin. 1,24,7 p. 31,8 **41** cf. Plin. 20,241 cf. Ps. Apul. 45,3 cf. Q. Ser. 297 cf. Marc. 16,20

10 ceruesae L 11 loquetur L 18 quod PL 19 dequoquuntur L 20 cottidie L 23 consummantur P 25 nepedam L 29 adiciasque L 33 marrubi L

zwiebel gesondert, dann schüttet man alle Ingredienzien zusammen und gibt eine genügende Menge sehr guten abgeschäumten Honig dazu, um das Heilmittel in eins zu binden, und davon gibt man dem Kranken löffelweise zwei- oder dreimal an den einzelnen Tagen ein; innerhalb von sieben Tagen befreit man auch denjenigen, der Blut spuckt, sogar von der Belästigung durch chronischen Husten, wobei die Flüssigkeit der Schleimansammlung im Innern entweder nach unten entleert oder durch Erbrechen herausgebracht
wird. Ulmenblätter, die nach Osten sehen, mit ebensoviel Pfefferkörnern, 32
jedoch in ungerader Zahl, zerrieben und mit Falernerwein vom Patienten auf nüchternen Magen eingenommen, heilen auch Erkrankungen an Husten mit
eitrigem Auswurf wirksam. Derjenige, der Husten hat, soll so viel Salz, wie 33
er in der Hand halten kann, in ein Getränk aus Birnen oder Getreide schütten und (es) warm trinken, wenn er schlafen geht, und danach soll er nicht (mehr) sprechen, sondern schweigend einschlafen; er wird rasch geheilt, wenn
er dies mindestens drei Tage lang tut. Tausendblatt, zerrieben und in Essig 34
getrunken, nützt denjenigen, die Husten haben, auch denjenigen, deren Magen geplatzt ist, und denjenigen, die Blut auswerfen. In ähnlicher Weise
nützt Fünfblatt, zerrieben und in Wasser zu trinken gegeben. Die Dotter 35
von fünf ungekochten Eiern, mit drei Cyathi altem Wein oder Weinmet vermischt und drei Tage hindurch warm getrunken, heilen blutigen Auswurf.
Zerstoßene leere Piniennüsse werden in einen Topf getan, und es werden so 36
viel Unzen Bilsenkraut und Sextarii Wasser hinzugetan, wie es Nüsse sind. Diese Ingredienzien werden auf die Hälfte eingekocht, und davon muß als Heilmittel gegen Husten auch von einem Schwindsüchtigen täglich auf nüchternen Magen ein Trank getrunken werden; wenn keine Fieberanfälle
auftreten, wird er auch in Wein mit guter Heilwirkung eingegeben. Wenn 37
jemand infolge von Husten Magen- oder Seitenschmerzen hat, soll er ein Bündel Betonie mit ihren Wurzeln in einem neuen Topf mit zwei Sextarii Laugenwasser kochen, bis es auf ein Drittel verdampft ist, und davon soll er, wenn er vom Schmerz gequält wird, einen halben Cyathus kalt trinken.
Man läßt Betonie, Katzenminze und Polei in gleichem Maß mit zwei Sextarii 38
Wein und ein wenig Salz auf eine Hemina einkochen und gibt davon dem an Husten oder Magenschmerzen Leidenden drei Tage hindurch je einen Cyathus auf nüchternen Magen so ein, daß man ihn mit einem Löffel nach
und nach einflößt. Wenn jemanden ein unerträglicher Husten quält, soll er 39
eine beliebige Menge trockene oder verbrannte Wolfsleber zerreiben, Wein, Honig und lauwarmes Wasser hinzufügen und davon täglich einen Cyathus auf nüchternen Magen trinken; innerhalb von wenigen Tagen wird er in
wunderbarer Weise geheilt. Wenn man einen zufällig unterwegs gefundenen 40
Teil von einem Sieb mit einer ungeraden Zahl von Löchern an den Hals
bindet, ist es ein Heilmittel gegen Husten und Atemnot. Im folgenden ein 41
Heilmittel gegen allzu starken und chronischen Husten: Man schüttet 3 Pfund trockenen Andorn und 18 Sextarii Quellwasser in einen neuen Ton-

Ꞩ XVIII et decoques ad tertias. Deinde ipsam aquam colabis et in
rudem ollam alteram mittes atque addes illic mellis optimi Ꞩ I, piperis
triti semunciam et iterum ad tertias decoques, ut spissum fiat. Deinde
diligenter in uaso uitreo repones atque ex eo ieiunus terna coclearia
cotidie sumes. Aeque prodest marrubii uiridis sucus cum mellis de-
spumati pari mensura decoctus et cocleare pleno mane sumptus et
42 uespere. Herba argimonia contrita et ex uino uetere diluta potui data
unice tussientibus prodest; tamen, ut dixi, qui remediandus est ieiunus
43 accipiat. Betae radix piper adiecto conteritur. Ex eo ad piperis magni-
tudinem catapotia fiunt; inde bina ieiuno data deuorantur, donec
44 tussis uitium consenescat. Fabae solidae granum infusum in aqua
adeoque inflatum, ut plus umoris nequeat haurire, subito deuoratum
45 tussem mire tollit. Lotium humanum uetus adiecto croco, ut odor eius
occulatur, exhaustum ueteres tusses et eos, qui crassa pituita uexan-
46 tur, emendat. Si cui saliua resiliens tussem mouerit, aliquis ei in fron-
47 tem sufflet; statim desinit. Ex ouo duro interius quod est passo intri-
tum adiectis aquae calidae cyathis duobus si antequam cubitum eas
biberis, quietiorem a tussi maiorem partem noctis habebis et eius
48 potionis adsiduitate sanabere. Faba fresa tussientibus, in qua aleum
coctum fuerit, maxime prodest uel ex melle in cibo sumpta efficaciter
remedium praestat, sed et purulentas excreationes cohibet et sanat.
49 Ficus siccae tres cum hysopi modico et paruo rutae fasciculo et quar-
tario fenograeci purgati cum aquae nitidae sextario propenso in olla
rudi ad medias decoquuntur et colantur. Inde tres potiones per tri-
50 duum tussi nimia laborantibus dantur; mirum remedium est. Seuum
51 ouium decoctum et cum uino austero depotum tussi medetur. Sanda-
raca quoque cum resina terebinthina ex ouo sorbili sumpta tussem
52 remediat. Vettonicae pollinis drag̃. II in passi Cretici cyathis duobus
53 permixta aqua calida uitiliter aduersum tussem bibuntur. Palmare
remedium ad tussem sic: Feniculi sicci triti ℈ VIIII, anethi similiter
℈ VIIII, opii Hispani ℈ II. Haec iuncta ex melle optimo temperabis
et ex eo nucis auellanae magnitudine cum aqua calida mane ieiuno
54 uel etiam digesto ad uesperam dabis. Valde bonum et utile ad tussem
qualemlibet hoc remedium est: Apii seminis ℈ IIII, hyoscyami ℈ II,

42 Plin. 26,23 Ps. Theod. p. 319,7 **46** Plin. 28,60 **47** Phys. Plin. 1,58 fol. 30C **48** Med. Plin. 1,24,1 p. 30,7 Ps. Theod. p. 317,2. 30 **49** Plin. 26,29 **50** Med. Plin. 1,24,5 p. 31,1 **51** Med. Plin. 1,24,6 p. 31,3 **52** Plin. 34,177

5 cottidie **L** 9 piper] pipere *Co He (cf. gramm. B I 1i)* 12 humoris **PL** 14 eo **PL** pituitam **PL** 19 qua] aqua **P** 22 ficcus **L** 24 decoquentur **P** 26 epotum *Heraeus* 33 degesto **PL**

topf und läßt sie auf ein Drittel einkochen. Danach seiht man eben dieses
Wasser, gießt es in einen anderen gewöhnlichen Topf, fügt dort 1 Sextarius
sehr guten Honig und eine halbe Unze zerriebenen Pfeffer hinzu und läßt es
wiederum auf ein Drittel einkochen, so daß es zäh wird. Danach bewahrt
man es sorgfältig in einem Glasgefäß auf und nimmt davon täglich je 3 Löffel
voll auf nüchternen Magen ein. In gleicher Weise nützt der Saft von frischem
Andorn, wenn er mit dem gleichen Maß abgeschäumtem Honig gekocht und
wenn davon morgens und abends ein gehäufter Löffel voll eingenommen
wird. Argimonia, zerrieben, in altem Wein aufgelöst und zu trinken gegeben, 42
nützt den an Husten Erkrankten einzigartig; jedoch soll es, wie ich gesagt
habe, derjenige, der geheilt werden soll, auf nüchternen Magen einnehmen.
Mangoldwurzel wird unter Hinzufügung von Pfeffer zerrieben. Daraus wer- 43
den Pillen in der Größe eines Pfeffer(korns) hergestellt; davon werden je 2,
dem Patienten auf nüchternen Magen eingegeben, hinuntergeschluckt, bis
die sich in Husten äußernde Schädigung zurückgegangen ist. Von harten 44
Bohnen ein Kern, in Wasser getan und so sehr gequollen, daß er keine Flüs-
sigkeit mehr einsaugen kann, beseitigt, plötzlich hinuntergeschluckt, den
Husten in wunderbarer Weise. Alter Menschenurin heilt, unter Beifügung 45
von Safran, damit sein Geruch überdeckt wird, getrunken, Erkrankungen
an chronischem Husten und diejenigen, die von zähem Schleim gequält
werden. Wenn jemanden wieder aufsteigender Speichel zum Husten reizt, 46
soll ihm jemand auf die Stirn blasen; er hört sofort auf. Wenn man das In- 47
nere aus einem harten Ei, mit Rosinenwein verrieben, unter Zusatz von
zwei Cyathi warmem Wasser trinkt, bevor man schlafen geht, verbringt man
den größeren Teil der Nacht von Husten weniger gestört und wird durch die
ständige Anwendung dieses Tranks geheilt. Geschrotete Bohnen, in denen 48
Knoblauch gekocht worden ist, nützen den an Husten Erkrankten sehr viel
und stellen, mit Honig im Essen eingenommen, in wirksamer Weise ein
Heilmittel dar, sie dämmen aber auch eitrigen Auswurf ein und heilen ihn.
Drei trockene Feigen mit ein wenig Ysop, einem kleinen Bündel Raute und 49
einem Quartarius gereinigtem Bockshornkraut werden mit einem reich-
lichen Sextarius sauberem Wasser in einem gewöhnlichen Topf auf die Hälfte
eingekocht und geseiht. Davon werden drei Tage hindurch den an allzu star-
kem Husten Erkrankten drei Tränke eingegeben; es ist ein wunderbares Heil-
mittel. Schafstalg, gekocht und mit herbem Wein getrunken, heilt Husten. 50
Auch Sandarach, mit Terpentinharz in einem Ei, das sich trinken läßt, ein- 51
genommen, heilt Husten. 2 Drachmen Betonienmehl werden in zwei Cyathi 52
kretischem Rosinenwein unter Beimischung von warmem Wasser nutzbrin-
gend gegen Husten getrunken. Im folgenden ein ausgezeichnetes Heilmittel 53
gegen Husten: 9 Scripuli zerriebenen trockenen Fenchel, 9 Scripuli Dill in
ähnlicher Weise und 2 Scripuli spanisches Opium. Diese Ingredienzien
mischt man, in sehr gutem Honig gebunden, und gibt dem Patienten davon
in der Größe einer Haselnuß mit warmem Wasser morgens auf nüchternen
Magen oder auch nach der Verdauung gegen Abend ein. Sehr gut und nütz- 54
lich gegen jeden beliebigen Husten ist folgendes Heilmittel: 4 Scripuli Ep-
pichsamen, 2 Scripuli Bilsenkraut, 4 Scripuli Dill, 2 Scripuli Opium und so

anethi ℈ IIII, opii ℈ II, mellis quod ad colligendas et congluttinandas
55 species supra dictas sufficiat, cum in puluerem fuerint redactae. Tussi
et cruditati medetur hoc medicamen: Costi – III, cinnami – II, pi-
peris ℈ V, item piperis longi ℈ V, opii ℈ II, croci – I, mellis quod satis
ad haec trita temperanda et catapotia facienda. Quae cum calda aqua
et mane et sera, sed interiectis uicibus, dari oportet, quod similiter
56 et de supra scripto medicamine fieri debet. Aquam, in qua rutam et
hysopum et rosam siccam decoxeris, uino inmisce et ita bibendam
57 ieiuno offer tussienti; cito subuenies. In ouum sorbile masticis pul-
uerem mittes; sed opus est, ut mox coagitatum statim sorbeas, ne
dilatione fiat crusta; quod exhausto facile tussem sedabis, si id sae-
58 pius feceris. Fabae grana quinquaginta tostata in furno, piperis toti-
dem tundes et cribrabis et pulei tantundem mensurae, quantum fabae
est, in puluerem rediges ac simul melle consparges et coques in olla
rudi atque agitabis, ne comburatur. Postea de tepefacto medicamine
per septem dies singula coclearia siue mane siue sera tussi laborantibus
59 dabis; cito subuenies. Herba centaurea trita ex uino dulci bibitur;
mire prodest etiam his, qui sanguinulentum aut purulentum extus-
60 siunt, quos pthisicos dicunt. Vuam passam enucleabis ad ponderis
librae sextantem et diligenter teres, adicies senapis optime separatim
triti librae sextantem ac deinde adiecto aceto scillito cum mellis mo-
dico teres et miscebis ita, ut eam spissitudinem habeat, ut pastilluli
fieri possint, non tamen grandes. Inde qui pthisi et diutina tussi la-
borat, singulos cum calda aqua ieiunus mane et similiter dormitum
61 uadens ad uesperam sumat. Cerui pulmones cum suis gurgulionibus
uirgulis tensos in fumo, donec arescant, suspende et ex his aliquid
contusum tritumque diligenter adiecto melle eligmatis modo pthisico
62 dato, quem sanari citissime uoles. Lacerta uiridis uiua missa in uas
fictile nouum et cum uini S tribus decocta ad cyathum unum incredi-
biliter pthisico prodest, si ex eo uino mane ieiunus bibat cocleare
63 unum. Qui pthisi laborabit, laser tritum in aqua tepida ieiunus cotidie
64 bibat; potenter remediabitur. Cancros marinos inpari numero exustos
uel aridos tritos et bacas laureas impari numero tritas adiecto melle
atque adipe anserina remissa aequis ponderibus uniuersa permixta
unum corpus facies atque aequaliter in duodecim partes diuides et in

56 Med. Plin. 1,25,5 p. 32,1 **59** Plin. 26,27 **61** Plin. 28,193 cf. Med. Plin. 1,24,7 p. 31,6 **62** Med. Plin. 2,1,3 p. 36,8

4 satis sit *propos. Ni* 5 aqua] qua **PL** 6 oportit **L** 16 cocliaria **L** 18 purulento **PL** 19 tphicos **L** 23 tphisi **L** *(scriptura* tph- *plerumque usque ad p. 288,24)* 28 uiuam **PL** 31 cottidie **L** 32 impari **L** 34 atque] adiecto **L**

viel Honig, wie genügt, um die oben angegebenen Ingredienzien zu binden
und zusammenzubringen, nachdem sie zu Pulver gemacht worden sind. Hu- 55
sten und Überschuß an unverdauten Nahrungsstoffen heilt folgendes Heilmittel: 3 Unzen Kostwurz, 2 Unzen Zimt, 5 Scripuli Pfeffer, ebenso 5 Scripuli langen Pfeffer, 2 Scripuli Opium, 1 Scripulus Safran und so viel Honig, wie genügt, um die zerriebenen Ingredienzien zu mischen und Pillen herzustellen. Diese müssen mit warmem Wasser morgens und abends, jedoch im Wechsel, eingegeben werden, was in ähnlicher Weise auch mit dem oben be-
schriebenen Heilmittel geschehen muß. Mische Wasser, in dem du Raute, 56
Bilsenkraut und trockene Rose gekocht hast, mit Wein, und reiche es so dem an Husten Erkrankten auf nüchternen Magen zu trinken; du bringst rasch
Hilfe. Schütte Mastixpulver in ein Ei, das sich trinken läßt; es ist aber er- 57
forderlich, daß du es, gleich umgerührt, sofort trinkst, damit sich nicht in der Zwischenzeit eine Kruste bildet; wenn du dies trinkst, beruhigst du
leicht den Husten, falls du dies öfter tust. Man zerstößt fünfzig im Backofen 58
geröstete Bohnenkerne und ebensoviel Pfefferkörner, siebt sie, macht dasselbe Maß Polei, wie es Bohnen sind, zu Pulver, besprengt es zusammen mit Honig, kocht es in einem gewöhnlichen Topf und rührt es um, damit es nicht verbrennt. Danach gibt man von dem etwas erwärmten Heilmittel sieben Tage hindurch je 1 Löffel voll entweder morgens oder abends den an Husten
Erkrankten; man bringt rasch Hilfe. Tausendgüldenkraut wird zerrieben 59
in süßem Wein getrunken; es nützt auch denjenigen wunderbar, die beim Husten blutigen oder eitrigen Auswurf haben und die man Schwindsüchtige
nennt. Man entkernt getrocknete Trauben zu einem Sechstelpfund, zerreibt 60
sie sorgfältig, fügt ein Sechstelpfund Senf, der gesondert sehr gut zerrieben worden ist, hinzu, verreibt es danach unter Zufügung von Meerzwiebelessig mit ein wenig Honig und mischt es in der Weise, daß es die Zähigkeit hat, daß kleine Tabletten, jedoch nicht große, hergestellt werden können. Davon soll derjenige, der an Schwindsucht und anhaltendem Husten erkrankt ist, je 1 mit warmem Wasser morgens auf nüchternen Magen und in ähnlicher
Weise gegen Abend, wenn er schlafen geht, einnehmen. Hänge die Lungen 61
von einem Hirsch mit ihren Bronchien, an dünnen Zweigen ausgespannt, in den Rauch, bis sie trocken geworden sind, und gib davon etwas, zerstoßen und unter Beifügung von Honig sorgfältig zerrieben, als Bonbon dem
Schwindsüchtigen, den du sehr schnell geheilt sehen willst. Eine grüne 62
Eidechse, lebend in ein neues Tongefäß getan und mit drei Sextarii Wein auf einen Cyathus eingekocht, nützt einem Schwindsüchtigen unglaublich, wenn er von diesem Wein morgens einen Löffel voll auf nüchternen Magen
trinkt. Derjenige, der an Schwindsucht erkrankt ist, soll täglich in lauwar- 63
mem Wasser verriebenes Silphiumharz auf nüchternen Magen trinken; er
wird mit Erfolg geheilt. Meerkrebse, in ungerader Zahl verbrannt oder trok- 64
ken zerrieben, und Lorbeerbeeren, in ungerader Zahl zerrieben, verarbeitet man unter Beifügung von Honig und nach Zerlassen von Gänsefett, alle Ingredienzien zu gleichen Gewichtsteilen vermischt, zu einer Masse, teilt (diese) gleichmäßig in zwölf Teile und gibt sie dem kranken Schwindsüch-

65 cibo aut in potione laboranti pthisico dabis; mire proderit. Oua incocta
duo in calice diffundes et deice olei optimi ℥ II et axungiae uetustissi-
mae in trulla ad calidam remissae ℥ II et coagitato ac permixtum
pthisico tepidum cotidie da bibendum, donec sanetur; ualde proderit.
66 Qui pthisi adficiuntur, maritima loca uitare debent atque illic maxime,
ubi pix conficitur, commorari ibique coclearum carne cum uino ex-
67 coctarum adsidue uesci. Picem praecoquam siue quam uiscosam uo-
cant et rubricam Scythicam, quam alii †spaltica† uocant, cum seui
ceruini remissi cyatho uno et lactis bubuli uel ouilli pari mensura si
quis iam periclitanti pthisico in potu uel cibo cotidie dederit, mire
68 ei subueniet. Mus gliris degluptus et cum oleo ac sale assatus pleumo-
niticis uel empyicis cibo datus mire succurrit; eos quoque, qui puru-
69 lenta excreant, celerrime sanat. Marruuii uiridis fasciculum et ambro-
siae fasciculum et abrotani fasciculum mitte in ollam semodialem
nouam et uini S IIII et decoque ad sextarium, tum exprime herbas
et cola et adice in ollam mellis optimi sextarium et postea decoque
ad crassitudinem mellis. Ex eo uteris ieiunus cotidie plena ligula ad
sanguinis reiectionem sedandam et ad stomachum confirmandum.
70 Butyrum nitidum et tantundem mellis optimi despumati coquito,
donec color rufus sit, et in pyxide cornea reconde atque inde mane
ieiuno singula coclearia dato, qui pulmonis exulcerati uitio fetidum
71 olet uel purulentum et fetidum excreat. Axungiae suillae uetustae
unciae tres ex uini uetustissimi cotyla una decoctae potui pthisicis
72 datae potenter remediatum est. Anethi sicci ueteris puluerem et re-
sinae pituinae puluerem cum adipe uetere anserino aut gallinaceo
edendum mane ieiuno empyico coclearia tria et uespere tantundem
73 dabis; mire subuenies. Ad eos, qui sanguinem excreant, remedium
efficax sic: Turis masculi diligenter triti drag̃. II, ammoniaci
unam cum aceti hemina simul contemperabis ita, ut bibi possit, et
74 laboranti ieiuno aemoptoico dabis. Si quis purulentum tussit, ouum
crudum cum pari mensura suci de porro sectiuo expressi tantundem-
75 que optimi mellis permixti calefactum ieiunus sorbeat. Ad excreatio-
nem cruentam remedium sic: Cocleae elixatae teruntur et ex aqua

66 5 Med. Plin. 2,1,2 p. 36,5 6 Med. Plin. 2,1,4 p. 36,10 **70** Plin. 28,194 Phys. Plin. 2,1 fol. 34D (bis) **71** cf. Plin. 28,138 **72** Phys. Plin. 2,1 fol. 34D **74** Med. Plin. 1,25,2 p. 31,13 **75** 33 Med. Plin. 1,25,2 p. 31,14

1 potionem **L** 2 difundes **L** uetussimae **L** 4 cottidie **L** 8 spaltica] pissasphaltum *Co He* 11 pleumoniacis *He (u. uerb.)* 17 cottidie **L** lecula **PL** 21 cocliaria **L** 21 sq. feditum *bis* **L** 26 cocliaria **L** 30 emptoico **P** 32 melli **PL**

tigen im Essen oder im Getränk ein; es nützt wunderbar. Du schlägst zwei 65
ungekochte Eier in einen Becher, gib 2 Scripuli sehr gutes Öl und 2 Scripuli
sehr alte Wagenschmiere, die in einer Kelle über heißem Wasser zerlassen
worden ist, hinein, rühre es um, und gib es vermischt dem Schwindsüchtigen
täglich lauwarm zu trinken, bis er geheilt ist; es nützt sehr. Diejenigen, die 66
von Schwindsucht befallen sind, müssen Meergegenden meiden, sich besonders dort aufhalten, wo Pech hergestellt wird, und sich dort ständig vom
Fleisch von Schnecken ernähren, die mit Wein gekocht worden sind. Wenn 67
jemand ausgereiftes Pech bzw. dasjenige, welches man zähes nennt, und
skythische rote Erde, die andere . . . nennen, mit einem Cyathus zerlassenem Hirschtalg und dem gleichen Maß Kuh- oder Schafsmilch einem
Schwindsüchtigen, der schon in Lebensgefahr schwebt, täglich im Getränk
oder Essen eingibt, bringt er ihm in wunderbarer Weise Hilfe. Eine Hasel- 68
maus bringt, abgezogen und mit Öl und Salz geschmort, denjenigen, die an
Lungenentzündung oder Lungengeschwüren erkrankt sind, als Speise gegeben, in wunderbarer Weise Hilfe; auch diejenigen, die eitrigen Auswurf
haben, heilt sie sehr rasch. Gib ein Bündel grünen Andorn, ein Bündel Am- 69
brosia, ein Bündel Eberraute und 4 Sextarii Wein in einen neuen Topf, der
einen halben Modius faßt, und laß (sie) auf einen Sextarius einkochen, dann
drücke die Kräuter aus, seihe (es) durch, gib in den Topf einen Sextarius
sehr guten Honig und laß (es) danach auf die Dicke von Honig einkochen.
Davon nimmst du täglich einen kleinen gehäuften Löffel auf nüchternen
Magen ein, um das Blutspucken aufhören zu lassen und um den Magen zu kräftigen. Koche reine Butter und ebensoviel sehr guten abgeschäumten Honig, 70
bis die Farbe rötlich ist, bewahre es in einer Hornbüchse auf, und gib davon
morgens je 1 Löffel voll demjenigen auf nüchternen Magen ein, der auf Grund
der sich in einer vereiterten Lunge äußernden Schädigung übel riecht oder
eitrigen und stinkenden Auswurf hat. Wenn drei Unzen alte Wagenschmiere 71
aus Schweinefett in einer Cotyla sehr altem Wein gekocht und den Schwindsüchtigen zu trinken gegeben werden, wird (damit) erfolgreich Heilung gebracht. Man gibt Pulver von altem, trockenem Dill und Pulver von Fichten- 72
harz mit altem Gänse- oder Hühnerfett dem an Lungengeschwüren Erkrankten morgens auf nüchternen Magen, (und zwar) drei Löffel voll, und
abends ebensoviel zu essen; man bringt in wunderbarer Weise Hilfe. Im fol- 73
genden ein wirksames Heilmittel für diejenigen, die Blut spucken: Man vermischt 2 Drachmen sorgfältig zerriebenen Tropfweihrauch und eine Ammoniakharz mit einer Hemina Essig in der Weise miteinander, daß es getrunken
werden kann, und gibt es dem Kranken, der Blut spuckt, auf nüchternen
Magen ein. Wenn jemand beim Husten eitrigen Auswurf hat, soll er ein rohes 74
Ei mit dem gleichen Maß Saft, der aus Schnittlauch herausgepreßt worden ist,
und ebensoviel (damit) vermischtem sehr gutem Honig warm gemacht auf
nüchternen Magen trinken. Im folgenden ein Heilmittel gegen blutigen 75
Auswurf: Gekochte Schnecken werden zerrieben und vom Patienten in

calida a ieiuno bibuntur necnon ad idem cocleae inlotae ex aqua
76 marina coquuntur et deuorantur. Tussicis et empyicis prodest aqua,
in qua Cydonea mala cocta fuerint, adsidue propinata; ipsa etiam si
77 incocta manducentur, iuuant. Sfongeae Africanae exustae cinis cum
78 suco porri sectiui haustus empyicos sanat. Rafani cocti cibo sumpti
79 sanguinulentas excreationes celeriter emendant. Gumen optimum in
80 ore solutum et degluttitum summo empyicis remedio est. Ruborum,
in quibus mora nascuntur, cauliculi teneri tunduntur; ex his sucus
exprimitur, qui in sole ad crassitudinem mellis spissatur agitatus; hic
haustus sanguinulentam excreationem efficacissime cludit. Eorundem
ruborum cauliculi teneri ex uino austero discocti eduntur idque uinum
81 etiam merum potatum sanguinulenta excreantibus prodest. Quagulum
ceruinum siue leporinum siue haedinum in potione solutum bibitur
utiliter ab empyicis uel aemoptoicis. Ceruini quoque cornus exusti
82 cinis in potione datus similiter medetur. Bubulus sanguis uel hae-
dinus sanguis recens cum pari mensura aceti discoctus sanguinem ex-
83 creantibus prodest, si per cocleare adsidue degustetur. Glutinum, quo
charta glutinatur, calidum in modum sorbitionis hauritur uel ex aqua
84 calida sanguinem excreantibus datur. Nuclei amygdalarum triti cum
amulo et menta trita in qualibet potione utiliter ab aemoptoicis uel
85 empyicis hauriuntur. Semen salicis tritum et ex uino austero sump-
86 tum sanguinem tussientis sistit et uitium potenter emendat. Hederae
bacae, quae sunt luteae, inpari numero tritae et ex aqua tepida potae
87 pthisicos sanant. Herbae uettonicae folia in umbra arefacta et tunsa
cribrataque reponito atque inde laboranti uulso uictoriati argentei
pondus ex passo bibendum saepe praebeto. Quidam quo potentius
herbae huius auxilium facerent, adiecto melle cribratum puluerem
conprehenderunt atque inde fabae magnitudine dederunt laborantibus
pthisicis, uulsis et reumaticis eosque, qui etiam purulenta excreabant,
88 incolomitati solidae reddiderunt. Ad pthisicos remedium et praesens

75 1 Med. Plin. 1,25,3 p. 31,16 Ps. Theod. p. 319,29 **76** 2 Med. Plin. 1,25,3 p. 31,16 3 Med. Plin. 1,25,7 p. 32,5 **77** Med. Plin. 1,25,4 p. 31,18 **78** Plin. 20,27 **79** Med. Plin. 1,25,8 p. 32,8 **80** 7 Med. Plin. 1,25,8 p. 32,9 cf. Marc. 31,31 10 Med. Plin. 1,25,9 p. 32,11 **81** 12 Med. Plin. 1,25,10 p. 32,15 Ps. Theod. p. 319,26. 20 Plin. 28,196 cf. Marc. 31,32 14 Med. Plin. 1,25,9 p. 32,12 **82** Med. Plin. 1,25,10 p. 32,13 **83** Med. Plin. 1,25,4 p. 31,19 18 Plin. 28,195 **84** Med. Plin. 1,25,7 p. 32,6 **85** Antidot. Brux. 20 p. 370,8 **86** Plin. 24,78 **87** 26 Plin. 26,110 **88** Med. Plin. 1,24,6 p. 31,5 Ps. Theod. p. 317,4

1 a] ad **PL** 2 tussici **PL** 4 iuuent **P** 18 gluttinatur **L** 21 austere **L** 22 tussienti (*uel* tussientibus) *propos. Ni in adn.* 24 uetonicae **L** 29 eosque etiam, qui *Heraeus* 30 incolomitatis **PL**

warmem Wasser auf nüchternen Magen getrunken, und gegen dieselbe Er-
scheinung werden auch ungewaschene Schnecken in Meerwasser gekocht
und hinuntergeschluckt. Den an Husten und Lungengeschwüren Erkrank- 76
ten nützt Wasser, in dem Quitten gekocht worden sind, wenn es ständig ein-
genommen wird; dieselben helfen auch, wenn sie ungekocht gegessen werden.
Asche von einem verbrannten afrikanischen Schwamm, mit Schnittlauch- 77
saft getrunken, heilt die an Lungengeschwüren Erkrankten. Gekochte Ret- 78
tiche, als Speise eingenommen, beseitigen rasch blutigen Auswurf. Sehr guter 79
Gummi, im Mund aufgelöst und hinuntergeschluckt, ist für die an Lungen-
geschwüren Erkrankten ein erstrangiges Heilmittel. Zarte Zweige von Brom- 80
beersträuchern, an denen Beeren wachsen, werden zerstoßen; aus ihnen
wird der Saft herausgepreßt, der sich an der Sonne unter Umrühren bis zur
Dicke von Honig verdichten soll; wenn er getrunken wird, unterbindet er
blutigen Auswurf sehr wirksam. Zarte Zweige von denselben Brombeer-
sträuchern werden, in herbem Wein zerkocht, gegessen, und auch dieser
Wein nützt, ungemischt getrunken, denjenigen, die blutigen Auswurf haben.
Lab vom Hirsch, Hasen oder Bock wird, im Trank aufgelöst, von denjenigen, 81
die an Lungengeschwüren erkrankt sind oder Blut spucken, nutzbringend
getrunken. Auch Asche von verbranntem Hirschhorn bringt, im Trank ein-
gegeben, in ähnlicher Weise Heilung. Rinderblut oder frisches Bocksblut 82
nützt, mit dem gleichen Maß Essig gekocht, denjenigen, die Blut spucken,
wenn es ständig löffelweise hinuntergeschluckt wird. Leim, mit dem Papyrus 83
geleimt wird, wird warm als Suppe getrunken oder in warmem Wasser den-
jenigen, die Blut spucken, eingegeben. Zerriebene Mandelkerne werden mit 84
Stärke und zerriebener Minze in einem beliebigen Trank von denjenigen,
die Blut spucken oder an Lungengeschwüren erkrankt sind, nutzbringend
getrunken. Weidensamen, zerrieben und in herbem Wein eingenommen, 85
bringt das Blut des Hustenden zum Stehen und beseitigt die Schädigung
wirksam. Efeubeeren, die gelb sind, heilen Schwindsüchtige, wenn sie in un- 86
gerader Zahl zerrieben und in lauwarmem Wasser getrunken werden. Be- 87
wahre Betonienblätter, im Schatten getrocknet, zerstoßen und gesiebt, auf,
und reiche davon dem Kranken, dessen (Lunge) zerrissen ist, das Gewicht
eines Silbervictoriatus in Rosinenwein öfter zu trinken. Manche nehmen
auch, um die Wirkung dieser Pflanze zu verstärken, das gesiebte Pulver
unter Beifügung von Honig, geben davon in der Größe einer Bohne den
Kranken ein, die an Schwindsucht leiden, deren (Lunge) zerrissen ist und
die an Flüssen erkrankt sind, und geben denjenigen, die sogar eitrigen
Auswurf haben, ihre volle Gesundheit zurück. Ein schnell wirkendes 88
und sehr bedeutsames Heilmittel für Schwindsüchtige, es heilt näm-

et maximum, nam etiam uitae dubios sanat et quibus spes superesse
nulla uideatur: Equi saliuam uel spumam cum aqua calida bibendam
per triduum dabis; etiam quem tussi intoleranda et diutina laborare
uideris, hoc remedio liberabis. Aegrum quidem sine cunctatione sana-
89 bis, sed equum mors subita consequitur. Oua cruda duo in calicem
uerguntur, eo adiciuntur olei optimi – V, gari floris – V, passi Cretici
– V, cumque haec in calicem conieceris, axungiae uetussimae – V
intromisso in uase igne dissolues eundemque liquorem calidum ceteris
rebus adicies omniaque pariter super aquam feruentem remittes et
90 calida pthisicis bibenda praebebis. Herbae senicionis uiridis contusae
et expressae sucus ad mensuram cyathi unius per dies singulos potui
datus pthisicis miro remedio est, si interiectis diebus uel septies pro-
91 pinetur. Rutae tenerae contritae cum ramusculis suis et expressae
sucus cum aliquantulo bitumine ex uino uetere calido pthisicis [cele-
92 riter sanabuntur] similiter et empyicis potui ⟨datus⟩ medetur. Oleastri
folia si bene decocta ex melle comedenda dentur empyicis, celeriter
93 sanabuntur. Antidotum pthisicis incomparabile sic: Piperis albi ℈ III,
myrrae ℈ I, opopanacis ℈ I, turis masculi ℈ I, opii ℈ I, croci Siculi
℈ I, zingiberis ℈ II, laseris ℈ I, rutae siccae ℈ II, abrotani ℈ II, nar-
cissi ℈ II, uettonicae ℈ II, marrubii ℈ II, pulei ℈ III, mellis despu-
mati optimi S̶ I, uini Aminei quartarium, papaueris triti ℈ I. Ex
quocumque liquore hoc pthisicis propinatum ualde prodesse memo-
ratur ita, ut de contritis diligenter mixtisque speciebus catapotia fiant
magnitudine fabae, quae aut integra haurienda aut liquefacta dentur
94 et mane et uespera. Trochiscus dielectru praestantissimus ad aemo-
ptoicos, id est sanguinem uel excreantes uel uomentes uel eos, qui
maxime cum tussi sanguinem iactant. Huius confectio sic: Croci ℈ XV,
sucini ℈ XV, masticis Chiae ℈ XV, iris Illyricae ℈ XV, opii ✱ II S,
psylliu, quod est semen nigrum minutum pulicibus simile, – II S.
Hoc semen coques in hemina aquae, donec densa fiat, quemadmodum
de lini semine; quam colabis postea et reliqua omnia trita ex hac
aqua colliges et formabis trochiscos habentes maximos ℈ IIII S, alios
℈ III S, minimos usque ad ℈ I S. Ita ergo facies, ut pro aetate unus-
95 quisque et pro corporis firmitate accipere possit. Ad eos, qui sangui-

90 Phys. Plin. 1,63 fol. 33A **92** Med. Plin. 1,25,6 p. 32,4 **93** Phys. Plin. 1,61 fol. 32C **95** Plin. 29,62

6 garis **L** 11 mensura **L** 14 *post* calido *add.* datur *He* 14 sq. celeriter sanabuntur *del. Ni* sanabuntur *del. Co* 15 datus *add. Ni* oleastri – 17 sanabuntur *om.* **P** 17 incomparabiles **PL** 20 uetonicae **L** 21 S̶] ℈ **L** 26 mouentes **P** 28 opii ✱ XII S **L** 29 pylliu **P** pilliu **L** psyllii *Co* 33 *ante* III *om.* ℈ **L**

lich auch diejenigen, deren Leben in Frage gestellt ist und für die
keine Hoffnung mehr zu bestehen scheint: Man gibt Pferdespeichel oder
-schaum mit warmem Wasser drei Tage hindurch zu trinken, auch den-
jenigen, den man an unerträglichem und anhaltendem Husten erkrankt sieht,
macht man mit diesem Heilmittel (davon) frei. Den Kranken heilt man ohne
Verzug, doch das Pferd ereilt ein plötzlicher Tod. Zwei rohe Eier werden in 89
einen Becher geschüttet, dort werden 5 Unzen sehr gutes Öl, 5 Unzen von
der Blume der Fischsoße und 5 Unzen kretischer Rosinenwein hineingetan,
und wenn man diese Ingredienzien in den Becher getan hat, löst man 5 Un-
zen sehr alte Wagenschmiere in einem Gefäß auf, das aufs Feuer gestellt
wird, gibt eben diese Flüssigkeit zu den übrigen Ingredienzien warm hinzu,
läßt alle über siedendem Wasser zergehen und reicht sie den Schwindsüchti-
gen warm zu trinken. Der Saft von zerstoßener und ausgepreßter frischer 90
Kreuzwurz, zum Maß eines Cyathus an den einzelnen Tagen zu trinken ge-
geben, ist für Schwindsüchtige ein wunderbares Heilmittel, wenn er unter
Auslassung (einzelner) Tage mindestens siebenmal eingenommen wird. Der 91
Saft von zarter Raute, die mit ihren Zweigen zerstoßen und ausgepreßt
worden ist, bringt Heilung, wenn er mit wenig Erdpech in warmem altem
Wein Schwindsüchtigen und an Lungengeschwüren Erkrankten in ähnlicher
Weise zu trinken gegeben wird. Wenn Blätter vom wilden Ölbaum, in Honig 92
gut gekocht, den an Lungengeschwüren Erkrankten zu essen gegeben wer-
den, werden (diese) rasch geheilt. Im folgenden ein unvergleichliches Gegen- 93
mittel für Schwindsüchtige: 3 Scripuli weißen Pfeffer, 1 Scripulus Myrrhe,
1 Scripulus Opopanax, 1 Scripulus Tropfweihrauch, 1 Scripulus Opium,
1 Scripulus sizilischen Safran, 2 Scripuli Ingwer, 1 Scripulus Silphiumharz,
2 Scripuli trockene Raute, 2 Scripuli Eberraute, 2 Scripuli Narzisse, 2 Scri-
puli Betonie, 2 Scripuli Andorn, 3 Scripuli Polei, 1 Sextarius sehr guten ab-
geschäumten Honig, einen Quartarius Aminäerwein und 1 Scripulus zer-
riebenen Mohn. Dies soll, wenn es von den Schwindsüchtigen in einer be-
liebigen Flüssigkeit eingenommen wird, sehr nützen, in der Weise, daß aus
den sorgfältig zerriebenen und gemischten Ingredienzien Pillen von der
Größe einer Bohne hergestellt werden, die morgens und abends entweder
ganz hinunterzuschlucken gegeben oder aufgelöst gereicht werden sollen.
Die Tablette Dielectru ist sehr wirksam bei den aemoptoici, d. h. bei den- 94
jenigen, die Blut spucken oder erbrechen, oder denjenigen, die besonders
beim Husten Blut auswerfen. Im folgenden ihre Zubereitung: 15 Scripuli
Safran, 15 Scripuli Bernstein, 15 Scripuli chiischen Mastix, 15 Scripuli illyri-
sche Iris, $2^1/_2$ Denarii Opium, $2^1/_2$ Unzen Flöhkraut, d. h. den kleinen schwar-
zen Samen, der Flöhen ähnlich ist. Diesen Samen kocht man in einer Hemina
Wasser, bis es zäh geworden ist, wie von Leinsamen; danach seiht man es,
bindet alle übrigen zerriebenen Ingredienzien mit diesem Wasser und formt
Tabletten, die im Höchstfalle $4^1/_2$ Scripuli, sonst $3^1/_2$ Scripuli und als wenig-
stes bis zu $1^1/_2$ Scripuli haben. Man stellt (sie) also in der Weise her, daß (sie)
jeder entsprechend seinem Alter und entsprechend der Widerstandsfähig-
keit seines Körpers einnehmen kann. Bei denjenigen, die, ohne es zu wissen, 95

sugas inscii deuorarint, cimicum in carbonibus positorum fumus re-
medio est, si ore hianti et faucibus apertis excipiatur; eici enim et
96 expelli deuoratas sanguisugas hac ratione certissimum est. In eo aceto,
in quo prius ferrum feruens sit extinctum, butyrum missum et cale-
97 factum paulatim si absorbeatur, eiciet de stomacho sanguisugas. Ad
stridorem pectoris deponendum senapis optime triti cyathos duos et
mellis optimi despumati cyathum miscebis et ieiunus die calido aut
98 in loco tepido gargarizabis et sines patenti ore umorem decurrere. Ne
media doleant, luna septima decima semper alii incocti terna grana
99 purgata transglutti; mire proderit. Corallium tritum ex aqua potui
datum reiectionem sanguinis reprimit. Cui rei et castaneae medentur,
100 si coctae quam plurimae manducentur. Ad tussem Vindiciani medici
remedium singulare: Sulpur uiuum teres et inuolues de axungia porci
uetustissima et dabis, ut transgluttiat tres pilulas prima die, secunda
II, tertia I; tales autem pilulae erunt, ut facile transuorari possint.
101 Hoc remedium etiam equis tussientibus prodest. Ad tussem reme-
dium efficax: Herba, quae Gallice calliomarcus, Latine equi ungula
uocatur, collecta luna uetere liduna die Iouis siccata prius in ollam
nouam mittitur cum prunis ardentibus, quae intra ollam mitti debent.
Superficies sane eius argilla diligenter claudi debet et calamus inseri,
per quem umor uel fumus caloris hauriatur intra os, donec arteria
102 omnia et stomachum penetret. Conpositio ad tussem: Mellis despu-
mati ℔ I, anethi seminis – III, piperis – I. Haec diligentissime trita
miscentur melli, ut, cum usus exegerit, bis in die terna coclearia qui
103 tussi laborabit accipiat. Conpositio eligmatii ad pulmonem corruptum
reparandum: Marrubii fasciculum unum, hysopi fasciculum unum,
glycerizae – III, iris Illyricae – III, inulae – III, nuces pineas resi-
nosas V, aquae S VI, mellis ℔ V. Omnia haec in aquam nitidam in-
fundes ita, ut ad tertias coquantur, hoc est ut simul uniuersa ad
trisextium ueniant, postea adde supra scriptum mellis ⟨pondus, ut
ad mellis⟩ ueniant densitatem. Quibus colatis et in uitro conditis terna
mane coclearia, terna uespere, qui supra dicta ualitudine laborabit,
104 accipiet. Descriptio eligmatii ad pulmonem curandum: Herbae gla-
diatoriciae sucus, lilii siluatici sucus, marrubii sucus aequis mensuris
parabitur, deinde quantum de tribus speciebus fuerit suci, tantum

96 Plin. 28,160 **99** 10 Plin. 32,24 Ps. Theod. p. 319,22 cf. Marc. 17,28
11 Plin. 23,150 Ps. Theod. p. 319,21

1 deuorant PL *corr. Heraeus apud Ni p. 367 coll. p. 366,35* 3 sanguissugas P 5 sanguisucas L 6 stritorem L 16 equi PL 24 exigerit L cocliaria L 25 compositio L 30 trissextium P 30 sq. pondus – mellis *add. Co* 31 ueniat P uenit L 32 cocliaria L

Blutegel verschluckt haben, ist der Rauch von Wanzen, die auf Kohlen gelegt worden sind, ein Heilmittel, wenn er mit aufgesperrtem Mund und offenem Rachen aufgenommen wird; es ist nämlich ganz sicher, daß die hinuntergeschluckten Blutegel auf diese Weise herausgebracht und ausgeschieden
werden. Wenn Butter, in Essig, in dem zuvor glühendes Eisen gelöscht wor- 96
den ist, gegeben und in ihm erwärmt, nach und nach getrunken wird, bringt
sie die Blutegel aus dem Magen hinaus. Um das Pfeifen in der Brust zu be- 97
seitigen, mischt man zwei Cyathi sehr gut zerriebenen Senf und einen Cyathus sehr guten abgeschäumten Honig, gurgelt mit nüchternem Magen damit an einem warmen Tag oder an einem wärmeren Platz und läßt die Flüssig-
keit aus offenem Mund ablaufen. Damit du im Innern keine Schmerzen 98
hast, schlucke jeweils am siebzehnten Tag nach Neumond je 3 geschälte
Zehen von ungekochtem Knoblauch hinunter; es nützt wunderbar. Zer- 99
riebene Koralle, in Wasser zu trinken gegeben, unterbindet Blutspucken. Diese Erscheinung heilen auch Kastanien, wenn sie gekocht in möglichst
großer Zahl gegessen werden. Ein einzigartiges Heilmittel des Arztes Vin- 100
dician gegen Husten: Man zerreibt Jungfernschwefel, verrührt ihn mit sehr alter Wagenschmiere aus Schweinefett und gibt ihn in der Weise ein, daß er am ersten Tag drei Pillen, am zweiten 2 und am dritten 1 hinunterschluckt; die Pillen sind aber derart, daß sie leicht hinuntergeschluckt wer-
den können. Dieses Heilmittel nützt auch Pferden, die Husten haben. Ein 101
wirksames Heilmittel gegen Husten: Ein Kraut, das auf gallisch calliomarcus, auf lateinisch equi ungula (Pferdehuf) genannt wird, wird, bei abnehmendem Mond und zurückgehender Flut am Tag des Jupiter gesammelt und getrocknet, zunächst in einen neuen Topf getan, zusammen mit brennenden Kohlen, die in den Topf hineingetan werden müssen. Sein oberer Teil muß jedenfalls sorgfältig mit Töpfererde verschlossen werden, und ein Rohr muß hineingesteckt werden, durch das die Feuchtigkeit bzw. der Dampf der Wärme in den Mund gesogen werden soll, bis er in die ganze Luftröhre und
in die Speiseröhre eingedrungen ist. Eine Zusammenstellung gegen Husten: 102
1 Pfund abgeschäumten Honig, 3 Unzen Dillsamen und 1 Unze Pfeffer. Diese Ingredienzien werden, sehr sorgfältig zerrieben, mit Honig gemischt, in der Weise, daß derjenige, der an Husten erkrankt ist, wenn die Notwendigkeit
zur Anwendung besteht, zweimal am Tag je 3 Löffel voll einnimmt. Die Zu- 103
sammenstellung eines Bonbons, um eine angegriffene Lunge wiederherzustellen: Ein Bündel Andorn, ein Bündel Ysop, 3 Unzen Süßholz, 3 Unzen illyrische Iris, 3 Unzen Alant, 5 harzige Piniennüsse, 6 Sextarii Wasser und 5 Pfund Honig. Alle diese Ingredienzien schüttest du in klares Wasser, in der Weise, daß sie auf ein Drittel einkochen, d. h., daß sie alle zusammen ein Trisextium ergeben, danach füge das oben angegebene Gewicht Honig hinzu, so daß sie die Zähigkeit von Honig erreichen. Nachdem sie geseiht und in ein Glas getan worden sind, nimmt derjenige, der an der oben genannten Krankheit leidet, je 3 Löffel voll morgens und je 3 (Löffel voll) abends
ein. Die Beschreibung eines Bonbons, um die Lunge zu heilen: Saft von 104
Gladiatoricia, Saft von wilder Lilie und Saft von Andorn wird zu gleichen Maßen zubereitet, danach wird so viel Honig hinzugetan, wie der Saft von

mellis mittetur ita, ut postea in sextario huius permixtionis tria coclearia olei uiridis mittantur. Quod tamdiu postea coquetur, quamdiu medicamen ad mensuram mellis ueniat. Ex hoc ieiunus accipiat terna coclearia et post cenam terna, qui pulmonis uitio laborabit.
105 Confectio unctionis ad ipsam pulmonis causam: Olei mollis S̶ I, cymini quartarium lento igni tamdiu coques, quamdiu cyminum percoquatur. Quod postea colabis et addes olei chamaemelini heminam, olei anethini quartarium, olei rosei quartarium, olei †ranacei† heminam, medullae ceruinae recentis – III, adipis anserinae atque porcinae recentis – VI, butyri recentis sine sale – VI, cerae Punicae – III. Haec omnia ad uaporem soluta miscentur et quando aeger ungueri habet, tolles ex eo uncias VI ad triduanam unctionem et addes illic suci de feno Graeco – II, febrifugae – II, lactis humani quartarium, quod lac sub hora, qua aeger ungendus est, mittatur nec calefaciat cum ceteris speciebus, et iacens in lecto unguatur lenta satis manu. Sed ante lucem, post unctus fuerit, statim lac uaccinum bibat eadem hora mulsum, non coctum, dum calet.

CAPVT XVII

AD SVSPIRIOSOS VEL AD DYSPNOICOS ET AD OMNES CAVSAS ARTERIORVM, DE QVIBVS RVPTIS SANGVIS EMANAT, ET AD VOMICAS ⟨ET AD VOMITVS⟩ RESTRINGENDOS ET PROVOCANDOS ET AD SITIM ARCENDAM ET AD SINGVLTVS INHIBENDOS ET AD REVMATICOS ET AD VVLSOS REMEDIA RATIONABILIA ET PHYSICA DIVERSA DE EXPERIMENTIS

Ad suspirium facit bene acetum, quod scillitum uocant, cocliario ter quaterue sumptum ad diem. Prodest et scilla argilla circumdata et furno cocta purgatis exterioribus putaminibus et quod eius tenerrimum est tritum adiectis mellis Attici duabus partibus et aceti boni una parte atque ita decocta et per ligulam unam semel in die sumpta.
2 Profuit multis ad suspirium uel dyspniam depellendam pulmo uulpis uel iecur in olla fictili exustum atque ad cinerem redactum et datum ad diem ieiuno mensura cocliariorum trium cum aquae cyathis tribus,

XVII **1. 2** Scrib. 76

1 cocliaria **L** 4 cocliaria **L** 8 ranacei **PL** rutacei *He* panacei *Helmr., Rhein. Mus. 72, 1917/18, p. 281* raphanacei *Heraeus* *cruces posuit Ni* 11 ungeri **L** 19 suspiriosus **L** 20 sq. uomicas restringendas et prouocandas **PL** uomitus restringendos et prouocandos *Co He (cf. p. 6,27sq.)* *corr. Li* 21 marcendam **PL** ad[II] *om.* **L** 22 ad[II] *om.* **P** 25 argila **L** 26 forno **L** 29 dyspmuam **L**

den drei Ingredienzien ausmacht, in der Weise, daß danach in einen Sextarius dieses Gemischs drei Löffel frisches Öl getan werden. Dies wird danach so lange gekocht, bis das Heilmittel das Maß des Honigs erreicht hat. Davon soll derjenige, der an einer Lungenschädigung leidet, je 3 Löffel voll auf
nüchternen Magen und je 3 (Löffel voll) nach der Mahlzeit einnehmen. Die 105
Zubereitung einer Salbe gegen dieselbe Lungenkrankheit: Man kocht 1 Sextarius weiches Öl und einen Quartarius Kümmel auf schwachem Feuer so lange, bis der Kümmel verkocht ist. Danach seiht man dies und fügt eine Hemina Kamillenöl, einen Quartarius Dillöl, einen Quartarius Rosenöl, eine Hemina . . .öl, 3 Unzen frisches Hirschmark, 6 Unzen frisches Gänse- und Schweinefett, 6 Unzen frische Butter ohne Salz und 3 Unzen punisches Wachs hinzu. Alle diese Ingredienzien werden, im Dampf aufgelöst, gemischt, und wenn der Kranke eingerieben werden soll, nimmt man davon 6 Unzen für eine dreitägige Einreibung, und dort fügt man 2 Unzen Saft von Bockshornkraut, 2 Unzen Tausendgüldenkraut und einen Quartarius Menschenmilch hinzu, einer Milch, die (erst) zu der Stunde, in der der Kranke eingerieben werden soll, dazugetan werden darf und die man nicht zusammen mit den übrigen Ingredienzien warm machen darf, und, auf dem Bett liegend, soll er mit recht behutsamer Hand eingerieben werden. Doch soll er vor Tagesanbruch, nachdem er eingerieben worden ist, sofort Kuhmilch trinken, zu derselben Stunde gemolken, nicht gekocht, solange sie (noch) warm ist.

17. KAPITEL

Verschiedene auf Grund von Erfahrungen gewonnene künstliche und natürliche Heilmittel für diejenigen, die an Atemnot leiden, bzw. für Dyspnoici, gegen alle Erkrankungen der Luftröhre, aus der, wenn sie geplatzt ist, Blut herausfliesst, gegen Blutgeschwüre, um Erbrechen zu unterbinden und hervorzurufen, um Durst zu beseitigen, um Schlucken aufhören zu lassen und für diejenigen, die an Flüssen, und diejenigen, die an Rissen leiden

Bei Atemnot wirkt der Essig gut, den man Meerzwiebel(essig) nennt, wenn er drei- oder viermal täglich, und zwar ein Löffel voll, eingenommen wird. Es nützt auch eine mit Töpfererde bestrichene und im Backofen geröstete Meerzwiebel, wenn sie, nachdem die äußeren Schalen entfernt worden sind und das ganz Zarte von ihr unter Beifügung von zwei Teilen attischem Honig und einem Teil gutem Essig verrieben worden ist, so gekocht und einmal am Tag, (und zwar) ein kleiner Löffel voll, eingenommen wird.
Vielen nützt, um Atemnot bzw. Dyspnoia zu beseitigen, Lunge oder Leber 2
vom Fuchs, die in einem Tontopf verbrannt, zu Asche gemacht und täglich auf nüchternen Magen im Maß von drei Löffeln, wenn (der Patient) fiebert,

si febricitabit, si sincerus erit, ex uino uetere. Profuit et pulmo cerui
3 eodem modo arefactus et datus. Prodest suspiriosis hoc medicamen-
tum euidenter: Aluminis fissi ✱ VI, opii ✱ I. Aqua exigua opium
diluitur, miscetur alumini ante trito; fiunt globuli ciceris magnitudine,
dantur ieiuno ante cibum quaterni aut quini. Hoc medicamentum et
ad sanguinis eruptionem ex interioribus partibus facit et ad ueterem
4 tussem et ad pthisicos uel purulenta excreantes. Hoc quoque medica-
mentum ad suspirium satis commode facit: Sulpuris ✱ I, nitri ✱ I,
abrotani quod tribus digitis conprehendi possit. Haec contunduntur
et teruntur curiose. Cum opus est, dantur ex his ieiuno cocliaria duo
5 cum duobus cyathis aceti calidi. Aliud medicamentum strumis et
suspirio efficax, facit autem et ad lumborum diutinum dolorem et ad
paralysin et ad hydropicos et ad lienosos. Conficitur sic: Bruoniae,
id est albae uitis, radicis ✱ XII, iris Illyricae ✱ XII, ammoniaci
guttae ✱ XII, asparagi radicis ✱ VI, scillae bulbi crudi tenerum ex
interiore parte ✱ XII, tragacanthi ✱ VI. His mellis miscetur quod
sufficiat, sed prius contusis diligenter et tritis, donec ceroti habeant
temperaturam. Inde, cum opus est, datur ieiuno denarius unus cum
6 aquae mulsae cyathis tribus. Balsami semen tritum potum ex uino
prodest suspiriosis, caducis, freniticis, pleuriticis et ad omnia uitia,
7 quae in thorace subsistunt, pulmonis et suspirii causis medetur. Thy-
mum tritum potum ex uino extenuat et calefacit quae sunt in sto-
macho grauia, unde suspirium nascitur, uentrem quoque releuat, san-
guinem extenuat et quae sunt gluttinosa et haerentia in thorace et
8 faucibus detrahit. Origanum cum croco tritum potatumque cum uino
9 suspiriosis prodest. Hysopum quoque aridum contusum et cretum ex
aqua aut uino aut aceto aut melle datum aut decoctum cum aliquo
10 supra dictorum liquorum suspiriosis medetur. Marrubium aridum tri-
tum cum mellis cocleario sumptum uel sucus eius potus aeque suspi-
11 riosis remedio erit. Chamaedrys extenuata tritaque et pota prodest
suspiriosis. Quae propter crassitudinem suam liquore aliquo, etiam
12 aqua, extenuari debet et sic accipi. Herba tiniatica contusa et ex melle
cocliario sumpta suspiriosos curat. Rutae quoque atque herbae blat-
tariae sucus per se datus aut radices earum incoctae aqua et potui
datae similiter prosunt. Necnon et capparis radices idem praestant,

3 Scrib. 77 **4** Scrib. 78 **5** Scrib. 79

3 opi L 10 duo *om.* L 11 cum *om.* L 13 paralysen L 14 alba L hammoniaci L 29 cocliario L 30 chammaedrys L 31 susperiosis L 35 apparis L

mit drei Cyathi Wasser, wenn er (sonst) gesund ist, in altem Wein eingegeben wird. Es nützt auch Hirschlunge, wenn sie in derselben Weise getrocknet und eingegeben wird. Den an Atemnot Leidenden nützt folgendes Heilmittel 3
offenkundig: 6 Denarii Faseralaun und 1 Denarius Opium. Das Opium wird in wenig Wasser aufgelöst, es wird dem zuvor zerriebenen Alaun beigemischt. Es werden Kügelchen von der Größe einer Kichererbse hergestellt, vor der Mahlzeit werden dem Patienten je 4 oder 5 auf nüchternen Magen eingegeben. Dieses Heilmittel wirkt auch bei Hervorbrechen von Blut aus den inneren Teilen, bei chronischem Husten und bei Schwindsüchtigen oder denjenigen, die eitrigen Auswurf haben. Auch folgendes Heilmittel wirkt 4
bei Atemnot recht günstig: 1 Denarius Schwefel, 1 Denarius Natron und so viel Eberraute, wie mit drei Fingern aufgenommen werden kann. Diese Ingredienzien werden zerstoßen und sorgfältig zerrieben. Wenn es erforderlich ist, werden dem Patienten davon zwei Löffel voll mit zwei Cyathi warmem Essig auf nüchternen Magen eingegeben. Ein anderes wirksames 5
Heilmittel gegen Drüsenschwellungen am Hals und gegen Atemnot, es wirkt aber auch bei anhaltendem Lendenschmerz, bei Lähmung, bei Wassersüchtigen und bei Milzkranken. Es wird folgendermaßen zubereitet: 12 Denarii Wurzel von der Zaunrübe, d. h. von der weißen Rebe, 12 Denarii illyrische Iris, 12 Denarii Ammoniakharztropfen, 6 Denarii Spargelwurzel, von der rohen Knolle der Meerzwiebel das Zarte aus dem inneren Teil, (davon) 12 Denarii und 6 Denarii Tragantgummi. Mit diesen Ingredienzien wird, nachdem sie jedoch zuvor sorgfältig zerstoßen und zerrieben worden sind, eine genügende Menge Honig gemischt, bis sie die Beschaffenheit von Wachssalbe haben. Davon wird dem Patienten, wenn es erforderlich ist, ein Denarius mit drei Cyathi Wassermet auf nüchternen Magen eingegeben. Balsamsamen nützt, zerrieben und in Wein getrunken, 6
denjenigen, die an Atemnot leiden, Fallsüchtigen, an Wahnsinn Leidenden, denjenigen, die an Rippenfellentzündung erkrankt sind, und bei allen Schädigungen, die im Brustkorb auftreten, er heilt Lungenkrankheiten und Erkrankungen an Atemnot. Zerriebener Thymian, in Wein getrunken, löst und 7
erwärmt im Magen lastende Substanzen, woraus Atemnot entsteht, erleichtert auch den Leib, verdünnt das Blut und zieht zähe im Brustkorb und Rachen haftende Substanzen ab. Origanum nützt, mit Safran verrieben und 8
mit Wein getrunken, den an Atemnot Leidenden. Auch trockener Ysop, zer- 9
stoßen und gesiebt, in Wasser, Wein, Essig oder Honig eingegeben oder mit einer der oben genannten Flüssigkeiten gekocht, heilt die an Atemnot Leidenden. Trockener Andorn, zerrieben und mit einem Löffel Honig einge- 10
nommen, oder sein Saft, in gleicher Weise getrunken, ist für die an Atemnot Leidenden ein Heilmittel. Gamander nützt den an Atemnot Leidenden, 11
wenn er aufgelöst und verrieben getrunken wird. Wegen seiner Dicke muß er in irgendeiner Flüssigkeit, auch in Wasser, aufgelöst und so eingenommen werden. Tiniatica, zerstoßen und mit Honig eingenommen, (und zwar) ein 12
Löffel voll, heilt die an Atemnot Leidenden. Auch der Saft von Raute und Schabenkraut, für sich eingegeben, oder ihre Wurzeln, in Wasser gekocht und zu trinken gegeben, nützen in ähnlicher Weise. Und auch Kapernwurzeln bewirken dasselbe, wenn sie so eingenommen werden, wie oben beschrieben

13 si ita, ut supra scriptum est, accipiantur. Resina terebinthina deuo-
ratur ad magnitudinem fabae Aegyptiacae ab eo, qui suspirio laborat,
14 uini cyatho super sumpto; quae res magno remedio est. Centaureae
tenuis sucus quantum nux auellana recipit cum aqua mulsa datus
uel ianthidis herbae, quae umidis locis nascitur, unius fruticis folia
trita cum cyatho aquae data suspiriosis plurimum prosunt. Vino uti
oportet suspiriosos, in quo centaureae, absinthi, origani et tragoorigani
et hysopi et thymi et pulei et rutae fasciculi tertia retracta fuerint
15 decocti. Cupressi pilulae tritae potae ex uino faciunt bene non solum
ad suspirium, sed et ad iocineris et pectoris et uuluae dolorem, si fe-
minis dentur. Folia autem eiusdem cum ruta trita et pota pectoris
tollunt dolorem. Similiter cortex et radix cupressi decocta ad eadem
prosunt, sed faciunt et ad sfalangionis morsum, si extrinsecus inpo-
16 nantur emplastri more conposita. Acetum ex scillae bulbo factum
mirifice prodest suspiriosis. Similiter acetum ex thymo, origano pu-
17 leioque confectum prodest, si adsidue degustetur. Vtiles sunt inter
initia quamuis molesta suspiriosis sorbitiones de porro capitato factae
et ex urtica atque nasturcii semine. Perungueri autem eos oportet
rebus calefacientibus, certe pyrethro cum oleo decocto. Gestationes
quoque per uiam myrteam prosunt, et, si super lecticam uel super
18 lectum suspendatur illis myrtus, remedio erit. Ad suspiriosos reme-
dium salutare: Spumam de ore mulae collige et in calicem mitte atque
ex aqua calida siue uiro seu feminae, quae hanc molestiam patitur,
continuo da bibendam. Homo statim sanabitur, sed mula morietur.
19 Ad suspiriosos sanandos fel ursinum aqua dilutum bibendum optime
20 datur; intra paucos enim dies potenter medetur. Ad suspiriosos reme-
dium potens: Herbae salutaris fasciculum et ficorum Africanorum ari-
dorum selibram ex aquae fluuialis heminis tribus decoquito ad hemi-
21 nam eamque potui dato per triduum. Ad sanguinis eruptionem siue
ex arteria siue ex pulmone uel pectore bene facit symphyti radix,
quam quidam inulam rusticam, quidam al Gallicum uocant. Lota
haec aqua frigida et rasa cultello eburneo uel osseo datur. Sextantem
librae ex ea aut eo amplius uel quantum potuerit debet manducare
et deuorare, cui opus est; neque enim amara est. Oportet autem eo
die acetum non gustet, quod interdum per se solum magnifice solet
22 prodesse; sed huius radicis effectum resoluit, si cum ea detur. Bene

19 Plin. 28,197 Sext. Plac. 13,7 Phys. Plin. 2,2 fol. 35 B **21. 22** Scrib. 83
36 Ps. Theod. p. 319,23

4 auellanae **PL** 5 humidis **PL** 7 oportit **L** 8 detracta *He (cf. uerb. s. u.* retrahere*)* 14 bulbum **PL** 18 perungeri **L** 25 suspiriosus **L** 27 Affricanorum **L** 28 aqua **L** 29 eruptione **L** 30 sympeuti **PL**

worden ist. Terpentinharz wird in der Größe einer ägyptischen Bohne von 13
demjenigen hinuntergeschluckt, der an Atemnot leidet, wobei außerdem ein
Cyathus Wein eingenommen wird; dies ist ein großartiges Heilmittel. Saft 14
von zartem Tausendgüldenkraut, so viel wie eine Haselnuß faßt, mit Wasser-
met eingegeben, oder Blätter von einer Staude Ianthis, die an feuchten
Plätzen wächst, zerrieben und mit einem Cyathus Wasser eingegeben, nüt-
zen den an Atemnot Leidenden sehr viel. Die an Atemnot Leidenden müssen
Wein zu sich nehmen, in dem Bündel von Tausendgüldenkraut, Wermut,
Origanum, Tragooriganum, Ysop, Thymian, Polei und Raute gekocht wor-
den sind, wobei ein Drittel verdampft ist. Zypressenkügelchen, zerrieben und 15
in Wein getrunken, wirken nicht nur bei Atemnot gut, sondern auch bei
Leber-, Brust- und Gebärmutterschmerz, wenn sie Frauen eingegeben wer-
den. Doch beseitigen die Blätter derselben Pflanze, mit Raute verrieben und
getrunken, Brustschmerz. In ähnlicher Weise nützen Rinde und Wurzel der
Zypresse, wenn sie gekocht worden sind, bei denselben Erkrankungen, sie
wirken aber auch beim Biß der Blindmaus, wenn sie, wie ein Pflaster zube-
reitet, außen aufgelegt werden. Essig, der aus der Knolle der Meerzwiebel 16
hergestellt worden ist, nützt den an Atemnot Leidenden wunderbar. In
ähnlicher Weise nützt Essig, der mit Thymian, Origanum und Polei zube-
reitet worden ist, wenn er ständig eingenommen wird. Nützlich sind am An- 17
fang, mag er auch noch so beschwerlich sein, für die an Atemnot Leidenden
Suppen, die aus Kopflauch und mit Brennessel und Kressensamen zu-
bereitet worden sind. Sie müssen aber mit wärmenden Mitteln eingerieben
werden, Bertramswurz, die mit Öl gekocht worden ist, (kann man) jeden-
falls (verwenden). Es nützt auch, wenn man sich auf einer Myrtenallee herum-
tragen läßt, und wenn über der Sänfte oder über der Trage für einen Myrte
aufgehängt wird, wird es ein Heilmittel sein. Für die an Atemnot Leidenden 18
ein gesundheitsförderndes Heilmittel: Nimm den Schaum vom Maul einer
Mauleselin, tu ihn in einen Becher, und gib ihn in warmem Wasser dem Mann
oder der Frau, die an diesem lästigen Übel leidet, gleich darauf zu trinken.
Der Mensch wird sofort geheilt werden, die Mauleselin jedoch wird sterben.
Um die an Atemnot Leidenden zu heilen, wird Bärengalle, in Wasser auf- 19
gelöst, mit sehr gutem Erfolg zu trinken gegeben; sie bringt nämlich inner-
halb weniger Tage wirksam Heilung. Ein wirksames Heilmittel für die an 20
Atemnot Leidenden: Laß ein Bündel Berberitze und ein halbes Pfund trok-
kene afrikanische Feigen in drei Heminae Flußwasser auf eine Hemina ein-
kochen und gib sie drei Tage hindurch zu trinken. Bei dem Hervorbrechen 21
von Blut aus der Luftröhre, aus der Lunge oder der Brust wirkt die Wurzel
von Beinwell gut, die manche inula rustica, manche al Gallicum nennen. Sie
wird, mit kaltem Wasser gewaschen und mit einem Messer aus Elfenbein
oder Knochen geschabt, eingegeben. Derjenige, für den es erforderlich
ist, muß davon ein Sechstelpfund oder (noch) mehr als dies oder so
viel, wie er kann, kauen und hinunterschlucken; es ist nämlich nicht
bitter. Er darf aber an diesem Tag keinen Essig zu sich nehmen, der bisweilen
für sich allein großartig zu wirken pflegt; doch hebt er die Wirkung dieser
Wurzel auf, wenn er mit ihr zusammen eingegeben wird. Gut wirkt bei Her- 22

facit ad arteriae eruptionem polygoni sucus cyathorum duum aut
trium per triduum datus, et plantaginis tritae eodem modo datus
sucus plurimum prodest. Cretae quoque Samiae * unus sumptus ex
aquae frigidae rigore detracto cyathis tribus ualedissime iuuat. Herbae
etiam polii, quae, ut opinor, tiniaria uocatur, fasciculus, quantus manu
conprehendi possit, in tribus heminis aquae decoctus ad tertias recte
medetur eruptioni sanguinis ex arteriis, si quis inde laboranti cyathos
23 tres ieiuno per triduum dederit. Oportet autem sentienti uulnus inte-
rius loco ipso, sed aforis sfongeam cum aqua frigida recenti inponere
uel ex aceto acri, sed frequenter mutare, ne concalefacta noceat, et uetare
artus constringi, quod plerique medicorum faciunt ignorantes, quia
incitatur sanguinis eruptio musculorum conpressione, quandoque om-
24 nis constrictio in utramque partem exprimit uenam. Faciunt et com-
posita medicamenta ad sanguinis eruptionem, quorum hoc est prae-
cipuum: Acaciae suci uncia, hypocistidos, qui est sucus rosae silua-
ticae, quam caninam quidam uocant, uncia, balausti, qui est flos mali
granati, quo coriarii utuntur, uncia, opi semuncia. Balausticum con-
tunditur et cribratur uel siccum in mortario teritur, cetera pridie ma-
cerata in aqua commiscentur diligenter et pastilli inde finguntur, qui-
dam maiores, quidam ad denarii semissem. Dantur resoluti iuxta aeta-
tem uel uirtutem infirmi ex aquae frigidae cyathis tribus aut duobus.
25 Hic pastillus bene facit et ad dysintericos et ad torminosos. Alter
pastillus ad sanguinis eruptionem mirifice faciens. Accipit haec: Tra-
gacanthi * VIIII, Samiae cretae * VII, rutae Ponticae * VIIII,
glycerizae suci * V, symphyti suci * VII, gummis * IIII, hypocisti-
dos suci * VII, turis * V, aluminis liquidi * V, plantaginis suci * III
et passi Myconii quod satis erit tritis diligenter supra scriptis speciebus
miscebitur. Fient pastilli ad denarios singulos et ad semisses, qui pro
aetate aut uiribus infirmi ex aquae tepidae cyathis tribus ieiuno da-
26 buntur. Ad reiectionem sanguinis ex ore manantis symphyti radix in
uino decocta salubriter bibitur. Ligustri quoque sucum ieiuno per
triduum dato; statim subuenies. Quae res et torminosis et dysintericis
27 est salubris. Si ex quocumque corporis loco sanguis per abundantiam
nimiam exuberet et fluat, herbae Sabinae sucus, quantus uidebitur,
siue uiridis siue siccae, contritae ex uino picato uetere optimo ieiuno
per triduum dabitur. Sanabit haec potio etiam in uitae discrimine

23 Scrib. 84 **24** Scrib. 85 **25** Scrib. 86

5 polii *Ni e Scrib.* polygoni **PL** *e lin. 1 falso repetitum putat Ni* 12 compressione **L** 14 sanguis **L** 17 balaustium *Ni* 20 denariis **PL** 26 *post* liquidi * V *exhibet* opii * V, amuli * VI, murrae * V, croci * II *Scrib.* 27 miconi **L** 28 fiant **L** 32 disentericis **L**

vorbrechen (von Blut) aus der Luftröhre der Saft von Blutkraut, zwei oder drei Cyathi, drei Tage hindurch eingegeben, und sehr viel nützt der Saft von zerriebenem Wegerich, in derselben Weise eingegeben. Auch ein Denarius samische Kreide, in drei Cyathi kaltem Wasser, dem (jedoch) die schneidende Kälte genommen worden ist, eingegeben, nützt sehr wirksam. Auch ein Bündel Poleigamander, der, wie ich glaube, tiniaria genannt wird, so groß, wie es mit der Hand gefaßt werden kann, heilt, in drei Heminae Wasser auf ein Drittel eingekocht, das Hervorbrechen von Blut aus der Luftröhre wirksam, wenn man dem Kranken davon drei Tage hindurch drei Cyathi auf nüchternen Magen eingibt. Es ist aber für denjenigen, der eine innere Wunde spürt, 23
erforderlich, an eben dieser Stelle, jedoch außen, einen Schwamm mit frischem kaltem Wasser oder mit scharfem Essig aufzulegen, jedoch häufig zu wechseln, damit er, warm geworden, nicht schadet, und zu verbieten, daß Gliedmaßen abgebunden werden, was sehr viele Ärzte aus Unwissenheit tun, da ja das Hervorbrechen von Blut durch das Zusammendrücken der Muskeln angeregt wird, da jedes Abbinden die Ader nach beiden Seiten hin auspreßt. Es wirken auch zusammengesetzte Heilmittel beim Hervorbrechen 24
von Blut, von denen folgendes vorzüglich ist: Eine Unze Akaziensaft, eine Unze hypocistis, d. h. Saft der wilden Rose, die manche Hunds(rose) nennen, eine Unze balaustium, d. h. Granatapfelblüte, das die Gerber verwenden, und eine halbe Unze Opium. Das Balaustium wird zerstoßen und gesiebt oder trocken in einem Mörser zerrieben, die übrigen Ingredienzien werden, am Tage zuvor in Wasser eingeweicht, (damit) sorgfältig vermischt, und daraus werden Tabletten geformt, manche größer, manche zu einem halben Denarius. Sie werden nach Alter und Belastungsfähigkeit des Kranken in drei oder zwei Cyathi kaltem Wasser aufgelöst eingegeben. Diese Tablette wirkt auch bei dysenteria, bzw. bei denjenigen, die an Ruhr erkrankt sind, gut. Eine andere Tablette, die bei Hervorbrechen von Blut 25
wunderbar wirkt. Sie enthält folgende Ingredienzien: 9 Denarii Tragantgummi, 7 Denarii samische Kreide, 9 Denarii pontische Raute, 5 Denarii Süßholzsaft, 7 Denarii Beinwellsaft, 4 Denarii Gummi, 7 Denarii Hypocistissaft, 5 Denarii Weihrauch, 5 Denarii flüssigen Alaun, 3 Denarii Wegerichsaft, und eine genügende Menge mykonischer Rosinenwein wird den oben angegebenen sorgfältig zerriebenen Ingredienzien beigemischt. Es werden Tabletten zu je 1 und zu einem halben Denarius hergestellt, die nach Alter oder Kräften des Kranken in drei Cyathi lauwarmem Wasser auf nüchternen Magen eingegeben werden. Beim Auswerfen von Blut, das aus dem 26
Mund fließt, wird Beinwellwurzel, in Wein gekocht, zur Wiederherstellung der Gesundheit getrunken. Gib dem Patienten auch Ligustersaft drei Tage hindurch auf nüchternen Magen ein; du bringst sofort Hilfe. Dieses Mittel ist auch für die an Ruhr Erkrankten bzw. die Dysinterici gesundheitsfördernd. Wenn aus irgendeinem Körperteil Blut in allzu großer Menge hervor- 27
strömt und fließt, wird dem Patienten Saft von frischem oder trockenem Sadebaum, in einer ausreichend erscheinenden Menge in sehr gutem altem mit Pech gewürztem Wein verrieben, drei Tage hindurch auf nüchternen Magen eingegeben. Dieser Trank heilt auch denjenigen, der sich in Lebens-

constitutum, facit autem et ad colicos et ad dysintericos, quibus ta-
28 men decocta datur. Qui subito sanguinis uomitu laborat, corallium
contusum et in puluerem redactum ex potione mixta calida bibat.
29 Ad uomitum nimium reprimendum sulpuris uiui pusillum et rasamen
de cornu cerui tantundem in ouo sorbili tritum et permixtum bibi
30 utile est. His, qui cibum non continent, aloes minimum cum frigida
31 aqua potui datum plurimum prodest. Personaceae herbae radix con-
tusa adiecto modico sale et uino sparsa et cotidie recens inposita super
tumorem stomachi uomicas omnes per sudorem emanationesque oc-
32 cultas potenter expurgat. Mandragorae drag̃., hyoscyami tantundem,
opopanacis idem, croci Siculi tantundem, myrrae atque turis simi-
liter, gummis itidem. Omnium specierum pares mensuras tere dili-
genter et in puluerem tenuissimum redige atque ex uino uetere collige
paulo crassius quam spissitudo sit mellis. Ex eo medicamento ad
mensuram uictoriati, id est dimidium dragmae, dabis ruptum et in-
firmum stomachum habenti in tribus cyathis aquae calidae eunti dor-
mitum. Beneficium remedii prima statim potione sentitur, secunda
incredibilis profectus est, tertia curatio omnis potentissime explicatur.
33 Ouum incoctum in calice defunditur et testa eius suco marrubii im-
pletur et in ipso calice defunditur et mellis optimi despumati tan-
tundem. Omnia haec in se permiscentur ac tepefacta hauriuntur; miro
modo uomicas rumpunt et ad sanitatem laborantem stomachum per-
34 ducunt. In ouo sorbili cimicem unum contritum ieiunus ignorans qui
35 sorbeat, desinet uomere; hoc saepe expertum est. Conpositio medica-
minis ad arteria sananda sic: Costi ℈ III, spicae nardi ℈ III, piperis
℈ III, radicis lappae maioris, id est herbae personaceae, ℈ III. Haec
omnia simul teres et ieiuno in balneo ex uino candido bibenda pro-
36 tinus dabis. Herbae uettonicae folia arefacta contusa cribrataque pro-
sunt suspiriosis, si ex eo puluere cocliaria singula ex aquae calidae
cyathis duobus ieiuni interiectis diebus, donec sanentur, biberint.
37 Aqua, quae in arborum lacunis cauisque corticibus consistere con-
sueuit, suspirioso potui data celeriter eum sanabit atque omni peri-
38 culo liberabit, si adsidue uel ipsa pura calida uel mixta potetur. Sitim
quamlibet molestam reprimes, si aquam tepidam cum oleo permixtam
biberis et continuo uomeris denuoque, si necesse fuerit, id facies; quo
39 facto sitis maxima consenescit. Gallinacei oui uitellum semicoctum

28 cf. Plin. 32,24 Ps. Theod. p. 319,22 cf. Marc. 16,99 lin. 10 **32** Med. Plin. 1,26,7 p. 34,4 **33** Med. Plin. 1,26,3 p. 33,10 **34** cf. Plin. 29,63 **36** Ps. Musa 63 **37** Antidot. Brux. 107 p. 385,6 **38** Phys. Plin. 2,12 fol. 38A

6 est *om.* **L** 8 cottidie **L** 20 calicem **PL** 24 compositio **P** 35 bibebis **PL**

gefahr befindet, er wirkt aber auch bei den am Grimmdarm Erkrankten und
bei Ruhrkranken, denen er jedoch abgekocht eingegeben wird. Derjenige, 28
der an plötzlichem Blutspucken leidet, soll Koralle, zerstoßen und zu Pulver
gemacht, in einem mit warmem Wasser gemischten Getränk trinken. Um 29
allzu starkes Spucken zu unterbinden, ist es nützlich, wenn ein wenig Jung-
fernschwefel und ebensoviel Hirschhornspäne, mit Ei, das sich trinken läßt,
verrieben und vermischt, getrunken werden. Denjenigen, die die Speise nicht 30
bei sich behalten, nützt ganz wenig Aloe, mit kaltem Wasser zu trinken ge-
geben, sehr viel. Kletterwurzel, unter Zusatz von wenig Salz zerstoßen, mit 31
Wein besprengt und täglich frisch auf die Schwellung des Magens aufgelegt,
reinigt durch Schwitzen und verborgene Ausflüsse wirksam von allen Blut-
geschwüren. Eine Drachme Alraun, ebensoviel Bilsenkraut, dasselbe von 32
Opopanax, ebensoviel sizilischen Safran, in ähnlicher Weise Myrrhe und
Weihrauch und genauso Gummi. Zerreibe von allen Ingredienzien die glei-
chen Maße sorgfältig, mache sie zu sehr feinem Pulver, und binde sie mit
altem Wein ein wenig dicker, als die Zähigkeit von Honig ist. Von diesem
Heilmittel gibst du im Maß eines Victoriatus, d. h. die Hälfte einer Drachme,
demjenigen ein, dessen Magen geplatzt und krank ist, in drei Cyathi warmem
Wasser, wenn er schlafen geht. Die wohltätige Wirkung des Heilmittels wird
sogleich beim ersten Trank empfunden, beim zweiten ist der Fortschritt un-
glaublich, beim dritten wird die Heilung in ihrem ganzen Umfang sehr wirksam
vollzogen. Ein ungekochtes Ei wird in einen Becher geschüttet, seine Schale 33
wird mit Andornsaft gefüllt, und (dieser) wird in eben denselben Becher
geschüttet und ebensoviel sehr guter abgeschäumter Honig. Alle diese In-
gredienzien werden miteinander vermischt und, etwas erwärmt, getrunken;
in wunderbarer Weise bringen sie Blutgeschwüre zum Aufbrechen und lassen
den kranken Magen gesund werden. Derjenige, der in Ei, das sich trinken 34
läßt, auf nüchternen Magen, ohne es zu wissen, eine zerriebene Wanze trinkt,
hört auf zu spucken; das ist oft ausprobiert worden. Im folgenden die Zu- 35
sammensetzung eines Heilmittels, um die Luftröhre zu heilen: 3 Scripuli
Kostwurz, 3 Scripuli Narde, 3 Scripuli Pfeffer und 3 Scripuli Wurzel von
der größeren Klette, d. h. von personacea. Alle diese Ingredienzien verreibt
man miteinander und gibt sie dem Patienten auf nüchternen Magen im Bad
in Weißwein sofort zu trinken. Zerstoßene und gesiebte getrocknete Be- 36
tonienblätter nützen den an Atemnot Leidenden, wenn sie von diesem Pul-
ver je 1 Löffel voll in zwei Cyathi warmem Wasser unter Auslassung (ein-
zelner) Tage auf nüchternen Magen so lange trinken, bis sie geheilt worden
sind. Wasser, das sich in den Spalten der Bäume und hohlen Rinden anzu- 37
sammeln pflegt, heilt, dem an Atemnot Leidenden zu trinken gegeben, ihn
rasch und befreit ihn von aller Gefahr, wenn es ständig warm entweder für
sich rein oder gemischt getrunken wird. Noch so lästigen Durst beseitigt 38
man, wenn man lauwarmes Wasser, mit Öl vermischt, trinkt, sich gleich
darauf erbricht und dies, wenn es erforderlich ist, von neuem tut; auf diese
Weise schwindet der größte Durst. Wenn jemand ein halbgekochtes und mit 39

40 oleoque permixtum si quis sorbeat, sitire desinet. Lapidem de aqua
fontana sublatum statim sub lingua pone et illic aliquamdiu tene;
41 sitire desines. Glycerizae surculum paruum sub lingua habeto et sa-
liuam, quae creuerit, transglutti; quo facto neque sities neque os tibi
42 inarescit. Ad singultus inhibendos fistucam, quam bibens in calice
acceperis, protinus supercilio sinistro imponito; continuo remedium
43 experieris. In aquam calidam manus missae diuque illic retentae sin-
44 gultus crebriores inhibere dicuntur. Anulus in sinistra manu in medio
45 digito positus uel ibidem translatus singultus statim compescit. Si
quis singultiens aceti scilliti cocleare plenum acceperit, statim singul-
tire desinet. Idem praestat et aquae satis frigidae adsiduus gustatus
et si quis spiritum introrsum reuocet et aliquamdiu contineat, simi-
liter remediabitur, nec minus huic rei prodest sternumentum in tem-
46 pore excitatum. Herbae trixaginis contusae in lignea pila sucus ex-
pressus cum uino calido potui datus ruptos siue uulsos et reumaticos
47 efficaciter sanat. Asparagorum radix ad pondus denariorum duorum
et brassicae folia tantundem mensurae contrita atque ex uino nigro
48 uel austero potui data uulsis et reumaticis mirifice prosunt. In pila,
in qua frumentum tunditur, quantulumcumque sordium aut pulueris
inueneris collige itemque in eo loco uel foramine, in quo ianuae pessuli
descendunt, quidquid reppereris collige et in unum permisce et tacite
uel occulte [loco uel] potionem aut cibum uulsi laborantis insperge;
49 continuo malum dolorque sedabitur. Serpentis senectus, id est exu-
50 uiae, licio alligatae et uulso circumdatae mire prosunt. Stercus uerris
primo uere collectum arefactumque et tritum in potione datum effica-
51 cissime uulsos et reumaticos sanat. Ad eos, qui sanguinem per os
proiciunt, remedium tale: Testae nucis maioris conbustae diligenter
terantur et cum aceto dentur; sed si febricitat cui medendum est,
cum posca accipiat pro modo, ut causae sunt aut aetas uniuscuiusque
patitur, id est ut unius nucis testae aut duarum uel etiam trium
52 dentur. Conpositio eligmatii, quod facit ad pthisicos et ad eos, quibus
pulmo per destillationem uuae uulneratus est: Iris Illyricae – I, spicae
Celticae – I, ysopi Cretici – I, ameos – II, resinae terebinthinae – II,
piperis – II, erui russei – II, butyri – VI, mellis despumati p III
et – VIIII. Ea, quae in puluerem redigenda sunt, tundes et diligen-

41 cf. Plin. 22,25 cf. Marc. 20,108 **43** Plin. 28,57 Ps. Theod. p. 284,2 327,13 **44** cf. Plin. 28,57 Ps. Theod. p. 284,2 309,29 **45** 9 Plin. 23,54

7 singultis **PL** 12 aliquandiu **P** 14 triagonis **PL** *corr. Co* 19 quantolumcumque **L** 21 repereris **L** 22 occulte loca uel **L** occulto loco in *Co He* occulto loco *Ni* loco uel *del. Heraeus e lin. 20 repetita existimans* 32 destellationem **L** 35 et VIIII **P** et – et VIIII **L**

Öl vermischtes Dotter eines Hühnereis trinkt, hört er auf, Durst zu haben.
Lege einen Stein, der aus Quellwasser herausgenommen worden ist, sofort 40
unter die Zunge, und halte ihn dort eine gewisse Zeit; du hörst auf, Durst
zu haben. Halte einen kleinen Stengel Süßholz unter der Zunge, und schlucke 41
den Speichel, der sich angesammelt hat, hinunter; auf diese Weise hast du
weder Durst, noch wird dir der Mund trocken. Um Schlucken zu beseitigen, 42
lege einen Halm, den du zum Trinken in einem Becher bekommen hast, so-
fort auf die linke Augenbraue; gleich darauf lernst du seine Heilwirkung
kennen. Wenn die Hände in warmes Wasser getaucht und dort lange gehal- 43
ten werden, sollen sie allzu häufiges Schlucken beseitigen. Wenn ein Ring 44
an der linken Hand an den Mittelfinger gesteckt oder eben dorthin umge-
steckt wird, unterdrückt er Schlucken sofort. Wenn jemand, der Schlucken 45
hat, einen Löffel voll Meerzwiebelessig einnimmt, hört er sofort auf, Schluk-
ken zu haben. Dasselbe bewirkt auch das ständige Einnehmen von recht
kaltem Wasser, und wenn jemand Luft nach innen einzieht und eine Zeit-
lang anhält, wird er in ähnlicher Weise geheilt, und nicht weniger nützt bei
dieser Erscheinung Niesen, das im entsprechenden Augenblick hervorge-
rufen wird. Der herausgepreßte Saft von Gamander, der in einem Holz- 46
mörser zerstoßen worden ist, heilt, mit warmem Wein zu trinken gegeben,
die an Platzwunden oder Rissen und die an Flüssen Leidenden wirksam.
Spargelwurzel im Gewicht von zwei Denarii und Kohlblätter ebensoviel an 47
Maß nützen, zerrieben und in dunklem oder herbem Wein zu trinken ge-
geben, den an Rissen und Flüssen Leidenden wunderbar. Bringe in einem 48
Mörser, in dem Getreide zerstoßen wird, eine noch so kleine Menge an
Schmutzteilchen oder Staub, die du (dort) findest, zusammen, und bringe
ebenso an der Stelle oder in dem Loch, in das die Türriegel einrasten, alles
zusammen, was du findest, vermische es in eins und bestreue (damit) still
und heimlich das Getränk oder das Essen des an Rissen Leidenden; gleich
darauf werden das Übel und der Schmerz gelindert. Alte Schlangenhaut, 49
d. h. abgestreifte Haut, an einen Faden gebunden und dem an Rissen Lei-
denden umgelegt, nützt wunderbar. Ebermist, zu Beginn des Frühlings ge- 50
sammelt, getrocknet und zerrieben im Getränk eingegeben, heilt die an Ris-
sen und Flüssen Leidenden sehr wirksam. Für diejenigen, die Blut aus dem 51
Mund hervorbringen, folgendes Heilmittel: Die verbrannten Schalen einer
größeren Nuß sollen sorgfältig zerrieben und mit Essig eingegeben werden;
wenn aber derjenige, der geheilt werden soll, fiebert, soll er (sie) mit Essig-
wasser einnehmen, wobei sich das Maß danach richtet, wie jeweils die Krank-
heit ist oder das Alter eines jeden es zuläßt, d. h., daß die Schalen einer Nuß
oder von zweien oder auch von dreien eingegeben werden. Die Zusammen- 52
setzung eines Bonbons, das bei Schwindsüchtigen und bei denjenigen wirkt,
bei denen die Lunge durch Zäpfchenkatarrh angegriffen ist: 1 Unze illyri-
sche Iris, 1 Unze keltische Narde, 1 Unze kretischen Ysop, 2 Unzen Ami,
2 Unzen Terpentinharz, 2 Unzen Pfeffer, 2 Unzen rötliche Erve, 6 Unzen
Butter und 3 Pfund und 9 Unzen abgeschäumten Honig. Diese Ingredien-
zien, die zu Pulver zu machen sind, zerstößt man und siebt sie sehr sorg-

tissime cernes, resinam uero et butyrum lento igne liquefacies, postea melle permixto totum supra scriptarum specierum puluerem colliges et simul commaceratum in doleolo uitreo repones utendum, cum usus exigerit, ita ut mature ieiunis terna cocliaria dentur.

CAPVT XVIII

Vmerorvm Et Cervicivm Doloribvs Et Opisthotoniae Et Hircosis Et Vngvibvs Et Paranychiis Remedia Rationabilia Et Physica Diversa De Experimentis

Vmeri dolorem mustelae exustae cinis tritus et cum cera per-
2 mixtus ac subactus et ceroti more impositus mire sanat. Ad ceruices
et neruorum subitos aut ueteres dolores et contusiones medicamentum
ualde necessarium, quod diasteaton dicitur, sic: Masticis – III, olei
rosei libram, olei gremialis selibram uel quod sufficiat, cerae Ponticae
libram, seui ceruini libram, medullae ceruinae libram, adipis pullinae
libram, adipis anserinae libram, adipis scrofinae p II, faenograeci suci
heminam, lini seminis suci heminam, ibisci suci heminam, chamaemeli
fasciculum, anethi surculos septem. Mastex cum oleo rosaceo in mor-
tario conteratur; species uero supra scriptae lento igne decoquantur
et suci cum cera seorsum misceantur et omnia mixta colentur. Sic
postea mastex cum oleo supermittatur, et misceantur omnia diligenter
mixtaque coagitentur ad focum et refrigerata in dolio uitreo reponan-
3 tur, quibus, cum opus fuerit, ceroti more uteris. Ceruicis dolor inflexi-
bilis, quem opisthotonon Graeci uocant, leuatur urina caprae auribus
infusa aut bulbo trito cum fimo eiusdem caprae ceruici inlito. Sed
utilius nihil est medicamento diasteaton de adipe diuersa facto, quod
4 supra scriptum est. Ad ceruicum dolores remedium physicum sic:
Ieiunus dextram manum saliua tange et dextrum poplitem perfrica,
deinde sinistra manu sinistrum et hoc ter per singulos poplites facito;
5 statim remediabis. Butyro et adipe ursina perunctae ceruices statim
6 sanabuntur. Cerae selibram, olei cyprini selibram, absinthi uiridis con-
tunsi uncias duas simul ad ignem permisce et pro ceroto utere ad
7 omnes ceruicum dolores. Rigor ceruicis adipe anserina uel potius
8 gruina peruncta uelocissime mollietur. Fici folia et poma eiusdem im-

XVIII **1** Plin. 30,41 cf. Med. Plin. 1,22,1 p. 29,6 **3** Plin. 28,192 **4** Plin. 28,37 **5** Med. Plin. 1,21,4 p. 28,11 **7** Med. Plin. 1,21,1 p. 28,5 **8** Med. Plin. 1,21,2 p. 28,7

3 uitrio **L** 15 suci] *ab hoc uocabulo* **L** *deficit usque ad p. 336,5* cibos 17 martex **P** 22 inflexibiles **P** 23 opistoton **P**

fältig, das Harz und die Butter zerläßt man aber auf schwachem Feuer, danach bindet man das ganze Pulver aus den oben verzeichneten Ingredienzien durch Vermischen mit Honig und bewahrt es, (dadurch) zugleich feucht gemacht, in einem Glasbehälter auf, um es, wenn die Notwendigkeit zur Anwendung besteht, in der Weise anzuwenden, daß dem Patienten je 3 Löffel voll frühmorgens auf nüchternen Magen eingegeben werden.

18. KAPITEL

Verschiedene auf Grund von Erfahrungen gewonnene künstliche und natürliche Heilmittel gegen Schmerzen an den Schultern und im Nacken, gegen Genickstarre, für diejenigen, die an Bocksgeruch leiden, für die Nägel und gegen Niednägel

Schulterschmerz heilt die Asche von einem verbrannten Wiesel, zerrieben, mit Wachs vermischt und geknetet und wie Wachssalbe aufgetragen,
wunderbar. Im folgenden ein sehr nützliches Heilmittel für den Nacken und 2
bei plötzlichen oder chronischen Schmerzen und Quetschungen der Sehnen,
das diasteaton genannt wird: 3 Unzen Mastix, ein Pfund Rosenöl, ein halbes Pfund bzw. eine genügende Menge Brennöl, ein Pfund pontisches Wachs, ein Pfund Hirschtalg, ein Pfund Hirschmark, ein Pfund Fett von jungen Hühnern, ein Pfund Gänsefett, 2 Pfund Saufett, eine Hemina Bockshornkrautsaft, eine Hemina Leinsamensaft, eine Hemina Eibischsaft, ein Bündel Kamille und sieben Stengel Dill. Der Mastix soll mit dem Rosenöl in einem Mörser verrieben werden; die oben angegebenen Ingredienzien sollen jedoch auf schwachem Feuer gekocht werden, die Säfte sollen gesondert mit dem Wachs gemischt werden, und alle Ingredienzien sollen, nachdem sie gemischt worden sind, gesiebt werden. So soll dann der Mastix mit dem Öl zusammen darübergegossen werden, alle Ingredienzien sollen sorgfältig gemischt, nachdem sie gemischt worden sind, auf dem Herd gerührt und, wenn sie abgekühlt sind, in einem Glasbehälter aufbewahrt werden; man ver-
wendet sie, wenn es erforderlich ist, als Wachssalbe. Unbeugsamer Nacken- 3
schmerz, den die Griechen opisthotonos nennen, wird mit Ziegenurin gelindert, der in die Ohren geträufelt wird, oder mit Zwiebel, die mit dem Mist von derselben Ziege verrieben und auf den Nacken gestrichen wird. Aber nichts ist nützlicher als das Heilmittel Diasteaton, das aus verschiedenem Fett
hergestellt wird und oben beschrieben worden ist. Im folgenden ein natür- 4
liches Heilmittel gegen Nackenschmerzen: Benetze, solange du einen nüchternen Magen hast, die rechte Hand mit Speichel, und reibe die rechte Kniekehle, danach mit der linken Hand die linke, und dies tu dreimal mit jeder
Kniekehle; du bringst sofort Heilung. Wenn der Nacken mit Butter und 5
Bärenfett eingerieben wird, wird er sofort geheilt. Vermische ein halbes 6
Pfund Wachs, ein halbes Pfund Cyprusöl und zwei Unzen zerstoßenen frischen Wermut miteinander auf dem Feuer, und verwende (es) als Wachs-
salbe gegen alle Nackenschmerzen. Genickstarre wird sehr rasch gelindert, 7
wenn Gänse- oder besser Kranichfett eingerieben wird. Blätter vom Feigen- 8

9 matura contrita et inposita ceruici subueniunt. Neruorum omnium
rigori et perfrictionibus cito subuenitur malagmate tali: Olei laurini
℘ I, resinae terebinthinae ℘ I, picis liquidae ℘ I, axungiae ueteris ℘ I.
Decoctis et permixtis una his speciebus nerui rigentes et offensi salu-
10 briter perfricantur. Opisthotonicis et tetanicis lotium caprunum cum
11 aqua mixtum efficaciter prodest, si ieiunis potui detur. Summum
opisthotonicis et arcthriticis remedium et multis experimentis proba-
tum. Conficitur sic: Castorei, piperis albi, petroselini aequales por-
tiones simul tundes et cribrabis atque inde cocleare unum cum uno
cocliari mellis et aquae calidae cyathis duobus ieiuno ad diem dabis.
12 Farina lini seminis addito nitro ex uino calido in modum malagmatis
13 temperatur et inponitur ceruicum dolori; statim medetur. Farina quo-
que hordei cum ficu arida tunsa permixta et inposita idem praestat.
14 Lenticula in aceto discocta ceruicibus malagmatis more adposita do-
15 lores earum mitigat. Ad ceruicum tumores sedandos ouorum uitelli
cocti cum adipe anserina inlinuntur felle capruno aequis ponderibus
16 permixto atque inde ceruices fricantur. Rigores ceruicum seuo bubulo
optime perfricantur; nam continuo mollescunt et dolor omnis abscedit.
17 Herbae uettonicae contritae sucus ad scripulos duos adiecto mulso
potui datus dolorem ceruicum leniet; sed febricitanti ex aqua calida
18 dari oportet. Sal in sacco calefactus impositusque umeris omnem do-
lorem optime discutit, si adsidue commutetur, ut calidior ponatur.
19 Lana quoque sucida ex oleo calido umeris adposita medetur. Sfongea
leuiter mucrone, quo homo occisus est, adtacta et calida umeris ad-
posita medetur. Cetera uero, quae sunt in lacertis brachiorum et cu-
bitis et digitis ac neruis et articulis causaria acopis et calefactoriis et
20 remediis diuersis curantur, quae uariis locis sunt adscripta. Ad hircos
et alas faetentes remedium sic: Hirci maturioris cornu rasum uel ex-
ustum cum felle hirci miscetur et pondere aequo myrra adicitur, atque
21 inde ascellae demptis prius pilis adsidue perfricantur. Alumen scissum
storachi mixtum si in unum conteras atque alas fetidas adsidue per-
22 frices, bonum illis halitum excluso taetro odore praestabis. Caro uitu-
lina recens cum aceto cocta madidaque alis inposita fetorem hirci
23 taeterrimum tollit. Myrra sicca tunsa adsidue alas confrica; uitium
24 fetoris mire emendabis. Laserpicium uetustissimum tunde, cribra at-

10 Ps. Theod. p. 312,18 **12** Med. Plin. 1,21,1 p. 28,5 **13** Med. Plin. 1,21,2 p. 28,7 **14** Med. Plin. 1,21,2 p. 28,7 **15** Med. Plin. 1,21,3 p. 28,10 **16** Plin. 28,192 **18 21** Med. Plin. 1,22,1 p. 29,6 **23** Med. Plin. 1,22,3 p. 29,11 **19** cf. Med. Plin. 1,22,4 p. 29,13

15 dumores **P** 32 odorem **P**

baum und unreife Früchte von demselben Baum, verrieben und auf den
Nacken aufgetragen, bringen ihm Hilfe. Bei Starre aller Sehnen wird auch 9
durch Einreibungen mit folgendem erweichendem Mittel rasch Hilfe ge-
bracht: 1 Pfund Lorbeeröl, 1 Pfund Terpentinharz, 1 Pfund flüssiges Pech
und 1 Pfund alte Wagenschmiere. Nachdem diese Ingredienzien gekocht
und miteinander vermischt worden sind, werden die starren und beschädig-
ten Sehnen heilbringend damit eingerieben. Den an Genickstarre und Starr- 10
krampf Leidenden nützt mit Wasser gemischter Ziegenurin wirksam, wenn
er auf nüchternen Magen zu trinken gegeben wird. Ein erstrangiges und in 11
vielen Versuchen erprobtes Heilmittel für diejenigen, die an Genickstarre
und Gelenkentzündung leiden. Es wird folgendermaßen zubereitet: Man
zerstößt die gleichen Teile Bibergeil, weißen Pfeffer und Petersilie zusam-
men, siebt sie und gibt dem Patienten davon täglich einen Löffel voll mit
einem Löffel Honig und zwei Cyathi warmem Wasser auf nüchternen Magen
ein. Leinsamenmehl wird unter Zusatz von Natron mit warmem Wein nach 12
Art eines erweichenden Mittels gemischt und auf die schmerzende Nacken-
partie aufgetragen; es bringt sofort Heilung. Auch Gerstenmehl, mit zer- 13
stoßener trockener Feige vermischt und aufgetragen, bewirkt dasselbe. Lin- 14
sen, in Essig gekocht und als erweichendes Mittel auf den Nacken aufge-
tragen, lindert dessen Schmerzen. Um Nackenschwellungen zum Abklingen 15
zu bringen, werden gekochte Eidotter zusammen mit Gänsefett unter Bei-
mischung von Ziegengalle zu gleichen Gewichtsteilen aufgestrichen, und da-
mit wird der Nacken eingerieben. Genickstarre wird mit Rindertalg sehr 16
nutzbringend eingerieben; denn gleich darauf läßt sie nach, und der Schmerz
vergeht ganz. Saft von zerriebener Betonie, zu zwei Scripuli unter Beifügung 17
von Weinmet zu trinken gegeben, lindert Nackenschmerz; einem Fiebern-
den muß er jedoch in warmem Wasser eingegeben werden. Salz, in einem 18
Beutel erwärmt und auf die Schultern gelegt, vertreibt jeden Schmerz sehr
wirksam, wenn es ständig so gewechselt wird, daß (jeweils) wärmeres aufge-
legt wird. Auch frische Wolle, mit warmem Öl auf die Schultern gelegt,
bringt Heilung. Ein Schwamm, der mit einem Dolch, mit dem ein Mensch 19
getötet worden ist, berührt und warm auf die Schultern gelegt wird, bringt
Heilung. Doch werden die übrigen Erkrankungen, die in den Oberarmmus-
keln, Ellenbogen, Fingern, Sehnen und Gelenken auftreten, mit lindernden,
wärmenden und verschiedenen (anderen) Heilmitteln geheilt, die an ver-
schiedenen Stellen angeführt worden sind. Im folgenden ein Heilmittel gegen 20
Bocksgeruch bzw. übelriechende Achselhöhlen: Geschabtes und verbranntes
Horn von einem älteren Bock wird mit Bocksgalle gemischt, in gleichem
Gewicht wird Myrrhe hinzugefügt, und damit werden die Achselhöhlen,
nachdem die Haare zuvor entfernt worden sind, ständig eingerieben.
Wenn man Faseralaun mit Styrax vermischt, in eins verreibt und (damit) 21
ständig die übelriechenden Achselhöhlen einreibt, gibt man ihnen einen an-
genehmen Geruch, wobei der scheußliche Gestank beseitigt wird. Frisches 22
Kalbfleisch, mit Essig gekocht und in die Achselhöhlen gelegt, beseitigt den
scheußlichsten Bocksgeruch. Reibe die Achselhöhlen ständig mit zerstoßener 23
trockener Myrrhe ein; du behebst die in dem üblen Geruch bestehende
Schädigung in wunderbarer Weise. Zerstoße sehr altes Silphiumharz, siebe 24

25 que inde alas perfrica; similiter proderit. Nitro ex aqua diluto uel
alumine uino remisso utere quam saepissime ad alarum fetentium
26 emendationem. Ad paranychium et suppurationes unguiculorum glan-
dem tritam cum sapone adpone, ibiscum quoque cum axungia et pane
27 trito inpone. Vt excussi ungues cito resurgant, quinquefolium cum
adipe qualibet tritum inponitur. Oleastri quoque folia commanducata
28 recentibus unguium uulneribus recte inponuntur. Paranychio stercus
29 ex auriculis inpone et linteolum superalliga; mirabere remedium. Ad
idem uuam passam enucleatam cum ture trito subactam sicut cerotum
30 linteolo inductam inponi oportet. De paranychio parietem continges
et rursum digitum ducens dices ter: „Pu pu pu, numquam ego te
31 uideam per parietem repere.“ Ad digitorum et articulorum subluuium
uel suppurationem sedandam atramentum scriptorium ex aceto tem-
pera et de pinnula inline digitum uel articulum dolentem. Lucernae
quoque fungum contere et inpone paranychio uel digito contuso.
32 Ad cubiti uitium uel dolorem spuma argenti trita cum oleo rosaceo
emplastri modo utiliter admouetur.

CAPVT XVIIII

AD LICHENEM SIVE MENTAGRAM VEL IMPETIGINEM ET AD ELEFANTIASIM ET LEPRAM ET AD EXANTHEMATA ET MACVLAS ET LIVORES TVMORESQVE DE FACIE ABOLENDOS ET AD GENAS SCABRAS ET CICATRICES MALARVM PVRGANDAS ET AD LENTIGINES ET STIGMATA DELENDA VERRVCASQVE TOLLENDAS REMEDIA RATIONABILIA ET PHYSICA DIVERSA DE EXPERIMENTIS

Ad lichenem siue mentagram, quod uitium neglectum solet per totam faciem et per totum corpus serpere et plures homines inquinare – nam Soranus medicus quondam ducentis hominibus hoc morbo laborantibus curandis in Aquitanica se locauit –, huic ergo ualitudini maxime medentur cantharides tritae et inlitae cum suco uuae Amineae et cum

27 Phys. Plin. 2,54 fol. 60C XVIIII **1** Med. Plin. 1,18,1 p. 25,16

12 reperere **P** *de scansione cf. Buecheler, Rhein. Mus. 34, 1879, p. 344* 13 suppuratione **P** scriptorum **P** *corr. Stephanus* 22 stigmatae **P** 27 *cf. Plin. 26,4:* siquidem certum est Manilium Cornutum e praetoris legatum Aquitanicae prouinciae HS $\overline{\text{CC}}$ elocasse in eo morbo curandum sese, *Med. Plin.:* Manlius Cornutus praetor prouinciae Aquitanicae legatus ⟨HS⟩ CC in hoc morbo locauit se curandum, *unde apparet uerba* ducentis hominibus *apud Marcellum e compendio* HS CC *perperam intellecto orta esse; cum uero totus hic locus miro modo a fontibus suprascriptis discrepet, non abest suspicio, quin ipse Marcellus errorem admiserit, ideoque emendatione supersedendum esse uidetur Ni*

es, und reibe damit die Achselhöhlen ein; es nützt in ähnlicher Weise. Ver- 25
wende in Wasser aufgelöstes Natron oder Alaun, den man in Wein zergehen
läßt, möglichst häufig zur Beseitigung von üblem Geruch in den Achsel-
höhlen. Beim Auftreten von Niednägeln und Nagelvereiterungen trage mit 26
Seife verriebene Eichel auf, trage auch Eibisch mit Wagenschmiere und zer-
riebenem Brot auf. Damit herausgerissene Nägel rasch neu wachsen, wird 27
Fünfblatt, mit einem beliebigen Fett verrieben, aufgetragen. Auch zerkaute
Blätter vom wilden Ölbaum werden mit Erfolg auf frische Wunden an den
Nägeln aufgetragen. Trage auf den Niednagel Schmutz aus den Ohren auf, 28
und binde ein Leinentuch darüber; du staunst über das Heilmittel. Gegen die- 29
selbe Erscheinung muß eine entkernte getrocknete Traube mit zerriebenem
Weihrauch versetzt und wie Wachssalbe, auf ein Leinentuch gestrichen,
aufgelegt werden. Mit dem Niednagel berührt man eine Wand und sagt, 30
indem man den Finger zurückzieht, dreimal: „Pu, pu, pu, niemals möchte
ich dich an der Wand entlangkriechen sehen." Um ein Geschwür oder eine 31
Vereiterung an den Fingern oder Gelenken zum Abklingen zu bringen, mische
Tinte mit Essig, und bestreiche mit einer Feder den schmerzenden Finger
oder das schmerzende Gelenk. Zerreibe auch eine Lampenschnuppe, und
trage sie auf den Niednagel oder den verletzten Finger auf. Bei einer Schädi- 32
gung oder einem Schmerz am Ellenbogen wird Silberschaum, mit Rosenöl
verrieben, als Pflaster nutzbringend aufgelegt.

19. KAPITEL

Verschiedene auf Grund von Erfahrungen gewonnene künstliche und natürliche Heilmittel gegen Lichen bzw. Flechte oder Hautausschlag, gegen Elephantiasis und Lepra, um Hautausschläge, Flecke, blaue Flecke und Schwellungen im Gesicht zu beseitigen, um rauhe Wangen zu heilen und Narben an der Kinnpartie zu entfernen, um Sommersprossen und Wundmale verschwinden zu lassen und Warzen zu beseitigen

Gegen Lichen bzw. Flechte, eine Schädigung, die sich, wenn sie nicht beachtet wird, über das ganze Gesicht und über den ganzen Körper auszubreiten und recht viele Menschen zu entstellen pflegt – denn der Arzt Soran hat sich einmal, um zweihundert Menschen, die an dieser Krankheit litten, zu heilen, in Aquitanien niedergelassen –, diese Krankheit heilen nun besonders spanische Fliegen, die zerrieben und mit dem Saft der aminäischen

seuo ouis uel caprae; sed prius facie lota et nitro diligenter curata
2 medicamen inponitur. Adeps uituli marini inposita mentagrae pluri-
3 mum prodest. Ficulni caules teneri in aceto excocti triti et inliti men-
4 tagrae medentur. Idem praestat ibisci radix cum lupino et aceto ad
5 tertias cocta et adposita. Flos uisci cum calce subactus et adpositus
6 mentagrae ualde est utilis. Ad impetigines detergendas farinam erui
7 mixtam cum aceto frequenter inducito. Olei myrtini – VI, olei schi-
nini, id est masticini, – IIII, lithargyri – III, psimmythi – II cum
uino uetere simul teres et oleum statim postea mittes et diligenter
8 permiscebis et sic uteris ad inpetigines abolendas. Ad inpetigines de-
tergendas lapathi radices cum aceto coques ad tertias et in eo iure
9 iterum oryzam discoques et sic ad perducendum corpus uteris. Cucu-
meris siluatici radices ad tertias discoques easque discoctas teres dili-
genter et addes lithargyrum ac sulphur aequali mensura et cerae pa-
10 rum atque inde loca, quae impetigo ceperit, perfricabis. Ad scabidam
impetiginem scillam albam sumito et bene contundito eaque inpeti-
ginem inlinito et adsiccatam aceto acri mixto sale eluito, deinde spu-
ma argenti contusa et rosa liquida perungueto et, cum adsiccatum
fuerit medicamentum, rursum, ut supra diximus, aceto salso abluito
atque iterum eadem ratione scillam tritam inlinito atque abluito idque
11 remedium frequenter iterato, donec ad sanitatem perducas. Picis li-
quidae optimae acitabulo uno adice farinam hordiaciam et nitrum et
apium tritum et sulfur aequis ponderibus ac superfunde aceti albi
acerrimi acitabula duo et in patina decoque simul ac postea calidum
medicamen linteo inducito et sic corpori adponito; non solum impeti-
12 ginem hoc remedio, sed et lepram sedabis et scabiem. Impetiginem
quamuis inueteratam cito abolebis, si faecula uini, qua tinctores utun-
tur, cum aqua permixta locum perunxeris ita, ut, dum quinquaginta
numeras, illic esse permittas et continuo destringas; nam si diutius
13 fuerit, altius uis eius insidet et ulcus grande faciet. Glutinum tauri-
num aceto remissum adiecto sulpure uiuo leni igne decoctum ita, ut
ad mellis crassitudinem perducatur, surculoque ficulno, dum coquitur,
agitatum ac bis per diem impositum impetigines, quas Graeci agrias
14 uocant, potentissime sanat. Formiculas, quae Herculaneae nominan-
tur, contritas modico sale adiecto impetigini adpone; miraberis reme-
15 dium, nam celeriter expurgant. Impetigines et lepras haec conpositio

2 Med. Plin. 1,18,4 p. 26,7 3 Med. Plin. 1,18,4 p. 26,9 4 Med. Plin. 1,18,5 p. 26,10 5 Med. Plin. 1,18,5 p. 26,10 6 Plin. 22,152 13 Med. Plin. 1,18,6 p. 26,12 14 Plin. 30,29 15 Phys. Plin. 3,44 fol. 78 D

6 erui] aeri **P** *corr. Co* 9 statim *Co* st̄ **P** 15 impedico **P** 22 uni *Co* 33 impositum] impetiginem **P** *corr. Co*

Traube und mit Schafs- oder Ziegentalg aufgestrichen werden; doch wird
das Heilmittel aufgetragen, nachdem das Gesicht zuvor gewaschen und
sorgfältig mit Natron behandelt worden ist. Fett vom Meerkalb, auf die 2
Flechte aufgelegt, nützt sehr viel. Zarte Zweige vom Feigenbaum, in Essig 3
gekocht, zerrieben und auf die Flechte aufgestrichen, heilen sie. Dasselbe 4
bewirkt Eibischwurzel, mit Lupine und Essig auf ein Drittel eingekocht und
aufgetragen. Mistelblüte, mit Kalk versetzt und auf die Flechte aufgetragen, 5
ist sehr nützlich. Um Hautausschläge zu beseitigen, trage Ervenmehl, mit 6
Essig gemischt, häufig auf. Man verreibt 6 Unzen Myrtenöl, 4 Unzen Schi- 7
nus-, d. h. Mastixöl, 3 Unzen Silberglätte und 2 Unzen Bleiweiß mit altem
Wein zusammen, fügt danach sofort das Öl hinzu, verreibt (das Ganze) sorg-
fältig und verwendet es so, um Hautausschläge zu beseitigen. Um Hautaus- 8
schläge zu beseitigen, läßt man Sauerampferwurzel mit Essig auf ein Drittel
einkochen, kocht in dieser Brühe wiederum Reis und verwendet (es) so, um
den Körper zu bestreichen. Wurzeln von wilder Gurke läßt man auf ein 9
Drittel einkochen, verreibt sie, nachdem sie gekocht worden sind, sorgfältig,
fügt Silberglätte und Schwefel in gleichem Maß und ein wenig Wachs
hinzu und reibt damit die Stellen ein, die der Ausschlag befallen hat.
Bei rauhem Ausschlag nimm weiße Meerzwiebel, zerstoße sie gut, bestreiche 10
mit ihr den Ausschlag, und wasche sie, wenn sie angetrocknet ist, mit schar-
fem Essig unter Beimischung von Salz ab, danach reibe mit zerstoßenem Silber-
schaum und flüssiger Rose ein, wasche das Heilmittel, wenn es angetrocknet
ist, wiederum, wie wir oben gesagt haben, mit salzigem Essig ab, streiche
zum zweitenmal in derselben Weise zerriebene Meerzwiebel auf, und wasche
sie ab, und wende dieses Heilmittel häufig von neuem an, bis du (den Patien-
ten) zur völligen Gesundung gebracht hast. Füge zu einem Acitabulum sehr 11
gutem flüssigem Pech Gerstenmehl, Natron, zerriebenen Eppich und Schwe-
fel zu gleichen Gewichtsteilen hinzu, gieße zwei Acitabula sehr scharfen
weißen Essig darüber, koche (alles) zusammen in einer Schüssel, streiche
danach das Heilmittel warm auf ein Leinentuch, und lege es so auf den Kör-
per; nicht nur Ausschlag, sondern auch Lepra und Krätze bringst du mit
diesem Heilmittel zum Abklingen. Noch so chronischen Ausschlag beseitigt 12
man rasch, wenn man die Stelle mit Weinhefe, die die Färber verwenden,
mit Wasser vermischt, einreibt, in der Weise, daß man (sie) daraufläßt,
während man bis fünfzig zählt, und gleich darauf abnimmt; wenn sie näm-
lich länger (darauf)bleibt, dringt ihre Wirkung tiefer ein und läßt ein gro-
ßes Geschwür entstehen. Stierleim, in Essig aufgelöst und unter Beifügung 13
von Jungfernschwefel auf schwachem Feuer in der Weise gekocht, daß er
auf die Dicke von Honig gebracht wird, während er kocht, mit einem Zweig
vom Feigenbaum umgerührt und zweimal am Tag aufgetragen, heilt Haut-
ausschläge, die die Griechen agriae nennen, sehr wirksam. Ameisen, die 14
herculaneae genannt werden, trage unter Beifügung von wenig Salz zer-
rieben auf den Ausschlag auf; du staunst über das Heilmittel, denn sie reini-
gen rasch (vom Ausschlag). Hautausschläge und Lepraerkrankungen be- 15

potentissime extirpat: Turis masculi, nitri, argenti spumae, sulpuris
aequa pondera cum aceto acri teruntur et pinnula imponuntur sicca-
tumque medicamen eluitur et rursum inlinitur adsidue elutum atque
16 siccatum. Si locum, quem impetigo adludit, auro circumscribas, postea
17 eum omnino non adpetet. Loco, quem mentagra obsederit, fimum
murinum tritum ex aceto oportet inponi uel eiusdem muris exusti
18 cinerem cum oleo adponi salubre est. Aduersum elefantiasim, quod
malum plerumque a facie auspicatur primumque oritur quasi lenti-
culis uariis et inaequalibus cute alba alibi crassa, alibi tenui, plerisque
locis dura et quasi scabida, ad postremum sic increscit, ut ossibus
caro adstricta tumescentibus primum digitis atque articulis indurescat.
Hic morbus peculiariter Aegyptiorum populis notus est nec solum in
uulgus extremum, sed etiam in reges ipsos frequenter inrepsit. Vnde
aduersus hoc malum solia ipsis in balneo repleta humano sanguine
parabantur. Mustelae igitur exustae cinis et eiusdem [beluae, id est
elefantis,] sanguis inmixtus et inlitus huiusmodi corporibus medetur.
19 Nitrum contritum et ex melle et lacte bubulo impositum elefantiosis
20 prodest. Radix asparagi decocta in aceto et trita elefantiosis rationa-
21 biliter inponitur. Mentastri folia commanducata uel contrita adposita
elefantiosis medentur. Cedro quoque tabes illa adsidue peruncta sana-
22 tur. Fel ursinum leprosos admodum sanat, si eo adsidue perlinantur.
23 Adeps quoque eius liuores et maculas eximit. Apii semen et anethi
conteres et cum melle miscebis atque inde malandriosis quantum suffi-
24 ciat adpones. Inula contrita inpositaque primo quidem exulcerabit,
deinde expurgata omni lepra detersaque putri et tabida cute nouam
similemque cetero corpori reddet nec cicatrices foedas esse permittit.
25 Alii decocti aqua crura ulcerosa adsidue fota celeriter sanabuntur.
26 Herba, quae brittanice dicitur, cibo uel potui sumpta intra diem sex-
27 tum leprae molestiam tollit. Lapathi agrestis radices surculo erue eas-
que sine ferro contunde adiectoque acri aceto subige et parum salis
misce atque ex eo omnem corporis asperitatem in balneo cum sudore
28 confrica; cito sanat. Glutem uitulinum aceto remissum admixta mo-
dice calce uiua, ut crassitudinem mellis habeat, inlines locis leprosis
29 atque illic siccari medicamen permittes; efficaciter proderit. Vulpis

17 Med. Plin. 1,18,3 p. 26,5 **18** Med. Plin. 1,19,1–3 p. 27,2 Oribas. Lat. cod. La VI p. 197,4 **19** Med. Plin. 1,20 p. 28,2 cf. Marc. 19,55 **20** Med. Plin. 1,19,3 p. 27,9 cf. Ps. Apul. 85,10 **21** Med. Plin. 1,19,3 p. 27,10 Ps. Apul. 91,5 cf. Marc. 19,54 lin. 33 **22** 21 Med. Plin. 1,19,3 p. 27,11 **25** Ps. Theod. p. 292,28 **28** cf. Med. Plin. 1,18,6 p. 26,12 cf. Marc. 19,13

5 locum **P** 10 *ante* ad *add.* et *Co* 15 sq. beluae – elefantis *del. Ni coll. Med. Plin.* 25 tabita **P** 32 acetum **P**

seitigt folgende Zusammenstellung sehr wirksam: Die gleichen Gewichtsteile Tropfweihrauch, Natron, Silberschaum und Schwefel werden mit scharfem Essig verrieben und mit einer Feder aufgetragen, das getrocknete Heilmittel wird abgewaschen und wiederum aufgestrichen, wobei man es ständig
abwäscht und trocknen läßt. Wenn man die Stelle, an der der Ausschlag 16
auftritt, mit Gold umschreibt, befällt er sie danach überhaupt nicht (mehr).
Auf die Stelle, die eine Flechte bedeckt, muß Mäusedreck, mit Essig ver- 17
rieben, aufgetragen werden, oder es bringt Heilung, wenn die Asche von derselben verbrannten Maus mit Öl aufgetragen wird. Gegen Elephantiasis, ein 18
Leiden, das meistens im Gesicht beginnt und sich zunächst als eine Art farbige und ungleichmäßige Pünktchen zeigt, wobei die weiße Haut an der einen Stelle dick, an der anderen dünn, an den meisten Stellen hart und gewissermaßen krätzig ist, (und das) zum Schluß solche Ausmaße annimmt, daß das Fleisch, das den Knochen fest anliegt, hart wird, wobei zunächst die Finger und die Gelenke anschwellen. Diese Krankheit ist besonders der ägyptischen Bevölkerung bekannt und befiel nicht nur das niederste Volk, sondern oft auch die Könige selbst. Daher wurden ihnen gegen dieses Leiden im Bad Wannen hergerichtet, die mit Menschenblut gefüllt waren. Asche von einem verbrannten Wiesel und Blut von demselben (Tier), vermischt
und aufgestrichen, heilt nun die so betroffenen Körper. Natron, zerrieben 19
und mit Honig und Kuhmilch aufgetragen, nützt den an Elephantiasis Erkrankten. Zweckmäßigerweise wird bei den an Elephantiasis Erkrankten 20
Spargelwurzel, in Essig gekocht und verrieben, aufgetragen. Blätter von 21
wilder Minze heilen die an Elephantiasis Erkrankten, wenn sie bei ihnen, zerkaut oder zerrieben, aufgelegt werden. Auch mit Zedernöl wird jene
Seuche geheilt, wenn sie ständig damit eingerieben wird. Galle vom Bären 22
heilt Leprakranke völlig, wenn sie ständig damit bestrichen werden. Auch
sein Fett beseitigt blaue Flecke und (sonstige) Verfärbungen. Eppich- und 23
Dillsamen zerreibt man, mischt ihn mit Honig und trägt davon bei den an
Pocken Erkrankten eine genügende Menge auf. Alant, zerrieben und auf- 24
getragen, führt zunächst zum Eitern, danach bewirkt er, wenn die ganze Lepra herausgebracht und die verweste und verfaulte Haut entfernt worden ist, daß sich eine neue und dem übrigen Körper ähnliche bildet, und er läßt
nicht zu, daß häßliche Narben entstehen. Von Geschwüren befallene Beine 25
werden rasch geheilt, wenn sie ständig mit Wasser, in dem Knoblauch gekocht worden ist, behandelt werden. Ein Kraut, das brittanice genannt 26
wird, beseitigt, im Essen oder im Getränk eingenommen, innerhalb von
sechs Tagen die Lepraerkrankung. Reiße Wurzeln von wildem Sauerampfer 27
mit dem Stengel aus, zerstoße sie ohne Messer, knete sie unter Beifügung von scharfem Essig, mische ein wenig Salz bei, und reibe damit im Bad mit dem (gleichzeitig dabei ausbrechenden) Schweiß jede rauhe Stelle
am Körper ein; es bringt rasch Heilung. Man streicht Kalbsleim, in Essig 28
unter Beimischung von ungelöschtem Kalk in geringer Menge so aufgelöst, daß er die Dicke von Honig hat, auf die von Lepra befallenen Stellen und
läßt dort das Heilmittel trocknen; es nützt wirksam. Verreibe Fuchskot mit 29

stercus cum aceto tere et perungue lepram; cito subuenies. Omnem
30 autem lepram inlitus hircinus sanguis emendat. Ad exanthemata cu-
randa oui cocti uitellus cum melle et psimmythio tritus rectissime ad-
31 hibetur. Pelliculae caprunae ramenta cum pumice trito acetoque per-
32 mixta exanthematis prosunt. Lotio humano si nitrum admiscueris
33 eoque exanthemata frequenter elueris, reprimentur. Oesypum cum
melle Corsicano tritum et adpositum abolet de facie omnes maculas;
quidam et butyrum addunt. Si uero et uituli fimus et fel caninum
misceatur, medicamen utilius erit ita, ut pariter temperata omnia
34 decoquantur. Coclearum minutarum, quae passim inueniuntur, exu-
starum cinis cum melle permixtus tollit ex facie uitia omnia, lentigines
35 quoque et liuores abolet. Stigmata delentur columbino fimo trito et
36 ex aceto inposito ita, ut adsidue medicamen superducatur. De tinc-
turis uel maculis corporis abolendis remedium sic: Oculos uel oua
saepiae in aqua solue et cum melle permisce atque inde maculas per-
37 frica; cito abolebuntur. Lac mulieris puellam nutrientis cum melle
38 et oleo permixtum omnes etiam ustionum maculas tollit. Si nitrum
cum oleo misceas ad spissitudinem mellis atque inde maculas inducas,
mire detergentur. Sanguine quoque capruno maculae contactae ab-
39 luuntur. Si autem nescies, unde sit macula, ex caepae suco locum
perfricabis et dulci aqua elues sesamumque commanducatum superin-
40 pones uel bulbum Africanum tritum cum aceto inpones. Ne cicatrices
appareant etiam de usturis et ut pili renascantur, facies tale medi-
camen: Calcis uiuae – III, adipis porcinae coctae et colatae libram
permisce et quanto diligentius tere uel confrica atque in modum cata-
41 plasmatis adpone. Masticem personatam, saponem Gallicum, ceram
Ponticam, oleum uetus, spumam argenti aequis ponderibus miscebis
et coques ad spissitudinem liparae atque inde emplastrum maculis in
42 facie uel pusulis et ulceribus adpones. Ad nigridinem et maculas colli
et uultus purgandas farinam de faba cum umore peponis, id est suco
eius interiore, miscebis et facies trochiscos octo et siccabis in umbra.
Ex octo illis quantum sufficiat teres cum aqua et inlines maculas at-
que ita uteris ante balneum, ut siccetur inlitio, et sic ingredieris et,
43 cum umorem acceperis in calore, tum perfricabis et elues. Ad tumo-
rem siue liuorem de facie tollendum herbam Rhodiam ex aceto tritam
44 inline et siccare permitte atque ita elue. Vrticae folia contere et ipsa
tantummodo cum suco suo cohibendis tumoribus uel abolendis liuori-

32 Sext. Plac. 17,41 **33** Plin. 30,28 **34** Plin. 30,29 Ps. Theod. p. 300,1
35 Plin. 30,30 Ps. Theod. p. 299,29

6 oesypum *Plin.* hysopum P 19 caprune P 20 nesciens P nescias *Co*
23 talem P

Essig und reibe (damit) die von Lepra befallenen Stellen ein; du bringst
rasch Hilfe. Jede von Lepra befallene Stelle heilt aber aufgestrichenes
Bocksblut. Um Hautausschläge zu heilen, wird das Dotter von einem gekoch- 30
ten Ei, mit Honig und Bleiweiß verrieben, sehr erfolgreich angewandt.
Schnipsel von Ziegenhaut, mit zerriebenem Bimsstein und Essig vermischt, 31
nützen bei Hautausschlägen. Wenn man Menschenurin Natron beimischt 32
und Hautausschläge häufig damit wäscht, gehen sie zurück. Wollfett, mit 33
korsischem Honig verrieben und aufgetragen, beseitigt im Gesicht alle Flek-
ke; manche fügen auch Butter hinzu. Wenn aber Kalbsmist und Hunde-
galle beigemischt werden, ist das Heilmittel (noch) nützlicher, in der Weise,
daß alle Ingredienzien, gleichmäßig vermischt, gekocht werden. Asche von 34
verbrannten winzigen Schnecken, die sich überall finden, mit Honig ver-
mischt, beseitigt im Gesicht alle Schädigungen, entfernt auch Sommer-
sprossen und blaue Flecke. Wundmale werden mit Taubenmist beseitigt, 35
der zerrieben und mit Essig in der Weise aufgetragen wird, daß das Heil-
mittel ständig darübergestrichen wird. Im folgenden ein Heilmittel zur Be- 36
seitigung von Verfärbungen oder Flecken am Körper: Löse Augen oder Eier
vom Tintenfisch in Wasser auf, vermische sie mit Honig, und reibe damit die
Flecke ein; sie werden rasch beseitigt. Milch von einer Frau, die ein Mädchen 37
stillt, mit Honig und Öl vermischt, beseitigt alle Flecke, auch die von Ver-
brennungen. Wenn man Natron mit Öl bis zur Zähigkeit von Honig mischt 38
und damit Flecke bestreicht, werden sie in wunderbarer Weise entfernt.
Flecke werden auch beseitigt, wenn sie mit Ziegenblut benetzt werden. Wenn 39
man aber nicht weiß, woher der Fleck kommt, reibt man die Stelle mit
Zwiebelsaft ein, wäscht sie mit süßem Wasser ab, legt zerkauten Sesam dar-
auf oder trägt mit Essig verriebene afrikanische Zwiebel auf. Damit sich, 40
auch von Verbrennungen, keine Narben zeigen und damit die Haare wieder
wachsen, stellt man folgendes Heilmittel her: Vermische 3 Unzen ungelösch-
ten Kalk und ein Pfund ausgelassenes und geseihtes Schweinefett, verreibe
oder verrühre sie möglichst sorgfältig, und trage sie als Pflaster auf. Man 41
mischt unechten Mastix, gallische Seife, pontisches Wachs, altes Öl und
Silberschaum zu gleichen Gewichtsteilen, läßt sie bis zur Zähigkeit eines Öl-
pflasters kochen und legt davon ein Pflaster auf Flecke im Gesicht oder
Pusteln und Geschwüre auf. Um dunkle Färbung und Flecke an Hals und 42
Gesicht zu entfernen, mischt man Bohnenmehl mit der Flüssigkeit der Pfebe,
d. h. dem in ihrem Inneren befindlichen Saft, stellt acht Tabletten her und
trocknet sie im Schatten. Von jenen acht verreibt man eine genügende Zahl
mit Wasser, bestreicht (damit) die Flecke, wendet (es) vor dem Bad in der
Weise an, daß das Aufgestrichene (zuvor) trocken wird, geht so hinein und
reibt (es) dann, wenn man bei der Wärme ins Schwitzen gekommen ist, ein
und wäscht (es) ab. Um eine Schwellung oder einen blauen Fleck im Gesicht 43
zu beseitigen, streiche rhodisches Kraut, in Essig verrieben, auf, laß es
trocknen, und wasche es so ab. Zerreibe Brennesselblätter, und trage sie 44
allein mit ihrem Saft häufig auf die Schwellungen auf, um sie zurückgehen

45 bus frequenter adpone. Ad genas scabras et cicatrices maxillarum
remedium sic: Chalcitidis drag. XX, misui drag. X, croci drag. VI,
turis drag. X, myrrae drag. V, opopanacis drag. V, aceti Ꞩ V, mellis
optimi Ꞩ II S. Quae sicca sunt tundes et in puluerem rediges et ex eo
coques cum aceto et postea melle admixto simul omnia teres, donec
sufficienter medicamen sit spissum uel liquidum, et in pyxide aerea
pones et, cum opus fuerit, uteris ad perunguenda uel superlinienda
46 quae sunt. Ad genas scabras et scabidas et ueteres diatheses remedium
sic: Aeris usti et loti, myrrae, opii drag. ternas, cadmiae ustae et
extinctae uino drag. octo. Haec in puluerem redacta ex aqua fontana
uel caelesti teres, donec leuia sint, et cum gluttinosa fuerint, super-
addes mellis optimi despumati cotylam unam, deinde perfricando uel
terendo concorporabis omnia et in pyxide aerea condes et, cum uolu-
47 eris, uteris ad superlinenda quae sunt. Sfongea noua cum aqua salsa
48 calida saepius inposita suggillationes liuoresque detergit. Fimus suillus
in testa arefactus et tritus et cum oleo inpositus mire sanat liuores.
49 Apium uiride subtiliter tritum cum oui albo inlitum liuoribus prodest.
50 Malua erratica trita et calida panno inducta et oleo peruncta et sic
adposita recentibus suggillationibus ac tumoribus et uexationibus ner-
51 uorum ualde medetur. Ad pusulas papulasue de facie tollendas medi-
camen conpones sic: Sagapeni – II, scobis eburnae delicatissimae
⟨–⟩ VIIII, myrrae ⟨–⟩ II S, afronitri ⟨–⟩ II S, tracanthi – VI. Tunsa
haec et cribrata cum melle liquidissimo et candidissimo teruntur ita,
ut crassitudinem habeant mellis densioris. Ex eo in balneo uel ante
52 horam lauandi facies diligenter inlinitur et post balneum eluitur. Vt
liuorem de facie tollas, gladiolum herbam palustrem harundine aut
osse acuto radicitus auelles obseruans prorsus, ne ferro eam contingas.
Huius radices tunsae et subactae atque emplastri more adpositae li-
53 uores potenter emendant. Radicis, quae manducatur, id est rafani,
cortex trita diligenter et cum melle permixta inlitaque suggillationes
54 atque liuores, qui ex ictibus eueniunt, celeriter absterget. Origanum
ad summam leuitatem tritum in linteolo udo adpositum liuores de
quo uolueris loco statim tollit. Mentastri quoque folia trita et adposita
55 idem praestant. Nitrum ex melle et lacte bubulo tritum atque per-
mixtum adpositumque ulceribus in facie natis aut factis citissime

47 Med. Plin. 3,30,6 p. 90,10 **48** Med. Plin. 3,30,7 p. 90,11 **49** Med. Plin. 3,30,1 p. 89,12 **53** Med. Plin. 3,30,1 p. 89,11 **54** 33 cf. Med. Plin. 1,19,3 p. 27,10 cf. Marc. 19,21 **55** 34 Med. Plin. 1,20 p. 28,2 cf. Marc. 19,19

2 misii **P** 8 quae sunt] uuae st̄ sunt **P** *corr. Co (cf. lin. 14)* diatheres **P** 10 extintae **P** 17 ouo albi **P** 18 erradica **P** 21 dilicatissimae **P**

zu lassen, oder auf die blauen Flecke, um sie zu entfernen. Im folgenden ein 45
Heilmittel gegen rauhe Wangen und Narben an der Kinnpartie: 20 Drachmen Kupferstein, 10 Drachmen Misy, 6 Drachmen Safran, 10 Drachmen Weihrauch, 5 Drachmen Myrrhe, 5 Drachmen Opopanax, 5 Sextarii Essig und $2^{1}/_{2}$ Sextarii sehr guten Honig. Die trockenen Ingredienzien zerstößt man, macht sie zu Pulver, kocht (einen Teil) davon mit Essig, verreibt danach unter Beimischung von Honig alle Ingredienzien miteinander, bis das Heilmittel genügend zäh oder flüssig ist, tut es in eine Kupferbüchse und verwendet es, wenn es erforderlich ist, bei den Stellen, die eingerieben oder be-
strichen werden sollen. Im folgenden ein Heilmittel gegen rauhe und krätzige 46
Wangen und chronische Erkrankungen: Je 3 Drachmen gebranntes und gelöschtes Kupfer, Myrrhe und Opium und acht Drachmen gebrannten und mit Wein gelöschten Galmei. Diese Ingredienzien verreibt man, zu Pulver gemacht, in Quell- oder Regenwasser, bis sie glatt sind, und wenn sie leimig sind, fügt man eine Cotyla sehr guten abgeschäumten Honig hinzu, danach verarbeitet man durch Verrühren oder Verreiben alle Ingredienzien zu einer Masse, bewahrt sie in einer Kupferbüchse auf und verwendet sie, wenn man
will, bei den Stellen, die bestrichen werden sollen. Ein neuer Schwamm, mit 47
salzigem Wasser häufiger warm aufgelegt, entfernt Verfärbungen und blaue
Flecke. Schweinemist, auf einer Tonscherbe getrocknet, zerrieben und mit 48
Öl aufgetragen, heilt blaue Flecke wunderbar. Grüner Eppich nützt, fein 49
zerrieben und mit Eiweiß auf die blauen Flecke gestrichen. Wilde Malve, 50
zerrieben, warm auf einen Lappen aufgetragen, mit Öl bestrichen und so auf frische Verfärbungen, Schwellungen und Sehnenverletzungen aufgetragen,
heilt sie gut. Um Pusteln oder Bläschen im Gesicht zu beseitigen, stellt 51
man ein Heilmittel folgendermaßen zusammen: 2 Unzen Sagapengummi, 9 Unzen sehr feine Elfenbeinspäne, $2^{1}/_{2}$ Unzen Myrrhe, $2^{1}/_{2}$ Unzen Schaumsalpeter und 6 Unzen Tragantgummi. Diese Ingredienzien werden, zerstoßen und gesiebt, mit sehr flüssigem und sehr klarem Honig in der Weise verrieben, daß sie die Dicke von recht zähem Honig haben. Damit wird beim Baden oder vor der Zeit des Badens das Gesicht sorgfältig bestrichen,
und nach dem Bad wird es abgewaschen. Um einen blauen Fleck im Gesicht 52
zu beseitigen, reißt man Sumpfiris mit einem Rohr oder mit einem scharfen Knochen mit der Wurzel aus, wobei man genau darauf achtet, daß man sie nicht mit Eisen berührt. Ihre Wurzeln heilen, zerstoßen, geknetet und als
Pflaster aufgelegt, blaue Flecke wirksam. Die Schale von der Wurzel, die 53
gegessen werden kann, d. h. vom Rettich, beseitigt, sorgfältig zerrieben, mit Honig vermischt und aufgestrichen, rasch Verfärbungen und blaue Flecke,
die infolge von Schlägen auftreten. Origanum, zu äußerster Glätte zerrieben 54
und in einem feuchten Leinentuch aufgelegt, beseitigt blaue Flecke an jeder beliebigen Stelle sofort. Auch Blätter von wilder Minze bewirken das-
selbe, wenn sie zerrieben und aufgelegt werden. Natron, in Honig und Kuh- 55
milch verrieben, vermischt und aufgetragen, heilt Geschwüre, die sich im Gesicht gebildet haben oder dort hervorgerufen worden sind, sehr rasch.

medetur. Ipsum etiam nitrum cum puluere opii et suco thapsiae tri-
56 tum adpositumque liuores statim eximit. Caseus caprunus mollis, id
est recens, cum melle subactus inpositusque et panno desuper tectus
57 aut linteo suggillationes liuoresque celeriter absterget. Mali, id est
pomi quod manducatur, uel etiam Punici [uel etiam] corium contusum
58 admixta polenta inpositum et liuores abolet et dolores sedat. Lauri
bacarum quartarium unum, myrobalani semunciam, faenograeci he-
minam, serpulli non multum. Tunsis, quae tundi oportet, atque om-
nibus in unum permixtis medicamen utile abolendis liuoribus facies,
59 quo per triduum continuum, si ita necesse fuerit, uteris. Pulmo ouillus
quam recentissimus protinus, dum adhuc tepet, adpositus continuo
60 discutit et expurgat liuores. Alni folia quam plurima et recentia super-
inpone et alliga, medeberis tumori; liuorem uero etiam eum, qui de
61 sanguine collectus uidebitur, tolles. Absinthium tritum et cum melle
diligentissime subactum malagmatis modo inpositum liuores cito exi-
62 met. Vitelli ouorum incoctorum coagitati et inliti liuores, qui ex tu-
63 more aut conlisione aliqua facti erunt, etiam ueteres extenuant. Ad
lentigines de facie tollendas lenticulam cum scobe tenui de corno cer-
uino et seuum ceruinum pariter diuide, coque et tere atque inde fa-
ciem uel ante horam balnei [inde faciem] uel etiam in balneo frequenter
inlinito ita, ut quasi pro pane molle utaris; efficacissimum medicamen
experieris; sed lenticulae maior pars sit, cornus et seui aequalis men-
64 sura. Herbam uerrucariam, id est heliotropium, contusam et subactam
adiecta salis mica adpositamque malandriosis uel his, qui uerrucas
65 patiuntur, prodesse plurimum constat. Verrucarum genera omnia fimi
canini exusti cinis curat inpositus. Vrina quoque canis cum suo recenti
66 luto inlita plurimum prodest. Sanguis recens muris occisi uel ipse
67 mus diuisus atque adpositus sanat et abolet uerrucas. Fimus ouillus
recens manibus subactus et emplastri more adpositus deterget uerru-
68 cas. Ad lichenem: Fabae farinae — I, faeni Graeci farinae — I, sam-
suci — I, farinae hordei — I, afronitri — S, sulpuris — S, erui farinae — S.
Haec omnia in pollinem tenuissimum redacta aceto colliges et per-
miscebis et ita licheni adpones.

60 cf. Plin. 24,74 **64** Plin. 22,59 **65** Med. Plin. 3,29,1 p. 89,4 Ps. Theod. p. 299,3 **66** Med. Plin. 3,29,1 p. 89,5 **67** Med. Plin. 3,29,1 p. 89,5

18 lenticula P 20 inde faciem *del.* *Co* 21 molli *edd.* 23 uerrucaria P

Dasselbe Natron vertreibt auch, mit Opiumpulver und Thapsiasaft verrieben
und aufgetragen, blaue Flecke sofort. Weicher, d. h. frischer, Ziegenkäse, 56
mit Honig versetzt, aufgetragen und obenauf mit einem Lappen oder einem
Leinentuch bedeckt, entfernt Verfärbungen und blaue Flecke rasch. Schale 57
vom Apfel, d. h. von einer Frucht, die gegessen werden kann, oder auch von
Granatapfel, zerstoßen und unter Beimischung von Gerstengraupen auf-
getragen, entfernt blaue Flecke und bringt Schmerzen zum Abklingen. Einen 58
Quartarius Lorbeerbeeren, eine halbe Unze Behennuß, eine Hemina Bocks-
hornkraut und nicht viel Feldthymian. Nachdem die Ingredienzien, die zer-
stoßen werden müssen, zerstoßen und alle in eins vermischt worden sind,
stellt man ein zur Beseitigung von blauen Flecken nützliches Heilmittel her,
das man, wenn es so erforderlich ist, drei aufeinanderfolgende Tage hindurch
verwendet. Möglichst frische Schafslunge, sofort, während sie noch lauwarm 59
ist, aufgelegt, vertreibt und beseitigt sogleich blaue Flecke. Lege möglichst 60
viele frische Erlenblätter auf, und binde sie fest, du heilst (damit) eine
Schwellung; aber auch den blauen Fleck, der offensichtlich aus einer Blut-
ansammlung entstanden ist, beseitigst du. Wermut beseitigt, zerrieben, sehr 61
sorgfältig mit Honig geknetet und als erweichendes Mittel aufgelegt, blaue
Flecke rasch. Dotter von ungekochten Eiern, verrührt und aufgestrichen, 62
hellen blaue Flecke auf, die durch eine Schwellung oder irgendeine Verlet-
zung hervorgerufen worden sind, auch wenn sie alt sind. Um Sommerspros- 63
sen im Gesicht zu entfernen, teile Linsen zusammen mit feinen Spänen von
Hirschhorn und Hirschtalg gleichmäßig, koche und verreibe sie, und be-
streiche damit das Gesicht entweder vor der Zeit des Badens oder auch beim
Baden häufig, in der Weise, daß du (das Mittel) gewissermaßen wie weiches
Brot verwendest; du lernst ein sehr wirksames Heilmittel kennen; doch sollen
der Anteil an Linsen größer, das Maß von Horn und Talg gleich sein. Es ist 64
bekannt, daß Warzenkraut, d. h. Heliotrop, zerstoßen, unter Beifügung von
ein bißchen Salz geknetet und aufgelegt, den an Blattern Erkrankten oder
denjenigen, die an Warzen leiden, sehr viel nützt. Alle Arten von Warzen 65
heilt die Asche von verbranntem Hundekot, wenn sie aufgelegt wird. Auch
Urin vom Hund, mit seinem frischen Kot aufgestrichen, nützt sehr viel. Fri- 66
sches Blut von einer getöteten Maus oder die Maus selbst, zerteilt und auf-
gelegt, heilt und beseitigt Warzen. Frischer Schafmist, mit den Händen ge- 67
knetet und als Pflaster aufgelegt, beseitigt Warzen. Gegen Flechten: 1 Unze 68
Bohnenmehl, 1 Unze Bockshornkrautmehl, 1 Unze Majoran, 1 Unze Gersten-
mehl, 1/2 Unze Schaumsalpeter, 1/2 Unze Schwefel und 1/2 Unze Ervenmehl.
Alle diese Ingredienzien bindet man, zu sehr feinem Mehl gemacht, mit Essig,
vermischt sie und trägt sie so auf die Flechte auf.

CAPVT XX

Ad Omnia Stomachi Vitia Et Ad Omnes Eivs Cavsas Et Dolores Et Ad Omnem Crvditatem Atqve Indigeriem Depellendam Et Ad Omnem Viscervm Atqve Aqvalicvli Confirmationem Antidota, Epithematia, Potiones, Oxyporia, Vnctiones Aliaqve Nonnvlla Rationabilia Et Physica Remedia Diversa Experimentis Probata Vsqve Collecta

Principale atque unicum remedium ad stomachi et lateris dolorem aliaque nonnulla interni corporis mala, seu cum febre siue sine febre fuerint. Est enim conpositio mirifica, multis omnino necessaria infra scriptis causis, non ignorata quidem antiquioribus medicis propter effectuum probitatem, sed praecipue a Paccio Antiocho auditore Philonidis Catiniensis usu inlustrata; fecit enim magnos quaestos ex ea propter crebros successus in uitiis difficillimis, sed ne hic quidem umquam ulli uiuus uiuis conpositionem istam ostendit. Post eius mortem Tiberio Caesari per libellum scriptum data est et per eum in bibliothicis publicis posita uenit in manus nostras, quam ante nullo modo extrahere potuimus, quamuis omnia fecerimus, ut sciremus, quae esset. Ipse enim clausus componebat eam nec ullis suorum committebat pluraque quam recipit pimenta emi et contundi iubebat fallendi suos causa. Et sane in libello ipse fatetur non a se inuentam, sed usu exactiore comprobatam, ad quae uitia et cum quibus et quemadmodum data proficeret. Est enim non ignota, ponderibus tamen antiquis aut adiecit aut detraxit aliquid, et res, quae in hac conpositione sunt, non utique conueniunt ad antiquitates. Interdum enim earum quaedam [et] non tam multa, quaedam minus et pondere et numero specierum accipiunt atque ideo non idem omnibus praestant, cum interim haec
2 mirifica temperatura composita mirificos effectos habeat. Facit uero hoc medicamentum non solum ad stomachi et lateris dolorem, sed etiam ad plura uitia efficaciter, quamobrem semper habendum est compositum. Percurram autem quam breuissime, ad quae uitia qua-

XX 1 Scrib. 97 2 Scrib. 98

11 a Paccio *litterae* a P *a Cornario super rasuram scriptae sunt* Pacchio *Scrib. cf. Galen. 13,284 K.* 12 fecit *Scrib.* facit **P** 13 successis **P** 14 ulli uiuus uiuis *Ni* κατὰ σύνεσιν *dictum iudicat; proposuit etiam* ullis uiuus uiuis ulli uiuus uiuo *Co* uiuis *del. Heraeus coll. Scrib., quod probat Jourdan, p. 63 coll. Marc. 272,22* 15 bibliothecis *edd.* 21 ad quae *Scrib.* atque **P** 24 antiquitatem **P** *corr. Kollesch* 25 et *del. Ni* minus] plus *Ni*, *'nisi maior latet corruptela ut apud Scribonium, cuius uerba omnino intellectu carent'* 30 ad quae *Scrib.* atque **P**

20. KAPITEL

Gegenmittel, Auflagen, Tränke, verdauungsfördernde Mittel, Salben und einige verschiedene andere durch Erfahrungen für gut befundene und in der Praxis gesammelte künstliche und natürliche Heilmittel gegen alle Schädigungen des Magens, gegen alle seine Erkrankungen und Schmerzen, um jeden Überschuss an unverdauten Nahrungsstoffen und jeden Mangel an Verdauung zu vertreiben und für jede Art von Kräftigung der Därme und des Magens

Ein erstklassiges und einzigartiges Heilmittel gegen Magen- und Seitenschmerz und einige andere Leiden im Innern des Körpers, sei es, daß sie mit Fieber, sei es, daß sie ohne Fieber auftreten. Es ist nämlich eine wunderbare Zusammenstellung, bei vielen unten verzeichneten Erkrankungen überhaupt unerläßlich, den älteren Ärzten wegen ihrer anerkannten Wirkungen zwar nicht unbekannt, doch besonders von Paccius Antiochus, dem Schüler des Philonides von Catina, durch die Anwendung berühmt gemacht; er zog nämlich aus ihr wegen der häufigen Erfolge bei schwersten Erkrankungen große Gewinne, doch hat nicht einmal er jemals zu seinen Lebzeiten einem seiner Zeitgenossen diese Zusammenstellung mitgeteilt. Nach seinem Tode ist sie, in einem Buch aufgeschrieben, Kaiser Tiberius übergeben worden, und nachdem sie durch ihn in den öffentlichen Bibliotheken aufgestellt worden war, gelangte sie in unsere Hände, (eine Zusammenstellung,) die wir zuvor auf keine Weise ans Tageslicht ziehen konnten, obgleich wir alles getan haben, um zu erfahren, wie sie ist. Er hat sie nämlich selbst hinter verschlossenen Türen zusammengestellt, vertraute sie keinem seiner Leute an und ließ mehr Ingredienzien, als sie enthält, kaufen und zerstoßen, um seine Mitarbeiter zu täuschen. Immerhin gibt er selbst in seinem Buch zu, daß sie nicht von ihm erfunden, sondern (nur) durch ein genaueres Vorgehen bei der Anwendung ausprobiert worden ist, bei welchen Schädigungen, mit welchen Flüssigkeiten und wie eingegeben sie nützt. Sie ist nämlich nicht unbekannt, trotzdem hat er zu den alten Gewichten etwas hinzugefügt oder von ihnen etwas abgezogen, und die Ingredienzien, die zu dieser Zusammenstellung gehören, stimmen nicht in jedem Fall mit den alten Rezepten überein. Bisweilen enthalten nämlich die einen von ihnen nicht so viele Bestandteile, die anderen sowohl an Gewicht als auch an Zahl der (einzelnen) Ingredienzien weniger, und deswegen bewirken sie nicht bei allen dasselbe, obwohl diese wunderbare zusammengesetzte Mischung wunderbare Wirkungen hat. Dieses Heil- 2
mittel wirkt nicht nur bei Magen- und Seitenschmerz, sondern auch bei mehreren Erkrankungen erfolgreich, weswegen es immer zusammengestellt zur Hand sein muß. Ich will aber möglichst kurz durchgehen, bei welchen Er-

liter datum prosit, ut et in libello eius scriptum est et ego ex magna
3 parte expertus sum. Sanat ergo morbo comitiali correptos, quos epilemticos Graeci uocant, et furiosos, quos uel maenomenos dicunt. Item sanat quibus subito tenebrae obuersantur in oculis cum uertigine quadam; scotomaticos hos Graeci appellant. Nec minus diutino correptis capitis dolore, quem cefalaeam appellant, prodest data denariis duobus ex aquae mulsae cyathis quattuor, cum remissi fuerint, et si frequenter, quibus necessaria est, corripientur, post binas ternasue accessiones danda erit. Haec antidotos hiera dicitur; hoc enim nomen tribuit ei propter duas causas, ut existimo: una, ⟨ne⟩ nomen eius uerum dicendo ostenderet, quae esset – dicitur enim a quibusdam picra, quia amara est, a quibusdam diacolocynthidos – ⟨altera⟩, quod ideo inditum est, quo magis sub tanta specie nominis commendaret medicamentum. Sed si longo ex interuallo accessionibus supra scriptis, quibus medendum est, uexabuntur, in remissione eorum et in alio atque alio dolore saepius dandum erit medicamentum; ita enim aut ex toto remediabitur aut certe minuetur impetus uitiorum et sedabitur interuallaque maiora accipiet. Dari autem oportebit secundum purgationem bilis; nam fellita et spumosa et glutinosa deiciunt qui acciperint cum ptisanae cremore aut cum holere leui ex urtica et
4 lapatho et malua facto. Facit bene haec compositio et ad suspirium et ad uocis abscisionem et ad subitas praefocationes ex qualibet causa ortas et ad eos, qui saepe existimant se ab incubone inludi, qui usque eo hac molestia uexantur, ut interdum et uitae periculum adeant; est enim uitium non contempnendum, maxime in processu aetatis. Quibus dandum erit medicamentum proximo die eius noctis, qua incubonem pertulerint, cum interuallum a somno fecerint et quod satis sit deambulauerint. Dari debet ex aqua, in qua hysopum aut marrubium fuerit incoctum, habente cyathos quattuor uel quinque, ad pondus denarii unius uel uictoriati, prout res aut aetas postulauerit. Deinde post horas tres quattuorue cremor ptisanae aut altera sorbitio
5 leuis detur. Facit hoc medicamentum ad eos, quorum musculi maxillares cum maximo dolore tensi sunt adeo, ut aperire os nullo modo possint; tetanon hoc uitium Graeci dicunt. Item facit ad deprauatam faciem in utramlibet partem; cynicon spasmon hoc idem appellant genus morbi. Praecipue uero ad pectoris laterisque dolores prodest ex

3 Scrib. 99 **4** Scrib. 100 **5** Scrib. 101

10 unam *edd.* ne *add. Co* 12 pigra **P** altera *add. Li* alteram *Scrib. edd.* 12 sq. *uerba* quod ideo inditum est *non exhibet Scrib., delenda putauit He* 15 remissione *Scrib.* emissione **P** earum *Co* 29 habentem **P** 34 teta inon **P** idem **P**

krankungen es, in welcher Weise eingegeben, nützt, wie es in seinem Buch beschrieben ist und ich es zum großen Teil ausprobiert habe. Es heilt also 3
die an Fallsucht Erkrankten, die die Griechen epileptici nennen, und die von Wahnsinn Befallenen, die sie sogar als maenomeni (Wahnsinnige) bezeichnen. Ebenso heilt es diejenigen, bei denen sich in den Augen plötzlich Schatten zeigen in Verbindung mit einem gewissen Schwindelgefühl; diese nennen die Griechen scotomatici. Und nicht weniger nützt sie denjenigen, die von anhaltendem Kopfschmerz befallen sind, den sie cefalaea nennen, wenn sie zu zwei Denarii in vier Cyathi Wassermet eingegeben wird, sobald sie Erleichterung haben; und wenn diejenigen, für die sie notwendig ist, häufig befallen werden, ist sie nach je zwei oder drei Anfällen einzugeben. Dieses Gegenmittel wird hiera genannt; diesen Namen hat er ihm nämlich, wie ich glaube, aus zwei Gründen gegeben: der eine, daß nicht sein Name dadurch, daß er die Wahrheit sagt, anzeigt, was es ist – es wird nämlich von manchen, weil es bitter ist, picra genannt, von manchen diacolocynthidos –, der andere, daß er deswegen gegeben worden ist, damit er das Heilmittel unter einem so prachtvollen Namen um so mehr empfiehlt. Doch wenn diejenigen, die geheilt werden sollen, nach langer Unterbrechung von den oben angeführten Anfällen gequält werden, muß das Heilmittel in ihrem Erschlaffungszustand und bei dem einen und anderen Auftreten des Schmerzes häufiger eingegeben werden; denn so wird der heftige Ausbruch der Leiden entweder ganz geheilt oder wenigstens vermindert und zum Abklingen gebracht und tritt in größeren Abständen auf. Es muß aber nach der Reinigung von Galle eingegeben werden; denn diejenigen, die es mit Gerstenschleim oder mit leichtem Gemüse, das mit Brennessel, Sauerampfer und Malve zubereitet worden ist, einnehmen, haben gallige, schaumige und schleimige Ausscheidungen.
Gut wirkt diese Zusammenstellung bei Atemnot, bei Versagen der Stimme, 4
bei plötzlichen, aus irgendeinem Grund auftretenden Erstickungsanfällen und bei denjenigen, die oft von einem Alp gequält zu werden glauben, die von dieser Belästigung so sehr gepeinigt werden, daß sie bisweilen sogar in Lebensgefahr geraten; das Leiden ist nämlich nicht leichtzunehmen, besonders bei fortgeschrittenem Alter. Das Heilmittel muß ihnen am nächstfolgenden Tag nach der Nacht eingegeben werden, in der sie den Alp ertragen haben, wenn sie eine Zeit nach dem Schlaf haben vergehen lassen und eine genügende Weile spazierengegangen sind. Es muß in Wasser eingegeben werden, in dem Ysop oder Andorn gekocht worden ist und das vier oder fünf Cyathi ausmacht, zum Gewicht eines Denarius oder Victoriatus, je nachdem wie Umstand oder Alter es erfordern. Danach soll nach drei oder vier Stunden Gerstenschleim oder eine andere leichte Suppe eingegeben werden. Dieses Heil- 5
mittel wirkt bei denjenigen, deren Kaumuskeln bei sehr starkem Schmerz so sehr angespannt sind, daß sie den Mund in keiner Weise öffnen können; dieses Leiden nennen die Griechen tetanos. Ebenso wirkt es, wenn das Gesicht nach einer der beiden Seiten verzerrt ist; diese Art Krankheit nennen dieselben cynicos spasmos. Besonders nützt es aber bei Brust- und Seiten-

qualibet causa factos siue latenti siue manifesta, aut ex casu aliquo
aut supra uires et supra modum ponderis portatione uel ex contusione,
quae frequenter gladiatoribus accidere in praelusionibus solet. Nec
minus eorum maxime sanitati conuenit, qui arbore alta delapsi sunt
uel scalis deuoluti aut excussi raeda uel curriculo tracti. Sed his, id
est ex manifesta causa uexatis, cum aceti cyathis tribus uel quattuor
danda erit antidotus, his uero, qui ex occulta causa laborant, ex aqua
6 mulsa proderit data. Praeterea neruorum tensionibus et contractio-
nibus atque doloribus omnibus mirifice conuenit. Quamobrem facit
et ad tremulos et ad sideratione temptatos utralibet; una enim cum
contractione, altera cum remissione neruorum conspicitur; paralysim
hoc utrumque uitium Graeci appellant. Ad quod etiam, cum correpti
sunt, prodest ex aquae mulsae cyathis tribus quattuorue datum ad
pondus denarii unius aut uictoriati admixto castorei denarii semissem.
Prodest et ad articularem morbum, quem arcthisin Graeci appellant,
et ad spinae totius lumborumque dolorem ex aqua mulsa datum iuxta
7 uires cuiusque. Item ad podagram bene facit; nam et in praesentia
detractione doloris releuat et in futurum omni molestia liberat; di-
midio enim celerius sanantur qui acceperunt hoc medicamentum quam
prius solebant sanari. Quid dicam, quemadmodum prosit ad duritias
mammarum muliebrium, quae cum dolore magno solent nasci quasque
nullum aliud medicamentum releuat? Nam has et ad praesens ad-
modum curat et in perpetuum ex toto interdum sanat, quas quidem
causas plerique medicorum insanabiles adfirmant; carcinomata enim
et cacoethes haec uitia sequuntur. Sed ego honestas feminas quas-
8 dam saepissime hoc medicamento adfirmo sanatas. Illud uero supra
omnium opinionem est, quod stomachicis euidenter conuenit, cum sit
uirosissimum amarissimumque medicamentum et stomachus ne ad-
uersum leuia quidem et simplicia medicamenta aptus sit. Sed disposui-
mus in huiusmodi rebus potentiorem usus rationem sequi; expertus
enim quisque intelleget stomacho quoque hoc medicamentum eximie
prodesse. Remediat enim eos, quibus frequenter inacescit cibus, et eos,
qui stomachi inflationibus urguentur uel doloribus uexantur adsidue
et uel nauseant uel nimia saliua abundant uel inedia consumuntur
stomachumque ita solutum habent, ut ex eo uarios liquores subinde

6 Scrib. 101 **7** Scrib. 101. 102 **8** Scrib. 103. 104

2 portatione *Scrib.* portati **P** *genetiuum absolutum esse uult Baehrens, Berl. Phil. W. 36, 1916, p. 219, genetiuum causae F. Horn, ibid. 40, 1920, p. 887, cf. Niedermann, Festgabe, p. 333* 5 rhaeda **P** 12 apellant **P** 14 denariis **P** semisse *edd.* 21 quem **P** 28 uerosissimo **P** 29 lenia *Scrib.* 34 consummuntur **P**

schmerzen, die aus einer beliebigen, sei es verborgenen, sei es offenkundigen Ursache entstanden sind, infolge eines Sturzes, durch das Tragen einer Last, die über die Kräfte und über das Maß hinausgeht, oder infolge einer Quetschung, die den Gladiatoren beim Vorspiel häufig zuzustoßen pflegt. Und nicht weniger trägt es ganz besonders zur Gesundung derer bei, die von einem hohen Baum heruntergefallen, von einer Treppe herabgestürzt sind, aus einem Reisewagen herausgeschleudert oder von einem Rennwagen mitgeschleift worden sind. Doch muß diesen, d. h. denjenigen, die auf Grund einer offenkundigen Ursache gequält werden, das Gegenmittel mit drei oder vier Cyathi Essig eingegeben werden, denjenigen aber, die auf Grund einer verborgenen Ursache Schmerzen haben, nützt es, wenn es mit Wassermet
eingegeben wird. Außerdem hilft es wunderbar bei Zerrungen, Krämpfen 6
und allen (übrigen) Schmerzen der Sehnen. Deshalb wirkt es bei denjenigen, die an Zittern leiden, und bei denjenigen, die von einer der beiden Arten von Sonnenstich befallen sind; die eine wird nämlich mit Verkrampfung, die andere mit Erschlaffung der Sehnen beobachtet; diese beiden Leiden nennen die Griechen paralysis. Auch dabei nützt es, wenn sie davon befallen sind, falls es in drei oder vier Cyathi Wassermet zum Gewicht eines Denarius oder Victoriatus unter Beimischung eines halben Denarius Bibergeil eingegeben wird. Es nützt bei der Gelenkkrankheit, die die Griechen arthritis nennen, und beim Schmerz der ganzen Wirbelsäule und der Lenden, wenn es ent-
sprechend den Kräften eines jeden in Wassermet eingegeben wird. Ebenso 7
wirkt es bei Gicht an den Füßen gut; denn zum gegenwärtigen Zeitpunkt bringt es durch Beseitigung des Schmerzes Linderung, und für die Zukunft befreit es von jeder Beschwerde; denn diejenigen, die dieses Heilmittel einnehmen, werden doppelt so rasch geheilt, wie sie früher geheilt zu werden pflegten. Was soll ich (davon) sprechen, in welcher Weise es bei Verhärtungen der weiblichen Brüste nützt, die unter großem Schmerz zu entstehen pflegen und die kein anderes Heilmittel beseitigen kann? Denn es kuriert sie für den Augenblick völlig und heilt sie für die Zukunft bisweilen ganz und gar, Erkrankungen, von denen die meisten Ärzte behaupten, daß sie unheilbar sind; diesen Erkrankungen folgen nämlich Krebsgeschwüre und bösartige Krankheiten. Ich versichere aber, daß manche angesehenen Frauen
sehr oft mit diesem Heilmittel geheilt worden sind. Über die Erwartung aller 8
geht jedoch die Tatsache hinaus, daß es Magenleidenden offenkundig hilft, obwohl es ein sehr scharf riechendes und sehr bitteres Heilmittel ist und der Magen nicht einmal gegen leichte und einfache Heilmittel gefeit ist. Wir haben uns aber vorgenommen, bei Fällen dieser Art dem stärkeren Argument, das sich (jeweils) aus der Praxis ergibt, zu folgen; denn jeder, der es ausprobiert, erkennt, daß dieses Heilmittel auch dem Magen ausgezeichnet nützt. Es heilt nämlich diejenigen, bei denen häufig die Nahrung sauer wird, und diejenigen, die von Blähungen im Magen belästigt oder ständig von Schmerzen gequält werden, einen verdorbenen Magen haben, zuviel Speichel absondern, infolge von Appetitlosigkeit abmagern und bei denen die Zersetzung im Magen so stark ist, daß sie aus ihm gleich nacheinander ver-

reiciant consentiente capite, ut nullum genus cibi continere possint.
9 Item ad bilem atram generantes, quos melancholicos uocant, bene
facit. Oportet autem non continentibus cibos secundum uomitum protinus oleo perunctis et diutius presse fricatis dari medicamenti denarium unum ex aquae cyathis tribus, deinde artus eorum constringere et interdum olfactariis reficere et commanducatione oliuarum contusarum earumque rerum, quae stomachum constringere solent, suberectos recubantesque alere, deinde, ubi deiecerint, solutis uinculis rursum perunguere et fricare totum corpus atque ita uarietate ciborum et perunctionis stomachum proritare ita, ut reficiantur, aut halica ex mulso aut malorum Cydoneorum suco uel ex granis Punici facto aut, si quos magis delectabit, frigida posca. Secundum quae sumpta et apala proderunt oua et intubi cocti uel non cocti ex aceto dati itemque lactucae et caules aplosiles ex posca decocti aut ungula porcina excocta et madida. Vulua quoque et murices et pelorides plurimum iuuant et pomorum praecipue sorba et mala orbiculata et pira Scaudiana, pira Crustumina Signinaque in olla reposita. Item prosunt uuae ex olla sumptae. Haec enim et huiusmodi, quae sunt his similia, confirmant stomachum, quibus escis et insequentibus diebus uti oportebit paulatim ad consuetudinem progredientes, donec
10 omni molestia liberentur. Est et illud stomachi uitium, quod cum
siccitate et ardore eius et siti inrequiebili et, ut ita dicam, inextinguibili nascitur; encausin hoc Graeci uocant ab eo, quod exsiccat omnem stomachi umorem. Scimus quosdam urnas aquae bibisse nec sitim aliqua ex parte in praesentia compescuisse. Ad hoc denarius unus uel pondus uictoriati datum ex aquae frigidae cyathis tribus ita prodest,
11 ut facile abstinere a potu diebus proximis possint. Lienosis uero ex
posca et iocineris duritiem diutinam habentibus ex aqua mulsa datum satis conuenit nec minus ydropicis, quibus datur eadem ratione. Sed his per conplures dies oportebit in ptisanae cremore sine ullo alio liquore dari. Prodest conpositio haec et colo inflato et ceteris intestinis, futuras quoque uel iam factas uomicas isdem partibus aut discutit
12 aut celerius aperit. Item menstrua mouet mulieribus, quae difficulter

9 Scrib. 104 **10** Scrib. 105 **11.12** Scrib. 105. 106

6 olfactoriis *He* 8 suberecto **P** 11 punicis **P** *corr. Ni p. 367, probat Jourdan p. 67* 13 proderunt *Scrib.* proderit **P** 14 applosiles *Heraeus (u. uerb.)* 16 sq. orbiculata, Scaudiana, pira *Scrib. ed. Ruellius, cf. Cels. 2,24,2 et Plin. 15,49 cum uar. lectionibus* orbiculata et Scaudiana, pira *Ni coll. Plin. l. c.* 17 Scauriana **P** crustimina **P** 22 inrequiebili, ut ita dicam, et inextinguibili *Scrib.; cf. M. Leumann, Untersuchgg. zur indog. Sprach- und Kulturwissenschaft, Abh. 7, p. 126* 23 ennoyñ **P** eccausin *edd.* ἔγκαυσιν *Scrib.* 25 aliquam **P**

schiedene Flüssigkeiten ausscheiden, wobei der Kopf in Mitleidenschaft gezogen wird, so daß sie keine Art Nahrung bei sich behalten können. Ebenso 9
wirkt es bei denjenigen, die schwarze Galle hervorbringen und die sie melancholici nennen. Es muß ihnen aber, wenn sie die Speisen nicht bei sich behalten, nach dem Erbrechen sofort von dem Heilmittel ein Denarius in drei Cyathi Wasser eingegeben werden, nachdem sie (zuvor) mit Öl eingerieben und längere Zeit leicht massiert worden sind, danach muß man ihre Gliedmaßen abschnüren, sie bisweilen durch Riechmittel wieder zu sich bringen und sie, wenn sie sich aufgerichtet und wieder hingelegt haben, dadurch ernähren, daß sie zerstoßene Oliven und die Dinge essen, die den Magen zusammenzuziehen pflegen, danach muß man, sobald sie Stuhlgang gehabt haben, den ganzen Körper, nachdem die Stricke gelöst worden sind, wiederum einreiben und massieren und so durch die Abwechslung in den Speisen und in der Einreibung den Magen reizen, so daß sie sich wieder erholen, (und zwar) mit Speltgraupen in Weinmet oder mit Saft, aus Quitten oder Granatapfelkernen hergestellt, oder, wenn es manche mehr erfreut, mit kaltem Essigwasser. Nachdem man diese Nahrungsstoffe zu sich genommen hat, nützen weiche Eier, gekochte oder ungekochte Endivien, in Essig eingegeben, und ebenso Lattich und Klatschkohl, in Essigwasser gekocht, oder weichgekochte Schweinehufe. Auch die Gebärmutter von der Sau, Purpurschnecken und Riesenmuscheln helfen sehr viel, von Baumfrüchten besonders Speierlinge, epirotische Äpfel und scaudianische, crustuminische und signinische Birnen, wenn sie in einem Topf aufbewahrt worden sind. Ebenso nützen aus einem Topf genommene Trauben. Denn diese Früchte und (andere) dieser Art, die ihnen ähnlich sind, kräftigen den Magen, Nahrungsmittel, die sie auch an den folgenden Tagen zu sich nehmen müssen, wobei sie allmählich zur gewohnten Ernährungsweise übergehen, bis sie von jeder
Beschwerde befreit sind. Es gibt auch jene Magenschädigung, die mit Trok- 10
kenheit, Magenbrennen und unstillbarem und sozusagen unlöschbarem Durst auftritt; encausis nennen sie die Griechen, auf Grund dessen, daß sie jede Flüssigkeit im Magen austrocknet. Wir wissen, daß manche Krüge voll Wasser getrunken und nicht (einmal) für den Augenblick den Durst in irgendeiner Weise gestillt haben. Dabei nützt ein Denarius oder das Gewicht eines Victoriatus, in drei Cyathi Wasser eingegeben, so sehr, daß sie sich an
den nächstfolgenden Tagen des Trinkens leicht enthalten können. Den Milz- 11
kranken hilft es aber, wenn es in Essigwasser, und denjenigen, die eine anhaltende Leberverhärtung haben, wenn es in Wassermet eingegeben wird, ziemlich gut und nicht weniger den Wassersüchtigen, denen es in derselben Weise eingegeben wird. Doch muß es ihnen mehrere Tage hindurch in Gerstenschleim ohne irgendeine andere Flüssigkeit eingegeben werden. Diese Zusammenstellung nützt bei Blähungen im Grimmdarm und in den übrigen Därmen, sie vertreibt auch im Entstehen begriffene oder bereits vorhandene
Blutgeschwüre an denselben Körperteilen oder öffnet sie recht rasch. Ebenso 12
fördert sie bei den Frauen, bei denen die Reinigung schwer vonstatten geht,

purgantur. Dandum autem erit his medicamentum ex aqua, in qua
decoquatur herba, quae artemisia dicitur, aut quae dictamnos appel-
latur. Etiam ad papulas et sacrum ignem uel quam zonam uocant
bene facit data ex aqua mulsa detracto prius sanguinem, si res postu-
lauerit. Quod et in omnibus aliis uitiis supra dictis faciendum est;
omnia enim auxilia adhibenda sunt, quae ex uso prodesse comperta
13 habemus, quia adiuta antidotos faciliores habebit effectus. Recipit
ergo haec: ⟨Cha⟩maeropis, quae herba similia querco folia habet, aga-
rici, cucurbitae siluestris, quam colocynthidam appellant, stocchadis,
singulorum denarios denos, opopanacis, sagapeni, petroselini, terrae
mali, piperis albi, singulorum denarios quinos, cinnami, nardi spicae,
myrrae, folii, croci, singulorum denarios quaternos. In unum omnia
diligenter ponderata contunduntur et cribantur praeter opopanacem
et sagapenum et myrram; haec enim mortario teri debet adiecto melle
tenui, id est quam liquidissimo. Deinde ceteris permiscentur, quae et
ipsa recipere debent tantum mellis, quantum satis erit ad conprehen-
denda et continenda ea uel conglutinanda. Reponitur medicamentum
uaso uitreo sub signaculo; datur, ut supra diximus et quemadmodum
diximus, cum summa obseruatione pro cuiusque rei causis uel men-
suris uel necessitatibus. Est prorsus sacrum, ut auctor nominis huius
14 appellauit. Si quando autem efficaciore uoluerimus uti propter diffi-
cultatem naturalem uitiorum aut causarum diuturnitatem, ut si dan-
dum sit furiosis aut comitiali morbo correptis uel lumborum perpe-
tuum dolorem habentibus podagraue cruciatis, cucurbitae siluestris
adiciemus ad supra dicta pondera denarios decem et opopanacis atque
sagapeni denarios quinos. Quamobrem utraque parata debent esse
medicamenta, ut, cum opus fuerit, usus utrisque in promptu sit.
Illud sane prae ceteris mihi credas uelim, dum in aliis rebus ipse uim
eius experiris, hoc medicamento non solum non noceri stomachum,
15 uerum etiam refici et confirmari supra omnium opinionem. Medicamen-
tum, quod proprie aduersus solutionem stomachi facit et fluorem eius-
dem, maxime uero cum infirmi nihil cibi retinere possunt et quicquid
datum est reiciunt. Recipit haec: Masticis candidae unciam, traga-

13 Scrib. 106 **14** Scrib. 107 **15** Scrib. 108

6 usu *edd.* 8 meropis **P** χαμαίδρυος *Scrib.* chamaedropis *He* *corr. Ni* similia *Scrib.* simillima **P**, *sed litterae* ima *a Cornario, ut uidetur, super rasuram scriptae sunt 'ita ut in* **P** *antiquitus fuisse* simillia *coniectari liceat' Ni* 9 colocynthiadam **P** 10 denariorum **P** 15 liquidissimum **P** 21 appellarit **P** appellat *Scrib.* 27 utriusque *Co* alterutrius *Scrib.* prumptus **P** 29 noceris **P** 31 quo **P**

die Menstruation. Das Heilmittel muß ihnen aber in Wasser eingegeben werden, in dem ein Kraut gekocht werden soll, das artemisia genannt wird oder das als dictamnos bezeichnet wird. Auch bei Bläschen und Rose oder bei dem, was sie zona (Gürtelrose) nennen, wirkt sie gut, wenn sie in Wassermet eingegeben wird, nachdem zuvor, wenn der Umstand es erfordert, Blut entnommen worden ist. Das ist auch bei allen anderen oben angeführten Schädigungen zu tun; es sind nämlich alle Hilfsmittel anzuwenden, bei denen wir durch die Praxis die Erfahrung gemacht haben, daß sie nützen, weil das
Gegenmittel, wenn man es unterstützt, bessere Wirkungen hat. Es enthält 13
also folgende Ingredienzien: Von Gamander, einem Kraut, das Blätter hat, die der Eiche ähnlich sind, von Lärchenschwamm, wildem Kürbis, den sie colocynthis nennen, und von Lavendel, von den einzelnen Ingredienzien je 10 Denarii, von Opopanax, Sagapengummi, Petersilie, Osterluzei und weißem Pfeffer, von den einzelnen Ingredienzien je 5 Denarii und von Zimt, Narde, Myrrhe, Nardenblatt und Safran, von den einzelnen Ingredienzien je 4 Denarii. Alle Ingredienzien werden, sorgfältig abgewogen, in eins zerstoßen und gesiebt außer dem Opopanax, dem Sagapengummi und der Myrrhe; diese Ingredienzien müssen nämlich in einem Mörser unter Zusatz von dünnem, d. h. möglichst flüssigem, Honig verrieben werden. Danach werden sie mit den übrigen Ingredienzien vermischt, die auch ihrerseits so viel Honig aufnehmen müssen, wie genügt, um sie zu binden, zusammenzuhalten oder zusammenzuballen. Das Heilmittel wird in einem Glasgefäß unter Siegelverschluß aufbewahrt; es wird eingegeben, wie wir oben gesagt haben und in welcher Weise wir gesagt haben, mit äußerster Gewissenhaftigkeit im Hinblick auf die Erkrankungen, Maße oder Erfordernisse in jedem Fall. Es ist
geradezu heilig, wie der Urheber dieses Namens (es) genannt hat. Wenn wir 14
es aber einmal wegen des naturbedingten schwierigen Verlaufs der Schädigungen oder der langen Dauer der Erkrankungen in wirksamerer Zusammensetzung verwenden wollen, z. B. wenn es den von Wahnsinn Befallenen, den an Fallsucht Erkrankten, denjenigen, die anhaltenden Schmerz in den Lenden haben, oder denen, die von Gicht an den Füßen gequält werden, eingegeben werden soll, fügen wir zehn Denarii wilden Kürbis und je 5 Denarii Opopanax und Sagapengummi zu den oben verzeichneten Gewichten hinzu. Deshalb müssen beide Heilmittel zubereitet sein, damit die Anwendung beider, wenn es erforderlich ist, sofort erfolgen kann. Jenes sollst du mir immerhin vor (allem) übrigen glauben, während du in anderen Fällen seine Wirkung selbst in Erfahrung gebracht hast, daß der Magen durch dieses Heilmittel nicht nur nicht geschädigt, sondern auch über die Erwar-
tung aller hinaus wiederhergestellt und gekräftigt wird. Ein Heilmittel, das 15
speziell bei zu starker Zersetzung im Magen und Magenfluß wirkt, besonders aber, wenn die Kranken keine Speise bei sich behalten können und alles, was (ihnen) gegeben wird, wieder von sich geben. Es enthält folgende Ingredienzien: Eine Unze weißen Mastix und eine Unze weißen Tragantgummi.

canthi albi unciam. Contunditur tragacanthum cum radice, postea
mastex trita adicitur et reponitur medicamentum in uitreo uaso.
Dantur, cum opus est, cocliaria bina aut, prout oportuerit, plus
minusue secundum uomitum factum ex aquae frigidae cyathis tribus.
16 Ad stomachi dolorem et inflationem remedium sic: Palmarum ✳ XXX,
anesi ✳ IIII, croci ✳ II, git ✳ II, asari ✳ II, ⟨myrti⟩ nigrae bacarum
✳ IIII, iuniperi bacas enucleatas numero XX. Contunduntur seorsum
omnia et in unum commiscentur, deinde fiunt pastilli ex melle, alii ad
mensuram denarii, alii ad pondus uictoriati. Dantur ieiunis ex aquae
17 cyathis tribus aut ex protropo musto, quod est passi genus. Medicamen-
tum siccum ad stomachi inflationem et dolorem et inediam. Mouet et
urinam; ideo facit et ad hydropicos et iecur durum habentes et ad
auriginem, quam quidam regium, quidam arquatum morbum uocant;
refertur in Musam Antonium. Recipit autem haec: Aloes ✳ V, croci,
cinnami, nardi Syriacae spicae, asari, xyrobalsami, masticis Chiae, sin-
gulorum ✳ senos. Dantur cocliaria bina uel terna ex aquae cyathis tribus.
18 Potio Cosmiana ad omnem internum dolorem, sed facit mirifice ad
stomachi dolores et ad tussicos et pthisicos sanguinem et pus reicientes
et ad iocineris uitia atque pulmonis et ad lateris dolorem nec minus ad
torminosos et conuulsam aut ruptam aliquam partem intestinorum et
ad destillationes et ad eos, qui somnum nullo modo capere possunt.
Facit et ad ydropicos; siccat enim mirifice eos. Componitur sic:
Dauci seminis ✳ I, alterci seminis ✳ I, turis ✳ I Λ S, myrrae ✳ I, croci
⟨✳⟩ I Λ S. Fiunt pastilli ad denarii semissem; dantur etiam febricitan-
tibus et sine febre potissimum pleuriticis et peripleumoniacis ex aquae
mulsae dilutae cyathis duobus, pthisicis ex posca, ad conuulsa autem
et rupta ex melle et aceto, ceteris ex aqua calida uel frigida. Facit
19 hoc medicamentum etiam ad eos, quibus stomachus inacescit. Anti-
dotus, qua utitur Cosmus ad omnia interna uitia, quae supra scripta
sunt, necnon et ad omnes serpentum noxios morsus. Recipit haec:
Glycerizae ✳ VII S et tertias uictoriati uel duas partes, opii ✳ VII
et tertias partes uictoriati uel duas, castorei ✳ VI et uictoriati duas
tertiasue partes, piperis longi ✳ V et uictoriati partem tertiam, piperis
albi ✳ V et uictoriati duas tertiasue partes, nardi Syriacae ✳ VI S,
dauci seminis ✳ VI, malobathri ✳ V S, cassiae nigrae ✳ V et uictoriati
semissem, turis ✳ V, sil ✳ V et uictoriati duas tertiasue partes, rosae

16 Scrib. 109 **17** Scrib. 110

1 *post* albi unciam *add.* Apollinaris herbae radicis unciam *Scrib.* 3 pro **P** *corr. Co* 6 myrti *add. Co e Scrib.* 10 protopo **P** musto *Scrib.* mixto **P** 18 phisicos **P** 24 ✳ *add. Co* denariis **P**

Der Tragantgummi wird mit der Wurzel zerstoßen, danach wird der Mastix
zerrieben beigefügt, und das Heilmittel wird in einem Glasgefäß aufbewahrt.
Es werden, wenn es erforderlich ist, je 2 Löffel voll oder, je nachdem es
nötig ist, mehr oder weniger nach erfolgtem Erbrechen in drei Cyathi kal-
tem Wasser eingegeben. Im folgenden ein Heilmittel gegen Schmerz und 16
Blähung im Magen: 30 Denarii Datteln, 4 Denarii Anis, 2 Denarii Safran,
2 Denarii Schwarzkümmel, 2 Denarii Haselwurz, 4 Denarii Beeren von
schwarzer Myrte und entkernte Wacholderbeeren, 20 an der Zahl. Alle In-
gredienzien werden gesondert zerstoßen und in eins gemischt, danach werden
in Honig Tabletten hergestellt, die einen im Maß eines Denarius, die anderen
im Gewicht eines Victoriatus. Sie werden den Patienten in drei Cyathi Was-
ser oder in Vorwein, der eine Art Rosinenwein ist, auf nüchternen Magen ein-
gegeben. Ein trockenes Heilmittel gegen Blähung und Schmerz im Magen 17
und Appetitlosigkeit. Es ist auch harntreibend; deshalb wirkt es bei Wasser-
süchtigen, bei denjenigen, die eine harte Leber haben, und bei Gelbsucht,
die manche die königliche, manche die farbige Krankheit nennen; es wird
auf Antonius Musa zurückgeführt. Es enthält aber folgende Ingredienzien:
5 Denarii Aloe, von Safran, Zimt, syrischer Narde, Haselwurz, Balsamholz
und chiischem Mastix, von den einzelnen Ingredienzien je 6 Denarii. Es
werden je 2 oder 3 Löffel voll in drei Cyathi Wasser eingegeben. Ein Trank 18
des Cosmus gegen jeden inneren Schmerz, wunderbar wirkt er aber bei
Magenschmerzen, bei denjenigen, die an Husten leiden, Schwindsüchtigen,
die Blut und Eiter auswerfen, bei Schädigungen der Leber und der Lunge,
bei Seitenschmerz und nicht weniger bei denjenigen, die an Ruhr leiden,
und wenn ein Teil der Därme zerrissen oder geplatzt ist, bei Katarrhen und
bei denjenigen, die in keiner Weise einschlafen können. Er wirkt auch bei
Wassersüchtigen; er schwemmt sie nämlich wunderbar aus. Er wird folgen-
dermaßen zusammengestellt: 1 Denarius Karottensamen, 1 Denarius Bilsen-
krautsamen, 1 Denarius und $^1/_2$ Victoriatus Weihrauch, 1 Denarius Myrrhe
und 1 Denarius und $^1/_2$ Victoriatus Safran. Es werden Tabletten zu
einem halben Denarius hergestellt; sie werden auch bei Erkrankungen
mit und ohne Fieber, besonders den an Rippenfellentzündung und den an
Lungenentzündung Erkrankten in zwei Cyathi verdünntem Wassermet,
den Schwindsüchtigen in Essigwasser, bei Zerreißungen und Platzwunden
aber in Honig und Essig und den übrigen in warmem oder kaltem Wasser
eingegeben. Dieses Heilmittel wirkt auch bei denjenigen, bei denen der
Magen Säure bildet. Ein Gegenmittel, das Cosmus bei allen inneren 19
Schädigungen verwendet, die oben angeführt worden sind, und auch bei
allen schädlichen Schlangenbissen. Es enthält folgende Ingredienzien:
$7^1/_2$ Denarii und ein oder zwei Drittel eines Victoriatus Süßholz, 7 Denarii
und ein oder zwei Drittel eines Victoriatus Opium, 6 Denarii und zwei
oder ein Drittel eines Victoriatus Bibergeil, 5 Denarii und ein Drittel
eines Victoriatus langen Pfeffer, 5 Denarii und zwei oder ein Drittel eines
Victoriatus weißen Pfeffer, $6^1/_2$ Denarii syrische Narde, 6 Denarii Karotten-
samen, $5^1/_2$ Denarii Malobathrum, 5 Denarii und einen halben Victoriatus
schwarze Kasia, 5 Denarii Weihrauch, 5 Denarii und zwei oder ein
Drittel eines Victoriatus Sesel, 6 Denarii Hundsrosensaft, 2 Denarii

caninae suci ⟨✱⟩ VI, acori ✱ II, sagapeni ✱ II, balsami seminis ✱ II,
scordi ✱ V et uictoriati duas tertiasue partes, myrrae ✱ VI, croci
✱ VI et duas uictoriati tertiasue partes, storacis ✱ II S, cinnami ✱ VII
et uictoriati duas tertiasue partes, zingiberis ✱ VII et uictoriati duas
tertiasue partes, phu ✱ VII, petrosilini ✱ XIIII et duas tertiasue
uictoriati ponderis partes, feniculi seminis ✱ IIII, saliuncae ✱ IIII,
rutae siluaticae ✱ II, agarici suci ✱ II, gentianae ✱ IIII, iris Illyricae
✱ V, anesi ✱ III, thalaspi seminis ✱ VI et uictoriati tertiam partem,
rosae foliorum ✱ IIII, misui ✱ V, gummis acanthini ✱ II, cardamomi
✱ IIII, scoeni floris ✱ IIII et uictoriati duas tertiasue partes, opo-
panacis ✱ VI et uictoriati duas partes et sextantem, resinae tere-
binthinae ✱ VI et duas tertiasue uictoriati partes. Vino Chio uel Fa-
lerno bene odorato omnia contusa cribrataque consparguntur, et pa-
stilli inde fiunt diuersi ponderis uel mensurae, quantum auellana et
quantum faba Aegyptia est; qui dari debent non febricitantibus ex
20 mulso, infirmis ex aquae calidae cyathis tribus. Puleium tritum uel
in aqua maceratum adiecto aceti paululo et potum nauseam stomachi
21 sedat. Thymbra trita cum melle sumpta pituitam concretam in pec-
tore et stomachi collectiones extenuat. Marrubium quoque tritum uel
22 sucus eius cum melle epotus stomachi dolorem protinus tollit. Scordei
sucus ad mensuram denarii potus morsus stomachi tollit; datur enim
sine febre languentibus ex mulso, febricitantibus uero ex aqua mulsa.
23 Pollion herba, quae a quibusdam libanotis appellatur, trita uel sucus
eius cum melle tenui, id est modico, potus morsui uentris et stomachicis
24 prodest. Centaureae tenuis sucus quantum cicer ex aqua datus sto-
machicis prodest. Origanum quoque tritum morsus stomachi sedat
25 potum ex aqua tepida; extrahit enim concretos liquores. Prosunt etiam
quaedam in aqua macerata stomacho, ut pira, mala Cydonea, palmae
cariotae Thebaicae, mespila, capriolae de uite, rosae folia, granorum
Punici mali sucus; bene facit etiam sucus malorum Cydoneorum per
26 se cocliario sumptus uel cum alfita aut alica aut trago aut oryza. So-
lutum autem stomachum et omnia reicientem initio quidem curari
oportet extra, id est forinsecus, inposita ei sertula Campana cocta ex
uino uetere aut ex aqua mulsa uel myrtae folia trita cum aceto et
murra, nec minus lanam sucidam uel sfongeam aceto intinctam et
expressam adponi oportet. Faciunt bene et folia uitis trita et mala

20 Ps. Apul. 93,9 **21** Ps. Apul. 45,6 **22** Plin. 26,32 **24 25** cf. Plin. 26,32 sq. **26** Plin. 20,175

1 ✱[I] *add. Co* 5 phu] pthii P *corr. Co* 8 thlaspi *edd. (u. gramm. A I 2)* 13 bone P *corr. Ni* bono *Co* pistilli P 16 puleum P 20 epostus P 24 morsus P 33 sertulam capana P

Kalmus, 2 Denarii Sagapengummi, 2 Denarii Balsamsamen, 5 Denarii
und zwei oder ein Drittel eines Victoriatus Sumpfgamander, 6 Denarii
Myrrhe, 6 Denarii und zwei oder ein Drittel eines Victoriatus Safran, $2^1/_2$ De-
narii Styrax, 7 Denarii und zwei oder ein Drittel eines Victoriatus Zimt,
7 Denarii und zwei oder ein Drittel eines Victoriatus Ingwer, 7 Denarii Phu,
14 Denarii und zwei oder ein Drittel vom Gewicht eines Victoriatus Peter-
silie, 4 Denarii Fenchelsamen, 4 Denarii keltische Narde, 2 Denarii wilde
Raute, 2 Denarii Lärchenschwammsaft, 4 Denarii Enzian, 5 Denarii illyri-
sche Iris, 3 Denarii Anis, 6 Denarii und ein Drittel eines Victoriatus Hirten-
täschelkrautsamen, 4 Denarii Rosenblätter, 5 Denarii Misy, 2 Denarii Akan-
thusgummi, 4 Denarii Kardamom, 4 Denarii und zwei oder ein Drittel eines
Victoriatus Binsenblüte, 6 Denarii und fünf Sechstel eines Victoriatus Opo-
panax und 6 Denarii und zwei oder ein Drittel eines Victoriatus Terpentin-
harz. Alle Ingredienzien werden, zerstoßen und gesiebt, mit wohlriechendem
Chios- oder Falernerwein besprengt, und daraus werden Tabletten herge-
stellt, verschieden an Gewicht oder Maß, so groß wie eine Haselnuß und wie
eine ägyptische Bohne; sie müssen den Patienten, die kein Fieber haben, in
Weinmet, geschwächten in drei Cyathi warmem Wasser eingegeben werden.
Polei, zerrieben oder in Wasser eingeweicht unter Zusatz von ein wenig 20
Essig getrunken, beruhigt einen verdorbenen Magen. Saturei, zerrieben und 21
mit Honig eingenommen, löst in der Brust zusammengeballten Schleim und
Ansammlungen im Magen. Auch zerriebener Andorn oder sein Saft, mit
Honig getrunken, beseitigt sofort Magenschmerz. Sumpfgamandersaft, im 22
Maß eines Denarius getrunken, beseitigt Magenstiche; er wird den ohne
Fieber Erkrankten in Weinmet, den Fiebernden aber in Wassermet einge-
geben. Poleigamander, der von manchen libanotis genannt wird, zerrieben 23
oder sein Saft, mit dünnem, und zwar mit wenig, Honig getrunken, nützt bei
Bauchkneipen und den Magenkranken. Saft von zartem Tausendgülden- 24
kraut, so viel wie eine Erbse in Wasser eingegeben, nützt Magenkranken.
Auch zerriebenes Origanum beruhigt Magenstiche, wenn es in lauwarmem
Wasser getrunken wird; es bringt nämlich geronnene Flüssigkeiten hinaus.
Dem Magen nützen auch manche Ingredienzien, wenn sie in Wasser einge- 25
weicht worden sind, wie z. B. Birnen, Quitten, thebanische Datteln, Mis-
peln, Ranken von der Rebe, Rosenblätter und Saft von Granatapfelkernen;
gut wirkt auch Quittensaft, für sich mit einem Löffel eingenommen oder zu-
sammen mit Schrotmehl, Speltgraupen, Weizengrütze oder Reis. Der Magen 26
aber, in dem die Zersetzung zu stark ist und der alle Speisen wieder von sich
gibt, muß zu Beginn äußerlich, d. h. von außen, behandelt werden, indem
ihm in altem Wein oder in Wassermet gekochter Steinklee aufgelegt wird,
oder es müssen mit Essig und Myrrhe verriebene Myrtenblätter und nicht
weniger frische Wolle oder ein mit Essig getränkter und ausgedrückter
Schwamm aufgelegt werden. Gut wirken zerriebene Rebenblätter, zerriebene

Cydonia trita et palmulae tritae et emplastri more cum ceroto ex myrteo oleo facto imposita et folia tenera rubi uel lentisci uel porcaclae cum †azomi† polenta ex aqua frigida consparsa imposita prosunt. Fricandae autem erunt hae difficultates stomachi nec minus scapulae oleo uetere uel aliquolibet calefactorio unguento. Cibos uero dari oportet huiusmodi: Polentam cum passo protropo uel cum uino Falerno dulciclo †anbioano† atque alio eiusdem generis, item lenticulam cum beta uel oryza incoctis illic malis Cydoneis aut palmulis Thebaicis aut bacis myrtae uel foliis aut granis mali Punici aut lentisci foliis teneris aut rubi admixto illic aliquo supra dicti generis uino. Panis autem huiusmodi difficultatibus prodest summatim fermentatus. Edulia quoque prosunt haec: Intubi, lactucae ex aceto, brassicae, siser, cocleae bullientis frustella, ungellae, turdi, perdices, turtures, attagenae, palumbi, cancri, lucustae, lolligines, saepiae, mulli, murices, purpurae,
27 pectunculi. Ad resolutum stomachum dari oportet protinus cum reiecerit panem ex aqua frigida uel ex posca et si ne hoc quidem continuerit, statim dare debes lentem et betam coctam uel alicae ius uel oua apala uel ungellam discoctam uel cocleas elixas aut murices et aquam frigidam. Sed si nihil supra dictorum continuerit, dandus erit uini austeri meri cyathus et ex interuallo bis terue rursus ipsi
28 faciendum erit. Vinis quoque utendum est satis stomacho utilibus aut ex bacis myrtae factis aut ex malis Cydoneis pressis aut ex iuniperis uel hysopo condito uel origano uel ex marrubio uel ex ruta siluatica uel ex herba tiniaria, quam Graeci polion uocant, uel ex scordeo uel ex centaurea uel ex lycio uel ex absinthio uel ex terebintho uel ex lentisco
29 uel ex piris Syriacis uel ex malo granato. Ad inflationem stomachi, coli et uentris dolores dandum est huiusmodi medicamentum: Piperis ✳ IIII, castorei ✳ I, opii ✳ II, myrrae ✳ V, petroselini ✳ IIII, anesi ✳ III, nardi Syriacae ✳ I. Contunduntur et cribrantur omnia et permiscentur; inde datur et ante noctem et in noctem cocliarium uel plus pro cuiusque uiribus cum cyatho aquae calidae et mellis quantum satis uidebitur. Haec potio somnum conciliat, concoctiones doloresque omnes sedat, praecipue autem prodest mulieri, quae colo uexatur et

2 sq. porca olecumazomi **P** portulacae aut aizoi cum *Co* (aizoi *Thes. 1, 1462, 78*) 4 deficultates **P** 5 uel] ue **P** *corr. Co* cibos] *ab hoc uocabulo* **L** *rursus incipit* oportit **L** 6 sq. dulciclo aut Labicano *Heraeus* (dulciclo *etiam Stangl apud Ni in adn.*) dulci Chio *propos. Ni in adn. an scribendum* dulciclo aut Baiano? 13 balumbi **L** 16 reicerit **L** 17 alica eius **PL** *corr. Ni* alicam *Co* 18 mulices **P** 20 sq. ter (t̃ **P**) uersus ipsi faciendus **PL** *corr. Ni* bis terue rursus idem faciendum *Co* 22 myrtae] mistae **L** 24 liniaria **PL** *corr. Heraeus* polion] folon **PL** *corr. Heraeus coll. p. 300,5* 25 absenthio **L** 27 coli *om.* **P** 28 opi **L** petrosilini **L** 29 scribrantur **L**

Quitten und zerriebene Datteln, und zwar als Pflaster mit Wachssalbe, die aus Myrtenöl hergestellt worden ist, aufgelegt, und es nützen zarte Blätter vom Brombeerstrauch, Mastixbaum oder Portulak, zusammen mit ... Gerstengraupen mit kaltem Wasser besprengt und aufgelegt. Wenn diese Beschwerden auftreten, muß man aber den Magen und nicht weniger die Schultern mit altem Öl oder einer beliebigen wärmenden Salbe einreiben. Es müssen aber Speisen folgender Art gereicht werden: Gerstengraupen mit Rosinenvorwein oder mit süßem Falernerwein ... und einem anderen derselben Art, ebenso Linsen mit Mangold oder Reis, worin Quitten, thebanische Datteln, Beeren oder Blätter von Myrte, Granatapfelkerne oder zarte Blätter vom Mastixbaum oder Brombeerstrauch gekocht worden sind und wo ein Wein der oben angeführten Art beigemischt wird. Brot nützt aber bei Beschwerden dieser Art, wenn es (nur) leicht gesäuert ist. Auch folgende Eßwaren nützen: Endivien, Lattich in Essig, Kohl, Rapunzel, eine kleine Menge gekochte Schnecken, Schweinehufe, Krammetsvögel, Rebhühner, Turteltauben, Haselhühner, Ringeltauben, Krebse, Heuschreckenkrebse, Kalmare, Tintenfische, Meerbarben, Stachelschnecken, Purpurschnecken
und kleine Kammuscheln. Wenn im Magen die Zersetzung zu stark ist, muß 27
sogleich, wenn er (die Speisen) von sich gegeben hat, Brot in kaltem Wasser oder in Essigwasser gegeben werden, und wenn er nicht einmal das bei sich behält, muß man sofort gekochte Linsen und Mangold, Speltgraupensuppe, weiche Eier, zerkochte Schweinehufe, gekochte Schnecken oder Stachelschnecken und kaltes Wasser geben. Wenn er aber nichts von den oben angeführten Speisen bei sich behält, muß ein Cyathus ungemischter herber Wein gegeben werden, und es muß bei demselben mit Unterbrechung zwei-
oder dreimal von neuem getan werden. Auch Weine sind zu verwenden, die 28
für den Magen recht nützlich sind und entweder aus Myrtenbeeren hergestellt oder aus Quitten ausgepreßt worden sind oder aus Wacholderbeeren, wobei der Wein mit Ysop, Origanum, mit Andorn, mit wilder Raute, mit Mottenkraut, das die Griechen polion nennen, mit Sumpfgamander, mit Tausendgüldenkraut, mit Lycium, mit Wermut, mit Terpentinharz, mit Mastix, mit
syrischen Birnen oder mit Granatapfel gewürzt wird. Gegen Blähung im 29
Magen und Schmerzen im Grimmdarm und im Bauch ist ein Heilmittel folgender Art einzugeben: 4 Denarii Pfeffer, 1 Denarius Bibergeil, 2 Denarii Opium, 5 Denarii Myrrhe, 4 Denarii Petersilie, 3 Denarii Anis und 1 Denarius syrische Narde. Alle Ingredienzien werden zerstoßen, gesiebt und vermischt; davon wird vor Anbruch der Nacht und zur Nacht ein Löffel voll oder je nach den Kräften jedes einzelnen (auch) mehr mit einem Cyathus warmem Wasser und einer ausreichend erscheinenden Menge Honig eingegeben. Dieser Trank bringt Schlaf und läßt alle mit Entzündung verbundenen Vorgänge und Schmerzen abklingen, besonders nützt er aber der Frau,

uiris eodem modo laborantibus conuenit. Item ad tumores praecor-
diorum etiam in febribus et ad tussim et ad lateris dolorem et ad con-
uulsa uel rupta interiora et ad urinae difficultatem data plurimum
30 iuuat. Cataplasma hoc stomacho inponere non alienum erit: Mali Cy-
donei ex farina cocti, id est illic inuoluti, ✳ VI, careotarum pulpae
subactae ✳ III, cerae – VII, croci ✳ II, absinthi ✳ II, olei malini
aut myrtei ✳ VI. Vino conspargitur crocum, arida tunduntur, cera
liquatur et simul omnia commiscentur atque ita adponuntur mane in
31 lecto stomacho laboranti. Hoc quoque cataplasma stomacho utilissi-
mum est: Palmarum interiores partes ✳ III, croci ✳ III, hypocistidos
✳ I S, mali Cydonei cocti, ut superius dixi, ✳ VI, absinthi suci ✳ III,
floris mali granati ✳ I S, faecis uini Chii ✳ VI, cerae ✳ XII, olei
myrtini ✳ XII, chameliae eius, quae similia folia habet oliuae, ex aqua
coctae ✳ VI; mirifice enim prodest stomacho, praecipue sucus eius-
dem similiter impositus ad conuulsa uel rupta conuenientissimus est.
32 Hiera ad stomachum confirmandum, mouet interdum uentrem, inter-
dum urinam. Conficitur sic: Aloes ✳ V, xyrobalsami, acori, croci, nardi
Syriacae, masticis Chiae, singulorum denarios senos, malobathri ✳ I.
Teruntur quam diligentissime seorsum omnia ac deinde mixta in
unum reponuntur. Cum opus est, dantur inde coclearia quibusdam
duo, quibusdam tria ex aquae cyathis sex uel mixtis cum uini cyathis
tribus, uel ex quolibet alio liquore, prout conueniet stomacho, eius-
33 dem mensurae dabitur. Peptice Cosmiana. Hoc medicamentum ad
stomachi uitia et ad coctionem ualde utile est. Accipit haec: Petro-
silini ✳ VII, phu ✳ IIII, piperis albi ✳ XVIIII, inulae ✳ V, nucum
iuglandium animatarum ✳ VI, nucum pinearum animatarum ✳ XII,
ami ✳ VIII, ligustici ✳ XII, zingiberis ✳ VIII, carei ✳ XII, apii
seminis ✳ XII, anesi ✳ VIII, cardamomi ✳ VIII, acori ✳ VI, dauci
seminis ✳ VIII, † olisandri † seminis ✳ XII, feniculi seminis ✳ VI.
Facit bene haec conpositio, cum habeat in se nihil taetri medicamenti,
ad inflationem stomachi et cruditates et acidas ructationes et ad uentris
dolorem et urinae difficultatem et ad conuulsa intrinsecus et rupta
omnia et ad horrores. Mouet etiam menstrua mulierum, cum diffi-
culter purgantur, item detrahit, si qua ex partu aut aborsu intrinsecus
nociua substiterint. Datur omnino sine metu et ieiunis et ante cenae
tempus et post cenam ad mensuram denarii unius uel duorum ex aquae

3 orinae **PL** 11 absenthi **L** 12 feces **PL** 13 mystini **L** aquae **PL** 15 uel] et **P** 18 denariorum **PL** 20 cocliaria **P** 21 uino **PL** 23 pertice **PL** *corr. Heraeus* 25 phu] pthi **PL** *corr. Co* inulae ✳ VI **P** 26 nugum **L** animatarum[II]] animatorum **L** 27 ami ✳ VIIII **L** 28 acoris **L** 29 olisandri] coriandri *Co* olisatri *uel* coliandri *He (u. uerb.)* 30 in se *om.* **L** 31 inflatione **PL** 32 conuulsam **PL** 34 auorsu **PL** 35 substiterit **P**

die im Grimmdarm Schmerzen hat, und ist den Männern zuträglich, die in derselben Weise erkrankt sind. Ebenso hilft er bei Schwellungen im Brustraum, auch wenn sie mit Fieber verbunden sind, bei Husten, bei Seitenschmerz, wenn die Eingeweide gerissen oder geplatzt sind und bei Harnzwang eingegeben sehr viel. Es ist nicht abwegig, folgendes Pflaster auf den 30
Magen zu legen: 6 Denarii Quitten, in Mehl gekocht, d. h. darin gewälzt, 3 Denarii zerrührtes Dattelfleisch, 7 Unzen Wachs, 2 Denarii Safran, 2 Denarii Wermut und 6 Denarii Apfel- oder Myrtenöl. Der Safran wird mit Wein besprengt, die trockenen Ingredienzien werden zerstoßen, das Wachs wird flüssig gemacht, und alle Ingredienzien werden miteinander vermischt und so morgens im Bett auf den kranken Magen gelegt. Auch folgendes Pflaster 31
ist für den Magen sehr nützlich: Die inneren Teile von Datteln, (davon) 3 Denarii, 3 Denarii Safran, $1^1/_2$ Denarii Hypocistis, 6 Denarii Quitten, (so) gekocht, wie ich weiter oben gesagt habe, 3 Denarii Wermutsaft, $1^1/_2$ Denarii Granatapfelblüte, 6 Denarii Hefe von Chioswein, 12 Denarii Wachs, 12 Denarii Myrtenöl und 6 Denarii von der Zwergolive, die der Olive ähnliche Blätter hat, in Wasser gekocht; sie nützt nämlich dem Magen wunderbar, besonders ihr Saft ist, in ähnlicher Weise aufgetragen, bei Zerreißungen oder Platzwunden sehr zuträglich. Eine Hiera, um den Magen zu kräftigen, 32
sie wirkt bisweilen stuhlfördernd, bisweilen harntreibend. Sie wird folgendermaßen zubereitet: 5 Denarii Aloe, von Balsamholz, Kalmus, Safran, syrischer Narde und chiischem Mastix, von den einzelnen Ingredienzien je 6 Denarii und 1 Denarius Malobathrum. Alle Ingredienzien werden gesondert möglichst sorgfältig zerrieben, und danach werden sie, in eins gemischt, aufbewahrt. Wenn es erforderlich ist, werden davon manchen zwei, manchen drei Löffel voll in sechs Cyathi Wasser oder (in sechs Cyathi Wasser), die mit drei Cyathi Wein gemischt sind, eingegeben, oder sie wird in einer beliebigen anderen Flüssigkeit, je nachdem wie sie dem Magen bekommt, in gleichem Maß eingegeben. Ein verdauungsförderndes Mittel des Cosmus. Dieses Heil- 33
mittel ist bei Magenschädigungen und für die Verdauung sehr nützlich. Es enthält folgende Ingredienzien: 7 Denarii Petersilie, 4 Denarii Phu, 19 Denarii weißen Pfeffer, 5 Denarii Alant, 6 Denarii frische Walnüsse, 12 Denarii frische Piniennüsse, 8 Denarii Ami, 12 Denarii Liebstöckel, 8 Denarii Ingwer, 12 Denarii Feldkümmel, 12 Denarii Eppichsamen, 8 Denarii Anis, 8 Denarii Kardamum, 6 Denarii Kalmus, 8 Denarii Karottensamen, 12 Denarii . . . samen und 6 Denarii Fenchelsamen. Diese Zusammenstellung wirkt, obgleich sie nichts von einem widerwärtigen Heilmittel an sich hat, gut bei Blähung im Magen, Überschüssen an unverdauten Nahrungsstoffen, saurem Aufstoßen, bei Leibschmerz, Harnzwang, bei allen Zerreißungen und Platzwunden im Innern und bei Anfällen von Schüttelfrost. Sie fördert auch die Menstruation bei den Frauen, wenn bei ihnen die Reinigung schwer vonstatten geht, ebenso bringt sie, wenn nach der Geburt oder einer Fehlgeburt im Innern irgendwelche schädlichen Teile zurückgeblieben sind, (diese) hinaus. Sie wird völlig ohne Bedenken den Patienten sowohl auf nüchternen Magen als auch vor und nach der Mahlzeit im Maß von einem

cyathis tribus et si plus ponderis quislibet sumpserit, non laedetur.
34 Praegnanti non est dandum hoc medicamentum nec febricitanti. Anti-
dotum Philonianum ad omnes internos dolores, quod ad tensiones
stomachi et empleumatisem praecipue facit. Colicis quoque prodest,
quibus in dolore ex aqua frigida datur; ceteris ex calida cum oxymeli
dari debet. Tussem sedat, tertianas mirifice tollit ante momentum su-
spicionis datum. Omnibus autem ad modum fabae dandum erit. Con-
stat ex his: Croci ℈ XV, pyrethri semunciam, euforbi semunciam,
spicae nardi semunciam, piperis albi uncias duas semis, yoscyami un-
cias duas semis, opii ℈ III; melior erit, si addas petroselini ℈ III,
dauci Cretici ℈ III. Colligitur melle Attico et in uaso uitreo sub signa-
35 culo reponitur. Stomacho laboranti cocleae prosunt, si in aqua ferue-
ant et sic carbonibus torreantur atque ita ex ynogaro sumantur im-
36 pari numero. Stomachum reumatizantem et dolentem et languentem
et dissolutum primum mansio lucida et non nimium frigida nec satis
calida bene accipit; tum cataplasma fieri debet de foliis uitium uel, si
uineae folia non fuerint, de rumicis siue rubi foliis uel de ea summitate
rubi, quae satis tenera est. Hoc diligenter teritur cum dactulis quin-
37 que minutatim carptis in aceto diu maceratis. Epithimatio hoc autem
post cataplasma uti oportet, quod fieri debet de plantagine ea, quae
arnoglosus dicitur, cum aceto trita. Cibis autem uti debet, cui meden-
38 dum est, austeris et stypticis. Cataplasma fit stomacho laboranti ex
pomis Cydoneis optime percoctis; quae poma manibus subiguntur,
deinde rosa sicca teritur et cribello medicinali criblatur, tum aceti
optimi quantum sufficiat adicitur et simul omnia permiscentur fac-
39 tumque cataplasma stomacho calidum adponitur. Porcacla, hoc est
alium Gallicum, coquitur diligentissime et coctum bene edetur ex aceto
ab eo, qui stomachum dolebit uel uitiosum habebit; cito ei proderit.
40 Cuminum teres et uino mixtum dabis bibendum ieiuno, si non febrici-
tabit; si febricitabit ex aqua tritum dabis; continuo emendabis stomachi
41 dolorem. Nardum et mastex et semen apii cum baca lauri et absinthi se-
mine aequis portionibus conteruntur; puluis hic super stomachum asper-
42 sus mire eum reficit. Absinthi uiridis manipulum in caccabo nouo fictili
cum aquae hemina decoques ad tertias et in ipsam potionem mittes
masticis modicum et piperis triti grana septem uel nouem et sic mane

35 Med. Plin. 2,4,7 p. 39,7 **39** cf. Plin. 20,213 **40** Plin. 20,159

2 ne **P** 3 folonianum **P** 4 empleumatisim *Ni* empneumatosim *Co*
17 sumitate **P** 18 dactilis **P** 21 argi glusos **P** 26 calido **L** 27 alum *He*
30 emendaƀ **P** emendabitur **L** *cf. Niedermann, Berl. Phil. W. 34, 1914, p. 94*
31 absenthi **L** 33 refecit **L**

oder zwei Denarii in drei Cyathi Wasser eingegeben, und wenn jemand eine größere Menge einnimmt, leidet er keinen Schaden. Einer Schwangeren und einem Fiebernden darf dieses Heilmittel nicht eingegeben werden. Ein 34
Gegenmittel des Philon gegen alle inneren Schmerzen, das besonders bei Dehnungen des Magens und Aufblähung wirkt. Es nützt auch den am Grimmdarm Erkrankten, denen es bei Schmerz in kaltem Wasser eingegeben wird; den übrigen muß es in warmem Wasser zusammen mit Essighonig eingegeben werden. Es beruhigt Husten und beseitigt Dreitagefieber in wunderbarer Weise, wenn es vor dem vermutlichen Zeitpunkt (des Beginns eines Fieberanfalls) eingegeben wird. Allen muß es aber in dem Maß einer Bohne eingegeben werden. Es besteht aus folgenden Ingredienzien: 15 Scripuli Safran, eine halbe Unze Bertramswurz, eine halbe Unze Wolfsmilch, eine halbe Unze Narde, zweieinhalb Unzen weißen Pfeffer, zweieinhalb Unzen Bilsenkraut und 3 Scripuli Opium; es ist (noch) besser, wenn man 3 Scripuli Petersilie und 3 Scripuli kretische Karotten hinzufügt. Es wird mit attischem Honig gebunden und in einem Glasgefäß unter Siegelverschluß aufbewahrt. Einem kranken Magen nützen Schnecken, wenn sie 35
in Wasser gekocht, so auf Kohlen geröstet und so in ungerader Zahl in Fischbrühe eingenommen werden, die mit Wein abgeschmeckt worden ist.
Einem Magen, der an Flüssen leidet, schmerzt, geschwächt ist und in dem 36
eine zu starke Zersetzung vor sich geht, ist zunächst ein helles, nicht allzu kaltes und nicht sehr warmes Zimmer zuträglich; dann muß ein Pflaster von Rebenblättern oder, falls keine Weinblätter vorhanden sind, von Sauerampfer- oder Brombeerblättern oder von der Spitze des Brombeerstrauchs, die genügend zart ist, hergestellt werden. Dies wird sorgfältig mit fünf in kleine Stücke zerteilten und in Essig lange eingeweichten Datteln verrieben. Nach dem Pflaster muß man aber folgende Auflage 37
verwenden, die aus dem Wegerich, der arnoglosus genannt wird, mit Essig verrieben, hergestellt wird. Derjenige, der geheilt werden soll, muß aber herbe und adstringierende Speisen zu sich nehmen. Für den kranken 38
Magen wird ein Pflaster aus sehr gut zerkochten Quitten hergestellt; diese Früchte werden mit den Händen zerdrückt, danach wird trockene Rose zerrieben und mit einem medizinischen Sieb gesiebt, dann wird eine genügende Menge sehr guter Essig hinzugefügt, alle Ingredienzien werden miteinander vermischt, und das zubereitete Pflaster wird warm auf den Magen gelegt.
Portulak, das ist alium Gallicum, wird sehr sorgfältig gekocht und gekocht 39
in Essig von demjenigen mit Erfolg gegessen, der Magenschmerzen oder eine Magenschädigung hat; er nützt ihm rasch. Man zerreibt Kümmel und 40
gibt ihn dem Patienten, wenn er kein Fieber hat, mit Wein gemischt, auf nüchternen Magen zu trinken; wenn er Fieber hat, gibt man ihn, in Wasser verrieben, ein; sogleich heilt man den Magenschmerz. Narde, Mastix und 41
Eppichsamen werden mit Lorbeerbeeren und Wermutsamen zu gleichen Teilen verrieben; dieses Pulver, auf den Magen gestreut, stellt ihn in wunderbarer Weise wieder her. Man läßt eine Handvoll grünen Wermut in einem 42
neuen Tongefäß mit einer Hemina Wasser auf ein Drittel einkochen, gibt in eben diesen Trank ein wenig Mastix und sieben oder neun Körner zerriebenen Pfeffer, und so gibt man (ihn) dem Patienten morgens auf nüchternen

ieiuno bibendum dabis; continuo sentiet stomachi laborantis medel-
43 lam. Ad stomachi carbunculum reprimendum dactuli in uino austero
macerantur et admixto pomo Cydoneo cocto et rosa et mastice et
aloe et oleo rosaceo stomacho adponuntur ita, ut cataplasma inde
exactissimum fiat. Praeterea semper ante cibum infirmus stomacho
debet accipere mellis Attici cocliaria duo uel tria pariter in uino
austero decocti, quod duplum sit quam mel, uel pro uino austero
sucus rosarum permixtus detur; siccat enim stomachum et recreat
44 dissolutum et tarde cibum conficientem confirmat. Mellis libra una,
senapis tosti ac post diligenter triti unciae duae pariter coquuntur et
ex eo plenum cocleare ieiuno, qui stomachi dolore laborauerit, datur.
45 Ad stomachum nauseantem et acescentem: Coriandri seminis triti
℈ III et lactucae albae seminis triti cocleare unum. Haec aqua per-
46 mixta ieiunus accipiat; prodest. Stomachum conroborat herba ab-
sinthi decocta cum uino austero atque ita subinde pota, si febres non
erunt. Quod si inquietudo fuerit, cum aqua coqui et dari debet; mirum
47 est. Ad oletanos stomachi dolores malagma sic conpones: Faeni Graeci
cyathum, lini seminis cyathum, ibisci purgati ꝑ I, aquae Ꞩ VIIII,
olei Ꞩ IIII, spumae argenti ꝑ I, cerussae ꝑ I, cerae ꝑ I S. Haec omnia
in unum concorporabis et decoques et, cum malagma feceris, in panno
induces et stomacho adpones et circa uiscera tamdiu habebis et tam
48 adsidue adpones, donec dolor abscedat. Ad stomachum fastidientem
escam et reuomentem rosae medium, quod semen portat, id est ipsum
florem croceum, contundes et aluminis scissi, cyperi, bidellae, absinthi
sucum, melidoti, rosae siccae, acaciae, iris Illyricae, olei nardini, cerae,
opobalsami, pares mensuras harum omnium specierum conteres in
mortario marmoreo ac stomacho epithematium mirificum superpones
49 ad ignem, ut est consuetudo, conpositum. Epithimatium optimum ad
stomachum reparandum: Masticis – VI, aloes – III, storacis – II,
cerae ꝑ I, nardi – VI. Haec pariter miscebis et epithematium subtile
facies, quod multis horis, certe hieme per totum diem, uti poteris.
50 Ad dolorem stomachi uettonicae radicis fasciculum in olla decoques
ex aqua eandemque ollam sub diuo habeto opertam. Cum stomachus
dolore uexabitur, usque ad tertias eandem aquam excoque et inde

2 dactili **P** 10 et *om.* **P** 11 cocliare **P** 12 accescentem **PL** 14 absenthi **L** 18 pro I **P** *(ex peruersa compendii* ꝑ *interpretatione)* 19 argenti pro I **P** cerussae ꝑ I *om.* **P** cerae russae ꝑ I S **P** *uocabulo* russae *litteris minutis postmodum addito* 22 abcedat **L** 24 scisi **PL** bedellae **P** absenthi **L** 25 meliloti *Co (u. uerb.)* accaciae **L** 26 obobalsami **L** 27 ac] ad **P** epidiematium **P** 28 compositum **L** 30 pro I **P** *(u. lin. 18)* 31 horum **P** 32 uetonicae **L** radices **PL** olam **L**

Magen zu trinken; sogleich spürt er die Heilung des kranken Magens. Um ein 43
Magengeschwür zu beseitigen, werden Feigen in herbem Wein eingeweicht und unter Beimischung von gekochten Quitten, Rosen, Mastix, Aloe und Rosenöl auf den Magen gelegt, in der Weise, daß daraus ein sehr zuträgliches Pflaster bereitet wird. Außerdem muß der Magenkranke vor dem Essen stets zwei oder drei Löffel attischen Honig einnehmen, der in herbem Wein gleichmäßig verkocht ist, welcher doppelt so viel ist wie der Honig, oder anstelle des herben Weins soll Rosensaft, (mit dem Honig) vermischt, eingegeben werden; er trocknet allmählich den Magen aus, stellt ihn, wenn die Zersetzung in ihm zu stark ist, wieder her und kräftigt ihn, wenn er die Speise (zu)
langsam verarbeitet. Ein Pfund Honig und zwei Unzen gerösteter und dann 44
sorgfältig zerriebener Senf werden gleichmäßig gekocht, und davon wird demjenigen, der an Magenschmerz leidet, ein gehäufter Löffel auf nüch-
ternen Magen eingegeben. Für einen verdorbenen und Säure absondernden 45
Magen: 3 Scripuli zerriebenen Koriandersamen und einen Löffel zerriebenen Samen von weißem Lattich. Diese Ingredienzien soll der Patient auf nüch-
ternen Magen, mit Wasser vermischt, einnehmen; es nützt. Den Magen 46
kräftigt Wermutkraut, mit herbem Wein gekocht und so wiederholt getrunken, wenn keine Fieber auftreten. Wenn nun eine (durch Fieber verursachte) Unruhe hinzukommt, muß es mit Wasser gekocht und eingegeben
werden; es ist wunderbar. Gegen chronische Magenschmerzen bereitet man 47
folgendermaßen ein erweichendes Mittel: Einen Cyathus Bockshornkraut, einen Cyathus Leinsamen, 1 Pfund gereinigten Eibisch, 8 Sextarii Wasser, 4 Sextarii Öl, 1 Pfund Silberschaum, 1 Pfund Bleiweiß und $1^1/_2$ Pfund Wachs. Alle diese Ingredienzien vereinigt man zu einer Masse, kocht sie, trägt sie, wenn man das erweichende Mittel hergestellt hat, auf einen Lappen auf, legt (diesen) auf den Magen und läßt ihn so lange auf den Eingeweiden und
legt ihn so häufig auf, bis der Schmerz zurückgegangen ist. Für einen Magen, 48
der die Nahrung verweigert und wieder von sich gibt, zerstößt man den mittleren Teil einer Rose, der den Samen trägt, d. h. die eigentliche, gelbe Blüte, verreibt von Faseralaun, Zypergras, Bdellium, Wermutsaft, Steinklee, trockener Rose, Akazie, illyrischer Iris, Nardenöl, Wachs und Balsam, von allen diesen Ingredienzien in einem Marmormörser die gleichen Maße und legt sie als eine wunderbare Auflage auf den Magen, nachdem sie, wie es
Gewohnheit ist, auf dem Feuer zusammengestellt worden ist. Eine sehr gute 49
Auflage, um den Magen wiederherzustellen: 6 Unzen Mastix, 3 Unzen Aloe, 2 Unzen Styrax, 1 Pfund Wachs und 6 Unzen Narde. Diese Ingredienzien mischt man gleichmäßig und bereitet eine feine Auflage, die man viele Stunden hindurch, zumindest im Winter den ganzen Tag über verwenden kann.
Gegen Magenschmerz kochst du ein Bündel Betonienwurzeln in einem Topf 50
in Wasser, und laß eben diesen Topf unter freiem Himmel offen stehen. Wenn der Magen von Schmerz gequält wird, laß eben dieses Wasser auf ein Drittel einkochen, und nimm davon täglich einen Cyathus, um es auf nüch-

51 cyathum unum bibendum ieiunus ad diem sume. Vrticam semen
habentem in summo deme ac diligenter laua et ex ea sorbitionem
facito bene conditam sine pipere; suauissime accipieris ad stomachum
52 reficiendum. Lactucae nigrae semen, quod ipsum ualde nigrum est, in
pila lignea tunsum cum melle subige atque permisce et inde cotidie
ieiunus sume cocliare plenum; bene stomachum laborantem accipies.
53 Ad dolores stomachi ueteres et ad stomachum fatigatum facies oxy-
porium sic: Piperis seorsum teres semunciam et bulbos XII incoctos
separatim nimium diligenter teres et utrumque miscebis, tum adicies
mellis optimi despumati Ꞩ II et ita in olla noua coques ad tertias et
sumes ieiunus diurna cocliaria singula, bina uel terna tamdiu, donec
54 corrigas stomachum laborantem. Butyri libram decoque, quousque
inde pars sexta decedat, tum cum eo serpullum coque et, si patietur
stomachus tuus, ieiunus illud fortiter manducabis; sin autem fasti-
55 dium erit, pultem facies et in ea mixtum manducabis. Sal tritum ex
mulso ieiunus contra dolorem stomachi qui biberit, remediabitur.
Venter quoque ossifragi arefactus et potioni aspersus plurimum prod-
56 est. Stomacho exulcerato cicatricem hoc medicamen inducet: Aloes
℈ VIII, misui ℈ VIII, turis ℈ VIII. Tunsa cribrataque haec melle
optimo conprehendes. Si plenius uel ualidius facere uolueris hoc medi-
camentum, myrram et anethum ex tertio adicies et dimidium cocleare
57 cum potione mulsi ieiunus accipies. Stomachi dolorem concitatissime
sedant absinthi – III, rutae – III ex aqua ad dimidias coctae et
58 ieiuno ad mensuram potionis bonae potui datae. Marrubii uiridis fasci-
culum decoques ex aceti sextariis tribus usque ad heminam, tum ex-
primes marrubium et adicies despumati mellis quartarium et iterum
decoques, quousque ad crassitudinem coeat. Inde cocleare unum con-
59 tra dolorem stomachi ieiunus accipies. Herbae uerbenae tunsae et
cribratae pulueris cocliaria quinque laboranti stomachi dolore dabis
ieiuno per triduum in tribus optimi uini cyathis; ceteris, prout uires
erunt, dato; febricitantibus sane ex aqua calida dare debes. Sed si
quis exulceratum stomachum habuerit, caprinum lac coctum frequen-
60 ter bibat. Rutae semen cum sulpore uiuo minore mensura adiecto
aceto conterito atque ieiunus mane gustato; optime aduersum dolo-
61 rem stomachi accipieris. Repentinum stomachi dolorem tres cepucii

51 Phys. Plin. 2,5 fol. 36B **55** 17 Med. Plin. 2,4,9 p. 39,12 Ps. Theod. p. 325,7 cf. Marc. 20,85 **60** Ps. Apul. 90,8 Ps. Theod. p. 326,4

5 subie **L** 6 stomacho **PL** *corr. Kollesch* 8 XI **P** incocto **PL** 9 dilienter **P** 12 butyrum **L** 15 *post* et *add.* tum **P** 17 ossifrangi **P** aspersus] et spersus **L** 19 criblataque **L** 24 fascicolum **P** 25 sestariis **L** 27 crassitudine **P** 30 optimum uinum **L** 34 idque **L**

ternen Magen zu trinken. Nimm Brennessel, die an ihrer Spitze Samen 51
trägt, wasche sie sorgfältig, und bereite daraus eine ohne Pfeffer gut gewürzte Suppe; dir wird auf sehr angenehme Weise geholfen, den Magen wiederherzustellen. Versetze von schwarzem Lattich den Samen, der selbst ganz 52
schwarz ist, nachdem er in einem Holzmörser zerstoßen worden ist, mit Honig, vermische (es), und nimm davon täglich einen gehäuften Löffel auf nüchternen Magen ein; du hilfst dem kranken Magen gut. Gegen Magen- 53
schmerzen und wenn der Magen geschwächt ist, stellt man folgendermaßen ein verdauungsförderndes Mittel her: Man zerreibt eine halbe Unze Pfeffer gesondert und zerreibt 12 ungekochte Zwiebeln für sich sehr sorgfältig, beides mischt man, dann fügt man 2 Sextarii sehr guten abgeschäumten Honig hinzu, läßt es so in einem neuen Topf auf ein Drittel einkochen und nimmt täglich je einen, zwei oder drei Löffel voll auf nüchternen Magen so lange ein, bis man den kranken Magen geheilt hat. Laß ein Pfund Butter so lange 54
kochen, bis davon der sechste Teil verdampft ist, dann koche Feldthymian mit ihr, und wenn dein Magen es zuläßt, ißt du es tapfer auf nüchternen Magen; wenn es aber Ekel erregt, bereitest du einen dicken Brei und ißt es, damit gemischt. Derjenige, der zerriebenes Salz in Weinmet gegen Magen- 55
schmerz auf nüchternen Magen trinkt, wird geheilt. Auch der Magen des Seeadlers nützt, getrocknet und in ein Getränk gestreut, sehr viel. Einen 56
von Geschwüren befallenen Magen bringt folgendes Heilmittel zum Vernarben: 8 Scripuli Aloe, 8 Scripuli Misy und 8 Scripuli Weihrauch. Diese Ingredienzien bindet man, zerstoßen und gesiebt, mit sehr gutem Honig. Wenn man dieses Heilmittel vollständiger oder wirksamer machen will, fügt man Myrrhe und Dill zu einem Drittel hinzu und nimmt einen halben Löffel voll mit einem Trank Weinmet auf nüchternen Magen ein. Magenschmerz 57
beruhigen sehr rasch 3 Unzen Wermut und 3 Unzen Raute, in Wasser auf die Hälfte eingekocht und dem Patienten zum Maß eines reichlichen Trankes auf nüchternen Magen zu trinken gegeben. Man läßt ein Bündel grünen An- 58
dorn in drei Sextarii Essig bis auf eine Hemina einkochen, dann drückt man den Andorn aus, fügt einen Quartarius abgeschäumten Honig hinzu und läßt (es) wiederum einkochen, bis es eine (gewisse) Dicke erreicht hat. Davon nimmt man gegen Magenschmerz einen Löffel voll auf nüchternen Magen ein. Von dem Pulver von zerstoßenem und gesiebtem Eisenkraut 59
gibst du dem an Magenschmerz Leidenden drei Tage hindurch fünf Löffel voll in drei Cyathi sehr gutem Wein auf nüchternen Magen ein; den übrigen gib (es) ein, je nachdem wie ihre Kräfte sind; Fiebernden mußt du es jedenfalls in warmem Wasser eingeben. Wenn aber jemand einen von Geschwüren befallenen Magen hat, soll er häufig gekochte Ziegenmilch trinken. Ver- 60
reibe Rautensamen mit Jungfernschwefel in geringem Maß unter Beifügung von Essig, und schlucke ihn morgens auf nüchternen Magen; dir wird sehr gut gegen Magenschmerz geholfen. Plötzlichen Magenschmerz 61

longi purgati et singuli cum melle sumpti statim sanant. Necnon et
62 terrae malum comestum dolores stomachi celeriter castigat. Solutio-
nem stomachi infirmitatemque confirmat oui semicocti uitellus et
gallae pars dimidia tritae, si ante duas horas quam cibus sumatur
63 mixta haec cum uino hauriantur, sed uetere et tepefacto. Rancorem
stomachi temperat caro uaccina ex uini et aceti aequa portione dis-
64 cocta et cibo sumpta. Inflationem stomachi sedant marathi, id est
feniculi, et apii radices in uino albo odorato uetere infusae. De quo
si ieiunus quis cyathos duos potet cum calidae aquae cyatho mixtos,
optime accipietur. Rutae quoque hortensis paulolum cibo sumptum
uel in potione dilutum atque epotum inflationes stomachi conpescit.
65 Inflationem stomachi potentissime discutit fimus uituli recens ex uino
potui datus. Hoc et dolores eius ex frigore aut cruditate obortos
66 mirabiliter mulcet. Remedium physicum magnum aduersum dolorem
stomachi. In lamina argentea scribes et dices: „Aritmatho, aufer
dolores stomachi illi, quem peperit illa.“ Eandem laminam lana ouis
uiuae inuolutam collo de licio suspendes et id agens dices: „Aufer
67 mihi uel illi stomachi dolorem, Aritmatho.“ Dolorem et inflationem
stomachi sanat iecur lupi prius aqua coctum, mox arefactum et tri-
68 tum potionique inspersum. Fastidium stomachi releuat papauer sil-
uestre, quod Gallice calocatanos dicitur, tritum et ex lacte capruno
69 potui datum. Epithema optimum ad stomachum reficiendum mihique
expertissimum. Conficitur sic: Masticis, turis, nardi spicae, aloes, ab-
sinthi singulas uncias, storacis – II S, croci – II S, cerae et medullae
ceruinae singulas libras. Storachem et crocum pridie macera uino
ueteri infusum et sic diligenter tere, medullam et ceram remitte igni,
cetera tunsa cribrataque simul misce et ceroto superinfunde et in
panniculo utere ad stomachum duabus uel tribus horis et, si durius
uidebitur quam esse debet, oleum nardinum aut gleucinum illic adice,
70 ut mollescat. Hysopum coctum cum oxymeli ieiunus uel post cenam
71 qui per cocleare cotidie accipiat, facilius conficiet cibum. Radicem
feniculi in uini cyatho radito et, priusquam cenes uel cum dormitum
72 ibis, potui sumito; quo facto melius digeris. Laseris uiui modicum ex
aquae frigidae cyatho dilutum dormitum iturus bibe; digestorium mi-

62 Plin. 29,45 **63** Plin. 28,196 **64** 7 Ps. Theod. p. 326,6 10 Ps. Apul. 90,6 Ps. Theod. p. 326,8 **65** Plin. 28,209 Ps. Theod. p. 326,9 **67** Scrib. 123 **70** Phys. Plin. 2,15 fol. 39 A **72** cf. Plin. 22,102 Phys. Plin. 2,15 fol. 39 A cf. Marc. 20,141

3 uitelli **L** 4 cibo **PL** 7 sed//ant (*in rasura fuit* e) **L** sedat **P** 9 aquae cyathos **L** 13 obortus **L** abortus **P** 18 ariomatho **P** ariotho **L**

heilen drei lange geschälte Zwiebeln, und zwar einzeln mit Honig ein-
genommen, sofort. Und auch Osterluzei behebt, wenn sie gegessen wird,
Magenschmerzen rasch. Wenn die Zersetzung im Magen zu stark und 62
der Magen geschwächt ist, kräftigt ihn das Dotter von einem halbge-
kochten Ei und die Hälfte von einem zerriebenen Gallapfel, wenn diese
Ingredienzien zwei Stunden, bevor die Mahlzeit eingenommen wird, mit
Wein, aber mit altem und etwas erwärmtem, gemischt, getrunken
werden. Ranzigen Geschmack aus dem Magen mildert Rindfleisch, in der 63
gleichen Menge Wein und Essig gekocht und als Speise eingenommen. Blä- 64
hung im Magen beseitigen Wurzeln von Marathum, d. h. von Fenchel, und
von Eppich, wenn sie mit altem, duftendem Weißwein benetzt werden.
Wenn jemand davon zwei Cyathi, mit einem Cyathus warmem Wasser ge-
mischt, auf nüchternen Magen trinkt, wird ihm sehr gut geholfen. Auch ein
wenig Gartenraute läßt, als Speise eingenommen oder in einem Getränk auf-
gelöst und getrunken, Blähungen im Magen aufhören. Blähung im Magen 65
vertreibt sehr wirksam frischer Kalbsmist, in Wein zu trinken gegeben. Dies
lindert auch Magenschmerzen wunderbar, die durch Erkältung oder Über-
schuß an unverdauten Nahrungsstoffen entstanden sind. Ein großartiges 66
natürliches Heilmittel gegen Magenschmerz. Man schreibt auf ein Silber-
plättchen und sagt: „Aritmatho, vertreibe die Magenschmerzen bei dem und
dem, den die und die geboren hat.“ Eben dieses Plättchen hängt man, nach-
dem man es in Wolle von einem lebenden Schaf eingewickelt hat, mit einem
Faden an den Hals, und während man dies tut, sagt man: „Beseitige bei mir
oder bei dem und dem den Magenschmerz, Aritmatho.“ Schmerz und Blä- 67
hung im Magen heilt Wolfsleber, zunächst in Wasser gekocht, dann ge-
trocknet, zerrieben und in ein Getränk gestreut. Den Ekel, der vom 68
Magen ausgeht, vertreibt wilder Mohn, der auf gallisch calocatanos genannt
wird, zerrieben und in Ziegenmilch zu trinken gegeben. Eine sehr gute und 69
von mir oft erprobte Auflage, um den Magen wiederherzustellen. Sie wird
folgendermaßen zubereitet: Je 1 Unze Mastix, Weihrauch, Narde, Aloe und
Wermut, $2^1/_2$ Unzen Styrax, $2^1/_2$ Unzen Safran und je 1 Pfund Wachs und
Hirschmark. Den Styrax und den Safran weiche am Tag zuvor, mit altem
Wein übergossen, ein, und verreibe sie in diesem Zustand sorgfältig, das
Mark und das Wachs zerlasse auf dem Feuer, die übrigen Ingredienzien ver-
mische, zerstoßen und gesiebt, miteinander, übergieße sie mit dem Wachs-
gemisch, lege sie mit einem Lappen zwei oder drei Stunden auf den Magen,
und füge, wenn es härter erscheint, als es sein darf, Nardenöl oder mit Most
gemischtes Öl dort hinzu, damit es weich wird. Derjenige, der mit Essig- 70
honig gekochten Ysop auf nüchternen Magen oder nach dem Mittagessen
täglich löffelweise einnimmt, verdaut die Nahrung leichter. Schabe Fenchel- 71
wurzel in einen Cyathus Wein hinein, und nimm es, bevor du Mittag ißt
oder wenn du schlafen gehst, als Getränk zu dir; dadurch verdaust du besser.
Trinke, wenn du schlafen gehst, ein wenig frischen Silphiumsaft, mit einem 72
Cyathus kaltem Wasser verdünnt; du lernst ein wunderbares verdauungs-

73 rum experieris. Mellis Attici p̧ I, uettonicae tritae – IIII in unum
permisce et pone, ut conferueat. Quod cum refrigerauerit, facies pastil-
los nucis auellanae magnitudine et post cenam singulos hauries, quo
74 facto prime quoslibet concoques cibos. Item aliud embamma digesto-
rium optimum et utilissimum sic: Ligustici drag̃. IIII, gingiberis
drag̃. I, petrosilini drag̃. I, piperis drag̃. I, epithymi drag̃. I et laseris
scripulum dimidium. Tunsa haec ac diligenter cribrata misceto cum
passo. Hoc facit et ad eos, qui cibum tenere non possunt eumque
uomitibus reiectant. Mox ergo cibum sumpserint, dato pastillum ad
modum nucis auellanae de medicamine supra scripto et ad praesens
75 eos abstine potu; cito remediabis. Epithematium uehementissimum
ad cibum conficiendum sic: Zingiberis ex aceto macerati p̧ I, auri-
pigmenti p̧ I, faeculae p̧ I, calcis uiuae drag̃. II, senopidis Pontiacae
p̧ I, lixiuae Ꞩ I. Trita haec in ollam nouam mittes et feruere facies
simul, donec mellis crassitudinem habeant, et, cum opus fuerit, in-
76 ducta panno calida uisceribus adpones. Cum ibis dormitum, zingiberis
modicum sub lingua teneto et ex posca calida manus laua; optime
77 digeris. Vrticae – III, iris Calydoniae – III, scoeni – IIII, cyperi – III,
magmae – III, petrosilini – IIII, inulae – II, piperis albi – II. Melle
colliges haec omnia trita et uteris oxyporio optimo ad digerendum,
78 unde etiam cenatus parum accipies. Cum te in lecto posueris, uentrem
tuum perfricans dices ter: „Lupus ibat per uiam, per semitam; cruda
uorabat, liquida bibebat.“ Physicum hoc ad digerendum de experi-
79 mento satis utile. Puleium et nasturcium ex aqua simul decoctum
80 mane bibe; emendabis uel discuties cruditatem. Quercus uiridis folia
81 cum salis spuma contrita et potui data remediant cruditatem. Acorum
Ponticum tritum ex aqua calida potum mensura cyathi unius ieiuni
82 stomachum reficit cruditate depulsa. His, qui nec potu iuuantur nec
cibo et stomachi ructus amaros patiuntur, centauream, id est fel terrae,
contritam ad mensuram denarii argentei ex aquae calidae cyathis tri-
bus bibendam ieiunis per triduum dabis; statim discutietur infirmitas.
83 Sucum absinthi, quem Graeci chylon absenthiu uocant, auellanae mag-
nitudine in aquae calidae quartario bibendum da ieiuno; componetur
stomachus et adpetentiam ciborum habebit, quisque patietur ex infir-
84 mitate fastidium. Oxyporium mirum Neronianum aestiuum et hiemale,

73 Ps. Musa 150 **79** Ps. Apul. 20,10 **82** Phys. Plin. 2,4 fol. 36 A **84** Med. Plin. 2,4,10–12 p. 39,15 Ps. Theod. p. 321,27

1 uetonica **L** 3 magnitudinem **PL** 4 conquoques **L** 14 olam **L** 16 zingiperis **P** zingeberis **L** 18 degeris **L** scaeni **P** 23 bibat **L** experimentum **PL** 28 refecit **L** hiis **P** potui **P** putui **L** 29 ructos **L** 32 absentium **L**

förderndes Mittel kennen. Vermische 1 Pfund attischen Honig und 4 Unzen 73
zerriebene Betonie in eins, und setze (es) auf, damit es zusammen kocht.
Wenn es abgekühlt ist, stellst du Tabletten von der Größe einer Haselnuß
her und schluckst jeweils eine nach dem Mittagessen, wodurch du alle be-
liebigen Speisen ausgezeichnet verdaust. Ebenso im folgenden eine andere 74
sehr gute und sehr nützliche verdauungsfördernde Tunke: 4 Drachmen Lieb-
stöckel, 1 Drachme Ingwer, 1 Drachme Petersilie, 1 Drachme Pfeffer,
1 Drachme Thymianblüte und einen halben Scripulus Silphiumsaft. Mische
diese Ingredienzien, zerstoßen und sorgfältig gesiebt, mit Rosinenwein. Dies
wirkt auch bei denjenigen, die das Essen nicht bei sich behalten können und
es durch Erbrechen herausbringen. Sobald sie also das Essen zu sich genom-
men haben, gib eine Tablette im Maß einer Haselnuß von dem oben be-
schriebenen Heilmittel ein, und hindere sie für den Augenblick am Trinken;
du bringst rasch Heilung. Im folgenden eine sehr stark wirkende Auflage, 75
um das Essen zu verdauen: 1 Pfund Ingwer, in Essig eingeweicht, 1 Pfund
Auripigment, 1 Pfund Weinsteinsalz, 2 Drachmen ungelöschten Kalk,
1 Pfund pontischen Eisenocker und 1 Sextarius Lauge. Diese Ingredienzien
gibt man zerrieben in einen neuen Topf, läßt sie zusammen kochen, bis sie
die Dicke von Honig haben, und legt sie, wenn es erforderlich ist, auf einen
Lappen aufgetragen, warm auf die Eingeweide. Wenn du schlafen gehst, 76
halte ein wenig Ingwer unter der Zunge, und wasche die Hände in warmem
Essigwasser; du wirst eine sehr gute Verdauung haben. 3 Unzen Brennessel, 77
3 Unzen kalydonische Iris, 4 Unzen Binsen, 3 Unzen Zypergras, 3 Unzen
Salbenrückstand, 4 Unzen Petersilie, 2 Unzen Alant und 2 Unzen weißen
Pfeffer. Alle diese Ingredienzien bindet man zerrieben mit Honig und ver-
wendet (es) als ein sehr gutes Mittel zur Förderung der Verdauung, wovon
man auch nach dem Mittagessen ein wenig einnimmt. Wenn man sich ins 78
Bett gelegt hat, soll man, während man seinen Bauch massiert, dreimal
sagen: „Ein Wolf ging die Straße entlang, den Weg entlang; Rohes ver-
schlang er, Flüssiges trank er.“ Dieses natürliche Mittel ist erfahrungs-
gemäß für die Verdauung recht nützlich. Trinke morgens Polei und Kresse, 79
in Wasser zusammen gekocht; du behebst oder vertreibst den Überschuß an
unverdauten Nahrungsstoffen. Blätter von einer grünen Eiche, mit Salz- 80
schaum verrieben und zu trinken gegeben, beheben den Überschuß an un-
verdauten Nahrungsstoffen. Zerriebener pontischer Kalmus stellt dadurch, 81
daß er den Überschuß an unverdauten Nahrungsstoffen vertreibt, den
Magen dessen wieder her, der ihn in warmem Wasser im Maß eines Cyathus
auf nüchternen Magen trinkt. Denjenigen, denen weder durch einen Trank 82
noch durch eine Speise geholfen wird und die an bitterem Aufstoßen aus dem
Magen leiden, gibt man Tausendgüldenkraut, d. h. Erdgalle, zerstoßen im
Maß eines Silberdenarius in drei Cyathi warmem Wasser drei Tage hindurch
auf nüchternen Magen zu trinken; sofort wird die Schwäche beseitigt. Gib 83
Wermutsaft, den die Griechen chylos absinthiu nennen, im Maß einer Hasel-
nuß in einem Quartarius warmem Wasser dem Patienten auf nüchternen
Magen zu trinken; der Magen wird beruhigt, und jeder, der infolge einer
Krankheit Ekel empfindet, bekommt Appetit auf Speisen. Das wunderbare 84
verdauungsfördernde Mittel des Nero, das im Sommer und im Winter ver-

si ei, cum uolueris, piperis aliquid adieceris, quod fastidium stomachi marcoremque detergit. Conficitur sic: In musti recentis et dulcis congio ex uuis albis facti atque in ollam grandem missi adduntur cydonea V non purgata totidemque mala Punica, additur et sorborum maturorum sextarius et rhus Syriaci sextarius, croci scripolus. Haec coquuntur usque ad crassitudinem mellis, postea diligenter colantur. Repositum medicamen seruatur in uitro signatum, sed omnino diligenter colatum, ut excrementa omnia separentur. Inde datur ieiuno ligula plena grandis. Hoc est oxyporium, quod Nero utebatur ad digestionem, quod Marcellus medicus egregius ostendit, quod et nos usu probauimus; nam et stomachum mire cònponit et umores siccat. Excrementa quoque illa data dysintericis mirabile efficacia prosunt.
85 Ossifragi uenter madefactus adpositusque his ad stomachum, qui cibos
non conficiunt, utilissimus est, uel etiam si tantum manu teneatur,
86 plurimum iuuat. Oxyporium Dionysianum ad digestionem et ad rigo-
rem stomachi et ad confirmationem aqualicoli. Conficitur sic: Cydo-
neorum incoctorum tunsorumque sucus Ꞩ I, mellis despumati Ꞩ I,
aceti optimi Ꞩ I. Haec in unum permixta uaso duplici decoquuntur,
donec soliditas ad unum sextarium redigatur, additur pulueris petro-
silini uncia una, cymini semuncia et bene contemperatum medicamen
uasculo uitreo conditur sub signaculo, atque inde cocleare plenum a
87 ieiuno accipitur. Oxyporium Olympianum polyetes ad digestionem
parandam. Accipit haec: Piperis – I S, zingiberis – I S. In puluerem
redacta et creta haec, cum ad digestionem temperanda erunt, ex melle
88 dabis. Oxyporium Pancharianum ad digestionem, quod et aqualiculi
corruptelas uel acidiuas consumit et stomachum marcentem recreat,
tertianam etiam cum uino et calida sub hora datum mire tollit. Confi-
citur sic: Piperis – IIII ℈ III, siselei – I, zingiberis – I S, ameos – I
℈ VI, anesi – II, libystici – I S, iuniperi Hispani – I ℈ VIII, ita,
ut iuniperum abintus purgetur sublato semine et sic teratur. Haec
omnia in puluerem redacta reponuntur in doliolo uitreo signato; ligula
89 plena ex mulsa aqua datur ieiuno. Ad cruditatem, quae nauseam facit,
remedium sic: Vettonicae dragma I in oxymeli cyathis tribus mixta
potui datur. Ius quoque pullinum, ubi coctus fuerit, cruditati opitu-

85 Med. Plin. 2,4,9 p. 39,12 86 cf. Antidot. Glasgou. p. 134 89 32 Plin. 26,112 34 cf. Plin. 29,79

4 -que *om.* P 5 et rhus] tribus L 11 componit P 19 solidatas PL 24 degestionem L 25 dabitur L *cf. p. 340,30* 31 reponitur P oliolo P signata L 33 uetonicae L 34 pullium L pulli uel P *corr. He* ubi coctus fuerit *del. He*, '*quo non opus*' *Ni*

wendet werden kann, falls man ihm, wenn man will, etwas Pfeffer hinzufügt, (ein Mittel,) das vom Magen ausgehenden Ekel und Trägheit des Magens beseitigt. Es wird folgendermaßen zubereitet: zu einem Congius frischem, süßem Most, der aus weißen Trauben hergestellt und in einen großen Topf gegossen worden ist, werden 5 nicht geschälte Quitten und ebensoviele Granatäpfel hinzugefügt, hinzugefügt werden ein Sextarius reife Speierlinge, ein Sextarius syrischer Sumach und ein Scripulus Safran. Diese Ingredienzien werden bis zur Dicke von Honig gekocht, danach werden sie sorgfältig geseiht. Wenn man das Heilmittel aufhebt, wird es in einem Glasgefäß versiegelt aufbewahrt, aber ganz sorgfältig geseiht, damit alle Abfälle ausgeschieden werden. Davon wird dem Patienten auf nüchternen Magen ein gehäufter großer Löffel eingegeben. Dies ist das verdauungsfördernde Mittel, das Nero für die Verdauung zu verwenden pflegte, das der hervorragende Arzt Marcellus bekannt gemacht hat und das auch wir in der Praxis ausprobiert haben; denn es beruhigt den Magen in wunderbarer Weise und trocknet die Säfte aus. Auch jene Abfälle, den an Ruhr Leidenden eingegeben, nützen ihnen mit wunderbarer Wirksamkeit. Der Magen 85
des Seeadlers, eingeweicht und denen auf den Magen gelegt, die die Speisen nicht verdauen, ist sehr nützlich, bzw. hilft er auch sehr viel, wenn er nur in der Hand gehalten wird. Ein Mittel des Dionysios zur Förderung der Ver- 86
dauung, gegen Härte des Magens und zu seiner Kräftigung. Es wird folgendermaßen zubereitet: Der Saft von ungekochten und zerstoßenen Quitten, (davon) 1 Sextarius, 1 Sextarius abgeschäumter Honig und 1 Sextarius sehr guter Essig. Diese Ingredienzien werden, in eins vermischt, in einem doppelten Gefäß eingekocht, bis die feste Masse auf einen Sextarius gebracht worden ist, eine Unze Petersilienpulver und eine halbe Unze Kümmel wird hinzugefügt, das gut gemischte Heilmittel wird in einem Glasgefäß unter Siegelverschluß aufbewahrt, und davon wird ein gehäufter Löffel vom Patienten auf nüchternen Magen eingenommen. Ein Jahre hindurch wirksames Mittel 87
des Olympios zur Förderung der Verdauung. Es enthält folgende Ingredienzien: $1^1/_2$ Unzen Pfeffer und $1^1/_2$ Unzen Ingwer. Diese Ingredienzien gibt man, zu Pulver gemacht und gesiebt, wenn sie für die Verdauung gemischt werden sollen, in Honig ein. Ein Mittel des Pancharios zur Förderung der 88
Verdauung, das Schädigungen des Magens oder vom Magen ausgehenden Ekel beseitigt und einen trägen Magen wieder anregt, auch Dreitagefieber wunderbar aufhören läßt, wenn es mit Wein und warmem Wasser stündlich eingegeben wird. Es wird folgendermaßen zubereitet: 4 Unzen und 3 Scripuli Pfeffer, 1 Unze Sisel, $1^1/_2$ Unzen Ingwer, 1 Unze und 6 Scripuli Ami, 2 Unzen Anis, $1^1/_2$ Unzen Liebstöckel und 1 Unze und 8 Scripuli spanische Wacholderbeeren, in der Weise, daß die Wacholderbeeren innen entkernt werden, indem man den Samen entfernt, und so zerrieben werden. Alle diese Ingredienzien werden, zu Pulver gemacht, in einem versiegelten Glasbehälter aufbewahrt; ein gehäufter Löffel wird dem Patienten in Wassermet auf nüchternen Magen eingegeben. Im folgenden ein Heilmittel gegen Überschuß an 89
unverdauten Nahrungsstoffen, der Übelkeit hervorruft: 1 Drachme Betonie wird, in drei Cyathi Essighonig gemischt, zu trinken gegeben. Auch Brühe, worin ein junges Huhn gekocht worden ist, hilft bei Überschuß an unver-

90 latur, si in primo prandio sorbeatur. Ad digestionem parandam: Iuni-
peri bacarum enucleatarum et zingiberis et petroselini Macedonici et
piperis uncias singulas, mellis libram unam. Quae sunt sicca, tundes
uel teres et cribrabis diligenter, postea mel coctum, id est despuma-
tum, admiscebis et uteris medicamine et ieiunus et post cenam per
91 cocleare accepto quantum sit magnitudo auellanae maioris. Ad sto-
machi dolorem in impetu cohibendum pomorum Cydoneorum cutem
tolles atque inde – IIII et pulei – I, piperis – I, zingiberis – III,
alei Gallici – III, mellis selibram, aceti quod sufficiat adicies et dili-
genter trita omnia permiscebis atque inde cocleare plenum dabis etiam
92 cibato. Antidotum acharistum multiplex mirum. Facit ad eos, qui
escam non digerunt et qui male ructant, et ad stomachi dolorem et
ad lateris et uessicae et renium molestias et ad omnia, quae interius
causas malae ualetudinis habent, id est ad scotum, ad febrem coti-
dianam et tertianam et quartanam, ad sanguinem tussientes, ad su-
spiriosos, ad dysintericos et ad colicos et ad epaticos et ad nimiam
uigiliam et ad strofum et ad intestinorum dolorem; morsum etiam
serpentis curat ter ad diem uulneri inpositum uel potui datum. Con-
fectio haec est: Cinnamomi – I, myrrae – III, piperis – I, castorei
semuncia, galbani – I, storachis – I, cassiae fistulae ∈, piperis longi –I,
costi – I, opii ∈, spicae nardi ∈, croci ∈, mellis Attici Ꞩ I. Omnia ista
tundes diligenter et cernes bene et in puluerem mollissimum redacta
mensurabis praeter opium et galbanum. Galbanum in olla noua ex-
coques ita, ut ter bulliat super prunas, opium autem cum uino uetere
teres et permiscebis diligenter et tum cetera cum melle simul omnia
permiscebis diu et diligenter agitata et recondes sub signaculo in
pyxide buxea aut in doliolo uitreo et dabis cui uolueris ad modum
auellanae cum mellis cocliaribus tribus uel quattuor, et postea dabis
potionem calidae aquae et, cum dederis, accipies mercedis quodcum-
que; multi enim, qui cito curati sunt, ingrati extiterunt, propter quod
93 ipsum antidotum acharistum appellatur, id est sine gratia. Oxyporium,
quod dicitur †olimation†. Facit ad calculosos et ad renium dolorem
et ad inflationem stomachi, fleugmaticis quoque prodest et colicis, sed
et tortiones et aemorroidas curat et quae in ano nascuntur. Restringit

92 cf. H. E. Sigerist, Studien zur Gesch. der Medizin 13, p. 192

2 petrosilini **L** 12 runctant **L** 14 ualidudinis **L** 15 suspuriosos **P** 20 sq. *semunciae nota in* **P** *est* ∈, *in* **L** *partim* ∈ *partim* 𝔏 25 melle *om.* **P** omnia simul **P** 27 doleolo **L** 30 ingradi **L** 31 acharistu **PL** id – gratia *om.* **L** 32 olymation *ex* olymotion *corr.* **P** clymation *Co He* climacion *propos. Ni coll. Misc. Tir. 49,5* antidotum climax ad stomachum frigidum 33 fleumaticis **L** colicis] alicis **P** 34 amorroidas **PL**

dauten Nahrungsstoffen, wenn sie zum ersten Frühstück getrunken wird. Um 90
die Verdauung zu fördern: Je 1 Unze entkernte Wacholderbeeren, Ingwer, makedonische Petersilie und Pfeffer und ein Pfund Honig. Die trockenen Ingredienzien zerstößt oder zerreibt man und siebt sie sorgfältig, danach mischt man den gekochten, d. h. abgeschäumten, Honig bei und verwendet das Heilmittel sowohl auf nüchternen Magen als auch nach dem Mittagessen, wobei es mit einem Löffel in der Menge einer größeren Haselnuß eingenom-
men wird. Um Magenschmerz bei seinem Auftreten einzudämmen, entfernt 91
man von Quitten die Schale und (nimmt) davon 4 Unzen und fügt 1 Unze Polei, 1 Unze Pfeffer, 3 Unzen Ingwer, 3 Unzen Al Gallicum, ein halbes Pfund Honig und eine genügende Menge Essig hinzu, vermischt alle Ingredienzien, sorgfältig zerrieben, und gibt davon dem Patienten auch nach dem Mittag-
essen einen gehäuften Löffel ein. Ein wundervolles, undankbares Gegen- 92
mittel zu vielfältiger Verwendung. Es wirkt bei denjenigen, die die Nahrung nicht verdauen und die übel aufstoßen, bei Magenschmerz, bei Seiten-, Blasen- und Nierenbeschwerden und bei allen Erscheinungen, die die Ursache für die jeweilige Krankheit im Inneren haben, d. h. bei Schwindel, bei täglich wiederkehrendem Fieber und Drei- und Viertagefieber, bei denjenigen, die Blut husten, bei den an Atemnot Leidenden, bei den an Ruhr Erkrankten, bei den am Grimmdarm Erkrankten, bei Leberkranken, bei allzu großer Schlaflosigkeit, bei Bauchkrampf und bei Schmerz in den Eingeweiden; es heilt auch Schlangenbiß, wenn es dreimal am Tag auf die Wunde gelegt oder zu trinken gegeben wird. Dies ist die Zubereitung: 1 Unze Zimt, 3 Unzen Myrrhe, 1 Unze Pfeffer, eine halbe Unze Bibergeil, 1 Unze Galban, 1 Unze Styrax, eine halbe Unze Kasiastange, 1 Unze langen Pfeffer, 1 Unze Kostwurz, eine halbe Unze Opium, eine halbe Unze Narde, eine halbe Unze Safran und 1 Sextarius attischen Honig. Alle diese Ingredienzien zerstößt man sorgfältig, siebt sie gut und mißt sie, zu sehr weichem Pulver gemacht, ab, außer dem Opium und dem Galban. Das Galban kocht man in einem neuen Topf in der Weise, daß es auf glühenden Kohlen dreimal aufkocht, das Opium verreibt man aber mit altem Wein, vermischt es sorgfältig, dann vermischt man alle übrigen Ingredienzien zusammen mit dem Honig, nachdem sie lange und sorgfältig gerührt worden sind, bewahrt sie unter Siegelverschluß in einer Buchsbaumbüchse oder in einem Glasbehälter auf, gibt sie, wem man will, zum Maß einer Haselnuß mit drei oder vier Löffeln Honig ein, gibt danach einen Trank warmes Wasser ein und nimmt, wenn man ihn eingegeben hat, eine beliebige Bezahlung; viele, die rasch geheilt worden sind, haben sich nämlich als undankbar erwiesen, weshalb das Gegenmittel selbst das undankbare genannt wird, d. h. das (Gegenmittel) ohne Dank.
Ein verdauungsförderndes Mittel, das . . . genannt wird. Es wirkt bei den- 93
jenigen, die an Steinen leiden, bei Nierenschmerz und bei Blähung im Magen, es nützt auch den an Schleimabsonderungen Leidenden und den am Grimmdarm Erkrankten, es heilt aber Leibschmerzen, Hämorrhoiden und (sonstige krankhafte) Gebilde im After. Es unterbindet allzu starke Monats-

et menstrua nimia et epaticos et spleniticos et tussicos olitaneos curat
et cadiuis prodest. Accipit haec: Inulae – I, feniculi seminis – III,
piperis nigri – II. Tundes haec separatim et cribrabis bene et con-
ficies uel permiscebis melle semicocto et dabis nucis Ponticae magni-
tudine cum aqua calida. Quidam hoc in oxymeli soluunt, quidam in
uino mixto accipiunt, alii consuerunt cocliario accipere purum ad la-
94 pides eiciendos. Descriptio panni rustici facientis ad uiscerum cura-
tionem sic: Olei p̧ I, axungiae ueteris p̧ I, butyri p̧ I, herbae Sabinae
p̧ I, barba Iouis p̧ I. Tamdiu haec decoques, quamdiu herbae arescant,
postea colantur et additur cerae libra, resinae p̧ I, farinae de puleio
p̧ I, puluis de baca lauri p̧ I, de fimo ouillo, unde ouibus in lana
haeserit, p̧ I. Haec omnia in unum corpus rediguntur et permiscentur
et inde pannus inducitur et quotiens uolueris reparatus stomacho ad-
95 ponitur. Diatessaron, quod febrem sedat et uiscera componit. Accipit
haec: Olei coclearia tria, aceti coclearia tria, mellis boni despumati
coclearia tria, uini ueteris boni coclearia tria. Haec tamdiu deco-
quuntur, quamdiu omnia ad tria coclearia redigantur, et ita linteo
inducta stomacho superponuntur uel ieiuno tepida per cocleare dan-
96 tur. Facit hoc medicamen ad omnes stomachi molestias. Ad dolorem
stomachi uel tumorem uel uiscerum infirmitatem remedium sic: Suci
ex absinthio Ꞩ I, aceti optimi Ꞩ I, olei mollis Ꞩ I, cerae Ponticae
libram unam, medullae ceruinae – IIII. Haec lento igne decoques
usque ad mensuram sextarii; exinde linteum densum tingues et ma-
97 ture in lecto uisceribus adpones utendum in horam secundam. Con-
fectio oxymelis diascilliu ad stomachi causas sic: Scillae libram com-
minues de astula lignea acuta minutissimis partibus et superfundes
illic aquae nitidae fontanae Ꞩ III ac die tota et nocte copertum uas,
in quod haec miseris, esse permittes. Alia die in olla rudi cum ipsa
scilla deferuere facies lento igni usque ad sextarium aquae, tum linteo
nitido exprimes scillam ipsam, ut sextarius ille defluat. Adicies huic
sextario aceti optimi sextarium et mellis optimi despumati p̧ II et
rursum in eadem olla feruere ⟨facies⟩ usque ad sextarium, tum re-
condes in ampulla nitida et signatum habebis et, cum inparationem
stomachi senseris, cocliaria singula plena tepefacta ieiunus accipies.
98 Ad stomachi dolorem remedium physicum sic: In lapide iaspide ex-
culpe draconem radiatum, ut habeat septem radios, et claude auro
99 et utere in collo. Epithematium ad stomachum confirmandum sic:

1 solitaneos **PL** *corr. Geyer, Archiv f. lat. Lex. 8, 1893, p. 472* 2 faeniculis **L** semini **P** 3 nigris **P** 11 ouilli **L** uuilli **P** *corr. Co* 14 diatessaron–16 ueteris *bis scr.* **PL** 16 cocliaria **P** 17 cocliaria **P** 20 infirmitate **PL** 21 absenthio **L** 25 diascillin **PL** *corr. Co* 26 hastula **P** 31 optimo **PL** 32 facies *add. Co* 33 inparatione **PL** 34 plane **P**

blutungen, heilt Leber- und Milzkranke und die an chronischem Husten Leidenden und nützt Fallsüchtigen. Es enthält folgende Ingredienzien: 1 Unze Alant, 3 Unzen Fenchelsamen und 2 Unzen schwarzen Pfeffer. Diese Ingredienzien zerstößt man gesondert, siebt sie gut, bindet oder vermischt sie mit halbgekochtem Honig und gibt sie in der Menge einer pontischen Nuß mit warmem Wasser ein. Manche lösen es in Essighonig, manche nehmen es in gemischtem Wein ein, und andere pflegen es mit einem Löffel rein
einzunehmen, um Steine abzustoßen. Im folgenden die Beschreibung einer 94
einfachen Auflage mit einem Lappen, die zur Behandlung der Eingeweide beiträgt: 1 Pfund Öl, 1 Pfund alte Wagenschmiere, 1 Pfund Butter, 1 Pfund Sadebaum und 1 Pfund Jupitersbart. Diese Ingredienzien läßt man so lange kochen, bis die Kräuter trocken geworden sind, danach werden sie gesiebt, und es werden ein Pfund Wachs, 1 Pfund Harz, 1 Pfund Poleimehl, Pulver aus Lorbeerbeeren, (davon) 1 Pfund und 1 Pfund von dem Schafsmist, der bei den Schafen in der Wolle hängengeblieben ist, hinzugefügt. Alle diese Ingredienzien werden zu einer Masse verarbeitet und vermischt, damit wird ein Lappen bestrichen, und dieser wird, sooft man will, erneuert, auf
den Magen gelegt. Ein diatessaron (Mittel aus vier Ingredienzien), das das 95
Fieber aufhören läßt und die Eingeweide beruhigt. Es enthält folgende Ingredienzien: Drei Löffel Öl, drei Löffel Essig, drei Löffel guten abgeschäumten Honig und drei Löffel guten alten Wein. Diese Ingredienzien werden so lange gekocht, bis sie alle auf drei Löffel gebracht worden sind, und so, auf ein Leinentuch gestrichen, auf den Magen gelegt oder dem Patienten lauwarm löffelweise auf nüchternen Magen eingegeben. Dieses
Heilmittel wirkt bei allen Magenbeschwerden. Im folgenden ein Heilmittel 96
gegen Schmerz oder Schwellung des Magens oder Erkrankung der Eingeweide: 1 Sextarius Wermutsaft, 1 Sextarius sehr guten Essig, 1 Sextarius weiches Öl, ein Pfund pontisches Wachs und 4 Unzen Hirschmark. Diese Ingredienzien kocht man auf schwachem Feuer bis zum Maß eines Sextarius; damit tränkt man ein dichtes Leinentuch und legt es frühmorgens im Bett auf die Eingeweide, um es bis zur folgenden Stunde darauf liegenzu-
lassen. Im folgenden die Zubereitung des Essighonigs Diascilliu gegen Magen- 97
erkrankungen: Man zerkleinert ein Pfund Meerzwiebel mit einem scharfen Holzspan zu ganz kleinen Teilen, gießt 3 Sextarii klares Quellwasser darüber und läßt das Gefäß, in das man diese Dinge geschüttet hat, einen ganzen Tag und eine Nacht bedeckt stehen. Am anderen Tag läßt man (es) in einem gewöhnlichen Topf mit eben der Meerzwiebel auf schwachem Feuer bis auf einen Sextarius Wasser einkochen, dann preßt man die Meerzwiebel selbst mit einem sauberen Leinentuch aus, so daß jener Sextarius abläuft. Diesem Sextarius fügt man einen Sextarius sehr guten Essig und 2 Pfund sehr guten abgeschäumten Honig hinzu und läßt (es) wiederum in demselben Topf bis auf einen Sextarius einkochen, dann bewahrt man (es) in einer sauberen Flasche auf, hält es versiegelt und nimmt, wenn man eine Funktionsschwäche des Magens spürt, je einen gehäuften Löffel, etwas erwärmt, auf nüchternen
Magen ein. Im folgenden ein natürliches Heilmittel gegen Magenschmerz: 98
Schneide in einen Jaspis einen von Strahlen umgebenen Drachen ein, so daß
er sieben Strahlen hat, fasse ihn mit Gold ein, und trage ihn am Hals. Im 99

Aloes – III, turis masculi – II, masticis albae semunciam, storachis
– II, croci – I S, melidoti semunciam, cerae Ponticae uel etiam rufae
– IIII, nardi – VI, ius absinthi Pontici – I. Haec omnia separatim
tunsa et cribrata miscentur et coquuntur et inducuntur in panno at-
100 que ita mature stomacho adponuntur. Ad digestionem parandam quis-
que sollicitus erit acorum ieiunus commanducet et iactet. Radicem
quoque amaram et inlotam ieiunus commanducet necnon anethi semen
etiam uiridis manducatum iuuat; nam et somnum conciliat et digestio-
101 nem parat. Conpositio medicaminis subfragi, quod facit ad digestionem
et uitia stomachi siue aqualiculi. Accipit haec: Petrosilini Macedonici
– II, apii seminis – I, siselei – V, piperis – V, nepetae montanae
– IIII, pulei sicci, quod in fumo non fuerit, – IIII, thymi sicci sem-
unciam, libystici etiam seminis – II, inulae radicis tunsae atque
cribratae semunciam, zingiberis semunciam. Ex his omnibus tunsis
atque cribratis puluerem mollissimum facies, adicies deinde mellis op-
timi despumati quantum putaueris mitti oportere, id est ut prope
liquidae ac temperatae colligi possint species supra scriptae, et sic
recondes in uaso uitreo et, cum uolueris, ieiunus, cum tamen te dige-
stum senseris, singula coclearia non plenissima matutinis horis acci-
102 pies. Confectio epithematii, quod stomachi uetustas causas emendat
et ad digestionem confirmat. Accipit haec: Seuum taurinum, ceram,
medullam ceruinam, axungiam ueterem, resinam terebinthinam, ho-
rum pondera singula aequalia, et mellis – III, masticis – III simul
miscebis. Quae liquanda fuerint, liquabis igni et quae tundenda, in
puluerem tenuissimum rediges et confectum medicamen linteo denso
induces et stomacho uel uisceribus adpones, quod tamen ante momen-
103 tum prandii detrahi conuenit. Aliud epithematium, quod ad easdem
stomachi causas efficaciter prodest, sic: Storachis – II, aloes – II,
petrosilini – I, cerae ꝑ I, nardi ꝑ I, masticis – II, resinae frictae
ꝑ I S, resinae terebinthinae – II. Quae liquanda erunt et quae tun-
denda, similiter ut de supra scriptis speciebus facies et similiter medi-
104 camen usque ad horam prandii uteris. Item aliud epithematium, quod
arete dicitur, quod facit ad uetustas causas stomachi. Accipit haec:
Cardamomi – I, libani – I, cerae – VI, resinae – IIII, storachis – II,

102 cf. Marc. 20,146 **103** cf. Marc. 20,147

2 croci I S P 3 absenthi L 5 ita *om.* P 13 inuliae P 20 quod stomachi *om.* L 30 ꝑ S P liquida PL *corr. Ni* 31 de *om.* P

folgenden eine Auflage, um den Magen zu kräftigen: 3 Unzen Aloe, 2 Unzen Tropfweihrauch, eine halbe Unze weißen Mastix, 2 Unzen Styrax, 1$^1/_2$ Unzen Safran, eine halbe Unze Steinklee, 4 Unzen pontisches oder auch rotes Wachs, 6 Unzen Narde und Absud von pontischem Wermut, (davon) 1 Unze. Alle diese Ingredienzien werden, nachdem sie gesondert zerstoßen und gesiebt worden sind, gemischt, gekocht, auf einen Lappen aufgestrichen und so früh-
morgens auf den Magen gelegt. Um die Verdauung zu fördern, soll jeder, der 100
Beschwerden hat, Kalmus auf nüchternen Magen essen und erbrechen. Auch die bittere ungewaschene Wurzel soll er auf nüchternen Magen essen, und auch Samen von grünem Dill hilft, wenn er gegessen wird; denn er bringt
Schlaf und fördert die Verdauung. Die Zusammensetzung eines Hilfe brin- 101
genden Heilmittels, das zur Verdauung beiträgt und bei Schädigungen des Magens[1] wirkt. Es enthält folgende Ingredienzien: 2 Unzen makedonische Petersilie, 1 Unze Eppichsamen, 5 Unzen Sisel, 5 Unzen Pfeffer, 4 Unzen Feldpolei, 4 Unzen trockenen Polei, der nicht im Rauch gewesen ist, eine halbe Unze trockenen Thymian, auch 2 Unzen Liebstöckelsamen, eine halbe Unze zerstoßene und gesiebte Alantwurzel und eine halbe Unze Ingwer. Aus allen diesen zerstoßenen und gesiebten Ingredienzien bereitet man ein sehr weiches Pulver, danach fügt man von sehr gutem abgeschäumtem Honig so viel hinzu, wie man als Zusatz für erforderlich hält, d. h., daß die oben verzeichneten Ingredienzien durch die Vermischung (mit ihm) nahezu flüssig gebunden werden können; so hebt man es in einem Glasgefäß auf und nimmt, wenn man will, je einen nicht sehr vollen Löffel zu früher Stunde auf nüchternen Magen ein, jedoch (erst), wenn man spürt, daß man verdaut hat.
Die Zubereitung einer Auflage, die chronische Erkrankungen des Magens 102
heilt und (ihn) für die Verdauung kräftigt. Sie enthält folgende Ingredienzien: Stiertalg, Wachs, Hirschmark, alte Wagenschmiere und Terpentinharz, von diesen Ingredienzien jeweils die gleichen Gewichtsteile, 3 Unzen Honig und 3 Unzen Mastix mischt man miteinander. Diejenigen Ingredienzien, die flüssig gemacht werden müssen, macht man auf dem Feuer flüssig, und diejenigen, die zerstoßen werden müssen, macht man zu sehr feinem Pulver, das zubereitete Heilmittel streicht man auf ein dichtes Leinentuch und legt es auf den Magen oder die Eingeweide, es ist jedoch zweckmäßig,
daß es vor dem Zeitpunkt des Frühstücks abgenommen wird. Im folgenden 103
eine andere Auflage, die bei denselben Erkrankungen des Magens wirksam nützt: 2 Unzen Styrax, 2 Unzen Aloe, 1 Unze Petersilie, 1 Pfund Wachs, 1 Pfund Narde, 2 Unzen Mastix, 1$^1/_2$ Pfund gedörrtes Harz und 2 Unzen Terpentinharz. Mit den Ingredienzien, die flüssig gemacht und die zerstoßen werden müssen, verfährt man in ähnlicher Weise wie mit den oben verzeichneten Ingredienzien, und in ähnlicher Weise legt man das Heilmittel bis zur
Stunde des Frühstücks auf. Ebenso eine andere Auflage, die arete (Vortreff- 104
lichkeit) genannt wird und die bei chronischen Erkrankungen des Magens wirkt. Sie enthält folgende Ingredienzien: 1 Unze Kardamom, 1 Unze Weihrauch, 6 Unzen Wachs, 4 Unzen Harz, 2 Unzen Styrax, 1 Unze Cyprusöl

[1] Die Wörter stomachus und aqualiculus haben dieselbe Bedeutung und wurden deshalb in der Übersetzung nur einmal wiedergegeben.

olei cyprini – I, uini ueteris heminam. Cardamomum et libanum se-
mote tundendum et cribrandum, storax uino infundenda et reliqua,
quae remittenda sunt, lento igne soluenda et tum simul omnia per-
miscenda. Quod epithema similiter linteo aut phynicio inducendum
et sic ad uiscera adponendum et in horam prandii, si non fatigauerit,
habendum, ita tamen, ut aduerso pectore cuiuslibet pueri tepefactum
105 ponatur. Intiba decocta in cibo sumpta aut eorum aqua pota sto-
106 machum purgat. Herbam uettonicam mense Augusto lectam cum se-
mine et radicibus suis, sed sine ferro erutis, arefactam diligenter et
excussam, ne terram habeat, contundes et cribrabis ac pulueris eius
tenuissimi cyathos duos cum aquae sextariis sex in olla noua ad tertias
decoques ollamque ipsam opertam sub diuo repositam habebis. Ex
qua, si quando stomachi ardores concitabuntur, coclearia duo aut tria
107 laboranti gluttienda dabis; mire subuenies. Herbae uettonicae fasci-
culum, herbae nepetae ac pulei uirgulas singulas et salis paululum cum
uini ueteris heminis tribus in olla rudi usque ad heminam decoques
et ieiuno stomachico mane cocliaria singula aut eo amplius dabis.
108 Quotiens stomachi morsus sentire coeperis, glycerizae sucum de sur-
culo eius trahito aut ipsam sub lingua ad magnitudinem cicericuli
109 habeto; nec dolorem stomachi nec sitem sentis. Lac bubulum tepidum
incoctum subinde sumptum exulceratum quoque stomachum sanabit.
110 Coclea cruda deuorata ita, ut dentibus non tangatur, stomachum curat,
111 certe languentem, si per triduum sic sumatur, emendat. Cocleas, sed
ueras Africanas, conditas ex sale et paulolo olei coctas, sed non pur-
gatas qui ieiunus ternas aut quinas cotidie et frequenter sumpserit,
rarissimo stomachi dolore uexabitur. Certe si carbonibus tostae su-
112 mantur, melius prosunt. Si quis cymini triti ex melle terna coclearia
113 cotidie ieiunus accipiat, stomachi dolore mire carebit. Stomacho re-
medium optimum de experimento tale est: Petroselini uncias tres,
salis uncias duas, nardi spicae unciam, amomi uncias duas, hysopi
– II, uettonicae – II. Haec omnia in cucumam fictilem nouam mittes,
quae sit sextariorum nouem, eamque aqua supplebis et obturabis, ut
modicum spiramenti relinquas, et decoques ad tertias ac denuo aqua
supplebis et rursum ad tertias decoques, tunc adicies mellis optimi
despumati quartarium et tertia uice ad medias decoques ac postea in

106 Ps. Musa, epist. 30 **108** cf. Plin. 22,25 cf. Marc. 17,41 **109** Plin. 28,196 Ps. Theod. p. 325,26 **111** Med. Plin. 2,4,7 p. 39,6 cf. Marc. 20,35

5 fatigaueris L 8 agusto L 9 arefactum P 10 criblabis L 11 ollam L 13 qua] aqua P cocliaria P coclearea L 15 paulolum P 24 paulolum PL 25 cottidie L 27 cocliaria P 28 dolorem L remedio PL 29 petrosilini L 31 uetonicae L 32 suplebis PL

und eine Hemina alten Wein. Das Kardamom und der Weihrauch müssen gesondert zerstoßen und gesiebt werden, der Styrax muß mit dem Wein übergossen werden, und die übrigen Ingredienzien, die zerlassen werden müssen, sind auf schwachem Feuer aufzulösen, und dann sind alle miteinander zu vermischen. Diese Auflage muß in ähnlicher Weise auf ein Leinentuch oder ein purpurrotes Tuch aufgestrichen, so auf die Eingeweide aufgelegt und, wenn es nicht lästig ist, bis zur Stunde des Frühstücks daraufgelassen werden, jedoch so, daß sie, an der Brust eines beliebigen Knaben etwas erwärmt,
aufgelegt wird. Gekochte Endivien, im Essen eingenommen, oder ihr Wasser 105
getrunken reinigen den Magen. Man zerstößt Betonie, im August mit ihrem 106
Samen und ihren Wurzeln gesammelt, die jedoch ohne eisernes Instrument ausgerissen worden sind, nachdem sie sorgfältig getrocknet und ausgeschüttelt worden ist, damit keine Erde haftenbleibt, siebt sie, läßt von dem sehr feinen Pulver davon zwei Cyathi mit sechs Sextarii Wasser in einem neuen Topf auf ein Drittel einkochen und läßt den Topf selbst bedeckt unter freiem Himmel stehen. Davon gibt man dem Kranken, wenn einmal in seinem Magen Brände entfacht werden, zwei oder drei Löffel voll zu schlucken; man
bringt wunderbar Hilfe. Ein Bündel Betonie, je einen Stengel Katzenminze 107
und Polei und ein wenig Salz läßt man mit drei Heminae altem Wein in einem einfachen Topf bis auf eine Hemina einkochen und gibt dem Magenkranken morgens (davon) je einen Löffel oder (etwas) mehr als einen Löffel auf
nüchternen Magen ein. Sooft du Stiche im Magen zu spüren beginnst, sauge 108
den Saft von Süßholz aus seinem Stengel, oder halte es selbst in der Größe einer kleinen Kichererbse unter der Zunge; du spürst weder Magenschmerz
noch Durst. Ungekochte lauwarme Kuhmilch heilt, wiederholt eingenom- 109
men, auch einen von Geschwüren befallenen Magen. Wenn eine Schnecke 110
in der Weise roh hinuntergeschluckt wird, daß sie von den Zähnen nicht berührt wird, kuriert sie den Magen, mit Sicherheit heilt sie den kranken
(Magen), wenn sie drei Tage hindurch so eingenommen wird. Derjenige, der 111
täglich, und zwar häufig, je drei oder fünf Schnecken, jedoch echte afrikanische, mit Salz gewürzt und mit ein wenig Öl gekocht, doch nicht gesäubert, auf nüchternen Magen zu sich nimmt, wird sehr selten von Magenschmerz gequält. Mit Sicherheit nützen sie (noch) besser, wenn sie, auf Kohlen ge-
röstet, eingenommen werden. Wenn man von Kümmel, in Honig verrieben, 112
täglich je drei Löffel voll auf nüchternen Magen einnimmt, ist man in wunder-
barer Weise von Magenschmerz frei. Ein auf Grund der Erfahrung sehr gutes 113
Heilmittel für den Magen ist folgendes: Drei Unzen Petersilie, zwei Unzen Salz, eine Unze Narde, zwei Unzen Amomum, 2 Unzen Ysop und 2 Unzen Betonie. Alle diese Ingredienzien gibt man in einen neuen Tontopf, der neun Sextarii fassen soll, man füllt ihn mit Wasser, verschließt ihn in der Weise, daß man ein wenig Luft läßt, läßt (es) auf ein Drittel einkochen, füllt (ihn) von neuem mit Wasser auf, läßt (es) wiederum auf ein Drittel einkochen, dann fügt man einen Quartarius sehr guten abgeschäumten Honig hinzu, läßt (es) zum drittenmal, und zwar auf die Hälfte, einkochen, danach be-

uasculo uitreo aut fictili recondes sub signaculo atque ex eo aduersum stomachi laborem terna coclearia ex aqua calida, si febres erunt, aut
114 ex condito ieiunus, si non erunt, sumes. Ne stomachus perfrigescat, unctio saluberrima haec est: Foliorum lauri et bacarum, faenograeci, samsuci, cupressi, myrti, roris marini uncias singulas contundes et in uini ueteris sextariis V per triduum macerabis, quarto die olei boni sextarios tres adicies et in olla rudi ad prunas non acres ita decoques, donec uinum consumatur; tunc colabis et excrementa uel sordes abicies et rursus ollam cum medicamine ad tenues prunas repones eique addes cerae nitidae libram, resinae terebinthinae purgatae selibram. Haec omnia permixta et coagitata ad modum ceroti recondes et, cum opus fuerit, non solum ad stomachi, sed etiam ad neruorum et muscu-
115 lorum perfricationem uteris saluberrimo unguento. Antidotum Hadriani, quo utebatur Caesar Augustus. Quae potio dat omni corpori fortitudinem. Quisque enim ea usus fuerit, nec stomachi nec iocineris nec heparis nec splenis nec cordis nec lateris aut pulmonis aut coxarum dolores patietur, sed nec tussem nec perfrictiones nec pasmos nec coli dolores sentiet nec dysintericus nec hydropicus nec suspiriosus aut cholericus erit. Facit etiam hoc remedium contra omnes umores noxios et omnia uenena uel maleficia in cibo aut in potionibus data. Compositio ergo eius est talis: Feniculi seminis, guminis, cymini Thebaici, thymi, pulei, origani, piperis albi, herbae Sabinae, petroselini, cedri semen, chamaedryos, cassiae bonae, Iouis barbarum, rapae seminis, nardostachys, iunci seminis, euforbi, echiu radicem, hoc est capsellae, cyperi, pyrethri, trifolii semen, quo mulieres utuntur in capite, amomi, serpulli sicci, gentianae, aristolociae longae, rutae agrestis semen, omnium supra scriptarum specierum uncias singulas, item rutae radiculam, quae facit ad porcorum incommoda, agni radicem, †hoclamsani† siue argimoniae radicem, draconteae radicem, quae radix est quasi costum et bene olet, acori radicem. Harum specierum singulas semuncias adpendes et omnia uel infra uel supra scripta diligenter tunsa et cribrata in puluerem tenuissimum rediges ac postea cum

114 Ps. Theod. p. 290, 6 **115** Ps. Apul. additamenta p. 220

2 cocliaria P 5 myrti] miriti P mirin L *corr. Co* 6 sextarius L 7 sextarius L 13 hadrianae PL 14 agustus L 17 perfricationes L 18 idropicus L 19 choleticus P choleticos L humeros P noxius L 21 cymini guminis thaici (thebici L) PL *corr. Ni coll. Ps. Apul. et Plin. 19,161* 22 thimi L thibi P petrosilini L citri *Ps. Apul.* 23 chamaedryos *Ps. Apul.* chamaedrosi PL (*Ps. Apul.* M) barbararum PL barbae *Co* 24 nardostorachis L echiu *Ps. Apul.* echus P echios L 25 quod L *Ps. Apul.* 28 acni L hoc lamsani P hoc est samsana *Ps. Apul.* hoc est samsucus *Sigerist* hoc est lampsani *Heraeus*

wahrt man (es) in einem Glas- oder Tongefäß unter Siegelverschluß auf und nimmt davon gegen Magenschmerz auf nüchternen Magen je drei Löffel voll, wenn Fieber auftreten, in warmem Wasser oder, wenn keine auftreten, in Würzwein ein. Damit sich der Magen nicht erkältet, ist folgende Einreibung 114
sehr gesund: Man zerstößt je 1 Unze Lorbeerblätter und -beeren, Bockshornkraut, Majoran, Zypresse, Myrte und Rosmarin, weicht sie in 5 Sextarii altem Wein drei Tage hindurch ein, fügt am vierten Tag drei Sextarii gutes Öl hinzu und läßt (alles) in einem gewöhnlichen Topf auf nicht stark glühenden Kohlen so kochen, bis der Wein verdampft ist; dann seiht man (es), wirft die Abfälle oder Schmutzteile fort, setzt den Topf mit dem Heilmittel wiederum auf schwach glühende Kohlen und fügt ihm ein Pfund helles Wachs und ein halbes Pfund gereinigtes Terpentinharz hinzu. Alle diese Ingredienzien bewahrt man, nachdem sie vermischt und verrührt worden sind, als Wachssalbe auf und verwendet sie, wenn es erforderlich ist, nicht nur bei Erkältung des Magens, sondern auch bei Erkältung der Sehnen und Muskeln als eine sehr gesundheitsfördernde Einreibung. Das Gegenmittel des Had- 115
rian, das er als Caesar Augustus zu verwenden pflegte. Dieser Trank gibt dem ganzen Körper Widerstandskraft. Jeder, der ihn verwendet, leidet nämlich weder an Magen-, Leber-[1], Milz-, Herz- noch an Seiten-, Lungen- oder Hüftschmerzen, auch spürt er weder Husten, Erkältungen, Krämpfe noch Schmerzen am Grimmdarm und erkrankt nicht an Ruhr, Wassersucht, Atemnot oder Brechdurchfall. Dieses Heilmittel wirkt auch bei allen schädlichen Säften und allen Giften oder übel wirkenden Mitteln, die im Essen oder in Getränken eingegeben werden. Seine Zusammensetzung ist nun folgende: Von Fenchelsamen, Gummi, thebanischem Kümmel, Thymian, Polei, Origanum, weißem Pfeffer, Sadebaum, Petersilie, Zedernsamen, Gamander, guter Kasia, Jupitersbart, Rübensamen, Nardenähre, Binsensamen, Wolfsmilch, Wurzel von Echios, d. h. von Silene, Zypergras, Bertramswurz, Samen vom Klee, den die Frauen auf dem Kopf tragen, Amomum, trockenem Feldthymian, Enzian, langer Osterluzei und Samen von wilder Raute, von allen oben verzeichneten Ingredienzien je 1 Unze, ebenso eine kleine Rautenwurzel, die bei Schweinekrankheiten wirkt, Keuschlammwurzel, ...-oder Argimoniawurzel, Drachenwurzwurzel, eine Wurzel, die wie Kostwurz ist und gut riecht, und Kalmuswurzel. Von diesen Ingredienzien wiegt man je eine halbe Unze ab, macht alle unten oder oben verzeichneten, nachdem man sie sorgfältig zerstoßen und gesiebt hat, zu sehr feinem Pulver,

[1] Die doppelte Bezeichnung mit dem lateinischen und dem griechischen Wort wurde in der Übersetzung nur einmal wiedergegeben.

melle Attico, quantum ad spissitudinem sufficiat, permiscebis atque ex eo, cum opus fuerit, quantum auellanae est magnitudo ieiuno dare
116 debebis. Confectio aceti diascilliu ad digestionem et stomachi uitia sic: Scillam sumes et inde tolles durissima quaeque sunt et proicies, deinde omnia tenerrima concides minute, ut habeat libram semis, eamque crudam coicies in aceti congium unum acerrimi et cum diu macerata fuerit et conbiberit, tolles scillam et exprimes idque acetum percolabis et in uas bene picitum repones, eiusque aceti ieiunus mane si sorbeas singula uel bina cocliaria, stomachum curabis et quod ad oris olidi ualetudinem adtinet, hoc medicamento odor malus emendabitur et, si in naso polypus fuerit, hoc aceto gargarizato eicietur. Quod quidem acetum et ad claritatem oculorum et ad auditum aurium optimum est, si adsidue gargarizetur. Ad uocem quoque et ad suspirium et ad splenem optimum remedium est. Si quis autem inde ad diem sorbeat uel dimidium cyathum, colorem optimum habebit et facilius suspirabit et cibum melius conficiet. Nam si quis multum comederit et non concoxerit et cibus ei in stomacho inacuerit, sorbeat
117 de hoc medicamento; continuo desinet crudus esse. Vt scias uero, quantam uim habeat: etiam caducis datum prodest. Nam si uel duos cyathos cadiuus inde sorbeat et currat passus mille ducentos quinquaginta ieiunus, mire remediabitur, si uel tertio aut quarto die id acceperit. Quod si quis erit in accipiendo cotidie patiens, penitus carebit hoc morbo. Hoc medicamen et uentos eiciet et uenas purgat. Nam is morbus ex uentorum multitudine mouetur; frigescit enim corpus de inparatione et nauseam facit et uomitus mouet. Si quis ergo hoc sumat, omnem escam et potionem bene concoquet et nulla res ei nocebit, ac si uoles hoc medicamine pthisim sedare, adde uini dulcis pau-
118 lulum et sic dato mixtum sorbire ieiuno. Si quis sanguinem excreabit, hoc medicamine accepto facile eiciet omnem molestiam, et uenae ei purgabuntur, quodque ad pulmones et arteria corrupta adtinet, per uomitum sanabitur, si hoc medicamento utatur adsidue, et si quem aqua intercutis tenebit, id est si hydropicus erit, sanabitur faciliusque curabitur, si recens morbus fuerit; nam per urinam illum cito digeret, et quod ad splenem attinet, extenuabitur. Oportet ergo prius uidere,

116–118 Plin. 20,97–101 23,59

3 debis **L** diascillin **PL** *corr. Co* 4 sunt *del. Co* (*at u. uerb. s. u.* quisque) 7 combiberit **L** 8 picatum *Co He* 10 medicamentum **PL** 11 gargalizatio **L** 16 suspirabis **PL** 17 coxerit **P** 18 medicamentum **PL** escias **L** 20 cyathus **L** passos **P** 21 acceperat **L** 24 multitudinem **L** 25 uomitos **L** 27 paulolum **L** 32 idropicus **L**

vermischt sie danach mit so viel attischem Honig, wie ausreicht, um eine (gewisse) Zähigkeit zu erreichen, und davon muß man dem Patienten, wenn es erforderlich ist, eine Menge in der Größe einer Haselnuß auf nüchternen Magen eingeben. Im folgenden die Zubereitung des Essigs Diascilliu zur Ver- 116
dauung und gegen Schädigungen des Magens: Man nimmt eine Meerzwiebel, entfernt davon alle sehr harten Bestandteile und wirft sie fort, danach schneidet man alle sehr zarten Bestandteile klein, so daß man ein halbes Pfund hat, schüttet sie roh in einen Congius sehr scharfen Essig, nimmt die Meerzwiebel, wenn sie längere Zeit eingeweicht worden ist und sich vollgesogen hat, heraus, preßt sie aus, seiht diesen Essig durch, bewahrt ihn in einem gut gepichten Gefäß auf, und wenn man von diesem Essig morgens je einen oder zwei Löffel voll auf nüchternen Magen trinkt, heilt man den Magen, und was die Gesundung eines schlecht riechenden Mundes betrifft, (so) wird mit diesem Heilmittel der schlechte Geruch behoben, und falls sich in der Nase Polypen gebildet haben, werden sie, wenn man mit diesem Essig gurgelt, entfernt. Dieser Essig ist für das klare Sehen der Augen und das Hörvermögen der Ohren sehr gut, wenn ständig damit gegurgelt wird. Auch für die Stimme, für das Atmen und für die Milz ist er ein sehr gutes Heilmittel. Wenn man jedoch täglich davon mindestens einen halben Cyathus trinkt, bekommt man eine sehr gute Farbe, atmet leichter und verdaut das Essen besser. Wenn man aber viel gegessen hat, nicht verdaut und einem das Essen im Magen sauer wird, soll man von diesem Heilmittel trinken; sofort hört er auf, unter unverdauten Nahrungssäften zu leiden. Damit du aber weißt, eine wie große Wirkung es 117
hat: Es nützt auch Fallsüchtigen, wenn es ihnen eingegeben wird. Denn wenn ein Fallsüchtiger mindestens zwei Cyathi davon trinkt und mit nüchternem Magen eintausendzweihundertfünfzig Doppelschritte läuft, wird er in wunderbarer Weise geheilt, wenn er dies mindestens den dritten oder vierten Tag eingenommen hat. Wenn jemand dies beim Einnehmen täglich treibt, wird er von dieser Krankheit völlig frei sein. Dieses Heilmittel vertreibt die Blähungen und reinigt die Adern. Denn diese Krankheit wird durch die Menge der Blähungen verursacht; der Körper erstarrt nämlich infolge der Funktionsschwäche (des Magens), sie bewirkt Übelkeit und verursacht Erbrechen. Wenn man dies also einnimmt, verdaut man jedes Essen und jedes Getränk gut, und nichts schadet einem, und wenn du mit diesem Heilmittel Schwindsucht heilen willst, füge ein wenig Süßwein hinzu, und gib es, so gemischt, dem Patienten auf nüchternen Magen zu trinken. Wenn 118
jemand Blut spuckt, beseitigt er durch Einnehmen dieses Heilmittels jede Beschwerde leicht, und seine Adern werden gereinigt; was die Lunge und die geschädigte Luftröhre betrifft, (so) wird er durch Erbrechen geheilt, wenn er dieses Heilmittel ständig verwendet; wenn jemand Hautwassersucht hat, d. h., wenn er wassersüchtig ist, wird er geheilt und (noch) leichter kuriert, wenn die Krankheit frisch ist; denn er verarbeitet sie rasch auf dem Wege der Urinausscheidung; und was die Milz betrifft, (so) schwillt sie ab. Man muß also zunächst sehen, woher eine Krankheit kommt. Wenn sie von

unde quis morbus ueniat. Si a splene erit, uenter soluetur aut crura
turgebunt. Dari itaque oportebit mane ieiuno duos cyathos, certe uel
unum cyathum, si satis infirmus erit, dato. Quod si ab iecore erit
morbus, mellis cyathum aut passi commisces cum cyatho eius aceti
idque per dies aliquot dabis. Primum namque sudoribus uehemen-
tissimis, postea etiam urina multa purgabitur, deinde cibum et potio-
119 nem libentissime sumet omniaque cito concoquet. Ad stomachi dolo-
rem arcendum cymas senapis uiridis ex aqua diligenter coques in olla
noua easque conditas oleo et liquamine manducabis. Sane obserua, ut
120 paululum salis mittas, dum coquuntur, propter bromum. Mel, rutam,
cyminum, piper simul tere et utere pro oxygaro ad inhibendum sto-
121 machi dolorem. Papauer nostrate cum lacte suo simul decoques in
aqua et ipsam aquam diligenter colatam stomachico cum melle Attico
122 potui dabis. Iris tunsae heminam, cyperi tunsi heminam in uini Ammi-
nei sextarium infundes, ut una nocte macerentur, deinde addes resi-
nae terebinthinae – VIIII, cerae – III, quas cum olei cyprini selibra
liquefacies. Deinde simul omnia miscebis et manibus subiges atque
123 malagmatis more stomacho laboranti adpones. Ceram, adipem anseri-
nam et butyrum in se decoque et in panno tenui stomacho calidum
124 adpone; confestim dolori stomachi subuenies. Peucedani radicem con-
tritam ex uino qui frequenter biberit, nec stomachi dolorem nec pul-
125 monis inflationem patietur. Item ad stomachi dolorem persici folia
uiridia teres et cum axungia uetere purgata subiges atque in panno
ad stomachum pones. Idem praestat mentastrum, quod supra ripas
126 nascitur, similiter inpositum. Oxyporium cydonite, quod facit ad sto-
machum et tussem, empneumatisin quoque soluit et digestionem citis-
sime praestat. Conficitur sic: Cydonea matura purgabis deforis et
deintus et pensabis ad pondo tria coquesque ex mulso in olla rudi et,
cum fuerint cocta, eicies de olla in catinum uel mortarium, separabis
deinde sucum illum, quem excocta dimiserint. Postea remittes cydonea
ipsa in ollam et tunc addes ibi aceti pondo duo, mellis optimi pondo
tria, mali granati expressi sextarium unum, coques postea lento igni,
donec unum corpus fiat et habeat mellis spissitudinem. Postea autem
refundes illud in mortarium et teres diutissime, donec omnis duritia
dissoluatur, et, dum teris summatim, adicies semunciam zingiberis et
piperis triti – II, petroselini – I et simul iterum discoques ac postea

126 cf. Antidot. Glasgou. p. 134

1 ad splen erit **L** ad spenerit **P** 2 uel certe *Heraeus* 5 aliquod **PL** 6 urinam **PL** multam **L** 10 quoquuntur **L** 20 dolor **PL** peucedami **PL** 21 nec[1]] ne **PL** 26 empneumatisen **PL** citissimam **P** 30 demiserint **L** 31 ipsam **P** 36 petrosilini **L**

der Milz kommt, ist die Zersetzung im Bauch zu stark, oder die Schenkel sind angeschwollen. Deshalb müssen dem Patienten morgens auf nüchternen Magen zwei Cyathi eingegeben werden, gib (ihm), wenn er ziemlich geschwächt ist, auf jeden Fall wenigstens einen Cyathus ein. Wenn nun die Krankheit aus der Leber kommt, mischt man einen Cyathus Honig oder Rosinenwein mit einem Cyathus von diesem Essig und gibt es einige Tage hindurch ein. Zunächst wird er nämlich durch sehr heftige Schweißausbrüche, danach auch durch starke Urinausscheidung gereinigt, danach nimmt er Speise und Trank sehr bereitwillig auf und verdaut alle Nahrungsstoffe
rasch. Um Magenschmerz fernzuhalten, kochst du Triebe von grünem Senf 119
mit Wasser in einem neuen Topf sorgfältig und ißt sie, mit Öl und Fischbrühe gewürzt. Achte freilich darauf, daß du, während es kocht, wegen des
strengen Geruchs ein wenig Salz dazutust. Verreibe Honig, Raute, Kümmel 120
und Pfeffer miteinander, und verwende (es) anstelle von Fischbrühe, die
mit Essig abgeschmeckt worden ist, um Magenschmerz zu verhindern. Man 121
läßt einheimischen Mohn zusammen mit seiner Milch in Wasser verkochen und gibt eben dieses Wasser, sorgfältig geseiht, dem Magenkranken mit
attischem Honig zu trinken. Man schüttet eine Hemina zerstoßene Iris und 122
eine Hemina zerstoßenes Zypergras in einen Sextarius Aminäerwein, damit sie eine Nacht eingeweicht werden, danach fügt man 9 Unzen Terpentinharz und 3 Unzen Wachs hinzu, die man zusammen mit einem halben Pfund Cyprusöl flüssig macht. Danach mischt man alle Ingredienzien miteinander, knetet sie mit den Händen und legt sie als erweichendes Mittel auf den
kranken Magen. Laß Wachs, Gänsefett und Butter für sich kochen, und 123
lege es mit einem dünnen Lappen warm auf den Magen; sofort bringst du
gegen den Magenschmerz Hilfe. Derjenige, der häufig zerriebene Saufen- 124
chelwurzel in Wein trinkt, leidet weder an Magenschmerz noch an Lungen-
blähung. Ebenso zerreibt man gegen Magenschmerz grüne Pfirsichblätter, ver- 125
setzt sie mit gereinigter alter Wagenschmiere und legt sie mit einem Lappen auf den Magen. Dasselbe bewirkt wilde Minze, die an den Ufern wächst, wenn
sie in ähnlicher Weise aufgelegt wird. Ein verdauungsförderndes Mittel mit 126
Quitten, das beim Magen und bei Husten wirkt, es vertreibt auch Blähungen und bewirkt sehr rasch Verdauung. Es wird folgendermaßen zubereitet: Man schält und entkernt reife Quitten, wiegt sie zu drei Pfund ab, kocht sie in Weinmet in einem gewöhnlichen Topf, schüttet sie, wenn sie gekocht sind, aus dem Topf in einen Tiegel oder Mörser und entfernt danach jenen Saft, den sie beim Kochen abgegeben haben. Danach schüttet man die Quitten selbst in den Topf zurück, fügt dann dort zwei Pfund Essig, drei Pfund sehr guten Honig und einen Sextarius ausgepreßte Granatäpfel hinzu, kocht (es) danach auf schwachem Feuer, bis eine einheitliche Masse entsteht und sie die Zähigkeit von Honig hat. Danach schüttet man aber jene Masse in den Mörser zurück, verreibt sie sehr lange, bis jede Härte aufgelöst worden ist, fügt, während man (es) leicht verreibt, eine halbe Unze Ingwer, 2 Unzen zerriebenen Pfeffer und 1 Unze Petersilie hinzu, läßt es zusammen wiederum kochen,

miscebis mulsum, ubi cocta fuerint cydonea, atque ita in uasculo
127 uitrio recondes et, cum opus fuerit, per cocleare ieiunus accipies. Sto-
machi et capitis dolores, tussem quoque longasque aegritudines curat
et dysintericis medetur, leptopyritias sanat, dolori etiam faucium et
synanchi succurrit tale medicamen: Piperis albi – I S, mellis Attici
– I S, asari – I, uettonicae, saxifragae, cassiae fistulae pondus ut
supra. Haec omnia trita cum despumato melle miscebis et dabis co-
clearium grande plenum ex condito mixtum, febricitanti uero ex aqua
128 calida. Antidotum multiplex ad multa remedia. Recipit haec: Croci
℈ XV, piperis albi – II S, amomi semunciam, pyrethri semunciam,
dauci Cretici semunciam, folii malabathri, nardostachys, cassiae, apii
seminis, euforbi, rutae seminis, petroselini, rosae siccae, opii singulas
semuncias, obobalsami ℈ VI, mellis boni ℔ II, cinnami semunciam.
Si non fuerit cinnamum, mittes cassiae fistulae duplum pro eo et haec
omnia tunsa cribrabis cribello tenui et sic misces opium cum melle et
mittis in mortarium et diligentissime teres, donec unum corpus fiat,
ac sic omnia permixta mittes in doliolum uitreum. Cum opus fuerit,
ex hoc cholicis fabae Aegyptiacae magnitudine cum aquae frigidae
cyathis tribus potui dabis, iocinerosis, qui iecur grauiter dolebunt, cum
uino mulso dabis, ut supra scriptum est, epilempticis, quos caducos
dicunt, dabis ut supra, pleuriticis cum aquae mulsae dabis cyathis
tribus, stomachum dolentibus cum poscae cyathis tribus, dysintericis,
qui persoluto uentre sunt, cum aqua frigida dabis, periodicis febribus
qui laborant, id est accessionibus diurnis et nocturnis, cum aqua ca-
lida dabis, quibus dentes dolent et quibus sanguis de gingiuis defluit,
cum posca frigida aut cum uino dabis ita, ut resolutum in ore teneant,
spleniticis ex posca dabis, paralyticis ex aqua calida, praecordia do-
lentibus itidem ex aqua calida, tortiones uentris qui patiuntur ex aqua
calida dabis, motiunculas leues qui patiuntur ex aqua calida dabis.
Secundas etiam mulieribus, quae ex partu uel ex abortu remanserint,
discutit, si ex suco faenograeci cocti uel ex mulsa bibendum detur.
Apostomata etiam et omnia intrinsecus collecta expurgat ex mulsa
datum uel ex feni Graeci suco. Sicca uero tussi laborantibus ex melle
solo dabis, ad uuam stillantem ex mulsa gargarizandum dabis, his
uero, qui fungos uenenatos comederint, cum oxymelis cyathis tribus
dabis. Venenum si quis biberit, ex suco ptisanae resolutum accipiat.

1 mulsam **PL** *corr. Kollesch* 4 dissintericis **P** leptoperitias **PL** leptoperetias *Heraeus* leptopyrexias *Co* *corr. Li* 7 cocliarium **P** 11 malabathri] alabastri **PL** *corr. Co* 12 petrosilini **L** 15 criblabis **L** 18 colicis *Co* 20 epilemphicis **P** 24 diuturnis **P** 28 ididem **L** 29 montiunculas **P** 35 oximellis **L** 36 pisinae **PL** *corr. Co*

mischt danach den Weinmet darunter, in dem die Quitten gekocht worden sind, bewahrt (es) so in einem Glasgefäß auf und nimmt (es), wenn es erforderlich ist, löffelweise auf nüchternen Magen ein. Folgendes Heilmittel 127
kuriert Magen- und Kopfschmerzen, auch Husten und langwierige Krankheiten, macht die an Ruhr Erkrankten gesund, heilt leichte Fieberanfälle und bringt auch bei Rachenschmerz und Angina Hilfe: $1^1/_2$ Unzen Pfeffer, $1^1/_2$ Unzen attischen Honig, 1 Unze Haselwurz und von Betonie, Saxifraga und Kasiastange das Gewicht wie oben. Alle diese Ingredienzien mischt man zerrieben mit abgeschäumtem Honig und gibt einen großen Löffel voll, mit Würzwein gemischt, ein, einem Fiebernden aber mit warmem Wasser. Ein 128
Gegenmittel, das durch seine Vielseitigkeit ein Heilmittel für viele Krankheiten darstellt. Es enthält folgende Ingredienzien: 15 Scripuli Safran, $2^1/_2$ Unzen weißen Pfeffer, eine halbe Unze Amomum, eine halbe Unze Bertramswurz, eine halbe Unze kretische Karotten, je eine halbe Unze Malobathrumblätter, Nardenähre, Kasia, Eppichsamen, Wolfsmilch, Rautensamen, Petersilie, trockene Rose und Opium, 6 Scripuli Opobalsam, 2 Pfund guten Honig und eine halbe Unze Zimt. Falls kein Zimt vorhanden ist, gibt man statt dessen von Kasiastange das Doppelte hinein, siebt alle diese Ingredienzien, nachdem sie zerstoßen worden sind, durch ein feines Sieb, mischt so das Opium mit dem Honig, schüttet (sie) in einen Mörser, verreibt (sie) sehr sorgfältig, bis eine einheitliche Masse entstanden ist, und schüttet so alle Ingredienzien, (miteinander) vermischt, in einen Glasbehälter. Wenn es erforderlich ist, gibt man davon Gallenkranken in der Größe einer ägyptischen Bohne mit drei Cyathi kaltem Wasser zu trinken, Leberkranken, die an der Leber starke Schmerzen haben, gibt man es mit Weinmet, wie oben beschrieben worden ist, Epileptikern, die man Fallsüchtige nennt, gibt man es wie oben, denjenigen, die an Rippenfellentzündung erkrankt sind, gibt man es mit drei Cyathi Wassermet, Magenkranken mit drei Cyathi Essigwasser, Ruhrkranken, bei denen die Zersetzung im Bauch äußerst stark ist, gibt man es mit kaltem Wasser, denjenigen, die an periodischen Fiebern leiden, d. h. an Tag und Nacht auftretenden Anfällen, gibt man es mit warmem Wasser, denjenigen, bei denen die Zähne schmerzen und bei denen Blut aus dem Zahnfleisch fließt, gibt man es mit kaltem Essigwasser oder mit Wein, in der Weise, daß sie es aufgelöst im Mund halten, Milzkranken gibt man es in Essigwasser, Gelähmten in warmem Wasser, denjenigen, die im Brustraum Schmerzen haben, ebenso in warmem Wasser, denjenigen, die an Bauchschmerzen leiden, gibt man es in warmem Wasser, und denjenigen, die an leichten Fieberanfällen leiden, gibt man es in warmem Wasser. Bei den Frauen vertreibt es auch die Nachgeburt, die nach der Geburt oder nach einer Fehlgeburt zurückgeblieben ist, wenn es in Saft von gekochtem Bockshornkraut oder in Wassermet zu trinken gegeben wird. Es reinigt auch von Abszessen und allen Eiteransammlungen im Innern, wenn es in Wassermet oder in Bockshornkrautsaft eingegeben wird. Denjenigen aber, die an trokkenem Husten leiden, gibt man es nur in Honig, bei Zäpfchenkatarrh gibt man es in Wassermet zum Gurgeln, denjenigen aber, die giftige Pilze gegessen haben, gibt man es mit drei Cyathi Essighonig. Wenn jemand Gift getrunken hat, nimmt er es, in Gerstenschleimsaft aufgelöst, ein. Bei allen

In omnibus sane passionibus [sunt] triduo continuo dabis; si necesse
fuerit, iterum alio triduo dabis. Omnibus sane quantum fabae Aegyp-
129 tiacae granum est dabis. Confectio potionis ad omnem sanitatem
utilis et ad stomachi confirmationem. Accipit haec: Lauri bacarum
purgatarum – I, myrrae – I, gentianae – I, aristoloci rotundi – I.
Puluerem tenuissimum ex his speciebus separatim tunsis facies et
postea permiscebis et repones et, cum uti uolueris, cocleare unum cum
potione calidae aquae ieiunus accipies et interpositis diebus, cum uolu-
eris, iterum accipies. Primo uere tamen incipies ḥac potione uti et
130 deinde quomodo uolueris per tempora triduo continuo uteris. Anti-
dotum, quod facit ad omnes dolores internos et ad stomachum con-
firmandum. Recipit haec: Apii seminis ꝯ XXI, anethi seminis ꝯ VIIII,
castorei ꝯ VI, piperis ꝯ III, opii ꝯ III, myrrae ꝯ III. Haec omnia
separatim tundes et ex melle optimo temperabis et, cum uolueris dare
potionem, in modum fabae globulos facies et dabis ex condito siue
uino uetere, sed si febricitauerit, ex calida aqua. Haec confectio dicitur
athanasia. Facit ad lateris et ad coli, praecipue ad stomachi dolorem.
131 Lini seminis et faenograeci et feniculi farinae singuli sextarii cum
aqua mulsa decocti et in panno stomacho laboranti et uisceribus duris
132 adpositi plurimum prosunt. Ad eos, quos subito linquit animus et
quibus mens alienatur aut uertigo est, cocleae cum suis testis tritae
incoctae ita dantur per dies quinque, ut prima die coclea una cum
passi cyatho potanda detur, alia die duae cum duobus cyathis, tertia
die tres cum tribus cyathis, quarta die duae cum duobus cyathis,
133 quinta die una cum cyatho uno. Potio efficacissima stomachi remedio
sic: Apii seminis drag̃. VI, petroselini drag̃. IIII, spicae nardi drag̃.
IIII, myrrae drag̃. IIII, piperis longi drag̃. V. Contrita uniuersa haec
diligenter in unum miscentur, deinde adicitur mellis optimi despumati
quod satis sit atque in uaso uitreo mixta seruantur. Inde, cum opus
fuerit, post balneum drag̃. IIII aut etiam minus, si infirmior erit qui
accipiturus est, ex aqua calida uel ex mulso in potione dabuntur.
134 Porri capitati excocti in cibo sumpti cum aceto plurimum prosunt
135 stomacho laboranti. Vrticae semen coctum iuuat stomachum, si cum
pane manducetur et cum iure suo. Cydonea quoque incocta in melle

129 cf. Ps. Theod. p. 316,28 cf. p. 322,1 **131** Plin. 20,254 Med. Plin. 2,4,3 p. 38,10 cf. Marc. 21,9 **132** Med. Plin. 2,4,5 p. 38,15 **133** Med. Plin. 2,4,13 sq. p. 40,1 **134** cf. Med. Plin. 2,5,2 p. 40,11 **135** Med. Plin. 2,5,2 p. 40,12

1 sunt *del. Co* 6 separatum L 11 fecit L 23 duo L 24 duo L 26 petrosilini L 27 *post* myrrae drag̃. IIII *add.* opii drachmae IIII, schoeni drachmae IIII *Med. Plin.* *post* longi drag̃. V *add.* piperis albi drachmae V *Med. Plin.*

Erkrankungen gibt man es jedenfalls drei aufeinanderfolgende Tage ein; wenn es erforderlich ist, gibt man es wiederum weitere drei Tage ein. Allen gibt man jedenfalls so viel ein, wie der Kern der ägyptischen Bohne ausmacht. Die Zubereitung eines Trankes, der für jede Art Wohlbefinden und 129
für die Kräftigung des Magens nützlich ist. Er enthält folgende Ingredienzien: 1 Unze entkernte Lorbeerbeeren, 1 Unze Myrrhe, 1 Unze Enzian und 1 Unze Osterluzei. Aus diesen gesondert zerstoßenen Ingredienzien macht man ein sehr feines Pulver, danach vermischt man sie, bewahrt sie auf, nimmt, wenn man sie verwenden will, einen Löffel voll mit einem Trank warmem Wasser auf nüchternen Magen ein und nimmt sie nach Unterbrechung von (einigen) Tagen, wenn man will, wiederum ein. Man fängt jedoch zu Beginn des Frühlings an, diesen Trank zu verwenden und verwendet ihn danach, wie man will, die Jahreszeiten hindurch drei aufeinanderfolgende Tage. Ein Gegenmittel, das bei allen inneren Schmerzen wirkt und zur 130
Kräftigung des Magens beiträgt. Es enthält folgende Ingredienzien: 21 Scripuli Eppichsamen, 9 Scripuli Dillsamen, 6 Scripuli Bibergeil, 3 Scripuli Pfeffer, 3 Scripuli Opium und 3 Scripuli Myrrhe. Alle diese Ingredienzien zerstößt man gesondert, mischt sie mit sehr gutem Honig, verfertigt, wenn man einen Trank eingeben will, Kügelchen im Maß einer Bohne und gibt sie in Würzwein oder altem Wein, wenn (der Patient) jedoch fiebert, in warmem Wasser ein. Diese Zubereitung wird athanasia (Unsterblichkeit) genannt. Sie wirkt bei Seiten-, bei Grimmdarm- und besonders bei Magenschmerz. Je ein Sextarius Leinsamen, Bockshornkraut und Fenchelmehl, mit 131
Wassermet gekocht und mit einem Lappen auf den kranken Magen und die verhärteten Eingeweide gelegt, nützen sehr viel. Bei denjenigen, die plötzlich 132
das Bewußtsein verlieren, die geistesgestört werden oder bei denen Schwindelanfälle auftreten, werden fünf Tage hindurch ungekochte Schnecken, mit ihren Schalen zerrieben, in der Weise eingegeben, daß am ersten Tag eine Schnecke mit einem Cyathus Rosinenwein zu trinken gegeben wird, am zweiten Tag zwei mit zwei Cyathi, am dritten Tag drei mit drei Cyathi, am vierten Tag zwei mit zwei Cyathi und am fünften Tag eine mit einem Cyathus. Im folgenden ein sehr wirksamer Trank als Heilmittel für den 133
Magen: 6 Drachmen Eppichsamen, 4 Drachmen Petersilie, 4 Drachmen Narde, 4 Drachmen Myrrhe und 5 Drachmen langen Pfeffer. Alle diese Ingredienzien werden zerrieben sorgfältig in eins gemischt, danach wird eine genügende Menge sehr guter abgeschäumter Honig hinzugefügt, und die Ingredienzien werden gemischt in einem Glasgefäß aufbewahrt. Davon werden, wenn es erforderlich ist, nach dem Bad 4 Drachmen oder, wenn derjenige, der es einnehmen soll, recht schwach ist, auch weniger in warmem Wasser oder in Weinmet im Getränk eingegeben. Kopflauch, gekocht und mit Essig im 134
Essen eingenommen, nützt dem kranken Magen sehr viel. Gekochter Brenn- 135
nesselsamen hilft dem Magen, wenn er mit Brot und mit seiner Brühe gegessen wird. Auch ungekochte Quitten, in Honig konserviert, nützen dem

136 seruata ieiuno data plurimum prosunt. Thalassomeli, quod iucundissime et inflationes deponit et uentrem purgat sine stomachi uexatione; est enim et odore et sapore gratissimo. Quod hoc modo fieri debet: Aqua marina ex alto, id est de profundo, uel aqua caelestis cum sale mixta pari mensura mellis optimi despumati permiscetur et seruatur
137 in uaso fictili et, cum opus fuerit, tepefacta potui datur. Purgatorium efficax, quod nec stomachum uexat nec caput grauat et bilem deducit: Lactis capruni sextarium, salis ammoniaci – II, mellis optimi – I. In unum omnia diu contrita et permixta ieiuno potui dantur; sed post potionem diu inambulare debet, ut ipsa potio melius motu corporis
138 prosit. Sabuci liber inter corticem et surculum rasus et tritus atque ad nucis iuglandis magnitudinem ex aqua uel mulso potus miro modo
139 detrahit bilem ac stomachum releuat. Vettonicae herbae folia in umbra arefacta contunde et cribra atque ex eo puluere paululum et mellis decocti cyathum unum permisce atque inde post cenam ad magnitudinem ciceris transgluttiendum dabis ei, qui cibum euomit statim et
140 non potest continere. Radicem ficulneam uini ueteris cyatho uno inrade et, priusquam cenes uel cubitum eas, bibito, si uitio stomachi
141 laborabis. Laseris uiui modicum ex aquae frigidae cyathis quattuor dilue et dormitum iturus bibe, ut cibum bene concoquas. Radicem
142 gustato dormitum uadens; idem tibi praestabit. Rorem marinum ieiunus commanducet aut in aqua calida excoctum bibat qui crudi-
143 tatem patietur; statim remediabitur. Conpositio potionis ad dolorem stomachi siue ad nauseam reprimendam sic: Herbae mandragorae, quae nascitur in locis montanis, sucus expressus ad ponderis scripulum dimidium potatusque ex aqua calida uel ex mulsa nauseam expellit, abundantiam fleumatis purgat sedatque dolorem stomachi et fastidium discutit. Vltra hoc autem pondus ne dederis, quia nullius
144 stomachus uim eius poterit sustinere. Puleium cum oxymeli decoctum ad mensuram heminae tepefactum ieiuno et digesto dabis bibendum, non solum stomachum reficies, sed etiam si circa cor aliquid erit uitii,
145 eadem potione sanabitur. Ad stomachum conponendum uteris remedio tali satis commodo: Rutam, apium, anethum, cyminum aequis portionibus coques cum uini ueteris sextariis duobus, postea addes olei amari ℥ I et iterum coques uel aliquandiu conbullire permittes atque inde, cum utcumque residerit feruor, per globum lanae sucidae stomacho quod sufficiat infundes ita, ut postea densus lanae floccus supra

136 Med. Plin. 2,5,5 p. 41,3 **141** cf. Plin. 22,102 cf. Marc. 20,72

3 odorem **PL** saporem **PL** 12 ad *om.* **P** 14 cribla **L** 16 transglutiendum **P** 16 sq. et non *eras.* **L** 19 lasseris **L** 29 decocti **L** 30 tepefactae **L** 32 componendum **L** 35 conpullire **P** 36 ferbor **PL**

Patienten, auf nüchternen Magen eingegeben, sehr viel. Meerwasser mit 136
Honig, das sehr erfolgreich Blähungen beseitigt und ohne Belästigung des Magens den Leib reinigt; es ist nämlich von sehr angenehmem Geruch und Geschmack. Es muß in folgender Weise hergestellt werden: Meerwasser von hoher See, d. h. aus dem Tiefen, oder Regenwasser, mit Salz gemischt, wird mit dem gleichen Maß sehr gutem abgeschäumtem Honig vermischt, in einem Tongefäß aufbewahrt und, wenn es erforderlich ist, etwas erwärmt
zu trinken gegeben. Ein wirksames Abführmittel, das einerseits den Magen 137
nicht belästigt und den Kopf nicht beschwert, andererseits aber die Galle reduziert: Einen Sextarius Ziegenmilch, 2 Unzen ammonisches Salz und 1 Unze sehr guten Honig. Alle Ingredienzien werden, lange in eins verrieben und vermischt, dem Patienten auf nüchternen Magen zu trinken gegeben; doch muß er nach dem Trinken lange spazierengehen, damit der Trank
selbst durch die Bewegung des Körpers besser nützt. Holunderbast, zwi- 138
schen Rinde und Zweig abgeschabt, zerrieben und in der Größe einer Walnuß in Wasser oder Weinmet getrunken, zieht in wunderbarer Weise Galle
ab und erleichtert den Magen. Zerstoße im Schatten getrocknete Betonien- 139
blätter, siebe sie, vermische ein wenig von diesem Pulver und einen Cyathus gekochten Honig, und gib davon demjenigen, der das Essen sofort erbricht und nicht bei sich behalten kann, nach dem Mittagessen in der Größe einer
Kichererbse, damit er es hinunterschluckt. Schabe eine Wurzel vom Feigen- 140
baum in einen Cyathus alten Wein, und trinke sie, wenn du an einer Schädi-
gung des Magens leidest, bevor du Mittag ißt oder schlafen gehst. Verdünne 141
ein wenig Silphiumsaft mit vier Cyathi kaltem Wasser, und trinke es, wenn du schlafen gehst, um die Nahrung gut zu verdauen. Nimm, wenn du schla-
fen gehst, Rettich zu dir; er bewirkt dir dasselbe. Derjenige, der an einem 142
Überschuß an unverdauten Nahrungsstoffen leidet, soll auf nüchternen Magen Rosmarin essen oder, in warmem Wasser gekocht, trinken; er wird
sofort geheilt. Im folgenden die Zusammensetzung eines Tranks gegen 143
Magenschmerz oder um Übelkeit zu beseitigen: Der Saft von Alraun, der in gebirgigen Gegenden wächst, zu einem halben Scripulus an Gewicht herausgepreßt und in warmem Wasser oder in Wassermet getrunken, vertreibt Übelkeit, reinigt von Überfluß an Schleim, beruhigt Magenschmerz und beseitigt Ekel. Gib aber nicht über dieses Gewicht hinaus ein, weil der Magen
keines Patienten seine Wirkung ertragen kann. Polei, mit Essighonig zum 144
Maß einer Hemina gekocht, gibt man, etwas erwärmt, dem Patienten auf nüchternen Magen und nach der Verdauung zu trinken, man stellt nicht nur den Magen wieder her, sondern auch wenn im Bereich des Herzens irgend-
eine Schädigung auftritt, wird sie durch diesen Trank geheilt. Um den Magen 145
in Ordnung zu bringen, verwendet man folgendes recht angemessene Heilmittel: Raute, Eppich, Dill und Kümmel kocht man zu gleichen Gewichtsteilen mit zwei Sextarii altem Wein, danach fügt man 1 Sextarius bitteres Öl hinzu, kocht (es) wiederum bzw. läßt (es) eine Zeitlang sprudelnd kochen und träufelt davon, wenn sich die Hitze einigermaßen gelegt hat, mit einem Bausch frischer Wolle eine genügende Menge auf den Magen, in der Weise, daß danach eine dichte Wollflocke auf den Magen des liegenden Patienten

stomachum iacentis ponatur. Post horam quam hoc feceris de nardo
tepido stomachum perfricabis et de sabano molli leuiter detergebis,
146 deinde infirmum deambulare facies. Confectio epithimatii, quod sto-
machi uetustas causas emendat et ad digestionem confirmat: Ceram,
seuum taurinum, medullam ceruinam, axungiam ueterem, resinam
terebinthinam, horum pondera singula aequalia mittes, deinde adicies
mellis – III, masticis – III. Quae liquanda fuerint liquabis et quae
tundenda tundes et sic confectum medicamen in linteo adponetur
147 stomacho; quod ante momentum prandii subtrahi conuenit. Item aliud
epithema, quod efficaciter prodest stomacho et uisceribus: Storachis
– II, aloes – II, petroselini – I, cerae p I, nardi p I, masticis – II,
resinae frictae p S, resinae terebinthinae – II. Quae liquanda sunt
liquabis et quae tundenda tundes et permiscebis et sic confectum me-
148 dicamen similiter linteo inductum stomachum adpones. Ad confirman-
dum stomachum uel conseruandum, si quis infirmum habet de quar-
tanae labore, epithematium tenue: Axungiae porcinae, butyri, resinae
frictae, herbae Sabinae, cerae rufae libras singulas, cerussae – III,
cerae Ponticae – III. Haec omnia seorsum parata miscebis et simul
149 decoques et sic uteris. Descriptio Polyarchi ad stomachum post diuti-
nas febrium molestias componendum: Cassiae – I, rosae siccae – I,
cyperi – I, cardamomi – I, nardostachi – I, nardoceltici – I, mala-
bathri – I, iris Illyricae – I, ynanthi – I, masticis Chiae – I, croci
– I, ammomi – I, meliloti – I, absinthi – I, costi – I, guttae ammo-
niaci – I, aloes – I, turis – I, myrrae – I, delliu drag̃. VIII, storachis
drag̃. X in uino infusae, xylobalsami drag̃. IIII, scynoanthi drag̃. IIII,
resinae terebinthinae drag̃. XLVIII, nardomyri drag̃. LXIIII; ex quo
cerotum facies adiectis olei rosei drag̃. LXVI, cerae Ponticae drag̃.
CXXVIII, opobalsami drag̃. XVI. Haec omnia tunsa cribrata et ce-
tera uino optimo madefacta simul in mortario colliges. Ex quibus
trochisci uel magdalia fient; ceroto uero facto uel puluis supra scriptus
uel ramenta miscentur.

146 cf. Marc. 20,102 **147** cf. Marc. 20,103

2 sabono **L** 10 epithyma **P** 16 butri **L** 24 bdelliu *edd.*
27 adiecti **PL**

gelegt wird. Eine Stunde, nachdem man dies getan hat, massiert man den Magen mit lauwarmem Nardenöl, wischt ihn mit einem weichen Tuch behutsam ab und läßt den Kranken danach spazierengehen. Die Zubereitung einer 146
Auflage, die chronische Erkrankungen des Magens heilt und (ihn) zur Verdauung kräftigt: Wachs, Stiertalg, Hirschmark, alte Wagenschmiere und Terpentinharz, von diesen Ingredienzien nimmt man jeweils das gleiche Gewicht, danach fügt man 3 Unzen Honig und 3 Unzen Mastix hinzu. Diejenigen Ingredienzien, die zerlassen werden müssen, zerläßt man, diejenigen, die zerstoßen werden müssen, zerstößt man, und das so zubereitete Heilmittel wird mit einem Leinentuch auf den Magen gelegt; es ist angebracht, daß es vor dem Zeitpunkt des Frühstücks abgenommen wird. Ebenso eine 147
andere Auflage, die dem Magen und den Eingeweiden wirksam nützt: 2 Unzen Styrax, 2 Unzen Aloe, 1 Unze Petersilie, 1 Pfund Wachs, 1 Pfund Narde, 2 Unzen Mastix, 1/2 Pfund gedörrtes Harz und 2 Unzen Terpentinharz. Diejenigen Ingredienzien, die zerlassen werden müssen, zerläßt man, und diejenigen, die zerstoßen werden müssen, zerstößt man, vermischt sie und legt das so zubereitete Heilmittel in ähnlicher Weise, auf ein Leinentuch gestrichen, auf den Magen. Eine dünnflüssige Auflage, um den Magen zu kräfti- 148
gen oder (gesund)zuerhalten, wenn jemand infolge einer Erkrankung an Viertagefieber einen geschwächten Magen hat: Je 1 Pfund Wagenschmiere aus Schweinefett, Butter, gedörrtes Harz, Sadebaum und rotes Wachs, 3 Unzen Bleiweiß und 3 Unzen pontisches Wachs. Alle diese Ingredienzien mischt man, gesondert zubereitet, kocht sie zusammen und verwendet sie so. Eine von Polyarchos stammende Beschreibung, um den Magen nach an- 149
haltender Fieberkrankheit in Ordnung zu bringen: 1 Unze Kasia, 1 Unze trockene Rose, 1 Unze Zypergras, 1 Unze Kardamom, 1 Unze Nardenähre, 1 Unze keltische Narde, 1 Unze Malobathrum, 1 Unze illyrische Iris, 1 Unze Oenanthium, 1 Unze chiischen Mastix, 1 Unze Safran, 1 Unze Amomum, 1 Unze Steinklee, 1 Unze Wermut, 1 Unze Kostwurz, 1 Unze Ammoniakharztropfen, 1 Unze Aloe, 1 Unze Weihrauch, 1 Unze Myrrhe, 8 Drachmen Bdellium, 10 Drachmen in Wein getränkten Styrax, 4 Drachmen Balsamholz, 4 Drachmen Kamelheu, 48 Drachmen Terpentinharz und 64 Drachmen Nardomyrum; daraus bereitet man unter Beifügung von 66 Drachmen Rosenöl, 128 Drachmen pontischem Wachs und 16 Drachmen Opobalsam eine Wachssalbe. Alle diese Ingredienzien, zerstoßen und gesiebt, die übrigen, in sehr gutem Wein eingeweicht, bindet man zusammen in einem Mörser. Aus ihnen werden runde oder zylinderförmige Tabletten hergestellt; aber mit der zubereiteten Wachssalbe werden entweder das oben beschriebene Pulver oder Späne gemischt.

CAPVT XXI

Cordis Dolori Et Corco Et Praecordiis Remedia Rationabilia Diversa De Experimentis

Praecordiorum dolorem catuli lactantes admoti uisceribus huma-
nis transferre in se adseruntur idque exinteratis perfusisque uino de-
2 prehenditur uitiatis eorum uisceribus. Ad corcum carmen. In lamella
stagnea scribes et ad collum suspendes haec: „Ante cane corcu nec
megito cantorem ut hos ut hos ut hos; praeparabo tibi uinum, leua
libidinem, discede a nonnita, in nomine Dei Iacob, in nomine Dei
3 Sabaoth.“ Item ad id aliud carmen: „Corce corcedo stagne,

Pastores te inuenerunt,
Sine manibus colligerunt,
Sine foco coxerunt,
Sine dentibus comederunt.

Tres uirgines in medio mari mensam marmoream positam habebant;
duae torquebant et una retorquebat. Quomodo hoc numquam factum
4 est, sic numquam sciat illa gaioseia corci dolorem.“ Ad cordis dolorem
uel ad eos, qui lumbricis in corde uexantur: Aquam maluae cum melle
5 pari mensura permixtam tepidam ieiuni bibant. Ad cordis dolorem
herbae erythrodani, id est caulis purpurei, hoc est marini, uel sisym-
briae sucum ad plenitudinem conchulae oblongae, quam Graeci tel-
linen, alii chemam macran uocant, cum aqua calida prope noctem
6 dormitum uadens bibat. Pinus uiridis acuculae contritae ex uino op-
timo potui datae cordis dolorem sedant ita, ut qui potionem acciperit
7 pinguibus escis abstineat. Dolorem cordis leuat cymini Aethiopici
8 commanducati sucus frequenter transmissus. Aduersum cordis pulsum
uel dolorem mirum remedium, quod in lamella stagnea scribes:
ΚΑΡΥΑΝΚω ΚΑΡΥΑΝΚωΝ ΚΑΡΥΑΝΚωΥ et fylacterium de storace
subfumigabis et in collo ex licio suspendes; ita proderit, ut stupeas.

XXI 1 Plin. 30,42 cf. Med. Plin. 2,4,2 p. 38,8 cf. Q. Ser. 439 3 cf. Pelagon. 121 p. 58,14 cf. Marc. 28,16 6 Ps. Theod. p. 328,27 Phys. Plin. 2,3 fol. 38B 8 Ps. Theod. p. 328,26

4 lactentes **P** 8 utos utos utos **PL** *corr. Usener apud Heim, p. 482* leue **PL** *corr. Grimm, Kl. Schr. 2, p. 134* 9 annonita **PL** *corr. Grimm ibid.* di **PL** 10 Sabaoth] cabaait **PL** *corr. Co* corcedo corcedo stagna *Grimm, Kl. Schr. 2, p. 134* corce corce de stagno *Heraeus* stagnae **L** 12 collerunt **L** 17 Gaia Seia *Grimm l. c. p. 151* 20 erythrodanis **P** erithrodanis **L** 21 telunen **PL** 22 chemam] heminam **PL** *corr. Co* macram **P**

21. KAPITEL

Verschiedene auf Grund von Erfahrungen gewonnene künstliche Heilmittel gegen Herzschmerz, Kollern im Leib und für den Brustraum

Man behauptet, daß saugende Hunde, die nahe an die menschlichen Eingeweide herangebracht werden, den Schmerz im Brustraum zu sich hinüberziehen, und dies wird, wenn sie ausgeweidet und mit Wein übergossen worden sind, an ihren geschädigten Eingeweiden erkannt. Ein Spruch 2
gegen Kollern im Leib. Folgendes schreibt man auf ein Plättchen Werkblei und hängt es an den Hals: „Singe zuvor mit Kollern, und bepisse nicht den Sänger, wie den Soundso, Soundso und Soundso; ich werde dir Wein bereiten, mindere dein Begehren, laß ab von dem Mädchen, im Namen des Gottes Jakobs, im Namen des Gottes Zebaoth.“ Ebenso ein anderer Spruch 3
dagegen: „Corce corcedo stagne,

Hirten haben dich gefunden,
Ohne Hände aufgelesen,
Ohne Herd gekocht,
Ohne Zähne gegessen.

Drei Jungfrauen hatten mitten im Meer einen Marmortisch aufgestellt; zwei drehten (ihn), und eine drehte (ihn) zurück. Wie dies niemals geschehen ist, so soll jene Soundso niemals Kollerschmerz erfahren.“ Gegen Herzschmerz 4
oder für diejenigen, die im Herzen von Spulwürmern gequält werden: Sie sollen Malvenwasser, mit Honig im gleichen Maß vermischt, lauwarm auf nüchternen Magen trinken. Gegen Herzschmerz soll man Saft von Krapp, 5
d. h. von Purpur-, d. h. von Meerkohl, oder von Quendel in der Menge einer länglichen Muschel, die die Griechen telline, andere chema macra nennen, mit warmem Wasser gegen Abend trinken, wenn man schlafen geht. Grüne 6
Fichtennadeln, zerrieben in sehr gutem Wein zu trinken gegeben, beruhigen Herzschmerz, in der Weise, daß derjenige, der den Trank einnimmt, keine fetten Speisen ißt. Herzschmerz lindert Saft von zerkautem äthiopischem 7
Kümmel, wenn er häufig hinuntergeschluckt wird. Gegen Herzklopfen oder 8
-schmerz ein wunderbares Heilmittel, das man auf ein Plättchen Werkblei schreibt: ΚΑΡΥΑΝΚΩ ΚΑΡΥΑΝΚΩΝ ΚΑΡΥΑΝΚΩΥ, das Amulett räuchert man mit Styrax und hängt es mit einem Faden an den Hals; es

9 Ad dolorem praecordiorum cataplasma egregium: Lini seminis sex-
tarium unum, feniculi seminis sextarium unum ex aqua mulsa
decoques et in panno calido praecordiis saepius adplicabis; mire
10 proderit. Cerotum ualde efficax ad cordis dolorem: Cerae selibram,
olei cyprini selibram, absinthi Pontici selibram. Absinthium tundes,
11 ceram remittes et permiscebis ac pro ceroto uteris. Qui praecordiorum
ardore uexantur, si etiam febres et lumbricos habeant, hoc remedio
sanabuntur: Ouum crudum summiter apertum exinanies idque im-
plebis oleo uiridi et defundes et lotio uirginis pueri implebis et de-
fundes, tum adicies parum mellis et in unum cum oui ipsius interiori-
bus permiscebis et potandum ieiuno dabis. Hoc et stercus uetussimum
12 et lumbricos noxios pellit et febrem acutissimam releuat. Bulbi ex-
cocti triti inliti tumorem praecordiorum et uentris emolliunt. Item
13 proficies, si ocimum triueris et eo praecordia spissius inleueris. Feni-
culi farina cum pari mensura mellis decocta ceroti modo panno in-
14 linitur et calens tumori praecordiorum inponitur. Malagma ad prae-
cordiorum tensionem et uentris ac stomachi duritiem diutinam cum
dolore, quod et iecori et lieni prodest. Conficitur sic: Cerae ℘ I, guttae
ammoniaci ℘ I, iris Illyricae ✱ XXII, opopanacis ✱ XX, anesi ✱ XXV,
faenograeci seminis ✱ XXV, resinae terebinthinae ℘ L, adipis suillae
ueteris ℘ L, aceti acris Ꞩ I, mellis ℘ II. Melle cum aceto permiscendum
est atque illic arida omnia die et nocte maceranda sunt, terebinthinam
uero et ceram et adipem liquefactam in unum ceteris admisceri opor-
tet et deinde manibus diutissime subigi, donec sine offensione ma-
15 lagma temperatissimum fiat. Ad cordis pulsum siue salissationem su-
cinum uerum mittes in aquam feruentem et illic esse patieris atque
inde per triduum laboranti singulos cyathos tepefactos, si nimium
erit frigus, dabis bibendos. Hoc remedium et homini et animalibus
prodest.

9 Med. Plin. 2,4,3 p. 38,11 Ps. Theod. p. 329,8 cf. Marc. 20,131 21,13 **11** Ps. Theod. p. 328,22 **12** 12 Med. Plin. 2,4,2 p. 38,9 **13** Med. Plin. 2,4,2 p. 38,10 cf. Q. Ser. 437 **13** Med. Plin. 2,4,3 p. 38,12 Ps. Theod. p. 329,10 **14** Scrib. 260

6 cera **PL** 8 sumiter **PL** 9 olei **P** 12 reuelat **P** 14 praecordias **PL** faeniculi **L** 16 imponitur **L** 18 pro I **P** 19 ℘ I] p. ✱ L *Scrib.* 21 ℘ I *(bis)* **P**, *sed super rasuram scriptum, in qua fuit* L p. ✱ L *Scrib.* 23 adipe **PL** 24 subige **PL** 27 tepefactus **L** 28 hominis **PL**

nützt so, daß man verblüfft ist. Ein ausgezeichnetes Pflaster gegen Schmerz 9
im Brustraum: Man kocht einen Sextarius Leinsamen und einen Sextarius Fenchelsamen in Wassermet und bringt (es) mit einem warmen Lappen häufiger auf die Brust; es nützt wunderbar. Eine gegen Herzschmerz sehr 10
wirksame Wachssalbe: ein halbes Pfund Wachs, ein halbes Pfund Cyprusöl und ein halbes Pfund pontischen Wermut. Man zerstößt den Wermut, zerläßt das Wachs, vermischt es und verwendet es als Wachssalbe. Diejenigen, 11
die im Brustraum von einem Brennen gequält werden, werden, auch wenn sie Fieber und Spulwürmer haben, mit folgendem Heilmittel geheilt: Man leert ein an der Spitze geöffnetes rohes Ei, füllt es mit frischem Öl und gießt es aus, füllt es mit dem Urin von einem keuschen Knaben und gießt es aus, dann fügt man ein wenig Honig hinzu, vermischt (es) mit den inneren Bestandteilen von eben diesem Ei in eins und gibt es dem Patienten auf nüchternen Magen zu trinken. Dies vertreibt den ältesten Kot und schädliche Spulwürmer und beseitigt das heftigste Fieber. Gekochte Zwiebeln, zer- 12
rieben und aufgestrichen, lassen Schwellung im Brustraum und am Leib zurückgehen. Ebenso erzielt man einen Erfolg, wenn man Basilienkraut zerreibt und damit den Brustraum recht dick bestreicht. Fenchelmehl wird, 13
mit dem gleichen Maß Honig gekocht, wie Wachssalbe auf einen Lappen gestrichen und warm auf die Schwellung im Brustraum gelegt. Ein erwei- 14
chendes Mittel gegen Spannung im Brustraum und anhaltende mit Schmerz verbundene Verhärtung im Leib und im Magen, das auch der Leber und der Milz nützt. Es wird folgendermaßen zubereitet: 1 Pfund Wachs, 1 Pfund Ammoniakharztropfen, 22 Denarii illyrische Iris, 20 Denarii Opopanax, 25 Denarii Anis, 25 Denarii Bockshornkrautsamen, 50 Pfund Terpentinharz, 50 Pfund altes Schweinefett, 1 Sextarius scharfen Essig und 2 Pfund Honig. Der Honig muß mit dem Essig vermischt werden, darin müssen alle trockenen Ingredienzien einen Tag und eine Nacht lang eingeweicht werden, das Terpentinharz aber, das Wachs und das Fett müssen zerlassen den übrigen Ingredienzien in eins beigemischt werden, danach ist sehr lange mit den Händen zu kneten, bis ein so durch und durch geschmeidiges Mittel entsteht, daß es (die Haut) nicht verletzt. Bei Herzklopfen oder hüpfender 15
Bewegung des Herzens legt man echten Bernstein in kochendes Wasser, läßt ihn darin liegen und gibt davon dem Kranken drei Tage hindurch je einen Cyathus zu trinken, (und zwar) wenn seine Kälte zu groß ist, etwas erwärmt. Dieses Heilmittel nützt Mensch und Tieren.

CAPVT XXII

Ad Eparis Sive Iecoris Vitia Omnia Et Molestias Vniversas Remedia Rationabilia Et Physica Diversa De Experimentis

Rutae siluestris manipulo in ollam nouam coniecto decoctoque
ex tribus heminis aquae ad heminam adicies mellis libram rursusque
feruefacies. Ex eo per triduum ieiuno potum dabis iocineris dolore
2 nimio laboranti. Hircinus sanguis adhuc calens supra prunas excoctus
3 et cibatui datus ieiuno iocineroso mederi traditur. Viuerra tosta por-
celli lactentis modo inassata et cibo data ieiuno mire iocineroso suc-
4 currit. Epatice experta sic: Piper album et masticem aequis portio-
nibus tundes et cribrabis rursusque in mortario teres atque ita oleo
Hispano optimo temperabis, ut sit spissum. Inde catapotia facies
magnitudine ciceris eaque in sole siccabis, ut durescant, tunc in pyxide
recondes et ex his unam pilulam ieiuno in ouo sorbili dabis adiciesque
5 parum salis, sed per triduum dabis. Tumori iocineris adprime medetur
hoc remedium: Inulae radicis – III, quae Graece dicitur helenium,
decoques ad medias in aquae sextariis tribus atque heminam ex ea
6 ieiuno in dolore bibendam dabis idque per triduum facies. Ad ueteres
iocineris dolores potio optima sic: Nardi spicae ℈ VIII, croci ℈ II,
myrrae ℈ III, cassiae ℈ VIII, scoeni ℈ VIII. Omnia trita et cribrata
melle optimo conprehendes et dabis ieiuno in potione ℈ III ex aquae
7 mulsae cyathis IIII, quousque uitium extirpes. Ad tumorem iocineris
et ad dyspniam remedium sic: Petroselini, costi, chamaepitys aequa
pondera tundes, cribrabis et dabis ieiuno epatico duo cocliaria cum
8 aqua mulsa. Melanthium, id est git, quantum cocleare recipitur, con-
9 tere et da cum uino tepido dulci bibendum ieiuno epatico. Nimium
laudatum iocinerosis remedium sic: Picem duram contere et ex ea da
10 potandum ieiuno epatico cocleare unum cum uino austero. In lamina
stagnea scribe: „Ite NЄ PѠY“ et desuper nomen eius iocinerosi, cui
mederi uoles, scribe, laminam uero licio ligatam collo eius suspendes
11 mundusque id facito. Absinthi florem, cassiam, crocum, nardi spicam,
asarum, scoeni florem, folium, masticem, xyrobalsamum, amomum,

XXII 1 Ps. Apul. 116,11 Phys. Plin. 2,17 fol. 40B 2 Plin. 28,197
3 Med. Plin. 2,4,7 p. 39,5

6 feruere facies **L** potui *edd.* 8 iocinoroso **L** uiuerna **PL** 9 lac-
tantis **L** iocinoroso **L** 11 criblabis **L** 16 radices **PL** 20 criblata **L**
23 dyspnian **L** petrosileni **L** 24 criblabis **L** 25 cocliare **P** 29 in te
Nero *dubitanter Heim, p. 532* ΝΕΡΩΝ *He* 30 lamminam **L**

22. KAPITEL

Verschiedene auf Grund von Erfahrungen gewonnene künstliche und natürliche Heilmittel gegen alle Schädigungen und sämtliche Beschwerden des Hepar bzw. der Leber

Zu einer Handvoll wilder Raute, die, in einen neuen Topf getan, in drei Heminae Wasser auf eine Hemina eingekocht worden ist, fügt man ein Pfund Honig hinzu und läßt (es) wiederum kochen. Davon gibt man drei Tage hindurch dem Patienten, der an allzu starkem Leberschmerz leidet,
auf nüchternen Magen zu trinken. Noch warmes Bocksblut, auf glühenden 2
Kohlen gekocht und dem Leberkranken auf nüchternen Magen zu essen gegeben, soll ihn heilen. Ein gebratenes Frettchen, wie ein saugendes Ferkel 3
geschmort und dem Leberkranken auf nüchternen Magen als Essen eingegeben, hilft ihm wunderbar. Im folgenden ein ausprobiertes Heilmittel gegen 4
Lebererkrankungen: Man zerstößt weißen Pfeffer und Mastix zu gleichen Teilen, siebt sie, verreibt sie wiederum in einem Mörser und mischt sie so mit sehr gutem spanischem Öl, daß es zäh wird. Daraus stellt man Pillen von der Größe einer Kichererbse her, läßt sie an der Sonne trocknen, so daß sie hart werden, dann bewahrt man sie in einer Büchse auf, gibt von ihnen eine Pille dem Patienten in Ei, das sich trinken läßt, auf nüchternen Magen ein und fügt ein wenig Salz hinzu, doch gibt man sie drei Tage hindurch ein.
Leberschwellung heilt folgendes Heilmittel ausgezeichnet: Von der Wurzel 5
von Alant, der auf griechisch helenium genannt wird, läßt man 3 Unzen in drei Sextarii Wasser auf die Hälfte einkochen, gibt davon eine Hemina dem Patienten bei Schmerz auf nüchternen Magen zu trinken und tut dies drei
Tage hindurch. Im folgenden ein sehr guter Trank gegen chronische Leber- 6
schmerzen: 8 Scripuli Narde, 2 Scripuli Safran, 3 Scripuli Myrrhe, 8 Scripuli Kasia und 8 Scripuli Binsen. Alle Ingredienzien bindet man, zerrieben und gesiebt, mit sehr gutem Honig und gibt in einem Trank in 4 Cyathi Wassermet dem Patienten 3 Scripuli auf nüchternen Magen ein, bis man das Leiden
beseitigt hat. Im folgenden ein Heilmittel gegen Leberschwellung und gegen 7
Atemnot: Man zerstößt die gleichen Gewichtsteile Petersilie, Kostwurz und Günsel, siebt sie und gibt dem Leberkranken zwei Löffel voll mit Wasser-
met auf nüchternen Magen ein. Zerreibe melanthium, d. h. Schwarzkümmel, 8
und zwar so viel, wie ein Löffel faßt, und gib ihn dem Leberkranken mit lau-
warmem Süßwein auf nüchternen Magen zu trinken. Im folgenden ein hoch- 9
gepriesenes Heilmittel für Leberkranke: Zerreibe hartes Pech, und gib davon dem Leberkranken einen Löffel voll mit herbem Wein auf nüchternen
Magen zu trinken. Schreibe auf ein Plättchen Werkblei: „Geht NЄ PѠY", 10
und schreibe darüber den Namen des Leberkranken, den du heilen willst, das Plättchen aber hängst du, an einem Faden befestigt, an seinen Hals,
und tu dies als ein reiner Mensch. Wermutblüte, Kasia, Safran, Narde, 11
Haselwurz, Binsenblüte, Nardenblatt, Mastix, Balsamholz, Amomum und

cinnamum ad dragmas septenas, aloes Indicae drag̃. VI. Tundes et
cribrabis singula separatim eademque miscebis atque inde cocliaria
bina ieiuno epatico cum mulsa aqua tepida aut uino uetere austero
per triduum dabis. Quod remedium et ad digestionem et ad crapulam
12 deponendam facit. Antidotum ad epaticos sic: Pelecini seminis, eupa-
torii, iocineris lupini, picis Bruttiae, costi, faenograeci, piperis paria
⟨pondera⟩. Haec tundes, cribrabis et melle conprehendes atque inde
13 catapotia ad ciceris magnitudinem ex aqua calida dabis. Antidotum
Philonium ad iocineris et ad omnium uiscerum intrinsecus dolorem
sic: Croci – V, pyrethri idem, piperis albi drag̃. XX, yoscyami drag̃.
XX, euforbii drag̃. I, nardi Indici drag̃. I, opii drag̃. I. Quae sunt sicca
tunduntur, cetera in mortario conteruntur et permixta melle con-
prehenduntur. Haec potio his modis ieiunis danda est: ciliacis et cho-
licis, qui sine febre erunt, ex aqua frigida, febriculentis ex aqua, in
qua anethum ad tertias decoctum fuerit, in declinatione uero febris
ad magnitudinem auellanae, spleniticis ex aqua cum cappare decocta
cyathis tribus magnitudine qua supra, epaticis dimidium auellanae
modum, febriculentis ex hydromelis cyatho uel ex aqua mulsa, in
qua anethum cum surculis suis fuerit decoctum, orthopnoicis magni-
tudine auellanae remissa in aceti scilliti cocliaribus quattuor ex aquae
calidae cyathis quattuor, ad spasmum et cordis dolorem uel tremorem
ex aquae mulsae cyatho magnitudine auellanae. Ad lateris dolorem
ex aqua mulsa magnitudine auellanae contra noctem dabitur, ad sin-
gultos et quibus frigus etiam aestate insederit, ex aqua mulsa modo
auellanae, pthisicis ex suco ptisanae uel ex mulsi cyathis tribus modo
auellanae, dysintericis ex posca cyathis duobus modo ciceris arietini,
auruginosis ex aquae mulsae cyathis duobus auellanae duplum, dysu-
riae et calculo ex aquae cyathis tribus, in qua tres manipuli apii
14 fuerint decocti, magnitudine auellanae. Potio ad epar utilissima; prae-
terea haec ipsa compertum et praesentaneum remedium est etiam ad
lateris dolorem. Accipit haec: Piperis – I, costi – I, lupini sicci amari
– I. Haec omnia sicca tunsa cribrata mixta simul repones. Cum opus
fuerit, unum cocleare plenum uel, si uires infirmiores sunt, rasum, id
est ruclatum, cum uino austero ieiuno epatico per dies tres uel quinque
continuos dabis ita, ⟨ut in ip⟩so latere conplictus aliquandiu iaceat et
cooperiat se sagis et, cum coeperit sudare, leuet se et deambulet diu.
15 Item expertum atque utile ad epar remedium de foliis fici aridis, id

1 Indicae ad drag̃. **L** 7 pondera *add. He* criblabis **L** 9 intrensecus **L** 11 opii drag̃. **X P** 13 colicis *Co* 16 cappere **P** 20 remissae **PL** 25 pthisanae **P** tisanae **L** 32 cribratam mixtam **PL** 35 itasolatere **PL** *corr. Heraeus* ita in eo latere *Co* ita in ipso latere *Ahlquist, p. 114* 37 utilem **PL**

Zimt zu je 7 Drachmen und 6 Drachmen indische Aloe. Die einzelnen Ingredienzien zerstößt und siebt man gesondert, mischt sie und gibt davon dem Leberkranken je zwei Löffel voll mit lauwarmem Wassermet oder altem herbem Wein drei Tage hindurch auf nüchternen Magen ein. Dieses Heilmittel ist gut für die Verdauung und um einen Rausch zu beseitigen. Im 12
folgenden ein Gegenmittel für Leberkranke: Die gleichen Gewichtsteile Beilkrautsamen, Eupatorium, Leberlupine, bruttisches Pech, Kostwurz, Bockshornkraut und Pfeffer. Man zerstößt diese Ingredienzien, siebt sie, bindet sie mit Honig und gibt davon Pillen in der Größe einer Kichererbse in warmem Wasser ein. Im folgenden ein Gegenmittel des Philon gegen Leber- 13
schmerz und gegen den Schmerz aller Eingeweide im Innern: 5 Unzen Safran, dasselbe von Bertramswurz, 20 Drachmen weißen Pfeffer, 20 Drachmen Bilsenkraut, 1 Drachme Wolfsmilch, 1 Drachme indische Narde und 1 Drachme Opium. Die trockenen Ingredienzien werden zerstoßen, die übrigen werden in einem Mörser zerrieben und vermischt mit Honig gebunden. Dieser Trank muß den Patienten auf folgende Arten auf nüchternen Magen eingegeben werden: Den an Durchfall Erkrankten und den Gallenkranken, die ohne Fieber sind, in kaltem Wasser, wenn sie Fieber haben, in Wasser, in dem Dill auf ein Drittel eingekocht worden ist, bei Nachlassen des Fiebers aber in der Größe einer Haselnuß, den Milzkranken in Wasser, das mit Kapern gekocht worden ist, (und zwar) in drei Cyathi in der Größe wie oben, den Leberkranken die Hälfte einer Haselnuß, wenn sie Fieber haben, in einem Cyathus Hydromeli bzw. in Wassermet, in dem Dill mit seinen Stengeln gekocht worden ist, den an Atemnot Leidenden in der Größe einer Haselnuß, in vier Löffeln Meerzwiebelessig aufgelöst, in vier Cyathi warmem Wasser und bei Zuckungen, Herzschmerz oder Zittern in einem Cyathus Wassermet in der Größe einer Haselnuß. Bei Seitenschmerz wird es in Wassermet in der Größe einer Haselnuß zur Nacht eingegeben, bei Schlucken und denjenigen, die auch im Sommer frieren, in Wassermet im Maß einer Haselnuß, den Schwindsüchtigen in Gerstenschleimsaft oder in drei Cyathi Weinmet im Maß einer Haselnuß, den Ruhrkranken in Essigwasser, (und zwar) in zwei Cyathi im Maß einer Widdererbse, den an Gelbsucht Erkrankten in zwei Cyathi Wassermet das Doppelte einer Haselnuß und gegen Harnzwang und Steine in drei Cyathi Wasser, in dem drei Handvoll Eppich gekocht worden sind, in der Größe einer Haselnuß. Ein für die Leber sehr nütz- 14
licher Trank; außerdem ist eben dieser (Trank) auch bei Seitenschmerz ein erprobtes und rasch wirkendes Heilmittel. Er enthält folgende Ingredienzien: 1 Unze Pfeffer, 1 Unze Kostwurz und 1 Unze trockene bittere Lupine. Alle diese Ingredienzien bewahrt man, trocken zerstoßen, gesiebt und miteinander gemischt, auf. Wenn es erforderlich ist, gibt man einen gehäuften oder, wenn die Kräfte allzu schwach sind, einen geglätteten, d. h. einen gestrichenen, Löffel dem Leberkranken mit herbem Wein drei oder fünf aufeinanderfolgende Tage hindurch auf nüchternen Magen ein, in der Weise, daß er eine Zeitlang auf eben der Seite zusammengekauert liegt, sich mit Tüchern bedeckt, sich, wenn er zu schwitzen beginnt, (davon) frei macht und lange spazierengeht. Ebenso erprobt und für die Leber nützlich ist ein Heil- 15
mittel aus trockenen Feigenblättern, d. h. aus solchen, die im Schatten ge-

est siccatis sub umbra et arefactis tritis cribratisque, de quo puluere
cum condito ad mensuram tria coclearia accipiet epaticus ieiunus et
in eo latere diutule iacebit, deinde ambulabit et per triduum conti-
16 nuum hoc medicamen accipiet similiter obseruans. Prodest mirifice
haec conpositio ad tumorem et dolorem cum duritia iocineris et lienis,
item ad renium dolorem bene facit; nam et colorem corporis restituit,
qui propter uitia supra dictarum partium corrumpitur pallidusque
conspicitur. Prodest hoc idem medicamentum etiam ad aquae muta-
tiones, id est ad ydropem. Conficitur sic: Croci ✱ X, nardi ✱ II,
cassiae ✱ II, costi ✱ I S, schoeni ✱ I, cinnami ✱ I, myrrae stactae ✱ I,
mellis optimi ✱ XXV. Datur ieiuno quantum faba est Aegyptia ex
17 mulsi cyathis IIII. Remedium efficax ad iocineris duritiam ueterem,
quod et hydropicos et lienosos et arquatos et quibus opus est moueri
urinam potentissime sanat. Muliebribus quoque causis prodest; nam
et ex partu residua purgat, et mammis tumentibus prodest. Perduci
illud, id est potari, ex mulso uino oportet. Conficitur sic: Anesi ✱ VIIII,
dauci ✱ III, petroselini idem, iuniperi idem, silis idem, tragacanthi
✱ I S, panacis radicis ✱ VIII, iris, myrrae, costi, ammomi, singu-
lorum ✱ senos, cinnami ✱ III, cassiae ✱ VI, smurnei, quod est semen
holeris atri ✱ VIII, nardi Syriacae ✱ IIII, acori ✱ VIII, balsami
seminis ✱ VI, opii ✱ V, erui moluti Ꞩ I, scillae coctae ✱ II, uini Chii
aut Lesbii quod satis erit. Pastilli ex his in puluerem redactis fiunt
denariorum duum uel trium et dantur, cum opus est, ex mulso ieiuno
18 et digesto. Antidotos, quae Zopyre dicitur. Facit non solum ad ioci-
neris, sed et ad lateris et ad pectoris et ad uessicae dolores et ad tussim
ueterem et ad hydropicos et arquatos et lienosos et ad eos, qui mala
medicamenta sumpserint, quae, siue postea data siue ante pota fue-
rint, per hoc remedium non nocebunt. Conficitur sic: Myrrae ✱ VII S,
nardi Syriacae ✱ V S, croci ✱ I S, scoeni ✱ II, cassiae ✱ IIII, cin-
nami ✱ VI, piperis albi ✱ I, piperis longi ✱ I, turis ✱ I, scordi ✱ III,
poli ✱ III, rosae aridae ✱ III, rapae seminis ✱ III, anatis sanguinis
recentis ✱ IIII, eiusdem aridi sanguinis ✱ III. Melle miscentur con-
tusa et cribrata omnia, donec habeant ipsius mellis temperaturam.
Inde plenum cocleare datur, sed a serpente percussis aut morsis ex

16 Scrib. 125 Phys. Plin. 2,37 fol. 55C cf. Marc. 26,3 **17** Scrib. 126
18 cf. Galen. 14,205 K.

1 criblatisque **L** 2 cocliaria **P** 3 continum **L** 6 renium remedium **L** corpori **L** 11 fabae **L** aegyptiacae **L** 14 orinam **PL** mulieribus **L** 16 putari **PL** oportit **L** 19 murnei **PL** smyrnii *Scrib.*
23 ex mulso *om.* **L** 24 zopire **PL** Zopyri *uel* Zopyrea *Heraeus* 25 tussem **P**
34 a] ad **PL**

dörrt und getrocknet, zerrieben und gesiebt worden sind; von diesem Pulver nimmt der Leberkranke mit Würzwein an Maß drei Löffel auf nüchternen Magen ein und liegt eine ganze Weile auf dieser Seite, danach geht er spazieren und nimmt unter Beachtung der entsprechenden Vorschriften dieses Heilmittel drei aufeinanderfolgende Tage hindurch ein. Wunderbar 16
nützt folgende Zusammenstellung bei Schwellung und mit Verhärtung verbundenem Schmerz der Leber und der Milz, ebenso wirkt sie bei Nierenschmerz gut; sie stellt aber auch die (gesunde) Farbe des Körpers wieder her, die infolge der Schädigungen an den oben genannten (Körper)teilen vergeht und blaß erscheint. Eben dieses Heilmittel nützt auch bei Veränderungen des Wassers, d. h. bei Wassersucht. Es wird folgendermaßen zubereitet: 10 Denarii Safran, 2 Denarii Narde, 2 Denarii Kasia, $1^1/_2$ Denarii Kostwurz, 1 Denarius Binsen, 1 Denarius Zimt, 1 Denarius Myrrhensaft und 25 Denarii sehr guten Honig. Es wird dem Patienten die Menge einer ägyptischen Bohne in 4 Cyathi Weinmet auf nüchternen Magen eingegeben.
Ein wirksames Heilmittel gegen chronische Leberverhärtung, das auch 17
Wassersüchtige, Milzkranke, Gelbsüchtige und diejenigen sehr wirksam heilt, bei denen die Urinausscheidung angeregt werden muß. Es nützt auch bei Frauenkrankheiten; denn es reinigt von den Teilen, die nach der Geburt zurückgeblieben sind, und nützt bei geschwollenen Brüsten. Es muß in Weinmet eingeführt, d. h. getrunken werden. Es wird folgendermaßen zubereitet: 9 Denarii Anis, 3 Denarii Karotten, dasselbe von Petersilie, dasselbe von Wacholderbeeren, dasselbe von Sesel, $1^1/_2$ Denarii Tragantgummi, 8 Denarii Panaxwurzel, von Iris, Myrrhe, Kostwurz und Amomum, von den einzelnen Ingredienzien je 6 Denarii, 3 Denarii Zimt, 6 Denarii Kasia, 8 Denarii Smurneum, d. h. Schwarzkohlsamen, 4 Denarii syrische Narde, 8 Denarii Kalmus, 6 Denarii Balsamsamen, 5 Denarii Opium, 1 Sextarius zermahlene Erve, 2 Denarii gekochte Meerzwiebel und eine genügende Menge Chios- oder Lesboswein. Aus diesen zu Pulver gemachten Ingredienzien werden Tabletten von zwei oder drei Denarii hergestellt und, wenn es erforderlich ist, dem Patienten in Weinmet auf nüchternen Magen und nach der Verdauung eingegeben. Ein Gegenmittel, das zopyre genannt 18
wird. Es wirkt nicht nur bei Leberschmerzen, sondern auch bei Seiten-, bei Brust- und bei Blasenschmerzen, bei chronischem Husten, bei Wassersüchtigen, Gelbsüchtigen, Milzkranken und bei denjenigen, die schädliche Heilmittel eingenommen haben, die, sei es, daß sie nachher eingegeben werden, sei es, daß sie zuvor getrunken worden sind, infolge der Wirkung dieses Heilmittels nicht schaden. Es wird folgendermaßen zubereitet: $7^1/_2$ Denarii Myrrhe, $5^1/_2$ Denarii syrische Narde, $1^1/_2$ Denarii Safran, 2 Denarii Binsen, 4 Denarii Kasia, 6 Denarii Zimt, 1 Denarius weißen Pfeffer, 1 Denarius langen Pfeffer, 1 Denarius Weihrauch, 3 Denarii Sumpfgamander, 3 Denarii Poleigamander, 3 Denarii trockene Rose, 3 Denarii Rübensamen, 4 Denarii frisches Entenblut und 3 Denarii das gleiche getrocknete Blut. Alle Ingredienzien werden, zerstoßen und gesiebt, mit Honig gemischt, bis sie die Mischung von eben dem Honig haben. Davon wird ein gehäufter Löffel eingegeben, doch muß es den von einer Schlange Gestochenen oder Gebissenen in Wein, den übrigen in Weinmet oder Wasser einge-

19 uino, ceteris ex mulso uel aqua dari oportet. Malagma ad omnem
uiscerum dolorem, praecipue ad iocineris stricturas. Conficitur sic:
Nardi Celticae, id est saliuncae, ✱ XI, iris ✱ VIII, meliloti, quod a
nobis sertula Campana dicitur, ✱ XXV, cyperi ✱ VIII, ammoniaci
[et] thymiamatis, id est storachis, ✱ VIII, cardamomi ✱ VII, croci
idem. Omnia supra dicta contunsa et cribrata uno die et nocte in
uino uetere macerantur praeter ammoniacum; hoc enim aceto dilui
oportet. Post haec cerae p̧ II, resinae frictae p̧ I, olei rosei p̧ II uel
tria, ut sufficere uisum fuerit, addentur. Liquefiunt, quae liquefieri
habent, et refrigerata atque rasa ceteris miscentur atque unum corpus
ita fit, ut diligentissime subigantur. Hoc et ad praecordiorum tensio-
20 nem bene facit et ad uessicae dolorem. Attali regis medicamentum,
quod facit praecipue ad iocineris uitia et ad auruginem et ad aquam
intercutem et ad lienosos et ad praecordiorum inflationem et ad pec-
toris dolorem et ad eos, qui colorem luridum habent. Conficitur sic:
Croci ✱ X, nardi Indici ✱ II, cassiae ✱ II, myrrae ✱ I, cinnami ✱ I,
scoeni floris ✱ I, costi – I. Haec seorsum contunduntur et cribrantur,
deinde ex singulis eorum supra dicta pondera sumuntur [in unum]
et in unum melle mixta colliguntur atque in pyxide argentea repo-
nuntur. Inde datur, cum opus est, fabae Aegyptiae magnitudo cum
mulsi cyathis tribus, si sine febre fuerint qui sumpturi sunt; si febrici-
tabunt, ex aqua mulsa dabitur. Prodest etiam calculosis haec con-
positio, sed ad omnes causas ieiunis et maxime digestis opportune
21 dari debet. Ad dolorem iocineris physicum remedium sic: Calculus
siue lapillus, qui a calculoso fuerit eiectus, super iecur dolentis alli-
22 gatus statim proderit. Glycia pota et uentrem laxabit et iocineri prod-
erit et digestionem stomachi opitulabitur. Quam glyciam sic facies:
Aceti Ꞩ I, mellis p̧ II, aloes – III, feniculi radicis p̧ II, quas sublata
cortice diligenter siccabis et tundes atque una nocte in aceto mace-
rabis, postera uero die excoques ad medias et colabis, tunc admiscebis
mel et coques sufficienter atque ab igne sublatum refrigerabis, ut te-
pescat. Postea aloen teres et miscebis, praeterea apii uiridis pugnum
plenum et tantundem rutae uiridis addes. Haec omnia ad spissitu-
dinem mellis cocta colabis et refrigerabis atque inde cocliaria terna

19 Scrib. 258 **21** Plin. 28,42

1 oportit L 5 et *del. Co coll. Scrib.* thimiamitis PL 6 criblata L 7 acetum PL 9 suffice L suffici P 11 ut] et L 12 atali P 13 auriginem P 14 peccatoris P 18 dictis PL *corr. Ni* in unum *del. Co* 21 cyathos PL 24 debet] *ab hoc uocabulo def.* L *usque ad p. 400,25*

geben werden. Ein erweichendes Mittel gegen jeden Schmerz in den Eingeweiden, besonders gegen Einschnürung der Leber. Es wird folgendermaßen zubereitet: 11 Denarii keltische Narde, d. h. Saliunca, 8 Denarii Iris, 25 Denarii Steinklee, der von uns sertula Campana genannt wird, 8 Denarii Zypergras, 8 Denarii Räucherwerk aus Ammoniakharz, d. h. Styrax, 7 Denarii Kardamom und dasselbe von Safran. Alle oben genannten Ingredienzien werden, zerstoßen und gesiebt, einen Tag und eine Nacht in altem Wein eingeweicht außer dem Ammoniakharz; dies muß nämlich in Essig aufgelöst werden. Danach werden 2 Pfund Wachs, 1 Pfund gedörrtes Harz und 2 oder drei Pfund Rosenöl, wie es auszureichen scheint, hinzugefügt. Diejenigen Ingredienzien, die flüssig zu machen sind, werden, flüssig gemacht, abgekühlt und geschabt, mit den übrigen gemischt, und auf die Weise, daß sie sehr sorgfältig durchgeknetet werden, entsteht eine einheitliche Masse. Dies wirkt auch gegen Spannung im Brustraum und gegen Blasenschmerz gut. Das Heilmittel des Königs Attalos, das besonders bei Leberschädi- 19
gungen, bei Gelbsucht, bei Hautwassersucht, bei Milzkranken, bei Blähung im Brustraum, bei Brustschmerz und bei denjenigen wirkt, die eine blasse Farbe haben. Es wird folgendermaßen zubereitet: 10 Denarii Safran, 2 Denarii indische Narde, 2 Denarii Kasia, 1 Denarius Myrrhe, 1 Denarius Zimt, 1 Denarius Binsenblüte und 1 Unze Kostwurz. Diese Ingredienzien werden gesondert zerstoßen und gesiebt, danach werden von den einzelnen von ihnen die oben angegebenen Gewichte genommen, mit Honig gemischt in eins gebunden und in einer Silberbüchse aufbewahrt. Davon wird, wenn es erforderlich ist, die Menge einer ägyptischen Bohne mit drei Cyathi Weinmet eingegeben, wenn diejenigen, die einnehmen sollen, ohne Fieber sind; wenn sie Fieber haben, wird es in Wassermet eingegeben. Diese Zusammensetzung nützt auch denjenigen, die an Steinen leiden, doch muß sie bei allen Erkrankungen den Patienten zweckmäßigerweise auf nüchternen Magen und ganz besonders nach der Verdauung eingegeben werden. Im folgenden ein natür- 21
liches Heilmittel gegen Leberschmerz: Ein kleiner Stein[1], der von jemandem, der an Steinen leidet, ausgeschieden worden ist, nützt sofort, wenn er auf der Leber des Kranken festgebunden wird. Das süße (Gegenmittel) ver- 22
schafft, wenn es getrunken wird, dem Leib Erleichterung, nützt der Leber und fördert die Verdauung im Magen. Dieses süße Gegenmittel bereitet man folgendermaßen zu: 1 Sextarius Essig, 2 Pfund Honig, 3 Unzen Aloe und 2 Pfund Fenchelwurzel, die man nach Entfernen der Schale sorgfältig trocknet, zerstößt und eine Nacht in dem Essig einweicht, am folgenden Tag aber auf die Hälfte einkochen läßt und seiht; dann mischt man den Honig bei, kocht es in ausreichendem Maße und läßt es, vom Feuer heruntergenommen, abkühlen, so daß es lauwarm wird. Danach zerreibt man die Aloe und mischt sie bei, außerdem fügt man eine Handvoll grünen Eppich und ebensoviel grüne Raute hinzu. Alle diese Ingredienzien, auf die Zähigkeit von Honig eingekocht, seiht man, läßt sie abkühlen und gibt dem Patienten davon je drei Löffel voll mit warmem Wasser drei Tage hindurch auf nüchter-

[1] Die lateinischen Wörter calculus und lapillus sind synonym und wurden deshalb nur einmal übersetzt.

23 cum aqua calida ieiuno et digesto per triduum dabis. Item ad iocineris
dolorem remedium sic: Folium de seplasio, costum, faenum Graecum,
sed quod tostetur, pari pondere. Haec sicca tundes et cribro medi-
cinali cribrabis; unde ieiuno cocleare propensum ex aqua calida per
triduum dabis. Quod intermissis aliquot diebus rursus per triduum
similiter bibendum dabis. Memento tamen, ut faenum Graecum dili-
genter torreatur, ut bene tundi possit, et omnia obseruet, quae infra
24 scripta sunt, qui remedium accepturus erit. Iecur lupi sublatum luna
decrescente in fumo ponitur et, cum siccatum est, teritur. Inde parti-
cula trita miscetur pulueri aequis portionibus facto de faeno Graeco,
lupino et absinthio et costo ita, ut ex eo, quod in se totum permixtum
fuerit, mensura cocliaris cumulati detur ad diem, non febricitanti ex
uino mixto, si febricitabit, ex aqua ita, ut per triduum hoc medi-
camen ieiunus accipiat et porrecto brachio in dextro latere uel semi-
hora iaceat, inde diutissime deambulet et tardissime cibum sumat
et obseruet, ut illo triduo purissimus et digestissimus sit et frigidam
25 non bibat neque salsum aliquid aut dulce manducet. Violas agrestes
siue siluestres conteres et sucum earum cum pari pondere mellis de-
coques et ex eo cocliaria terna ieiuno ad diem iecoritico dabis. Ad
lateris autem dolorem, si ex iecoris causa fuerit, thymi ℈ II et aquae
26 quartarium dimidium ieiunus bibet. Conpositio medicaminis ad iecur,
quod diatessaron dicitur: Costi – I, faenograeci – I, inulae radicis
– I, feniculi radicis – I. Haec omnia separatim diligenter tundes et
cribrabis et delicatissimum puluerem mensurabis et postea permisce-
bis, sed in sole omnia bene siccato, antequam contundas, et in una
potione cocleare plenum mitte. Sano ex uino, febricitanti ex aqua
calida uel ex mulsa aqua, ut uentrem soluat, potui ieiuno per triduum
dabis ita, ut accepta potione in dextro latere aliquandiu iaceat et
postea diu deambulet et digestissimus cibos sumat. Hoc remedio sci-
tote nihil esse praestantius, etiam si feminis, sed non praegnantibus
27 detur. De medio osse saepiae, quod est molle, puluerem facies et in
mixtione conditi optimi iecoritico ieiuno per triduum dabis ita, ut in
dextro latere aliquandiu iaceat, cum acceperit, et postea diutissime
28 deambulet. Ad iocineris dolorem remedium sic: Intiborum suci he-
minae aquae cyathos tres miscebis simul et calidum dabis, donec totum
triduo perbibatur. Quod si ex ipso dolore cui medendum est turgidus

5 aliquod P 12 cummulti P

nen Magen und nach der Verdauung ein. Ebenso im folgenden ein Heilmittel 23
gegen Leberschmerz: Nardenblatt aus dem Salbenladen, Kostwurz und Bockshornkraut, das jedoch geröstet werden soll, in gleichem Gewicht. Diese Ingredienzien zerstößt du trocken und siebst sie mit einem medizinischen Sieb; davon gibst du dem Patienten drei Tage hindurch einen reichlichen Löffel in warmem Wasser auf nüchternen Magen ein. Nachdem einige Tage vergangen sind, gibst du es wiederum drei Tage hindurch in ähnlicher Weise zu trinken. Denke jedoch daran, daß das Bockshornkraut sorgfältig geröstet wird, damit es gut zerstoßen werden kann, und daß derjenige, der das Heilmittel einnehmen will, alle Vorschriften beachtet, die unten angeführt
worden sind. Wolfsleber, die bei abnehmendem Mond herausgenommen 24
worden ist, wird in den Rauch gelegt und, wenn sie getrocknet ist, zerrieben. Davon wird ein Teil zerrieben mit einem Pulver gemischt, das zu gleichen Teilen aus Bockshornkraut, Lupinen, Wermut und Kostwurz hergestellt worden ist, in der Weise, daß von dem, was miteinander ganz vermischt worden ist, täglich das Maß eines gehäuften Löffels eingegeben wird, wenn der Patient kein Fieber hat, in gemischtem Wein, wenn er Fieber hat, in Wasser, in der Weise, daß er drei Tage hindurch dieses Heilmittel auf nüchternen Magen einnimmt und mindestens eine halbe Stunde mit ausgestrecktem Arm auf der rechten Seite liegt, dann sehr lange spazierengeht, das Essen sehr langsam zu sich nimmt und darauf achtet, daß er an jenen drei Tagen sehr rein ist und eine sehr gute Verdauung hat, kein kaltes Wasser trinkt
und nichts Salziges oder Süßes ißt. Man zerreibt Feld- bzw. Waldveilchen, 25
kocht ihren Saft mit dem gleichen Gewicht Honig und gibt dem Leberkranken davon täglich je drei Löffel voll auf nüchternen Magen ein. Gegen Seitenschmerz trinkt man aber, wenn er aus einer Lebererkrankung resultiert, 2 Scripuli Thymian und einen halben Quartarius Wasser auf nüchternen
Magen. Die Zusammensetzung eines Heilmittels für die Leber, das diates- 26
saron (Mittel aus vier Ingredienzien) genannt wird: 1 Unze Kostwurz, 1 Unze Bockshornkraut, 1 Unze Alantwurzel und 1 Unze Fenchelwurzel. Alle diese Ingredienzien zerstößt du gesondert sorgfältig, siebst sie, mißt das sehr feine Pulver ab und vermischst sie danach, doch laß sie alle, bevor du sie zerstößt, an der Sonne gut trocknen, und gib einen gehäuften Löffel auf einen Trank. Einem (sonst) Gesunden gibst du es in Wein, einem Fiebernden in warmem Wasser oder in Wassermet, damit es die Verdauung anregt, drei Tage hindurch auf nüchternen Magen zu trinken, in der Weise, daß er, wenn er den Trank eingenommen hat, eine Zeitlang auf der rechten Seite liegt, danach lange spazierengeht und nach sehr guter Verdauung Speisen zu sich nimmt. Wißt, daß nichts rascher wirkt als dieses Heilmittel, auch wenn es Frauen,
jedoch nicht schwangeren, eingegeben wird. Man macht die weiche Substanz 27
aus dem mittleren Knochen des Tintenfisches zu Pulver und gibt es dem Leberkranken in einer Mischung mit sehr gutem Würzwein drei Tage hindurch auf nüchternen Magen ein, in der Weise, daß er, wenn er es eingenommen hat, eine Zeitlang auf der rechten Seite liegt und danach sehr lange
spazierengeht. Im folgenden ein Heilmittel gegen Leberschmerz: Man mischt 28
drei Cyathi Endiviensaft mit einer Hemina Wasser zusammen und gibt es warm ein, bis es innerhalb von drei Tagen ganz ausgetrunken ist. Wenn nun

29 et indigestus fuerit, porrum capitatum incoctum manducet. Gentianam ex passo decoques et ieiuno iecoritico per triduum bibendam dabis. 30 Piperis albi grana XL, salicis folia ad hanc mensuram, ut fasciculus inter digitos duos et pollicem teneatur, cucumeris quoque quantum tribus digitis tollere potueris contere in unum et per triduum iecori-
31 tico ieiuno da ex aqua calida bibendum. Costi semunciam, aloes epatites – I, masticis grana – II, eupatorii – I, piperis – II, amomi semunciam, ra Ponticum semunciam. Aloen et masticem simul teres et cribrabis bene, reliquas species in pila tundes et cribrabis bene et omnes postea in unum confundes et repones diligenter in pyxide qualicumque. Cum uolueris potionem dare iecoris uitio laboranti, in olla uel caccabo rudi, sed excocto, quartarium faenograeci decoques, primam aquam fundes, cum feruere coeperit, et aliam fundes, cum feruebit, tertiam coques ad tertias et repones uas, in quo ad tertias decoxerit faenum Graecum cum suco et umore suo, et inde potionem in calicem mittes et addes de puluere supra scripto cocleare plenum, et quando accipit is, cui medendum erit, digestus et ieiunus accipiat et acceptam potionem bene digerat, ita ut, cum biberit, tenso brachio dextro iaceat in ipso latere, et hoc per triduum similiter faciat. Haec
32 potio iecoriticos etiam ueteres mire sanat. Epaticis herba centaurea
33 ex uino decocta ac potui ieiunis data mirifice auxiliatur. Herbae uettonicae in umbra arefactae puluis ex aquae calidae cyathis duobus
34 ieiuno iecuritico potui datus magnifice prodest. Potio saluberrima ad epaticos a Procliano medico ostensa: Ficatum lupi integrum foliis lauri inuolues et ita ad solem uel ad ignem siccabis et siccatum diligenter sublatis foliis in puluerem rediges. Quem puluerem in uasculo nitido seruabis atque ex eo cocliaria duo cum piperis granis decem tritis adiecto melle optimo despumato, quantum sufficiat, cum carini cyatho in potione ieiuno dabis, quam prius ferro candenti calefacies et diligenter in mortario permiscebis sedentique in lecto dabis ita, ut accepta potione contractis genibus hora integra in dextro latere iaceat
35 et postea uel una hora deambulet. Herbae uerbenae solstitio lectae puluis in cocliaribus quinque cum uini Amminei cyathis tribus ieiuno potui datus mirifice prodest, sed pro aetate aut uiribus uniuscuiusque

31 Phys. Plin. 2,17 fol. 39D **32** Ps. Apul. 34,2 **35** Ps. Apul. 3,9

27 decim **P** 28 caroeni *edd.* 32 lectae] lacte **P**

derjenige, der geheilt werden soll, infolge eben dieses Schmerzes aufge-
dunsen ist und keine Verdauung hat, soll er ungekochten Kopflauch essen.
Man kocht Enzian in Rosinenwein und gibt ihn dem Leberkranken drei 29
Tage hindurch auf nüchternen Magen zu trinken. Verreibe 40 Körner wei- 30
ßen Pfeffer, Weidenblätter in dem Maß, daß ein Häufchen zwischen zwei
Fingern und dem Daumen gehalten wird, und auch so viel Gurke, wie man
mit drei Fingern aufnehmen kann, in eins, und gib es dem Leberkranken
drei Tage hindurch in warmem Wasser auf nüchternen Magen zu trinken.
Eine halbe Unze Kostwurz, 1 Unze Leberaloe, Mastixkörner, (davon) 2 Un- 31
zen, 1 Unze Eupatorium, 2 Unzen Pfeffer, eine halbe Unze Amomum und
eine halbe Unze pontischen Rhabarber. Die Aloe und den Mastix verreibt
man miteinander und siebt sie gut, die übrigen Ingredienzien zerstößt man
in einem Mörser, siebt sie gut, schüttet danach alle in eins zusammen und
bewahrt sie sorgfältig in einer beliebigen Büchse auf. Wenn man dem an
einer Leberschädigung Leidenden einen Trank eingeben will, kocht man in
einem Topf oder in einem gewöhnlichen, jedoch ausgekochten Kessel einen
Quartarius Bockshornkraut, das erste Wasser gießt man ab, wenn es zu sieden
begonnen hat, auch das zweite gießt man ab, wenn es siedet, das dritte
läßt man auf ein Drittel einkochen, bewahrt das Gefäß, in dem das Bocks-
hornkraut mit seinem Saft und seiner Flüssigkeit auf ein Drittel eingekocht
worden ist, auf, gießt davon einen Trank in einen Becher, fügt von dem oben
beschriebenen Pulver einen gehäuften Löffel hinzu, und wenn derjenige, der
geheilt werden soll, ihn einnimmt, soll er ihn nach der Verdauung und auf
nüchternen Magen einnehmen, den eingenommenen Trank gut verdauen, in
der Weise, daß er, wenn er getrunken hat, mit ausgestrecktem rechtem Arm
auf eben der Seite liegt, und dies drei Tage hindurch in ähnlicher Weise tun.
Dieser Trank heilt auch an chronischer Lebererkrankung Leidende wunder-
bar. Leberkranken hilft Tausendgüldenkraut, in Wein gekocht und ihnen auf 32
nüchternen Magen zu trinken gegeben, wunderbar. Das Pulver von Betonie, 33
die im Schatten getrocknet worden ist, in zwei Cyathi warmem Wasser
dem Leberkranken auf nüchternen Magen zu trinken gegeben, nützt groß-
artig. Ein sehr heilsamer Trank für Leberkranke, der von dem Arzt Proclia- 34
nus bekannt gemacht worden ist: Man wickelt die unversehrte Leber eines
mit Feigen gemästeten Wolfs in Lorbeerblätter ein, trocknet sie so an der
Sonne oder am Feuer und macht sie getrocknet, nachdem die Blätter ent-
fernt worden sind, sorgfältig zu Pulver. Dieses Pulver bewahrt man in einem
reinen Gefäß auf, gibt davon dem Patienten zwei Löffel voll mit zehn zer-
riebenen Pfefferkörnern unter Beifügung von sehr gutem abgeschäumtem
Honig in genügender Menge zusammen mit einem Cyathus süßem einge-
kochtem Wein auf nüchternen Magen in einem Trank ein, den man zuvor
mit einem glühenden Eisen erwärmt, in einem Mörser sorgfältig vermischt
und ihm im Bett sitzend eingibt, in der Weise, daß er, nachdem er den
Trank eingenommen hat, eine volle Stunde mit angezogenen Knien auf der
rechten Seite liegt und danach mindestens ein Stunde spazierengeht. Das 35
Pulver von Eisenkraut, das zur Zeit der Sonnenwende gesammelt worden
ist, nützt dem Patienten, zu fünf Löffeln mit drei Cyathi Aminäerwein auf
nüchternen Magen zu trinken gegeben, wunderbar, man gibt den Trank je-

36 potionem dabis. Asini iecur tritum cum petroselino et nucibus iuglan-
dibus purgatis ac melle inlitis in cibo datum epatico ieiuno mirabile
37 est. Procliani medici remedium de experimento ad eparis suppura-
tiones et ulcera et apostimas sic: Sagapeni – II, myrrae troglodytis
– III, cardamomi – VI, castorei – III, piperis albi – II aut, si album
non fuerit, duplum de nigro mittes, opii optimi – II. Haec omnia
tunsa et cribrata per impubes pueros aqua pluuiali miscebis et facies
trochiscos de binis dragmis, qui trochisci in umbra, non in sole sic-
centur. Viris uel senioribus integros, pueris uel minoribus dimidios
trochiscos infusos in aqua calida dabis, id est non febricitanti cum
uini austeri meri cyatho uno, infirmo autem ex aqua calida dabitur.
Sed quibus medendum erit, nihil pingue manducent, non oleum, non
carnem, sed de lenticulae farina pultem cum oxymeli coctam admixto
anetho et puleio manducent et poscam, posteaquam excreare uel sitire
38 coeperint, tepidam accipiant et sensim bibant. Qui palmulas dactulos
39 ex aceto frequenter manducauerit, iocineris dolore carebit. De lupi
praeda, id est de reliquiis berbicis aut caprae aut cuiuslibet animantis,
quam comederit, carnem uel pellem uel os collige et serua et, quando
40 aliquis iecur doluerit, inde eum tange; continuo sanabitur. Origanum
in aqua decoque ad tertias et postea mitte mellis quod sufficiat atque
iterum decoque diligenter, ut bulliat, et inde da epatico ieiuno quod
41 satis sit adsidue bibendum; ualde subuenies. Lacertam uiridem prende
et de acuta parte cannae iecur ei tolle et in phoenicio uel panno natu-
raliter nigro alliga atque ad dextram partem lateris aut brachii labo-
ranti epatico suspende, sed uiuam lacertam dimitte et dicito ei: „Ecce
dimitto te uiuam; uide, ut ego quemcumque hinc tetigero, epar non
42 doleat.“ Ad duritiam iocineris molliendam et quamlibet ueterem do-
lorem sedandum bene facit cunilae aridae, quam satureiam quidam
uocant, in puluerem redactae denarius unus ex mulsi cyathis duobus,
si non febricitabit, uel totidem calidae aquae, si febriculentus erit,
43 assidue datus. Ad iecoris dolorem potio salubris. Conficitur sic: Pi-
peris – I, eupatorii – I, costi – III, bacani – II, faeni Graeci – I S.
Omnia haec trita et creta seruabis et, cum usus exigerit, dabis in
uini potione cocleare plenum ieiuno ita, ut in dextro latere tenso
44 brachio iaceat, cum acceperit. Epithematium ad iecur sanandum sic:

36 Plin. 28,197 **38** Phys. Plin. 2,17 fol. 40C **42** Scrib. 124

14 puleo **P** 29 cyathos **P**

doch nach Alter oder Kräften eines jeden ein. Eselsleber, verrieben mit Petersilie und geknackten und mit Honig bestrichenen Walnüssen dem Leberkranken auf nüchternen Magen als Essen eingegeben, ist für ihn wunderbar. 36
Im folgenden ein auf Grund von Erfahrung gewonnenes Heilmittel des Arztes Proclianus gegen Vereiterung, Geschwüre und Abszesse an der Leber: 2 Unzen Sagapengummi, 3 Unzen troglodytische Myrrhe, 6 Unzen Kardamom, 3 Unzen Bibergeil, 2 Unzen weißen Pfeffer, oder man nimmt, wenn kein weißer vorhanden ist, das Doppelte von schwarzem, und 2 Unzen sehr gutes Opium. Alle diese Ingredienzien mischt man, nachdem sie von noch nicht erwachsenen Knaben zerstoßen und gesiebt worden sind, mit Regenwasser und stellt Tabletten zu je 2 Drachmen her, Tabletten, die im Schatten, nicht in der Sonne getrocknet werden sollen. Männern oder älteren Personen gibt man ganze, Knaben oder jüngeren Leuten halbe Tabletten, in warmes Wasser getan, ein, d. h., wenn der Patient kein Fieber hat, wird es ihm mit einem Cyathus ungemischtem herbem Wein, wenn er aber geschwächt ist, in warmem Wasser eingegeben. Doch dürfen diejenigen, die geheilt werden sollen, nichts Fettes essen, kein Öl, kein Fleisch, sondern sie sollen Brei von Linsenmehl, mit Essighonig unter Beimischung von Dill und Polei gekocht, essen, und nachdem sie sich zu räuspern begonnen und Durst bekommen haben, sollen sie lauwarmes Essigwasser zu sich nehmen, 37
und zwar sollen sie es langsam trinken. Derjenige, der häufig Datteln in 38
Essig ißt, ist von Leberschmerz frei. Sammle Fleisch, Fell oder Knochen 39
von dem Beutetier eines Wolfes, d. h. von den Resten eines Hammels, einer Ziege oder eines beliebigen Tieres, das er gefressen hat, bewahre es auf, und wenn jemand an der Leber Schmerzen hat, berühre ihn damit; er wird so-
fort geheilt. Laß Origanum in Wasser auf ein Drittel einkochen, gib danach 40
eine genügende Menge hinein, koche es wiederum sorgfältig, so daß es aufsprudelt, und gib dem Leberkranken davon ständig eine genügende Menge
auf nüchternen Magen zu trinken; du bringst große Hilfe. Fange eine grüne 41
Eidechse, nimm ihr mit dem spitzen Ende eines Rohrmessers die Leber heraus, binde sie in ein purpurrotes Tuch oder in einen von Natur schwarzen Lappen, und hänge sie dem Leberkranken, wenn er Schmerzen hat, rechts an die Seite oder an den Arm, die Eidechse aber laß lebend frei, und sage zu ihr: „Sieh, ich lasse dich lebend frei; sieh zu, daß niemand, den ich hier-
mit berühre, an der Leber Schmerzen hat.“ Um Leberverhärtung zu er- 42
weichen und einen beliebigen chronischen Schmerz zum Abklingen zu bringen, ist ein Denarius von trockener zu Pulver gemachter Cunila, die manche Saturei nennen, gut geeignet, wenn er, falls (der Patient) kein Fieber, in zwei Cyathi Weinmet oder, falls er Fieber hat, in ebensoviel warmem
Wasser ständig eingegeben wird. Ein heilsamer Trank bei Leberschmerz. 43
Er wird folgendermaßen zubereitet: 1 Unze Pfeffer, 1 Unze Eupatorium, 3 Unzen Kostwurz, 2 Unzen Kohl und $1^1/_2$ Unzen Bockshornkraut. Alle diese Ingredienzien bewahrt man, zerrieben und gesiebt, auf und gibt dem Patienten, wenn die Notwendigkeit zur Anwendung besteht, einen gehäuften Löffel in einem Trank Wein auf nüchternen Magen ein, in der Weise, daß er, wenn er eingenommen hat, mit ausgestrecktem Arm auf der rechten
Seite liegt. Im folgenden eine Auflage, um die Leber zu heilen: 2 Pfund 44

Guttae ammoniaci ꝑ II, cerae tantundem, olei rosei tantundem, croci – I. Gutta ammoniaca cum bono aceto teritur, donec bene trita sit et gluttinosa fiat. Crocum, si siccum est, tunsum et cribratum guttae ammoniaci admiscetur et diu teritur; si umidum est, in aceto madefactum primum separatim, deinde cum gutta ammoniaca teritur. Quibus tritis cerotum de roseo oleo et cera Punica factum refrigeratum admiscetur et tamdiu teritur uel subigitur, donec unum corpus fiat, ut magdalia inde formentur, quae stomacho fynicio inducta ponantur.

CAPVT XXIII

Ad Lienis Sive Splenis Vitia Omnia Et Molestias Vniversas Remedia Rationabilia Et Physica Diversa De Experimentis

Ad lienosos bene facit tamarici longe a mari collecti arefacti et
contusi pulueris denarius unus aut pondus uictoriati datum ex aqua
2 ieiunis uel ex posca. Prodest lienosis inula arida Campana contusa et
cribrata mensura denarii unius ex uini ueteris mixti cyathis quattuor
3 ieiunis data. Potio ad lienosos sic: Balani, quo unguentarii utuntur,
* II, capparis radicis * I, hederae nigrae bacarum * II, periclymeni,
quam siluae matrem uocamus, * S, galbani * S, cardami nigri, id
est nasturcii, seminis * II S, piperis nigri * I, scillae coctae * II.
Haec omnia colliguntur ex melle; fiunt globuli parui; dantur denarii
duo uel unus pro aetate aut infirmitate ex oxymeli uel ex aceto mixto
in cyathis quattuor aut tribus. Eadem potio bene facit ad hydropicos
ex aqua mulsa data; nam urinam mouet plurimam, per quam pur-
4 gantur. Lienosos sanat extra cutem impositum senapi aceto pridie
maceratum et tritum adiecta lenticula ex aceto cocta. Oportet autem
a parte lienis impositum medicamentum tamdiu illic esse, donec dolo-
rem pati non possint qui utuntur; postea solio calido demittantur,
ubi plures eos contineant, dum desinit feruor; alioqui exilient ad pri-
mum feruorem; maior enim in cute fit dolor calda tactis. Postea ceroto
5 rosaceo eos perungi oportebit. Aliud lienosis remedium eadem ratione
impositum: Sinapis cyathos duos, git cyathos II, nasturci cyathos
IIII, myrobalani corticis cyathos IIII, piperis cyathos II. Senapi pridie

XXIII 1. 2 Scrib. 128 3 Scrib. 129 4 Scrib. 130 5 Scrib. 131

5 ammonica P 10 lienos P *corr.* *Co* lienosos *Ni* 17 *ante* capparis *add.* costi * I *Scrib.*

Ammoniakharztropfen, ebensoviel Wachs, ebensoviel Rosenöl und 1 Unze Safran. Der Ammoniakharztropfen wird mit gutem Essig verrieben, bis er gut verrieben und zäh ist. Der Safran wird, wenn er trocken ist, zerstoßen und gesiebt, dem Ammoniakharztropfen beigemischt und lange verrieben; wenn er feucht ist, wird er, in Essig eingeweicht, zunächst gesondert, danach mit dem Ammoniakharztropfen verrieben. Diesen verriebenen Ingredienzien wird aus Rosenöl und punischem Wachs hergestellte Wachssalbe, nachdem sie abgekühlt ist, beigemischt und so lange (damit) verrieben oder daruntergeknetet, bis eine einheitliche Masse entsteht, so daß daraus zylinderförmige Gebilde geformt werden können, die, auf ein purpurrotes Tuch aufgetragen, auf den Magen gelegt werden sollen.

23. KAPITEL

Verschiedene auf Grund von Erfahrungen gewonnene künstliche und natürliche Heilmittel gegen alle Schädigungen und sämtliche Beschwerden an der Milz bzw. am Splen

Bei Milzkranken wirkt ein Denarius oder das Gewicht eines Victoriatus vom Pulver von getrockneter und zerstoßener Tamariske, die weit vom Meer entfernt gesammelt worden ist, in Wasser oder in Essigwasser auf nüchternen Magen eingegeben. Milzkranken nützt trockener kampanischer Alant, zer- 2
stoßen und gesiebt, im Maß eines Denarius in vier Cyathi gemischtem altem Wein auf nüchternen Magen eingegeben. Im folgenden ein Trank für Milz- 3
kranke: 2 Denarii Eicheln, die die Salbenhersteller verwenden, 1 Denarius Kapernwurzel, 2 Denarii Beeren von schwarzem Efeu, $^1/_2$ Denarius Geißblatt, das wir silvae mater nennen, $^1/_2$ Denarius Galban, $2^1/_2$ Denarii Samen von schwarzem Kardamom, d. h. von Kresse, 1 Denarius schwarzen Pfeffer und 2 Denarii gekochte Meerzwiebel. Alle diese Ingredienzien werden mit Honig gebunden; es werden kleine Kügelchen hergestellt; es werden zwei oder ein Denarius je nach Alter oder Schwäche in Essighonig oder in gemischtem Essig in vier oder drei Cyathi eingegeben. Derselbe Trank wirkt bei Wassersüchtigen gut, wenn er in Wassermet eingegeben wird; denn er regt eine sehr starke Urinausscheidung an, durch die sie gereinigt werden.
Milzkranke heilt Senf, der am Tage zuvor in Essig eingeweicht worden ist 4
und, unter Beifügung von Linsen, die in Essig gekocht worden sind, verrieben, außen auf die Haut aufgelegt wird. Das Heilmittel muß aber, auf die Seite, wo die Milz sitzt, aufgelegt, so lange daraufbleiben, bis diejenigen, die es verwenden, den Schmerz nicht (mehr) ertragen können; danach sollen sie in eine warme Badewanne gesetzt werden, wo mehrere sie festhalten sollen, bis die Hitze nachläßt; andernfalls springen sie bei der ersten Berührung mit der Hitze heraus; es entsteht nämlich auf der Haut ein recht großer Schmerz, wenn sie mit dem warmen Wasser berührt werden. Danach müssen sie mit
Rosenwachssalbe eingerieben werden. Ein anderes Heilmittel für Milzkranke, 5
das in derselben Weise aufgelegt wird: Zwei Cyathi Senf, 2 Cyathi Schwarzkümmel, 4 Cyathi Kresse, 4 Cyathi Behennußschale und 2 Cyathi Pfeffer.

aceto acri maceratum, deinde tritum contusis ceteris permiscetur pan-
noque inlitum medicamentum imponitur fasciaque longissima alligatur
uel pluribus in unum commissis, quo tardius soluatur. Hoc efficacissi-
mum remedium est et multorum annorum lienosis omnes causas tollit
atque duritiam. Sed post hoc si quae reliquiae manserint, hammoniaco
6 tollendae erunt frequenter illic inlito. Infantibus lienosis dari opor-
tebit aquam calidam, in qua candens ferrum dimittatur, uel lac capri-
num semicoctum, si caprae tantummodo hedera pascantur. Proderit
his et senapi siccum contusum ceroto tenui mixtum extra cutem im-
7 positum, ut fascea diligenter ligetur. Malagma ad lienosos et ad ioci-
neris tumorem sic: Ammoniaci guttae ꝑ I, cerae ꝑ I, rosae ꝑ I. Am-
moniacum ex aceto teritur mixto crocomagmate, quantum colorare
possit ammoniacum, quod teritur, quousque leue fiat et mellis crassi
habeat spissitudinem. Postea cera liquefacta et rosa adicitur ac prius
mortario bene et pistillo commixta manu utraque subiguntur. Facit
hoc malagma et ad luxum et ad capitis dolorem fronti superpositum.
8 Malagma ad lienosos sic: Myrobalani ꝑ I, afronitri ⚹ XXX, capparis
radicis ⚹ XXV, cardamomi ⚹ XXV, ammoniaci guttae ⚹ XXX, cerae
ꝑ I, irini olei ꝑ S. Cera irino soluitur; quibus ammoniacum aceto di-
lutum miscetur, postea arida quae sunt cribrata admiscentur et sic
9 diu in mortario teruntur, deinde manibus bene subiguntur. Medica-
mentum Iuni Crispi, quod appellatur ambrosia. Hoc ex mulso datum
lienosis praecipuum praestat auxilium, pthisicis quoque et his, qui
difficulter ex imbicillitate longa reficiuntur et qui mali sunt coloris,
necnon ad alia multa uitia satis utile est. Recipit haec: Croci optimi
⚹ II, cinnami, nardi, costi, cassiae, myrrae, scoeni floris, singulorum
⚹ singulos. His contusis et cribratis mellis Attici admiscetur quod
satis sit. Inde datur ex calida aqua ad supra dicta omnia uitia quan-
10 tum fabae nostratis modus est. Lienosis prodest hyacinthi seminis
denarius dimidius potus ex aceto et melle. Pollion herba uel tamarici
folia aut eiusdem semen aut cortex uel herba, quam nos uitrum,
Graeci isatidam uocant, qua infectores utuntur, similiter pota pluri-
11 mum prodest. Ammoniaci denarius dimidius, piperis grana quinque,
rubi teneri cauliculi III. Haec in unum trita miscentur et dantur

6 Scrib. 132 7 Scrib. 259 cf. Marc. 23,75 8 Scrib. 261 10 31 Plin. 20,59

7 demittatur *He* 10 legetur **P** 12 crocomalagmate **P** 17 ꝑ I] p. ⚹ L *Scrib.* 22 uni **P** *corr. Co* 26 flores **P** 31 utrum **P** *corr. Co* 32 sapidam **P** *corr. Ni in adn.* isatida *Co*

Der Senf wird, am Tage zuvor in scharfem Essig eingeweicht, danach verrieben, mit den übrigen zerstoßenen Ingredienzien vermischt, das Heilmittel wird, auf einen Lappen gestrichen, aufgelegt und mit einer sehr langen Binde oder mit mehreren, die in eins verknüpft worden sind, festgebunden, damit es sich um so langsamer ablöst. Dies ist ein sehr wirksames Heilmittel und beseitigt bei denjenigen, die seit vielen Jahren milzleidend sind, alle Krankheitserscheinungen und Verhärtung. Wenn jedoch danach (noch) irgendwelche Reste zurückgeblieben sind, müssen sie mit Ammoniakharz beseitigt werden, das dort häufig aufgestrichen wird. Milzkranken Kindern 6
muß warmes Wasser eingegeben werden, in das glühendes Eisen hineingetan werden soll, oder halbgekochte Ziegenmilch, wenn die Ziegen nur Efeu fressen. Ihnen nützt auch trockener zerstoßener Senf, der, mit dünner Wachssalbe gemischt, außen auf die Haut aufgetragen wird, in der Weise, daß er mit einer Binde sorgfältig festgebunden wird. Im folgenden ein er- 7
weichendes Mittel für Milzkranke und bei Leberschwellung: 1 Pfund Ammoniakharztropfen, 1 Pfund Wachs und 1 Pfund Rosenöl. Das Ammoniakharz wird mit Essig unter Beifügung von so viel Safranabfall verrieben, daß er das Ammoniakharz färben kann; dies wird verrieben, bis es glatt geworden ist und die Zähigkeit von dickem Honig hat. Danach werden das zerlassene Wachs und das Rosenöl beigefügt, und nachdem alle Bestandteile zunächst in einem Mörser mit einer Mörserkeule gut vermischt worden sind, werden sie mit beiden Händen geknetet. Dieses erweichende Mittel wirkt auch bei einer Verrenkung und bei Kopfschmerz, wenn es auf die Stirn aufgetragen wird. Im folgenden ein erweichendes Mittel für Milzkranke: 1 Pfund 8
Behennuß, 30 Denarii Schaumsalpeter, 25 Denarii Kapernwurzel, 25 Denarii Kardamom, 30 Denarii Ammoniakharztropfen, 1 Pfund Wachs und $^1/_2$ Pfund Irisöl. Das Wachs wird in dem Irisöl aufgelöst; mit ihnen wird das in Essig aufgelöste Ammoniakharz gemischt, danach werden die trockenen Ingredienzien gesiebt beigemischt, und so werden alle Ingredienzien in einem Mörser lange verrieben, danach werden sie mit den Händen gut geknetet. Das Heilmittel des Junius Crispus, das ambrosia genannt wird. In Weinmet 9
eingegeben, stellt es für Milzkranke ein vorzügliches Heilmittel dar, auch für Schwindsüchtige und für diejenigen, die sich nach langer Krankheit schwer erholen und die eine schlechte Farbe haben, und es ist auch bei vielen anderen Schädigungen recht nützlich. Es enthält folgende Ingredienzien: 2 Denarii sehr guten Safran, von Zimt, Narde, Kostwurz, Kasia, Myrrhe und Binsenblüte, von den einzelnen Ingredienzien je 1 Denarius. Diesen Ingredienzien wird, nachdem sie zerstoßen und gesiebt worden sind, eine genügende Menge attischer Honig beigemischt. Davon wird bei allen oben angeführten Schädigungen in warmem Wasser so viel eingegeben, wie das Maß der einheimischen Bohne ist. Milzkranken nützt ein halber Denarius 10
Hyazinthensamen, in Essig und Honig getrunken. Poleigamander, Tamariskenblätter oder der Samen oder die Rinde derselben Pflanze oder das Kraut, das wir vitrum (Waid), die Griechen isatis nennen und das die Färber verwenden, nützen, in ähnlicher Weise getrunken, sehr viel. Ein halber Denarius 11
Ammoniakharz, fünf Pfefferkörner und 3 zarte Brombeerstengel. Diese Ingredienzien werden, in eins verrieben, gemischt, und alle werden dem Milz-

omnia ieiuno lienoso una potione ex aceti semimixti cyatho uno; mire
12 aduersum dolorem et duritiam lienis prodest. Capparis radicis uel corticis, scillae bulbi aridi ex interiore parte, radicis quoque panacis, singulorum ✳ deni contusi et cribrati aceto et melle consparguntur, fiunt pastilli denariorum singulorum, dantur lienosis ex aceto et melle; quidam addiderunt his piperis et uitis albae radicis ✳ X tritos. Facit hoc medicamentum his additis et ad hydropicos et ad suspiriosos.
13 Est hoc utile de experimento. Inponenda sunt lienosis et maxime his, quorum nimium duri et tumidi sunt lienes, medicamenta huiusmodi: Sinapis et pyrethri paria pondera ex aceto trita chartaeque inlita, quam horis tribus habeant. Deinde, cum dolorem intolerabilem ferre non potuerint, deducendi sunt in balneum et ibi in solium calidum dimittendi et fouendi praecipue his locis, in quibus medicamentum habuerunt impositum. Sed a fortioribus retinendi sunt in solio; exiliunt enim subinde et fugere conantur non sustinentes feruorem. A solio uero unguendi sunt oleo et tergendi, tum cerotum ex rosa inponendum locis perustis, quae insequentibus diebus, si satis exusta
14 fuerint, curari debent. Pinguis fici aridae contusae ✳ XXV, capparis radicis siue corticis ✳ V, afronitri ✳ IIII, hysopi fasciculum. Contusa haec melle temperantur, donec ceroti habeant temperaturam, deinlde inlita linteolo super lienem ponuntur et duabus uel amplius horis illic habentur; deinde is qui curatur ad balineum ducitur et in solio calido
15 aliquandiu fouetur. Malagma lienosis utile sic: Cerae ℔ I, ammoniaci guttae ✳ X, lapidis Assi floris, id est cineris, ✳ XXV, balanri, quo unguentarii utuntur, ✳ XVI, bidellae ✳ XVI, croci ✳ IIII, resinae †teurinae† ✳ XXII, olei laurini sextarium dimidium, aceti ℔ IIII. Hoc genere componitur hoc, quod Niliacum malagma dicitur. Arida ex aceto tamdiu teruntur, donec leuia facta habeant mellis spissitudinem; quae ad ignem soluenda sunt, cum oleo et adipe liquefacta in mortarium super trita infunduntur; deinde uniuersa permixta, cum
16 refrigerata fuerint, manibus subiguntur. Ad lienes, qui non ab infantia, sed postea induruerunt, malagma sic: Myrobalani, panacis, pyrethri pondo singula, balsami seminis ✳ X, sinapis ℔ I. His tritis acetum acre miscetur et diu permixtio ista subigitur, cumque ex ea malagma factum fuerit, rubrica coloratur et inponitur atque tribus

26 teurinae] pityinae *Co* 27 malama P 34 permixto P *corr. Co*

kranken in einem Trank von einem Cyathus halbgemischtem Essig auf nüchternen Magen eingegeben; er nützt wunderbar gegen Schmerz und Verhärtung der Milz. Von Kapernwurzel oder -schale, von einer trockenen Meer- 12
zwiebelknolle aus dem Inneren, auch von Panaxwurzel, von den einzelnen Ingredienzien werden je 10 Denarii zerstoßen und gesiebt, mit Essig und Honig benetzt, es werden Tabletten zu je einem Denarius hergestellt, und sie werden den Milzkranken in Essig und Honig eingegeben; manche fügen ihnen 10 zerriebene Denarii Pfeffer und Wurzel der weißen Rebe hinzu. Dieses Heilmittel wirkt mit diesen Zusätzen auch bei Wassersüchtigen und bei denjenigen, die an Atemnot leiden. Es ist erfahrungsgemäß nützlich. Milz- 13
kranken, und zwar besonders denjenigen, deren Milz allzu hart und geschwollen ist, müssen Heilmittel folgender Art aufgelegt werden: Die gleichen Gewichtsteile Senf und Bertramswurz, in Essig verrieben und auf ein Blatt Papyrus gestrichen, das sie drei Stunden (darauf)behalten sollen. Danach sollen sie, wenn sie den unerträglichen Schmerz nicht (mehr) aushalten können, ins Bad gebracht, dort in eine warme Badewanne gesetzt und besonders an den Stellen gespült werden, an denen sie das Heilmittel aufliegen hatten. Sie müssen jedoch von recht starken Männern in der Badewanne festgehalten werden; sie springen nämlich sofort heraus und versuchen zu fliehen, da sie die Hitze nicht ertragen. Nach dem Bad müssen sie aber mit Öl eingerieben und (danach) abgewischt werden, dann muß Wachssalbe aus Rosenöl auf die verbrannten Stellen aufgetragen werden, die, wenn sie ziemlich verbrannt sind, an den darauffolgenden Tagen behandelt werden müssen. 25 Denarii zerstoßene trockene fleischige Feigen, 5 Denarii Kapern- 14
wurzel oder -schale, 4 Denarii Schaumsalpeter und ein Bündel Ysop. Diese Ingredienzien werden zerstoßen mit Honig gemischt, bis sie die Mischung von Wachssalbe haben, danach werden sie, auf ein Leinentuch gestrichen, auf die Milz gelegt und dort zwei oder mehr Stunden liegengelassen; danach wird derjenige, der behandelt wird, ins Bad geführt und eine Zeitlang in der warmen Badewanne gebadet. Im folgenden ein für Milzkranke nützliches 15
erweichendes Mittel: 1 Pfund Wachs, 10 Denarii Ammoniakharztropfen, 25 Denarii Blüte, d. h. Asche vom assischen Stein, 16 Denarii Eicheln, die die Salbenhersteller verwenden, 16 Denarii Bdellium, 4 Denarii Safran, 22 Denarii . . .harz, einen halben Sextarius Lorbeeröl und 4 Pfund Essig. In folgender Weise wird dieses Mittel zusammengestellt, das als das erweichende Mittel des Nileus bezeichnet wird. Die trockenen Ingredienzien werden so lange mit Essig verrieben, bis sie, glatt geworden, die Zähigkeit von Honig haben; diejenigen, die sich auf dem Feuer auflösen lassen, werden, zusammen mit Öl und Fett zerlassen, in einen Mörser über die verriebenen Ingredienzien gegossen; danach werden alle vermischt, wenn sie abgekühlt sind, mit den Händen geknetet. Im folgenden ein erweichendes Mittel für 16
die Milz, die sich nicht in der Kindheit, sondern (erst) später verhärtet hat: Je 1 Pfund Behennuß, Panax und Bertramswurz, 10 Denarii Balsamsamen und 1 Pfund Senf. Mit diesen Ingredienzien wird, nachdem sie verrieben worden sind, scharfer Essig gemischt, diese Mischung wird lange geknetet, und wenn aus ihr ein erweichendes Mittel geworden ist, wird es mit roter Erde gefärbt, aufgelegt und drei Stunden daraufgelassen; danach wird der

horis habetur; post hoc in balineum homo ducitur et solio diu fouetur.
17 Aeris flos tritum bene cum senapi aut etiam solum mittes in acetum simulque in bucculari decoques ita, ut aliquandiu illic bulliant et ad similitudinem pulticulae spissentur, postea in uaccinam uessicam calida ea transferes ita, ut duobus digitis liquori huic uessica maior sit, tum spleni satis calidum medicamen adpones, ligabis fascia, tertia
18 die solues; mirabili gratulabis remedio. Guttam ammoniaci in acetum scillitum infundes, post biduum ita teres, ut in panno possit induci. Quo facto spleni adpones et fascea diligenter ligabis et uteris tamdiu,
19 donec per se consumatur et sine balneo abstergeatur. Ad splenis dolorem expertissimum remedium sic: Cardamomi, pyrethri, senapis, turis masculi, afronitri, aequalia pondera de singulis speciebus, contundes et coques in aceto scillitissimo et in unum miscebis locumque, cui medicamen adpones, frequentius detergebis et adpositum mane medicamentum in horam septimam esse patieris, postea eum, cui medebere, ad balineas ire praecipies atque in calida diu foueri facies.
20 Ad splenem remedium mirum sic: Picis durae optime tritae – I et costi triti – II permiscebis et ex eo singulas potiones ex uino uetere mane ieiuno per triduum dabis ita, ut in sinistro latere qui accipit
21 diu iaceat. Ad splenis dolorem remedium efficax sic: Gallas, de quibus encaustum fit, quantas uolueris pone super carbones uiuos et exures non nimie ita, ut puluerem de his, in quo sit aliquis sapor gallarum, facere possis. De quo puluere optime trito cocleare plenum mittes in
22 potionem uini uetussimi, et potetur. Ebuli contusi sucum cocliaria tria ex uini ueteris cyathis tribus per triduum da lienoso bibendum ita, ut ebulum semper secum habeat qui remedium accipit nec terram
23 ipsum ebulum ferrumue tangat. Cornum bouis combures ex ea parte, qua capiti adhaeret, et in puluerem tenuissimum redige atque ex eo puluere cocliaria duo cum aquae calidae cyathis tribus et paruo aceti
24 ieiuno splenitico per triduum da bibendum. Cataplasma ad splenem, quod Ianuarinus medicus ostendit, sic: Pyrethri – III, myrobalani – III, grani sinapis – III, cardamomi – III, urticae seminis – III, piperis – III. Haec omnia teres et criblabis diligenter et cum aceto scillito permiscebis, ut unum corpus facias, atque inde cataplasma in panno denso supra splenem inpones, sed prius locum ipsum, cui medicamen inpositurus es, ex nitro aqua remisso lauabis ita, ut spuma
25 uel pinguedo nitri illic adhaereat. Cataplasma ad splenem de experi-

19 Phys. Plin. 2,18 fol. 42D **22** Ps. Theod. p. 324,4 cf. Marc. 23,35

7 mirabile ... remedio **P** *corr. Co* mirabile ... remedium *Ni* **29** coclia **P**

Patient ins Bad geführt und in der Badewanne lange gebadet. Du schüttest 17
gut zerriebene Kupferblüte mit Senf oder auch allein in Essig und läßt die Ingredienzien zusammen in einem Kochtopf in der Weise kochen, daß sie dort eine Zeitlang sprudeln und ähnlich einem Brei zäh werden, danach schüttest du sie warm in eine Kuhblase, in der Weise, daß die Blase für diese Flüssigkeit zwei Finger zu groß ist, dann legst du das ziemlich warme Heilmittel auf die Milz, befestigst es mit einer Binde und nimmst es am dritten Tag ab; du freust dich über ein wunderbares Heilmittel. Man schüttet Am- 18
moniakharztropfen in Meerzwiebelessig, nach zwei Tagen verreibt man (es) so, daß es auf einen Lappen aufgetragen werden kann. Danach legt man (es) auf die Milz, befestigt (es) sorgfältig mit einer Binde und verwendet (es) so lange, bis es sich von selbst verbraucht hat und ohne Bad verschwunden ist. Im folgenden ein sehr erprobtes Heilmittel gegen Milzschmerz: Von 19
Kardamom, Bertramswurz, Senf, Tropfweihrauch und Schaumsalpeter, von den einzelnen Ingredienzien zerstößt man die gleichen Gewichtsteile, kocht sie in hochkonzentriertem Meerzwiebelessig, mischt sie in eins, wischt die Stelle, auf die man das Heilmittel legt, häufiger ab und läßt das Heilmittel, morgens aufgelegt, bis zur siebenten Stunde daraufliegen, danach ordnet man an, daß derjenige, der geheilt wird, ins Bad geht, und läßt ihn lange in warmem Wasser baden. Im folgenden ein wunderbares Heilmittel 20
für die Milz: Man vermischt 1 Unze sehr gut zerriebenes hartes Pech und 2 Unzen zerriebene Kostwurz und gibt dem Patienten davon je einen Trank alten Wein drei Tage hindurch morgens auf nüchternen Magen ein, in der Weise, daß derjenige, der einnimmt, lange auf der linken Seite liegt. Im 21
folgenden ein wirksames Heilmittel gegen Milzschmerz: Lege Galläpfel, aus denen rote Tinte hergestellt wird, in beliebiger Zahl auf brennende Kohlen, und du verbrennst sie nicht allzu sehr, in der Weise, daß du aus ihnen ein Pulver bereiten kannst, in dem ein gewisser Geschmack von Galläpfeln erhalten ist. Von diesem sehr gut zerriebenen Pulver schüttest du einen gehäuften Löffel in einen Trank sehr alten Wein, und (das) soll getrunken werden. Gib Saft von zerstoßenem Zwergholunder, (und zwar) drei Löffel in 22
drei Cyathi altem Wein drei Tage hindurch dem Milzkranken zu trinken, in der Weise, daß derjenige, der das Heilmittel einnimmt, immer Zwergholunder bei sich hat und der Zwergholunder selbst weder Erde noch Eisen berührt. Du verbrennst ein Rinderhorn an dem Ende, mit dem es am 23
Kopf sitzt, mache es zu sehr feinem Pulver, und gib dem Milzkranken von diesem Pulver zwei Löffel voll mit drei Cyathi warmem Wasser und ein wenig Essig drei Tage hindurch auf nüchternen Magen zu trinken. Im folgen- 24
den ein Pflaster für die Milz, das der Arzt Januarinus bekanntgemacht hat: 3 Unzen Bertramswurz, 3 Unzen Behennuß, 3 Unzen Senfkörner, 3 Unzen Kardamom, 3 Unzen Brennesselsamen und 3 Unzen Pfeffer. Alle diese Ingredienzien zerreibt man, siebt sie sorgfältig und vermischt sie mit Meerzwiebelessig, so daß man eine einheitliche Masse herstellt, und davon legt man mit einem dichten Lappen ein Pflaster auf die Milz, doch wäscht man zuvor eben die Stelle, auf die man das Heilmittel legen will, mit in Wasser aufgelöstem Natron in der Weise, daß Schaum oder Schmiere vom Natron dort haftenbleibt. Im folgenden ein durch Erfahrung gewonnenes Pflaster für 25

mento sic: Alium purgabis et ante diem in acetum acerrimum infundes
mature. Cum positurus eris, teres cum ipso aceto uel de aceto subla-
tum ita, ut spissum sit sicut cataplasma et tepidum supra splenem
adpones et fascea conligabis et uteris usque ad horas prandii. Hoc si
triduo continuo usus fueris, mirum remedium experieris; sed patientia
opus est aduersum uim medicaminis, quod plus proderit, si postea
26 balineis utaris et in solio calido diu fouearis. Herbae cyclaminis, quae
orbicularis appellatur, radix suspensa collo ita, ut contra lienem do-
27 lentem sit alligata, efficaciter medetur. Porri primitiui sectiui sucus
expressus et aceto pari mensura inmixtus absortusque a lienoso sae-
28 pius prodest. Chamaepitys cum oxymeli et absinthio paribus mensuris
29 decocta et potui data utiliter lienosis occurrit. Herba salutaris, id est
spina alba, qua Christus coronatus est, quae uelut uuam habet, lienem
30 leniter in eodem loco perfricata sanabit. Equi lingua arefacta et ad
leuitatem trita atque ex uino potui data protinus utilitatem suam
31 sedato lienis dolore manifestat. Stercus mulinum cum oxymeli lienosis
32 potui datum dolores efficaciter tollit. Hircinus splen calidus, id est
statim ubi de pecude sublatus fuerit, super lienem hominis inpositus
et alligatus mire dolorem intra paucos dies auferet, si postea ad fu-
33 mum suspendatur, ut illic arescat. Haedinus uero lien similiter ut
hircinus super splenem infantis adpositus et tumores et dolorem eius
34 emendabit. A lanio lienem uituli quanti uoluerit emes eumque me-
dium exsecabis seruatis integris eius lateribus, ut undique contineatur,
atque eum, qui dolet splenem, in balineum duces et per mediam scis-
suram illius lienis a capite corpus eius omne summittes ita, ut usque
ad pedes lien decidat, postmodum ipsum lienem in fumo suspendes
atque arefieri facies. Quo facto cum tumoribus etiam dolores lienis
is, cui medeberis, sedari sentiet omnique molestia cito liberabitur.
35 Ebuli radicem, quam sine ferro euellas, aridam contusam et pollinis
modo cribratam repones. Inde cocliaria tria ex uini cyathis tribus in
limine stans contra orientem per triduum bibito ieiunus; sed omnino
obserua, ne ebulum ferro contingatur aut ne ipse, dum remedium
36 accipis, ferrum tecum habeas. Ebuli bacas permaturas exprime atque
ex eo suco uiro tria cocliaria ad diem da bibenda, mulieri duo; quo

26 Ps. Apul. 17,10 Ps. Theod. p. 323,6 **30** Med. Plin. 2,13,8 p. 49,3 Sext. Plac. 16,16 **32** cf. Marc. 23,33. 47. 70 **33** Med. Plin. 2,13,9 p. 49,5 cf. Q. Ser. 417 cf. Marc. 23,32. 47. 70 **34** Plin. 28,201 **35** Ps. Apul. 92,18 Ps. Theod. p. 324,4 cf. Marc. 23,22 **36** Ps. Theod. p. 324,4

4 non ligabis P *corr. Co, cf. p. 402,12* 13 uelut] uellait P *corr. Co* 22 uolueris P *corr. Co, cf. Plin.* quanti indicatus sit . . . nulla pretii cunctatione 26 ad] *ab hoc uocabulo* L *rursus incipit* 32 contigatur P

die Milz: Man schält Knoblauch und schüttet ihn rechtzeitig am Tage zuvor
in sehr scharfen Essig. Wenn man ihn auflegen will, verreibt man ihn mit
eben dem Essig oder aus dem Essig herausgenommen in der Weise, daß er
zäh wird wie ein Pflaster, legt ihn lauwarm auf die Milz, befestigt ihn mit
einer Binde und läßt ihn bis zur Frühstückszeit darauf. Wenn man ihn drei
aufeinanderfolgende Tage verwendet, lernt man ihn als ein wunderbares
Heilmittel kennen; jedoch ist Geduld erforderlich hinsichtlich der Wirkung
des Heilmittels, das (noch) mehr nützt, wenn man danach Bäder nimmt und
in der warmen Badewanne lange badet. Die Wurzel von Saubrot, das (herba) 26
orbicularis genannt wird, bringt, in der Weise an den Hals gehängt, daß sie
nach der schmerzenden Milz hin angebunden ist, wirksam Heilung. Der 27
Saft vom ersten Schnittlauch nützt, wenn er herausgepreßt, mit Essig in
gleichem Maß gemischt und vom Milzkranken häufiger getrunken wird.
Günsel, mit Essighonig und Wermut zu gleichen Maßen gekocht und zu 28
trinken gegeben, erweist sich für die Milzkranken als nützlich. Herba salu- 29
taris, das ist Weißdorn, mit dem Christus gekrönt worden ist, (eine Pflanze,)
die gleichsam eine Traube trägt, heilt die Milz, wenn eben diese Stelle damit
leicht eingerieben wird. Eine Pferdezunge, getrocknet, bis zur Glätte zer- 30
rieben und in Wein zu trinken gegeben, erweist sofort ihre Nützlichkeit dar-
in, daß der Milzschmerz zum Abklingen gebracht wird. Maultiermist, mit 31
Essighonig den Milzkranken zu trinken gegeben, beseitigt die Schmerzen
wirksam. Die Milz von einem alten Bock, warm, d. h. sofort, wenn sie aus 32
dem Tier herausgenommen worden ist, auf die Milz des Patienten gelegt und
festgebunden, beseitigt innerhalb weniger Tage den Schmerz in wunder-
barer Weise, wenn sie danach in den Rauch gehängt wird, damit sie dort
trocknet. Die Milz von einem jungen Bock heilt aber in ähnlicher Weise wie 33
die von einem alten, auf die Milz eines Kindes gelegt, deren Schwellungen
und Schmerz. Man kauft von einem Fleischer für einen beliebigen Preis eine 34
Kalbsmilz, schneidet sie in der Mitte aus, wobei ihre Kanten unversehrt er-
halten bleiben, in der Weise, daß sie auf allen Seiten in sich zusammenhängt,
führt denjenigen, der an der Milz Schmerzen hat, ins Bad und läßt seinen
ganzen Körper vom Kopf an in der Weise mitten durch den Ausschnitt jener
Milz hindurchgehen, daß die Milz bis auf die Füße hinabfällt, danach hängt
man die Milz selbst in den Rauch und läßt sie trocknen. Wenn das geschehen
ist, spürt derjenige, den man heilt, daß mit den Schwellungen der Milz auch
ihre Schmerzen abklingen, und er wird rasch von jeder Beschwerde befreit.
Eine Zwergholunderwurzel, die du ohne Eisenwerkzeug herausreißen sollst, 35
bewahrst du, trocken zerstoßen und wie Mehl gesiebt, auf. Davon trinke drei
Löffel voll in drei Cyathi Wein, auf einer Schwelle nach Osten hin stehend,
drei Tage hindurch auf nüchternen Magen; doch achte auf jeden Fall dar-
auf, daß der Zwergholunder nicht von Eisen berührt wird oder daß du nicht
selbst, während du das Heilmittel einnimmst, Eisen bei dir hast. Presse sehr 36
reife Zwergholunderbeeren aus, und gib von diesem Saft einem Mann täglich
drei, einer Frau zwei Löffel voll zu trinken; wenn (der Saft) eingenommen

sumpto deiciet per uentrem instar sanguinis. Tum interiecto triduo
rursum dabis et per haec interualla repetes dando potionem, donec
persanes. Si propter amaritudinem solum sucum haurire non potuerit,
37 tantundem uini aut oxymelis augebis. Aceti scilliti cyathum unum,
mellis Attici ℈ III, uetonicae tunsae cribratae ℈ III in unum miscebis
et adicies aquam calidam et dabis ieiuno per triduum splenitico po-
38 tionem. Lotium eius, qui splenem dolet, quotiens urinam fecerit, collige
et cinerem de foco cribratum in unum subige et panno inductum
super splenem inponito et una hora calidum habere permitte; maximo
39 eum periculo liberabis, si saepius id feceris. Alei purgati capita tria,
adipis porcinae nimium uetustatae p̧ unum simul conteres et panno
40 induces et supra dolorem lienis inpones et fascia conligabis. Conii, id
est cicutae, radicis p̧ unum, adipis uetustatae hircinae p̧ unum, alei
purgati p̧ unum, olei cedrini p̧ unum simul teres et genus malagmatis
facies et supra splenem alligabis nec ante quartum diem solues; cer-
41 tissimam scies hanc esse medicinam. Optimum spleni remedium tale
est: Gentianae tunsae cocliarium dimidium, fellis terrae tunsi coclearia
tria, feniculi tunsi cocleare unum et dimidium bibes ex picato mero
uel nigro austero tepefacta ita, ut diligenter supra scriptae species
42 cribratae in pollinem redigantur et sic permisceantur. Robiam her-
bam, qua infectores utuntur, tunsam ex picato uel austero uel nigro
uino aut ex posca dabis bibendam ieiuno splenitico amplitudine nucis
43 auellanae; confestim proderit. Laudabile spleniticis remedium sic:
Hieram botanen, quae uerbena appellatur, contunde cum axungia
uetere et inductam in panno albo mundo inpone splenitico; dolore
44 sedato uidebis sanguineum locum, in quo dolor fuerit. Solea piscis
spleni inponitur uel torpedo uel rombus, sed inpositus rursum uiuus
45 in mare mittatur; mire prodest. Qui cottidie ieiunus serum caprunum,
sed earum capellarum, quae hedera pascuntur, biberit, splene con-
46 sumpto erit. Sarmentorum cinis aceti cyathis duobus aspersus rectis-
47 sime lienoso ieiuno ex aqua tepida datur bibendus. Caninus splen
recens supra splenem hominis inponitur dicente eo, qui adponit, reme-

37 Plin. 26,77 **38** Ps. Theod. p. 324,2 **40** cf. Phys. Plin. 2,18 fol. 42D **43** Phys. Plin. 2,18 fol. 42D **44** Med. Plin. 2,13,1 p. 48,5 **45** Plin. 28,130 cf. Marc. 23,61 **46** Med. Plin. 2,13,3 p. 48,8 **47** Plin. 30,51 cf. Med. Plin. 2,13,4 p. 48,11 cf. Marc. 23,32. 33. 70

4 acetis **P** 7 urinae **L** 10 periculum **PL** 11 uetustae **P** 12 fascea **P** 13 uetustae **P** 17 felis terrae tunsae **PL** felis terrae tunsi *Ni in margine editionis Helmreichianae* cocliare **L** 19 super **PL** polinem **PL** 20 misceantur **P** rubiam *edd. (u. uerb.)* 26 uidebitis **P** 31 alienoso **PL** da bibendum **PL** *corr. Co* caninus] pecudis *Med. Plin.*

worden ist, scheidet (der Patient) durch den Darm eine (gewisse) Menge Blut aus. Dann gibst du nach einer Unterbrechung von drei Tagen wieder ein und wiederholst in diesen Abständen das Eingeben des Trankes, bis du (den Patienten) völlig geheilt hast. Wenn er wegen des bitteren Geschmacks den Saft allein nicht trinken kann, fügst du ebensoviel Wein oder Essighonig hinzu. Man mischt einen Cyathus Meerzwiebelessig, 3 Scripuli atti- 37
schen Honig und 3 Scripuli zerstoßene und gesiebte Betonie in eins, fügt warmes Wasser hinzu und gibt es dem Milzkranken drei Tage hindurch auf nüchternen Magen als Trank ein. Sammle den Urin dessen, der an der Milz 38
Schmerzen hat, sooft er uriniert, knete gesiebte Herdasche (damit) in eins, lege es, auf einen Lappen aufgetragen, auf die Milz, und laß es (ihn) eine Stunde als warme Auflage haben; du befreist ihn (auch) von der größten Gefahr, wenn du dies häufiger tust. Man verreibt drei Köpfe abgezogenen 39
Knoblauch und ein Pfund nicht allzu altes Schweinefett miteinander, trägt es auf einen Lappen auf, legt es auf die schmerzende Milz und befestigt es mit einer Binde. Man verreibt ein Pfund Conium-, d. h. Schierlingswurzel, ein 40
Pfund altes Schweinefett, ein Pfund geschälten Knoblauch und ein Pfund Zedernöl miteinander, bereitet eine Art erweichendes Mittel, befestigt es auf der Milz und nimmt es nicht früher als nach drei Tagen ab; man erkennt, daß dies ein sehr zuverlässiges Heilmittel ist. Folgendes Heilmittel 41
ist für die Milz sehr gut: Man trinkt einen halben Löffel zerstoßenen Enzian, drei Löffel zerstoßene Erdgalle und eineinhalb Löffel zerstoßenen Fenchel in gepichtem ungemischtem oder herbem dunklem Wein, etwas erwärmt, in der Weise, daß die oben verzeichneten Ingredienzien, sorgfältig gesiebt, zu Mehl gemacht und so vermischt werden. Man gibt Krapp, den die Färber 42
verwenden, dem Milzkranken zerstoßen in gepichtem, herbem oder dunklem Wein oder in Essigwasser in der Menge einer Haselnuß auf nüchternen Magen zu trinken; er nützt sofort. Im folgenden ein lobenswertes Heilmittel 43
für Milzkranke: Zerstoße hiera botane, die Eisenkraut genannt wird, mit alter Wagenschmiere, und lege sie, auf einen sauberen weißen Lappen aufgetragen, dem Milzkranken auf; wenn der Schmerz abgeklungen ist, siehst du die Stelle, an der der Schmerz aufgetreten war, blutig. Eine Seezunge, 44
ein Zitterrochen oder ein Steinbutt wird auf die Milz gelegt, doch soll er, nachdem er aufgelegt worden ist, lebend wieder ins Meer geworfen werden; er nützt wunderbar. Die Milz dessen, der täglich auf nüchternen Magen Ziegen- 45
molke, jedoch von den Ziegen, die Efeu fressen, trinkt, verkleinert sich wieder. Asche von Reisig, mit zwei Cyathi Essig besprengt, wird dem Milz- 46
kranken in lauwarmem Wasser auf nüchternen Magen sehr erfolgreich zu trinken gegeben. Eine frische Hundemilz wird auf die Milz des Patienten 47
gelegt, wobei derjenige, der sie auflegt, sagt, daß er sie zu einem Heilmittel

dium se spleni facere. Postea splen intra parietem dormitorii cubiculi tectorio, id est capsella, inclusus reponitur et desuper ter nouies signa-
48 tur. Splen uiuenti catulo exemptus ciboque, sed coctus, splenitico datus ignoranti liberat eum quamuis grauiter laborantem. Sedant lienis dolorem radices uiolae luteae, si ex aceto spleni uice emplastri
49 adponantur. Tamaricis radicem uel folia trita ex aceto bibat qui de splene laborat. Cuius usum si experiri uolueris, da porco edendam per
50 dies nouem; cum eum occides, sine splene inuenies. Lacerta uiridis uiua in ostio splenitici ante cubiculum eius suspenditur ita, ut procedens et rediens eam semper manu sinistra et capite contingat; quo
51 facto mire ad sanitatem proficiet. Herbam urceolarem in aqua decoctam da lienoso cum oleo et liquamine manducandam; mire sub-
52 uenies. Sisymbrium, absinthium, nepetam, marrubium aequali mensura aceto macerata terito et melle mixta, sed cum polenta hordei
53 modica inpone lieni emplastri modo; potenter medebere. Hederae folia tenera tundes sucumque eius cum uino austero lienoso ieiuno per tri-
54 duum potui dabis. Filicis radicem tunsam inpones lieni cum axungia uetere eamque radicem mundatam ex aqua ad tertias decoques ita, ut quod de sextario decoctum superfuerit per triduum cum oxymeli aut mero austero ieiuno lienoso potui detur; summum remedium cito
55 experieris. Ad splenis dolorem remedium egregium sic: Quinque capita alei diligenter in grana purgati per dies septem lienoso manducanda dabis ita, ut primo die grana XXXI comedat ieiunus, secundo die grana XXV, tertio XVIIII, quarto XV, quinto XI, sexto VIIII, septimo VII, bibat autem conditum satis piperatum. Quo facto omne malum per uentrem digerit; sed et porros comedat ante diem quam alium manducet infusos in aqua, quos incoctos uel tres aut eo amplius,
56 quod tamen non sit nimium, sine pane manducare debet. Nitri albi matronalis pilulas quinque uel septem in aceto acerrimo solues, ex
57 quo singulos cyathos per triduum lienoso ieiuno bibendos dabis. Herba uettonica ex uino decocta et potui lienosis data plurimum prodest.
58 Si quis de splene asini arefacto cotidie ieiunus pausillum manducet, ita potenter sanabitur, ut intra triduum utilitas remedii huius appa-
59 reat. Herba hippuris contrita et cum uino austero aut cum oxymeli

48 3 Med. Plin. 2,13,5 p. 48,14 **49** 7 Ps. Theod. p. 322,12 323,1 324,18 **50** Med. Plin. 2,13,7 p. 49,1 Ps. Theod. p. 323,27 **53** cf. Plin. 24,76 **57** Ps. Musa 75 **58** Plin. 28,200

5 alienis L luteae *Plin. 21,131* lutae P lotae *Med. Plin.* 9 cubilum L 11 aquam L 12 manducanda P 19 fuerit P 21 experietur P experierit L *corr. He* 24 quarto – VIIII *om.* P 28 pane *om.* P 31 uetonica P 32 cottidie L

für die Milz mache. Danach wird die Milz in der Wand des Schlafzimmers, im Putz, d. h. in einer Kapsel, eingeschlossen, aufbewahrt und obendrein
dreimal neunmal versiegelt. Wenn einem lebenden Hund die Milz heraus- 48
genommen und dem Milzkranken, jedoch gekocht, ohne sein Wissen als Essen eingegeben wird, befreit sie ihn, wenn er auch noch so heftige Schmerzen hat. Wurzeln vom gelben Veilchen lassen Milzschmerz abklingen, wenn
sie in Essig als Pflaster auf die Milz gelegt werden. Tamariskenwurzel oder 49
-blätter, in Essig verrieben, soll derjenige trinken, der an der Milz Schmerzen hat. Wenn du deren Nutzen in Erfahrung bringen willst, gib sie einem Schwein neun Tage hindurch zu fressen; wenn du es tötest, findest du es ohne Milz.
Eine lebende grüne Eidechse wird an der Tür des Milzkranken vor seinem 50
Schlafzimmer aufgehängt, in der Weise, daß er sie beim Hinein- und Hinausgehen immer mit der linken Hand und mit dem Kopf berührt; dadurch
macht seine Genesung wunderbare Fortschritte. Gib dem Milzkranken in 51
Wasser gekochtes Glaskraut mit Öl und Fischbrühe zu essen; du bringst
wunderbare Hilfe. Verreibe Quendel, Wermut, Katzenminze und Andorn, 52
im gleichen Maß in Essig eingeweicht und mit Honig gemischt, doch lege es mit ein wenig Gerstengraupen als Pflaster auf die Milz; du bringst wirksam
Heilung. Man zerstößt zarte Blätter von Efeu und gibt seinen Saft dem 53
Milzkranken mit herbem Wein drei Tage hindurch auf nüchternen Magen
zu trinken. Man legt eine zerstoßene Farnkrautwurzel mit alter Wagen- 54
schmiere auf die Milz, läßt diese Wurzel, nachdem sie gesäubert worden ist, in Wasser auf ein Drittel einkochen, in der Weise, daß das, was von dem Sextarius nach dem Kochen übriggeblieben ist, dem Milzkranken drei Tage hindurch mit Essighonig oder ungemischtem herbem Wein auf nüchternen Magen zu trinken gegeben wird; man lernt es rasch als ein erstklassiges
Heilmittel kennen. Im folgenden ein ausgezeichnetes Heilmittel gegen Milz- 55
schmerz: Man gibt dem Milzkranken fünf Köpfe von Knoblauch, der sorgfältig in seine Kerne zerlegt worden ist, sieben Tage hindurch in der Weise zu essen, daß er am ersten Tag 31 Kerne auf nüchternen Magen ißt, am zweiten Tag 25 Kerne, am dritten 19, am vierten 15, am fünften 11, am sechsten 9 und am siebenten 7, er soll aber reichlich gepfefferten Würzwein trinken. Auf diese Weise beseitigt er das ganze Übel auf dem Weg durch den Darm; doch soll er einen Tag, bevor er den Knoblauch ißt, auch Lauch, in Wasser getränkt, zu sich nehmen, von dem er ungekocht mindestens drei Stangen oder noch mehr, was jedoch nicht allzu viel sein soll, ohne Brot
essen muß. Man löst fünf oder sieben Kügelchen weißes Nitrum matronale 56
in sehr scharfem Essig auf, wovon man dem Milzkranken drei Tage hindurch
je 1 Cyathus auf nüchternen Magen zu trinken gibt. Betonie, in Wein ge- 57
kocht und den Milzkranken zu trinken gegeben, nützt sehr viel. Wenn man 58
von getrockneter Eselsmilz täglich ein wenig auf nüchternen Magen ißt, wird man so wirksam geheilt, daß sich die Wirkung dieses Heilmittels (schon)
innerhalb von drei Tagen zeigt. Schachtelhalm, zerrieben und mit herbem 59
Wein oder mit Essighonig zu trinken gegeben, bringt den Milzkranken sehr

60 potui data potentissime lienosis succurrit. Hederae siluaticae nigrae
folia contrita et ex uino potui data lienosis maximo auxilio erunt ita,
ut primo die tria, deinde quinque, tertio septem, quarto nouem, quinto
undecim, sexto tredecim, septimo quindecim, octauo XVII, nono
61 XVIIII, decimo XXI dentur. Vtilissimum lienosis hoc remedium est:
Caprae lactares abstinentur a cibo per biduum, tertio die hedera tan-
tummodo saturantur et mulguntur, antequam bibant. Si ex eo lacte
sextarios tres per triduum calidos, statim quomodo mulsi fuerint,
ieiunus lienosus acciperit ita, ut nullos alios cibos illo triduo manducet,
62 potenter sanabitur. Irenascei lien assus in cibo sumptus lienosum effi-
63 caciter curare fertur. Vulpiculi etiam iecur aridum tritum cum oxy-
64 meli datum lienosis mire medetur. Coclearum combustarum cinis cum
lini semine atque urticae semine tritus adiecto melle, quod satis uide-
bitur, adsidue a ieiuno lienoso acceptus intra paucos dies eum sanabit.
65 Lienosus oxyfera adsidue bibere debet et, dum curatur, in uentrem
66 debet iacere. Ruta cum adipe anserino uel gallinaceo contrita panno
67 inducta et lieni inposita sedat dolorem. Stercus aprunum siccum con-
tritum ex uino potui datum pulchre non solum splenis, sed et renium
68 dolori medetur. Corticem caprificus arboris detrahes et, dum recens
est, ad splenem uel etiam, si opus fuerit, ad iecur pones et, ubi tumor
siue durities splenis uel iecoris erit, ibi corticem diutius continebis,
deinde in fumo eam suspendes. Quod cum facies, rogabis, ut sicut
cortex ille paulatim fumo siccatus arescit, sic splen uel iecur labo-
rantis arescat. Haec autem res tantum ualet, ut, si catulis recens natis
69 fiat, dicantur omnino non crescere. Cyperi drag̃. VI, radicis, quae man-
ducatur, semen cyathum unum propensum cum aquae sextariis tribus
ante diem infusis in olla noua ad tertias decoques, postea ipsam aquam
70 potandam lienoso ieiuno per triduum dabis; mire subuenies. Si quis
agnum recens natum confestim manibus diuellat lienemque eius, ubi
extraxerit, calidum super lienem dolentis inponat ac fascea liget et
dicat adsidue: „Remedio lienis facio", postero die sublatum de cor-
pore eius parieti cubiculi, in quo lienosus dormire solitus est, luto
prius inlito, ut haerere possit, inponat atque ipsum lutum uiginti
septem signaculis signet ad singula dicens: „Lieni remedium facio",
hoc tale remedium si ter fecerit, in omne tempus lienosum quamuis

60 Ps. Apul. 99,9 **61** Plin. 28,130 cf. Marc. 23,45 **62** Med. Plin. 2,13,6 p. 48,16 **64** Med. Plin. 2,13,6 p. 48,16 **66** Ps. Theod. p. 323,20 **70** Plin. 30,51 cf. Marc. 23,32. 33. 47

3 prima **P** 6 triduum **PL** *corr. Ni coll. Plin.* 8 triduum] duum **L** 11 cure fertur **P** crcurre refertur **L** *corr. Co* 15 oxypora *propos. Heraeus* 26 sem̃ **P** seminis *edd.* 27 dequoques **L** 28 ieiunum **PL** 31 postera **L**

wirksame Hilfe. Blätter von wildem schwarzem Efeu, zerrieben und in Wein 60
zu trinken gegeben, sind für Milzkranke eine sehr große Hilfe, in der Weise, daß am ersten Tag drei, danach fünf, am dritten sieben, am vierten neun, am fünften elf, am sechsten dreizehn, am siebenten fünfzehn, am achten 17,
am neunten 19 und am zehnten 21 gegeben werden. Für Milzkranke sehr 61
nützlich ist folgendes Heilmittel: Man gibt Milchziegen zwei Tage hindurch nichts zu fressen, am dritten werden sie nur mit Efeu gefüttert, und bevor sie saufen, werden sie gemolken. Wenn der Milzkranke von dieser Milch drei Tage hindurch drei Sextarii warm, sofort wie sie gemolken worden sind, auf nüchternen Magen zu sich nimmt, in der Weise, daß er an jenen drei Tagen
keine anderen Nahrungsmittel genießt, wird er wirksam geheilt. Igelmilz, 62
geschmort im Essen eingenommen, soll den Milzkranken wirksam heilen.
Auch Fuchsleber, trocken zerrieben und mit Essighonig den Milzkranken 63
eingegeben, heilt sie wunderbar. Asche von verbrannten Schnecken, mit 64
Leinsamen und Brennesselsamen unter Beifügung einer ausreichend erscheinenden Menge Honig verrieben und ständig vom Milzkranken auf nüchter-
nen Magen eingenommen, heilt ihn innerhalb weniger Tage. Der Milzkranke 65
muß ständig verdauungsfördernde Mittel trinken und muß, während er behandelt wird, auf dem Bauch liegen. Raute, mit Gänse- oder Hühnerfett 66
verrieben auf einen Lappen aufgetragen und auf die Milz gelegt, läßt den
Schmerz abklingen. Zerriebener trockener Keilermist, in Wein zu trinken 67
gegeben, heilt nicht nur Milz-, sondern auch Nierenschmerz schön. Man 68
zieht Rinde von einem wilden Feigenbaum ab, legt sie, solange sie (noch) frisch ist, auf die Milz oder auch, wenn es erforderlich ist, auf die Leber und läßt die Rinde dort, wo eine Schwellung oder Verhärtung der Milz oder der Leber vorhanden ist, längere Zeit daraufliegen, danach hängt man sie in den Rauch. Wenn man dies tut, bittet man darum, daß in der Weise, wie jene Rinde allmählich, vom Rauch gedörrt, trocknet, so (auch) die Milz oder die Leber des Kranken trocknet. Dieses Mittel ist aber so wirksam, daß, wenn es bei eben erst geborenen Hunden angewendet wird, sie angeblich
überhaupt nicht wachsen. Man läßt 6 Drachmen Zypergras und Samen der 69
Wurzel, die gegessen werden kann, (davon) einen reichlichen Cyathus mit drei Sextarii Wasser, die am Tag zuvor darübergegossen worden sind, in einem neuen Topf auf ein Drittel einkochen, danach gibt man eben das Wasser dem Milzkranken drei Tage hindurch auf nüchternen Magen zu trinken;
man bringt wunderbar Hilfe. Wenn jemand ein erst geborenes Lamm so- 70
fort mit den Händen aufreißt, seine Milz, sobald er sie herausgezogen hat, warm auf die Milz des Patienten legt, mit einer Binde befestigt und ständig sagt: „Ich mache (dich) zum Heilmittel für die Milz“, sie am nächsten Tag von seinem Körper herunternimmt, an der Wand des Schlafzimmers, in dem der Milzkranke zu schlafen pflegt, nachdem zuvor Lehm daraufgestrichen worden ist, damit sie haftenbleiben kann, anbringt und eben den Lehm mit siebenundzwanzig Siegeln siegelt, wobei er bei jedem einzelnen sagt: „Ich mache (dich) zum Heilmittel für die Milz“, heilt dieses so beschaffene Heilmittel, wenn man es dreimal gemacht hat, den Milzkranken, wie geschwächt

71 infirmum et periclitantem sanabit. Ad splenem remedium probatum
sic: Capparis est herba uel leguminis genus, nam lupino similes sili-
quas adfert; nascitur in locis saxosis. Huius radicem colliges et findes
in partes duas, quarum unam siccabis ac minutatim concides et mittes
in pilam ligneam atque illic diligenter tundes, deinde in ollam rudem
coicies et cum aceti heminis tribus ad tertias decoques et colabis
atque inde ieiuno lienoso singulas potiones mixtas bibendas per sep-
tem dies dabis obseruaturus, ne per illos dies umquam frigidam aut
calidam aquam bibat, sed tantummodo uinum uetus mixtum mera-
tum. Partem uero dimidiam radicis illius lino ligabis et ad fumum
72 suspendes atque illic, donec persiccetur, manere patieris. Catellum
lactentem de canna occide et de ipsa canna splenem eius tolle ac
nescienti splenitico in carbonibus coctum uel assatum manducandum
73 dato. Ammoniaci drag̃. sex ex aceto dilutas per sex dies lienoso ieiuno
74 dabis bibendas ita, ut singulis diebus singulas dragmas accipiat. Aceti
scilliti Africani cyathos tres et roris marini – III conteres diligenter
ac ieiuno lienoso per triduum dabis bibendas. Qua potione, si quid
75 experto creditur, spleniticum de ultimo periculo liberabis. Malagma,
quod et splenis et iocineris dolorem et tumorem potentissime curat:
Crocomagmatis sextarium unum, guttae ammoniaci libram unam,
cerae libram unam, olei rosacei – III. Ammoniacum cum crocomag-
mate ex aceto teres ita, ut colorari possit, atque illic triduo esse per-
mittes, donec mellis spissitudinem habeat; postea cera liquefacta et
rosaceum oleum, sed cum sua rosa tritum, adicietur et simul uni-
uersa diligentius conterentur atque inductum in panno medicamen
76 spleni uel iecori adponetur. Picis durae sextarium, sulfuris uiui – I
simul ad ignem remitte et permisce atque in charta uirgine inductum
spleni adpone; non prius emplastrum ab eo recedet quam penitus
77 persanetur. Ad splenem remedium singulare, quod de experimentis
probatis Gamelielus patriarchas proxime ostendit, sic: Lapidis Assi
unciam unam semis, uisci querquini uncias sex, calcis uiuae uncias
tres, olei cedrini unciam unam. Haec a luna sexta decima confici et
coqui debent; omnifariam tamen post quintam decimam lunam debet
hoc medicamen parari et tamdiu coqui, donec habeat speciem malag-
matis, deinde manibus subigi et induci in pellem alutaciam atque
inde tepens loco splenis adponi fasciaque ligari, ut illic iugiter maneat
diebus ac noctibus quattuordecim, per quos dies abstinendum balneis

75 cf. Scrib. 259 cf. Marc. 23,7

4 minuatim **P** 7 mixtas] mittas **L** 8 obseruaturum **P** 11 patiaris **L** 12 lactenentem **P** lactantem **L** 22 colari **L** permittas **L** 26 iecuri **L** 30 probatum *Heraeus coll. p. 470,5* 33 omnifarium **P**

und gefährdet er auch sein mag, für alle Zeit. Im folgenden ein erprobtes 71
Heilmittel für die Milz: Die Kaper ist eine Pflanze oder vielmehr eine Art der Hülsenfrüchte, denn sie trägt Hülsen, die der Lupine ähnlich sind; sie wächst in felsigen Gegenden. Man sammelt ihre Wurzel und spaltet sie in zwei Teile, von denen man den einen trocknet, in kleine Teile zerschneidet, in einen Holzmörser schüttet und dort sorgfältig zerstößt, danach schüttet man es in einen gewöhnlichen Topf, läßt es mit drei Heminae Essig auf ein Drittel einkochen, seiht es und gibt dem Milzkranken davon je einen Mischtrank sieben Tage hindurch auf nüchternen Magen zu trinken, wobei man darauf achten soll, daß er an jenen Tagen niemals kaltes oder warmes Wasser trinkt, sondern nur (mit dem Mittel) vermischten ungemischten alten Wein. Die (andere) Hälfte jener Wurzel befestigt man aber an einem Faden, hängt sie in den Rauch und läßt sie dort hängen, bis sie völlig trocken ist. Töte 72
einen noch saugenden Hund mit einem Rohrmesser, nimm mit eben dem Rohrmesser seine Milz heraus, und gib sie dem Milzkranken ohne sein Wissen, nachdem sie auf Kohlen gekocht oder geschmort worden ist, zu essen. Man 73
gibt dem Milzkranken sechs Drachmen Ammoniakharz, in Essig aufgelöst, sechs Tage hindurch auf nüchternen Magen zu trinken, in der Weise, daß er an den einzelnen Tagen je eine Drachme einnimmt. Man verreibt drei 74
Cyathi afrikanischen Meerzwiebelessig und 3 Unzen Rosmarin sorgfältig und gibt sie dem Milzkranken drei Tage hindurch auf nüchternen Magen zu trinken. Mit diesem Trank befreit man, wenn man einem Mann mit Erfahrung etwas glauben darf, den Milzkranken von äußerster Gefahr. Ein er- 75
weichendes Mittel, das Schmerz und Schwellung von Milz und Leber sehr wirksam heilt: Einen Sextarius Safranabfall, ein Pfund Ammoniakharztropfen, ein Pfund Wachs und 3 Unzen Rosenöl. Das Ammoniakharz verreibt man mit dem Safranabfall in Essig, in der Weise, daß es sich färben kann, und läßt es darin drei Tage stehen, bis es die Zähigkeit von Honig hat; danach werden das zerlassene Wachs und das Rosenöl, jedoch mit seiner Blüte verrieben, hinzugefügt, alle Bestandteile werden recht sorgfältig miteinander verrieben, und auf einen Lappen aufgetragen, wird das Heilmittel auf die Milz oder auf die Leber gelegt. Laß einen Sextarius hartes Pech und 76
1 Unze Jungfernschwefel zusammen auf dem Feuer zergehen, vermische es, und lege es, auf ein unbeschriebenes Blatt Papyrus aufgetragen, auf die Milz; das Pflaster löst sich nicht eher von ihr, als sie völlig geheilt ist. Im 77
folgenden ein einzigartiges Heilmittel für die Milz, das der Patriarch Gamelielus aus der Zahl derer, die durch Erfahrungen für gut befunden worden sind, kürzlich bekannt gemacht hat: Eineinhalb Unzen assischen Stein, sechs Unzen Mistel, die auf einer Eiche wächst, drei Unzen ungelöschten Kalk und eine Unze Zedernöl. Diese Ingredienzien sollen (erst) vom sechzehnten Tag nach Neumond an zubereitet und gekocht werden; in jedem Fall muß dieses Heilmittel jedoch nach dem fünfzehnten Tag nach Neumond zubereitet und so lange gekocht werden, bis es die Beschaffenheit eines erweichenden Mittels hat, danach muß es mit den Händen geknetet, auf Alaunleder aufgetragen, damit lauwarm auf die Stelle, an der die Milz sitzt, aufgelegt und mit einer Binde befestigt werden, in der Weise, daß es vierzehn Tage und Nächte hintereinander daraufbleibt, Tage, an denen man

et frigidis et uenere et pomis omnibus et holeribus et dulcibus uni-
uersis. Tamen tempore hiemis hoc medicamen adhibetur propter mo-
lestiam sudoris, ne umigatum infirmius fiat; ipso tamen die, quo con-
78 fectum fuerit, statim debet adponi, quo efficacius prosit. Ad splenem
remedium efficax: Die Iouis liduna sinistrum pedem nudum in capro-
fico ponet, qui dolores splenis patietur, et corticem, quantum pes eius
presserit, incidet eamque tribus horis de fascia ad splenem positam
constringet, sublatam inde fumario suspendet neque umquam aut ipse
79 remouebit aut permittet ab aliquo tolli. Ad splenem remedium subi-
tum atque subtile: Tres caricas in aceto optimo uespere infunde et
mane ieiunus eas accipe et hoc per triduum facito, post hoc ferri ex
causa ad hoc facti massolam ter ardentem extingue ex potione ab-
80 sinthiati et bibe atque hoc per triduum facito. Ad splenis dolorem
cumminum, quantum tribus digitis possis conprehendere, cum uino
tritum ieiuno laboranti dabis bibendum.

CAPVT XXIIII

Plevriticis Et Latervm Doloribvs Remedia Physica Et Rationabilia Diversa De Experimentis

Malagma ad lateris et pectoris dolorem et quidquid molestum ex
perfrictione collegitur; bene enim calfacit et ideo ad omnem dolorem
prodest. Conficitur sic: Samsuci contusi semunciam, iris contusae
idem, cyperi contusi idem, resinae terebinthinae ℘ S, cerae ℘ I, olei
cyprini ℘ S, uini Amminei Ꞩ I. In hoc quae arida sunt contusa mace-
rantur uno die et nocte cum oleo, cera et resina liquefiunt ad ignem,
deinde superfunduntur uino et pigmentis maceratis et miscentur ac
manibus diu subiguntur. Hoc post dies XXX efficacius prodest; initio
2 enim umidum ualde est et uix inlitum manet. Malagma ad contu-
sionem lateris. Idem facit et ad suspectas uomicas aut iam factas
aperit, praeterea iocineris et praecordiorum duritiam et ad dolorem
eorum uere conuenit, proderit etiam omni loco dolenti inpositum.
Conficitur sic: Cyperi, ammoniacae guttae, cardamomi, bidellae, turis,
resinae terebinthinae, singulorum uncias binas. Tus et bidella mace-

78 Ps. Theod. p. 323,25 XXIIII 1 Scrib. 257 2 Scrib. 265

6 pone et **PL** 7 fascea **P** 9 permittit **PL** 15 laborantiƀ **L** 23 contusam **PL** 25 superfunduntur *Scrib.* supertunduntur **PL** pimentis **L** et[II] *del. He* 26 initium **L** 27 humidum **PL** 29 praeteria **L** ad iocineris *Scrib., at cf. Baehrens, Philol. Suppl. 12, 1912, p. 257*

sich von Bädern, kalten Dingen, vom Geschlechtsverkehr, von allem Obst, Gemüse und allen Süßigkeiten enthalten muß. Jedoch wird dieses Heilmittel wegen des unangenehmen Schwitzens (nur) zur Zeit des Winters angewandt, damit es nicht, feucht geworden, unwirksamer wird; es muß jedoch an eben dem Tag, an dem es zubereitet worden ist, sofort aufgelegt werden, damit es um so wirksamer nützt. Ein wirksames Heilmittel für die Milz: 78
Derjenige, der an Milzschmerzen leidet, soll am Tage des Jupiter bei zurückgehender Flut seinen linken Fuß nackt an einen wilden Feigenbaum halten, die Rinde in der Größe seines Fußabdruckes herausschneiden, sie für drei Stunden auf die Milz legen und mit einer Binde festschnüren, sie von dort herunternehmen, in den Rauch hängen und sie niemals selbst entfernen oder zulassen, daß sie von jemandem fortgenommen wird. Ein rasch wirkendes 79
und einfaches Heilmittel für die Milz: Lege drei getrocknete Feigen abends in sehr guten Essig, nimm sie morgens auf nüchternen Magen ein, und tu dies drei Tage hindurch, danach lösche dreimal ein glühendes Klümpchen Eisen, das auf Veranlassung der Krankheit zu diesem Zweck hergestellt worden ist, in einem Trank Wermutwein, trinke (ihn), und tu dies drei Tage hindurch. Gegen Milzschmerz gibt man dem Kranken so viel Kümmel, wie man 80
mit drei Fingern fassen kann, mit Wein verrieben, auf nüchternen Magen zu trinken.

24. KAPITEL

Verschiedene auf Grund von Erfahrungen gewonnene natürliche und künstliche Heilmittel für diejenigen, die an Rippenfellentzündung erkrankt sind, und gegen Seitenschmerzen

Ein erweichendes Mittel gegen Seiten- und Brustschmerz und jede Beschwerde, die aus einer Erkältung resultiert; es erwärmt nämlich gut und nützt daher bei jedem Schmerz. Es wird folgendermaßen zubereitet: Eine halbe Unze zerstoßenen Majoran, dasselbe von zerstoßener Iris, dasselbe von zerstoßenem Zypergras, $^1/_2$ Pfund Terpentinharz, 1 Pfund Wachs, $^1/_2$ Pfund Cyprusöl und 1 Sextarius Aminäerwein. Darin werden die trockenen Ingredienzien zerstoßen zusammen mit dem Öl einen Tag und eine Nacht eingeweicht, das Wachs und das Harz werden auf dem Feuer zerlassen, danach mit dem Wein und den eingeweichten Ingredienzien übergossen, (alles zusammen) wird vermischt und mit den Händen lange geknetet. Dies nützt nach 30 Tagen (noch) wirksamer; zu Anfang ist es nämlich sehr feucht und hält kaum, wenn es aufgestrichen wird. Ein erweichendes Mittel gegen eine 2
Quetschung an der Seite. Dasselbe Mittel wirkt auch bei zu erwartenden Blutgeschwüren oder öffnet schon vorhandene, außerdem hilft es bei Verhärtung der Leber und im Brustraum und dort auftretendem Schmerz gut, es nützt auch jeder (anderen) schmerzenden Stelle, wenn es dort aufgelegt wird. Es wird folgendermaßen zubereitet: Von Zypergras, Ammoniakharztropfen, Kardamom, Bdellium, Weihrauch und Terpentinharz, von den einzelnen Ingredienzien je 2 Unzen. Der Weihrauch und das Bdellium werden,

rantur pridie infusa uini ueteris sextario, cetera contunduntur, deinde
cerae ℔ I et olei cyprini S̶ I cum terebinthina liquefiunt ceterisque
miscentur et diu manibus subiguntur; quidam adiciunt myrrae – I,
3 croci – I, cinnami – I. Conpositio haec mirifica non solum lateris,
uerum interaneorum dolores minuit: Herbae gentianae drag̃. XX, iris
Illyricae drag̃. XLV, myrrae drag̃. X, piperis drag̃. XII. Separatim
omnia in puluerem redacta misceto atque adice his mellis optimi despu-
mati quod satis uidebitur et ad magnitudinem nucis auellanae cum
4 aquae calidae cyathis tribus potui dato. Herba, quae iris appellatur,
maxime si siluestris erit, inligata lateri dolorem eius protinus tollit.
5 Herbae uerbenae solistitio collectae arefactae et contusae puluis in
cocliaribus quinque robusto et ualido ex uini Amminei ueteris cyathis
tribus, febricitanti ex aqua calida potui datus mire dolori lateris me-
6 detur. Herbae gentianae et sagapeni drag̃. singulae contritae et cum
aquae calidae cyathis tribus potui datae dolorem lateris sedant, si in
7 latus, quod dolet, post curationem infirmus diu iacuerit. In lapide
iaspide Frygia aërizusa si nota infra scripta insculpta fuerit, id est ·ƽƽƽ·,
8 et collo dolentis latus fuerit suspensus, mire proderit. Herbae uetto-
nicae foliorum in umbra arefactae tunsae cribrataeque ℈ II ex uini
aut mulsi cyathis duobus potui sano, febriculento ex aqua mulsa dan-
9 tur; confestim dolorem lateris emendant. Apri stercus aridum con-
10 tritum et potioni inspersum dolores lateris sanat mira potentia. Cocleae
exemptae testa sua et cum ptisana coctae lateris doloribus medentur,
melius, si umorem ptisanae ipsius sorbendum dederis. Ipsas quoque
cocleas contusas uelut malagma supra dolentem locum lateris inponi
11 satis utile est. Verbasci radicem et rutae coliculum et albi piperis
grana VIIII in unum contrita ex aquae calidae cyathis duobus potui
12 dabis ei, qui lateris dolore uexabitur. Marrubium ex aqua tritum salu-
briter bibitur aduersum lateris dolorem. Coriandri quoque semen
tundes uel teres et cribrabis et cum melle coques, donec spissum sit;
13 inde mane et sero cocliaria terna dabis pleuritico bibenda. Sulpur
uiuum et picem ebriam pari pondere simul permisces et pro malag-
mate dolori lateris adpones.

3 Ps. Theod. p. 309,8 **5** Ps. Apul. 3,9 cf. Marc. 22,35 **9** Phys. Plin. 2,34 fol. 54 B **10** Plin. 30,53 **11** Plin. 26,31 **12** 28 Plin. 20,241 29 Phys. Plin. 2,34 fol. 54 B

2 cera **L** 12 Amminei] comminei **L** 13 dolore **PL** 17 frigio **PL** *corr. Co* erizisa **L** eryzisa **P** *corr. Co* ·ƽƽƽ·] *cf. Heim, p. 480 adn. 3* 18 uetonica **P** 23 ptissana **P** 23 ebriam] cedriam *Co (u. uerb.)*

mit einem Sextarius altem Wein übergossen, am Tag zuvor eingeweicht,
die übrigen Ingredienzien werden zerstoßen, danach werden 1 Pfund Wachs
und 1 Sextarius Cyprusöl mit dem Terpentinharz zerlassen, mit den übrigen
Ingredienzien gemischt, und (alles) wird lange mit den Händen geknetet;
manche fügen 1 Unze Myrrhe, 1 Unze Safran und 1 Unze Zimt hinzu. Fol- 3
gende wunderbare Zusammensetzung mindert nicht nur Schmerzen in der
Seite, sondern auch in den Eingeweiden: 20 Drachmen Enzian, 45 Drach-
men illyrische Iris, 10 Drachmen Myrrhe und 12 Drachmen Pfeffer. Mische
alle Ingredienzien, nachdem sie gesondert zu Pulver gemacht worden sind,
füge ihnen eine ausreichend erscheinende Menge sehr guten abgeschäumten
Honig hinzu, und gib (es) in der Größe einer Haselnuß mit drei Cyathi war-
mem Wasser zu trinken. Die Pflanze, die Iris genannt wird, beseitigt, be- 4
sonders wenn es wilde (Iris) ist, auf der Seite festgebunden, den dort auf-
tretenden Schmerz sofort. Das Pulver von Eisenkraut, das zur Zeit der 5
Sonnenwende gesammelt, getrocknet und zerstoßen worden ist, heilt, wenn
es zu fünf Löffeln einem kräftigen und (sonst) gesunden (Patienten) in drei
Cyathi altem Aminäerwein, einem Fiebernden in warmem Wasser zu trinken
gegeben wird, Seitenschmerz wunderbar. Je 1 Drachme Enzian und Saga- 6
pengummi, zerrieben und mit drei Cyathi warmem Wasser zu trinken ge-
geben, lassen Seitenschmerz abklingen, wenn der Kranke nach der Behand-
lung lange auf der Seite liegt, die schmerzt. Wenn in einen durchsichtigen 7
phrygischen Iaspis das unten angeführte Zeichen, d. h. ·ככב·, eingeschnit-
ten wird und er demjenigen an den Hals gehängt wird, der an der Seite
Schmerzen hat, nützt er wunderbar. 2 Scripuli Blätter von Betonie, die im 8
Schatten getrocknet, zerstoßen und gesiebt worden ist, werden dem (sonst)
Gesunden in zwei Cyathi Wein oder Weinmet, dem Fiebernden in Wasser-
met zu trinken gegeben; sofort heilen sie den Seitenschmerz. Trockener 9
Keilermist, zerrieben und in das Getränk gestreut, heilt Seitenschmerzen
mit wunderbarer Wirksamkeit. Schnecken, die aus ihrem Haus herausge- 10
nommen und mit Gerstenschleim gekocht worden sind, heilen Seitenschmer-
zen, (noch) besser, wenn man den Saft von eben dem Gerstenschleim zu
trinken gibt. Es ist auch recht nützlich, wenn die Schnecken selbst zer-
stoßen als erweichendes Mittel auf die schmerzende Stelle an der Seite auf-
gelegt werden. Man gibt Königskerzenwurzel, einen Rautenstengel und 11
9 Körner weißen Pfeffer, in eins verrieben, in zwei Cyathi warmem Wasser
demjenigen zu trinken, der von Seitenschmerz gequält wird. Andorn wird, 12
in Wasser verrieben, mit heilsamer Wirkung gegen Seitenschmerz getrun-
ken. Auch Koriandersamen zerstößt oder zerreibt man, siebt ihn und kocht
ihn mit Honig, bis er zäh ist; davon gibt man dem an Rippenfellentzündung
Erkrankten morgens und abends je 3 Löffel voll zu trinken. Man vermischt 13
Jungfernschwefel und zähes Pech in gleichem Gewicht miteinander und legt
es als erweichendes Mittel auf die schmerzende Stelle an der Seite.

Bei Fragen zur Produktsicherheit wenden Sie sich bitte an:
If you have any questions regarding product safety,
please contact:

Walter de Gruyter GmbH
Genthiner Straße 13
10785 Berlin
productsafety@degruyterbrill.com